普通高等教育“十五”国家级规划教材

北京市高等教育精品教材立项项目

北京大学医学教材

儿　科　学

主　编　吴希如　秦　炯

副主编　杜军保　陈永红

王　军　刘桂兰

北京大学医学出版社

图书在版编目（CIP）数据

儿科学/吴希如，秦炯主编．—北京：北京大学医学出版社，2003（2008.5 重印）
ISBN 978-7-81071-365-8

Ⅰ．儿…　Ⅱ．①吴…②秦…　Ⅲ．儿科学－医学院校－教材　Ⅳ．R72

中国版本图书馆 CIP 数据核字（2003）第 007096 号

儿科学

主　　编：吴希如　秦　炯
出版发行：北京大学医学出版社（电话：010-82802230）
地　　址：（100083）北京市海淀区学院路 38 号　北京大学医学部院内
网　　址：http://www.pumpress.com.cn
E - mail：booksale@bjmu.edu.cn
印　　刷：莱芜市圣龙印务有限责任公司
经　　销：新华书店
责任编辑：靳新强　　责任校对：周　励　　责任印制：郭桂兰
开　　本：787mm×1092mm　1/16　印张：42.5　插页：1　字数：1086 千字
版　　次：2003 年 10 月第 1 版　2008 年 5 月第 2 次印刷　印数：5101－7100 册
书　　号：ISBN 978-7-81071-365-8
定　　价：57.80 元

编 者 名 单

（以姓氏笔画为序）

丁　洁	王太梅	王　军	王吉善	王　倩	王　彬	王雪梅
王　颖	王新利	包新华	卢新天	刘东明	刘桂兰	孙金英
朴梅花	吴希如	张月华	张乐萍	李在玲	李　明	李　松
李美珠	李锦云	杜军保	杨艳玲	陈永红	周丛乐	季成业
姚　勇	姜玉武	姜　毅	秦　炯	郭在晨	郭静竹	戚　豫
黄建萍	曾和平	曾超美	童笑梅	鲁　珊	鲍慧玲	潘　虹
魏　玲						

前　言

儿科学（pediatrics）是专门研究儿童健康（health）问题的一门综合性医学学科。影响小儿健康的因素很多，概括起来主要有遗传、营养及社会环境几方面。儿科学的基本任务包括：(1) 及时有效地诊断与治疗影响小儿身心健康的各种疾病，努力降低发病率和死亡率；(2) 预防各种影响小儿身心健康的疾病及不利的社会环境因素；(3) 保障、改善并促进小儿体格与智能的健康发展。儿科学的范围涉及儿童健康与卫生保健的所有问题，既有医疗，又有预防。并与生理、心理、病理、遗传、免疫、胚胎、解剖、微生物等多门基础学科有广泛联系。随着基础医学和生命科学的迅猛发展，儿科学在整体、器官、细胞和分子水平对儿童疾病的病因、病理生理与诊治等方面取得很大进展。另一方面，儿科学的教学体系也在不断改进之中。七年制本硕连读教学经验的积累，以及八年制临床医学教学工作的探索，对教科书的编写提出了新的要求和思路。为适应这些新特点，我们在北京大学医学部领导和北京大学医学出版社的热情鼓励和大力支持下，完成了长学制儿科学的编写。

本书编写中特别注意以下几点：①注重基础理论的准确性和先进性，强调临床与基础的密切结合；②涉及的内容较已出版的儿科学教科书更广，增加了一些原教学大纲不要求而临床又较常遇到或近年来发展较快的问题，以拓展学生视野；③采用边框要点提示的编写方法，努力为学生提供准确而清晰的学习思路；④少数章节尝试了汉、英双语编写模式，希望有助于学生专业英语的学习。

本书作者是一支老中青结合的队伍，既有德高望重的老教授，又有年富力强、学有所成的中青年专家。主要包括北京大学第一、第二、第三临床医学院具有丰富临床教学经验的儿科医师，以及公共卫生学院从事儿童保健科研与实践的专家教授，从不同的侧面丰富了本书内容。

在本书编写过程中得到校领导和北京大学医学出版社同志的大力支持和帮助，三院儿科黄德珉、罗凤珍教授审阅了部分章节，一院儿科王玉燕和何清同志协助完成了大量联络、协调和书稿整理工作，在此一并表示衷心的感谢。

由于儿科学涉及的范围很广，我们的知识又有一定局限性，难免疏漏和不足，恳请广大同道和师生予以批评，以便再版时更正。

吴希如　秦炯

目 录

第一章 绪 论

儿科学（pediatrics）是一门研究儿童健康的综合性医学科学，包括小儿生长发育，疾病防治及卫生保健等多个方面的内容。其服务对象是在生理、病理等方面都与成人有所不同的从胎儿至青少年时期的小儿，他们的共同特点是身心正处在不断发育及成长之中。

第一节 儿科学的基本特点

一、儿科学的任务与范围

儿科学是专门研究小儿时期“健康”（health）问题的一门综合性医学，所谓“健康”的小儿绝不仅仅指他们“少生病”，而是指其身（体格、生理发育）与心（行为、心理、智能、品德等）均为健康的小儿。影响小儿健康的因素很多，概括起来主要有遗传、营养及社会与环境三大方面。儿科学的基本任务包括：（1）及时有效地诊断与治疗影响小儿身心健康的各种疾病，努力降低发病率和死亡率；（2）预防各种影响小儿身心健康的疾病及不利的社会环境因素；（3）保障、改善并促进小儿体格与智能的健康发展。

小儿正处在不断成长与发育之中，其身心方面均不如成年人那样成熟。遗传性及先天性疾病主要见于这个阶段。小儿对感染性疾病的抵抗力差，环境不利因素对机体的影响也更加严重。这个时期疾病的发病率和死亡率都远远超过成年时期，因此小儿是需要特别加以关注的人群。

我国 1997 年人口统计为 12.36 亿人，而 17 岁以下者为 3.67 亿人。1990 年儿童问题世界首脑会议召开之后，我国政府于 1992 年也制定了《90 年代中国儿童发展规划纲要》，并将其作为我国面向 21 世纪的儿童发展纲领。2001—2010 年中国儿童发展规划纲要也已出版。自 1995 年 6 月 1 日起我国又实施了《中华人民共和国母婴保健法》这说明国际国内都十分关注儿童发展，也说明儿科学及儿科工作者肩负着神圣而艰巨的任务。

儿科学的范围从广义而言应包括一切涉及儿童健康与卫生保健的问题，是一门全面研究小儿的医学，范围很广，既有医疗，又有预防，并与生理、生化、心理、病理、遗传、免疫、胚胎、解剖、微生物等多门基础学科有广泛联系。近几十年来，随着国内外医学科学的不断发展，社会经济水平的提高及卫生事业的进步，儿科学的实践范围从 20 世纪初至今已有很大变化，表现在以下方面：（1）临床儿科学已派生出各种专业分支，从而大大促进了儿科疾病的诊断、治疗及预防水平。除小儿外科已迅速发展外，小儿内科也在不断取得进步。如我国中华儿科学会于 1985 年后成立了11个专业学组，包括儿童保健、心脏、神经、血液、肾、新生儿、遗传、代谢与内分泌、急救、呼吸、感染与消化及免疫学组。实际在这些专业范围中还有更加细致的与儿科相关专业的发展，如围生医学、营养、社会精神心理、康复、青春医学等专业都日益受到重视；(2) 我国卫生工作“预防为主”的方针对儿科学的发展起到关键作用。随着全球计划免疫的推广，世界和我国小儿传染病已显著减少，因此儿科学的实践内容正在逐步从诊断治疗疾病转移到预防疾病，疾病的筛查与咨询也得到加强。为达到预防为主的目的，医学教育及普及医学知识方面在儿科实践中均有很大的进展；(3) 面对“健康的儿童、人类的未来”的长远任务，以及医学模式由生物医学向社会心理医学模式转变的现实，在儿科学实践中人们已经日益重视多学科的协作及增加跨学科的知识，例如电脑因特网、分子遗传学、流行病学、心理学等。

二、小儿与成年人在医学特点方面的区别

1. 在解剖、生理生化、代谢及免疫学等方面

在解剖方面，从出生至成年人，小儿身体各部分比例有很大变化，出生时头部的比例占全身的1/4，而成年时只占1/8。出生后体重、身长都在按一定规律增长，2～12岁的小儿体重可按年龄×2 (kg) ＋7 (或8) (kg)，身长可按年龄×7 (cm) ＋70 (cm) 的公式粗略估计等等。其他如骨骼发育及内脏的大小、位置等的改变，均随年龄增加按一定规律发生变化。

在生理生化方面，小儿各系统器官的功能也是从不成熟到成熟：许多正常值如心率、呼吸、血压、外周血象及体液成分等均与成人不同。例如婴儿每天体内的水交换量约等于细胞外液的1/2，而成人仅为1/7。前者比后者快3～4倍。因此在腹泻等疾病时小儿比成人更易出现脱水。小儿肾功能也不如成人。

小儿生长发育快，代谢旺盛，对蛋白质、水和能量的需求相对的多，但其消化功能都不够成熟，从而容易发生消化紊乱及营养缺乏。

在免疫学方面，小儿的体液免疫及细胞免疫系统均不如成人成熟。例如由于母亲体内免疫球蛋白IgM不能通过胎盘，所以新生儿IgM水平低，容易受革兰阴性细菌如大肠杆菌等的感染。小儿体内免疫球蛋白IgG迟至6～7岁方能达成人水平。可见小儿时期对疾病的抵抗力低于成人。

在病理学方面，小儿对致病因素的反应也与成人不同，同种致病因素在不同年龄的小儿可导致不同的病理变化。如肺炎链球菌在婴儿多导致支气管肺炎，在年长儿及成人则导致大叶性肺炎。

2. 在临床诊断、治疗及预防方面

在小儿时期感染性疾病、先天性心脏病、营养性疾病、遗传性疾病较成年人多见，所以小儿与成年人相比，其疾病种类不同。

小儿时期若患急性感染性疾病时，多有以下两种与成人不同的表现：(1) 起病急、来势凶猛，缺乏局限能力。往往迅速伴有中毒性脑病、败血

症及中毒性休克；（2）新生儿及体弱小儿则可表现为体温不升、反应低下、外周血白细胞不增加或反而减少等。

因为不同年龄时期小儿患病的表现及常见病种各有其特点，因此在进行临床诊断与治疗时要重视年龄因素。例如见到一个孩子惊厥发作（seizure）（俗称“抽风”），在新生儿期则应首先想到与围生期相关的问题及先天异常；若在婴儿期 6 个月内，则应注意感染或低钙惊厥：6 个月～3 至 4 岁小儿应注意感染或高热惊厥等。

小儿与成人的不同还在于不能向医生叙述病情，因此医生必须“察言观色”，并做详细的病史询问（向家属）及体格检查。如婴幼儿头痛时往往以手打头，当婴幼儿发生中枢神经系统感染时，患儿往往表现为目光呆滞、易激惹、哭声异常，前囟门触之有膨满感等。

在小儿时期由于其解剖特点及免疫调节功能欠完善，在患病过程中容易发生合并症，因此更加重了诊断的复杂性。

治疗小儿疾病应该注意以下特点：（1）急重症要做到分秒必争，及时诊治；（2）用药（及液体）必须严格按照小儿剂量，通常可按小儿体重或体表面积计算药量及给药速度；（3）在对症处理（如退热，止抽等）后应注意病因及并发症治疗；（4）细致观察、护理，支持疗法（如营养）及心理安慰等都很重要。

对儿科疾病的预防是降低发病率及死亡率的根本环节，也是预防成年疾病的重要基础。例如开展计划免疫；围生期及儿童保健、宣教科学育儿；及早筛查先天性、遗传性、视听异常及弱智儿，并及早加以干预；研究并改进小儿营养；重视家庭对小儿的心理行为教育等都是十分重要的。

三、儿科学服务对象各年龄阶段的划分

儿科学的服务对象是处在生长发育中的小儿，不同年龄阶段小儿的医学特点均有不同。虽然一般划分为以下各期，但各期之间仍具有密切的相互联系。

1. 胎儿期（fetal period） 胚胎发育期（period of embryo development）即指妊娠最初 8 周，是小儿生长发育的重要时期，此时为机体各器官原基分化的关键时期。

妊娠第 9 周开始直至出生为胎儿期，胎龄（gestational age）满 37 周后出生者为足月儿（term infant）。胎儿容易受到母体异常的影响，诸如孕母严重内分泌疾病、病毒感染、营养缺乏症、理化因素刺激、吸烟酗酒及各种遗传疾病等。所以加强孕期与胎儿保健十分重要。

2. 新生儿期（neonatal period）从胎儿出生脐带结扎时开始，至出生 28 天为新生儿期，该时期是胎儿从子宫内至子宫外的适应过程，经历全身巨大变化。早产、围生期疾病、先天性疾病及感染均较多见，发病率及死亡率尤其在出生第一周均较高，因此是必须特殊保护的年龄段。

围生期（perinatal period）是指从胎儿后期至新生儿期的连续时期，是从妊娠 28 周至出生后 7 足天的时期（西方发达国家也有定为妊娠 20 周至出生后 4 周者）。围生期死亡率是评价一个国家卫生保健质量的重要指标之一。该时期的保健主要应由妇产科和儿科共同承担，还需要多学科协作。

3. 婴儿期（infancy）又称乳儿期，指出生后至满 1 周岁前的时期，在这一时期，小儿生长发育最迅速。提倡母乳喂养及合理营养指导，接受计划免疫、早期教育及智力开发等在此期均十分重要。

4. 幼儿期（toddler's age）

1 周岁后至满 3 周岁之前为幼儿期，此期因接触范围扩大，智力发育加快，应重视早期教育及智力开发，并防止意外损伤、中毒及传染病的发生。

5. 学龄前期（preschool age）指 3 周岁后至 6 或 7 岁小儿。此时智力体力发育均较快，可塑性很强。应特别注意预防意外损伤，并加强德育智育。

6. 学龄期（school age）一般指 6～7 岁至 12～14 岁小儿。此时小儿已进入小学，应注意加强德智体全面培养。保护视力，劳逸结合，纠正不良习惯。该阶段中心理教育也很重要，对各种原因导致的学习困难问题要具体分析，学校、家庭及社会对小儿均应给予更多关注。

7. 青春发育期或青春期（adolescence）这是小儿从童年向成年发育阶段过渡的时期，特点是先有体格发育加速，继而生殖系统成熟，女孩比男孩的体格和性器官的发育要早 2 年。所以女孩的青春发育期为 11～12 岁至 17～18 岁，男孩为 13～15 岁至 19～21 岁。当然根据不同地区及民族还有个体差异。在此期中小儿除出现第二性征发育外，女孩有月经初潮，男孩可有遗精。在此期中小儿已参与各种社会活动，逐步进入独立生活，因此注意进行性卫生教育，避免不良习惯，引导他们注意德智体全面发展并树立正确人生理想十分重要。青春期小儿可发生各种行为、心理及体格方面的疾病，如视力障碍、学习困难、肥胖、痛经、甲状腺功能异常、情绪异常等。

青春医学已日益受到世界各国儿科学界的重视，对我国儿科学而言仍是一个极需加强和学习的新课题。

第二节　儿科学的发展与重要成就

中国古代在儿科学方面的成就是很值得我们骄傲的。早在公元前 200 年，中国第一部医书《素问》的《奇病论》中就记载了："小儿癫疾，名为胎病"，可见当时已认识新生儿破伤风。该书中还记载："乳子发热，手足尚温者生而发冷时则有死亡之虑"。可见已认识到小儿高热是重要的症状，应细致观察，如伴有循环障碍则提示病情可能较重。

中国儿科学的发展历史可追溯到公元前 400 年，当时扁鹊以儿科专门相号召于咸阳。公元前 200 年《素问》记载了"十八以下为少，六岁以下为小"，并描述了乳婴的喘鸣与肩息等病象。《灵枢》也描述了婴儿病、头毛上立等征象。公元 200～300 年的医书中有关儿科学病例的记述已逐渐增多。晋、唐时代（公元 265～900）中国儿科学成就主要体现在疾病记载方面，从此奠定了儿科学的基础，当时有《小儿颅颞经》，是我国最早的一部儿科学专著。孙思邈著《备急千金方》已能按症状分类。在宋、元时代（公元 960～1368）主要成就体现在诊断方面，进一步发展了望诊法、切脉检查法。《圣惠方》已能鉴别天花与麻疹。在这个时代，儿科学在诊断治疗方面均有很大成就，此时儿科名家辈出，如有钱乙精通儿科，非常重视面部颜色和目内颜色，可用心病赤色、肝病青色、脾病黄色、肺病白色、肾病黑色等方法来推断内脏疾病。他提倡将六种脉应用于儿科诊断。对于发疹性疾病的鉴别有了比较清楚的认识。他的《小儿药证直诀》是按照证、法、方、药的顺序编写的，包括了儿科常见病，如惊厥、痘疹、咳嗽、发热、吐泻等。以后《小儿卫生总微论方》总结了一定的治疗方剂，对婴儿保育及疾病预防也有所论述。明、清（公元 1368～1911）儿科的主要成就在于预防医学的发展。如薛铠提出用烧灼脐带法预防脐风（新生儿破伤风）；张琰将当代我国创用的接种人痘，预防天花的方法编著《种痘新书》。明、清时代在临床儿科方面也有不少成就。在儿科教育方面，早在唐代太医署就设立了少儿科，讲授儿科知识需五年专业，是世界上最早的儿科讲座。十一世纪在王安石变法的运动中，宋代太医局的讲学也把儿科划为"小方脉"或幼科，以后因小儿不能自诉病苦，比成人难治，儿科医生要求更高技术，又称儿科为"哑科"。

与我国古代同时期的国际儿科学的发展记载虽不多，但仍可有概括的了解。

公元 100 年前，希腊医学著作如希波克提底斯和盖伦氏的著作对儿科病均无系统记载。希腊医学至公元 200 年开始有人在医书中记载小儿疾病，但流传不广。公元 900 年阿拉伯医学家累塞著作中涉及小儿科，阿维申纳的医典中有三章涉及儿科。公元 1100 年开始，中国已设立慈幼局，收养贫家子女，而英国至公元 1700 年末叶 George Armstrong 才在伦敦创办。

中国宋、元时代（公元 960－1368 年）儿科名家辈出，而此时欧洲医学正处于黑暗时代，从公元 600 至 1400 年间未出现一位儿科名家，直至公元 1400 年末意大利人 Bagellaclus（1472），德意志人 Metlinger（1473），比利时人 Roelems（1483）才根据阿拉伯人的著作写了小儿科。英国第一部儿科专著于 1545 年由 Thomas Phaer 写出。

美国自公元 1677 年 Cotton Alather 等人开始在医学书上叙述天花的表现及预防，以后 Ernest Caulfield 强调了移民中小儿传染病的重要性。公元 1789～1813 年，Benjamin Rush 的医学讲座中专门有"儿科疾病"，当时已讲述"虎烈拉"（霍乱），1813～1852 年 John Eberle 写出儿科教科书，Eli Ives 正式开设儿科课（Yale 大学）。1854～1869 年纽约、费城及波士顿儿科医院相继成立。

纽约 Abraham Jacobi 于 1888 年在美国医学会首次建立了儿科分会，

并担任第一位主席，于1896年出版了儿科专著《婴儿儿童治疗学》。Job Lewis Smith也在1869～1896年间出版过8版《婴儿儿童疾病论文集》。

自19世纪下半叶，已蓬勃发展的西方医学对我国儿科学的发展起到了重要影响。在一些大城市开始设立妇孺医院，在大医院中设立产科、儿科病房及门诊。

我国中华医学会儿科分会于1937年4月4日成立，首届会长为祝慎之教授。中华医学杂志在1938年后即有"儿科专号"。以后经历八年抗日战争，直至1947年5月才召开第二届全国儿科大会。1950年陈翠贞教授任中华儿科杂志首届总编。1953年诸福棠教授主编的《实用儿科学》初版问世，1957、1964、1973、1985、1995和2002年六次再版，不断充实内容，推陈出新。对培训我国儿科医疗保健工作者，促进我国3亿多儿童的保健事业起了重要作用。

第三节　建国以后我国儿科学的发展与成就

50年来，我国儿科医学事业，在儿童保健、疾病防治、科学研究及医学教育和国际学术交流等方面，都取得了令人瞩目的发展。这是由于党和国家各级领导对儿科工作的重视与关怀，改革开放正确路线的指引，以及诸福棠教授等几代儿科专家和广大城乡儿科医务工作者共同努力的结果。诸福棠教授始终关注着儿科学及儿科各专业的发展，以及人才培养。50年代有一批儿科专家赴国外深造，他们是我国建国后儿科各专业发展的第一代学科带头人，他们回国后辛勤耕耘在儿科各专业的医、教、研第一线。在当时艰难的条件下，他们认真教书育人，言传身教，积累了大量的宝贵临床资料，为我国儿科各专业的发展奠定了基础，并发扬了我国儿科工作者医德高尚、学风严谨的优良传统。

1978年后，在改革开放政策的指引下，国家陆续选派大批访问学者赴国外深造，儿科也不例外。儿科访问学者们在国外进行了1～3年的刻苦学习后，大多数人按时回国，并努力将所学到的先进知识和技能在国内传播、发展，成为我国儿科各专业的第二、三代学术带头人，为我国儿科事业的发展及儿科人才的培养做出了应有的贡献，大大缩小了我国与国际医学学术水平的差距。

一、贯彻预防为主的卫生方针，重视城乡儿童保健工作。采取综合措施防治小儿传染病，降低发病率和死亡率

50年前，在一个千疮百孔的基础上诞生了新中国。儿科前辈们面对的是一个急性传染病、结核病、新生儿破伤风、急性呼吸道、胃肠道等疾病高发的社会，婴儿死亡率在大城市高达150‰、农村为200‰。我国政府从建国之初就提出了"预防为主"的卫生方针，并在宪法及农业发展纲要等多种文件中明确规定"母亲与儿童应受到保护"的原则。1950年中华儿科杂志创刊号又着重强调了儿童预防保健工作的重要性，从而使我国

城乡儿童保健工作迅速发展，并以此作为主线，带动了儿科总体及各专业的发展。建国初期，我们向前苏联学习了不少儿童保健方面的经验，通过我们自己的努力，取得了很大的成绩。

建国初期配合卫生部的部署，培育了大批妇幼保健人员，推广新法育儿，不断把喂养方法、卫生习惯、预防接种及常见病的防治等儿科知识向群众进行宣传。1952年第四届全国儿科大会以儿童保健及传染病的预防为主要内容。中华儿科杂志在50年代也曾系列性地刊登妇幼卫生工作情况、建立城乡儿童保健网、推动地段儿童保健、地段散居儿童保健等文章。因此也培养出大批适合城乡基层防治需要的儿科工作人员。国家还大力发展托儿机构，促进幼儿保教工作。

1956～1960年：急性传染病、小儿多发病的防治及小儿营养与卫生情况调查工作已被列入国家科技发展规划。

1959年诸福棠教授在总结建国10年儿童保健工作取得的成果时指出我国婴儿死亡率已从200‰降至70‰，北京市从117.5‰降至37.9‰。其他急性传染病、婴儿肺炎及腹泻等病的发病率及死亡率均有下降。对于我们这样一个人口众多的大国，取得这样的成绩实在是难能可贵的。

1960～1966年：在预防免疫方面，诸福棠教授领导全国七个儿童保健单位，研究并推广了国产麻疹减毒活疫苗的预防注射，国家研究的口服脊髓灰质炎活疫苗的预防效果也得到鉴定。在儿童保健工作的基础上，建立了城乡防疫组织，免费供应大量国产高效免疫制剂，规定初种、复种，疫情报告，保护易感儿等措施。1960年在全国范围内已完全消灭了天花、霍乱、先天梅毒、黑热病、斑疹伤寒，回归热也基本控制或消灭。由于计划免疫研究的进展及推行，麻疹、脊髓灰质炎、结核病、白喉的发病率大幅度下降，如北京城区发病率1951年及1992年（每10万人口）麻疹为593.54及0.75，脊髓灰质炎为5.58及0，白喉为13.19及0，百日咳为102.00及0.05。

乙型脑炎、伤寒、痢疾、小儿感染性腹泻的发病率也明显减少。近年在大城市已应用乙肝、甲肝疫苗，使小儿肝炎发病率也有明显下降。

由于有城乡儿童保健机构的保证，1994年我国全国性完全母乳喂养率在4个月以下小儿中已达64％（城市47.4％、农村67.9％）。除少数边远地区外，1989年省级计划免疫率达85％；1995年，农村达85％；1997年全国接种覆盖率卡介苗达96％，脊髓灰质炎97％，白百破三联96％，麻疹95％。

2001年10月29日，WHO西太区考察委员会向世界正式宣布已经消灭脊髓灰质炎。

二、儿童保健专业的发展

在我们这个人口众多的大国，儿科学中儿童保健专业的发展在国际儿科学领域中具有领先地位。

20世纪70年代中期后，按照实际需要，在全国综合性医院中成立了保健科，其中很重要的内容是儿童保健。当时的儿科系也成立了儿童保健教研室，并开始招收研究生。

1）系统开展小儿生长发育监测　自20世纪50年代即组织专家研讨我国托幼儿童群体健康调查及体格发育测量标准等问题。于1975及1985年分别进行了我国九省市城郊各年龄组儿童身高体重等基础数据的抽样调查与儿童生长速率的纵向研究。80年代开始成功地应用婴幼儿体格发育图表。同时期还开展了全国10省市农村儿童保健协作项目，并列入国家重点科研项目中。在此基础上，我国基层儿童保健网进一步得到健全，小儿生长发育监测也在县一级得以落实，并逐渐由点至面扩展。80年代后期在有条件地区同时进行了社会心理发育的监测，研制出适合我国出生～4岁小儿的精神发育量表，全国协作引进及修改国外多种智能筛查方法与发育量表，使之进行标准化。1986～1990年组织东南沿海地区医学院校附属医院对8000多名0～6岁健康小儿进行体格与社会心理发育调查，据此画制了既有体重、又有社会心理发育测试项目的《儿童生长发育保健卡》，受到国际专家好评。

小儿生长发育监测与保健的研究，不仅使我们了解我国儿童的体格与精神心理发育的现况及存在问题，更带动了我国母乳喂养的开展，促进了小儿营养专业的发展以及多学科协作解决儿童问题的良好趋势，例如儿童保健工作者与小儿神经、遗传、产科、康复等专业的医师共同研究小儿智能发育问题等。

1995年我国儿科工作者完成了全国范围内儿童体格发育调查。1992～1998年间，城市5岁以下儿童低体重率由6.5%下降至2.7%，身高不足率由11.4%下降至4.1%；农村5岁以下小儿低体重率由20.0%下降至12.0%，身高不足率由39.8%降至22.0%。

当前，农村6～24月小儿喂养仍存在问题。

2）防治儿科常见的“四病”（肺炎、腹泻、贫血、佝偻病）取得成效。

儿科常见的“四病”尤其是肺炎与腹泻，是导致城乡5岁以下小儿死亡的重要原因。自20世纪70年代末开始，我国儿科工作者对小儿“四病”一边开展城乡群体流行病学调查，分析病因及患病率，另一方面通过基层儿保组织加强干预措施。该项工作一方面促进了儿科学中有关腹泻、肺炎病因学及小儿液体治疗的研究，并带动了口服补液盐、AD奶等的研制、以及孕母和托幼机构膳食的监测等。当然也促使母乳喂养率的提高。

建国以后我国小儿病死率的总体显著下降与小儿“四病”防治成效是分不开的。

根据卫生部资料，1991年全国5岁以下小儿腹泻病死率为275.2/10万出生儿，1998年为城市15.5/10万出生儿，农村263.1/10万出生儿，平均216.7/10万出生儿。可见农村比城市多17倍。1991年5岁以下小儿肺炎病死率为1512.7/10万出生儿，1998年城市245.6/10万出生儿，农村1222.4/10万出生儿，平均1039.2/10万出生儿。可见农村较城市高出

5倍。

3）进一步对提高儿童生命质量问题进行了探讨　1995年后在原工作基础上又组织了全国提高儿童生命质量学术会议，总结了有关0～4岁儿童意外损伤死亡监测及流行病学研究结果，制定了有关儿童行为气质的重点内容。提出了随着我国社会经济发展而出现的小儿健康新问题，即儿童铅中毒的病因、机制及流行病学研究；小儿单纯肥胖症的病因、心理行为及治疗研究等。这些，都是21世纪有关小儿保健的重要内容，也是当今世界儿科学关注的新问题。

三、建国后儿科学医学教育的发展

1）1949～1966年，在此阶段中诸福棠主编的全国第一本儿科专著《实用儿科学》曾3次再版，对我国儿科工作者起到极为重要的指导作用。建国初，儿科医师主要从卫生部属医学院校医疗系产生，1952年后全国高等学校进行院系调整，1955年后全国部分医学院校设立了儿科系，为全国培养了更多的儿科医师。当时除1961年宋名通、周华康、秦振庭主编了第一本高等医学院校统编《儿科学》教材外，又陆续出版过儿科系教材如《基础儿科学》（邓金鋆），《系统儿科学》（郭迪）等。少数儿科专业参考书如《小儿血液病学》（秦振庭）等已相继问世。儿科学专业开始招收研究生，一些儿科各专业的第一代学术带头人被派往国外深造。儿科学呈现出一派欣欣向荣的景象。

2）1966～1979年“十年动乱”　在此期间儿科临床工作、医学教育、科学研究及妇幼保健事业等均遭受不同程度破坏，儿科学会停止活动，《中华儿科杂志》停办，在十分艰难的条件下，诸福棠教授及全国儿科各专业第一、二代学术带头人却并未停止为儿科事业辛勤耕耘，他们除坚持在临床第一线诊治病儿外，抓紧时间努力总结我国儿科各专业的大量临床与流行病学资料，分析特点，找出规律，并努力寻求国际相关学科的新进展，书写各种儿科专业参考书及教材。于此同时，他们言传身教，培养了一批儿科各专业的骨干队伍。

3）1980年迄今

在1978～1985年间除诸福棠《实用儿科学》继续再版外，又相继出版了我国第一部《小儿神经系统疾病》（左启华），《小儿肾脏疾病》（王宝琳、李树政），《小儿血液图谱》（秦振庭）等高级参考书。这些书引用大量我国儿科自己的宝贵临床资料，填补了这方面的空白。此后卫生部规划的高等医药院校教材《儿科学》（迄今已出书5版），儿科系教材《小儿内科学》《儿科学（南方版）》等多部儿科及儿科各专业的教材与高级参考书如雨后春笋般出现，凝聚了我国大批儿科专家的心血，培育了几代儿科工作者。此后，儿科工作者毕业后教育及继续教育的方案陆续制定，全国性及省市、地区医学分会积极开展不同层次的儿科学培训班，电视讲座，病例会诊等活动，至20世纪90年代后期全国主要城市已具备儿科远程会诊网络。

1985年第9届全国儿科大会在武汉召开，有1800篇论文进行交流，在会上正式成立了10个儿科专业学组，即儿童保健（child health care）、新生儿（neonatology）、心血管（pediatric cardiology）、血液（pediatric hematology）、神经（pediatric neurology）、肾脏（pediatric nephrology）、呼吸（pediatric pulmonology）、感染（infectious disease）、遗传、代谢与内分泌（genetics metabolism and endocrinology）、及免疫（immunology）学组。1993年又成立了急救学组（intensive care）。这些儿科专业学组建立后，10多年来通过国内国际学术交流，学术水平不断提高。从1989年（长沙）、1993年（北京）、1997年（无锡）召开的第10、11、12届全国儿科学术大会的论文数量与质量来看，充分显示了各专业的学术水平在逐年提高。

自1980年开始，各儿科专业陆续举办全国性培训班，时间从1～4月不等，从而产生了各儿科专业的第一批骨干，以后10多年中他们在全国各地发挥了重要作用。

20世纪80年代开始，儿科各专业在全国范围广泛开展学术交流，与各专业主要疾病相关的临床病理、药理、电生理、生化免疫、病原学等实验技术及临床与实验研究得到相应发展。80年代恢复了研究生招生制度，儿科选拔了大批访问学者赴国外深造，国家及各部委科学研究基金建立，1974年后中华医学会儿科学分会也正式加入国际儿科学会。这些情况对于我国儿科学的发展都起到了极大的促进作用。

四、我国儿科各专业的发展特点

（1）我国是一个人口众多的大国，在贯彻预防为主，加强儿童保健方面所取得的重大成果就其所达到的宏观指标来看，无论在小儿传染病的控制、城乡保健网的建立、全国小儿生长发育的监测、计划免疫的实施、母乳喂养的普及、常见疾病的防治、婴儿发病率及死亡率的下降等方面，均取得了国际上公认的很大的成绩。

（2）儿科各专业在学术上的发展过程虽各有不同，但都不同程度地做到了：从我国实际情况出发，对本专业的重点问题或常见疾病进行了大数量的临床资料分析及流行病学调查。如城乡小儿“四病”发病情况的调查，新生儿死亡率及死亡原因的调查，小儿哮喘的发病率与病因分析，新生儿窒息的患病率调查，小儿癫痫的临床分析，先天性心脏病发病率的调查，小儿营养性贫血的调查，小儿尿筛查，出生缺陷监测，小儿糖尿病及侏儒症的发病情况调查，小儿智力低下的调查，苯丙酮尿症与甲状腺功能低下的新生儿筛查，等等。通过这些工作，不仅积累了我国小儿疾病的宝贵资料，而且明确了各专业的主攻方向，并带动了相关学科发展。

（3）各专业学组又针对我国的实际情况，对照国际儿科医学的进展，制定出统一的全国性临床疾病分类法、诊断标准、防治方案，并多次修改充实。从而提高了临床诊断与治疗水平，逐渐与国际进展接轨。

（4）近年各专业重视与病理、电生理、药理、影像医学、生化、免疫、遗传、分子生物学、围生医学等相关学科的协作，无论在临床疾病诊断治疗，疾病机制探讨，遗传学特点，临床与实验室科学研究的开展等方面都取得了长足进步。对一些小儿慢性疾病的防治在与国际接轨的同时，坚持把知识交给群众，如哮喘的综合治疗；白血病及糖尿病小儿的管理；部分遗传代谢病及脑瘫病儿的管理等等。举办病儿之家，夏令营，父母班等，不仅传播疾病知识，还从心理方面给予关怀。

10 多年来我国儿科各专业与国际同行有广泛的学术交流，国内所做工作也受到国际好评。除中华儿科学会为国际儿科学会的正式会员国外，我国小儿神经、肾病、感染、免疫、风湿病、哮喘等儿科专业均有儿科专家成为国际相应学会的理事。

当然儿科学发展水平在全国并不平衡，在我国中小城市、农村及边远地区尚待努力。

第四节　儿科学面临 21 世纪的挑战

世界儿科学的发展，在各个国家均与其社会制度与政府行动有密切关系。我国儿科学得天独厚，自建国以来党和国家始终重视并坚决贯彻“母亲与儿童应受到保护”的方针，这是我国儿科学几十年来能不断发展的重要基础。

近年由于我国社会与经济状况的进步，人民生活水平及质量有很大提高，国家大力关注我国边远贫困地区的发展，计划生育政策取得成效（出生率从 1990 年的 21.06‰下降至 1997 年的 16.57‰；人口自然增长率从 1990 年的 14.39‰下降至 1997 年的 10.06‰），从而有利于我国儿童发展事业。

21 世纪一方面是高科技发展、信息革命、医学与生命科学的新时代，人类基因组的奥秘已经接近突破。另一方面对我国而言，人口众多，医学发展很不平衡，2/3 的儿童生活在农村，而农村及边远地区 5 岁以下小儿的发病率和死亡率仍远较城市为高。对儿科工作者而言任重而道远，仍要继续面对儿科疾病的治疗与预防两方面的任务。

在新的历史时期，我国儿童健康还面临着许多新的问题，这些问题明显区别于建国初期由于贫困和落后带来的许多致死性疾病的威胁，而将主要是由伴随快速的经济发展而出现的工业化、城市化、现代化和全球化带来的新的健康问题。突出表现为环境、社会、文化、行为等因素对小儿健康的影响。人群疾病谱和医学模式正在逐步改变，从生物医学向社会心理文化模式过渡。小儿“健康”的观念更加全面，应该是一种儿童综合素质的完好状态，为实现这种状态，必须努力保障并促进儿童生理、心理、社会潜能。我们都知道小儿与成人之不同是由于小儿处在不断发育之中，虽然健康是每个小儿的权利，但他们获得健康权利的自身能力十分有限，需要政府、社会、家庭、学校和儿科工作者的保障和促进！

面向 21 世纪儿科学应力争在以下方面有所突破：

（一）继续努力降低婴儿和5岁以下儿童死亡率，提高农村及边远地区的儿科医疗及儿童疾病综合管理水平。1998年我国婴儿和5岁以下儿童死亡率分别为33.2‰及42.0‰，较1991年已下降1/3，而北京市婴儿死亡率在1998年已降至7.5‰，说明城市与农村仍存在很大差距。

（二）当前世界上一些已得到控制的传染病如结核病等又有回升；而艾滋病、新的病毒（如SARS病毒）及细菌正在构成新的威胁。近年来儿科感染性疾病由于抗生素的广泛应用，细菌耐药菌株已广泛产生及扩散。与感染性疾病密切相关的儿科原发和继发性免疫缺陷病近年已受到更多重视。在21世纪，对感染性疾病的病原学、疫苗、人体免疫状态以及治疗学的深入研究必将会有所突破。

（三）遗传性疾病是儿科学的重要内容。我国人口众多，近年随着分子生物学技术及神经影像学的进步，以及国际学术协作的加强，我国儿科工作者已在临床诊断了不少单基因遗传病，加强了遗传咨询，对一些疾病基因（如苯丙酮尿症、Wilson病、假肥大型肌营养不良、线粒体脑肌病等）的突变热点在我国病儿的特点开展了工作，并对一些疾病进行了产前基因或酶学诊断。对临床已确诊的苯丙酮尿症、甲状腺功能低下、有机酸血症等病儿进行了管理，包括饮食或药物干预及康复。但迄今我国新生儿筛查虽然已在各大城市开展，其总覆盖面仅达每年出生婴儿的10%以下。在遗传病的表型与基因型的诊断、疾病管理、遗传咨询等多方面与国际先进水平尚存在较大差距。

随着社会疾病谱的转变及人类基因组研究的进展，常见的多基因复杂性疾病如高血压、糖尿病、哮喘、癫痫、肿瘤、自身免疫病等疾病已受到更多关注。探讨导致这些疾病的遗传基因，以及导致其易感性、表型、治疗效果及发病机理各不相同的基因多样性，还有环境因素的影响等等，将是21世纪的任务。一些新出现的问题如小儿肥胖病，除饮食与生活习惯的原因外，遗传及基因水平的因素也很重要。儿科工作者与我国人类基因组研究机构密切协作，必然会在某些方面有所突破。

（四）重视小儿心理行为正常发育的研究与疾病的防治

对小儿学校技能发育障碍、多动综合征、孤独症等心理行为疾病的防治，发病机制的研究及小儿康复医学的加强是重要环节。

（五）重视并加强青春医学的知识培训，健全儿科青春医学专业。

（六）不断提高新生儿疾病的防治水平，关注“发育儿科学”（developmental pediatrics）的发展。

我国每年有2 000万新生儿出生，如何保证这些新生儿都能成长为我国身心健康的下一代，需要进行大量工作。

继续开展群体出生缺陷的监测与预防。加强对高危新生儿的科学管理及干预，减少脑性瘫痪的发生。不断提高新生儿疾病的诊治与预防水平，继续努力降低新生儿死亡率对我国整体婴儿死亡率的减少十分重要。

加强对“发育儿科学”及“早期脑与小儿发育科学”（science of early brain and child development）重要性的认识与研究，重视家庭、学校、社会等环境在小儿早期发育中的作用。为逐渐在我国形成一套自己的、科学合理的早期干预与教育的方案贡献力量。

（七）研究应用中西医结合方法对小儿感染、免疫、神经系统等疾病的治疗。

（八）提高小儿生命质量　对小儿营养、意外损伤、环境污染（如铅中毒）、家庭与学校教育问题，独生子女问题等的进一步研究。

（九）加强儿科学的临床基础研究，不仅在疾病机制，遗传，治疗与干预方面，还要在更具远见方面力争有所突破，例如如何科学地促进小儿生理、智能方面更健康的发展等。重视临床与基础学科的多学科协作，本着重视科研道德，循证医学及有所为有所不为的原则开展工作。

（十）继续加强儿科毕业后及继续教育、加强国际学术交流，教学内容与方法适应新形势的需要，充分应用高信息技术，加强儿科及各专业的国际、港台地区的学术交流。2001年9月和2002年9月在我国分别成功召开了有5 000人参加的第23届国际儿科大会，和有1 000多人参加的第9届国际小儿神经与第7届亚太小儿神经联合大会。

儿科工作者正在从事着神圣的事业，因为儿科学是为那些创造未来世界的孩子们服务的！

（吴希如）

第二章　生长发育

●小儿生长发育规律：
(1) 连续性；
(2) 不平衡性；
(3) 一般规律；
(4) 个体差异。

一、生长发育规律

小儿机体总是处在生长发育的动态变化过程中。生长一般是指小儿整体和各器官量的增长；发育是指细胞、组织、器官功能的分化与成熟，为质的改变。由于二者紧密相关，因此目前统称为生长发育。

小儿生长发育遵循一定的规律：

（一）生长发育的连续性　在整个小儿时期生长发育是不断进行的，但在各年龄阶段的生长发育并非等速。就体格生长而言，年龄越小，生长越快。出生后在最初 6 个月，尤其是头 3 个月生长最快；后半年起逐渐减慢，至青春期又猛然加快。

（二）各系统器官发育的不平衡性　各系统的发育快慢不同。如神经系统发育较早，生殖系统发育较晚，淋巴系统先快而后回缩，皮下脂肪在年幼时较发达，而肌肉组织则须到学龄期才发育加速。

（三）生长发育的一般规律　一般生长发育遵循由上到下、由近到远、由粗到细、由低级到高级、由简单到复杂的规律。如出生后运动发育的规律是：先抬头，后抬胸，再会坐、立、行（自上到下）；从臂到手，从腿到脚的活动（由近及远）；手拿物品先会用全掌握持，以后发展到能用手指端摘取（从粗到细）；先会画直线，进而能画圆、画人（由简单到复杂）；先学会观看和感觉事物，认识事物，再发展到记忆、思维、分析、判断（由低级到高级）。

（四）生长发育的个体差异　小儿的生长发育虽遵循一般的发展规律，但在一定范围内由于遗传、性别、环境、教养等因素的影响而存在着相当大的个体差异。因此所谓正常值并不是绝对的，需要考虑到个体间存在的差异，正确地进行判断。体格上的个体差异一般随年龄增长而越来越显著，在青春期差异更大。

二、影响小儿生长发育的因素

（一）遗传　小儿生长发育受父母双方遗传因素的影响。细胞染色体上携带的基因遗传信息决定该小儿个体发育的特点。种族、家族的遗传信息影响深远：如皮肤、头发的颜色、面型特征、身材高矮、性成熟的迟早、对传染病的易感性等；遗传性疾病无论是染色体畸变或代谢性缺陷对生长发育均有显著影响。另外要注意环境对生长发育所起的作用也不容忽视，内在遗传因素与外界环境因素相互作用决定了小儿生长发育的最终结果。

（二）性别　男孩女孩生长发育各有特点，一般女孩平均身长（高）、体重较同年龄男孩小。女孩较男孩约早2年进入青春期，此时体格生长激增，其身高、体重可超过男孩，男孩青春期虽开始较迟，但延续时间比女孩长，其体格生长最后还是超过女孩。女孩骨化中心出现较早，骨骼较轻，骨盆较宽，肩距较窄，皮下脂肪较发达，而肌肉却不如男孩发达。因此在评价小儿生长发育时男女标准应分开。

（三）内分泌　生长发育受到各种激素的调控，其中以生长激素、甲状腺素和性激素尤为重要。生长激素不足会导致身材矮小；甲状腺素缺乏时基础代谢缓慢，不仅可造成体格矮小，还会造成智力发育障碍；性激素的分泌可促使骨骺接合，从而影响长骨生长。

（四）孕母情况　胎儿在宫内的发育受孕母生活环境、营养、情绪、疾病等各种因素的影响。如妊娠早期患病毒性感染可导致胎儿先天性畸形；孕母严重营养不良可引起流产、早产和胎儿体格生长以及脑的发育迟缓；孕母接受药物、X线照射、环境毒物污染和精神创伤等均可使胎儿发育受阻。宫内发育阻滞可影响小儿出生后的生长发育。

（五）营养　充足合理的营养是小儿生长发育的物质基础，也是保证小儿健康生长极为重要的因素。长期营养不足首先导致体重不增，甚至下降，最终也会影响身长（高）的增长。营养不足还会使机体的免疫、内分泌、神经调节等功能低下。年龄越小受营养的影响越大。

（六）生活环境　良好的居住环境、卫生条件如阳光充足、空气新鲜、水源清洁等能促进小儿生长发育，反之，则带来不良影响。生活制度、科学护理、良好教养、锻炼的合理安排及完善的医疗保健服务对小儿体格、智力的成长起重要的促进作用。家庭的温暖，父母的爱抚、良好的榜样作用，以及优良的学校教育和社会教育，对小儿性格、品德的形成、情绪的稳定和精神智能的发育均有深远的影响。

（七）疾病　疾病对小儿生长发育的影响十分明显。急性感染常使体重减轻；慢性病则同时影响体重和身高的增长；内分泌疾病对生长发育的影响较为明显，常引起骨骼生长和神经系统发育迟缓；先天性疾病如先天性心脏病、21-三体综合征、软骨发育不良等均对体格和精神神经的发育产生突出的影响。

正确了解小儿生长发育规律及内、外因素对其的影响，可使医务保健工作者根据不同年龄的发育特点，创造有利条件，防止不利因素，以促进小儿的正常生长发育；另一方面又可按照发育规律，较正确地判断和评价小儿发育情况，及时发现异常和不足之处，及时发现原因并予以纠正；了解小儿生长发育规律亦有助于对小儿的某些疾病的诊断、治疗和预后判断。

三、体格生长

（一）体格生长常用指标及测量方法

1. 体格生长常用指标

(1) 体重（body weight）　为各器官、骨骼、肌肉、脂肪等组织及

●体重（2～12岁）：体重（kg）＝年龄×2（kg）＋7或8（kg）。

身长（2～12岁）：身长（cm）＝年龄×7＋70（cm）。

体液的总重量，是代表体格生长，尤其是营养情况最易取得的重要指标。儿科临床给药、输液等也常按体重计算。

新生儿出生体重与胎次（第1胎较轻）、性别（男较女重）及母亲健康情况有关，实际上1995年九省市统计材料城区男孩出生体重平均为3.3±0.4kg，女孩3.2±0.4kg，与世界卫生组织（WHO）参考值（男3.3kg，女3.2kg）相似。出生后的第1周内由于哺乳量不足、水分丧失及排出胎粪，体重可暂时性下降3%～9%，该现象称为生理性体重下降，随即迅速恢复和增长，如10日后继续下降，应寻找原因，给予处理。年龄越小，体重增长越快：出生后头3个月每月约增700～800g，乃至1 000g；4～6个月每月增长约500～600g，故前半年每月平均增700g；6个月后体重增长减慢，下半年每月平均增长400g。一般3～5个月时体重可达出生时的2倍（6kg），1岁时达3倍（9kg），2岁时达4倍（12kg），2岁后到11、12岁前每年体重稳步增长约2kg。进入青春前期体格生长又加快，体重猛增，每年可达4～5kg，持续2～3年。故小儿时期体重增长速度有2个高峰，第1个高峰在第1年上半年，第2个高峰在青春期。为便于日常应用，可按以下公式粗略估计小儿体重。

＜6月：体重（kg）＝出生体重（kg）＋月龄×0.7（kg）

7～12月：体重（kg）＝6（kg）＋月龄×0.25（kg）

2～12岁：体重（kg）＝年龄×2（kg）＋7（或8）（kg）

同年龄、同性别儿童的正常体重存在着个体差异，一般在10%上下，故大规模儿童生长发育指标测量所得的数据均值只能供参考。要连续定期地监测其体重，才能比较确切评价某一儿童的生长状况。了解小儿生长发育规律发现体重增长过多或不足，均应积极寻找原因。

（2）身长（高）（body height）　身长（高）指从头顶到足底的全身长度，代表头部、脊柱与下肢的长度。3岁以下采用卧位测量身长，3岁以后采用站位测量身高。身长的增长规律与体重增长相似。年龄越小增长越快，也同样出现婴儿期和青春期2个高峰，新生儿出生时身长平均为50cm。生后上半年每月身长平均增加约2.5cm，下半年每月增加1.5cm，第2年增加速度减慢，到2岁时身长平均约85cm。2岁后身长稳步增长。至青春早期开始出现第2个身长增长加速期。2～12岁的身长可用以下公式粗略估计为：

身长（cm）＝年龄×7＋70（cm）

身长所包括的3部分，即头、躯干（脊柱）和下肢的增长速度并不一致。第一年头部生长最快，躯干次之，而青春期身长增长则以下肢为主，故各年龄头、躯干和下肢占全身长的比例各有不同。患某些疾病可使身体各部分比例失常，此时需要分开测量上部量（从头顶至耻骨联合上缘）及下部量（从耻骨联合上缘到足底）以进行比较。出生时上部量大于下部量，中点在脐上，随着下肢长骨增长，中点下移，2岁时在脐下，6岁时在脐与耻骨联合上缘之间，12岁时恰位于耻骨联合上缘，此时上部量与下部量相等（图2-1）。

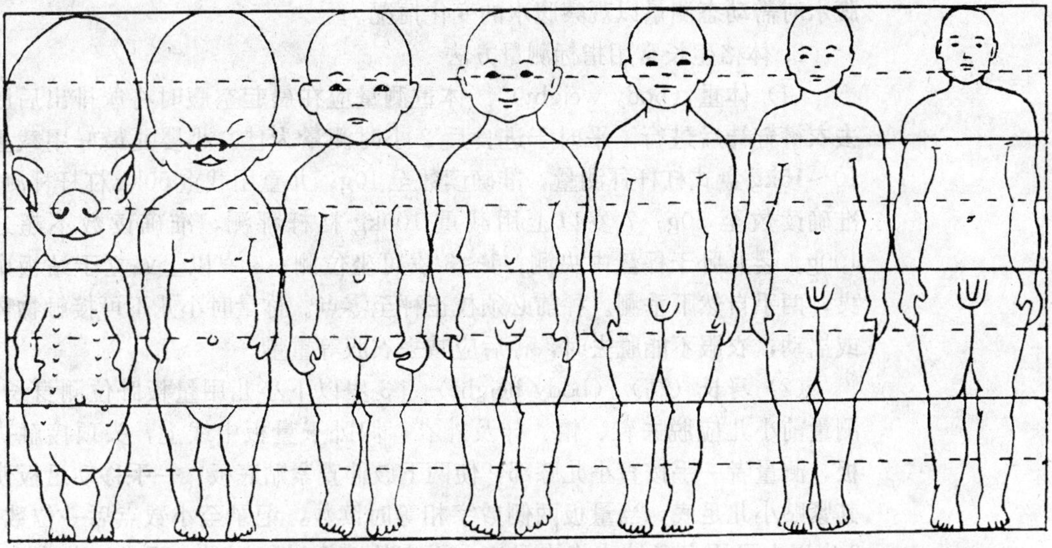

图 2-1　胎儿至成人身体各部分比例

影响身高的各种内外因素有遗传、内分泌、营养、运动、疾病等。明显的身材异常往往由内分泌疾患或骨骼先天发育异常引起，如甲状腺功能减低、生长激素缺乏、软骨发育不全和成骨不全、营养不良、佝偻病等，但短期的疾病与营养波动不易影响身高的增长。

（3）坐高（sitting height）　由头顶至坐骨结节的长度称坐高，代表头长加脊柱长，其增长规律与上部量增长相同。由于下肢增长速度随年龄增加而加快，坐高占身高的百分数则随年龄而下降，此百分数显示了身躯上、下部比例的改变，因而比坐高绝对值更有意义。

（4）头围（head circumference）　经眉弓上方、枕后结节绕头一周的长度为头围。头围大小与脑和颅骨的发育密切相关。胎儿时期脑发育最快，故出生时头围相对较大，平均约 34cm。头围在 1 岁以内增长较快，6 个月时 44cm，1 岁时 46cm，周岁以后增长明显减慢，2 岁时为 48cm，5 岁时 50cm，15 岁时接近成人头围，约 54～58cm。头围测量在 2 岁前最有价值。脑发育不全常为头围过小。头围过大则应疑及脑积水和佝偻病后遗症。

（5）胸围（circumference of chest）　沿乳头下缘水平绕胸一周的长度为胸围。胸围大小与肺、胸廓、肌肉和皮下脂肪的发育有关。出生时胸围比头围小 1～2cm。新生儿胸围为 32.1～32.3cm，平均约 32cm。第一年末，头、胸围相等，以后则胸围超过头围。营养不良、佝偻病、缺乏锻炼的小儿胸围超过头围的时间可推迟到 1.5 岁以后。1 岁至青春前期胸围超过头围的厘米数约等于小儿岁数减 1。

（6）腹围（circumference of abdomen）　平脐（小婴儿以剑突与脐之间的中点）水平绕腹一周长度为腹围。2 岁前腹围与胸围约相等，2 岁后则腹围较小。腹围受多因素影响，故实际临床意义不大。患腹部疾病如有腹水时需动态测量以观察腹水的变化情况。

2. 体格生长常用指标测量方法

(1) 体重（body weight） 体重测量应在晨起空腹时将尿排出后脱去衣裤鞋袜后进行。平时于进食后 2 小时测量为佳。小婴儿最好用载重 10～15kg 盘式杠杆秤测量，准确读数至 10g；儿童用载重 50kg 杠杆秤测，准确读数至 50g；7 岁以上用载重 100kg 杠杆秤测，准确读数不超过 100g。婴儿卧于秤盘中央测；1～3 岁可坐位测；3 岁以上站立于站板中央，两手自然下垂测。秤前必须校正秤至零点。称量时小儿不可接触物体或摇动，衣服不能脱去时，秤后应减去衣服等重量。

(2) 身长（高）（body height） 3 岁以下小儿用量板卧位测身长。测量前小儿应脱去鞋、帽、袜及外衣，仰卧于量板中线上，头顶接触头板，测量者一手按直小儿膝部，使两下肢伸直紧贴底板；一手移动足板使其紧贴小儿足底，当量板两侧数字相等时读数，记录至小数点后一位数。3 岁以上可用身高计或将皮尺钉在平直的墙上进行测量。要求小儿直立，两眼正视前方，两侧耳珠上缘与眼眶下缘连线呈水平位，胸稍挺直，腹微收，两臂自然下垂，手指并拢，脚跟靠拢，脚尖分开约 60°，背靠身高计的主柱或墙壁，使两足后跟、臀部及两肩三点都接触主柱或墙壁。测量者移动身高计头顶板与小儿头顶接触，板呈水平位时读立柱上数字（cm），记录至小数点后一位数。

(3) 坐高（sitting height） 3 岁以下小儿卧于量板上测顶臀长即为坐高。测量者一手握住小儿小腿使膝关节屈曲，大腿与底板垂直而骶骨紧贴底板，一手移动足板紧压臀部，量板两侧刻度相等时，读数记录至小数点后一位数。3 岁以上小儿坐于坐高计凳上，身躯先前倾使骶部紧靠量板，再挺身坐直，大腿靠拢紧贴凳面与躯干成直角，膝关节屈曲成直角。两脚平放，移动头板与头顶接触。

(4) 头围（head circumference） 通常采用软尺测量，方法如下：小儿立位或坐位，将软尺 0 点固定于头部一侧眉弓上缘，将软尺紧贴头皮绕枕骨结节最高点及其另一侧眉弓上缘回至 0 点，读数记录至小数点后一位数。

(5) 胸围（circumfercnce of chest） 3 岁以下取卧位（或立位），3 岁以上取立位，两手自然平放或下垂，测量者一手固定软尺 0 点于一侧乳头下缘（乳腺已发育的女孩，固定于胸骨中线第 4 肋间），另一手将软尺紧贴皮肤，经两侧肩胛骨下缘回至 0 点，取平静呼吸气时中间读数。

(6) 腹围（circumference of abdomen） 取卧位，将软尺 0 点固定于婴儿剑突与脐连线中点，经同一水平绕背 1 周回至 0 点；儿童则为平脐绕腹 1 周，读数记录至小数点后一位数。

(7) 皮下脂肪厚度（皮褶厚度）（subcutaneous fat thickness） 采用皮褶量具测量，测量前刻度应调整到 0。测量者在测量部位用左手拇指及食指将该处皮肤及皮下脂肪捏起，捏时两手指应相距 3cm，右手拿量具，将钳板插入捏起的皮褶两边至底部钳住，测量其厚度，读数记录至

0.5mm。测量皮下脂肪厚度的常用部位有：①上臂二头肌部位：肩峰与鹰嘴连线中点水平腹侧，皮褶方向应与手臂长轴平行；②背部：肩胛骨下角下稍偏外侧处，皮褶方向应自下向上中方向与脊柱成45°角；③腹部：锁骨中线上平脐处，皮褶方向与躯干长轴平行。近年来国际上多采用上臂皮褶厚度。

（二）骨骼发育

1. 头颅骨（cranial bone）发育　颅骨的发育与脑的发育关系密切，其发育较面部骨骼为早。在临床上，颅骨的发育情况可根据头围，骨缝闭合及其前、后囟关闭迟早来衡量。前囟为顶骨和额骨边缘形成的菱形间隙，后囟则为顶骨与枕骨边缘形成的三角形间隙（图 2-2）。前囟（对边中点连线长度）在出生时大小约 1.5～2.0cm，以后随颅骨发育而增大，6 个月后逐渐骨化而变小，约在 1～1.5 岁时闭合。后囟出生时很小或已闭合，至迟约于生后 6～8 周闭合。颅骨缝出生时尚分离，约于 3～4 个月时闭合。前囟检查在儿科临床很重要，早闭或过小见于头小畸形；关闭延迟、过大可见于佝偻病、脑积水等疾病；前囟饱满常提示颅内压增高，如发生了脑炎、脑膜炎、颅内肿瘤等疾病；而前囟凹陷则可见于脱水者。

●前囟（对边中点连线长度）在出生时大小约 1.5～2.0cm，约在 1～1.5 岁时闭合。

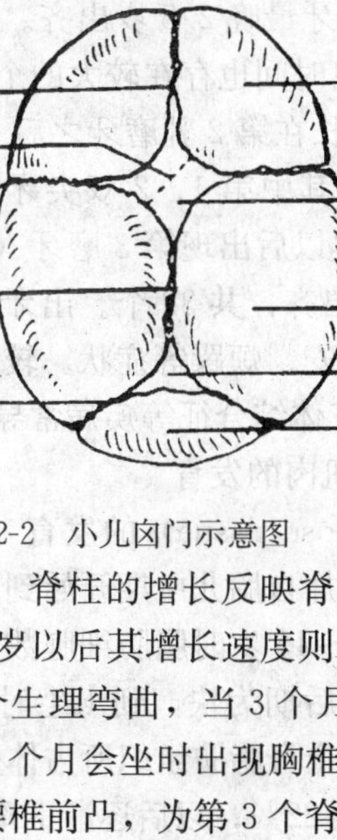

图 2-2　小儿囟门示意图

2. 脊柱（spine）的发育　脊柱的增长反映脊椎骨的发育，出生后第 1 年脊柱增长较下肢为快，1 岁以后其增长速度则落后于下肢。在小儿生长发育过程中，脊柱形成三个生理弯曲，当 3 个月抬头时出现颈椎前凸，此为脊柱的第 1 个弯曲；在 6 个月会坐时出现胸椎后凸，为脊柱第 2 个弯曲；当 1 岁后能行走时出现腰椎前凸，为第 3 个脊柱弯曲。在小儿从卧位向坐位、站位、行走发展时，随脊柱的增长形成上述 3 个生理弯曲，有利于身体平衡。至 6～7 岁时韧带发育后，这些弯曲才固定下来。坐、立、行走姿势不正及骨骼病变皆可引起脊柱发育异常或造成畸形，因此，注意儿童坐、立、行走姿势，选择适宜的桌椅，对保证儿童脊柱正常形态很重要。

3. 长骨（long bone）的发育　长骨生长主要取决于干骺端软骨骨化及骨骺骨化，而干骺端骨骼融合，则标志长骨生长结束。扁骨生长主要由于周围骨膜骨化。通过 X 线检查长骨骨骺端骨化中心出现时间、形态变化、数目多少和干骺端融合时间，可判断骨骼发育的年龄。在儿科临床

●1～9 岁腕部骨化中心的数目约为其岁数加 1。

上，一般摄左手X线片，了解其腕骨、掌骨、指骨的发育，婴儿早期也可摄膝部及踝部片，以了解小腿骨骼骨化中心情况。在出生时足踝部已有跟骨、距骨和股骨的骨化中心。新生儿期已出现股骨远端及胫骨近端的骨化中心。腕部于出生时无骨化中心。在出生后腕部骨化中心的出现次序为：头状骨、钩骨（3个月左右）；下桡骨骺（约1岁）；三角骨（2～2.5岁）；月骨（3岁左右）；大、小多角骨（3.5～5岁）；舟骨（5～6岁）；下尺骨骺（6～7岁）；豆状骨（9～10岁）。10岁时出全，共10个，故1～9岁腕部骨化中心的数目约为其岁数加1。根据每个骨化中心出现时间、大小、形态、密度等与标准图谱加以比较，其骨骼成熟度相当于某一年龄标准图谱时，该年龄即为其骨龄。骨龄在临床上有重要意义，患生长激素缺乏症、甲状腺功能低下症、肾小管酸中毒等疾病时骨龄常明显落后；而在中枢性性早熟、先天性肾上腺皮质增生症时骨龄则常超前。

（三）牙齿的发育

人的一生共有两副牙齿，即乳牙（共20个）和恒牙（共32个）。出生时在颌骨中已有骨化的乳牙牙孢，但未萌出，恒牙的骨化则从新生儿时期开始。新生儿时无牙，生后4～10个月乳牙开始萌出，12个月尚未出牙可视为出牙延迟。乳牙最晚2.5岁出齐。2岁以内乳牙的数目约为月龄减4～6，但乳牙的萌出时间也存在较大的个体差异。6岁左右开始出现第1颗恒牙即第1磨牙，长在第2乳磨牙之后。7～8岁开始乳牙按萌出先后逐个脱落代之以恒牙，其中第1、2双尖牙，代替第1、2乳磨牙。12岁左右出第2磨牙，18岁以后出现第3磨牙（智齿），但也有终身不出此牙者，一般20～30岁时出齐，共32个。出牙为生理现象，但个别小儿可伴有低热、流涎及睡眠不安、烦躁等症状。较严重的营养不良、佝偻病、甲状腺功能低下症、21-三体综合征等疾病常导致患儿出牙延迟、牙质差。

●生后4～10个月乳牙开始萌出，最晚2.5岁出齐。2岁以内乳牙的数目约为月龄减4～6。

（四）脂肪组织与肌肉的发育

1. 脂肪组织（adipose tissue）的发育　表现为细胞数目增加和体积增大，脂肪细胞数目增加自胎儿中期开始到生后1岁末达最高峰，以后数目增加逐渐减速，至2～15岁时脂肪细胞数目可增加约5倍。脂肪细胞体积增大的速度也以胎儿后期为快，到出生时已增加1倍，以后渐渐减慢，一直维持到青春前期。全身脂肪组织所占体重的百分比如下：出生时占体重16%；第1年增加至22%；以后逐渐下降，到5岁时仅占体重的12%～15%，以后保持此比例，直到青春前期体格生长突然加速时，脂肪组织占体重比例再次上升（女孩占24.6%，约为男孩的2倍），故青春期的女孩大多显得丰满。

2. 骨骼肌（skeletal muscles）的发育　出生后随小儿躯体和四肢活动增加骨骼肌逐渐发育。小婴儿的肌张力较高，1～2月后肌张力逐渐减退，肢体可自由伸屈放松，当小儿运动能力增强，如会坐、站、行、跑、跳后，肌肉组织发育加速，肌纤维增粗，肌肉活动能力和耐力增强。9～10岁以后男孩肌肉约占体重的45.9%，女孩为44.2%，以后几年男孩超过50%，女孩则维持不变或略下降。

肌肉的发育与营养状况、生活方式及运动量的大小有密切关系，故应保证小儿营养丰富，鼓励小儿多进行运动锻炼，如鼓励他们参加体操、球类、游泳等。运动促进肌肉发达，消耗体内脂肪，避免脂肪积累过多，可预防肥胖，使小儿变得灵活健壮。在临床上，可通过观察儿童主动运动的灵活程度和被动运动时肌肉抵抗程度，触诊肌容积大小以及握力来检查儿童肌肉发育。肌肉发育异常可见于重度营养不良、进行性肌萎缩等疾病。

四、生殖系统发育

生殖系统发育较晚，迟至青春期前才开始加速发育，但持续时间较长。

（一）女性生殖系统的发育　出生时卵巢发育已较完善，但其原始卵泡尚不成熟，到青春期方正规排卵，伴子宫内膜脱落，出现月经。进入青春前期卵泡在垂体前叶促性腺激素的作用下开始成熟，卵巢分泌的雌激素促进女性第2性征的出现；9～10岁骨盆开始加宽，乳头发育，子宫逐渐增大；10～11岁乳房发育，长出阴毛；11～13岁阴道黏膜角化，乳房进一步增大；13岁后出现较多阴毛、腋毛，并出现初潮；15～16岁子宫发育达成人水平。

（二）男性生殖系统的发育　出生时睾丸大多已降至阴囊，约10%尚位于下降过程中，一般于1岁内都下降至阴囊，但至成人仍可有0.2%未降，这种情况称为隐睾。睾丸在胎儿时期形成后就可分泌雄激素调控性器官发育，出生后到10岁前这一阶段睾丸发育得很慢，进入青春前期开始进一步发育，其分泌雄激素促进第2性征的出现，10～11岁阴茎开始增大，年幼时包皮大多包住龟头，8～10岁包皮可上翻。到性成熟期（12～15岁）始出现成熟精子，睾丸容积达一定程度时出现第1次射精。12～13岁时开始出现阴毛。14～15岁出现腋毛，声音变粗。16岁后长胡须，出现痤疮、喉结，骨骼肌进一步发育。

（三）青春期体格生长特点　在青春期中，由于受性激素影响，体格生长明显加速，为生长发育第2高峰。此期在男孩开始的年龄约比女孩晚2年，待男孩进入青春期体重及身长又超过女孩，平均年增长速率男孩大于女孩。女孩在进入青春前期身高就开始加速增长，直至月经初潮前1.5年达高峰，每年平均增高可达8cm，以后渐减慢，增高加速阶段可延续6～7年，长骨约在16～17岁停止生长。男孩生长第2高峰出现虽较晚，但身高平均年增长速率超过女孩，可达9cm，延续时间也较长，约在17～22岁骨骼停止生长。男女体态也有显著差异，女性由于乳房发育及骨盆增宽，皮下脂肪较厚，显得前胸和臀部较丰满，男性则肩宽胸阔，四肢长，肌肉比较发达。

五、神经、精神发育

（一）脑和脊髓的发育　神经系统的发育是小儿神经精神心理发育的重要基础。胎儿时期神经系统发育最早，尤其是脑的发育最为迅速。出生时脑重约370g，占体重的1/9～1/8，而成人脑重约1 500g,仅占体重的1/40；2岁时达900～1 000g;7岁时已接近成人脑重。出生时大脑的外观已与成人相似，有主要的沟回，但较浅，发育不完善，大脑皮质较薄，细胞分化较差，而中脑、脑桥、延髓、脊髓发育已较好，可保证生命中枢的功能。出生后脑重的增加主要是由于神经细胞体积增大和树突的增多、加长，以及神经髓鞘的形成和发育。3岁时神经细胞已基本分化完成，8岁时接近成人。神经纤维到4岁才完成髓鞘化。在婴儿时期由于髓鞘形成不完善，刺激引起的冲动经神经传入大脑较慢，而且易于泛化，不易形成明显的兴奋灶。出生时大脑皮质下中枢如丘脑、下丘脑、苍白球系统发育已较成熟，但大脑皮质及新纹状体发育尚未成熟，故初生时的活动主要由皮质下系统发育调节。以后脑实质逐渐发育成熟，运动转为由大脑皮质中枢调节，对皮质下中枢的抑制作用也日趋明显。婴儿大脑类脂质仅占大脑组织的33%，而成人则为66.5%。生长时期的脑组织氧耗较大，小儿脑耗氧在基础代谢状态下占总耗氧量的50%，而成人则为20%。长期营养缺乏可影响脑的生长发育。

在出生时脊髓的发育已比较成熟，其重量为2～6g，成人时增至4～5倍，其发育与运动功能进展平行，随年龄而增重加长。脊髓下端在胎儿时位于第2腰椎下缘，4岁时上移至第1腰椎，作腰椎穿刺时应注意。脊髓的髓鞘由上向下逐渐形成，为其成熟的重要标志。约于3岁时完成髓鞘化。

（二）感觉的发育　出生后各种感觉（感知）能力的发育都很迅速，感知能力的发育对小儿神经精神发育有重大意义。

1. 视觉（vision）　新生儿因眼球小，视网膜视黄斑区发育不全，眼肌协调较差，虽光觉敏感，遇强光可闭眼，但视觉不敏锐，能看到的距离为60cm，在15～20cm范围内视觉最清晰。在清醒和安静状态下可短暂注视和追随缓慢移动的物体。可出现一时性斜视和眼球震颤，3～4周内自动消失；第2个月起可协调地注视物体，并在眼水平方向90°范围随物移动；3个月时头眼逐渐协调调节，可随物移动180°；3～4个月开始看自己的手；4～5个月出现眼手协调动作，开始认识母亲和常见物品，喜看红色；1～1.5岁可注视3m远处小玩具，能区别形状，喜看图画；1.5～2岁两眼调节好，视力为0.5；2～3岁可区别垂直线和横线；5岁能区别颜色，视力为0.6～0.7；到6岁左右，视力达到1.0。

2. 听觉（auditognosis）　有人认为在胎儿后期已有听觉，这是因为小儿出生时即可辨认母亲的心音和节奏。出生时因中耳鼓室未充气及有羊水潴留，听力较差，但对强声可有瞬目、震颤等反应；3～7天后听力发育得相当好，对声音可有呼吸节律减慢等反应；1个月时能分辨出“吧”的声音；3～4个月头会转向声源处（定向反应）；6个月能区别父母的声音，唤其名字有应答表示；8个月开始区别语言的意义；10个月两眼迅速看向声源处；1岁时可听懂自己的名字；2岁时能区别不同高低的声音，并能听懂简单吩咐；3岁后可更精细地区别不同声音；到4岁时听觉发育完善。对于不能合作的新生儿和婴幼儿，筛查其听力时可用发声的简单工具或听力器进行行为测试，对于已能配合的年长儿可用秒表试验、音叉试验或测听器。如要精确地了解听力情况，可用脑干听觉诱发电位进行测定。

3. 味觉（taste）　在胎儿 7～8 个月时味觉的神经束已髓鞘化，出生时味觉已发育完善。出生 2 小时对糖水能表示愉快，对酸味表示痛苦，4～5 个月的婴儿对甜、酸、苦味均有敏锐反应。

4. 嗅觉（osphresis）　出生时嗅觉神经中枢和传导神经发育已基本成熟，所以新生儿对母乳香味已能有反应。1 月时对强烈气味有不愉快表示；3～4 月时会辨别愉快与不愉快的气味，7～8 月更灵敏。

5. 皮肤感觉（skin sensation）　皮肤感觉可分为触觉、痛觉、温度觉和深感觉。触觉是引起若干神经反射的基础，新生儿触觉已很灵敏，尤其在面部、手掌、足底等部位，触之即有反应，如瞬眼、张口、缩回手足等，而大腿、前臂、躯干等处则较迟钝。7 个月左右有定位能力。新生儿有痛觉，但较迟钝；第 2 个月起才逐渐灵敏。温度觉在出生时就很灵敏；2～3 岁时能通过接触区分物体软、硬、冷、热。5 岁时能分辨体积相同重量不同的物体。

6. 知觉（sensation）　知觉为人对事物的综合反映，与上述各感觉能力的发育密切相关。知觉包括空间知觉和时间知觉。5～6 个月时已有手眼协调动作：1 岁末开始有空间和时间知觉；3 岁能辨上下；4 岁能辨前后；5 岁能辨左右。4～5 岁已有早上、晚上、今天、明天、昨天的时间概念；5～6 岁时能区别前天、后天。

（三）神经反射　出生时即具有觅食、吸吮、吞咽、拥抱、握持等先天性反射，并具有对强光、寒冷、疼痛的反应。其中吸吮、握持、拥抱等反射随年龄增长而消失，否则将影响动作发育。如握持反射应于 3～4 个月时消失，如继续存在则将妨碍手指的精细动作发育。新生儿和婴儿腱反射较弱，腹壁反射和提睾反射也不易引出，到 1 岁时才稳定。3～4 个月前小儿克氏征可为阳性，2 岁以下的小儿巴氏征阳性亦可为生理现象。

●出生时即具有觅食、吸吮、吞咽、拥抱、握持等先天性反射。吸吮、握持、拥抱等反射随年龄增长而消失。

出生后 2 周左右即可形成第 1 个条件反射，即抱起喂奶时出现吸吮动作；2 个月开始逐渐形成与视、听、味、嗅、触觉等感觉相关的条件反射；3～4 个月开始出现兴奋性和抑制性条件反射；2～3 岁时皮质抑制功能发育完善，而直至 7～14 岁时皮质抑制调节功能才能达到一定成熟程度。

（四）运动的发育　妊娠后期出现的胎动为小儿运动的最初形式。新生儿的动作多属无意识和不协调的动作，这是由于大脑皮质发育尚不成熟，传导神经纤维尚未完成髓鞘化。此后，尤其在第 1 年内随着大脑的迅速发育，小儿运动功能日臻完善。小儿动作发育遵循一定规律：①头尾规律：动作发育由上而下，先会抬头后抬胸，然后会坐、站、走等；②由近到远：如先抬肩、伸臂，再双手握物而至手指取物；③由不协调到协调：3～4 个月婴儿看到玩具会手足乱动但拿不到，5 个月以后就能一把抓住；

●小儿动作发育规律：①头尾规律；②由近到远；③由不协调到协调；④由粗动作到精细动作；⑤先有正面动作后有反面动作。

④由粗动作到精细动作：先发展抬头、坐、站、走等大动作，后发展手指摘物、脚尖走路等细动作，此与协调平衡的发展有关；⑤先有正面动作后有反面动作：如先会抓东西才能放下东西，先会向前走后才会向后退等。民间将粗动作发育过程归纳为："二抬四翻六会坐，七滚八爬周会走"。

（五）语言发育　语言的发育包括发音、理解和表达3个阶段。新生儿已会哭叫，以后咿呀发音，逐渐听懂理解别人的话，然后再学会说话。先说单词，后可组成句子，先会用名词，而后才会用代名词、动词、形容词、介词等，从会讲简单的句子到会讲复杂的句子。

（六）适应周围人物的能力　人的生存与周围环境密切联系，从小发展其对周围人物反应和交往的能力，是从一个生物的人逐渐发育成为一个社会的人所必需的。这不仅包括感知和观察外界环境，并对其进行综合分析并做出相应的调节和反应，还包括应用已发育的动作和语言思维解决问题等。

表 2-1　小儿神经精神发育过程

年龄	运　动	语　言	适应周围人物的能力与行为
新生儿	无规律，不协调动作	哭叫	铃声使全身活动突然减少
2月	能抬头	和谐的喉音	有面部表情，眼随物转动
3月	仰卧位变为侧卧位	咿呀发音	头可随看到的物品或听到的声音转动180度
4月	扶着髋部时能坐，手能握持玩具	笑出声	见食物表示喜悦，较有意识地哭和笑
5月	两手可各握一玩具	能发出单个音节	能辨别人声，望镜中人笑
6月	能独坐一会儿		能认识熟人和陌生人
7月	自己独坐很久，将玩具从一手换入另一手	能发出"爸爸"、"妈妈"等复音，但无意识	能听懂自己的名字
8月	会爬	重复大人所发简单音节	注意观察大人的行动，开始认识物体
9月	试独站	能懂几个较复杂的词句，如"再见"等	能与人合作游戏
10～11月	能拇、食指对指拿东西	开始用单词	能模仿成人的动作，招手"再见"
12月	能独走	能叫出物品名字，如灯、碗	对人和事物有喜憎之分，穿衣能合作
15月	走得好，能蹲着玩	能说出几个词和自己的名字	能表示同意或不同意
18月	能爬台阶，有目标地扔皮球	能认识和指出身体各部分	会表示大小便，懂命令
2岁	能双脚跳，会用勺子吃饭	会说2～3个字构成的句子	能表达喜、怒、怕
3岁	能跑，会骑三轮车，脱穿简单衣服	能说短歌谣，数几个数	能认识画上的东西，认识男女，自称"我"
4岁	能爬梯子，会穿鞋	能唱歌	能画人像，初步思考问题
5岁	能单腿跳，会系鞋带	开始识字	能分辨颜色，数10个数

（七）心理行为　小儿的身体健康和心理健康均需依赖健康的社会环境。心理健康是指由良好的性格品德，在社会中与人相处配合融洽，学习工作有毅力等等。人的心理活动也随年龄增长而发展。

1. 注意力（attention）和记忆力（memory）　注意是一切认识过程的开始，可分无意注意和有意注意，前者为自然发生的，后者为自觉的有目的的注意。婴儿时期以无意注意为主；3 个月的婴儿能比较集中地注意人脸和声音，但时间很短。随年龄增长，动作语言功能逐渐成熟，越来越多地出现有意注意，但幼儿时期的注意稳定性差，容易分散和转移。

记忆是一个复杂的心理过程。包括识记、保持和回忆，回忆又分为再认和重现。再认是以前感知的事物在眼前重现时能认识；重现则是以前感知的事物虽不在眼前出现，但可在脑中重现。5～6 个月的婴儿能再认母亲，但直到 1 岁以后才有重现。婴幼儿时期的记忆特点是时间短，内容少，易记忆带有欢乐、愤怒、恐惧等情绪的事情。以后随着生活内容逐渐增多，范围也不断扩大，记忆也越来越广泛、复杂，记忆的时间也越来越长。小儿的记忆以机械记忆为主，精确性差。随着理解能力的加强，有了有意记忆和逻辑记忆，使记忆能力进一步拓宽加深。

2. 思维（thinking）　思维是人类智力活动的核心，是认识的高级阶段。婴幼儿的思维特点与客观物体及行动分不开，不能脱离人物和行动来主动思考。学龄前期儿童的思维常以具体形象思维为主，如学妈妈喂自己吃饭的形象给娃娃喂饭。随年龄增大，小儿逐渐学会了综合、分析、分类、比较、抽象等思维方法，使思维具有目的性、灵活性和判断性。为培养小儿的思维，家长及保育人员可引导小儿自己去发现问题，探讨问题，但要注意问题要有趣味性、知识性，如回答正确，给予鼓励，以增加小儿的兴趣和信心。想像也是一种思维活动，在头脑中创造出以往未曾见到过的或将来才能成为现实的事物形象。1～2 岁时想像处于萌芽状态，3 岁后想像内容稍多，学龄前期想像力有所发展，但以无意想像和再造想像为主，有意想像和创造性想像到学龄前才迅速发展。

3. 情绪、情感（emotion）　情绪是较原始简单的感情。情感则是为需要是否得到满足所产生的内心体验，属较高级、复杂的情绪，持续时间长而不甚外显。外界环境对情绪的影响甚大。新生儿因生后宫外环境突变，不易适应，常处于消极情绪，2 个月时积极情绪增多，尤其是在亲人怀抱中，喂饱后，房间光线、温度适宜，若再伴有悦耳音乐时，婴儿则处于愉快情绪中。当 6 个月后能辨认陌生人时逐渐产生对母亲的依恋，至 9～12 个月时达高峰，随着与别人交往增多而逐渐淡漠。婴幼儿情绪常表现为反应较强烈，容易变化，外显而真实，易冲动，但反应不一致。随年龄增长，情绪反应渐趋稳定，能有意识地控制自己的情绪。良好情绪常表现为高兴、愉快、喜悦，而不良情绪则表现为恐惧、愤怒、妒忌、担忧、焦虑等。保证良好的情绪有益于智能发展和优良品德的养成。

4. 意志（will）　意志是自觉地克服困难，来完成预期目标的心理过程。出生时无意志，随着年龄渐长，语言思维发展越来越深入，社会交往越来越多，在成人的影响下，意志逐步形成和发展。积极的意志主要表现为自觉、坚持、果断和自制能力方面，消极的意志则表现为依赖、顽固和冲动的品性。可在日常生活、游戏和学习中，注意培养小儿积极的意志，重视培养其自制能力、独立性和责任感。

5. 性格（character） 性格为重要的个性心理特征，是在生后长期生活环境中形成的，而非先天带来的。婴儿期一切生理需要均依赖成人，从而婴儿逐渐形成对亲人的依赖性和信赖感。幼儿时期已能独立行走，说出自己的需要，自己吃饭、大小便，但又未脱离对亲人的依赖，常出现违拗言行与依赖行为。学龄前期小儿智力发育进一步完善，主动性增强，生活基本能自理，但当主动行为失败时易出现失望和内疚。学龄期开始正规的学习生活，重视自己勤奋学习的成就，但有时遇到困难时容易产生自卑心理。青春期体格生长和性发育开始成熟，社交增多，心理适应能力加强，但容易波动，在感情问题、伙伴问题、职业选择、道德评价和人生观等问题上处理不当时易发生性格变化，故家长、老师和包括医护工作者在内的全社会的关切爱护和正确引导对青春期少年建立优秀品质十分重要。在小儿性格的发展中，外界环境包括父母教育对儿童性格的形成有十分重要的影响：民主的父母可培养出独立性强、大胆机灵、社交能力强的儿童；严厉的父母经常打骂孩子，会使儿童性格冷酷、顽固、缺乏自信；溺爱孩子的父母容易使其骄傲、自私、任性，缺乏独立生活能力和主动性，依赖性强；父母教育方式不一致则容易使儿童养成两面讨好、投机取巧、会说谎的性格。

总之，应熟悉小儿的正常发育规律，以便能够及早发现偏异，加以矫治及预防。小儿智能发育不仅与中枢神经系统的发育有密切关系，而且与其周围环境及培训教育有密切关系，因此我们儿科工作者及全社会要重视早期教育。向社会群众尤其是家长宣传有关知识，提高他们科学育儿的水平，做好优生、优育、优教工作是至关重要的。

（杜军保）

第三章 儿童保健

第一节 儿童保健工作的目标、任务和特点

一、儿童保健的工作目标和任务

儿童保健（child health care）以保护和促进儿童身心健康和社会适应能力为目标，根据各年龄儿童的生长发育特点，提供医疗、预防和保健服务，降低疾病发生率和死亡率，优化生活环境，提高养育质量，促进儿童全面发展。

儿童保健工作的对象包括从生命开始（胎儿）到发育成熟（青春期），即18岁以下的任何人。重点在7岁以前，尤其3岁前。根据各时期特点，分成胎儿期、新生儿期、婴儿期、幼儿期、儿童期和青春期，分别实施不同重点的保健。

儿童保健对象的分期
- 胎儿期
- 新生儿期
- 婴儿期
- 幼儿期
- 儿童期
- 青春期

1. 胎儿期　自妊娠开始到出生。保健任务与妇女孕期保健密切配合。重点是保护胎儿正常生长，降低围产儿死亡率。因为胎儿生长与孕周期密切相关，故习惯上分为孕早期（0～12周），孕中期（13～27周）和孕晚期（28～40周）三个阶段。

2. 新生儿期　自出生到满28天。是婴儿期的一个特殊阶段。新生儿器官功能柔弱，能否加快和完善发育对其生存能力有重要影响。保健重点是定期访视新生儿，鼓励母乳喂养，指导新生儿护理，预防治疗疾病，降低死亡率。

3. 婴儿期　自出生到满1岁。此期生长发育迅猛，需要充足营养。应鼓励母乳喂养，指导正确断奶和添加辅食方法，开展计划免疫，围绕“小儿四病”做好常见病防治，开始生长发育监测。

4. 幼儿期　1～3岁。动作、语言、认知发展快。应有计划地开展早期教育，建立合理膳食与生活制度，培养良好卫生习惯，继续做好计划免疫，定期开展体格检查。

5. 儿童期　3～9岁。根据教育要求，又分为学龄前期（3～6岁）和学龄期（7岁至青春期前）。生长平稳，动作、语言、智力发育迅猛。保健的重点逐步从“养、教”并举向以“教”为主过渡。应开展弱视、斜视、龋齿、五官疾病和寄生虫病防治，预防意外事故。

6. 青春期　10～18岁，是从儿童发育到成人的过渡阶段，女孩比男孩早1～2年。伴随青春期生长突增，出现性发育。此期身心变化剧烈，适应不良问题多见。应围绕性生理、性心理、性伦理道德和自我防卫能力等，开展生殖健康教育，为全面走上社会，生育繁衍后代奠定坚实基础。

二、儿童保健工作的重要性

儿童保健工作直接关系到民族的素质和国家的前途，其重要性表现在：

1. 是对发展社会生产力的一种投资。科技的进步，国力的增强，社会文明的高度发展，根本上取决于人口素质的提高。我国人口占世界人口五分之一强，儿童数量世界第一。所以，抓好儿童保健不仅是跨世纪经济腾飞的战略需要，也是对整个人类进步事业的巨大贡献。

2. 儿童保健质量的高低关系到综合国力的提高。世界各国都将人口平均期望寿命和国民生产总值、人均消费水平等社会经济指标一起，反映综合国力。人口平均期望寿命直接受婴儿死亡率、5 岁以下小儿死亡率等儿童保健指标影响。针对一些对儿童生存有较大不利影响的因素采取积极防治措施，降低患病率和死亡率，对提高我国的综合国力是一大贡献，也能确保实现 WHO 提出的“2000 年人人享有卫生保健”战略目标。

3. 儿童保健工作在预防医学领域占有重要地位。我国人民生活水平正迅速提高，加上计划生育工作的深入，使群众对生育一个健康聪明孩子的愿望越来越迫切。社会在优生、优育和优教方面，都向儿童保健工作提出更高要求。社会的需要促进了儿童保健工作的发展，强化了系统管理水平，使儿童保健工作在预防医学领域中的重要性越来越大。

三、我国儿童保健工作的特点

1. 服务对象数量多，需求多样化。仅 0～7 岁儿童，中国就有 1.7 亿。他们处于生长发育的动态平衡中，变化多而快。而且，中国的城乡、南北、发达与不发达地区间差异很大，不同的人群有不同的脆弱面，很难用一两种模式就满足需求。因此，儿童保健工作者不仅要具备专业技能，还要学习社会服务和管理知识，能敏感地察觉个体和集体儿童的脆弱面，以便采取有针对性的干预措施。

2. 学科知识有很强的交叉性。儿保工作者不仅应有丰富的儿科临床经验，还要掌握妇产科学、遗传优生学、环境优生学、营养学、心理学和教育学知识，并在工作中灵活运用。如促进儿童生长发育，既要提倡母乳喂养、平衡膳食，体育锻炼，还要掌握生长发育监测和各种早期筛查疾病的技术，才能取得良好的保健效果。

3. 儿童保健有坚实的保健网基础。目前，各省区市都以妇幼保健院为中心，以儿保医师为主体，配以儿科医生、妇女保健医生、助产士和其他专业人员，建成市（县）一区（乡）一街道（村）三级保健网。这支分工明确又密切协同的队伍，是我国儿童保健工作的主力军。

4. 儿童保健在工作方法上，强调提高群众的自我保健能力。儿保工作者采用多种方式宣传科学育儿和防病知识，使群众了解各种危害儿童健康的因素，自觉采用预防措施。有些工作如母乳喂养、计划免疫、口服补液治疗腹泻、新生儿访视和生长发育监测等，主要在基层尤其家庭中进行。通过儿童保健工作者的辅导，群众自我保健能力有了明显提高，这是我国近年来儿童发病率和死亡率显著下降的重要原因。

5. 儿童保健工作是综合性很强的系统工程，涉及到国家、社会和每个家庭。儿保工作者采用许多行之有效的方法去宣传动员群众，大造社会舆论，“让每个儿童有更好的未来”已成为全社会共识；“儿童优先”原则正成为越来越多群众的自觉行动。

第二节 儿童保健机构的建设和管理

一、妇幼保健机构的建设和工作职责

我国各级卫生行政中，均设有妇幼卫生的行政组织或专职人员。如省级单位有妇幼卫生处；地（市）卫生局设妇幼卫生科（组）；县（市、区）卫生局设妇幼卫生专职或兼职干部，或由同级妇幼保健业务机构代司其职，领导妇女和儿童保健工作。各省、地、县（市）均有相应的妇幼保健院（所、站）、妇产医院、儿童医院、妇女保健所、儿童保健所等专业机构。在主管部门领导下，在组织、协调、人员培训和业务指导方面发挥关键作用。

自下而上的村－乡－县、街道－区－市三级儿童保健网，是开展儿童保健工作的基础，有明确的分级管理职责：

第一级，村（街道），分两个层次。一是管理散居儿童。任务是：(1) 负责掌握本村（街道）0～6 岁儿童数、当年出生人数、发现儿童死亡及时上报；(2) 识别和预防“小儿四病”，必要时及时转诊；(3) 及时督促家长带小儿前往乡（区）儿童保健机构做定期体检和计划免疫。(4) 指导家长小儿进行生长监测。(5) 发现畸形、运动障碍、体弱儿童，协助上级医院进行治疗康复。(6) 定期参加乡（区）儿保工作例会，沟通儿童保健信息，通过培训提高业务水平。第二个层次是管理集体儿童。任务是：(1) 经常性保健工作，如体检、生活制度安排、卫生消毒、预防传染病，生长发育监测。(2) 矫治屈光不正、龋齿、寄生虫感染、脊柱侧弯、沙眼、贫血。(3) 建立膳食制度，培养良好饮食习惯。(4) 提供早期教育，加速培养小儿认知能力。

第二级，乡、区，任务是：(1) 对本区、乡儿童实施信息管理，定期召开儿童保健例会，布置、督促和检查基层儿保工作。(2) 定期体检和监测，收集和整理监测数据。(3) 对本地区高危儿进行随访检查和系统管理。(4) 指导基层掌握常见病防治技术，提供因地制宜的护理和喂养指导。

第三级，县、市，任务是：(1) 在卫生局领导下，制定本地儿童保健计划，提出任务，组织实施，检查评比，总结经验，提出改善意见。(2) 负责管理、分析本地区儿童保健资料，定期向上级主管部门汇报。(3) 定期召开县（市）妇幼卫生工作例会，布置、督促和检查基层儿保工作。

(4) 培训乡、区级儿保医生，传授业务知识，提供技术指导，协助解决疑难问题。(5) 接受基层转来的高危新生儿和重症体弱儿，制订治疗、康复方案，进行系统管理。(6) 承担部分地段（街道）儿保工作，开展新技术试点，以点带面、全面推广。

二、儿童保健工作的队伍建设和人才培养

1999年底，我国县以上妇幼医疗一保健机构中的儿保技术人员超过8万人，是我国儿保事业的主力军。按卫生部《妇幼卫生工作条例》规定，其人员组成分四个层次：(1) 各级妇幼保健院（所）长、副院（所）长，一般由妇女或儿童保健专业人员担任。主管行政事务，参加专业技术工作。(2) 高、中级技术职称的儿童保健医师，包括主任医师、副主任医师、主治（主管）医师和医士。(3) 有初级技术职称的儿童保健医士，包括医士、妇幼医士、助产士、护士、保育护士。(4) 接受过专业训练的乡村医生、接生员，同时担任基层妇保、儿保工作。

目前，我国的儿童保健专业人员培训工作已全面走向正规化、系列化。国家和地方卫生行政部门通过大学本科生班、大专班，卫生学校妇幼卫生、助产、儿保和保育护士等中专班，每年向儿保战线输送成千上万的技术人才，形成我国儿保事业的主力军。培训主干课程是《儿童保健学》。这门学科兼具预防和临床医学特色，适应医学向生物一心理一社会模式转变，融专业性、行政性、管理性、技术性、科研性为一身，目前已被教育部确定为妇幼卫生专业的骨干学科。

儿科医生是儿童保健领域的另一支骨干队伍。我国在20世纪末已建有40余所城市儿童医院，拥有床位万余张和大批技术熟练的医护人员。全国有儿科中西医师6.5万余人，专业涉及儿内科的新生儿、呼吸道、消化道、传染病、心、肾、血液、神经、精神、内分泌、遗传代谢和急救；儿外科的腹外、骨科、心脏外科、泌尿外科和神经外科；儿科免疫、皮肤、口腔、眼、听觉及语言训练，五官科等。他们除完成专业治疗任务外，定期参加地段儿童保健门诊，组织医疗队下乡巡回医疗，承担对基层儿保人员的技术培训。儿科临床医生和儿保工作人员密切配合，以防为主、防治结合的成功实践，是中国儿童保健工作的特色之一。

第三节　中国儿童保健事业的发展和成就

一、50年来中国儿童保健工作的长足进步

我国人口多，底子薄，是发展中国家。但我国儿保事业的发展水平和速度超过世界上多数经济水平相当的国家。取得该成就的根本原因，是我国的儿童保健始终得到党和国家的关怀，受到各项政策、法律、法规的保障。

1949年前，人民生活极端贫困，疾病丛生，严重威胁儿童生命和健

康。小儿营养不良普遍，传染病肆虐，婴儿死亡率高达200‰，其中死于新生儿破伤风的占死亡总数的50%以上；偏僻山乡和少数民族地区的婴儿死亡率接近400‰。民间流传“只见娘怀胎，不见儿走路”的悲惨民谣。小儿生命尚无保障，更谈不上保健。

建国初，全国政协共同纲领根据毛主席指示，做出“注意保护母亲、婴儿和儿童健康”决议。历届宪法都将保护母亲儿童的条款放在重要位置。20世纪50年代初，推广新法接生是妇幼卫生的首要任务。短短几年，因破伤风而死亡的新生儿人数大幅下降。1954年政务院发布《关于秋季种痘运动的指示》，组织医务人员以普种牛痘为突破口，预防控制儿童传染病。当年全国为1亿多名婴幼儿普种痘苗，揭开我国计划免疫工作的序幕。由于政府重视，全民动员，我国在1960年即消灭了曾肆虐中国数百年、对小儿生存造成极大危害的天花，比世界早17年。1949年，我国第一个儿童保健站在沈阳创建；1950年，北京中央妇幼保健实验院建立，开始摸索适合我国国情的托幼保健机构；全国培训妇幼保健干部千余名，试行儿科医生地段责任制；开展新育儿法宣传教育活动，为中国儿童保健工作奠定基础。

20世纪60年代是儿保工作由萌芽走向发展的重要阶段。麻疹减毒活疫苗、小儿麻痹糖丸、卡介苗和百日咳制剂先后投入预防接种，制定了佝偻病防治方案。1961年，全国第一次儿童保健会议在哈尔滨召开，开始了对农村儿童保健工作的试点研究。我国开始了有计划的儿保专业人才培养工作，儿科医师人数迅速增加，儿童保健院所纷纷建立。儿童常见病防治工作全面起步，重点是预防各种传染病。

20世纪70年代，党和政府排除“四人帮”干扰破坏，在经济极其困难的情况下拨专款开展九大城市儿童体格发育调查，取得我国有史以来第一份全国性儿童生长发育数据。全国开展了1974～1976年儿童死亡回顾调查，初步拟定从“小儿四病”防治入手，全面防治婴幼儿常见病的序幕。1978年，农村儿童保健研究被列入国家重点科研规划，开始探讨农村儿童保健的组织形式、内容和方法。20世纪70年代后期，在十年动乱中被撤消的儿保机构陆续恢复，儿童保健工作重新走上正轨。

20世纪80年代中期，我国在保护妇女和儿童健康和权益的法制建设方面取得突出成就。1983年党中央书记处提出“全党全社会都要重视儿童少年的健康成长”。全国人大内务司法委员会成立了妇女儿童专门组；全国政协建立妇女青年委员会；国务院成立妇女儿童工作协调委员会；分别负责对儿童权益和保护的立法、监督、建议和执行。《妇女权益保障法》、《未成年人保护法》、《妇幼卫生条例》、《全国城乡孕期保健质量标准和要求》、《女职工劳动保护规定》、《学校卫生工作条例》等法律法规相继出台。全国县以上妇幼保健工作者从解放初的数百人增加到90年代初的30万人。城乡普遍建成三级保健网。妇幼卫生学、儿童保健学、优生学、围生医学等学科相继建立。防治“小儿四病”成为儿童保健工作的重点。1981年，17个省市开展了儿童营养性贫血患病率调查。1982年起，全面开展了以降低患病率和死亡率为目标，以加强基层人员培训、向群众宣传防病知识为措施的小儿肺炎防治工作。全国开始推广应用 WHO 治疗腹泻的口服补液疗法，对小儿腹泻的病因学研究也取得重大进展。在本阶段儿童营养性儿童保健工作从单一的医疗服务扩展为系统服务；从只注意防病扩展为对儿童身心发展提出全面要求；由单纯的妇幼保健机构承担任务发展为各医疗卫生单位都来抓儿童疾病预防和保健。该阶段的学科发展特点是：围生和新生儿保健受到重视，城乡地区广泛实施高危儿监测；对佝偻病和缺铁性贫血从点到面开展重点防治，取得良好效果；重视小儿智力发育研究，开展有关智能迟缓儿筛查的区域性协作，制订或引进各种筛查性和诊断性小儿心理量表；针对母乳喂养率的下降趋势，宣传母乳喂养的重要性，在研制、开发婴儿辅食及断乳期食品方面取得重要进展。

进入 20 世纪 90 年代后，中国的儿保事业掀开了崭新的一页。为响应世界儿童问题首脑会议通过的《儿童生存、保护和发展世界宣言》和《九十年代行动计划》有关号召，中国政府 1991 年 3 月 18 日正式签署了上述两个文件，就在我国实现文件所提出的目标做出庄严承诺。作为政府承诺的后续行动，国务院妇女儿童工作协调委员会于 1991 年 6 月着手制定《九十年代中国儿童发展规划纲要》。该纲要是对我国儿保事业具有方向性的指导文件，具有划时代的意义。它将在 2000 年前使婴儿死亡率、5 岁以下小儿死亡率、孕产妇死亡率、5 岁以下儿童营养不良率等下降的 7 项主要目标，以及有关妇幼保健、儿童营养和教育等 26 项支持性/部门性目标，作为国家目标而提出。目前，该纲要的目标和内容正陆续被各级政府纳入国家“八五”计划和地方政府的 20 年规划。实现这些目标，将大大缩小中国儿童在生存质量上和世界最发达国家间的差距，使全民族的人口素质得到空前提高。

二、中国婴幼儿死亡率显著下降

在儿童保健领域，婴儿死亡率和 5 岁以下儿童死亡率作为反映儿童生存质量和妇幼保健水平的客观指标，备受重视。50 年代我国的婴儿死亡率高达 250‰，即每出生 4 个孩子，有 1 个活不到一岁；1955 年婴儿死亡率降为 213‰，1960 年降为 140‰；1961～1962 年期间因为自然灾害，该死亡率一度上升，但不久即恢复为下降趋势；1970 年时降为 106‰，1980 年时降为 67‰，1994 年时降为 43‰。同一期间内，我国 5 岁以下儿童的死亡率同样显著下降；1950 年时达 300‰，1960 年时降为 140‰，1970 年时为 114‰，1994 年时仅为 35‰。北京、上海、天津等大城市由于儿童保健基础好，婴儿死亡率和 5 岁以下儿童死亡率已分别降为 10‰左右和 14‰，接近许多发达国家的水平（表 3-1）。

表 3-1　25 个国家若干社会经济基本指标的比较（1994 年）

国　名	总人口数（百万）	人均国民生产总值（美元）	婴儿死亡率‰		五岁以下小儿死亡率（‰）		出生时预期寿命（岁）
			1960	1994	1960	1994	
中　国	1208.8	490	209	43	140	35	71
巴基斯坦	136.7	430	221	137	137	95	59
泰　国	58.2	2110	146	32	101	27	69
韩　国	44.6	7660	124	9	88	8	71
日　本	124.8	31490	40	6	31	4	79
蒙　古	2.4	390	185	76	128	58	64
老　挝	4.7	280	233	138	155	94	51
孟加拉国	117.8	220	247	117	151	91	53
印　度	918.6	300	236	119	144	79	61
印度尼西亚	194.6	740	216	111	127	71	63
菲律宾	66.2	850	102	57	73	44	65
阿富汗	18.9	280	360	257	215	165	44
尼日尔	8.9	270	320	320	191	191	47
几内亚	6.5	500	337	223	203	131	45
扎伊尔	42.6	220	286	186	167	120	52
加　纳	16.9	430	213	131	126	76	56
利比亚	5.2	5310	269	95	160	64	63
埃　及	61.6	660	258	52	169	41	62
俄罗斯	147.4	2340	/	31	/	28	69
波　兰	38.3	2260	70	16	62	14	72
美　国	260.6	24740	30	10	26	8	76
法　国	57.8	22490	34	9	29	7	77
澳大利亚	17.9	17500	24	8	20	7	77
英　国	58.1	18060	27	7	23	6	76
德　国	81.3	23560	40	7	34	6	76

*资料来源：联合国儿童基金会，1996 年，《1996 年世界儿童状况》，牛津大学出版社

从上表可看出，中国作为低收入的发展中国家，在婴儿死亡率和 5 岁小儿死亡率方面，已明显低于印度、巴基斯坦、印尼和孟加拉国等亚洲人口大国。仅 1960～1994 年的 35 年间，婴儿死亡率降低了 3.9 倍，5 岁以下小儿死亡率下降 3 倍，幅度惊人。这两个死亡率的大幅度下降，使中国人的平均预期寿命超过 71 岁，在发展中国家属很高水平。这是中国这个人口大国对全人类文明和进步的重大贡献。

三、中国儿童健康状况全面改善

我国儿童健康状况的改善表现在以下三个方面：

第一，曾对我国小儿的生存构成重大威胁的新生儿常见病和各种烈性

传染病，有的被消灭，有的被基本控制。如解放初我国婴儿死亡的半数以上出现在新生儿早期（0～7天），主要是由旧法接生引起的破伤风感染。现在我国城市新法接生率接近100%，农村达95%以上，因此除少数贫困地区外新生儿破伤风已很少见。由于加强了孕产期保健和高危新生儿监护，改善了对窒息、早产、新生儿颅内出血和其他感染性疾病的防治，婴儿死亡率大幅度下降。

各种烈性传染病过去不断爆发大规模流行。每次流行都会造成成千上万的婴幼儿死亡。目前，随着计划免疫覆盖面的扩大，绝大多数烈性传染病得到控制。解放前我国每年有一千多万小儿感染麻疹，其中约15%并发肺炎，死亡率11.5%。到20世纪90年代，全国的麻疹发病率比1949年降低95%，死亡率已降至患儿总数的0.5%。脊髓灰质炎1960年的发病率为10.5/10万，1980年降为0.74/10万，1990年已不足0.5/10万。如果继续巩固计划免疫成果，麻疹和脊髓灰质炎都有望在2000年前被消灭。百日咳和白喉的全国发病率均低于8/10万，呈散发趋势。只有小儿结核病的感染率仍在7%～10%左右，年感染率为0.9%～1.5%，属世界上的较高水平。但与解放前我国城市儿童120～150/10万的结核病死亡率相比，90年代初该病的死亡率已下降98%。

第二，“小儿四病”发病率仍高，但程度明显减轻，死亡率大幅度下降。目前，死于肺炎者仍占我国死亡婴儿总数的1/3，但已比解放初下降7倍。腹泻的发病率与菲律宾、印度、孟加拉国等接近，但死亡率大大低于那些国家。佝偻病在我国婴儿中发病率高达20%，北方农村地区更高，但其中影响到骨骼发育与智力低下的重症儿已少见。全国0～14岁儿童贫血率高达40%，但其中血红蛋白值在60g/L以下的重度贫血已很罕见。“小儿四病”防治取得进展的原因是：(1) 我国儿保工作者通过长期科研，掌握了各地的发病特点和规律，使防治力度在政府的政策支持下显著提高。(2) 三级保健网络健全，发现和治疗及时。(3) 引进国际先进经验，结合国情制定了有效防治措施。防治肺炎主要抓改善家庭卫生环境，培训基层卫生人员，同时广泛向群众做防病知识宣教，做到早发现、早确诊、早治疗。防治小儿腹泻着重开展病原流行病学研究（筛选敏感的抗生素），推广口服补液疗法等。根据农村特点配制的口服补液盐，对早期纠正婴幼儿腹泻脱水、减少死亡率更是成效卓著。

第三，儿童营养状况明显改善。我国在解放前是世界上营养不良儿最多的国家。20世纪50年代中、重度以上蛋白质－热能营养不良者达45%。其中，因极度缺乏蛋白质引起的恶性营养不良综合征随处可见。改善儿童营养，历来是我国儿保工作的重点。1980年前主要解决热能－蛋白质摄入不足。50年代配制成功的“5410”豆制代乳品曾大大缓解了婴儿断乳期的营养问题。80年代起，工作重心转为大力推行母乳喂养，指导科学的辅食添加方法，各地因地制宜地编制婴幼儿营养摄入标准，推广科学膳食制度等。1990年全国中度以上的营养不良儿已不到20%，极重度营养不良和重度维生素A缺乏症已基本绝迹。

四、中国儿童生长发育水平明显提高

小儿生长发育水平的显著提高，是中国儿童保健事业取得进展的重要例证。

其一，我国婴儿的身长和体重在近 40 多年里明显增长。幅度较大的阶段一是在 3 个月，二是 1 周岁。北京、上海等九城市中的 1 岁小儿比 40 年前（1955 年）平均长高 3.5 厘米（男）和 3.6 厘米（女），体重增加 1.25 千克（男）和 1.04 千克（女）。乡村婴儿从 1975 年起开始出现明显增长；在那些农村生活水平增加快，预防接种覆盖率高的地区，婴儿体格发育增长趋势更为迅猛。

其二，在我国大中城市儿童中，一代比一代长得高大的趋势已持续廿余年。这一趋势被人类学家称为“生长长期趋势”（secular growth change），但它在我国的出现比发达国家晚得多。身高和体重的 10 年增长量，7 岁男孩为 2.24 厘米和 0.8 千克，女孩为 1.91 厘米和 0.75 千克。青春期的提前使该趋势更为惊人：12 岁女孩平均每 10 年身高增长 3.43 厘米，体重增长 1.65 千克；14 岁男孩平均每 10 年身高增长 3.70 厘米，体重增长 2.61 千克。相比之下，生长发育长期趋势已持续百年的欧美各国，儿童身高每 10 年增长 1 厘米，体重增加 0.5 千克；日本在经济腾飞的 20 世纪 60～70 年代，被誉为“人类体质发展奇迹”的青春期身高增长量也不过是 2.8 厘米/10 年（男）和 2.5 厘米/10 年（女）。因此，中国儿童的生长水平迅猛提高的趋势受到各国保健专家的高度重视。在沿海经济发达、开放早的省份如广东、江苏、浙江、山东和辽东半岛农村地区，近 20 年来生长长期趋势也普遍出现；因起点低，使小儿的体格生长增加幅度更为惊人，并且出现了城乡差距逐步缩小的趋势。

其三，我国各兄弟民族儿童在最近 30 年来生长发育水平明显改善。以 13 岁儿童身高为例，蒙族男女孩 27 年中分别增长 9.2 和 8.6 厘米；维吾尔族男女孩在 33 年中分别增长 10.6 和 9.9 厘米；朝鲜族男女孩在 35 年中分别增长 11.9 和 9.8 厘米；藏族男女孩在 23 年中分别增长 10.9 和 10.3 厘米。

其四，伴随着体格发育的长期变化，儿童生理机能同步增长。12～18 岁男女孩肺活量 50 年中平均提高 254 毫升和 190 毫升。运动素质以速度、灵敏性、柔韧性和爆发力的提高最为显著。13 岁城市男女生的 50 米跑速度在 12 年中（1979 年～1991 年）分别提前 0.29 和 0.2 秒；14 岁的城、乡女孩在这 12 年里立定跳远的成绩分别提高 4.2 厘米和 4.3 厘米。

从健康的角度看，并非身材越高大越好。但儿童总体生长水平的提高毕竟预示着未来劳动力素质的上升，而且事实上是围生期生存质量改善、营养状况越来越好、传染病减少，加上卫生、福利、教育等环境改善等多种因素的效应综合的客观反映。

第四节　中国儿童保健工作任重而道远

一、疾病防治的任务依然艰巨

目前我国儿童在健康方面的重大问题之一，是各地区间存在着不平衡，贫困和经济落后地区小儿（尤其婴幼儿）的健康水平亟待提高。根据1987年全国人口普查，全国2400多个县级单位中有547个（居住人口1.4亿）的婴儿死亡率仍超过50‰；其中89个贫困县（人口0.13亿）婴儿死亡率超过100‰。联合国儿童基金会的分析指出："这些数字无损于中国已取得的卓越成就。然而，中国现有婴儿死亡总数的40%集中在人口不足全国12%的老少边穷地区。说明中国要完成20世纪90年代儿童生存和发展规划，这些地区是无可回避的重点"。

在常见病方面，最薄弱的环节仍是婴幼儿肺炎和腹泻。20世纪80年代中期，婴儿肺炎发病率为160‰，是美国的3倍；但中国西北贫困地区婴儿死于肺炎的比率比美国高30～40倍，比中国沿海发达地区城市高10倍；提示贫困地区在预防、早期诊治和护理小儿（尤其新生儿）疾病方面的能力仍有待提高。中国5岁以下小儿腹泻的发病是每年人均两次，接近世界平均水平，但婴儿的平均腹泻次数是发达国家的两倍。在青海、新疆、贵州的一些地区，婴儿腹泻死亡率超过25‰，占全部婴儿死亡人数的1/5。婴儿腹泻和肺炎的防治并不很难。如对肺炎，关键是加强产后保健、保暖、预防感染、侧位睡姿、母乳喂养等；对腹泻，关键是改善环境卫生，防止食物及奶瓶污染，对患儿及时补充糖盐水等。可见，随着我国基层保健机构的健全，群众自我保健意识的提高，儿童健康状况还有很大改善潜力。

从表3-1中各国的婴儿和五岁以下死亡率比较看，我国与一些最发达的国家间还有相当大距离。如1994年，日本、中国香港、新加坡、芬兰、瑞典的婴儿死亡率已降至4‰～5‰；五岁以下小儿死亡率，全世界已有14个国家达到10‰以下水平，其中芬兰和瑞典仅5‰。新生儿保健是我国儿童保健中的最薄弱环节。以北京市为例，20世纪60年代每年的新生儿死亡数占婴儿总死亡数的50%；70年代上升为60%以上，80年代上升为70%以上，说明由于感染性疾病的控制，新生儿死亡在整个儿童期越来越突出。新生儿首位死因也在变化：50年代初是破伤风，60～70年代是感染性疾病，80年代后大中城市新生儿的第1、2位死因是先天畸形。可见，要进一步降低婴儿死亡率，使我国儿童保健赶上世界水平，今后应越来越注重对先天畸形及新生儿期感染性疾病的预防。

烈性传染病虽已不再对我国小儿的生存构成重大威胁，但还远不到可以高枕无忧的程度。一方面，结核、流感、流脑、百日咳、白喉、乙型脑炎、细菌性痢疾等有的散发出现，有的仍在局部地区爆发流行。另一方面，疾病谱也在变化。如近年来乙型肝炎广泛流行。我国现有近1亿人口乙型肝炎抗体呈阳性；在某些市县小儿中的肝炎病毒携带者达10%，其中约50%在婴儿期感染。传播方式一是通过分娩，病毒经母亲产道进入新生儿血液；二是通过与成人患者的密切接触，如哺乳、抚摸、亲吻等感染。并非每个病毒携带儿都发病，但一旦发病，将有约10%的人逐步发展为肝硬化和肝癌，导致数以万计的患者英年早逝。碘缺乏病在我国也危害严重，原因是我国多数人群生活在低碘地区。尽管目前重症碘缺乏症（如克汀病）患儿不多，但中、轻度缺乏者有数百万。患儿体格和智力发育均受到严重影响。

对我国小儿疾病感染的新趋势应保持高度警惕。随着西方性生活方式的袭入，性传播性疾病在我国死灰复燃。我国20世纪90年代中期的梅毒、淋病患者已有百万之众，婴幼儿是这些疾病的首当其冲受害者。胎儿和新生儿通过分娩和哺乳过程感染梅毒后死亡率极高。淋病、非淋菌性尿道炎妇女所生的婴儿即使勉强存活，也会出现失明和其他出生缺陷。艾滋病病人和病毒携带者近年来在我国逐步增加。艾滋病的主要传播方式之一是母-婴传播，由此已使全世界数以百万计的婴儿感染，平均存活率仅5年。这些疾病迄今尚未对我国儿童的生存和健康构成重大威胁，但未雨绸缪，抓紧预防极有必要。

二、儿童生长发育存在差距

我国儿童，尤其婴幼儿，在体格发育方面还有许多不尽人意处，表现为：

第一，城乡差别依然显著，在婴儿期和青春期两个生长突增阶段差距尤大。全国31个省市区的农村婴儿生长水平都低于城市，无一例外。在1岁内，城乡差异随月龄增大而逐步扩大。如农村女孩1个月时身长和体重分别比城市女孩低0.6厘米和0.16千克；6个月时为1.7厘米和0.5千克；12个月时扩大为2.6厘米和1.1千克。城、乡男女孩7岁时身高的差异分别是3.9厘米和3.8厘米；到青春期突增阶段时，13岁男孩的身高城、乡差异扩大到5.6厘米，11岁女孩的城、乡差异扩大到5.3厘米。北京城市和贵州乡村的男女孩在男13岁时身高相差10.3厘米，女11岁时相差6.4厘米。造成差异的主要原因是农村儿童热量一蛋白质摄入低于城市。其次，农村儿童感染和腹泻的发生几率高，发病后亦不能像城市儿童那样获得及时、充分的治疗，从而对生长发育造成阻遏。为消除城乡差异需要花费数十年的努力，而且需以全面加大对营养、保健、教育、锻炼等方面的投入为前提。

第二，我国婴幼儿的体格生长与营养状况明显低于国际标准。从表3-2可看出，我国低体重出生、碘缺乏和营养不良小儿的检出率虽然明显优于其他亚洲人口大国，但与日本比仍有较大差距；其中，我国小儿的营养状况与国际标准间的差距主要出现在6个月左右。原因是我国城乡婴儿添加辅食普遍不及时，断奶食品中的热量、蛋白质、钙含量也明显不足。加上腹泻等疾病干扰，使我国（尤其农村）小儿的生长发育和营养状况逐步落后于国际标准。所以，营养不良在今后很长时期内仍将是我国儿童保健工作面临的重要问题之一。

表 3-2　亚洲部分国家小儿健康与营养状况指标的比较*

国　别	低出生体重发生率(%)(1990)	6~11岁碘缺乏症患病率(%)(1980~1994)	五岁以下营养不良发生率(1980~1994)				每人每天热卡摄入与需要量之差(%)(1988~1990)
			中度低体重(%)	重度低体重(%)	中重度消瘦(%)	中重度生长迟缓	
巴基斯坦	25	32	40	14	9	50	99
印　度	33	9	49	27	—	65	101
印度尼西亚	14	28	40	—	—	—	121
菲律宾	15	15	34	5	6	37	104
泰　国	13	12	26	4	6	22	103
中　国	9	9	17	3	4	32	112
**日　本	6	—	5	1	1	3	125

*资料来源：联合国儿童基金会，1996年，《1996年世界儿童状况》。表中"—"者无相应资料。

**日本文部省，《日本国民营养状况调查》，1994。

***"低体重"、"消瘦"和"生长迟缓"分别利用WHO推荐的年龄别体重、身高别体重和年龄别身长标准评价。

第三，伴随着生活水平提高和膳食营养改善，我国儿童的营养状况出现了"双峰现象"（two-peaks phenomenon）。以北京为例，小学生中有6.9%（男）和6.0%（女）的超重肥胖儿，又有29%（男）和28%（女）的儿童因体重跟不上身高增长而表现为偏低体重。营养状况的这种两头翘起，中间正常体重者相应减少的"双峰现象"，在城市中相当普遍。今后儿童保健在改善营养的措施中，既要着力于纠正营养不良，又应重视对儿童营养素的均衡摄入，防治儿童中越来越多见的肥胖现象。

与营养状况"双峰现象"同时出现的，还有伴随经济发展而加速来到的、早已在发达国家中流行的所谓"现代文明病"。由于体力活动减少，社会适应性下降，加之拥挤嘈杂的城市生活、过分强烈的声光刺激、过分紧张的生活节奏和沉重的学习、升学和考试压力，使儿童中出现的心理、行为和情绪问题有增多趋势。还有不少青少儿出现抑郁、焦虑、自闭、孤独、退缩，极少数甚至出现反社会行为和自杀倾向等。若不从现在起就采取措施，把提高新一代对环境和社会的适应能力逐步纳入儿童保健工作轨道，儿童中有相当部分人将无法应付未来更加激烈的竞争、更快的生活节奏，以及随之而来的更多紧张性生活事件。

三、中国儿童保健工作的近期战略目标

21世纪的来临，给中国儿童保健事业带来巨大机遇，也使之面临更大挑战。为适应形势需要，又考虑到国情，我国的妇幼卫生和儿童保健工作者将为实现下列战略目标而努力：

——将婴儿死亡率和5岁以下儿童死亡率分别比1990年降低1/3。

——将孕、产妇的死亡率分别比1990年降低一半。

——将妇女保健和7岁以下儿童的保健覆盖率分别以省为单位，达到

85%。

——提供安全可靠的计划生育技术服务，使手术并发症发生率降到10/万以下。

——将孕妇缺铁性贫血的患病率减少1/3。

——使80%以上的省、市（地、盟）具备对先天缺陷的筛查能力，将出生缺陷发生率降低1/2。

——提高4～6个月婴儿的纯母乳喂养率；将母乳喂养率以省为单位达到80%。

——使80%的营养缺乏儿童得到符合国家标准的工业化强化食品供应。

——将5岁以下儿童中的中、重度营养不良患病率比1990年降低1/2。

——将以乡镇为单位的儿童计划免疫覆盖率达到90%。

——消灭脊髓灰质炎；使麻疹死亡率和发病率分别比计划免疫前下降95%和90%。

——将5岁以下儿童中的腹泻死亡人数降低1/2，发病率下降25%。

——使90%以上的小儿急性呼吸道感染获得治疗和病案管理，使死亡人数减少1/3。

——基本消灭儿童碘缺乏病；进一步防治维生素A缺乏病。

——将学龄儿童健康教育的覆盖面，城市达到90%，农村达到80%。

——使学龄儿童的学校教育和环境卫生质量获得显著提高；监督合格率城市超过80%，农村超过50%。

——将学龄儿童的意外事故死亡率城市降至10～15/10万，农村降至20～30/10万。

——将学龄儿童视力低下的患病率，城市降至12%以下，农村降至8%以下。

——将学龄儿童的蛔虫感染率城市降至10%以下，农村降至25%以下。

——将学龄儿童的贫血患病率城市控制在30%、农村控制在40%以下。

——将5～6岁儿童的无龋率城市提高到20%，农村提高到25%～30%。

四、儿童保健工作发展的战略重点和措施

为保证完成上述战略目标，我国各级卫生行政部门制定了以下四个战略重点：

第一，今后的儿童保健工作重点将放在农村。一方面保证对农村妇幼保健的资金投入以明显高于国家卫生事业总投入的增加速度而增长，另一方面应主要依靠科技进步、推广适宜技术来改变农村的落后状态。

第二，对贫困地区采取扶植政策。在技术培训、扩大免疫覆盖面、生长发育监测、预防“小儿四病”等方面争取国内外资源投入，加强合作项目管理，注重提高儿保工作者素质。

第三，重点放在基层，健全三级儿童保健服务网络，培训不同层次专业人才，提高服务水平。行政部门应定期检查、监督，建立评审制度；对服务网络不健全的地区予以重点扶植。

第四，重点保护处在困难条件下的儿童。消除生育、养育、就业方面对女孩的歧视；建立社区残疾儿童寄托所、诊治中心等，加强对残疾儿的诊断、护理和康复；以随班就读的方式，使多数适龄残疾儿接受教育；关注对离异家庭小儿的保护，为单亲小儿创造良好生活环境；妥善安排流浪儿的生活和教育；及时对遭受自然灾害地区儿童提供援助；对老少边穷地区实施“希望工程”，资助贫困家庭儿童入学，提供生存、保护和发展的专项援助等等。

围绕这些战略重点，应着重采取以下干预性措施：(1)切实执行《儿童权利公约》和中国人大常委会颁布的《未成年人保护法》，制定和完善保护儿童权益的其他专项法律、法规、如优生保护法、家庭教育法、儿童健康管理条例、中国母乳代用品销售条例等。(2)儿保工作者应当好政府的参谋。通过广泛的社会动员，发动各部门、各社会团体和所有的家庭都积极参与儿童保健工作。(3)各级政府从实际出发，制订好儿童发展规划，纳入当地社会经济发展的远景规划，落实目标责任管理，年年检查落实。(4)在儿保工作具备一定基础的地区，逐步实现以下两个重点转移：从治疗严重疾病、降低儿童死亡率为主转为面向群体，提高生存和生活质量；从被动治疗儿童疾病和缺陷，转为积极预防各种疾病和伤残的高危因素。(5)积极参与全球性和地区性的交流活动，争取国际合作。(6)推行儿童保健责任制。(7)坚持卫生部门监测、教育部门督导、政法部门监督的儿童发展政策性协调体制；加强对有关儿童疾病和保健信息的收集、管理、反馈和交流。(8)在卫生部门内部结构调整中，以充实妇幼卫生工作为目标实现人、财、物的倾斜政策，加强专科建设，提供必需装备。(9)在全社会开展优生、优育、优教的“三优”工程试点。(10)通过政策性倾斜，促进儿童食品、玩具和生活用品的开发、生产和销售，促进儿童影视、书籍等精神食粮的创作和传播。(11)多渠道、多形式地普及家庭优生、优教、优育方面的基本知识，以社区为核心，举办新婚夫妇学校、孕妇学校和家长学校，提供全面的、科学的育儿知识。(12)全社会动员，帮助妇女提高社会地位，提供平等的教育和受训机会。提高妇女(尤其农村妇女)的自我保健意识和能力。由于妇女在儿童生存、保护和发展方面的关键作用，儿保工作者要特别注意和妇保工作者的协调和配合。

第五节　妇幼保健机构的建设、管理和职责

一、妇幼保健机构的建设和工作职责

我国各级卫生行政中，均设有妇幼卫生的行政组织或专职人员。如省

级单位有妇幼卫生处；地（市）卫生局设妇幼卫生科（组）或专职干部；县（市、区）卫生局设妇幼卫生专职或兼职干部，或由同级妇幼保健业务机构代司其职，领导妇女和儿童保健工作。

各省、地、县（市）均有相应的妇幼保健院（所、站）、妇产医院、儿童医院、妇女保健所、儿童保健所等专业机构。在主管部门领导下，在组织、协调、人员培训和业务指导等方面发挥关键作用。

自下而上的村（街道）—乡（区）—县（市）三级儿童保健网是开展儿童保健工作的基础。各级人员分工负责，有明确的管理职责。

1. 村、街道：分两个层次。一是散居儿童管理层次。任务是：(1) 负责掌握本村（街道）0～6 岁儿童数、当年出生人数；发现儿童死亡应及时上报。(2) 识别和预防"小儿四病"，必要时及时转诊。(3) 及时督促家长带小儿前往乡（区）妇幼卫生机构做定期体检和预防接种。(4) 帮助家长掌握对小儿的生长监测方法。(5) 发现畸形且有功能障碍的小儿及时转诊，协助上级医院对体弱儿和伤残儿进行治疗康复。(6) 定期参加乡（区）妇幼工作例会，汇报儿童保健管理情况，通过培训不断提高业务技术水平。第二个层次是托幼机构，属集体儿童的管理层次。任务是：(1) 经常性的集体机构保健工作，如体检、生活制度安排、卫生消毒、预防传染病，生长发育监测等。(2) 矫治屈光不正、龋齿、寄生虫感染、脊柱侧弯、沙眼、贫血等幼儿常见病。(3) 建立科学膳食制度，培养良好饮食习惯。(4) 提供早期教育，加速培养小儿认知能力和其他非智力性因素。

2. 乡、区：主要任务是：(1) 掌握本区、乡儿童保健情况。(2) 定期召开妇幼卫生例会，布置、督促和检查基层的儿保系统管理工作。(3) 定期进行体检和监测，收集和整理监测数据。(4) 负责管辖本地区的高危儿，进行随访检查和系统管理。(5) 掌握"小儿四病"的防治技术，向基层人员提供因地制宜的护理和喂养指导。

3. 县、市：主要任务是：(1) 在卫生局领导下，制定本地儿童保健计划，提出任务和指标，组织实施，检查评比，总结经验，提出改进意见。(2) 负责对本地区儿童保健资料的整理、分析，定期向上级主管部门汇报本地儿童保健状况。(3) 定期召开县（市）妇幼卫生工作例会，布置、督促和检查下级儿保系统管理工作。(4) 培训乡、区级儿保医生，传授业务知识，提供技术指导，协助解决基层的疑难问题。(5) 接受由基层转来的高危新生儿和重症体弱儿，和家长共同制订治疗康复方案，进行系统干预。(6) 承担部分地段（街镇）的儿保工作，开展新技术、新方法的试点，为以点带面、全面推广创造条件。

二、儿童保健工作的队伍建设和人才培养

1996 年底，我国县以上妇幼医疗保健机构中的儿童保健技术人员接近 8 万人，是我国儿保事业的主力军。按照卫生部《妇幼卫生工作条例》规定，在人员组成上分为四个层次：

1. 各级妇幼保健机构的院（所）长、副院（所）长，一般由来自妇

女或儿童保健方面的专业技术人员担任。主管行政事务，适当参加专业技术工作。

2. 具有高、中级技术职称的儿童保健医师，包括主任医师、副主任医师、主治（主管）医师和医士。

3. 具有初级技术职称的儿童保健医士，包括医士、妇幼医士、助产士、护士、保育护士。

4. 接受过专业训练的乡村医生、接生员等，一般同时担任基层的妇保、儿保工作。

目前，我国的儿童保健专业人员培训工作已全面走向正规化、系列化。国家和地方卫生行政部门通过医科大学的本科生班、大专班，卫生学校的妇幼卫生、助产、儿保和保育护士等中专班，每年向儿保战线输送成千上万的技术人才，形成我国儿保事业的主力军。

儿科医生是儿童保健领域的另一支骨干队伍。据不完全统计，我国在20世纪90年代中期各大城市已建有40余所儿童医院，拥有床位万余张和一大批技术熟练的护理人员。全国已有儿科中西医师6.5万余人，专业涉及儿内科的新生儿、呼吸道、消化道、传染病、心、肾、血液、神经、精神、内分泌、遗传代谢和急救；儿外科的腹外、骨科、心脏外科、泌尿外科和神经外科；还有儿科免疫、皮肤、口腔、眼、听觉及语言训练，以及五官科等。他们中的许多人除完成本专业的治疗任务外，还定期参加地段儿童保健门诊，组织医疗队下乡巡回医疗，承担大量对基层儿保人员的技术培训工作。儿科临床医生和儿保工作人员密切配合，以防为主、防治结合的成功实践，是中国儿童保健工作的重要特色之一。

（季成叶）

第四章 青春期医学

第一节 概述

青春期（adolescence）是由儿童发展到成人的过渡时期。它从体格生长突增开始，到骨骼完全愈合、躯体停止生长、性发育成熟而结束。这一时期人体不仅在形态、功能、性征及内分泌方面发生了巨大变化，而且在心理和社会文化方面也发生了质的飞跃。

●青春期分期：
1. 早期；
2. 中期；
3. 晚期。
青春期是人一生中最健康时期，但也是问题最多的时期。

青春期的年龄范围在 10～19 岁左右，女童的青春期起止年龄都比男童早两岁左右。青春期可分为早、中、晚三期。早期以生长突增为主要表现；中期以性器官和第二性征迅速发育为主要特点，出现月经初潮或首次遗精，身高生长速度逐渐下降；晚期，性器官及第二性征继续缓慢发育直至达成人水平，体格生长缓慢，但仍有所增长直至骨骺完全愈合。早、中、晚三期各持续 2～4 年。上述各期在身体发育的同时，还伴随着心理社会发展（psychosocial development）。

青春期长期以来一直被认为是人一生中最健康时期，但事实上这一时期也是问题最多的时期。在这一时期里的青少年除了完成一系列复杂的生长发育过程外，在心理和社会文化方面还必须完成几个关键任务：接受身体在形态上的明显变化；确定和完善自己的性别认同（sexual identity），明白自己性生理和心理发展方向，使之向健康正常的成熟目标发展；了解性人际关系的意义，既善于和同性相处，也要学会与异性友好往来；建立自己的社会认同（social identity），为将来的经济独立做好准备。虽然大多数青少年能顺利渡过这一时期，但也有一部分青少年对上述目标中的一项或多项不能很好地完成，因而在发育期间出现一系列问题。

青春期医学的目的主要是：帮助青少年健康、顺利地渡过青春期，完成向成人的过渡；鼓励健康的生活方式，降低青春期各种疾病和问题行为的发生率和死亡率，促进青少年身心健康。

第二节 青春期发育

一、青春期的形态发育

1. 身高的生长特点

(1) 生长突增（growth spurt）：生长突增的出现，通常提示了男女儿童进入青春期的开始。突增开始的年龄女孩比男孩早 2 年左右。女孩约在 9～11 岁，男孩约在 11～13 岁。男孩的突增高峰（peak height velocity

PHV）约为6.8～13.2 cm/年、女孩约为6.1～10.2 cm/年，突增高峰值的年龄男孩约为11.5～15.5岁、女孩约为9.7～14.0岁。

（2）男女生长曲线的两次交叉现象：由于生长突增开始的年龄女孩比男孩早，若从身高的时间曲线看，女孩在9～10岁左右平均身高超过男孩，出现第一次交叉；随着男孩生长突增开始，女孩生长进入缓慢阶段，当男孩达到生长速度高峰时，男孩平均身高又超过了女孩，曲线出现第二次交叉，此时约为12.5～13.5岁年龄段。

（3）成熟类型：在同性别儿童之间，出现二次生长突增的年龄也早晚不一，随成熟类型的不同而异。一般分为早、中、晚三种成熟类型。早熟型的生长突增发生较早，骨龄往往大于时间年龄，其体重/身高比值一直高于晚熟型，而且骨盆较宽，肩部较窄，最后形成骨盆宽、窄肩的矮胖体型；晚熟型的在整个童年期及青春早期的生长往往低于同龄人，其骨龄往往也小于时间年龄，在体型上多发展为骨盆窄、肩宽的瘦高型。

●生长突增是男女儿童进入青春期的开始，身体各部的生长突增顺序大致是足—下肢—手—上肢—躯干。

（4）身体各部位的生长速度：青春期身体各部的生长突增不是同时开始，生长速度也是不同的，因而青春期身体各部比例也在不断变化。青春早期，上下肢增长早于躯干，下肢增长早于上肢，其顺序大致是足长—下肢长—手长—上肢长。在下肢生长中，足长首先加速生长，也最早停止生长，一般14～15岁后足长即不再增长。足长先期突增及先期停止生长的特点是应用足长预测身高的基础。足长加速生长后6个月，小腿开始增长，然后是大腿。由于下肢增长早，青春期坐高指数（坐高/身高）逐渐下降，中期降至最低点，例如7岁时是55.2（男）、55.0（女），13岁时降为52.9（男）、53.04（女），因此出现青春期长臂长腿不协调的状态。当小腿增长达顶点后4个月，骨盆及胸廓开始增宽，11个月后肩宽增长加速。青春中、后期，躯干增长速度加快，至此坐高指数再度增大，成年后，男性约为54.2，女性约为54.3。

2. 体重：体重是反映组成人体各部分总重量的指标。其稳定性不如身高，突增高峰也不如身高明显，波动幅度也较大，主要反映人体骨骼、肌肉、脂肪组织和内脏器官在量方面的变化，所以即使在青春期后仍可继续增长。

3. 围度和宽度　胸围、肩宽、小腿围等形态发育指标，也都有各自的突增阶段，但存在着一定的性别差异。男孩肩宽突增幅度较大，女孩则以骨盆宽的突增更为明显。胸围的变化和肩宽相类似。由于男孩生长期较长，生长突增幅度大，所以多数指标的发育水平一般超过女孩，最终形成身材较高大、肌肉较发达、上体宽的体格特征；女孩则一般具有身材较男孩矮，但体脂丰满、下体宽的体格特征。

二、青春期体成分生长

体成分（body composition）是指组成人体各组织器官的总成分。最常用的方法是将构成人体的各组织分成脂肪成分和非脂肪成分两大类，前者称为体脂肪（body fat），通常指全身所有的脂肪组织，后者称为瘦体重

(lean body mass)，包括全身的骨骼、肌肉和各种内脏器官及神经、血管等。男女儿童进入青春期后，人体的体成分也发生很大变化，并成为人体形态、功能和运动能力变化的物质基础。体成分比例的失调，将会影响机体的正常发育和生理功能。

1. 青春期瘦体重

青春期男孩瘦体重不但增加明显，而且增加的速度快，持续时间长；女孩则相对增长较慢，持续时间短。瘦体重年增加值女孩随年龄增加而减少，而男孩却相反。童年期男孩瘦体重平均值比女孩稍高，从青春早期开始男孩瘦体重迅速上升，一般 20 岁时达最高值，到成年呈缓慢下降，女孩的瘦体重突增不像男孩明显，约在 18 岁时达最大值。15 岁女孩的瘦体重平均值约占同龄男孩的 81%，到 20 岁时降至 68%。青春期男孩的瘦体重中蛋白质和骨矿物质均高于女孩，而总体水的含量占瘦体重的百分比则低于女孩。

青春期瘦体重成分的改变主要是含水量逐年减少，蛋白质和矿物质均稍增加。钙含量比钾含量增加更明显，骨骼比非骨骼成分增长得快。

2. 青春期体脂肪

青春早期男女儿童的脂肪含量都有增加。由于雌激素有促进脂肪沉积的作用，因此女孩的体脂量在整个青春期持续增加。据报道，沈阳市 4120 名 7～17 岁男女孩三头肌、肩胛下部等 6 个部位皮下脂肪发育以 7 岁时最薄，17 岁较厚。男孩 12 岁开始下降，15 岁后缓慢上升；女孩 10 岁后急剧增加，尤其在青春后期更为明显。体脂肪的测定最早较精确的方法是用静水称重，随着科学的发展，又有体密度测定、计算机控制断层摄影、双能 X 线吸收、核磁共振成像等，但最简便易行的是皮褶厚度测量，还可配合不同部位周径测量，推算体脂的全身含量，对大规模筛查肥胖、消瘦儿童有较大实际意义。

三、青春期性发育

1. 青春期内分泌变化

青春期启动的有关神经内分泌机制，目前尚未完全清楚，但现已公认下丘脑－垂体－性腺轴（hypothalamus-pituitary-gonad axis）的迅速发育，以及其功能的充分发挥，是青春期神经内分泌变化的核心。

与性发育相关的内分泌变化开始于青春期生理特征出现之前，在下丘脑－垂体－性腺轴发育成熟前大约 2 年，肾上腺皮质分泌的性激素开始增多，很可能是由于中枢神经系统与性腺（睾丸和卵巢）之间的负反馈调节（negative feedback regulation）的敏感性下降，下丘脑分泌的促性腺激素释放激素逐渐增加，同时垂体的分泌细胞也对促性腺激素释放激素（gonadotrophin releasing hormone GnRH）敏感性增加，产生黄体生成素（Luteinizing hormone，LH）和卵泡刺激素（follicle stimulating hormone，FSH）的功能也随之增强。在青春早期这种分泌增加现象仅发生在夜间睡眠时，到了青春中期白天清醒状态下也出现下丘脑及垂体的 Gn-

RH、LH、FSH 的分泌增加现象。已有研究发现在无性腺病人中，青春期同样出现睡眠时 LH 分泌增加，提示上述过程是由于中枢神经系统及下丘脑的不断发育成熟所致，而不是继发于性腺的变化。

继发于垂体激素的分泌增加，男孩血清中睾酮（testosterone，T）和女孩雌二醇（estradiol，E_2）水平在整个青春期性成熟过程中进行性增加。生长激素分泌增加发生于青春中期。至青春中晚期，影响 LH 和雌激素分泌的正反馈调节系统建立，并由此导致雌激素诱发的 LH 周期性高潮分泌及排卵现象的出现。青春期性发育过程中不同激素的生理作用见表 4—1。

表 4-1　青春期主要性激素的基本作用

激　素	性别	作　用
卵泡刺激素（FSH）	男	刺激精子的形成
	女	刺激初级卵泡的形成；提高卵巢性腺细胞中酶的活性，以增加雌激素的分泌
黄体生成素（LH）	男	刺激睾丸间质细胞分泌睾酮
	女	刺激卵巢细胞产生雄性激素；刺激黄体合成孕酮；周期性高潮分泌时可引发排卵
雌二醇	男	促进骨骺融合
E_2	女	刺激乳腺发育；低水平时有助于骨骼生长，高水平时，促进骨骺融合；诱发 LH 周期性高潮分泌；刺激卵巢、子宫、输卵管、阴道及乳腺的生长；增加脂肪组织沉积
睾酮	男	加速生长；促进骨骺融合；刺激阴茎、阴囊、精囊、前列腺的发育；刺激阴毛、腋毛和胡须的生长；增加喉腔，使声音低沉；刺激皮脂腺的分泌；增加性欲；使肌肉强壮；促进红细胞生成
	女	加速生长；刺激阴毛和腋毛的生长
孕酮	女	使增生型子宫内膜转化为分泌型子宫内膜；促进乳腺小叶的发育
肾上腺雄性激素	男	加速生长，刺激阴毛产生
	女	加速生长，刺激阴毛产生

（引自 Neinstein LS. Adolescent health care: a practical guide, 2nd ed. Baltimore: Urban & Schwarzenberg, 1991. 6.）

2. 生殖器官与功能的发育

●月经初潮是女性青春发育过程中的重要标志，但并不代表女性生殖系统已发育成熟。男性的性发育开始的第一信号为睾丸的增大。

（1）女性生殖器官与功能的发育　女性生殖器官包括卵巢（ovary）、子宫（uterus）、输卵管（ovariole）和外生殖器（pudendum）。卵巢在 8 岁前极小，8～10 岁开始发育，以后迅速发育。卵巢重量一般在 6～10 岁时仅 1.91g，11～15 岁达 4.04g，16～20 岁达 8.34g。外形从纺锤形变为扁圆形，但初潮时其重量仅达成人的 30%左右。随着卵巢的发育增大，功能日趋完善，开始排卵后，表面从光滑而变得凹凸不平。成熟的卵巢具有排卵和分泌雌激素、孕激素和少量雄激素的功能。

子宫从 10 岁开始迅速发育，体积和重量显著增大，宫颈相对变短。宫体与宫颈的长度的比例 10 岁时大致相等，以后宫体长度增大一倍，颈部相对变短。子宫内膜的厚度初潮前无明显变化，不存在任何分泌物。初潮（menarche）时，在卵巢性激素的作用下，子宫内膜呈周期性改变，而出现月经（menstruation）。与此同时，输卵管口径增大，管腔黏膜上皮出现皱襞，并逐渐纤维化。

月经初潮是女性青春发育过程中的重要标志，通常作为女性性发育水平的评定指标，但月经初潮并不代表女性生殖系统已发育成熟。初潮年龄多数在 12～14 岁来潮，也有早至 9～10 岁或晚至 16～17 岁者。初潮年龄的早晚与遗传、经济水平及营养状况有关。社会经济水平较高的群体趋向于初潮年龄较早，慢性营养不良可使初潮延迟。已来潮的女孩，其身体形态、功能水平及第二性征发育都明显超过未来潮女孩。因身高的生长速度高峰多出现在初潮前一年左右，到来潮后，身高、体重的生长处于减速期，此后仍有缓慢增长，平均增加 5～7cm。初潮后体格生长的幅度因来潮的早晚而异。据上海 1985 年报道的追踪资料，来潮早的各年龄组，当时平均身高较低，初潮后的增长最大（约 8cm）；而来潮晚的各年龄组，平均身材高，故初潮后增长较少（约 2cm）。

除了内生殖器的形态与功能变化外，女性外生殖器也有明显变化，阴道变长，前庭大腺发育，阴道上皮变薄，产生大量分泌物，阴道壁黏膜颜色变深，内容物由碱性变为酸性。同时，阴阜内脂肪堆积由原来比较扁平变得隆起，小阴唇变大着色，大阴唇变厚。

（2）男性生殖器官的发育　男性生殖器官包括睾丸、阴茎、输精管道及附属腺。青春期前睾丸容积不足 3ml，仅稍大于婴儿，青春期开始后睾丸迅速发育，体积明显增大，目前一般认为男性的性发育开始的第一信号为睾丸的增大，睾丸开始增大的年龄一般为 9.5～13.5 岁，平均为 11.5 岁，15 岁时平均容积为 13.5±4.96ml。至 18～20 岁可达 15～25ml。伴随睾丸的发育，阴囊也增大，皮肤变红、变薄；阴茎增长、增粗，长度从青春期开始的 3～4cm，增长到成人时的 10cm 左右。阴茎开始增大的年龄约迟于睾丸半年至 1 年。有报道 16 岁以后有 25%的男性阴茎长度已达 9.25cm 以上。

睾丸的功能是产生精子与性激素。精子离开睾丸后，在附睾内与精囊液、前列腺产生的前列腺液等混合形成精液，会不定期地溢出，而出现遗精（spermatorrhea）现象。遗精是青春发育后男性正常的生理现象。首次遗精发生于 12～18 岁，有报道首次遗精最小年龄为 10 岁。1991 年中国学生体质与健康监测报告，城市汉族男生首次遗精平均年龄为 14.33 岁，乡村汉族男生为 14.73 岁。首次遗精时睾丸平均体积 13.84±4.24ml。近年来有研究发现男孩精子生成多发生在 12～14 岁，尿中出现精子可发生在遗精之前，说明遗精的发生还需要身体上和心理上的进一步发育成熟才会出现。

3. 第二性征的发育（development of secondary sex characteristics）

女性第二性征主要是乳房、阴毛和腋毛，男性还包括喉结、变声、胡须等。青春期两性乳房都有变化。青春期前两性乳晕直径相等，青春期迅速增大，男性增大 1 倍，女性增大 2 倍。有相当大比例的男性青春期时出现乳房发育，通常先开始于一侧，乳头突起，乳晕下出现小的硬结，会有

●乳房发育为女性最早出现的第二性征。男性最早出现的第二性征是阴毛。约 1/3～1/2 的男性青春期时出现乳房发育，一般数月至一年自行消退。

轻度隆起及轻微触痛，一般持续数月至一年自行消退。

乳房发育为女性最早出现的第二性征，通常作为女性进入青春期的标志，但发育年龄有较大的个体差异，大约在8～11岁左右开始发育，乳房开始发育后半年至一年出现阴毛，一般阴毛出现半年至一年后出现腋毛。从发育开始至成熟，乳房需3.8～7.2年，平均5.2年；阴毛需4.3～10.7年，平均为7.0年；腋毛需1.8～6.9年，平均3.9年。第二性征出现于月经初潮之前，随着月经初潮的来临，第二性征发育十分迅速。

男性第二性征发育最早是阴毛，一般在11～12岁左右出现，约1～2年后腋毛、胡须几乎与腋毛同时发育；喉结12岁开始出现，13岁声音变粗，18岁时喉结、变声发育完成。

关于第二性征发育分期，目前最常用的是Tanner制定的五期法，包括女孩乳房发育分期（表4-2）、男（女）孩性毛发育分期（表4-3）和男孩生殖器发育分期（表4-4）。

表4-2　女孩乳房发育分期

分期	表现
Ⅰ	发育前期，仅有乳头突起
Ⅱ	乳腺萌出期，乳头隆起，乳房和乳晕呈单个小丘状隆起，伴乳晕增大
Ⅲ	乳房、乳晕进一步增大，二者仍在同一丘状水平面上，乳晕色素增深
Ⅳ	乳头和乳晕突出于乳房丘面上，形成第二个小丘
Ⅴ	成熟期，乳房更大，但乳晕与乳房又在同一丘面上

（引自陈明达主编的《实用体质学》）

表4-3　女（男）孩性毛发育分度

分期	女（男）孩阴毛分期表现	女（男）孩腋毛分期表现
Ⅰ	无阴毛	无腋毛
Ⅱ	大阴唇（阴茎根部）出现淡色绒毛性细毛	腋窝外侧出现软、短而稀疏的细毛
Ⅲ	阴毛增粗，色增深，开始卷曲，范围向耻骨联合扩展	腋窝外侧毛较密，色较深，开始卷曲，向中心部扩展
Ⅳ	似成人，但范围小，毛稀疏	似成人，但范围小，毛稀疏
Ⅴ	阴毛呈倒三角形（菱形）分布，毛浓密	毛密而长，分布在腋窝中心及后部

（引自陈明达主编的《实用体质学》）

表4-4　男孩生殖器发育分期

分期	表现
G1	青春期前，睾丸、阴囊和阴茎仍是儿童早期的大小和比例
G2	阴囊和睾丸增大，阴囊皮肤变红，纹理改变，阴茎无变化或变化很小
G3	主要是阴茎长度增大，睾丸和阴囊进一步增大
G4	随着阴茎头增粗、发育，阴茎进一步增大，睾丸和阴囊进一步增大，阴囊皮肤颜色加深
G5	生殖器大小和形态已达成人水平

（引自陈明达主编的《实用体质学》）

第三节　青春期常见保健问题

一、女性外阴部保健

女孩进入青春期后，卵巢逐渐发育，雌激素分泌增多，开始有阴道分泌物排出。这种分泌物又称“白带”，是阴道黏膜渗出物、子宫颈腺体及子宫内膜的分泌物混合而成，内含阴道上皮脱落细胞、白细胞、乳酸杆菌。正常情况下，白带为白色稀糊状、无味，量不多。在月经中期即接近排卵时，由于宫颈内膜腺细胞分泌旺盛，白带中宫颈黏液占主要成分，此时白带清澈透明，量也增多。排卵2～3天后，白带又变得混浊、粘稠而量少。行经前后，因阴道粘膜渗出物增加白带也往往增多。

如果阴道分泌物多而且有臭味，说明阴道有炎症。如阴道分泌物呈黄色或黄绿色有臭味，大多为滴虫性阴道炎并合并有其他细菌感染。若白带呈白色豆腐渣样，多为霉菌感染。

由于女性外阴部特有的解剖特点，白带、月经血的排出，以及阴道皮肤腺体的分泌物和粘附在外阴部的一些污垢，不注意卫生很容易引起外阴部炎症，并且可以进一步引起泌尿系统和生殖系统的感染。因此，为保持外阴部的清洁卫生，应注意做到：

1. 经常清洗外阴部　应用流动水清洗外阴，并注意从前向后清洗。最后清洗肛门。不要过分地用肥皂，特别是碱性强的肥皂清洗外阴，另外，无明显感染时，也不宜用高锰酸钾溶液洗涤外阴，以免破坏阴道的自然防御功能。

2. 勤换内裤　内裤要宽松，并应经常换洗。内裤质地应为纯棉制品。

●女性外阴部保健：
1. 应用流动水清洗外阴，并注意从前向后清洗，最后清洗肛门。
2. 内裤要宽松并应经常换洗。

二、经期保健

月经是生理现象，其主要外部表现是周期性阴道出血，但与此同时，生殖器局部和全身都有变化。由于阴道内有积血，其正常酸度降低，子宫颈口处于张开状态，减弱了阴道—宫颈作为一道抗细菌感染的天然屏障作用。子宫内膜脱落造成的创面，也使子宫抗感染能力下降。因此，经期应注意保持外阴部清洁，每天睡前用温开水冲洗外阴部，经期不宜坐浴。禁止游泳，以免污水进入阴道内。

月经前后由于内分泌的波动，影响了代谢内分泌功能，临床表现可有轻度水肿、容易疲乏、嗜睡、畏寒、情绪不稳等；由于盆腔充血可以引起下腹坠胀、腰酸等症状，因此月经期间应合理安排学习与体育活动，避免过劳和剧烈的体育运动，保证充足的睡眠时间；合理营养。对于月经期间出现浮肿的女孩，可在行经前及月经期间适当限制盐的入量。

三、男性外生殖器保健

阴茎、阴囊为男性的外生殖器官。阴茎末端膨大部分称阴茎头或龟

●包皮过长，如能经常清洗，不使包皮垢积存，对健康无影响。否则，由于局部炎症反复发作可使包皮口缩小，并与阴茎头形成粘连，成为包茎。

头。在不勃起状态下，阴茎被覆的部分皮肤在冠状沟处覆叠并掩盖阴茎头的后半部，这部分覆叠的皮肤称为包皮。包皮内层与阴茎头皮肤之间形成的腔隙叫包皮腔。包皮内面和阴茎头部的小腺体不断产生分泌物，它与少量尿液和脱落上皮细胞及污垢混合成乳酪状的包皮垢。包皮垢长期附着在阴茎头表面或冠状沟内，易引起炎症。因此，阴茎和包皮应当勤洗，以免积垢较多。

常见的包皮异常有包皮过长和包茎。包皮过长指包皮覆盖于全部阴茎头及尿道外口，但包皮可翻转使阴茎头外露。包茎指包皮口与阴茎头粘连，使遮盖阴茎头的包皮不能上翻露出阴茎头。新生儿的包皮几乎都不能上翻，一般到 3 岁以后，阴茎头和包皮之间的轻度粘连才逐渐消失，即可上翻。童年时能上翻的包皮也常将尿道口遮盖，儿童包皮过长是正常现象。随着年龄增长阴茎头逐渐外露，青春期阴茎头应能充分暴露。

包皮过长，如能经常清洗，保持局部清洁，不使包皮垢积存，对健康无影响。否则，容易发生阴茎头炎或阴茎头包皮炎。炎症反复发作可使包皮口缩小，并与阴茎头形成粘连，成为包茎。包茎严重时可以影响排尿，以致造成整个泌尿系统的机能障碍。包茎时包皮腔内积有包皮垢，易形成慢性炎症，是诱发癌症的危险因素。因此，对于包茎应积极进行手术治疗。

青春期男孩应注意外生殖器清洁卫生。养成每天睡前清洗阴茎的习惯。清洗时应将包皮翻转清洗包皮垢。清洗应用流水或自己单独使用的盆、毛巾，并注意与擦脚的毛巾分开。内裤和外裤均要宽松。

四、乳腺保健

(一) 乳腺发育存在个体差异

青春期是乳腺发育最旺盛的时期，一般来说，身体发育良好的健康少女，其乳腺发育也较好，但乳腺的发育过程存在明显的个体差异。主要表现如下：

1. 乳腺发育开始年龄有早有晚，比大多数女孩早点晚点并不意味着不正常。发育开始的早晚除与营养因素有关，还与遗传因素有一定的关系。

2. 乳腺发育不仅开始的年龄不同，速度也不同。有些女孩进入第二阶段后，在一年之内就进入第五阶段的水平。而有些女孩要用 6 年或更长时间才能从第二阶段进入第五阶段。

3. 发育开始的早晚与发育速度的快慢没有关系。一些开始早的女孩，有的发育速度快，而有的则慢。一些开始晚的女孩，有的发育慢，有的却很快。

4. 发育开始的早晚与成熟的乳腺大小无关。

5. 有一些女孩，她们的两个乳腺发育速度不一样，使得两个乳腺大小不一样。这时由于一侧乳腺先于另一侧发育，或者一侧乳腺的发育速度大于另一侧，绝大多数女孩发育成熟时，两侧乳腺的大小基本上是一样的。

（二）青春期女性乳腺的卫生保健

青春期的少女有些可能为乳腺的发育隆起而感到害羞，为此而采取束胸的方法把乳腺紧紧地压在胸壁上。这样不仅由于乳腺的血液循环不畅，影响乳腺发育，而且长期压迫还可使乳头不能突出或内陷。内陷的乳头不利于将来哺乳。另一方面，由于乳腺主要由乳腺管、乳腺泡和脂肪组织组成，纤维组织较少，因而乳腺自身的支持作用较差，如果乳腺很大而又不带胸罩或胸罩过大，活动时尤其是跑步或运动量大时，乳腺会上下摆动，导致乳腺周围的韧带松弛，致乳腺下垂，影响美观又产生不适。所以选择胸罩应大小适度，睡眠时应把胸罩解开。

第四节　青春期心理卫生

一、青春期心理发展

●青春期认知发展：儿童期的具体运算思维→形式运算和抽象思维。

青春期心理发展（psychological development）包括诸多方面，其中一个主要发展发生在认知方面。即从儿童期的具体运算思维（concrete operational thinking）转变为形式运算和抽象思维（formal operational abstract thinking），并日趋成熟。认知方面的这一变化主要表现为两方面：第一，不再像青春期前的儿童，在掌握各类具体事物的守恒概念时，需要具体事物的支持，需要借助儿童的直接经验和感性认识，离开了上述条件，则难以进行抽象的逻辑运算。青春期的儿童已逐步具备了对缺少具体事物支持的某种概念做出反应的能力，和将诸多个体事物进行多级综合，并得出结论的能力；第二，逐步脱离了感性经验的支持，而进行理论型的判断推理，即抽象思维在青春期得到了高度发展。但在青春早期的儿童其抽象思维在很大程度上还属于经验型，需要借助感性经验的支持，较难进行理论型的判断推理，因而带有比较明显的片面性和表面性，容易孤立、片面地看问题。

由于认知方面的上述新变化，加之躯体的逐渐高大、强壮以及各种生理功能的发育成熟，使得青少年在面对新问题和新环境时能在更广泛的范围内进行探索。但另一方面，青少年可能会为了尝试新发展起来的生理和心理功能而从事一些危险行为。

在青春早期，由于躯体的明显变化，此时的青少年极端关注自己的需要，但由于受认知水平的限制，很少关注他人的想法和感受。随着形式运算思维的出现青少年开始关注他人的感受，但此时还不能区分哪些事情是自己感兴趣的，哪些事情是别人感兴趣的。他们往往以为对自己重要的事情对他人也一定同样重要，错误地认为周围的人会知道他们的想法，会关注他们，因此非常在意自己的形象、举止，对来自周围的评价非常敏感。同时为了证明自己是独特的个体，不同于其他任何人，会做出一些极端的行为。

由于形式运算思维能力的进一步发展，青少年开始考虑其他人的观点，逐渐不再以自我为中心。他们开始认识到每一个个体都有自己所关心的事情。但这种变化是极不稳定的，特别是在青春早、中期，他们的认知变化具有明显的反复性，可能今天表现为具有极好的抽象思维，而第二天又返回到具体运算思维，尤其是遇到压力或处于紧张状态时，更易出现反复，他们可能在某种情况下表现为是极端的自我主义，而在另一种情况下又表现的是完全为他人着想。因此这时的青少年还不能像成人那样总是能比较理智地对自己的健康和行为负责。

随着青少年的抽象思维能力的发展与成熟，他们开始关心自己的未来，并尝试着设计、规划自己的未来，同时也在权衡和评价不同决策的远期效果和远期的利益关系。他们设想每个人都拥有一个未来，而且个体有能力影响自己的未来。那些在自己进行决策的过程中，屡遭失败打击的青少年或没有机会发展这方面能力的青少年，在遇到危机时，可能会玩世不恭或束手无策，常表现为情绪不稳。

●青春期性兴趣与性冲动的出现与体内激素水平及生殖系统的变化相平行。

青春期性兴趣与性冲动的出现与体内激素水平及生殖系统的变化相平行。初期，这种性兴趣与冲动尚属于未分化阶段，是针对同性的，与未来的性角色无关，手淫（masturbation）现象（特别是男孩）较为普遍。随着青春期心理、生理功能发育的不断成熟，这种性兴趣与冲动由同性转向异性。但约10%的青少年仍保留对同性的性兴趣或以对同性性兴趣为主。

青春期性认同（sexual identity）发展的一个非常重要成分是认识到人类的性欲所包含的内容远比单纯的生理性性冲动要多。性欲的内容除受到父母的价值观和父母受教育程度的影响外，也受文化背景、宗教以及周围同伴的价值标准的影响，正是由于受到文化背景及社会标准的影响，那些意识到自己仍对同性有性兴趣的青少年只能秘密地发展自己的性认同，通常得不到父母、兄弟姐妹及同伴的帮助。儿科医生对这部分青少年的帮助尤为重要。青少年早期发育经历影响性别角色的明确，性认同的出现是生理—心理综合发育结果。

青春期的认同（identification）发展也是人类心理发育的一个重要部分，在认同发育中除了上述性认同发展外，还包括社会认同。儿童及青少年正常的生理—心理发育是社会认同发展的基础。而良好的社会认同是成人期建立正常的人际关系的前提。

●影响青春期心理发展的环境因素：
1. 家庭；
2. 伙伴；
3. 学校；
4. 社会；
5. 慢性疾病。

二、环境对青春期心理发展的影响

青春期心理发展是在诸多相互重叠、相互关联和相互影响的环境中发生的，父母、家庭成员和伙伴是影响青少年心理发展的最基本的环境因素，而这三个因素又受到社会网络中的其他因素（如：社区、学校、宗教、文化及种族团体等）的影响。另一方面青少年的个体发育特征对上述环境因素也有一定的影响作用。例如，早熟的男孩一般比较受同伴欢迎，常常在同伴群体中居于领导地位。在老师眼里这样的男孩比较独立、自信，常常给予较高的评价；而家长则常常给予他们较高的期望值。与此相反有人认为早熟给女孩带来更多的是消极影响，成熟较早的女孩一般不大招人喜欢，退缩行为较多，很少成为同伴群体的领袖；成熟较晚的女孩往往较活泼，擅长交往，比较招人喜欢。青少年的心理发展和环境因素的关系是非常复杂的。

1. 家庭　在青春早、中期，青少年与父母的关系越来越疏远，这种距离的产生部分是由于青少年身心各方面的迅速发展，他们的思维过程变得日趋复杂，常常将想像中的理想父母与现实中的父母进行比较所致。与此同时，伙伴关系变得越来越重要，尤其是处于青春中期的青少年，但这时家庭并没有失去它的意义，因为家庭依然是养育和保护青少年的主要场所。家庭成员（特别是父母）是婴儿、儿童一直到青春早期青少年社会化发展的基本动力。作为这样一个结果，青少年带着父母灌输的和在日常生活中潜移默化的价值观、未来的理想以及信仰进入青春期，在青春早、中期的青少年开始重新分析上述价值系统，并对其提出疑虑。对父母的观点不再全部服从，但也不是全部废弃。他们有时需要得到父母的帮助与支持，但有时又拒绝父母所提供的帮助与支持。这种反复无常的变化给父母带来了一定的挫折感，甚至造成亲子关系不和。到青春晚期，青少年已形成了自己的价值与信仰体系，这个体系中的大部分内容是从家庭中学到的，但又经过一定修饰。这时的青少年又重新与父母建立起和睦的亲子关系。

父母的任务是提供给青少年一个轻松民主的家庭环境，其中家庭成员之间的相互尊重是形成轻松民主的家庭环境的基础。在这个环境中，每一个家庭成员都有机会表达自己的意见，并能倾听别人的意见，家长不会把自己的观点强加给子女，也不一味地满足他们所有的要求，而是疏导、帮助他们做出正确的决定。此外家长还应做到言行一致。只有这样的家庭环境，才能使青少年的独立性和自信心及社会能力得到良好的发展，使其认知技巧得到充分锻炼。

2. 伙伴　伙伴关系在青少年心理发展中起着举足轻重的作用。青春期随着第二性征出现、性器官和性机能发育成熟，青少年的身体外形出现了明显的变化，青少年对自身的这些变化是否正常产生困惑，朦胧地意识到两性关系，并尝试着明确自己的性别角色。而此时青少年与家庭的关系逐渐疏远，他们不能也不想从父母那里得到答案。这时伙伴关系为他们提供了一个可供选择的支持系统，在同龄人中他们可以倾吐内心的秘密和苦恼，也经常从伙伴那里得到理解和同情。

遵从同伴压力（the conformity required for peer group）是青少年时期的明显的行为特征。来自同伴或同伴群体的压力对青少年的行为具有重要影响。同伴对青少年的穿着打扮、择友观念、社交行为、学业成绩、娱乐方式等当前行为和生活方式都具有较大的影响。一些屈从于同伴压力而做出的不良的行为如吸烟、酗酒、逃学等均对青少年身心发展带来不利的影响。随着青少年心理发展，逐渐建立起个体认同，同伴关系由遵从压力转为较为平等的关系。

尽管青少年在其行为和生活方式方面有遵从同伴压力现象，但在许多方面，尤其是在生活态度、长远目标等方面，他们更尊重和依赖父母的评价。

3. 学校　通过学校促进学生身心健康是学校的重要功能之一。学校是促进青少年身心健康最有潜力的场所。

如果学校能够营造一种有利于学生心理健康的氛围，形成良好的校风，师生关系融洽、情绪愉快、互相尊重、理解，除有良好的人际关系同时，还有抵制不良风气和不良行为的氛围，无疑是有利于学生健康心理的培植。反之，学生可因学习、考试负担过重，或学生受到不公平待遇，如体罚、讥笑，易使学生有自卑感，而缺乏信心，对学习失去兴趣，易产生拒绝上学，逃学，甚至产生校园暴力，而影响学生心理健康。

4. 社会　政治、经济、文化、科技、大众传播媒介都在潜移默化地对青少年的心理产生影响，尤其在科技信息时代，青少年通过大量传播媒介可获得的知识，较前有大幅度的增加，但传媒带来的负面影响也绝对不能忽视，必须引起社会的关注。

5. 慢性疾病　患有慢性疾病的儿童当其进入青春期后，或在青春期患有慢性疾病的青少年，他们以及其父母都将再次面对慢性疾病的挑战。这些青少年在关注自身躯体的明显变化的同时，渴望着自己看上去能与伙伴一样，但由于疾病本身或治疗的原因使其身体大小或外形发生改变，这无疑对青少年的自尊心造成一定程度的伤害。患有慢性疾病的青少年可能不再愿意接受那些有可能影响其身体外形，使其看上去与其同伴不一样的治疗。

慢性疾病不仅影响青少年的身心发育，还可造成青少年与其父母的矛盾。处于焦虑状态的父母往往不愿意授予青少年适于年龄需要的独立要求，由于疾病的原因对他们进行过度保护；而另一方面青少年可能会利用疾病来操纵其父母，逃避责任，或以疾病为理由拒绝接受由于身心功能日趋成熟而出现的一个又一个挑战；他们也可能由于害怕被看作为负担，或由于过度保护的原因，而拒绝一切社会关系。有时是由于疾病或发育的相对落后，而无法参加同龄伙伴中的一些活动。上述种种原因均对青少年身心健康造成不利的影响。儿科医生在对上述青少年进行医疗、保健时，应考虑到这些不利因素。

三、青春期心理卫生问题

●青春期心理卫生问题：
1. 对性发育的困惑不解。
2. 情绪问题。
3. 学习压力。
4. 人际关系。
5. 不良习惯和嗜好。

儿童青少年心理卫生问题通常指主要发生于该时期的行为偏异，它不是某种特定精神疾病的症状表现，只要得到适当的引导和帮助，多随着年龄的增长而逐渐减少或消失。故有学者把这类问题表现称为亚临床症状，它在狭义上同于行为问题或问题行为。

我国青少年身体发育目前仍处于生长发育加速阶段，而青少年心理社会发展有相对延迟的现象，易形成复杂的青少年问题。根据多数学者的研究调查，青少年各年龄段的常见心理卫生问题按主要行为表现可概括归纳为以下五方面问题。

1. 对性发育的困惑不解　在青春发育期，人体生殖系统的器官和功能开始迅速发育，这是其突出特点。但有些青少年对自身的性发育及性成熟的生理变化常感到神秘不解。个别青少年由于缺乏成人对他们的正确引导，心中的疑虑得不到答案，又难于启齿询问，往往从不正当途径去探索两性知识而步入歧途。还有一些青少年由于有手淫习惯，常产生追悔、自责的情绪，而这些情绪又会影响正常的学习。青少年此时如能获得有关青春期发育及生殖健康知识和正确引导，做好心理调控，是可以把问题处理好的。

对青少年，需根据他们生长发育的年龄特点及所处的文化背景进行适时、适量、适度和适宜的性教育。性教育不应仅限于生理解剖及性卫生保健知识，而应作为人格教育的组成部分，其中也包括伦理、道德责任和法制教育，使青少年能够正确对待自身变化，正确对待异性，珍惜友谊。也就是说，当向青少年进行性教育时，不仅仅给予知识，同时还要进行性道德教育。让青少年知道性道德是人类文明的标志，懂得高尚品德的可贵，生活在社会上，要被社会接纳就必须遵守社会规范，其中也包括性道德。

2. 情绪问题　情绪与身心健康极为密切，正性情绪可促进身心健康，而负性情绪若出现频繁或持续时间过长，则易导致心理的和身体的疾病。情绪问题是青少年心理卫生的一个重要问题。

青少年因外界环境而表现为情绪不稳，如家长和教师们的忽视、压制和不公平、学习压力和对异性等而引起的烦恼、焦虑和抑郁等现象并不少见。青少年情绪的另一个特点是情绪反应强度大而易变化，容易狂喜、愤怒、也容易极度悲伤和恐惧，情绪来得骤然，去得迅速。意外打击有时使某些青少年丧失信心，甚至走上轻生的绝路，表现了他们脆弱的一面。由于青少年情绪变化比较复杂，必须把青少年正常状态下常见的情绪变化同持久的抑郁状态区分开。青少年有一定自我调节、控制情绪的能力，但发展还不够成熟，因此常由于情绪问题而影响心理健康。

一般青少年对新事物敏感，表现积极、热情，如果对周围的一切事情都丧失兴趣，一概采取漠然态度，这种情绪淡漠应引起重视。

综上所述，虽然情绪反映强烈，但会因情境的变化而变化，对某种情况做出相应的反应，则是青少年正常的反应。如果反应异乎寻常地强烈或低落，持续性的紧张、焦虑或抑郁、内疚、烦闷、恐慌的状态，则超出了心理卫生问题的范围，应请精神科医生诊治。

3. 学习压力　在当今竞争激烈的社会中，青少年面临着升学和就业的压力。他们是在父母、老师的高期待下成长起来的，学习负担过重是普遍存在的问题。特别是毕业班和学习差的学生达不到家长和老师的期望，常使青少年产生厌学情绪。青少年常因学习问题而造成亲子关系紧张。有些家长“望子成龙”心切，对学习差的学生要求过严、有些家长则对子女学习失去信心，放任不管，这些做法都不会给青少年带来帮助，只会造成他们的反感，有时会产生焦虑、紧张、拒绝上学、逃学和离家出走等心理卫生问题。青少年心理卫生问题得不到解决，有时会表现出异乎寻常的反抗情绪，如有的形成家庭暴力，并有个别人甚至走上自杀道路。

4. 人际关系　随着年龄的增长，青少年与社会的接触、交往日益广泛，他们渴望独立的愿望也日益变得强烈。与此同时，他们与父母、老师、同学、朋友之间的关系也同以前有所不同。

青少年与家庭的关系逐渐疏远，不再事事听从父母的指挥，对父母的教育产生疑虑，对家庭的一些传统习惯不愿适应。在经济上，青少年由于社交需要，很希望自己支配一些钱和物，但他们的经济尚未独立，还要依靠家庭。这种独立与依附的矛盾心理常常使青少年情绪不愉快，甚至造成亲子关系不和。在学校里，青少年有时对老师的话持怀疑态度，使师生关系紧张。与对待家长和老师的态度相反，青春期的少年与伙伴的关系日渐密切。在同龄人中他们感到更安全，言行、爱好、衣着打扮互相影响；他们相互信任，倾吐内心的秘密和苦恼，也经常从伙伴那里得到理解与同情。他们的亲和力很强，有的甚至出于哥们义气而出现一些不够理智的行为。此外，青春期的少男少女处于性发育的阶段，对异性有了朦胧的爱慕之情，有时会因友谊和爱情而陷入烦恼中。

另外，青少年有时会为了得到家长的支持，取得父母、老师和朋友的信任，或意见与家长、老师和伙伴不一致，或处理男女生之间的关系方面的问题而烦恼。如果家长和老师了解青少年的心理特点，给他们更多的理解，耐心地倾听他们的意见，教给他们一些解决问题的基本技能，给予正确的帮助和引导，将会给青少年很大的支持，有利于解决人际关系问题。

5. 不良习惯和嗜好　青少年好奇心及模仿性强，这种心理状态使他们很容易受他人影响。例如吸烟，中学时期青少年常受家庭、伙伴和社会的影响，比其他时期更容易学会吸烟。他们常由于烦恼，想从吸烟中得到精神“放松”和“乐趣”，同时又认为吸烟可显示出“魅力”、“成熟”，认为男青少年吸烟显得有“男子汉气概”，女青少年吸烟意味着“男女平等”。当前青少年吸烟率呈上升趋势，已成为青少年心理卫生的重要问题之一。与成人不同的是，青少年吸烟还常伴有其他问题行为存在，如学习成绩下降或无心学习，同时沾染喝酒以及其他不良习惯等，很容易走向消极情绪。除吸烟外，还有酗酒、吸毒、赌博等违法、犯罪行为也是重要的心理卫生问题。

青春期是人生中极为重要的阶段。近一个世纪以来，由于青少年的生理发育提前，而心理社会方面的发育相对推迟了。因此，引起了不少复杂而严重的青春期心理卫生问题，如少女怀孕、吸毒、酗酒、自杀、家庭暴力、出走和犯罪等，已构成很大的社会问题。如何正确引导青少年讲究心理卫生是家庭、学校、社会和儿科医生的共同责任。儿科医生在处理青少年心理卫生问题时，不仅要考虑其生理因素，更应重视社会因素。应该把青少年的担忧变成了解、理解和关心，帮助他们顺利地渡过青春发育期。

四、心理卫生问题的干预方法

健康的青春期发育涉及到一系列互相影响的身体心理和社会关系的变

化，导致主要由外在心理控制其生活方式的童年期向内在心理控制的成年期过渡。青少年要实现身心健康发展，必须在其社会环境中得到成年人适当的管理和支持。随着青春期的发育，青少年对管理的需求逐渐减少了，而对运用新技能和人际关系进行实践的机会的需求越来越迫切。加之都市化、旅游业的发展，烟、酒、毒品等有害物质的增加、跨文化背景的交流、青春期发育的提前等，均对青少年性行为和其他社会行为产生了明显影响，使成年人越来越难以用他们年轻时所受的教育方式方法来教育下一代。

青春期心理咨询为解决这一矛盾提供了及时、有效的途径。心理卫生专家以旁观者的身份，很容易获得青少年的信任，成为青少年愿意求助的对象。通过心理咨询，倾听青少年的心理问题，指出他们的问题行为，使他们得到宣泄，缓解心理压力，领悟其心理不适与不良情绪的过程，适应周围的社会和人际关系，强化自我控制和增强信心，提高心理承受能力。

除心理咨询外，学校生活技能教育（life skills education in schools）也是一种提高学生心理社会能力的有效方法。心理社会能力是一个人有效地处理日常生活中的各种需要和挑战的能力，是个体保持良好心理状态，并且在与他人、社会和环境的相互关系中，表现出适应和积极行为的能力。学校生活技能教育是以心理健康教育为主，通过对生活技能的有效获取和应用影响学生对自己和他人的感知，使他们认识到自我价值、自信和自尊；通过提高心理素质来预防心理卫生问题。

第五节　青春期药物滥用

药物滥用，通常指人们反复、大量地使用与医疗目的无关的具有依赖性的药物。一旦产生依赖性，个体便会不可自制地、不断地追求药物，以感受药物产生的精神效应，同时避免一旦断药产生的“戒断症状”。

●全世界滥用的药物主要有三大类：
(1) 麻醉药品；
(2) 精神药物；
(3) 其他药物。
我国登记在册的吸毒人员中，25 岁以下的青少年占 65%

滥用的药物主要有三大类（1）麻醉药品，包括阿片类、可卡因类和大麻类；（2）精神药物，包括镇静催眠药、中枢兴奋药和致幻药；（3）其他药物，包括酒精、烟草和挥发性有机溶剂。

药物滥用问题已成为全球性问题。据联合国统计资料，滥用各类药物的人数超过4 800万。全世界每年约 10 余万人因吸毒而死亡，仅次于患心脏病和癌症死亡的人数。

我国登记在册的吸毒人员中，25 岁以下的青少年占 65%。在我国主要使用的非法成瘾物质为阿片和海洛因，有从使用阿片向使用海洛因过度的趋势。非法成瘾物质使用者中合并使用其他成瘾物质如烟草和镇静剂的比例高于一般人群。男性高于女性，20～29 岁年龄组高发，其次为 15～19 岁年龄组。

●药物滥用的危害：
1. 吸毒的危害；
2. 酒精滥用的危害；
3. 烟草对健康的危害。

（一）药物滥用的危害

1. 吸毒

（1）反复使用毒品可产生药物依赖性（substance dependence）。这种依赖性分为身体依赖性和精神依赖性，前者是指中枢神经系统对长期使用依赖性药物所产生的一种适应状态，这时机体必须在足够药物维持下，才能保持正常状态，一旦断药，生理功能就会发生紊乱，产生戒断反应；后者是药物对中枢神经系统作用所产生的一种特殊的精神效应，即追求用药的欲念，是一种强化效应，一旦产生往往持续终身。

（2）滥用毒品可引起急性中毒死亡。首次滥用或戒除一段时间后复吸，由于耐受性差，用量大可因呼吸衰竭致死。

（3）引起感染和脏器组织的损伤。由于注射器、针头、溶液、药品的污染以及共用注射器，可使吸毒者感染各种疾病，如：艾滋病、病毒性肝炎等，以及局部和全身性的各种细菌感染；毒品或掺杂物可作为半抗原，形成抗原抗体复合物，沉积于肾，损伤肾组织。此外，肝也可因毒品或掺杂物的直接或间接损害，而出现中毒性肝炎。海洛因中的掺杂物如奎宁对心肌有直接毒性，可导致中毒性心肌炎。

（4）许多毒品可通过胎盘进入胎儿体内，导致发育障碍、流产、死胎等。吸毒的孕妇还可使胎儿出生后出现戒断反应，如激惹不安、高声哭叫、睡眠障碍、呼吸快、鼻塞、打哈欠、打喷嚏、发热、四肢出现粗大震颤、呕吐等。

（5）吸毒不仅严重摧残青少年的身心健康，而且还败坏社会风气，危害社会治安。

2. 酒精滥用

（1）中枢神经系统的损害：酒精是中枢神经系统抑制剂，若是一次大量饮酒，由于中枢神经系统功能受到抑制，出现定向障碍，神志模糊、洞察力和判断力下降。长期过度摄入酒精，可引起"酒精依赖性综合征"使脑部萎缩，中枢神经系统功能下降，导致思维、情感、智能、行为等方面的异常。

（2）对生殖系统的损害：长期滥用酒精，不论男女均可导致性腺萎缩、性腺内分泌功能下降和性功能损害。

（3）酒精对消化系统的损害表现为过量饮酒可引起胃炎、胃出血、胰腺炎及酒精性肝炎和肝硬化。

（4）酒精对心血管系统的损害表现为血压升高，动脉硬化和心肌损伤。

（5）酒精对青少年发育的影响：酒精可直接作用于垂体，使垂体生长发育受阻，垂体前叶分泌的生长激素减少，从而影响生长发育和正常代谢。

此外青少年饮酒往往与许多问题行为（如不安全的性行为）及意外伤害事故相伴随。

3. 烟草

烟草是世界范围内造成人类死亡的主要原因。我国是烟草生产和消费大国。1996 年全国吸烟行为的流行病学调查结果显示 15 岁以上人群总吸烟率为 37.62％，其中男性吸烟率为 66.94％，女性为 4.19％。据世界卫生组织估计，目前我国20岁以下青少年中，有5 000万将死于与烟草有关的疾病。

科学研究证实，香烟中约含有4 000种化合物，分别由气体相和粒子相组成。其中气体相的有害物质主要是一氧化碳（CO），其他为醛类、氮氧化物、硫氧化物和氰化物等。粒子相的有害物质有尼古丁和烟焦油，在烟焦油中有几种多环芳烃的致癌物质存在。吸烟时，吸烟者除直接吸入香烟的主流烟外，还吸入因燃烧而引起的副流烟。后者较前者含有更多的尼古丁和CO，因此，被动吸烟害处也极大。

尼古丁是一种无色透明的油状液体，具有挥发性。它可以从烟草中提炼出来，有剧烈毒性，40～60mg纯尼古丁就可以毒死一个成人。一支香烟所含的尼古丁可以将一只小白鼠毒死。其毒理作用是初期刺激神经兴奋，而后出现抑制。可以使人产生依赖性并有加快心跳，升高血压的作用。

烟焦油是吸烟时残留在过滤嘴上的棕黄色物质，是在烟草燃烧时产生的，每支香烟的焦油含量，由于烟叶品种和加工工艺的不同而差异显著，低的<15mg，高的可大于40mg。烟焦油中有害物质很多，其中最主要的是与癌症关系特别大的十几种化学物质。

CO是无色无味的有害气体。CO与血红蛋白的亲和力比氧与血红蛋白的亲和力大250倍左右。CO进入体内，会很快与血红蛋白结合减弱红细胞的携氧能力，使身体组织细胞缺氧。

青少年吸烟害处极大。青少年正处于生长发育阶段，身体器官尚未发育成熟，对有害物质抵抗力较弱，长期吸入烟雾中的有害物质，因组织长期缺氧，尤其是大脑缺氧，对机体发育，特别是心肺功能、智力发育带来不良后果。

（二）药物滥用的预防

药物滥用是极为复杂的社会现象，是药物、人和环境三个主要因素相互作用的结果。青春期药物滥用严重威胁着他们的身心健康，并常常同时伴有其他问题行为。减少青少年中的药物滥用是家庭、学校、儿科医师及全社会义不容辞的责任。有效地阻止药物滥用的一个重要措施就是教育。我国教育部门已将有关禁毒、药物滥用教育内容列入我国中小学教材中。并强调对学生的禁毒宣传教育，应根据不同年龄段学生特点，结合课堂教学的有关内容进行。

第六节　性传播疾病

性传播疾病，简称性病，是一类主要由于性接触而传播的传染病。传统性病主要有梅毒（syphilis）和淋病（gonorrhea），其次还有软下疳（chancroid）、性病性淋巴肉芽肿（lymphogranuloma venereum）。自20世纪70年代以后随着对许多疾病发病机理认识的不断深入，又有许多疾病被列入到性传播疾病中。现在的性传播疾病除上述所列疾病外，还包括沙眼衣原体感染（chlamydia trachomatis infections）、生殖器疱疹（genital herpes）、尖锐湿疣、肝炎（hepatitis）和艾滋病（acquired immunodeficiency syndrome，AIDS）等。

青少年是性传播疾病的高危人群。20 世纪 70 年代以来，世界上绝大多数国家的性行为发生了显著变化，其中最引人注目的变化是初次性经历年龄降低和青少年性行为的大量增加。如在美国，1953 年 Kinsery 等报告，15 岁少女只有 3%发生过性行为，到 18 岁也只有 14%。而近年来的统计资料表明，70%的女性和 80%男性在 18 岁以前有过性行为。在有性行为的青少年中只有 47%的女性 25%的男性报告使用避孕套作为主要避孕措施。1998 年加拿大对不列颠哥伦布地区的 25 838 名青少年（初一至高三的学生）调查显示，在 17 岁时有 42%青少年有过性行为，而且他们中近一半是在 14 岁或 14 岁以前开始首次性交的，不仅如此，在有性行为的青少年中 27%的男生、20%的女生与 4 个或 4 个以上的性伙伴发生关系。

与成年人相比，有性行为的青少年感染性病的危险性显著增高。其原因主要是由于①青少年的性伙伴更倾向于是多个，而不是一个，每个性伙伴的性关系维持时间相对较短；②性行为时有更大的可能不采取任何保护措施；③青少年所选择的性伙伴往往来自性病高危人群；④有些性病（如沙眼衣原体感染），女性青少年由于宫颈部上皮细胞发育尚不成熟，缺少免疫力，因此易感性增加。

●我国青少年与其他国家的青少年一样，随着性生理成熟的提前以及社会上各种传播媒介的影响，也面临着初次性行为低龄化的问题和性传播疾病的挑战。

我国虽无全国性的有关青少年性行为的调查，但有些城市或学校范围的调查显示，我国青少年与其他国家的青少年一样，随着性生理成熟的提前以及社会上各种传播媒介的影响，也面临着初次性行为低龄化的问题和性传播疾病的挑战。有关专家认为对青少年进行适时、适量、适度、适宜的性健康教育是阻断性传播疾病的重要手段。

1. 淋病　是由淋球菌引起的主要累及泌尿生殖系统黏膜的急性或慢性化脓性感染。性交是主要传染方式，但也可通过污染的衣裤、被褥、寝具、浴盆和手传播。淋病是最好发的性传播疾病，也是人类最古老的疾病之一。

淋球菌为不活动、无芽胞的革兰阴性球菌，典型的呈成对生长，肾形或蚕豆形，相对的一面较扁平或略凹陷。感染淋球菌后，一般于 2～10 天出现症状，潜伏期平均为 3～5 天。临床表现：男性有尿道口红肿、尿急、尿频、尿痛、尿道口流脓及全身不适；女性除有轻度尿路刺激症状外，可有外阴瘙痒，白带增多、宫颈充血、触痛、脓性分泌物，挤压尿道旁腺有脓性渗出。男性易并发前列腺炎、精囊炎、附睾炎等合并症；女性易并发盆腔炎，包括输卵管炎、子宫内膜炎。治疗：体重 45kg 以上的青少年应该用成人的治疗方案，即头孢曲松 250mg 单次肌肉注射加强力霉素 100mg 口服，每天 2 次，共 7 天；如果病人不能耐受头孢曲松，可改用大观霉素 2g，单次肌肉注射，并加强力霉素；体重＜45kg 的青少年，推荐应用头孢曲松 150mg 单次肌肉注射；也可用大观霉素 40mg/kg，单次肌肉注射。继之应用强力霉素 100mg，每天两次共 7 天。

2. 衣原体感染

衣原体是一群在光镜下可以观察到的细胞内微生物，其与病毒相似，必须在细胞内寄生，但因其含有 DNA、RNA 和细胞壁，抗生素可以部分抑制其生长，故又有别于病毒。衣原体感染可以引起沙眼、包涵体性结膜炎、性病性淋巴肉芽肿以及泌尿生殖道感染。

目前认为衣原体是通过性接触传播的病原体。感染的危险因素为：(1) 年龄在 15～21 岁；(2) 首次性生活时年龄小；(3) 有多个性伴侣；(4) 与性传播疾病者有接触史或伴有其他性传播疾病。雌激素和孕激素可能有助于感染的发生。美国每年有 300 万～400 万新感染者，据美国 5 个城市对13 000名妇女的研究显示，衣原体发病率随年龄增长而下降。生殖道衣原体感染的临床症状与淋球菌感染非常相似，由于衣原体引起的常见感染有尿道炎、前庭大腺炎、输卵管炎、非淋球菌性尿道炎（nongonococcal urethritis，NGU）、附睾炎、直肠炎、结膜炎及 Reiter 综合征。

女性衣原体感染者绝大多数无症状，仅在妇科检查时发现子宫颈管内绿色或黄色脓性黏液分泌物，有时可见宫颈外翻肥大，也可有尿路刺激征。如果感染进一步发展可引起输卵管炎，但多为亚临床型，可引起女性不孕症。

近年来，男性尿道炎中最常见的类型是非淋球菌性尿道炎，而衣原体是引起男性非淋球菌性尿道炎的主要原因（占非淋球菌性尿道炎病人的 30%～60%），不仅如此，在小于 35 岁的青年男性中，衣原体也是引起附睾炎和前列腺炎的主要原因。

衣原体感染引起宫颈炎的女性在其生产时，新生儿经产道感染率约为 60%～70%，其中约 30%～40%出现结膜炎；10%～20%出现为肺炎；20%为亚临床型的鼻咽部感染。

由于衣原体感染的高流行率和发病率，对曾有性行为经历，并出现生殖道症状的青少年均应进行有无衣原体感染的检测。目前的诊断实验有组织培养、血清学和免疫学诊断实验，以及核酸扩增技术。组织培养法是将分泌物或组织接种于鸡卵黄囊或 Hela 细胞培养，做涂片后用姬姆萨染色观察包涵体或颗粒。因极少有假阳性，一旦阳性即可确诊。免疫学诊断实验虽快速方便，但假阳性率较高。近年来新发展起来的 DNA 探针和 PCR 技术其敏感性和特异性均优于其他方法。治疗：阿奇霉素（azithromycin）1g 单次口服加强力霉素 100mg 每天 2 次，连服 7 天，或红霉素 250mg～500mg 每天 4 次，共 7～10 天；体重＜45kg 的青少年，可红霉素 50mg/(kg·d)，治疗 10～14 天，年龄大于 8 岁的儿童也可用阿奇霉素或强力霉素治疗。

3. 梅毒　梅毒由苍白螺旋体引起，主要通过性交传播，还可通过胎盘传给胎儿引起先天梅毒，此外，接吻、哺乳、输新鲜血、接触病人分泌物污染的日常用具如衣裤、卧具、食具、便桶等均可被传染。梅毒是最常见的性传播疾病之一。

苍白螺旋体自破溃的皮肤和黏膜进入人体后数小时至数日即可经淋巴和血液循环播散至全身的组织和器官，同时病原体每30～33小时分裂一次，当在侵入的局部数量繁殖到每克组织10^7时出现损害称硬下疳，表现为单个暗红色不痛的小丘疹，表面很快糜烂，并有少量渗出物渗出。故潜伏期为3～90天，平均3周。硬下疳在2～8周内可自行消退，此时梅素血清试验转为阳性。播散至全身的螺旋体，引发Ⅱ期梅毒损害，皮肤黏膜出现多种多样的皮疹，如斑疹、丘疹、脓疱疹等，各脏器如肝、脾、骨骼和神经系统可受累。如此反复消退后再现，但每次的潜伏期越来越长，而皮疹数目也越来越少。感染2年后称Ⅲ期梅毒。主要表现为树胶肿，好累及皮肤、肝、脾和骨骼。若累及中枢神经系统和心血管，可危及生命。

实验室检查：取自病损处组织或分泌物进行暗视野显微镜检查和直接免疫荧光抗体实验是诊断早期梅毒最好的实验方法。非螺旋体抗原血清实验作为常规实验适用于人群筛选。可以定量，用于疗效、复发及再感染的观察。用于鉴别早期与晚期梅毒。螺旋体抗原血清实验用于证实是否为梅毒。

治疗原则为“及早足量、疗后随访”。早期梅毒（包括病程<1年的隐伏梅毒）首选苄星青霉素240万单位每天肌肉注射一次，连续3次，青霉素过敏者可口服强力霉素100mg，每天2次，连续14天。所有病人在接受治疗后3、6、12个月均应复查非螺旋体抗原血清实验。晚期梅毒，苄星青霉素240万单位每周肌肉注射一次，连续3周，强力霉素100 mg，每天2次，连续30天。

4. 尖锐湿疣　又称生殖器疣（genital warts），是由人类乳头状瘤感染（human papillomavirus infection）引起的一种性传播疾病。表现为生殖器、会阴和肛门部位的表皮瘤样增生。尖锐湿疣主要通过性接触传播，生活上的密切接触也可传染。本病的发病年龄多为16～25岁。潜伏期1～12个月，平均3个月。位于温度较低、干燥部位的损害，常表现为小而扁平的疣状；温热湿润部位常呈丝状或乳头瘤状，易融合成大团块。

开始为淡红色丘疹，以后逐渐增大增多，融合成乳头状、菜花状或鸡冠状增生物。根部可有蒂。表面可呈白色、污灰色或红色，可有痒感，灼痛和恶臭。男性尖锐湿疣常见于冠状沟、龟头、系带、尿道口。女性常见于阴蒂、阴唇、肛周、会阴部，阴道及宫颈也可发生。少数病例过度增生，成为巨大尖锐湿疣。治疗，国外用鬼臼树脂外搽，每天1次，12小时后洗去局部搽膏以减少刺激作用，治愈率20%～40%。外阴疣用氟胞嘧啶油膏，有30%～40%疗效，但局部有痛感及小溃疡形成，孕妇禁用。也有推荐在病灶处用液氮进行冰冻疗法，每一到两周1次，有效率50%～100%。孕妇患者也可应用。

5. 艾滋病　即获得性免疫缺陷综合征（acquired immunodeficiency syndrome，AIDS），是由人类免疫缺陷病毒（human immunodeficiency virus，HIV）所致的疾病，该病毒系RNA病毒，其选择性地侵犯有CD_4受体的淋巴细胞，导致机体免疫功能破坏，由此而产生一系列机会性感染和恶性肿瘤，或其他威胁生命的表现。

艾滋病传播途径共有3种：（1）通过非保护性的（性交中没有使用避孕套）男女之间或男性之间性交传播。（2）血液传播，主要有经静脉吸毒、输入不安全的血液及血制品，以及侵入人体的医疗载体，如器官移植、人工授精等。吸毒者共用针头静脉注射毒品是欧、美以及许多国家包括我国在内的艾滋病的重要传播方式。（3）母婴传播，即通过受感染的母亲在怀孕期间、或分娩、或哺乳传给胎儿或婴儿。但是人类免疫缺陷病毒在体外十分脆弱，它必须经破损的皮肤或粘膜有体液交换才能被传播。

AIDS的传播途径
· 性传播
· 血液传播
· 母婴传播

艾滋病自1981年发现以来，呈迅速扩散趋势，发病人数持续增加。在世界范围内，人类免疫缺陷病毒感染人数到2000年12月已达5 790万人，估计每天新感染人数为5 000～10 000人，其中80%的新感染者在发展中国家。目前非洲有16个国家的成人人类免疫缺陷病毒感染在10%以上，其中博茨瓦纳15～49岁年龄组的平均感染率高达36%。亚洲该年龄组艾滋病感染率在1%以上的国家有3个：柬埔寨、缅甸和泰国，其中柬埔寨是亚洲艾滋病感染流行最严重的国家。我国自1985年发现第一例艾滋病病人以来，截至2000年底，累计发现的感染者已达到22 517例，其中880例发病，死亡466例。经性传播、血传播、母婴传播三种途径都已被发现。

人类免疫缺陷病毒进入人体后，经过一定的潜伏期，破坏人体的免疫系统，最后造成身体对疾病的防御能力全面崩溃，引起各种恶性肿瘤，导致细菌、病毒、真菌和霉菌感染，以及神经系统病变。病人最后死于感染与衰竭。

艾滋病感染者不等于患上了艾滋病。艾滋病的潜伏期一般为6个月至10年。绝大多数感染者最终发展成艾滋病。艾滋病病人是人类免疫缺陷病毒感染者最严重的临床阶段，主要表现为条件性感染、罕见肿瘤和显著消耗症状。本病感染初期传染性最大（表4-5）。

表4-5　不同感染阶段人类免疫缺陷病毒传播概率

感染阶段	传播概率
初期	5/100～10/100
前期	1/100～1/1000
无症状期	1/1000

感染人类免疫缺陷病毒后，通常要在2～12周后(少数情况下可能更长)才能在血液中检测出病毒抗体。这段时间称为窗口期，但此时被感染者已具有传染性，所以，接受病毒抗体检测阴性者，3个月后要进行复查。

目前对艾滋病无特效的治疗方法。预防要从切断传播途径入手，目前最有效的预防手段是健康教育和行为干预，其主要内容有：教育年轻人洁身自爱，避免危险的性行为；不以任何方式吸毒，不共用注射器；不共用牙刷、剃须刀；不去消毒不严格的医疗机构打针、拔牙、针灸或手术；不接受没有卫生安全保障的修面、剃须、美容、穿耳、纹身等；医务人员应严格掌握输血指征，不用没有安全保障的血及血制品以及其他器官组织。

（王新利）

第五章 临床儿科学特点概述

第一节 儿科学特点

●儿科学的特点：小儿在解剖、生理、生化、营养、代谢、免疫、病理等各方面以及在疾病发生、发展、临床表现、诊断、治疗、预后、预防等方面，均与成人有许多不同。

临床儿科学有其突出的特点。由于儿科学的研究和服务的对象是小儿，而小儿从生命开始直到长大成人，在整个阶段中其机体都处在不断生长发育的过程中，因此不论在解剖、生理、生化、营养、代谢、免疫、病理等各方面以及在疾病发生、发展、临床表现、诊断、治疗、预后、预防等方面，均与成人有许多不同之处，而且不同年龄小儿之间也不尽相同。上述不同点使儿科学具有许多与其他临床学科不同的特点，现将儿科学的特点概述如下：

一、基础医学特点

（一）解剖（anatomy） 小儿在生长发育过程中，体重、身长（高）、头围、胸围、腹围等在不断地增长，身体各部的比例也在改变，骨骼发育如颅骨缝、囟门闭合、骨化中心的出现、出牙换牙等均有其一定规律；心、肾、肝、脾等的大小、位置，以及皮肤、肌肉、神经、淋巴系统等均与成人有明显不同。熟悉小儿的正常解剖特点，才能判断是否存在异常，及时发现偏差，追索发生原因，做好医疗保健工作。

（二）生理生化（physiology and biochemistry） 不同年龄的小儿有不同的生理生化正常值，如心率、血压、呼吸频率、周围血象、体液成分等，这些值又与成人有不少区别。婴儿代谢旺盛，对营养物质需求相对较高，但胃肠吸收功能相对不成熟，很容易发生腹泻。熟悉这些生理生化与营养代谢特点才能正确地做出诊断和处理。

（三）免疫（immunology） 小儿皮肤、黏膜娇嫩，淋巴系统发育未成熟，防御能力差，体液免疫及细胞免疫也都不如成人健全。新生儿可从母体获得抗体 IgG（被动免疫），但 3～5 个月后渐消失。母体的 IgM 不能通过胎盘，故新生儿时 IgG 量低，易患革兰阴性细菌感染。小儿的主动免疫力随年龄增长而逐渐增强，免疫球蛋白 IgM 一般要到 6～7 岁时才达到成人水平。婴幼儿期因局部分泌型 IgA（SIgA）也缺乏，易患呼吸道及消化道感染。其他体液因子如补体、趋化因子、调理素等的活性及白细胞吞噬能力等也较低。

（五）病理（pathology） 由于小儿各系统发育不够成熟，对不同病因引起的反应往往与成人不同，甚至相同致病因素也可在不同年龄的机体导致不同的病理改变。如同为肺炎球菌所致的肺部感染，在婴儿常发生支气管肺炎，而在年长儿与成人则发生大叶性肺炎；维生素 D 缺乏时婴儿患佝偻病，而成人则表现为骨软化症。

二、在临床医学方面

（一）疾病种类（disease spectrum） 小儿的疾病种类与成人有很大区别。在婴幼儿，先天性遗传性疾病和感染性疾病患者较成人为多；在心血管系统疾病中，小儿以先天性心脏病为多，成人则以冠状动脉硬化性心脏病为多；在肿瘤中小儿多见急性白血病、淋巴瘤等，而成人则以肺癌、鼻咽癌、食管癌等为多。

（二）临床表现（clinical manifestation） 小儿病情变化快、易反复，故应密切观察才能及时处理。年幼儿患急性传染病或感染性疾病，常起病急、来势凶，缺乏局限能力，故易发生败血症，并常伴发呼吸、循环衰竭，水、电解质紊乱或中毒性脑病。早产儿及体弱儿患严重感染往往表现为各方面反应低下，如体温不升、拒食、神志呆滞、外周血白细胞降低或不增，并常无定位性症状、体征。

（三）诊断（diagnosis） 各年龄阶段小儿患病种类、临床表现等都有其独特之处，故在儿科考虑临床诊断时应重视年龄因素。如小儿惊厥，当发生于新生儿期时应多考虑与产伤、窒息、颅内出血或先天异常有关；6个月以内应考虑有无婴儿手足搐搦症或中枢神经系统感染；当发生于6个月至3岁小儿则要考虑高热惊厥、中枢神经系统感染的可能大；当发生于3岁以上年长儿如为无热惊厥则以癫痫为多见。年幼儿因不能自诉病情，故应详细向家长询问病史，严密观察病情，及时发现问题，才能早期做出确切的诊断和处理。

（四）治疗（treatment） 小儿疾病治疗时，用药剂量与成人明显不同。有些治疗方法也为小儿所特有，如蓝光与换血为治疗新生儿母婴血型不合溶血病的特有方法。小儿缺乏免疫力，调节和适应能力也差，因此患病过程中易发生其他并发症，有时几种疾病同时存在，因此除针对主要疾病加以治疗外，尚应注意处理并发症和并存疾病。此外细致的护理和一般支持疗法也非常重要，对病儿常起到很大的作用。

（五）预后（prognosis） 一般小儿患病虽起病急、来势猛、变化多，但若诊治及时、恰当，好转恢复也快。由于小儿各脏器组织修复能力较强，后遗症一般较少。但年幼、体弱、危重病儿的病情变化迅速，恶化也快，易造成突然死亡。

（六）预防（prevention） 加强预防措施是使小儿发病率和死亡率下降的重要环节。由于有计划地开展了预防接种工作，并加强了传染病的管理，许多小儿传染病如麻疹、脊髓灰质炎、白喉、破伤风、伤寒、乙型脑炎等的发病率和病死率已较从前大大下降。由于认真开展胎儿、围生期和新生儿保健工作，并广泛普及科学育儿法，营养不良、肺炎、腹泻等多发病、常见病的发病率和病死率也明显降低。及早筛查和发现先天性遗传疾病以及视、听觉和智力异常，对其加以矫治及康复训练，防止这些小儿发展为严重伤残，也属于预防的范畴。现已发现不少成年后出现的疾病常起源于儿童时期，如高血压、冠心病、Ⅱ型糖尿病等。风湿性心瓣膜病多可追溯至儿童时的风湿热；小儿尿路感染若未及时得到诊治，迁延至成人时常发展为晚期肾盂肾炎而致肾功能衰竭等。因此做好小儿时期的预防工作，不仅可增强小儿体质，使其不生病、少生病，而且有助于及早发现潜在的疾病，早期将其控制，以保证成年时的健康。

第二节 儿科病史采集和体格检查

详细的病史采集和全面的体格检查（简称体检）是诊断及治疗疾病过程中的重要手段。儿科病史询问和体格检查在内容、方法及所得材料临床意义的判断等方面与成人相比，有许多不同，掌握这些特点有助于正确地开展儿科临床工作。

一、儿科病史采集的特点

病史采集既反映医师的医疗作风，也反映医师的医疗水平。医务人员要以极端负责的精神和实事求是的态度进行病史采集。

（一）询问方法

小儿往往不能自述病史，常需由家长代述。他们所述的资料是否可靠，与其观察能力、接触小儿的密切程度以及家长受教育程度有关，对此应予注意并在记录中说明。问病历时应注意态度和蔼，语言温和，医生要充分体谅家长因子女患病而引起的焦急心情，并且应给予必要的安慰。一般尽量先让家长详细叙述病情经过，医生耐心听取，不轻易打断，再根据需要加以必要的引导，但切忌以暗示的语气引导家长提供所希望的材料，因这样会导致错误的结论。年龄较大的患儿如能陈述病情，可让他直接补充叙述一些有关病情的细节，但应注意其记忆及表达的准确性，同时也要注意有些患儿因惧怕打针、不愿住院而不肯实说病情，还有些患儿因不肯上学、不愿去幼儿园而谎说症状（如发热、腹痛、头晕等），刚会说话的小儿往往把不痛说成痛，对这些均须加以分析判断。

此外，当病情危急时可先重点询问现病史，最好边体检边询问，以便及时进行抢救。待病情稳定后再详细询问全面病史，切不可为了完成病历而延误治疗。

（二）询问内容

1. 一般项目　包括姓名、性别、年龄、种族、入院日期、病历陈述者及其可靠性、家长姓名及职业、年龄、住址（包括电话号码）等项。其中年龄一项患儿愈小愈应询问确切。新生儿要求记录到天数；婴儿要求记录到月数；较大儿童记录到几岁几个月。

2. 主诉　即来院诊治的主要原因（症状）及其经过时间。例如："发热3天"、"咳嗽5天"等。

3. 现病史　为病历的主要部分。应确切地描述各症状的发生、发展情况、轻重程度，以及起病后全身情况的改变、诊断及治疗经过等。应注意以下特点：

(1) 对于年幼的患儿，起病时间往往不易弄清，尤其是起病缓慢、症状不明显者，如低热、苍白、黄疸、轻微疼痛、腹内肿物等。上述表现不易被及时发现，故家长陈述的起病时间可能和实际情况出入很大，医生需加以注意。

(2) 由于婴幼儿不会诉说自觉症状，因此医生需通过询问家长患儿有无特殊行为或动作间接提示患儿的症状。例如要了解有无头痛，可问“是否用手打头或摇头”；要了解有无剧烈腹痛，可问“有无喜俯卧位、阵发性屈腿、哭闹、打滚”等表现。

(3) 小儿一个系统的疾病常表现有几个系统的症状。询问时要善于分清主次，把主要症状问清，也要把伴随症状问全。一般根据主诉先问清一个系统的症状，再问其他有关系统的症状。例如呼吸道感染，常先后出现发热、流涕、咳嗽、呼吸困难等呼吸系统症状，同时也常出现呕吐、腹泻等消化系统症状，重症病例还可出现神经系统症状。对于主要症状要仔细询问，如症状的特征、变化规律、有无伴随表现等等。因此，询问内容既要有重点，又要全面。凡具有鉴别诊断意义的阴性资料也要询问和记录。

(4) 小儿各系统疾病都能影响全身情况（食欲、睡眠、精神状况、体重、体力活动等），而全身情况的改变常能反映病情的轻重。因此，对任何疾病都应详细询问并记录这些情况。

(5) 小儿常同时患有几种疾病，且互相影响，需同时或先后加以治疗。例如患肺炎的婴幼儿可同时伴有营养缺乏症（如佝偻病、营养不良、营养性贫血等），而这些慢性疾病常被家长忽视，因此在询问病史时应予注意。

(6) 与现病有密切关系的疾病或诱因应注意询问。例如血小板减少性紫癜患儿在发病前1～3周如有病毒性感染史，则有助于急性原发性血小板减少性紫癜的诊断。又如癫痫患儿过去若有颅脑损伤、脑炎或脑膜炎等病史，则有助于病因诊断。

(7) 小儿易患传染病，应问清近期传染病接触史，必要时进行隔离观察，这样有助于及时诊断处于潜伏期和发病早期的急性传染病患儿，以便早期做好隔离，避免交叉感染。

4. 个人史　主要包括出生史、喂养史、生长发育史、预防接种史等项。询问时根据不同年龄及不同疾病各有侧重。

(1) 出生史　包括胎次、产次、是否足月顺产、出生体重、生后情况（如有无窒息、青紫、Apgar评分）等。这些内容在新生儿可记录在现病史中。必要时应详细询问母亲妊娠、分娩时的情况。

(2) 喂养史　婴幼儿以及有营养缺乏症或消化系统疾病者，应详细询问喂养史，包括喂奶的种类和方法，何时添加何种辅食，何时断奶及断奶后食物种类。年长儿则应了解有无偏食、贪吃、吃零食等不良习惯。

(3) 生长发育史　了解病儿以往生长发育情况，重点询问有关体格及精神神经发育的几项重要指标，如何时开始会抬头、独坐、站立、行走、说简单话等，了解目前体格生长指标，如体重、身长（高）增长情况、头围等。对学龄儿童还应了解其学习情况，对智能落后者更应详细询问。

(4) 预防接种史　应询问何时接种过何种疫苗及具体次数、接种效果。视患儿的年龄大小将应该接种的疫苗逐项询问。

5. 既往史　应重点询问以下内容：

(1) 了解出生后到现在主要患过何种疾病，特别是与现患疾病有密切关系的疾病。如现病主诉为过敏性疾病，应问过去有无类似发作史；现病有高热、抽风症状，应问清过去有无高热惊厥史等。

(2) 急性传染病史　应问清何时患过何种传染病，并按顺序记录其患病经过和并发症。有些传染病可获长期免疫，这对现病的诊断很有帮助。例如过去曾患过麻疹，现虽有发热、出疹等症状，一般不必再考虑麻疹的诊断。

(3) 药物过敏史　问清何时对何种药物过敏及具体表现，以便决定药物的选择，避免过敏的再次发生。

6. 家族史　询问家庭成员的年龄及健康情况。如某成员已死亡，应记录当时年龄及死亡原因。询问父母是否近亲结婚，有无家族性或遗传性疾病的历史。同时应询问有无同患儿类似的病史。

7. 社会史　包括父母的职业、经济情况、居住环境和条件等。

二、小儿体格检查的特点

(一) 一般注意事项

1. 尽量取得患儿合作，与患儿建立良好的关系。要善于接近患儿，尤其对婴幼儿在开始检查前应先与其交谈几句，或用玩具、听诊器等哄逗片刻，以“真听话、真乖”等话语表扬、鼓励患儿，解除其恐惧心理及紧张情绪，使之勇于接受检查。

2. 检查时的患儿体位不应统一要求，可因年龄大小而不同。婴幼儿可让家长抱着检查，有些怕陌生的孩子在看不见医生时尚安静，可让家长直抱小儿伏在肩上，医生从其背后进行检查。

3. 检查室要光线充足，室温适宜，冬天要有保暖设备，以便检查时尽量暴露检查部位，避免漏检重要体征。检查中应尽量减少不良刺激，手和用具要温暖，手法要轻柔，动作要快。

4. 应注意隔离保护。检查前应洗手，对于早产儿及免疫力低下的患儿还要戴口罩。室温较低时仅暴露正在检查的部位，且不宜过久，随时注意穿衣、盖被，以免使小儿着凉。在体格检查时，对婴幼儿尚须注意预防意外，务必于离开小儿前拉好床栏，以防小儿坠地。检查用具（如压舌板、叩诊锤等）应随手拿走，以免伤及小儿。

5. 检查顺序应视小儿病情、当时情绪及配合情况灵活掌握。原则上是将容易受哭闹影响的项目趁小儿安静时最先检查，如数呼吸、脉搏、心脏听诊、腹部触诊等，而皮肤、淋巴结、骨骼等项无论哭闹与否随时均能检查。对小儿刺激较大的项目如口腔、咽部、眼部检查应放在最后进行。

（二）各项检查方法

1. 一般外表　与小儿刚一见面，即应开始观察，尤其是当小儿尚未注意时（如与家长谈话或洗手时）观察所见更为可靠。望诊的内容包括营养发育情况、体位、精神状态（灵活、呆滞、安静、烦躁、清醒、嗜睡、昏迷等）、呼吸（呼吸类型、速度、节律、深浅）、哭声强弱、有无紫绀、脱水或水肿、反应情况等。根据这些可大致判断小儿精神神志状况、病情轻重等，对诊断很有帮助。

2. 一般测量　包括体温、呼吸、脉搏、体重、身长、头围、胸围、腹围等项，可根据年龄、病情选测必要的项目。

(1) 体温　常用的方法有：①口表：仅适用于能配合的年长儿童；②腋表：试法简单，易为小儿接受。试表时间不应少于5分钟，较胖婴儿也可于腹股沟处试表；③肛表：较准确，且需时较短，但对小儿有一定刺激，并需注意清洁消毒问题。

正常小儿的体温腋表约为36～37℃，肛表约为36.5～37.5℃。体温差别除与试表方法有关外，还与小儿的年龄、活动量、饮食水、穿衣多少及外界温度等有关。年龄愈小体温相对较高些。一日间的体温波动在年龄较大者较为明显，1个月时一日间约0.25℃，6个月时约0.5℃，3岁后约为1℃。

(2) 呼吸脉搏　因活动、哭闹、兴奋时均可影响结果，应在小儿安静时测量。小儿年龄愈小，呼吸、脉搏愈快。检查脉搏时应注意脉搏次数、节律、血管充盈度和紧张度。

表5-1　各年龄小儿呼吸、脉搏次数（每分钟）

年龄	呼吸	脉搏	呼吸：脉搏
新生儿	40～45	120～140	1：3
1岁以下	30～40	110～130	1：3～4
2～3岁	25～30	100～120	1：3～4
4～7岁	20～25	80～100	1：4
8～14岁	18～20	70～90	1：4

(3) 血压　不同年龄小儿因上臂长度不同，所用血压计袖带宽度不一样，袖带宽度应为上臂长度的2/3。袖带过宽时测得值较实际为低，过窄则较实际为高。一般而言，小儿年龄愈小则血压愈低。不同年龄小儿血压的正常值可用公式大致推算：

收缩压（mmHg）＝80＋（年龄×2）

舒张压＝收缩压×2/3

●收缩压（mmHg）＝80＋（年龄×2）。

（注：血压的法定单位以kPa值表示。mmHg与kPa的换算公式为：1mmHg＝0.133322kPa）

小婴儿和新生儿可用监听式超声波多普勒（Doppler）诊断仪测量。无条件时可用较简易的潮红法测量。方法是：使小儿仰卧，将血压计袖带松绑在手腕上部，紧握袖带远端的手（手掌和手背）使之发白，迅速打气到 80mmHg 以上，移去局部握压，徐徐放气，当受压处皮肤由白转红时，血压计上的读数即为收缩压的近似值（介于听诊法测得的收缩压与舒张压之间）。对于患有先天性心脏病的小儿，应注意测量四肢的血压。测下肢血压时，将袖带绑在踝上部，方法同上。

3. 皮肤及皮下组织　望诊应尽可能在明亮的自然光线下进行。注意观察皮肤颜色（苍白、红润、青紫、黄疸等）、色素沉着、脱屑、皮疹、瘀点或出血点、紫绀、疤痕、干燥、角化、温度、弹性、皮下脂肪、毛发等。

4. 淋巴结　检查头颈部、枕部、耳后、腋窝、腹股沟等处浅层淋巴结的数量、大小、硬度、红热、压痛、活动性及其与周围组织的关系。正常小儿在颈部、腋窝、腹股沟等处可摸到单个、质软的淋巴结，不超过黄豆大小，可移动，无粘连，无压痛。

5. 头部

（1）头颅及面部　应观察头颅有无畸形。小婴儿应触摸颅骨有无缺损和软化。婴幼儿注意检查前囟门是否关闭，并测量其大小（量对边中点间的距离），注意其紧张度，是否膨隆或凹陷。此外，视不同年龄和病情注意有无肿块。

（2）眼、耳、鼻　注意眼睑有无肿胀，眼球有无突出、斜视及震颤，结膜有无充血、分泌物、干燥斑（见于维生素 A 缺乏症）、疱性结膜炎（见于结核病）及角膜混浊或溃疡等。检查瞳孔大小、形状及对光反应。耳部应检查外耳道有无分泌物（性质、颜色、气味），注意乳突是否有压痛，提拉耳廓是否引起啼哭，必要时应用耳镜检查鼓膜。鼻部检查注意有无鼻翼扇动、分泌物性质、鼻黏膜情况等。

（3）口腔　由外向内检查。观察唇色是否苍白、发绀，口角有无疱诊、糜烂，颊黏膜有无充血、溃疡、黏膜斑、鹅口疮等，牙的数目及有无龋齿，牙龈有无感染。小儿鼻阻时常张口呼吸，致使唇舌干燥，应与脱水相鉴别。哺乳儿可有乳白苔，糖果、药物可使舌苔染色，须与病苔鉴别。最后检查咽部。检查者用一只手将小儿头部固定，使之面对光线，同时由家长或助手固定小儿双手，另一手持压舌板压到舌根部使小儿反射性地张嘴，利用此短暂时间观察咽部，注意有无充血、溃疡，同时注意扁桃体大小，有无充血、伪膜、渗出物等。

6. 颈部　注意是否强直，有无淋巴结或甲状腺肿大，颈静脉充盈及搏动情况，甲状腺及气管位置。

7. 胸部

（1）胸廓　注意有无鸡胸、肋骨串珠、郝氏沟（Harrison 沟）、肋缘外翻等佝偻病表现。注意左右胸廓是否对称，有无心前区膨隆（提示心脏长期扩大）或肋间隙饱满、凹陷、增宽、变窄及其他畸形（如漏斗胸、桶状胸等）。

（2）肺　望诊包括呼吸频率、节律、深度的改变以及有无呼吸困难的表现。触诊主要检查触觉语颤是否正常，可让小儿说话或在小儿啼哭时进行触诊。叩诊时须注意以下两点：①用力要轻，一般常用直接叩诊法，即用1、2个手指直接叩打胸壁；②叩诊声音较成人“清”，判断结果时需对比两侧相应部位（注意体位要对称）。听诊要注意以下特点：①婴幼儿因胸壁较薄，呼吸音较成人响，且呼气音能明显听到，很像成人的支气管肺泡呼吸音，不要误认为异常；②小儿啼哭可影响听诊，可趁哭后深吸气时注意听诊。

（3）心脏　望诊：①心前区是否膨隆；②心尖搏动的强弱、部位及范围（一般不超过2～3cm），肥胖婴幼儿不易看到。触诊：①心尖搏动的位置：婴幼儿大都在第4、5肋间乳线内，少数及新生儿可在乳线外；②有无震颤及其发生的时间（收缩期、舒张期或连续性）和部位（尤应注意触摸胸骨左缘，因先天性心脏病的震颤多于此部位触到）。叩诊的目的是叩心界大小。叩诊时应注意：①用力要轻，可用一个手指直接叩诊。如用力过重，则声音变化不易听清，所测心界往往比实际为小。②小儿一般只叩左右界。叩心左界时应在心尖搏动点水平自左向右叩，听到轻度浊音改变即为左界，以左乳线为标准记录在外或内几厘米或在乳线上；叩右界时应在肝浊音界上一肋间的水平自右向左叩，有浊音改变时即为右界。③在判断检查结果的意义时须结合年龄特点。心脏听诊应注意以下特点：①宜趁小儿安静时听诊；②特别注意在胸骨左缘听诊，因先天性心脏病的杂音多在此区最明显；③小儿胸壁较薄，故心音较成人响。小婴儿心尖部第一音和第二音的响度几乎相等。除此年龄外，心尖部第一音均比第二音响。心底部第二音总是比第一音响。小儿年龄阶段肺动脉瓣区第二音（P_2）常比主动脉瓣区第二音（A_2）响。学龄前期及学龄期小儿常于肺动脉瓣区或心尖部听到功能性收缩期杂音，也可有窦性心律不齐。

表5-2　小儿各年龄的心界

年龄	左　界	右　界
1岁以内	左乳线外1～2cm	沿右胸骨旁线*
2～5岁	左乳线外1cm	右胸骨旁线与右胸骨线之间
5～12岁	左乳线上或乳线内0.5～1cm	接近右胸骨线
12岁以后	左乳线内0.5～1cm	右胸骨线

*胸骨旁线即胸骨线与乳线之间的中线

8. 腹部

（1）检查项目　除一般内科学要求的项目外，在新生儿还应检查脐部，观察有无出血、炎症、渗出物或脐疝等。

（2）检查方法　①小儿哭闹时影响腹部触诊，故触诊应在小儿安静或在婴儿哺乳时进行。实在不能制止哭闹时可趁吸气时的短暂时间进行触诊。②检查者的手应温暖，手法轻柔，以避免因刺激引起哭闹。③检查有无压痛时主要看小儿表情反应。

（3）判断结果时应注意年龄特点　①新生儿因腹壁薄，正常时亦可有肠型及肠蠕动波。②婴儿期仰卧时腹部可高于胸部。③正常婴幼儿肝可在肋缘下1～2cm触及，柔软而无压痛。6～7岁后即不应摸到。在婴儿期偶可摸到脾边缘。

9. 脊柱及四肢　注意有无畸形、各关节有无红肿、运动受限及躯干四肢比例失调等。

10. 肛门及外生殖器　注意有无畸形（如先天性肛门闭锁、尿道下裂、假两性畸形等）、女孩阴道有无分泌物、畸形，男孩有无隐睾、鞘膜积液、包皮过紧，腹股沟有无疝等。

●正常小婴儿克氏征可阳性，布氏征在头几个月也可阳性。两岁以下小儿巴氏（Babinski）征可为阳性。

11. 神经系统　根据年龄、病种选做必要的检查：

（1）一般情况　观察小儿的神志、精神状况、面部表情、动作语言发育、有无异常行为等。

（2）脑膜刺激征　包括颈强直（或颈抵抗）、克氏（Kernig）征及布氏（Brudzinski）征。在婴幼儿不易一次检查准确，有时需反复多次检查才能肯定阳性结果。正常小婴儿由于生理性屈肌紧张，克氏征可阳性，布氏征在头几个月也可阳性，应结合其他检查确定诊断。

（3）神经反射　除根据病情选做一般内科要求的项目外，在新生儿及小婴儿有时须检查该年龄时期一些特有的神经反射，如吸吮反射、握持反射、拥抱反射等。小婴儿的提睾反射、腹壁反射均较弱或引不出，而面神经征可为阳性；在生后数周内跟腱反射也可亢进，可有短时间的踝阵挛；两岁以下小儿巴氏（Babinski）征可为阳性。因此，在解释检查结果的意义时应注意年龄特点。在进行上述检查时，应注意两侧对称进行。

第三节　儿科用药

在小儿时期进行药物治疗，与成人有明显的不同。为了使药物发挥治疗作用而不产生或少产生不良反应，必须对所使用的药物全面了解，掌握它的性能，作用机制、毒副作用以及精确的计算剂量和适当的用药方法；另一方面还应考虑病人的个体特点，如年龄的大小、身体的强弱、疾病的轻重、肝肾等脏器功能是否正常、既往用药经过、对药物的耐受能力以及有无过敏史等，以便做到合理用药，获得理想的治疗效果。

一、药物选择原则

要根据小儿年龄、病种、病情和一般情况慎重选择，不可滥用。合并使用的药物不宜过多，避免由于药物在体内的相互作用而产生的毒副反应或药效相抵消问题。

（一）镇咳止喘药　咳嗽有清除呼吸道分泌物的作用。小儿呼吸道较窄，发炎时黏膜肿胀，渗出物较多，较易有呼吸道梗阻而出现呼吸困难。因此在呼吸道感染（尤其是肺炎）时，应多用祛痰药或雾化吸入，少用镇咳药，尤其要慎用作用较强的镇咳药（如可待因），一般只有在咳嗽严重、引起小儿精神紧张或影响休息时才用镇咳药。氨茶碱为常用的止喘药，但对神经系统有兴奋作用，在新生儿和小婴儿应慎用。

（二）抗感染药物　小儿易患感染性疾病，且多为急性感染，病情变化较快，故抗感染药物较常应用。应根据不同病种、病情轻重、年龄大小等选择用药。如临床已肯定诊断为病毒性感染（如麻疹、风疹、流感等），可试用某些中草药制剂，而不轻易使用抗生素。滥用抗生素可因各种毒副作用给患儿造成不良后果，例如抗生素容易引起肠道菌群失衡，使微生态紊乱，甚至引起真菌或耐药菌感染；卡那霉素、新霉素、庆大霉素等还可引起听神经损害和肾损害。氯霉素不仅可抑制骨髓造血功能，使白细胞降低，在新生儿、早产儿还可导致氯霉素急性中毒，表现为“灰婴综合征”。鉴于上述种种问题，小儿应用抗生素必须慎重考虑适应证，应有针对性地选用。一般感染以一种抗生素为宜，重症可考虑联合用药。

（三）镇静药　小儿有高热、过度兴奋、烦躁不安、频繁呕吐等情况时常用镇静药使之得到休息，发生惊厥时则应用止惊药，以利病情恢复。常用的药物有苯巴比妥、异丙嗪、氯丙嗪、安定等。婴幼儿一般禁用吗啡，因其耐受性差，较易出现呼吸抑制现象，故一般不用或必要时慎用。

（四）泻药和止泻药　对腹泻患儿不宜首选止泻药，因用药后腹泻虽可减轻，但因肠道毒素吸收增加可使全身中毒症状加重。腹泻时除以口服补液疗法防治脱水及电解质紊乱外，可辅以调整微生态的活菌制剂（含双歧杆菌、乳酸杆菌等）。小儿便秘应先调整饮食，如奶内多加些糖，或喂些蜂蜜，膳食中增加蔬菜、水果等。也可偶用些栓剂，如甘油栓、开塞露、肥皂条等。仅在十分必要时才考虑用些缓泻剂。

（五）肾上腺皮质激素　糖皮质激素类药物在儿科应用较为广泛。用药可局部（如治疗婴儿湿疹），也可全身，既可短期应用，也可长期应用。短疗程口服多用于哮喘发作、严重感染（与抗生素合用）及过敏性疾病。重症病例需用大量静脉给药。中疗程用药（几周至几个月）多用于白血病、肾病综合征及免疫性疾病。此类药亦应避免滥用，因用药后可使机体免疫力、反应性降低，往往会掩盖了原发疾病的性质，虽自觉症状好转而病情却在发展，因而可延误诊断、治疗。较长期地用药，对水、盐、蛋白质、脂肪代谢均有影响，还能抑制骨骼增长，影响体格发育，并可引起骨质疏松、肌肉萎缩，患儿的肾上腺皮质可发生萎缩。应特别强调的是患水痘的小儿禁用肾上腺皮质激素，因用药后可使病情急剧恶化，甚至引起死亡。如在激素治疗过程中发生水痘，应视情况停用或减量。

（六）其他药物的选用　小儿对影响水盐代谢、酸碱平衡的药物较敏感，在应用利尿药后较易发生低钠或低钾血症；早产儿、新生儿应用维生素K，磺胺类等可引起高胆红素血症，甚至引起核黄疸，故上述药物应慎用。阿司匹林为儿科常用的退热药，亦为治疗风湿热、类风湿关节炎的常用药。但近年来国外有报道小儿应用此药可能与发生瑞氏综合征（Reye's syndrome）有关，因而主张不用此药退热，而以扑热息痛代替。又因阿司匹林可致出血倾向，故在有毛细血管或血小板功能缺陷时禁用。此外，有些药物可通过母乳作用于小儿，如吗啡、阿托品、水杨酸盐及一些催眠药等，因此哺乳的母亲应用上述药物时要考虑到对小儿的影响。

●给药方法：口服法；注射法；灌肠法；其他。

二、给药方法

应根据患儿年龄、疾病种类、病情轻重选用合适的剂型及给药途径。给药种类及次数不宜过多，以免影响患儿休息。

（一）口服法　是最常用的给药方法。能口服者尽量口服，以减少注射给患儿带来的不良刺激。婴幼儿及不会吞咽药片的小儿，最好用水剂（糖浆剂）、冲剂，或临时将药片压碎加糖水溶化后再喂。给小婴儿喂药时应将小儿抱起，使之半卧位，用小勺慢慢将药液从嘴角灌入，使药达舌根部后即可咽下。对较大小儿应首先鼓励自己吃药。必要时需强制喂药，但要动作迅速，防止小儿将药吐出或呛咳。可用拇指及食指紧按两颊，使上下颌分开，将匙留在上下牙之间，直到将药咽下为止。有味的药物不可和食物放在一起喂，以免引起拒食，造成喂养上的困难。不应将药发给患儿让其自己掌握，以免发生误服或不服等情况。

（二）注射法　注射法比口服法奏效，但对小儿刺激大。重症、急症或有呕吐者多用此法。注射法可造成一定的局部损伤，静脉注射还较易出现反应，故应尽量减少不必要的注射用药。需要根据病情、药物特点选择合适的注射途径。

（三）灌肠法　因药物不易吸收，小婴儿又难以保留药液，故一般较少应用。用此法时先予等渗盐水作清洗灌肠，或在小儿一次自然排便后给药。药物应加水稀释到10～30ml，用灌肠器轻轻灌入后用手捏紧肛门，以防即刻排出。

（四）其他　只能口服的药物（如中药），在昏迷患儿可用胃管鼻饲法灌入。舌下、含漱、吸入等给药方法只用于能合作的较大患儿。用外用药时应注意避免患儿用手抓摸药物，避免药物误入眼中或吃入口内。

三、药量计算

小儿用药比成人更需要剂量准确。可按以下方法计算：

（一）按体重计算　为最基本的计算方法，较适于临床应用。计算公式为：小儿剂量＝体重（kg）×每日（或每次）每公斤体重所需药量

需连续应用的药物如抗生素、维生素等多按每日剂量计算，再分2～3次服用；而临时对症药物如苯巴比妥钠等多按每次每公斤体重计算。小儿体重应以实际测得值为准。年长儿按体重计算如已超过成人量则以成人量为限。用此法计算剂量时还应同时考虑年龄因素，年龄愈小，剂量愈相对稍大，即常以高限数值计算。例如地高辛的饱和量2月～2岁为0.04mg/kg，2岁以上为0.03mg/kg。这是因为药物代谢与体表面积有关，年龄愈小，体表面积相对愈大，则用药量相对愈多。

（二）按体表面积计算　按体表面积比按体重、年龄更为准确，故近年来多主张按每平方米体表面积给药，小儿体表面积可按体重或年龄计算。

$$<30\text{kg 小儿体表面积}(m^2)=\text{体重}(kg)\times 0.035+0.1$$

>30kg 体表面积（m^2）＝（体重 kg－30）×0.02＋1.05

（三）按年龄计算　有些药物剂量不需十分精确，为了应用方便可按年龄计算，如止咳合剂可按每次每岁 1ml 计算，最多每次 10ml。

（四）从成人剂量折算　公式如下：

$$\text{小儿剂量}=\frac{\text{成人剂量}\times\text{小儿体重（kg）}}{50}$$

按成人剂量折算所得的剂量，一般多偏小，与临床实际应用量出入较大，故此法少用，仅于必要时作参考。

无论用何法计算所得的剂量都有其局限性，在具体应用时还须结合患儿的具体情况。

1. 生理特点　如新生儿、早产儿肝肾功能较差，一般用药剂量要小些，基本只给半量。一般小儿对巴比妥类药耐受性较强，可适当增大药量。

2. 疾病种类与病情　重症剂量要大些。如磺胺类治疗一般感染应用 50～100mg/(kg·d) 即可，但治疗流行性脑膜炎则需 150～200mg/(kg·d)。再如青霉素治疗一般感染用 3～5 万 U/(kg·d)即可，而治疗化脓性脑膜炎时剂量甚至需大几十倍。当肝肾功能受损时，应用某些药物的剂量应减少。

3. 用药目的　同一药物因用药目的不同而剂量不同。如苯巴比妥用于抗惊厥剂量要大，用于镇静则剂量较小；阿托品用于抢救有机磷中毒或中毒性休克时剂量要大几倍至几十倍。

4. 用药途径　同一药物，保留灌肠用药量较口服为大，静脉注射法比口服量要小。

第四节　液体疗法

一、小儿体液平衡的特点

（一）体液的总量和分布　小儿年龄愈小，体液总量相对愈多，小儿时期主要是间质液量的比例较高，而其血浆和细胞内液量的比例与成人相近。

表 5-3　不同年龄的体液分布（占体重的%）

体液分布	足月新生儿	1岁	2～14 岁	成人
体液总量	78	70	65	55～60
细胞内液	35	40	40	40～45
细胞外液	45	30	25	15～20
间质液	40	25	20	10～15
血浆	5	5	5	5

表 5-4 正常小儿每日失水量

失水途径	失 水 量（ml/100kcal）
不显性失水	
肺	14
皮肤	28
皮肤显性出汗	20
大便	8
尿	50～80
合计	120～150

（二）体液的电解质组成　小儿体液的电解质组成与成人相似，但新生儿在生后数日内血钾、氯、磷和乳酸的含量偏高，血钠、钙和碳酸氢盐的含量偏低。

（三）水的交换　正常小儿体内水的出入量与体液保持动态平衡。每日所需水量与热量消耗成正比。由于小儿所需热量相对较高，故水的需要量按体重计算亦相对较高。正常小儿每日所需水量约为 120～150ml/100kcal（30～35ml/100kJ，1kcal＝4.1840kJ）。除生后数日的新生儿出入水量较少外，年龄愈小，出入水量（体内外水的交换量）相对愈多。婴儿每日的水交换量约等于细胞外液的 1/2，而成人仅为 1/7，婴儿的水交换率比成人快 3～4 倍。由此可以看出小儿尤其是婴儿对缺水的耐受力比成人差，在病理情况下，如果水摄入量不足，而水分继续丧失，将比成人更易出现脱水。

表 5-5 各年龄小儿水的需要量

年　龄	ml/（kg·d）
出生 4 天内	48～80
4 天～12 月	120～160
1～3 岁	100～140
4～9 岁	70～110
10～14 岁	50～90

1. 不显性失水　不显性失水量比较恒定，由于小儿生长发育快，新陈代谢旺盛，所需热量较大，其不显性失水量也较多，按体重计算约为成人的 2 倍。在一般情况下平均为 42ml/100kcal，其中经肺和皮肤失水分别为 14 和 28ml/100kcal。

影响不显性失水量的因素如下：①新生儿成熟程度：孕龄愈小，不显性失水愈多。早产儿为每小时 2～2.5ml/kg，但足月新生儿仅为每小时 0.7～1.6ml/kg。②呼吸增快时可使经肺的不显性失水增加到 4～5 倍。③体温每升高 1℃，不显性失水每小时增加 0.5ml/kg。④环境温度过高时，不显性失水增多，可高达 3～4 倍。⑤应用光疗或红外线辐射热保温时不显性失水量大约可增加 40％～190％。⑥吸入空气湿度或环境湿度增加时不显性失水减少，反之增加。⑦活动增加时不显性失水增多，可达 30％以上。

在过热环境中，出汗量增加，汗液含有少量盐类（Na、K、Cl），故大量出汗时除补充水分外，还须适当补充钠盐。

2. 消化道的液体交换　正常人每日分泌大量消化液，约为血浆量的1～2倍或细胞外液量的2/3，其中绝大部分被再吸收，只有少量由粪便排出。小儿每日从大便排出的水分约8ml/100kcal。但当患严重腹泻时，水的再吸收减少，水和电解质大量丢失，因而引起脱水。小儿年龄愈小，消化道的液体交换（分泌及再吸收）愈快，所以小儿比成人更易于因消化功能障碍而造成水和电解质的丧失。

3. 肾排尿　正常小儿尿量变化很大，决定于肾溶质负荷和最大稀释及浓缩能力。正常成人可使尿稀释到50～100mOsm/L（比重1.003），浓缩到1400mOsm/L（比重1.035）。小儿年龄愈小，肾的调节功能愈不成熟。新生儿出生一周后肾稀释能力可达成人水平，但由于肾小球滤过率低，水的排泄速度较慢，若摄入水量过多则易致水肿和低钠血症。新生儿和小婴儿肾调节功能尚未成熟，其浓缩和稀释功能只能应付正常的代谢负担，因此当入水量不足或失水量增加时，易于超过肾浓缩能力的限度，发生代谢产物堆积，形成高渗性脱水。禁食时蛋白分解增多和产生酮酸等使肾溶质负荷增加。根据尿溶质负荷及肾稀释浓缩能力可计算出排尿所需水量。此外，新生儿尤其是早产儿肾排钠能力低，若摄入钠盐过多，易发生高钠血症。但早产儿保钠（回吸收钠）的能力低，尿的基础排钠量（失钠）亦较多，又易于失钠发生低钠血症。足月新生儿钠需要量约为2～3mmol/（kg·d），早产儿约为3～4mmol/（kg·d）。新生儿期肾排泄氯、磷酸盐、氢离子和产氨的能力差，血氯和乳酸偏高，HCO_3^-较低，较易发生酸中毒。

二、水、电解质和酸碱平衡紊乱

●脱水程度：轻度脱水；中度脱水；重度脱水。

（一）脱水（dehydration）　指由于水的摄入量不足和/或损失量过多，导致体液总量尤其是细胞外液量减少的病理生理状态。除失水外，还伴有钠、钾和其他电解质的丢失。

1. 脱水程度　根据水的损失量可分为三种轻、中、重三度：

（1）轻度脱水　失水量占体重5%以下，前囟和眼窝稍下陷，尿量略减少，皮肤弹性正常。

（2）中度脱水　失水量为体重的5%～10%（50～100ml/kg），眼窝和前囟明显凹陷，哭时泪少，口唇黏膜干燥，尿量明显减少，皮肤苍白、干燥、弹性较差，四肢稍凉，精神萎靡或烦躁不安。

（3）重度脱水　失水量为体重的10%以上（100～120ml/kg）。除上述症状更为明显外，因血容量明显减少可伴有休克表现，如心音低钝、脉细数、血压下降、四肢厥冷、尿极少或无尿。

2. 脱水性质　根据水和电解质损失比例不同可分为等渗性脱水、低渗性脱水及高渗性脱水三种类型。

（1）等渗性脱水　水和电解质（主要是钠）成比例地损失，临床上最

●脱水性质：等渗性脱水；低渗性脱水；高渗性脱水。

为常见，血清钠为130～150mmol/L。临床表现主要是一系列脱水症状及体征。

（2）低渗性脱水　丢失电解质（主要是钠）的比例大于失水，多见于营养不良或补液中钠盐过少，血清钠＜130mmol/L。临床表现四肢冷，血压低，脉细弱，皮肤弹性差等，口渴反不明显。

（3）高渗性脱水　丢失水的比例大于丢失电解质（主要是钠），血清钠＞150mmol/L。多见于不显性失水增多而给水不足（如昏迷、发热、呼吸增快、光疗或红外线辐射保温时以及早产儿、新生儿）或呕吐、腹泻和胃肠引流时补充含钠溶液过多。细胞外液容量减少，由于其渗透压增高，水从细胞内向细胞外转移，使细胞内失水，临床突出表现为口渴、发热、烦躁、肌张力增高、易激惹或惊厥等神经症状。

（二）低钾血症（hypokalemia）　血清钾低于3.5mmol/L。钾缺乏时，血清钾常降低，但当存在影响细胞内外钾分布的因素（如脱水、酸中毒等）时，血清钾可正常或增高。而体钾总量正常时，血清钾亦可降低或增高。

【病因】

①钾的摄入量不足；②经消化道失钾过多；③经肾排钾过多；④其他途径失钾：烧伤、透析治疗不当；⑤钾在细胞内外分布异常（钾过多移入细胞内），碱中毒、胰岛素治疗、周期性麻痹等。

【临床表现】

主要表现为神经肌肉、循环、泌尿和消化各系统症状。当血清钾＜2.5mmol/L时症状更为严重。神经肌肉兴奋性减低，精神萎靡，反应低下，躯干和四肢肌肉无力，常先从下肢开始，呈上升型。腱反射减弱或消失，严重者可出现弛缓性麻痹。若呼吸肌受累则呼吸变浅，甚至呼吸肌麻痹。平滑肌受累出现腹胀、便秘、肠鸣音减弱甚至消失。心肌兴奋性增高致心率增快，严重者心律失常，心音低钝，重症血压常降低。心电图改变：T波增宽、低平或倒置，出现U波（＞0.1mV），逐渐增高，在同一导联中U波≥T波，两波相连呈驼峰样，可融合成为一个宽大的假性T波。Q-T（Q-U）延长，S-T下降。房性或室性早搏较多见（由单源转为多源），严重低钾可发生室上性或室性心动过速，甚至心室纤颤。室颤可反复发作，出现阿－斯综合征，可致猝死。低钾亦可引起心动过缓和房室传导阻滞，但心室内传导阻滞罕见。缺钾还可使肾小管上皮细胞空泡变性，对抗利尿激素（ADH）反应低下，浓缩功能降低，尿量增多；肾小管泌 H^+ 和回吸收 HCO_3^- 增加，氯的回吸收减少，可发生低钾低氯性碱中毒伴有反常性酸性尿；胰岛素分泌受抑制，糖原合成障碍，对糖的耐受降低，易发生高血糖症；蛋白合成障碍可导致负氮平衡。

【治疗】

首先应治疗原发病，从而去除病因，防止钾的继续丢失。此外还应尽早恢复正常饮食、增加钾的胃肠道摄入量。补钾可口服氯化钾，口服有困难或缺钾严重者需由静脉补充。每日氯化钾剂量约为3～4mmol/kg。重症或有继续大量失钾者（如严重腹泻、糖尿病酮症酸中毒伴低钾血症等）约为4

～6mmol/kg。静滴氯化钾溶液的浓度和速度按所需补钾量和不同疾病所需补液量而定，一般为 0.2%（27mmol/L），不超过 0.3%（40mmol/L）。补液量大者，例如腹泻脱水，滴速较快（每小时 8～10ml/kg），浓度宜稍低（0.2%），补液量小者，滴速较慢（每小时＜5ml/kg），浓度可稍高（0.3%）。每日氯化钾总量的静滴时间不应短于 8 小时。由于输入的钾须经过细胞外液进入细胞内液，切忌在短时间内快速输入，以防止发生高钾血症。在静滴补钾过程中，要监测临床表现、心电图及血清钾，随时调整输入含钾溶液的浓度及速度。严重脱水时，肾功能障碍，影响钾排出，应先扩容以改善循环和肾功能，然后再给钾。由于细胞内钾恢复较慢，治疗低钾血症时须持续给钾 4～6 日。严重者或有继续经肾或肾外大量失钾者治疗时间更长。

（三）高钾血症（hyperkalemia） 即血清钾＞5.5mmol/L。血清钾增高常反映体内钾总量过多，但当存在细胞内钾向细胞外转移的情况如溶血、酸中毒等时，体内钾总量亦可正常或减低。

【病因】

①钾摄入过多：如短时间内静脉给予大量钾或静注大量青霉素钾盐等，肾功能障碍或钾从细胞外液移入细胞内液发生障碍，则易于发生高钾血症。②肾排钾障碍：肾功能衰竭，血容量减少（脱水、休克等），肾上腺皮质功能不全（阿狄森病、肾上腺发育不全、肾上腺出血等），肾对醛固酮无反应等。③钾从细胞内释放或移出：大量溶血，缺氧，酸中毒，休克，组织分解代谢亢进，严重组织损伤，胰岛素缺乏，以及应用去极化型肌松剂（琥珀酰胆碱）等。

【临床表现】

主要是神经肌肉和心脏的症状。神经肌肉兴奋性降低，精神萎靡，嗜睡，躯干和四肢肌肉无力，腱反射减弱或消失，严重者呈弛缓性瘫痪。常先从下肢开始，呈上升型。但颅神经支配的肌肉和呼吸肌常不受累。高钾可致乙酰胆碱释放，引起恶心、呕吐、腹痛。心脏收缩无力，心音减轻，早期血压可偏高，晚期常降低。心电图的早期改变为 T 波高尖，底部变窄，呈帐篷样。但 T 波振幅亦可正常。正常婴儿 $V_{1\sim3}$ 导联和左室肥厚的 T 波常倒置，高钾时可变为直立。重度高钾（7.5～10mmol/L）时除 T 波改变外，P 波低平增宽，P－R 延长，S－T 下降（偶可抬高），以后 P 波消失，R 波变低，S 波增深。严重病例（血钾≥10mmol/L）QRS 明显增宽，S 波与 T 波直接相连呈正弦样波形。可发生室性心动过速、心室扑动或心室纤颤，最后心室静止。在心室静止前，常有缓慢的心室逸搏心律。心室静止或心室纤颤可反复发作，出现阿－斯综合征，可猝死。

【治疗】

●高钾血症的治疗主要是纠正高血钾和治疗原发病。1. 轻症的治疗：阳离子交换树脂保留灌肠或排钾利尿剂；2. 紧急治疗：10%葡萄糖酸钙；葡萄糖加胰岛素；5%碳酸氢钠；阳离子交换树脂；排钾利尿剂；透析疗法。

高钾血症的治疗主要是纠正高血钾和治疗原发病。停用钾剂，禁用库存血，暂停乳类和其他含钾丰富的食物。监测血清钾和心电图。

1. 轻症的治疗 血清钾 6～6.5mmol/L、心电图正常者给予阳离子交换树脂保留灌肠或排钾利尿剂等。

2. 紧急治疗 血清钾＞6.5mmol/L 或有心电图异常者需迅速采取以下措施：

(1)拮抗高钾对心脏的毒性作用,可用10%葡萄糖酸钙缓慢静注,拮抗高钾对心脏的毒性作用。在几分钟内即显效,但维持时间较短。若心电图无改善,可在5分钟后重复应用。

(2)使钾由细胞外液移入细胞内液,可采用葡萄糖加胰岛素静滴;5%碳酸氢钠缓慢静注。

(3)促进钾排出:阳离子交换树脂;排钾利尿剂:静注速尿或利尿酸可促进肾脏排钾,对心力衰竭和水肿者还可促进排出液体。

(4)透析疗法 需迅速降低血清钾但上述措施无效(肾功能衰竭)时应用。腹膜透析和血液透析均有效。

(四)酸碱平衡紊乱(acid-base imbalance) 细胞外液的pH主要决定于HCO_3^-和H_2CO_3两者含量的比值,正常时两者之比为20∶1。如果此比值发生变化,则pH随之改变。比如因原发性肺排出CO_2障碍或过度,使[H_2CO_3]增加或减少,可导致呼吸性酸中毒或碱中毒;若由于原发性疾病使[HCO_3^-]增加或减少,则导致代谢性碱中毒或酸中毒。当[HCO_3^-]或[H_2CO_3]增加或减少时,机体通过肺(呼吸性)和肾(代谢性)的代偿调节,可降低[HCO_3^-]或[H_2CO_3]比值和pH的偏移程度,使之接近正常。但这种代偿调节是有限度的,在酸或碱中毒时,轻症病例虽可维持pH在正常范围的低值或高值,并不能使pH完全恢复到原来的水平。重症时pH将低于或高于正常范围,即为部分代偿性(或失代偿性)酸血症或碱血症。若同时存在两种或两种以上使H_2CO_3和/或HCO_3^-增加或减少的不同组合时,则发生两联或两联以上的混合型酸碱平衡紊乱。酸碱平衡紊乱的诊断应结合病史、临床表现(原发疾病)、治疗措施(应用碱剂或呼吸机)、血气分析、血清电解质(Na、K、Cl)检测、阴离子隙(AG)计算及代偿范围参考值等进行综合分析判断。

●代谢性酸中毒的表现:精神萎靡;呼吸深长;口唇呈樱桃红色。

1. 代谢性酸中毒(metabolic acidosis)

其发生机理因主要由于各种原因所致[H^+]增加或[HCO_3^-]减少所致。其发生原因有:①体内碱性物质经消化道或肾大量丢失:见于腹泻,小肠、胰或胆管引流或瘘管,肾小管性酸中毒,应用碳酸酐酶抑制剂(乙酰唑胺)或醛固酮拮抗剂(安体舒通),各种原因所致的醛固酮缺乏症。②酸性代谢产物产生过多或排出障碍:见于进食不足或吸收不良所致的饥饿性酮症,糖尿病酮症,各种原因所致的乳酸血症(如由于缺氧、脱水、休克、心跳呼吸骤停、先天性糖类代谢障碍)、肾功能衰竭等。③摄入酸性物质过多:如长期服用氯化钙、氯化铵,滴注盐酸精氨酸或盐酸赖氨酸、复合氨基酸,水杨酸中毒等。

●每公斤体重给予5%碳酸氢钠1.0ml,可提高HCO_3^-约1mmol(CO_2CP约2vol%)。

轻度酸中毒的症状不明显,仅呼吸稍快,若不做血气分析难于做出诊断。较重的酸中毒出现呼吸深长、心率增快、厌食、恶心、呕吐、疲乏、无力、精神萎靡、烦躁不安;进而嗜睡、昏睡、昏迷,口唇呈樱桃红色。严重酸中毒($pH<7.20$)时,心率转慢,周围血管阻力下降。心肌收缩力减弱和心排血量减少,可发生低血压、心力衰竭和心室纤颤阈降低,有致命危险。酸中毒时HCO_3^-及pH降低均可使H^+进入细胞与K^+交换,致细胞内液的K^+降低和细胞外液的K^+增高,可促发心律紊乱。酸中毒时血浆游离钙增加,酸

中毒纠正后下降，原有低钙血症的患儿可能发生手足搐搦或惊厥。新生儿和小婴儿的呼吸代偿功能较差，酸中毒时其呼吸改变可不典型，往往仅有精神萎靡、拒食和面色苍白等。根据血浆 HCO_3^- 或 CO_2CP 将酸中毒分为轻度（18～13mmol/L 或 40～30vol/L）、中度（13～19mmol/L 或 30～20vol/L）及重度（<9mmol/L 或<20vol%）。

治疗最重要的手段是去除病因，改善循环、肾和呼吸功能，以恢复机体的调节作用。预后决定于原发病是否能够有效治疗。补充碱剂只是一种暂时的辅助疗法，以即刻减轻严重酸中毒（酸血症）对机体的危害。轻度酸中毒经病因治疗，通过机体代偿可自行恢复，不需碱性药物治疗。计算碱性药物需要量的经验公式如下：

$$\text{碱性药物需要量 mmol} = (22 - \text{测得 } HCO_3^-)\text{mmol/L} \times 0.5^* \times \text{体重(kg)}$$

$$\text{或} = \frac{(40 - \text{测得 } CO_2CP)\text{vol\%}}{2.24} \times 0.5^* \times \text{体重(kg)}$$

注：每公斤体重给予 5%碳酸氢钠 1.0ml，11.2%乳酸钠 0.5ml，1.87%乳酸钠或 1.4%碳酸氢钠 3ml 均可提高 HCO_3^- 约 1mmol（CO_2CP 约 2vol%）。

* 为计算碱剂需要量的指数，严重酸中毒时，偶可大于此值。

碳酸氢钠可直接提供缓冲碱，是治疗代谢性酸中毒的首选药物。

计算公式只能作为粗略估计，碱性药物治疗的剂量必需个体化。一般先给予总需要量的 1/3～1/2，若无条件测定血气或 CO_2CP，可按提高血浆 HCO_3^- 5mmol/L 或 CO_2CP10vol%计算。根据治疗后反应决定是否继续用药和所用剂量。严重酸中毒需紧急处理，将上述剂量静脉推注或快速静滴（30～60 分钟），使血液 pH 迅速恢复到 7.20～7.25。以后持续静滴碱性液。由于机体的调节作用，大多数患儿无需给足总需要量即可完全恢复。在治疗过程中必须注意点为：①应避免频繁应用高张液，以免发生体液高渗状态的危险（新生儿尤其是早产儿还可能发生颅内出血）。②避免过快完全纠正酸中毒，因为 HCO_3^- 进入细胞和血脑屏障比 CO_2 慢，当血浆 HCO_3^- 迅速恢复正常时，在数小时内呼吸仍持续增快，$PaCO_2$ 仍低，可发生碱中毒。③有机酸酸中毒如糖尿病酮症或乳酸血症时，经过给予胰岛素或改善组织灌注及纠正缺氧，增加的有机酸阴离子可转变为 HCO_3^-（内源性的），故补充的 HCO_3^-（外源性的）能维持血液 pH 达 7.20～7.25 即可，若补碱过多，在恢复期可出现碱中毒。④高血氯型酸中毒（增加的 Cl^- 不能在体内代谢）及低 HCO_3^- 血症时，只能藉肾代偿调节，更需碱剂治疗，以纠正低 HCO_3^- 血症和补充继续丢失的 HCO_3^-。⑤在腹泻严重脱水时肾功能低下，首先以等张 $NaHCO_3$ 溶液扩容兼部分纠酸，然后将需补的其余碱剂加入静脉点滴溶液中滴注。肾小管酸中毒时肾不能酸化尿，持续丢失 HCO_3^-，在应用碱剂使血浆 HCO_3^- 恢复正常后，仍需继续口服碱剂以平衡之。⑥此外，在纠正酸中毒时，要注意补充钾盐等。

2. 代谢性碱中毒（metabolic alkalosis）

主要的发生机理是由于体内固定酸丢失或 HCO_3^- 蓄积所致。

（1）盐水治疗有效的代谢性碱中毒　此类碱中毒伴有细胞外液减少，尿氯<10mmol/L。原因包括：①经胃肠道丢失盐酸：如长期呕吐或胃管吸引，

先天性失氯性腹泻等。②应用利尿剂：如速尿或利尿酸等。③细胞外液容量(有效循环血量)减少。④慢性高碳酸血症突然解除。⑤HCO_3^- 蓄积：应用碳酸氢钠等碱性药物过多超过肾的排泄能力，有机酸经代谢转变为 HCO_3^- 如乳酸、酮酸，或大量输注枸橼酸盐抗凝血液。

(2)盐水治疗无效的代谢性碱中毒　此类碱中毒的细胞外液容量正常或增加，尿氯＞20mmol/L。原因包括：①盐皮质激素分泌过多：见于原发性醛固酮增多症，Cushing 综合征，Bartter 综合征(肾小球旁器增生症)，脱氧皮质酮分泌增多(先天性肾上腺皮质增生症如 11β-羟化酶缺乏及 17α-羟化酶缺乏)。②出现类似醛固酮增多症样表现的疾病：Liddle 综合征(原发性远端肾小管转运功能障碍)及摄入甘草(含甘草酸)过多均使 Na^+ 回吸收及 H^+、K^+ 排出增多，而肾素及醛固酮分泌受抑制。③严重缺钾使细胞外液的 H^+ 进入细胞内液与 K^+ 交换而减少，肾小管 H^+-Na^+ 交换及 HCO_3^- 回吸收增加。④高钙血症使近端肾小管 HCO_3^- 回吸收增多和细胞外液容量减少(多尿)及继发性醛固酮增多。⑤大量应用肾不能回吸收的阴离子：如青霉素、氨苄青霉素和羧苄青霉素，使远端肾小管 H^+、K^+ 排出及 Na^+ 回吸收增多。

神经系统症状比较常见，表现为倦怠、头昏、精神迟钝、嗜睡，甚至精神错乱或昏迷。失代偿性碱中毒时血中游离钙减少，使神经肌肉兴奋性增加，可出现手足搐搦或惊厥。代偿性呼吸浅慢使肺泡通气量减少，可发生低氧血症。碱血症使 Hb 与氧亲和力增加，氧解离曲线左移，加重组织缺氧，但发绀较轻。严重碱中毒使心排血量减少，周围血管阻力增加；并易发生心律紊乱，在伴有低钾血症、低氧血症或应用洋地黄制剂时更易发生。缺钾可引起碱中毒，碱中毒亦可引起缺钾，故碱中毒时常有低钾症状。

主要治疗原发病，去除病因(如细胞外液容量减少、低血钾及低血氯等)，使 HCO_3^- 回吸收减少和排出量增加。

(1)对于盐水治疗有效的代谢性碱中毒首先应用生理盐水纠正脱水，恢复有效循环血量，同时补充氯化钾，大多数患儿经过肾代偿调节，数日后即可恢复。治疗药物可用氯化铵，该药经肝代谢生成盐酸及氨，后者再转变为尿素，但有心、肝、肾功能不全者禁用。亦可用盐酸精氨酸，经肝代谢生成盐酸。计算其需要量的经验公式为：酸剂需要量 mmol＝(测得 HCO_3^- －22) mmol/L×0.3×体重(kg)，(0.3 为计算系数)。一般先给半量，配成 0.9％的等渗溶液静滴(1mmol 氯化铵为 53.5mg)；③或可按 3ml/kg 给予 0.9％氯化铵静滴，可降低血 HCO_3^- 约 1mmol。由于氯化铵进入机体后亦与其他非 HCO_3^- 缓冲系统作用，更受原发疾病是否控制的影响，因此所用剂量都应视治疗后临床症状和血气分析的改变予以调整。

(2)对盐水治疗无效的代谢性碱中毒　应尽量去除病因如手术切除肾上腺皮质腺瘤；碱性药物应用过量者停用碱剂；凡有缺钾者均需补充氯化钾；对原发性醛固酮增多症、Cushing 综合征和 Bartter 综合征给予安体舒通；先天性肾上腺皮质增生症(11β-或 17α-羟化酶缺乏)用地塞米松抑制 ACTH 分泌，减少脱氧皮质酮及皮质酮过量产生。Liddle 综合征可用氨苯蝶啶(triamterene),安体舒通无效。伴水肿(由于充血性心力衰竭,肝硬化腹水或肾病综合征等)的代谢性碱中毒给醋氮酰胺(diamox),必要时透析治疗。对高碳酸血症突然解除的代谢性碱中毒,首先调节呼吸机参数,使 $PaCO_2$ 回升到患者原来耐受的水平,以后逐渐降低。

3. 呼吸性酸中毒(respiratory acidosis)

其发生机理是由于通气障碍导致体内 CO_2 潴留和[H_2CO_3]增高所致。可见于以下疾病:①呼吸道阻塞:如喉头痉挛或水肿、支气管哮喘、呼吸道异物、分泌物堵塞、羊水或胎粪吸入等。②肺、胸腔和胸廓疾患:如严重肺炎、呼吸窘迫综合征、肺不张、肺水肿、气胸、大量胸腔积液等。③心脏疾患:如心跳骤停、心室纤颤、心力衰竭引起肺淤血等。④呼吸肌麻痹或痉挛:见于感染性多发性神经根炎、脊髓灰质炎、严重低血钾、破伤风等。⑤呼吸中枢抑制:见于脑炎、脑膜炎、颅脑外伤、药物过量(安眠药、麻醉药、吗啡、安定)等。

4. 呼吸性碱中毒(respiratory alkalosis)

其发生机理是由于通气过度使血液 CO_2 过度减少,血浆[H_2CO_3]降低所致。可见于以下疾病:①神经系统疾病:脑炎,脑膜炎,脑肿瘤或外伤。②呼吸道梗阻突然解除(气管切开)或人工呼吸机使用不当。③长时间剧烈啼哭,癔病等。④水杨酸中毒(早期)。⑤低氧:CO 中毒,肺炎,肺水肿等。

其突出症状为呼吸深快,其他症状与代谢性碱中毒相似。

针对呼吸性碱中毒,主要是病因治疗,呼吸改善后,呼吸性碱中毒可逐渐恢复。有手足搐搦症者给予钙剂。

三、液体疗法时常用的溶液

(一)5%和10%葡萄糖溶液　上述两溶液输入体内后葡萄糖逐渐被氧化成水及 CO_2,因此在输液时葡萄糖溶液可视为无张力溶液,用于补充水分和部分热量,不能起到维持血浆渗透压的作用。

(二)0.9%氯化钠溶液(生理盐水)和复方氯化钠溶液(林格溶液),均为等张溶液。生理盐水含 Na^+ 及 Cl^- 各 154mmol/L,其 Na^+ 含量与血浆相仿,但 Cl^- 含量比血浆含量(103mmol/L)高 1/3,不含 HCO_3^-,大量输注可使血浆 HCO_3^- 被稀释,血氯增高,发生稀释性酸中毒(尤其在肾功能不佳时),并有加重酸中毒的危险。复方氯化钠除氯化钠外尚含少量 K^+ 和 Ca^{2+}(都与血浆的含量相同),大量输注时不会发生稀释性低血钾和低血钙。其作用与缺点与生理盐水基本相同。

(三)3%氯化钠　用于纠正低钠血症,每 ml 含 Na^+ 0.5mmol。

(四)碱性溶液　用于纠正酸中毒。

1. 碳酸氢钠　可直接增加缓冲碱,纠正酸中毒的作用迅速,但有呼吸衰竭和 CO_2 潴留者慎用。1/6M 溶液为等张液,制剂为5%碳酸氢钠,为高张液,在紧急抢救酸中毒时,多次使用后可使细胞外液渗透压增高,需要注意。

2. 乳酸钠　需在有氧条件下经肝代谢生成 HCO_3^- 而起缓冲作用,显效较缓慢，在休克、缺氧、肝功能不全、新生儿期不宜使用。1/6M(1.87%)溶液为等张液。制剂为11.2%溶液。

3. 谷氨酸钠　具有去氨作用，常用于治疗肝昏迷，亦可纠正酸中毒。制液为28.75%溶液。2.5%溶液为等张液。

4. 三羟甲基氨基甲烷(THAM)是一种作用很强的有机缓冲剂，能与H^+结合而使pH上升，并可与H_2CO_3作用直接降低CO_2张力，生成HCO_3^-而增加缓冲碱，具有纠正代谢性和呼吸性酸中毒的双重作用。THAM易于透入细胞内，可迅速在细胞内外起作用。因不含钠，亦适用于忌盐患者(如急性肾功能衰竭、心力衰竭时)。静脉滴注后经肾排出较快，有利尿作用。0.3mol(3.64%)溶液为等张液。制剂为7.28%溶液，用前以等量葡萄糖溶液稀释。此药碱性强，对注射局部有刺激作用，宜选用较大血管，切忌溢出血管外。静滴应缓慢，快速输入可引起呼吸抑制、低血压、低血糖等副作用。使用时应密切观察病情变化。新生儿慎用。一般纠正酸中毒仍应首选碳酸氢钠。

(五)氯化铵　NH_4^+在肝内与CO_2结合成尿素，释出H^+及Cl^-，使pH下降。用于纠正低氯性碱中毒。心、肝、肾功能障碍者禁用。0.9%氯化铵为等张液。

(六)氯化钾　用于补充钾。一般静滴用0.2%溶液(含钾27mmol/L)，最高浓度不超过0.3%(含钾40mmol/L)。含钾溶液不可静脉直接推注，因可发生心肌抑制而死亡。

(七)混合溶液　为适用于不同情况的补液需要，常把各种等张溶液按不同比例配制成混合溶液。等张溶液之间以任何比例混合后仍是等张液。一般将溶液中电解质所具有的渗透压看做溶液的张力。

(八)口服补液用的溶液　WHO推荐用口服补液盐(ORS, oral rehydration salts)溶液对急性腹泻脱水患者有良好疗效，此外还可用于预防脱水。将补液盐放在塑料袋内，每包装氯化钠0.35g，碳酸氢钠0.25g，氯化钾0.15g，葡萄糖2g。若加水至1000ml，其电解质渗透压则为220mmol/L。临用前以温开水100ml溶解之。即相当于0.9%氯化钠39ml、1.4%碳酸氢钠18ml、1.2%氯化钾13ml、6%葡萄糖30ml的混合液。即为2/3张溶液。总钾浓度为0.15%。

表5-6　口服补液盐配方及成分

配方 g/L		mmol/L				
		Na^+	K^+	Cl^-	HCO_3^-	葡萄糖
氯化钠	3.5	60		60		
碳酸氢钠	2.5	30			30	
氯化钾	1.5		20	20		
葡萄糖	20.0*					110
合计		90	20	80	30	110

*如用含结晶水葡萄糖($C_6H_5O_6 \cdot H_2O$)，则用量为22g。

注：水加至1000ml，其中电解质渗透压为220mmol/L(2/3张)。

四、液体疗法

●液体疗法包括三方面：补充累积损失量；补充继续损失量；补充生理需要量。

液体疗法的目的是纠正水、电解质及酸碱平衡紊乱，以恢复机体的正常生理功能和水盐代谢水平。在治疗前要全面了解疾病情况，从病史、临床表现和化验检查等进行综合分析，判断水、电解质和酸碱平衡紊乱的性质和程度，制定合理的液疗方案，确定补液的总量、组成、步骤和速度。在液疗过程中，要密切观察病情变化，并及时对治疗进行必要的调整。在治疗中要充分估计机体的调节功能。在一般情况下，只要输入的液体基本适合病情需要，不超过肾的调节范围，机体就能留其所需，排其所余，恢复水和电解质的正常平衡。所以液体疗法要尽量简便而有效，不宜过于繁杂。但在某些肺、肾、循环、内分泌疾患引起的机体调节功能障碍时，则应根据其病理生理特点，严格掌握液体种类、输液量和速度。

液体疗法包括三方面：补充累积损失量；补充继续损失量；补充生理需要量。

(一)补充累积损失量　即补充发病后水和电解质等的损失量，使体液的量和组成成分恢复正常，包括纠正脱水、渗透压失常、电解质缺乏和酸碱平衡紊乱。

1. 纠正脱水和渗透压失常：在液疗过程中，主要注意以下三方面内容。

(1)补液量　根据脱水程度决定。轻度脱水约 50ml/kg，中度脱水 50～100ml/kg，重度脱水 100～120ml/kg。因为脱水时细胞外液的钠不仅通过消化道等途径丢失，而且由于细胞同时失钾，有一部分钠进入细胞内液进行代偿(细胞内液钾缺乏，钠过剩)；当补钾时，随着细胞内液钾的逐渐恢复，其过剩的钠又返回细胞外液，故补充的含钠液量可稍减，以免细胞外液过度扩张。

因小儿体液总量随年龄增长逐渐减少而达成人水平，学龄前和学龄儿童的补液量应分别减少 1/4 和 1/3。

(2)溶液种类　根据脱水性质(体液渗透压)决定。

①等渗性脱水　用 1/2 张含钠液。

②低渗性脱水　用 2/3 张含钠液。

③高渗性脱水　用 1/3 张含钠液。

若临床上判断脱水性质有困难，可先按等渗性脱水处理，有条件者可测血清钠浓度，以帮助判断脱水的性质。

(3)补液速度　主要决定于脱水程度。累积损失量应于开始输液的头 8～12 小时补足。重度脱水宜首先扩充血容量[以 2∶1 等张含钠液(2 份 0.9%生理盐水与 1 份等张碳酸氢钠)，按 20ml/kg(总量＜300ml)，于 30～60 分钟内快速静脉输入]，以迅速改善血液循环和肾功能。

2. 纠正酸中毒以及按需求补充钾、钠、钙、镁

(二)补充继续损失量　在液疗过程中，引起脱水的原因(如呕吐、腹泻、胃肠引流、肠瘘或胆道瘘等)往往持续存在，使机体不断丢失体液，对这部分液体的补充称为继续损失量补充。此部分补液量应为“丢多少、补多少。”腹

泻患儿在早期严格禁食的情况下，大便量约为 30ml/(kg·d)左右，因此可粗略估计补液量为 30ml/kg。腹泻的继续损失量补液成分一般可用 1/3 张含钠液，于第一个 24 小时的后 12～16 小时内静脉滴入。对轻症和无呕吐者，可分次进行口服补液。消化液的钾含量较高，其含钾量可达细胞外液的 3 倍以上，故丧失消化液易导致缺钾，在治疗上需注意及时补充。

（三）补充生理需要量　每日水、电解质的生理维持量可按代谢所需热量计算：葡萄糖供给量最少应每日 5g/kg，可减少蛋白的分解和酮血症。每日需水量可按 120～150ml/100kcal 计算，若按 50kcal/(kg·d)供给基础代谢热量时，则需水量为 60～80ml/(kg·d)。钠、钾、氯的需要量约各为 2～3mmol/(100kcal·d)。补充生理需要量宜尽量口服，不能口服或口服量不足者可静脉滴注生理维持液(1/5 张含钠液含 0.15％氯化钾)。如有发热、呼吸增快、活动增加或惊厥等，应适当增加进水量。此部分液体的补充可在上述两部分的补液后进行，但上述三部分的补液均应于 24 小时内补入。

不同疾病对上述三项的需要虽有所不同，其中生理需要量则是共同需要的，可根据不同疾病和病情另外增加其他一项或两项。例如一般感冒或昏迷等不能进食者只需补充生理需要量，胃肠引流或手术后有肠瘘者需补充生理需要量和异常继续损失量，婴儿腹泻则需补充上述三项内容。

（杜军保）

第六章　小儿营养与疾病

第一节　概述

一、正常小儿的能量需求

恰当的能量供给是维持机体新陈代谢和儿童生长发育十分重要的因素。人体主要依靠碳水化合物、脂肪和蛋白质在体内氧化供给能量，每克可供能量分别为，16.8kJ（4kcal），37.8kJ（9kcal）和16.8（4kcal）。小儿机体对能量需要包括以下五个方面：

●小儿能量需求：
1. 基础代谢；
2. 生长所需；
3. 食物特殊动力作用（SDA）；
4. 活动所需；
5. 排泄消耗。

1. 基础代谢所需　为在清醒、安静、空腹状态下，于18～25℃环境中，维持生命最基本生理活动所需的最低能量。单位时间内每 m^2 体表面积人体基础代谢所需的能量称为基础代谢率。婴幼儿基础代谢能量占总能量的60%。婴儿每日约需能量230kJ（55kcal）/kg，7岁时减少到每日约需184kJ（44kcal）/kg，12岁时每日约需126kJ（30kcal）/kg。不同器官在基础代谢中所占比例随年龄而有所不同。婴儿时期脑与肝所需能量比成人时所占比重为大，而肌肉所需能量则比成人相对为小。

2. 生长（发育）所需　此部分为小儿所特有，其需要量与小儿生长速度成正比。第一年生长发育快和青春期生长进入第二高峰，能量需要都大大增加。婴儿时期用于生长发育的能量约占总能量的25%～30%，约125.52～167.36kJ（30～40kcal）/kg。

3. 食物特殊动力作用（specific dynamic action SDA）　进食后胃肠道对食物进行消化、吸收，器官所需动力增强等活动所需热量。婴幼儿所需热量占总能量7%～8%，混合膳食年长儿所需约占5%。

4. 活动所需　随啼哭，哺食的强度大小、时间长短，肌肉活动能量相差很大，约需63～84kJ（15～20kcal）/kg，随年龄增大、会走，玩要需要量亦增加，12～13岁时，约需126kJ（30kcal）/kg。

5. 排泄的消耗　通常每日摄入的食物不能完全被消化吸收，混合餐的婴幼儿部分能量损失不超过总能量的10%。当有腹泻或胃肠道功能紊乱时可成倍增加。

上述五方面总和为机体的总能量需要。每日所需总能量新生儿第一周约为250kJ（60kcal）/kg，第二、三周约为419kJ（100kcal）/kg，2～6个月约需461～502kJ（110～120kcal）/kg，6～12个月约需419～461kJ（100～110kcal）/kg。为简便可按下列方法估算，婴儿每日为460kJ（110kcal）/kg，以后每增加3岁减去42kJ（10kcal）/kg，到15岁时约达成人需要量，为250kJ（60kcal/kg）。在安排小儿饮食时，尚应考虑主要供应营养素蛋白质、脂肪和碳水化合物之间的供应比例必须适宜。一般以总能量的12%～15%来自蛋白质，20%～30%来自脂肪和50%～60%来自碳水化合物最为合适。年龄越小蛋白质供应量相对越多。

二、人体所需主要营养素

1. 蛋白质　蛋白质是构成人体细胞组织的重要成分，也是保证各种生理功能正常进行的重要物质基础，是维持生命和生长发育不可缺少的营养素。当摄入能量不足时也可用作供能。人体每月所需能量大约10%～15%来自蛋白质，小儿不仅需要蛋白质补充消耗，而且还要用于生长，故对蛋白质需要量相对较高，除了总量之外，还要求各种氨基酸比例必须符合机体的要求，实际上各种食物氨基酸的比例不能完全符合理想模式，故在小儿食谱的安排中要注意必须氨基酸的种类和数量的相互补充，以保证人体对必需氨基酸的需求。婴幼儿生长旺盛，需要量高。人乳哺育者每日需要蛋白质2g/kg，牛乳蛋白质利用率比人乳略差，约需3.5g/kg，植物性蛋白质利用率更低，全靠植物性蛋白质喂养者需4g/kg。1岁以后需要量逐渐减少，直到成人的每日需（1.1g/kg）。

2. 脂肪　脂肪是人体主要供能营养素，也是人体组织细胞的重要成分，如细胞膜、神经组织、激素等都有必需脂肪酸，磷脂和糖脂等。有些脂肪酸人体不能合成，需依赖食物供应，称必需脂肪酸，如：亚油酸，亚麻酸，花生四烯酸等不饱和脂肪酸（含有双键）。植物油中含必需脂肪酸较动物为多。脂肪组织是体内储能的主要形式。脂肪在体内的作用包括：(1) 提供热量；(2) 提供必需脂肪酸，缺乏时会引起皮肤角化，伤口愈合不良，生长停滞，心肌收缩降低，免疫功能下降及血小板凝集障碍等；(3) 协助脂溶性维生素吸收；(4) 防止散热；(5) 机械性保护脏器和关节。婴幼儿脂肪需要量为每日4～6g/kg占总能量的45%（35%～50%），6岁以上减为2～3g/kg。必需脂肪酸应占总能量的1%～3%，不能低于0.5%。

3. 碳水化合物　碳水化合物（糖类）是人体主要的供能物质，可分为单糖（葡萄糖、果糖、半乳糖等)、双糖（蔗糖、乳糖、麦芽糖等）和多糖（可被消化吸收的淀粉、糊精、糖原及不被消化、吸收的纤维素和果胶)。食物中的碳水化合物经消化、吸收，最终都分解为葡萄糖，作为机体的能量来源，或转化为糖原或体脂贮存，另一部分与脂肪酸或蛋白质结合成糖脂、糖蛋白和蛋白多糖，从而构成细胞和组织，细胞膜上的糖链(糖蛋白的一种)，是细胞借以相互识别、粘着和抑制接触的特异性标志之一。小儿碳水化合物供给量比成人相对要多，占总能量的50%～60%。三种产能营养素蛋白质、脂肪和糖类之间应有一定比例，以适应不同年龄小儿的生理所需，否则将产生不良后果。例如：①供给糖不足而脂肪较多，则脂肪氧化不全，产生大量酮体，易发生酮症酸中毒；②糖摄入过多而蛋白质过少（未达需要量)，总能量虽已充足但蛋白质不足，机体呈负氮平衡，小儿虚胖，甚至免疫力低下，易发生感染；③能量供应不足，虽供给充裕的蛋白质，但被主要用作能量来源，仍可发生负氮平衡，小儿消瘦，肝肾负担加重，增加能耗（蛋白质特殊动力作用较大）；④若能量与蛋白质供给量均不足，脂肪、蛋白质首先供能，负氮平衡更明显，很快发生营养不良。故在膳食安排时如何合理安排三种供能营养素，使其发挥最佳作用十分重要。

4. 维生素和矿物质　维生素是维持正常生理功能所必需的一类有机物质，虽不供应能量，体内需要量也不多，但因体内不能合成或合成量不足，故必须由食物中得到供给。表 6-1 列举了人体所需主要维生素和矿物质的种类与来源。

维生素的种类很多，据其溶解性可分为两大类：脂溶性和水溶性。脂溶性维生素（维生素 A、D、E、K）的特点是：主要改变复合分子及细胞膜的结构，为高度分化组织发育所必需，分子特异性不高，均有前体。易溶于脂肪，故可储存在体内不需每日供应；又因其排泄较慢，缺乏时症状出现较迟，但过量易中毒。水溶性维生素（维生素 B、C）特点是：主要参与辅酶的形成，有高度的分子特异性，没有前体，除了碳、氢、氧以外，还常含有氮、硫、钴等元素，因易溶于水，其多余部分可迅速从尿中排泄，不易储存，故需每日供给；缺乏后症状迅速出现，过量时一般不易发生中毒。

5. 水　为维持生命的重要物质，体内一切新陈代谢、生化、生理过程都需要水，体液主要由水组成。新生儿全身含水量占体重的 78%，1 岁时占 65%～70%，至成人期为体重的 55%～60%。体内水的分布也因年龄而异。新生儿细胞内液与细胞外液分别为体重的 40%和 20%左右。小儿因新陈代谢旺盛，排泄量相对大易发生水代谢紊乱。每日水需要量，婴儿为 150ml/kg，以后每 3 岁减少 25ml/kg，9 岁时为 75ml/kg，成人为 50ml/kg，牛乳含蛋白质和盐较多，故人工喂养儿所需水量比母乳喂养者多。水的来源绝大部分来自饮用水及食物中含的水分，但体内组织代谢及食物氧化过程中也可产生水，称代谢水或内生水，混合膳食约每 418.4kJ（即每 100kcal）产生 12ml 水。

6. 膳食纤维　为来自植物细胞壁的碳水化合物，不为肠道消化酶所水解，而部分能为肠道细菌所水解，虽无营养素功能，但对肠道排便有重要的调节作用。具有生理功能的膳食纤维有：（1）纤维素：能吸收水分。（2）半纤维素：能与阳离子结合，减少其吸入。（3）木质素：能吸附酸性化合物如胆酸。（4）果胶（来自水果）：吸水后可形成凝胶。膳食纤维增加粪便体积，促进排便。

表 6-1　各种维生素和矿物质的作用与来源

维生素种类	作　用	来　源
维生素 A	促进生长发育和维持上皮组织的完整性，增加皮肤和黏膜的抵抗力，间接防止细菌侵袭；为形成视紫质所必需的成分，并有促进免疫力的功能。	肝、牛乳、鱼肝油。其前体胡萝卜素存在于某些有色蔬菜等植物中如胡萝卜、番茄、黄瓜。
维生素 B_1	是构成脱羧辅酶的主要成分，为糖类代谢所必需，维持神经、心肌的活动机能，调节胃肠蠕动，促进生长发育。	米糠、麦麸，豆，花生，肠内细菌和酵母可合成一部分。
维生素 B_2	为辅黄酶主要成分，参与体内氧化过程，维持皮肤、口腔和眼的健康，防止其病变。	肝、蛋、乳类、蔬菜、酵母。
维生素 Pp	是辅酶Ⅰ及Ⅱ的组成成分，为体内氧化过程所必需，维持皮肤、黏膜和神经的健康，防止癞皮病，促进消化系统功能。	肝、肉、谷类、花生、酵母。
维生素 B_6	为转氨酶和氨基酸脱羧酶的辅酶的组成成分，参与神经、氨基酸及脂肪代谢。	各种食物中，亦可由肠内细菌合成。
维生素 B_{12}	参与核酸的合成，促进四氢叶酸的形成等，促进细胞及细胞核的成熟，对生血和神经组织代谢有重要作用。	动物食品、肝、肾、肉等。
叶酸	其活性形式四氢叶酸是体内转移“一碳基团”的辅酶，参与核苷酸的合成，特别是胸腺嘧啶核苷酸的合成，有生血作用。胎儿期缺乏引起神经管畸形。	绿叶蔬菜，肝、肾、酵母较丰富，肉、鱼、乳类次之，羊乳含量甚少。
维生素 C	参与人体的羟化过程和还原过程，对胶原蛋白，细胞间粘合质，神经递质（如去甲肾上腺素）的合成，类固醇的羟化，氨基酸代谢，抗体及红细胞的生成等均有重要作用。防止坏血病。	各种水果和新鲜蔬菜。
维生素 D	调节钙磷代谢，促进肠道对钙、磷的吸收，维持血液钙、磷浓度和骨骼、牙齿的正常发育。	鱼肝油、肝、蛋黄、人体皮肤所含 7-脱氢胆固醇经日光、紫外线照射可形成。
维生素 K	由肝脏利用、合成凝血酶原。	肝、蛋、豆类、青菜。一部分由肠内细菌合成。
钙	为凝血因子，能降低神经、肌肉的兴奋性，是构成骨骼牙齿的主要成分。	绿色蔬菜、乳类、蛋类含量多，豆浆中含量较牛奶为少。
磷	是骨骼、牙齿、细胞核蛋白、各种酶的主要成分，协助糖、脂肪和蛋白质的代谢，参与缓冲系统，维持酸碱平衡。	乳类、肉类、豆类和五谷类。
铁	是血红蛋白、肌红蛋白、细胞色素和其他酶系统的主要成分，帮助氧的运输。	肝、蛋黄、血、豆类、肉类、绿色蔬菜、杏、桃中较多，乳类含量较少。羊乳尤少。

续表 6-1　各种维生素和矿物质的作用与来源

矿物质种类	作　用	来　源
铜	对制造红细胞、合成血红蛋白和铁的吸收起很大作用，与许多酶如细胞色素酶、氧化酶的关系密切，存在于人体红细胞、脑、肝等组织内，缺乏时引起贫血。	肝，肉，鱼，牡蛎，全谷，坚果，豆类。
锌	为很多酶的组成成分如碳酸酐酶，促进 CO_2 交换；与核酸代谢有关的酶，调节DNA复制转录，促蛋白质合成，还参与和免疫有关酶的作用；缺乏时胸腺萎缩，免疫力低下、发育受阻、身材矮小、食欲差、有贫血、皮炎、肠炎等，性发育差，男性需要量高于女性。	鱼、蛋、肉、禽，全谷，麦胚，豆、酵母等，动物性食物利用率高。
镁	构成骨骼和牙齿成分，激活糖代谢酶，与肌肉神经兴奋有关，为细胞内阳离子，对所有细胞代谢过程都重要，常与钙同时缺乏，导致手足搐搦。	谷类、豆类、干果、肉、乳类。
碘	为甲状腺素 T_3、T_4 主要成分，缺乏时引起单纯性甲状腺肿和地方性克汀病。	海产品，如海带，紫菜，海鱼等，含碘丰富。

第二节　婴儿喂养

对于小婴儿来说，喂养的重要意义在于不仅能从食物中获取营养物质，而且也是获取满足感的最大来源，婴儿从这些感受中能获取对生命和人类本能的许多早期体验。因此喂养对婴儿的情感和心理发育具有重要影响。根据婴儿获取食物的方式，喂养可分为三类：母乳喂养、部分母乳喂养（混合喂养）和人工喂养。

一、母乳喂养

母乳是婴儿最理想的天然食品，它的营养成分是最适合婴儿生长发育需要的，故应大力提倡母乳喂养。健康母亲的乳汁分泌量常可满足 6 个月以内婴儿营养需要。

●母乳的分类：
1. 初乳；
2. 过渡乳；
3. 成熟乳；
4. 晚乳。

（一）人乳的成分质量　人乳成分随产后不同时期而有改变，可分初乳、过渡乳、成熟乳和晚乳，据世界卫生组织规定，初乳指产后 4 天以内的乳汁，量少，每次哺喂量 15～45ml，每天约 250～500ml。质略稠而带黄色，比重较高（1.030～1.060），含脂肪少，含蛋白质较多（主要为免疫球蛋白），维生素 A、牛磺酸和矿物质（锌的含量也较丰富），并含有初乳小球（充满脂肪颗粒的巨噬细胞及其他免疫活性细胞），对新生儿生长发育和抗感染能力十分重要。

过渡乳是指5～10天的乳汁，总量有所增加，含脂肪较高，蛋白质及矿物质逐渐减少。成熟乳是指11天～9个月的乳汁，蛋白质含量更低，每日泌乳总量可多达700～1000ml。晚乳是指10个月以后的乳汁，分泌量和营养成分都较少。各期乳汁中乳糖的含量变化不大。

各期人乳的成分（g/L）见表6-2，母乳平均每日泌乳量见表6-3。

表6-2 各期人乳的成分（g/L）

	初乳	过渡期乳	成熟期乳	晚乳
蛋白质	22.5	15.6	11.5	10.7
脂肪	28.5	43.7	32.6	31.6
糖	75.9	77.4	75.0	74.7
矿物质	3.08	2.41	2.06	2.00
钙	0.33	0.29	0.35	0.28
磷	0.18	0.18	0.15	0.13
钠	0.34	0.19	0.11	0.10
钾	0.28	0.59	0.45	0.48
锰	0.06	0.03	0.05	0.04
氯	0.57	0.58	0.35	0.44

表6-3 健康母亲乳汁分泌量

生产后时间	每次哺乳量（ml）	每日平均哺乳量（ml）
第一周	18～45	250
第二周	30～90	400
第四周	45～140	550
第六周	60～150	700
第三月	75～160	750
第四月	90～180	800
第六月	120～220	1000

（二）母乳喂养的特点

1. 营养丰富易于消化吸收，且蛋白质，脂肪，碳水化合物比例适当。人乳中所含乳清蛋白（主要含α乳清蛋白和β乳球蛋白）多而酪蛋白少（占35%），在胃中形成软的絮状凝乳，容易接收消化酶的作用，能较快地从胃进入小肠，较好地被消化吸收。而牛乳中酪蛋白多（80%）故遇胃酸产生凝块不易被消化吸收。人乳中牛磺酸含量达425mg/L，是牛奶的10～30倍。它对婴儿脑发育和视网膜发育有特殊重要意义。

人乳能量50%由脂肪提供，从脂肪成分来看，人乳中脂肪以不饱和脂肪酸较多，比饱和脂肪酸更容易被利用。而牛乳主要含饱和脂肪酸。此外，人乳脂肪颗粒小，且含有脂肪酶，易消化吸收。据研究，人乳中的脂肪95%可在婴儿体内储存；牛奶中脂肪在婴儿体内存留率仅为61%。人乳中还含有较多的不饱和必需脂肪酸（亚油酸），为髓鞘形成和中枢神经系统发育所必需。

从乳糖含量来看，人奶中乳糖含量比牛奶中的高。乳糖对婴儿很重要，它不仅对神经功能的形成，对皮肤、肌腱、骨骼、软骨的发育都有好处，而且有助于钙的吸收，有利于氨基酸和氮的吸收和存留。人乳乳糖量又多以Ⅱ型乳糖为主（占90%以上），能促进肠道双歧杆菌生长，使之分解成乳酸，大便呈酸性，抑制大肠杆菌生长，母乳喂养儿肠道感染、消化不良发生率低。人奶中所含的维生素，如维生素B（硫胺素）、维生素C（抗坏血酸），可以完全供给婴儿。初乳中含维生素A、维生素C、维生素D、维生素E更丰富，但维生素K含量（1.5mg/dl）仅为牛乳的1/4，故单纯母乳喂养儿在满月后应注意可能发生维生素K缺乏。牛奶中虽也含有这些维生素，但经加热消毒后，至少有一部分被破坏了。牛乳乳糖量少，是以甲型乳糖为主，能促进大肠杆菌生长。

●母乳喂养优点：
1. 营养丰富，易于消化吸收。
2. 含有较多免疫因子，降低患病率及死亡率。
3. 经济方便、温度适宜。
4. 避免由过敏引起消化道隐性出血。
5. 增进母婴感情。
6. 促进胎便排出，减轻黄疸。
7. 促进母亲子宫恢复，减少乳母乳腺癌、卵巢肿瘤发病的可能性。

人乳总电解质含量远比牛乳低，这是与婴儿肾不能承受较大溶质的负荷相适应的。钙含量虽远低于牛乳，但钙磷比例合理故吸收率远高于牛乳。铁含量与牛乳相同，但吸收率高达50%，而牛乳仅为10%，母乳喂养儿贫血发生率低。人乳锌吸收率高达62%，而牛乳不足40%。

人乳中含有较多淀粉酶脂肪酸有助消化。牛乳含消化酶量少且煮沸后失去活性。

2. 人乳中含有较多的免疫因子。

（1）分泌型IgA（SIgA）：初乳中多，文献报道可达11g/L，在胃肠道中不易被消化酶所破坏，能有效地抵抗病原微生物的侵袭（细菌、病毒、过敏原）。

（2）乳铁蛋白：初乳中较多，可达1741mg/L，对铁有强大的螯合能力，能夺走大肠杆菌、大多数需氧菌和白色念珠菌赖以生存的铁，从而抑制其生长，为非特异性防御因子。

（3）溶菌酶及其他：溶菌酶可水解革兰阳性细胞壁中的乙酰基多糖，使之破坏并增强抗体杀菌效能；人乳中补体和双歧因子含量也远高于牛乳，后者能促进双歧杆菌生长而抑制大肠杆菌。

（4）细胞成分：初乳中其总量可达6 000万个/ml，其中巨噬细胞占90%，其余为淋巴细胞，粒细胞等。巨噬细胞有抗白色念珠菌和大肠杆菌的作用，并可合成补体溶菌酶等；B淋巴细胞可产生免疫球蛋白A；T淋巴细胞可产生干扰素等。初乳中的初乳小体（充满脂肪颗粒的巨噬细胞），其生理功能尚未明了。

总之，母乳喂养的优点在于营养丰富（特别是蛋白质及各类免疫因子），易于消化吸收。适合婴儿营养需要和消化能力，可减少肠道疾病的发生，减少对铁的吸收不良而引起的缺铁性贫血，及钙、磷吸收不良引起相应疾病的发生。比起人工喂养，温度适宜，经济方便，省时省力。并可保证婴儿正常生长。相反牛乳及牛乳制品价格昂贵，往往仅能获得配制稀释的乳类，添加辅食又常常不够合适，故营养不良发生较为多见。牛血清白蛋白可使少数婴儿发生过敏而引起消化道隐性出血。而人乳中不含上述蛋白，不易发生过敏。

从心理方面看，母乳喂养对婴儿和母亲均有益处。婴儿躺在母亲怀抱中感到舒服和温暖，还有一种安全感。而母亲在哺乳中与婴儿之间乳汁与情感的交流，是不可代替的。哺乳可以加深母亲自身的责任感。此外，婴儿吮吸母乳比从奶瓶吸奶要困难得多，他的小嘴要用力地吮吸，才能吸出乳汁，这能促进婴儿脖颈的发育，避免将来牙齿排列拥挤。

尽早进行母乳喂养可促使胎便排出，利于胆红素的肠肝循环，从而减轻新生儿黄疸。母乳喂养还能刺激子宫收缩使乳母早日恢复健康。研究资料还表明，母乳喂养能减少乳母患乳腺癌和卵巢肿瘤的可能性。

（三）哺乳方法

1. 时间：正常分娩、母婴健康良好的条件下，应尽早开奶，一般在生后半小时内就可让母亲喂奶（瑞典为生后10～15分钟）。最初几日母乳分泌量较少时，也应按需哺乳。吸吮的刺激对以后乳汁正常分泌和母婴相依感情的建立有重要作用。应以婴儿饥饿啼哭为准，根据按需哺乳的原则：第一、二个月不定时给以哺乳，以后根据小儿睡眠规律可每2～3小时喂一次，逐渐延长到3～4小时1次，夜间逐渐停喂1次，一昼夜6～7次，四至五个月后可减至5次，每次哺乳约为15～20分钟，不宜过长，（据测定最初5分钟吸乳量可达50%～60%）。但应根据婴儿吸吮能力的不同，适当缩短和延长吸乳时间，尽量至婴儿吃饱、满足为止。

2. 方法：哺乳前为小儿换尿布，清洗双手，对乳腺和乳头进行湿热敷（温开水）3～5分钟并擦拭，同时按摩乳房，以刺激射乳反射。除在分娩后最初几日乳母可采取半卧位外，一般宜采用坐位。哺乳一侧脚略搁高（脚下可置一小凳）抱婴儿斜坐位。另一手食、中指轻夹乳晕两旁，手撑托住乳房，将乳头和大部分乳晕送于婴儿口中，婴儿下唇略外翻，乳晕下方几乎全部进入口中，而乳晕上方暴露稍多，这样吸吮时便能把乳汁从乳晕下的乳窦中挤入口中咽下。婴儿口与乳房含接良好，吸吮才有效，且可预防乳头皲裂。哺喂时应吸空一侧乳房，再吸另一侧，下次从未吸空的一侧开始，每次哺乳应将乳房吸空，以避免滞留乳汁使泌乳量逐渐减少。哺喂之后将婴儿竖直，头靠母肩，轻拍其背，使胃内空气呃出，以防溢奶、呕吐和窒息。

（四）哺乳注意事项

妊娠期做好母乳喂养的准备，精神上确立母乳喂养的信心（充分认识母乳喂养的优点）并于妊娠晚期做好具体准备：每日用温开水擦洗乳头，向外轻拉几次，以防乳头皲裂和乳头内陷影响吸吮。

乳母应注意营养、睡眠，生活规律、心情愉快，避免吸烟，饮酒及服用某些药物（如阿司匹林，苯妥英钠，苯巴比妥类，利血平，氨茶碱，颠茄类，鸦片类）和抗生素等药物，以免通过乳汁影响乳儿，乳房及其周围皮肤禁用含汞涂剂，在农村应注意乳母衣服或乳房受农药污染的可能性。

乳母患乳房疾病时，如乳头内陷，乳房皲裂（多因哺乳时间过长，唾液浸润所致，少数是因仅含住乳头，未能将乳晕含住之故）。乳房肿胀，乳腺炎皆可用手或吸奶器将奶吸出。特殊情况下可采取一些措施达到间接母乳喂养的效果。乳母发热时，乳汁浓缩，可使婴儿发生消化不良，应将奶汁挤出稀释再喂。婴儿刚出生开始母乳喂养时，乳头常因为婴儿用力吸吮发生破裂，可将奶汁挤出喂养，待乳头破裂处痊愈后再直接喂养。母亲患有慢性疾病，如肾炎、糖尿病、结核病、恶性肿瘤、心功能不全、精神病、癫痫、人类免疫缺陷病毒感染等，应停止哺乳。患急、慢性传染病时可将乳汁挤出经消毒后哺喂。

奶量是否充足可根据喂哺表现及生长发育状况判断。乳儿吸吮时能听到咽奶的声音，哺喂后能安静入睡，体重增加速度正常，则表示奶量充足，反之则不足。

（五）提高母乳喂养率

由于现代生活方式的改变，妇女参加社会生产和活动的愿望，及新一代乳品不断增加等因素，近几年来，许多国家母乳喂养率急剧下降，例如：我国 20 世纪 60 年代为 80％以上，1983 年全国调查表明，城市为 42.5％，农村为 69.9％。1985 年进一步下降到 33.6％，1989 年全国八大城市调查，平均母乳喂养率仅为 23.6％。为了促进母乳喂养，应努力做好以下工作：

1. 加强围生期宣传教育，从产前检查开始，使孕妇做好母乳喂养的心理和生理准备。在医疗单位中，推行有利于母乳喂养的制度，如产后母婴同室，提早哺乳时间，（不迟于分娩后 2 小时），满月前实行按需哺乳等。

2. 哺乳期尽量不用激素类避孕药，以免抑制催乳素的作用，使泌乳呈急剧减少。

3. 保证孕妇和乳母的合理营养，保持身心愉快和充足睡眠，避免精神紧张。

4. 制定有关政策，提供哺乳假期，落实哺乳时间，对乳粉、代乳品的广告宣传和销售都要制定合适的法规，以防止对代乳品的盲目信赖及医务人员在保健咨询中对鼓励母乳喂养的消极态度。

（六）断奶

随着小儿年龄的增长，母乳量和质已不能满足小儿生长发育的需要，同时婴儿各项生理功能日趋成熟，乳牙的萌出，咀嚼能力的增强，逐渐适应非流质食物。

一般在生活 4～6 个月时，开始添加辅食，补充营养所需，又为断奶做准备，断奶具体月龄无硬性规定，一般在一岁左右，但必须有一个过渡阶段（由完全依靠乳类过渡到多元化食物的过程亦称断奶期）。此期间逐渐减少哺乳次数增加辅助食品，切忌骤然断奶，引起小儿不适应，导致摄入量锐减，消化不良甚至营养不良。断奶后应注意调配富营养、易消化的膳食，适宜于年幼儿食用，而不与家人同食成人膳食。仅在母亲突患严重疾病或因急事需外出等特殊情况下方可于短期内完成断奶，这对婴儿有一定风险，当婴儿吵闹过度时可用小量苯巴比妥类药物，乳母可服己烯雌酚每次 5mg，每日三次，同时限制水分摄入，这可使乳汁迅速减少，炎热天气和乳儿患病时宜暂缓断奶。

婴儿喂养模式和辅食添加模式见图 6-1。

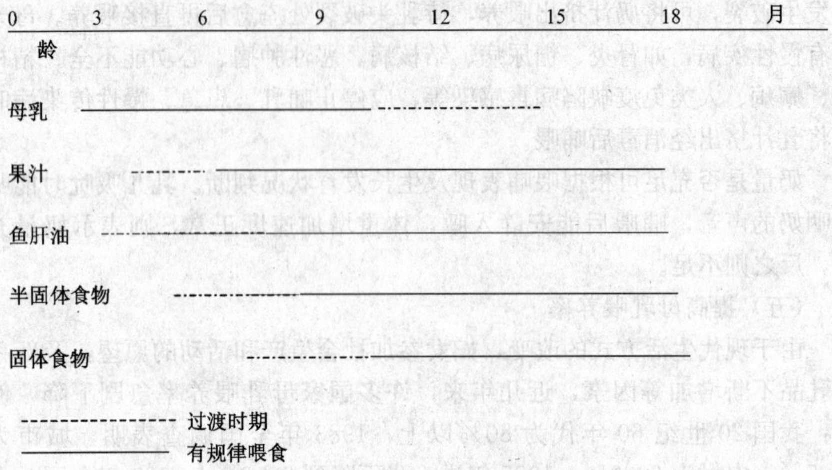

图 6-1 辅食添加示意图

二、人工喂养

由于各种原因，母亲不能亲自哺喂小于 6 个月的婴儿时，完全采用动物乳（如牛乳、羊乳、马奶等）、乳制品（婴儿配方奶粉、全脂奶粉、脱脂奶粉、酸牛奶等）或非乳类代乳品（如豆代乳粉等）喂养的方法，称为人工喂养。由于代乳品所含营养素与天然的人乳差异较大，且花费较大，又要经过消毒程序才能应用，是一种很不理想的喂养方式，故不到万不得已不宜采用人工喂养。人工喂养有许多弊端，下面我们就一一予以叙述。

1. 关于免疫物质的问题。我们知道人乳中含有许多免疫物质，对婴儿的抗病能力极有帮助，而动物乳不含免疫物质，人工喂养孩子抗病能力较母乳喂养者差。

2. 关于乳汁容易被污染的问题。人工喂养用的是动物的乳汁，从动物身上挤出奶，经过运输、储藏、加工，在这里的各个环节中，动物乳汁都有被污染的可能。

3. 关于营养成分的含量与搭配问题。动物的乳汁中一般含有最适宜自己孩子的营养成分。母乳是婴儿最适宜的食物，同样牛乳是小牛最适宜的食物。牛乳中含有对人体不利的异体蛋白，容易导致婴儿的过敏反应。

4. 关于喂养的难度问题。人乳喂养是一个很自然的过程，人工喂养的婴儿则容易发生营养偏差，导致婴儿营养不良，或可能发生过度地喂养，导致婴儿营养过剩。

5. 关于费用和费时等问题。

6. 关于孩子的心理发育问题。母乳喂养的孩子比较容易安静，夜间较少哭闹，从长期的观察来看，母乳喂养的孩子更聪明，这与母乳喂养时的母子之间的皮肤接触、视觉接触所得到的良好刺激，加上母乳中含有的促进婴儿神经精神发育的物质有关。

7. 其他问题。婴儿一天吃的牛奶量过多时，会引起消化不良，吃了未煮熟的牛奶易引起肠道出血，而致小儿贫血。由于各种动物奶及代乳品中的营养成分受生产厂家的控制，一旦购买到假冒伪劣产品，其后果更是不堪设想。人工喂养既然有这么多的缺点，除非存在禁忌证，最好还是选用母乳喂养。

牛乳是最常用的代乳品，其蛋白质含量虽较高，但以酪蛋白为主，酪蛋白易在胃中形成较大的凝块、不易吸收且所含胱氨酸很少。牛乳的脂肪滴大且缺乏脂肪酶故难以消化，所含不饱和脂肪酸（亚麻酸）仅 2%，明显低于人乳（8%），致使人工喂养儿体内亚麻酸的量明显低于母乳喂养者。牛乳含乳糖少且以甲型为主，与人乳中乙型乳糖为主迥然不同，可促进大肠杆菌生长。这也是人工喂养儿易发生腹泻的原因。牛乳含矿物质较多，比人乳多 3～3.5 倍，易使胃酸下降，不利于消化，并且增加肾的溶质负荷，尤其含磷较多，易与酪蛋白结合影响钙的吸收。牛乳最大缺点在于缺乏各种免疫因子，故牛乳喂养儿患传染病机会较多。牛乳易为细菌所污染，加热消毒后，细菌虽可被杀灭，但其有害代谢产物依然存在。人乳与常用动物乳成分的比较见表 6-4。

表 6-4　人乳与各种动物乳成分比较（g/L）

	蛋白质	酪蛋白	白蛋白	脂肪	糖	盐类
人乳	12	2.4	9.6	38	68	2.0
牛乳	35	30	5	37	46	7.5
羊乳	40	32	8	48	48	8.5
驴乳	21	8	13	15	60	4.5
马乳	25	—	—	19	62	5.0

羊乳的营养价值与牛乳大致相同，蛋白质凝块较牛乳细而软，脂肪颗粒大小与人乳相仿，但羊乳中叶酸含量很少，长期哺给羊乳易致巨幼红细胞性贫血。马乳的蛋白质和脂肪含量少，能量亦低，故不宜长期哺用。

（一）奶方的配制：动物乳的主要营养成分应尽可能调配至与人乳相仿，并保持无菌和易于消化。举牛乳为例：

1. 稀释　牛乳中所含的蛋白质和矿物质比人乳多 2～3 倍，为了使之接近人乳，应加以稀释。若用米汤稀释不仅能增加热量、防止大蛋白凝块形成，还可防止肠道内发酵。稀释的程度与小儿月龄有关，生后二周以内者可采用 2∶1 奶（即 2 份牛乳，加 1 份米汤），以后逐渐过渡到 3∶1 或 4∶1 奶，满月后不必再稀释即可用全奶。

2. 加糖　牛乳中碳水化合物浓度低于人乳，应加糖以改变三大产能物质的比例，利于吸收。一般每 100ml 牛奶中可加蔗糖 5～8g。

3. 煮沸　奶类最适合细菌生长，易传播各种疾病。煮沸可达灭菌要求，自然使蛋白质变性，在胃中不易凝成大块。煮沸时间不易过度，以免短链脂肪挥发而失去香味，酶及维生素也易遭到破坏。除煮沸以外，还有水浴法消毒，牛奶置于奶瓶中隔水蒸，煮沸时间不超过 5 分钟，立刻冷却。此法对奶香味影响不大，奶质破坏也少。

4. 喂养时间　初生婴儿每昼夜8次，每3小时1次；以后逐渐改为7次，减去夜间的1次。2～3个月时每日6次，间隔时间可延长至4小时；4～6个月，每日5次，晚间可不喂乳。

（二）奶量的计算：按乳儿每天所需总能量和总液量计算，若4个月龄乳儿，每日需能量110kcal/kg，每日需液量150ml/kg，体重为6kg，则总能量660kcal，每100ml牛奶的能量为65kcal，加入8g糖后的热量约为100kcal。故每日哺给含8%糖的牛奶660ml即可满足能量需要，总液量为150ml/kg×6kg=900ml，扣除660ml牛奶量外应再补水240ml，若每日哺乳5次则每次8%糖奶130ml，奶间喂水50ml。则奶方为：鲜牛奶660ml，蔗糖52.8g，（即8%糖牛奶量660ml）温开水（或果汁）250ml。满6个月的婴儿，当逐渐添加其他蛋白质食品时，每日供给的牛乳量则应相应减少。

（三）注意事项

1. 婴儿食量个体差异较大，故上述奶方仅限于初次配奶，以后可按婴儿食欲好坏，体重增减及大便性状随时增减，切忌过少、过稀以导致营养不良，过多、过浓以导致消化紊乱。每次准备的奶量宜稍多于计算量，以免措手不及。

2. 若无冷藏条件，最好分次配制，以确保安全。奶瓶以直式为宜，便于清洗，奶头要软硬适中。全部用具均需严格消毒，每次哺喂后先洗净，然后放入冷水桶中煮沸，再投入橡皮奶头煮3～5分钟。

3. 加糖不是为了增加甜味，而是补充碳水化合物和热量的不足。以蔗糖最为常用，但其味较甜，长久使用使婴儿不愿进食其他辅食。

4. 6个月内尽量不用鲜牛奶作为婴儿主食品。鲜牛奶喂养存在以下的几个问题：营养成分不符合小婴儿生理；营养价值难以保证；卫生问题较多，可引起婴儿胃肠道隐性出血。

5. 其他：奶液的温度应与体温相应，可先滴于手背，感觉适宜即可，哺喂姿势，防吐方法，哺喂次数，时间间隔均与母乳喂养相同。哺喂时应使乳液充满乳头，以减少空气吞入，避免溢乳。乳头孔洞大小以瓶内盛水倒置可连续滴出水滴为宜。

（四）牛乳制品和其他乳品

美国儿科科学院委员会推荐：不能母乳喂养时，优先选择配方乳。目前发达国家婴儿喂养首选母乳喂养（喂养率已达80%）。不能或不愿母乳喂养者选择豆代乳粉或配方奶粉。根据我国国情，4～6个月以内应当首选母乳喂养。如无母乳，且经济条件允许，选配方奶粉；经济条件较差，则选择全脂奶粉。不能选择脱脂奶粉、炼乳、麦乳精作为婴儿的主食品。牛乳制品和其他乳品主要有以下几类。

1. 全脂奶粉：是鲜牛奶经高温灭菌、真空浓缩、喷雾干燥一系列工艺加工而成，其中蛋白质占25%，脂肪占28%。加热可使蛋白质变性易于消化，并可减少致敏的可能，虽维生素略有损失，但干粉便于贮存和运输，故奶粉仍有较大的优点。按重量计 1 份奶粉加 8 份水（如 30g 加 240ml 水）即成全脂奶，实际应用时常以容积计算，即 1 容积奶粉加 4 容积的水即可，其成分与鲜牛奶相似。

2. 脱脂乳：将牛乳顶层脂肪脱去而成，其脂肪含量可分为 1%、0.5%、或 0.1%，脱脂乳亦可制成奶粉。脱脂乳所含脂肪量少，能量不足故仅适于腹泻儿童短期应用。

3. 蒸发乳：将鲜牛奶经真空浓缩至原体积一半，然后装罐消毒而成。牛奶经蒸发和密闭消毒后，脂肪球变小，蛋白质变性，易于消化，若加等量水分稀释即成鲜牛奶。蒸发乳适于胃容量小而需要较多营养素的低体重儿。

4. 甜炼乳：在鲜牛奶中加入 16% 蔗糖，再真空浓缩至原体积的 2/5 即成，因其粘性大，渗透压高故保质期较长。食用时需稀释多倍才不致太甜，此时导致蛋白质脂肪含量过低，故本品不适合婴儿喂养，哺喂炼乳的婴儿初起体重增长颇快（过多的糖转化成脂肪之故）。但日久可见肌肉松软，脸色苍白，且有发生维生素缺乏的可能。

5. 酸牛奶：在煮沸冷却至 60℃左右的鲜牛奶中加入食用乳酵母菌，经发酵即成。或在 1 升灭菌鲜牛奶中慢慢地边搅拌边加入 5%～8% 乳酸（亦可用枸橼酸，稀盐酸）5～8ml 即成。酸奶凝块细小易于消化，酸度高，尚可减少胃酸消耗，并有一定抑菌作用。故可用于健康小儿，对消化不良小儿尤其适用。

6. 蛋白乳：在 1 升全脂牛奶中加入 500ml 酸牛奶所含的蛋白质、脂肪等即成。适用慢性消化不良，肠炎等患儿。

7. 奶糊：鲜牛奶中加入 3%、5% 或 10% 淀粉（奶糕等制品）和少量糖类即可制得奶糊。适用于 3～4 个月以后的婴儿，或在容易反胃、溢乳时使用。

8. 配方奶：是以牛乳为原料专门为喂养婴儿而配制的奶粉，它根据出生婴儿在不同生理阶段的特点和生理需要，以母乳为标准，将牛奶经过科学的改良，其营养素的含量和组成接近母乳（见表 6-5），它可以提供不同阶段婴儿所需的营养成分，是母乳不足婴儿的理想选择。多被称为“母乳化”奶粉，是人工喂养之首选。

表 6-5 母乳和牛乳、配方奶粉的营养素

成 分	母 乳	牛 乳	配方奶粉
热卡（kcal/dl）	68.0	66.0	67.0
蛋白质（g/dl）	1.2	3.5	1.4～1.7
乳白蛋白（g/dl）	0.7	0.5	
酪蛋白（g/dl）	0.5	3.0	
脂肪（g%）	3.5	3.5	3.4～3.6
碳水化合物（g/dl）	7.5	4.8	7.2～7.6
无机盐（mg/dl）			
钠	15.0	58.0	14～21

续表 6-5 母乳和牛乳、配方奶粉的营养素

成 分	母 乳	牛 乳	配方奶粉
钾	55.0	138.0	65～72
氯	43.0	103.0	39～49
钙	33.0	125.0	42～46
磷	15.0	120.0	21～41
铁	0.1	0.1	0.4～0.8
锌	0.4	0.4	
铜	0.1	0.01	
维生素（μg/dl）			
Vit A	75.0	41.0	
Vit B_1	14.0	43.0	
Vit B_2	40.0	45.0	
Vit B_6	2.0～15.0	64.0	
叶酸	0.14	0.9	
Vit B_{12}	0.03	0.2	
Vit C	5.0	1.1	
Vit D	0.04	0.02	
Vit E	0.25	0.07	
Vit K	1.5	6.0	

9. 代乳品黄豆制品

豆浆是大豆加水磨成的浆液，含大量优质大豆蛋白、B族维生素及铁、钙等无机盐。其价格低廉，原料来源充足，在动物乳缺乏时，可作为婴儿的代乳品。湿制法制作豆浆时，选用优质大豆，洗净，以豆与水1∶8的比例，将大豆浸泡8小时以上，用石磨或搅拌机细研，去渣留汁，煮开后即可得熟豆浆。每500g豆浆中加食盐0.5g，乳酸钙1.5g，淀粉10g，蔗糖30g，这样制得的豆浆含蛋白质3.5%，碳水化合物9%，但脂肪不足，且制作麻烦，难以长久保存。目前市场出售的豆浆粉，为豆浆通过喷雾法制成，成分固定，易于消化吸收。每100g豆浆粉中加入食盐1g，乳酸钙1g，淀粉20g，蔗糖40g，用开水冲调稀释到1000ml。喂哺时，开始可稍淡，以后逐渐加浓，使婴儿渐渐适应。喂养方法及每日喂养次数可与牛乳喂养相仿，豆浆喂养时应特别注意补充鱼肝油和钙。近年来有以大豆粉为基础加入蛋黄粉、米粉、蔗糖、核黄小米粉、骨粉、食盐等组成的代乳粉，如5410代乳粉、多维乳儿粉、光明、新苗、育红、宝宝乐等，各有其特点，对患有乳糖不耐受症，半乳糖血症或对牛奶蛋白过敏者，黄豆类代乳粉品最为适用，几种常用的黄豆类代乳粉的营养成分见表6-6。

表 6-6　各种豆代乳粉的营养成分

食品	蛋白质	脂肪	糖	钙	磷	热能 MJ（kcal）
5410 代乳粉	17.1	12.8	66.0	0.90	0.49	1.87（448）
新苗豆蛋代乳粉	14.5	8.7	69.0	0.43	0.25	1.77（423）
新 5 号代乳粉	15.8	12.0	68.3	0.55	0.65	1.68（444）
宝宝乐乳儿粉	14.0	8.0	64.0	0.60	—	—

三、辅助食品

（一）添加辅食的目的

人类不同于动物，不会从吃奶直接过渡到吃固体食物，因此，断乳期是人类不可逾越的一个阶段，断乳期一般从婴儿 7 个月开始，需要 8～9 个月时间。在这一阶段，乳类仍是供应能量的主要来源，而泥糊状食品是必须添加的食物。母乳是婴儿最理想的食物，但婴儿生长发育极快，一般大于 4 个月乳儿单纯母乳不能满足其生长发育需要，人工喂养也因胃容量有限，不能单靠牛奶来满足需要。而且婴儿开始出牙，逐渐学会咀嚼、吞咽食物，消化机能也逐渐增强，能够接纳各种食物。从完全靠吃奶生存的时期向吃成人类食品过渡的这段时期称断奶期。该时期相应的婴儿食品称断奶食品。断奶食品的状态也与该阶段婴幼儿的发育特点相适应。从一开始细腻、滑润的泥状食品到最后的正餐食品，食物颗粒逐渐增大，硬度增加，最后接近于成人食品。

●添加辅食目的：
1. 补充乳类营养素的不足。
2. 改变婴儿食物质量以满足其生理需要并为断奶做好准备。
3. 培养婴儿良好的饮食习惯。

（二）添加辅食的原则

1. 从少到多　使之有个适应过程，如添加蛋黄，宜由 1/4 个开始，5～7 天后无不良反应可增加到 1/3～1/2 个，以后逐渐增加到一个。

2. 由稀到稠　开始喂稀粥，以后再增稠到软饭。

3. 由细到粗　如增添绿叶菜，从菜汤到菜泥，乳牙萌出后试食碎菜。由泥、末、碎丁、丝、片、小块循序渐进。

4. 由一种到多种　习惯一种食物后加另一种，不要同时添加几种辅食，否则易引起消化吸收不良。

5. 应在婴儿健康、消化功能正常时逐步添加。一般在喂奶之前，有饥饿感时添加，较易接受。

（三）添加辅食的具体步骤

辅食添加必须选择适当的时间。过早添加婴儿不能消化的辅食，会引起腹泻。添加辅食过晚，将导致营养缺乏，不利于健康。母乳所含维生素 C、D 不足，故生后 2 周起即可逐步添加浓缩鱼肝油和维生素 C。1～4 个月婴儿，由于母乳中缺乏铁质，维生素 B、C、D 含量不能满足婴儿需要，煮过的动物乳和乳粉中维生素 C 几乎都已丧失，豆制代乳品内维生素 A、C、D、核黄素及钙的含量很少，因此应首先补充以下辅助食品。

1. 菜汁和果汁　人工喂养婴儿应从第一个月开始添加菜汁和果汁，母乳喂养的婴儿可稍延迟。

2. 维生素 D　出生 2 周即可喂养维生素 D 制剂，每日供给维生素

D400IU 预防量，以防止佝偻病发生，从每天 1～2 滴，以后逐渐增加。

3. 补充铁质　婴儿出生四个月后，体内的储存铁基本耗尽，如不及时补充，易发生缺铁性贫血。一般可加蛋黄，先由 1/4 起，逐渐到 1/2，以后整个蛋黄，把煮熟的蛋黄研碎，调在牛乳中喂食。各种辅食添加顺序见表 6-7。

表 6-7　婴儿辅食添加顺序

月　龄	添加的辅食	供给的营养素
1～3 个月	鲜果汁 青菜水 鱼肝油制剂	维生素 A、C 和矿物质 维生素 A、D
4～6 个月	米糊、乳儿糕、宝宝乐、烂粥、蛋黄、鱼泥豆腐、动物血类、菜泥、水果泥	补充热量 动、植物蛋白质、铁 维生素 A、B、C、纤维矿物质
7～9 个月	烂饭、烤馒头片、饼干 鱼、蛋、肝泥、肉末、豆腐	增加热能、训练咀嚼 动物蛋白质、铁、锌、维生素 A、维生素 B
10～12 个月	稠粥、软饭、挂面、馒头、面包、碎菜、碎肉、油、豆制品	热能、维生素 B 矿物质、蛋白质、维生素、纤维素、训练咀嚼

四、注意事项

添加辅食时，让孩子先从吸吮进食逐步过渡到用匙、杯、碗、筷进食，从接受授食逐步过渡到主动进食。不要将辅食添加到婴儿奶瓶中，用汤匙喂婴儿可锻炼嘴和舌的协调能力，辅食越稀，婴儿越易吸收，最好是一汤匙谷类食物加 4～6 汤匙水，随着月龄的增大，加水量也随之减少。水果较甜，在添加水果之前应先喂蔬菜，孩子比较容易接受。

喂哺一种新的食物，应选择在孩子饥饿的时候开始，但不要强迫他把碗里的东西吃得干干净净，否则可能导致孩子产生逆反心理，影响日后的辅食添加。每增加一种辅食后，注意观察孩子的精神、食欲、大小便是否受到影响。如果无甚影响，二三天后就可逐渐增加量。每次让孩子尝试一种新口味，等他慢慢适应一星期后，再添加另一种。在孩子适应了单味辅食后，可以开始混合两种或两种以上的食品一起喂哺（如从菜粥到鱼泥粥，再到鱼泥菜粥等）。等孩子适应了各种辅食后，食品制作应逐渐由精细过渡到粗糙，一般从泥、末、碎丁逐步过渡到丝片、小块。在孩子生病期间，应暂缓添加辅食。康复后先逐步过渡到以前的饮食，以后再循序添加。

在添加辅食时，要时刻注意婴儿对食物有无过敏反应。以下是食物过敏反应的几种可能表现：①腹胀；②皮疹；③腹泻；④流涕或流泪；⑤异常不安或哭闹。出现过敏反应后应停止喂最近添加的食物，严密观察并寻找原因，待排除原因后，再逐渐从少量开始添加。

第三节 儿童、少年膳食安排

一、合理营养与平衡膳食的重要意义

食物与营养是人类赖以生存的基本条件，对于处在生长发育期的儿童，更具重要意义。过去人们过多强调儿童应摄入“足够”营养，这是不够妥当的。

平衡膳食是指与人体的营养生理需要呈平衡关系的膳食组成。要做到平衡膳食、合理营养，需具备以下 4 个条件：①种类齐全；②数量适宜；③比例均衡；④无毒无害。

以上所说的“种类齐全”、“数量适宜”、“比例均衡”并不要求在某一餐或某一天的膳食中严格做到，在实际生活中由于饮食习惯、食物来源、食谱变化等因素的影响，也不可能做到。一般以“周”为单位，通过膳食计划和管理，在科学知识指导下使儿童摄入丰富多样的食物，达到以上要求即可。

二、我国儿童目前主要营养与喂养问题

目前我国儿童正处在营养缺乏（主要在农村和老少边穷地区）和过度营养（主要在大、中城市及经济发达地区）并存的时期。

营养素摄入不均衡：

根据全国及各地营养调查，我国儿童不同程度地存在多种营养素摄入不足的问题，尤以钙、铁、锌、蛋白质、热能、维生素 A 等为著。

与此同时，在部分地区也存在某些营养素过度摄入的倾向，例如大中城市中部分独生子女中热能含量过高而发生单纯性肥胖。

国家统计局 1992～1998 年进行的中国儿童情况抽样调查表明：

我国 5 岁以下儿童体重不足（即低体重）检出率城市已由 6.5%下降为 2.7%，农村由 20.0%降至 12.0%。生长迟缓（即身高不足）检出率城市由 11.4%降至 4.1%，农村由 39.8%降至 22.0%。可见农村仍较城市严重。

1987～1993 年的调查资料表明，我国 3 岁以下儿童佝偻病患病率为 26.5%，学龄前儿童血清维生素 A 低于 0.70μmol/L（20μg/dl）者占 21.4%～39.3%；全国有地方性甲状腺肿患者 800 万人，克汀病 20 万人，亚临床克汀病患者 800 多万人。

三、营养过剩问题与“富裕性疾病”正在发展

尽管我国儿童目前营养问题主要是营养缺乏，但在一些地区和人群中，也存在某些营养素摄入过多引起的营养失调症，特别是单纯性肥胖、儿童高血压、高脂血症等所谓的“富裕性疾病”。

据1996年我国儿童单纯性肥胖抽样调查，肥胖总检出率男、女分别为2.2%和1.9%，体重超重率男、女均为4.2%。天津市对1170名7～12岁儿童调查发现，原发性高血压检出率为0.94%，肥胖检出率为8.2%，肥胖儿高血压检出率为3.13%。做生化检查的68名肥胖儿中，有1～3项血脂异常者占44.12%（另外363名非肥胖儿的异常率为25.07%）。单纯性肥胖儿已出现了血液流变学特征性改变，具有成人后发生动脉粥样硬化性疾病的潜在病理基础。

儿童肥胖初始年龄为1岁以内，占23.20%，3岁以后占56.51%，这与遗传、饮食、行为因素及运动过少有关。所以：儿童肥胖的预防重点应放在学龄前期，不仅家庭要改变肥胖儿的生活模式，而且应加强托幼机构对超重儿童的膳食管理。

儿童膳食指南

婴儿：鼓励母乳喂养；4个月后逐步添加辅助食品。

幼儿与学龄前儿童：每日饮奶、养成不挑食的良好饮食习惯。

学龄儿童：保证吃好早餐、少吃零食、饮用清淡饮料，控制食糖的摄入，重视户外活动。

青少年：多吃谷类，供给充足的能量；保证鱼、肉、蛋、豆类和蔬菜的摄入；参加体力活动，避免盲目节食。

四、合理的儿童食谱必须符合下列基本原则

（一）各种营养素和能量的摄入能满足该年龄阶段的生理需要　1～2岁的小儿每日能量供给为4.6MJ（1100kcal），2～3岁为5.0MJ（1200kcal）；蛋白质每日40g左右，其中优质蛋白（动物性蛋白和黄豆蛋白）应占总蛋白量的1/3～1/2。蛋白质、脂肪、碳水化合物，供能量之比为10%～15%：25%～30%：50%～60%。

（二）食物的性质应适合该年龄段的消化能力　幼儿食品应较细软，避免刺激性和过于油腻，小于3岁托幼机构小儿，宜采用混拌在一起的食物，以利自食。大于4岁的儿童，食谱可接近成人；大于6岁儿童可与成人同桌进餐。饮食的质与量应保持恒定，隔段时间大餐一顿的做法，不仅与身体无补且易造成消化功能紊乱。1～6岁儿童每日需要食品种类、质量，参见表6-8。

表6-8　1～6岁儿童每日需要食品种类与数量（g）

年龄（岁）	糖	油	蔬菜鲜豆	豆制品	蛋或肉	鱼或肉	牛奶或豆浆	白糖
1～3	150	25	100～150	15～100	50	50～100	150～250	10～12.5
3～6	180	25	250～100	50～100	50	50～100	250	10～12.5

（三）保持良好的食欲

应注意以下几点：①食物品种多样化，注意动植物性食品相互搭配，动物性为主（吸收率高），植物性为辅（吸收率低），以增加蛋白质互补作

用。注意食物种类要多样，但每种食品量不宜过多，俗称“少量多样”避免食品单调，以提高营养素的利用率，保证供给平衡膳食。②食物烹调的色香味形。同种食物每日可变换做法，以引起小儿兴趣。③幼儿有自己抓食的倾向，应该顺其自然，强迫易产生反拗心理。但较长时间内小儿拒绝基本营养必须食品如：乳类、蛋类、豆类，应做必要的检查，以除外食物变态反应和缺锌引起的可能性。④良好的进食环境，清洁整齐，安静舒适，进食前避免做剧烈活动及给予糖果零食等。⑤良好的饮食习惯，定时进餐，不挑食，细嚼慢咽，不吃零食等。饭前洗手，餐时可协助用匙，2～3岁可培养用筷子，从小培养起良好习惯。

（四）烹调方法：粗糙生硬，油腻带有刺激、酸辣食品，咖啡浓茶，辣椒等对幼儿皆不适宜。带刺、带壳、带骨的食品皆应剔除后食用。花生、瓜子、核桃等干果皆应磨碎后食用以免有呛入气管的危险，洋葱、生萝卜等胀气食品可少量食用。高熔点的动物脂肪不易消化，应尽量选用植物油类。芹菜、韭菜、豆芽、咸菜等富含植物纤维的食品也宜少吃。各年龄小儿食谱举例见表6-9、6-10。

五、幼儿期膳食安排

1～3岁幼儿处于以乳食为主转变为普通饮食为主的时期，此时乳牙已逐渐长齐，脾胃功能尚弱，生长发育速度较婴儿期明显减慢，但仍高于其他儿童时期。这一时期幼儿喂养相当重要。

幼儿膳食宜软、碎、新鲜，忌油腻煎炸食物以及辛辣食物，宜含有丰富的营养，以谷类食物为主食，辅以肉蛋、豆类及蔬菜等。

幼儿就餐次数可根据食量每天安排4～5次，除三次正餐外，加1～2次点心，平时应注意培养幼儿良好的膳食习惯，吃饭定时，每餐定量，不随便吃零食。食物品种应多样化，粗细都有，荤素菜搭配，培养不挑食、不偏食的习惯。

除此以外，还应通过变换食物品种、花样，创造愉快的进食气氛来激发幼儿的进食兴趣。

表6-9　1～3岁小儿膳食举例

时间	食　品
早7时	牛奶 馒头片（面包片） 鸡蛋羹
中午12时	软饭幼儿可食用菜肉包子 碎肉（肉松）幼儿可食用菜肉包子或食用狮子头等 碎菜（植物油）
下午3时	豆浆 甜饼干 水果
下午6时	烂菜碎鱼（鱼松）番茄（植物油）幼儿可食馄饨等有馅食品

六、学龄前期小儿膳食

4～6岁小儿膳食基本接近成人，主食由软饭转为普通米饭、面食，菜肴同成人，但仍应避免过于坚硬或油腻的食物及过于辛辣的食品。饮食要多样化，荤素搭配，粗细粮交替，保证供给平衡膳食，培养良好的饮食习惯，避免偏食、挑食、多吃零食。

表 6-10　3～6岁小儿食谱举例

时间	食　品
早7时	豆浆（或牛奶）或粥 菜包（馒头） 鸡蛋或熟肉类
上午11时	米、面食 鱼类、如红烧鱼内加入豆制品少量、木耳少量、蘑菇少量；或“狮子头”内加少量豆腐、少量蘑菇、少量海米（虾皮等）、肉类、豆腐、青菜
下午3时	点心、牛奶（或酸奶）水果
下午6时	有馅类食品，或上述鱼类肉类禽类。 （馅中含肉菜海米等多样）

水果宜在饭前一小时，饭后两小时食用。

七、学龄期儿童少年膳食安排

6岁小儿进入小学，其小学低年级学生生长发育较平稳，每年体重约增加2kg，身高约增加5～7.5cm（因受遗传因素影响个体差异较大）但到小学六年级（10～12岁）部分小儿已进入青春期，进入人生第二生长发育加速期，身高体重增加迅速（每年体重增加4～6kg，身高增加7～8cm），女孩青春期（11～12岁至17、18岁）比男孩（13～14岁至18～20岁）早2年，第二性征逐渐明显，生殖器官逐渐成熟，心理活动渐趋复杂。

对营养素和能量的需要也比成人多。故膳食安排要营养充足，饭菜合宜，以保证身心顺利发展。

注意以下几点：

1. 食物花色品种多，除米、面类主食外，要注意摄入优质蛋白（动物性优质蛋白有奶、蛋、鱼、肉类，植物性优质蛋白只有大豆蛋白）动物性为主、植物性为辅并互相补充，另外加大蔬菜供给量（特别是绿叶菜）和新鲜水果，以做到粮食粗细搭配，副食荤素搭配以达到平衡膳食。

2. 三餐一点比较合适，能量分配早餐20％～25％，午餐35％，点心10％～15％，晚餐30％。早餐要吃饱，还要吃好（奶、蛋、肉）以利于紧张的学习，有条件者可供课间餐（点心、豆浆）。

3. 培养良好饮食习惯，不挑食、偏食，少吃零食（特别是甜饮料），餐前洗手注意卫生，进餐时不看书报、电视，集中思想用餐，参考用量如下：主食300～400g，鱼肉禽等100～150g。鸡蛋1只，豆制品50～100g，蔬菜300～500g，水果一次，植物油10～15g，食盐5g。

（孙金英　李锦云）

第四节　蛋白质-热能营养不良

蛋白质-热能营养不良（protein-energy malnutrition，PEM）是由于缺乏能量和（或）蛋白质所致的一种慢性营养缺乏症，主要见于婴幼儿（$<$3岁），常因喂养不当、消化系统先天畸形、急慢性传染病、先天不足（早产、多胎）所致长期摄入不足，或消化吸收障碍，致使体重明显减轻、渐进性消瘦、皮下脂肪减少和皮下水肿，且伴有各器官功能紊乱。本病在发展中国家、贫困地区发病率较高。

●临床分型：
消瘦型——能量供应不足为主。
浮肿型——蛋白质供应不足为主。
消瘦-浮肿型——介于二者之间。

临床上分为:以能量供应不足为主的称消瘦型;以蛋白质供应不足为主的称浮肿型称夸希奥克病(Kwashiorkor disease),介于两者之间的称消瘦-浮肿型。

【病因】

●病因：
1. 长期摄入不足；
2. 消化吸收障碍；
3. 需要量增多；
4. 消耗量过大。

一、长期摄入不足　母乳不足而未及时添加其他乳品；奶粉配制过稀；突然停奶而未及时添加辅食；长期以淀粉类食物（碳水化合物：粥、米粉、奶糕）为主；不良饮食习惯如偏食、挑食、吃零食过多，或早餐过于简单等。

二、消化吸收障碍　消化系统解剖或功能异常，如裂唇、裂腭、幽门梗阻、迁延性腹泻、过敏性肠炎、肠吸收不良综合征等，皆可影响食物的消化、吸收。

三、需要量增多　急、慢性传染病（如麻疹、伤寒、肝炎、结核）后的恢复期，早产、双胎，生长发育快速阶段等，均可因需要量增多，而造成相对缺乏。

四、消耗量过大　急性发热性疾病、大量蛋白尿、糖尿病、甲状腺功能亢进、恶性肿瘤等，均可使营养素消耗增多。

【病理生理】

一、新陈代谢异常

（一）蛋白质　由于摄入不足需动用体内蛋白质供能，使组织蛋白质消耗，体内蛋白质代谢处于负平衡。当血清总蛋白浓度$<$40g/L，白蛋白$<$20g/L，便可发生低蛋白性水肿。

（二）脂肪　由于能量供应不足，机体动员脂肪大量消耗，故血清胆固醇下降；加重肝负担，导致肝脂肪浸润及变性。

（三）碳水化合物　营养不良小儿由于食欲不振、食量过少和消耗增多，故碳水化合物首先受到影响，易发生低血糖。轻度时症状不明显，重者可致昏迷，甚至猝死。

（四）水、盐代谢　营养不良时，体内组织消耗多于水的消耗，全身总液量相对为多，消耗大量脂肪，细胞外液容量增加，低蛋白血症可使之加剧呈现浮肿，PEM时ATP合成减少，可影响细胞膜上钠泵的逆转，使钠在细胞内潴留。故 PEM 患儿细胞外液一般为低渗状态，易出现低渗性脱水、酸中毒、低血钾、低血钙和低血镁症，约有 3/4 患儿伴有缺锌。

（五）体温调节　体温偏低，可能与①热能摄入不足；②皮下脂肪较薄，散热快；③血糖降低；④氧耗量、脉率和周围循环量减少有关。

二、各系统组织器官功能低下

（一）消化系统　胃肠蠕动减弱、消化液和酶分泌减少、酶活力减低、菌群失调，导致消化功能下降、食欲低下和腹泻。

（二）循环系统　心肌细胞萎缩、收缩力减弱，心每搏输出量减少，血压偏低，脉细弱。循环功能低下。

（三）泌尿系统　表现为肾功能减退，尿浓缩功能减低，引起尿量增多，比重下降。肾血流量、肾小球滤过率及肾小管回吸收功能均低下。

（四）神经系统　患儿表情淡漠、反应迟钝、记忆力减退等神经抑制症状，亦可出现抑制与烦躁不安交替出现。智能和学习能力低下。

（五）免疫功能　非特异性（如皮肤黏膜屏障功能、白细胞吞噬功能、补体功能）和特异性免疫功能均明显降低。患儿 OT、PHA 等皮肤试验多呈阴性。PEM 时可有体液免疫 IgG 亚类缺陷，多为 IgG_2 和（或）IgG_4 缺陷，和细胞免疫 T 细胞亚群的改变，T 细胞总数（CD_3）和 T 辅助 CD_4、T 抑制 CD_8 比值均降低。总之，由于 PEM 患儿免疫功能全面降低，极易并发各种感染性疾病和各种慢性传染病如结核病、霉菌病等，且病情危重，迁延不愈。

●临床表现：
1. 体重不增是最早出现的症状。
2. 腹部皮下脂肪是判断营养不良程度的重要指标之一。

【临床表现】

体重不增是最早出现的症状，随即体重下降，病久身高亦低于正常。皮下脂肪逐渐减少以至消失，首先累及腹部，其次为躯干、臀部、四肢，最后为面颊部。腹部皮下脂肪是判断营养不良程度的重要指标之一。随着疾病的进展，初起仅体重减轻，皮下脂肪变薄（腹壁厚度为 0.8～0.4cm），皮肤干燥，但精神状态正常，身高不受影响。继之体重进一步下降（为正常的 25%～40%），皮下脂肪亦进一步减少（腹壁皮下脂肪厚度小于 0.4cm），皮肤干燥、苍白，肌肉松弛，身高停止增长。病情继续恶化时，体重明显减轻（为正常的 40%以上），皮下脂肪消失，额部出现皱纹，面如老人，皮肤苍白、干燥、无弹性，肌肉萎缩，韧带松弛、脱臼，精神萎靡，反应差，体温偏低，脉细无力，智力、体力均落后，消化、吸收功能低下，食欲低下，常发生呕吐、腹泻、便秘交替，小儿身高亦明显低于同龄儿。部分小儿因血浆白蛋白低下而出现浮肿，大多自下肢开始，呈凹陷性，渐及外阴部、腹壁、上肢及面部，严重者全身水肿，甚至引起胸腔及腹腔积液。头发干枯细脆，颜色黄灰，易折断，指甲变薄易断；循环不良，血压低，心率慢，四肢发凉，心电图呈低电压，T 波可低平。

●并发症：
1. 营养性贫血；
2. 各种营养素缺乏；
3. 感染；
4. 自发性低血糖。

【并发症】

一、营养性贫血　与缺乏铁、叶酸、维生素 B_{12}、蛋白质等造血原料有关，其中以营养性小细胞性贫血（即缺铁性贫血）最为常见。

二、各种维生素缺乏　常见为维生素 A 缺乏，有时亦有维生素 B、维生素 C、维生素 D 的不足。

三、感染　由于免疫功能低下，易患各种感染，如上呼吸道感染、鹅口疮、肺炎、中耳炎、尿路感染、败血症、结核病等；特别是患婴儿腹泻，常迁延不愈，加重营养不良，造成恶性循环。

四、自发性低血糖　表现为神志不清、面色灰白、脉搏减慢、呼吸暂停、体温不升等，但无抽搐。若不及时治疗，可因呼吸麻痹而死亡。

【实验室检查】

血清白蛋白浓度降低是最具特征的表现，但由于半衰期较长（19～21天），故不够灵敏。近来认为某些代谢周期较短的血浆蛋白质具有早期诊断价值，如视黄醇结合蛋白（半衰期为 10 小时）、前白蛋白（半衰期为 1.9 天）、甲状腺结合前白蛋白（半衰期 2 天）和转铁蛋白（半衰期 3 天）等。但最近注意到胰岛素样生长因子Ⅰ（IGF-Ⅰ）不仅反应灵敏，且受其他因素影响较小，被认为是诊断蛋白质营养不良的较好指标。PEM 小儿血浆牛磺酸和必需氨基酸浓度降低，而非必需氨基酸变化不大；血清淀粉酶、脂肪酶、胆碱脂酶、转氨酶、碱性磷酸酶、胰酶和黄嘌呤氧化酶等活力均下降，但一经治疗可迅速恢复正常；血浆胆固醇、各种电解质及微量元素浓度皆有下降趋势；生长激素分泌反有增多。

【诊断】

根据小儿年龄喂养情况，体重下降，皮下脂肪减少全身各系统功能紊乱及其他营养素缺乏的症状与体征，诊断并不困难，轻症易被忽略，需通过定期监测、随诊才能发现。诊断后还需详问病史和进一步检查，以做出病因诊断。分型和分度如下：

一、体重低下（underweight）　其体重低于同年龄、同性别参照人群值的均数减 2 个标准差，但高于或等于均数减 3 个标准差者为中度；低于均数减 3 个标准差者为重度。此项指标主要反映患儿有慢性或急性营养不良。

二、生长迟缓（stunting）　其身长低于同年龄、同性别参照人群值均数减 2 个标准差，但高于或等于均数减 3 个标准差为中度；低于均数减 3 个标准差为重度。此指标主要反映过去或长期慢性营养不良。

三、消瘦（wasting）　其体重低于同身高、同性别参照人群值均数减 2 个标准差，高于或等于均数减 3 个标准差为中度；低于均数减 3 个标准差为重度。此项指标主要反映近期、急性营养不良。

以上三项可不一致，符合其中一项即可满足人体测量评价营养不良的标准。但人体测量并不能代表机体功能的诊断，临床诊断应结合表现（包括遗传因素）、实验室检查，避免仅以人体测量值来评价机体的营养状况。

表 6-11 消瘦与浮肿型（夸希奥克病）的临床和实验室特征比较

临　床	消　瘦	夸希奥克病
体重丢失	++++	++
肌肉丢失	++++	+
脂肪丢失	++++	+
水肿	———	++++
心理损害	++	++++
厌食	+	++++
肝肿大	———	++
相关感染	++	++++
腹泻	+++	+++
皮肤皲裂	———	++
毛发改变	+	++
实验室特征		
贫血	+	+++
血清白蛋白、转铁蛋白等降低	+	++++
钠平衡受损	+	++++
机体总钾缺乏	++	++++
凝血酶原时间	正常	延长
免疫系统	低下	低下

【治疗】

原则为祛除病因，调整饮食，促进消化和治疗合并症。

●治疗原则：
1. 祛除病因；
2. 调整饮食；
3. 促进消化；
4. 治疗合并症。

一、祛除病因　在明确病因基础上，积极治疗原发病，如纠正消化道畸形、控制感染性疾病、根治各种消耗性疾病等。

二、调整饮食　PEM 患儿消化道已适应低营养的摄入，一旦摄食稍多，便出现消化不良、腹泻。故调整饮食要根据实际消化能力和病情，逐渐增加，不能操之过急。轻症可从每日 250～330kJ/kg 开始，中、重度可参考原来的饮食情况从每日 165～230kJ/kg 开始，逐步少量增加，若消化吸收能力较好，可逐渐加到每日 500～727kJ/kg，并按实际体重计算热量。食品除乳制品外，可给予豆浆、蛋类、肝泥、肉末、鱼粉等高蛋白食物，也可给予酪蛋白水解物、氨基酸混合液或要素饮食。蛋白质摄入量从每日 1.5～2.0g/kg 开始，渐增加到 3.0～4.5g/kg。过早给予高蛋白食物，可引起腹胀和肝肿大。食物中应含有丰富的维生素和微量元素。总之，中度营养不良，除去病因，从膳食中补充蛋白质、能量和重要营养素。重症营养不良，控制感染与其他合并症，纠正水、电解质紊乱，渐增加蛋白质与能量，达到高蛋白、高能量膳食。

三、促进消化

（一）药物　可补充 B 族维生素和胃蛋白酶、胰酶等以助消化。肌注苯丙酸诺龙（蛋白质同化类固醇）0.5～1.0mg/kg，每周1～2次，连续2～3周，可促进蛋白质合成，增加食欲。用药同时供给充分的热量和蛋白。皮下注射胰岛素每次2～3单位，每日1次，每1～2周为一疗程，可降低血糖，增加饥饿感，提高食欲。但要注意注射前先口服葡萄糖20～30g以防发生低血糖。服锌制剂可提高味觉敏感度和增加食欲，每日可口服元素锌0.5～1.0mg/kg。

（二）中医治疗　参苓白术散能调整脾胃功能，改善食欲。针灸掐脊也有一定疗效。

四、治疗合并症　尿路感染、中耳炎、肺炎等，应给予足量、足疗程杀菌型抗生素。

五、其他　病情严重，伴明显低蛋白血症或严重贫血者，可考虑输血浆或全血。静脉点滴高能量脂肪乳剂、多种氨基酸、葡萄糖等可酌情选用。此外，充足睡眠、适当户外活动、纠正不良饮食习惯和良好的护理亦极为重要。

【预后】

取决于发生的年龄、持续时间及其程度，其中尤以发病年龄极为重要。年龄越小，其远期影响越大，抽象思维能力较易受损。

【预防】

一、合理喂养　大力提倡母乳喂养。母乳不足或不宜母乳喂养者，应采取合理的部分母乳哺育或人工哺养，并及时添加辅助食品。力戒偏食、挑食、吃零食的不良习惯。小学生早餐要吃饱，午餐应供给足够的能量和蛋白质。

二、合理安排生活制度，坚持户外活动，保证充足的睡眠。

三、防治传染病和先天畸形，按时进行预防接种，消化道畸形者早日手术治疗。

四、推广应用生长发育监测图，定期测量体重，将其标在监测图上，如发现体重增长缓慢、不增，则应尽快查明原因，及时纠正。

（李锦云　孙金英）

第五节　小儿肥胖症

肥胖症（obesity）　肥胖是热能的摄入和消耗失衡的结果，而不单单是暴饮暴食造成的，是一种营养障碍性疾病。在美国肥胖现象发展迅速，6岁儿童中约1/3存在体重问题。中国现4～16岁少儿，男14.8%、女9.3%已成为小胖子，超重加肥胖少儿已达25%～27%，其迅速增胖的高峰年龄为9～13岁。小儿肥胖症多属于单纯性肥胖症，即非内分泌、代谢性疾病所致（继发性肥胖）。儿童期单纯性肥胖症是20世纪儿童期严重的健康问题，也是21世纪严重的健康一社会问题。单纯性肥胖症是典型的生活方式疾病，是医学模式转变的一个重要领域。单纯性肥胖症对儿童心血管、呼吸功能产生长期慢性（有时是不可逆）的损伤；迟滞儿童的有氧

●肥胖症分类：
1. 单纯性肥胖症；
2. 继发性肥胖。

能力发育，提前动用心肺储备功能，降低体质健康水平；造成儿童难以克服的心理行为损伤，使儿童的自尊心、自信心受到严重损伤，压抑儿童潜能发育，对儿童的性格塑造、气质培养、习惯养成有破坏性的负面影响；肥胖还是成人期心血管疾病、糖尿病、高血压、某些癌症的重要危险因素。

【病因】

●单纯性肥胖症的病因：是由遗传和环境因素共同作用而产生的。

（一）单纯性肥胖症　是与生活方式密切相关，以过度营养、运动不足，行为偏差为特征，全身脂肪组织普遍过度增生、堆积的慢性病。不伴有明显的内分泌、代谢性疾病，占95%～97%。

1. 遗传因素　肥胖有高度的遗传性，目前认为与多基因遗传有关，肥胖双亲的后代其发生率高达70%～80%；双亲之一肥胖，后代发生率40%～50%；正常双亲的后代亦有10%～14%发生肥胖。但遗传因素（基因突变所致肥胖）所起的作用很小，环境因素起着重要作用。

2. 环境因素　环境因素中生活方式和个人行为模式是主要危险因素，如摄入过多、活动过少等等。目前专家惊呼，不吃早餐、常吃快餐、经常看电视，是导致儿童肥胖的主要行为因素。

3. 其他　调节饥饿及饱食感的中枢失去平衡可致多食；精神创伤及心理异常亦可引起儿童过食。

（二）继发性肥胖：继发于各种内分泌代谢病和遗传综合征约占3%～5%。这些儿童不但体内脂肪分布特殊，且常伴有肢体或智能的异常。

【临床表现】

肥胖可发生在任何年龄，尤易发生于1岁以下、5～6岁及青春期。患儿食欲极佳，多喜甜食和高脂肪食物，体重增长迅速。一般体态肥胖，皮下脂肪积聚甚厚、分布均匀。患儿因过度肥胖、行动不便、不喜活动，易疲劳，常出汗，不喜与同伴共玩，逐渐形成孤僻、自卑心理，情绪紊乱，甚至精神障碍。严重肥胖者由于胸壁肥厚、横膈抬高，胸廓、膈肌运动受限，使肺通气不足换气量减少造成缺氧，气短，紫绀，红细胞增多，心脏扩大出现充血性心力衰竭等，称肥胖换气不良综合征（Pickwickian syndrome）。若婴儿5个月体重明显超出7.5kg，1岁时超出9.5kg，即有发生肥胖的可能。

体格检查可见皮下脂肪丰满，分布均匀，以颈、肩、乳、胸、背、腹、臀部为明显。腹部过分肥厚可出现白色或紫色条纹，因体重过重走路时两下肢负荷过度，可致膝外翻和扁平足、皮肤皱褶处慢性皮炎、下肢静脉曲张等。

肥胖患儿脂肪组织的分布可有很大差别，有的内脏脂肪在腹部大量堆积，腹围很大，体型像“苹果”即苹果型称“向心性肥胖”，男性较为多见。另一类脂肪分布较多在臀部和大腿体型像“梨”称“周围性肥胖”，多见于女性。向心性肥胖为高血压、血脂异常和糖尿病的高危人群。故日常简便衡量肥胖的标准，如男性腰围大于85厘米女性大于80厘米，也称肥胖。

【并发症】

详见下表 6-12。

表 6-12　已报道的儿童肥胖症并发症

心血管
血压增高
总胆固醇增高
血清甘油三酯增高
低密度脂蛋白水平增高
极低密度脂蛋白水平增高
高密度脂蛋白水平降低
高胰岛素血症
胆石症
Blount disease and slipped capital femoral epiphysis
大脑假性肿瘤
肺脏
肥胖-换气不良综合征
肺功能测试异常
其他
睡眠呼吸暂停

【实验室检查】

血清甘油三酯，胆固醇大多增高，严重者 β 蛋白也增高，常有高胰岛素血症，血生长激素水平降低，生长激素刺激实验的峰值也较正常小儿为低。

【诊断与鉴别诊断】

对单纯性肥胖症进行诊断，首先要除外某些内分泌（如下丘脑和垂体病变引起的肥胖生殖无能症、肾上腺皮质增生引起的库欣综合征、代谢、遗传（与 15q12 的 SNRPN 基因缺陷有关的 Prader-Willi 综合征）、中枢神经系统疾病引起的继发性肥胖或因使用药物所诱发的肥胖。作为慢性病，对单纯性肥胖症的诊断需要从病史、症状、体征和实验室等几方面进行综合判断。

●肥胖标准：体重超过参照人群体重 20%。

肥胖标准　小儿体重超过同性别同身高正常儿均值 20%以上者可诊断为肥胖症。

●肥胖分度：
1. 超重。
2. 轻度肥胖。
3. 中度肥胖。
4. 重度肥胖。

肥胖分度　肥胖分度有以下几级：1. 超重：大于参照人群体重 10%～19%；2. 轻度肥胖：超过参照人群体重 20%～39%；3. 中度肥胖：大于参照人群体重 40%～49%；4. 重度肥胖：大于参照人群体重 50%。

表 6-13 肥胖的鉴别诊断

内分泌因素
库欣综合征
甲状腺功能减低症
生长激素缺乏症
高胰岛素血症
下丘脑功能异常
Prader-Willi 综合征
多囊卵巢综合征
假性甲状旁腺功能低下型
遗传综合征
先天性卵巢发育不全综合征
Laurence-Moon-Biedl 综合征
Alstrom-Hallgren 综合征
其他综合征
Cohen 综合征
Carpenter 综合征

●治疗方案：
以运动处方为基础。
以行为矫正为关键技术。
饮食调整和健康教育贯彻始终。

【治疗】

一、单纯性肥胖症的治疗方案

治疗前需详细采集病史，以便对食量、食谱和行为模式进行评估。重点是减少或消除引起肥胖的特有情况。

目前采用的方案以运动处方为基础，以行为矫正为关键技术，饮食调整和健康教育贯彻始终；以家庭为单位，以日常生活为控制场所；肥胖儿童、家长、教师、医务人员共同参与的综合治疗方案。医务人员监督下的治疗疗程至少为 1 年。需注意：儿童期不使用“减肥”或“减重”的观念，只使用“控制增重”作为指导思想。

二、体重控制指标

有近期和远期目标，近期目标：①促进生长发育（特别是线性发育），增重速率在正常生理范围内；②提高有氧能力，增强体质健康；③体育成绩合格；④懂得正确的营养知识，会正确选择食物，知道哪些食物和生活方式不利于控制体重。远期目标：培养科学、正确、合理的生活方式，使身心健康发育，没有心血管疾病危险因素。

三、中国儿童单纯性肥胖症的危险因素

①家长动机因素：显富、错爱、过度保护、过度喂养；②西方饮食模式：高脂快餐，软饮料，甜食/冷饮、巧克力等；③传统饮食习惯中的陋习：暴饮暴食，逼迫式劝饮/食，重肉/油，轻菜/果等；④体育运动少；⑤静坐生活方式：活动空间小，懒、学习负担重，过度保护；⑥生活行为方式：营养知识欠缺，食物选择不科学，喂养不当，进食习惯不良。

【预防】

孕妇在妊娠后期，减少摄入脂肪类食物，出生后定期监测体质，早期进行干预，改变“又白又胖就是健康”的陈旧观念，双亲肥胖者更应定期监测小儿体重、控制肥胖的进展。

（孙金英　李锦云）

第六节　维生素D缺乏性佝偻病

维生素D缺乏性佝偻病（rickets of vitamin D deficiency）是由于体内维生素D不足，导致钙、磷代谢失常，造成以骨骼损害为主要表现的全身性、慢性、营养性疾病。维生素D缺乏不仅使正在生长的骨骼不能正常矿化，造成骨质疏松、软化、类骨组织堆积而产生骨骼畸形，而且还引起机体免疫功能下降，导致反复呼吸道感染或腹泻。

【维生素D的生理功能】

●维生素D代谢需经过肝、肾两次羟化，才有生物质活性，发挥激素样作用。

维生素D是一种激素前体，具有脂溶性。有两种存在形式，维生素D_2（麦角骨化醇，calciferol）和维生素D_3（胆骨化醇，cholecalciferol）。维生素D_2存在于植物中；维生素D_3是人体皮肤中的7-脱氢胆固醇，经波长290～310nm紫外线（不易透过普通窗玻璃）的照射转变而成。人体获得维生素D，主要通过食物的摄入（如鱼肝油、肝、蛋黄含量较高）和阳光照射皮肤。维生素D_2和维生素D_3在人体内都没有生物活性，它们经肠吸收入血循环后，与血浆中的维生素D结合蛋白相结合，被转运到肝脏、脂肪、肌肉等组织内贮存。维生素D在体内必须经过两次羟化作用，才能发挥生物效应。首先经肝细胞中的25-羟化酶，羟化生成25-OH-D_3（25-hydroxycholecalciferol），具有一定的生物活性，但作用较弱，是维生素D在人体血循环中的主要形式，可用来检测维生素D营养状况，正常值为25～125nmol/L（10～50μg/L）。25-OH-D_3进一步经近端肾小管上皮细胞中的1-α羟化酶再次羟化，生成1，25-$(OH)_2$-D_3（1，25-dihydroxycholecalciferol），正常值为0.03～0.06μg/L。

促进25-OH-D_3转变成1，25-$(OH)_2$-D_3的主要因素有：甲状旁腺素、低钙或低磷血症、1，25-$(OH)_2$-D_3自身，此外生长激素、胰岛素和雄激素也有促进1，25-$(OH)_2$-D_3合成的作用。

1，25-$(OH)_2$-D_3生理活性最强，发挥类固醇激素样作用。它的受体存在于肾、肠、骨的成骨细胞、甲状旁腺、胰岛细胞、脑细胞、乳房上皮细胞、血管平滑肌等。它调控多种基因产物，还参与调控多种细胞的分化和增殖。通过调节免疫细胞的分化和增殖，来调控免疫功能，正常生理量的1，25-$(OH)_2$-D_3对免疫功能起促进作用，超生理量则起抑制作用：对T淋巴细胞的调节作用主要是对干扰素分泌的影响，由于直接影响B淋巴细胞的分化增殖，而影响免疫球蛋白的分泌。1，25-$(OH)_2$-D_3在与甲状旁腺、降钙素共同维持钙磷代谢平衡的过程中起主要作用，通过作用于肠、肾、骨等靶器官来发挥抗佝偻病的功能：

●抗佝偻病的功能：
1. 促进小肠对钙的吸收。
2. 促进新骨形成，旧骨溶解。
3. 促进肾小管对钙磷的重吸收。

（1）促进小肠粘膜细胞合成钙结合蛋白，增加肠道吸收钙、磷。

（2）增加肾小管对钙、磷的重吸收，提高血钙、磷浓度。

（3）促进新骨形成和旧骨重吸收，当血钙磷正常时，主要促进骨矿化；当血钙下降时，才刺激破骨细胞成熟，促进旧骨溶解，增加血钙磷浓度。

●病因：
1. 日照不足；
2. 摄入不足；
3. 生长过速；
4. 疾病因素；
5. 药物影响。

【病因】

一、日照不足　由于使皮肤内 7-脱氢胆固醇转变的紫外线不能透过普通窗玻璃、冬春季日照时间短、大气污染等因素，所以 2 岁以内、冬春季出生、居室背阴、户外活动少、北方的小儿发病率相对较高。

二、摄入不足　维生素 D 的吸收、转运、代谢与体内其他营养素水平有关，如果能量、蛋白、脂肪摄入低，可使维生素 D 摄入减少。因此以谷类喂养为主而少食蛋、肉等人工喂养儿、食欲低下儿、偏食小儿易缺乏维生素 D。牛乳含很少维生素 D，钙磷比例又不合适，牛乳喂养儿易患佝偻病。母乳中维生素 D 浓度与母亲饮食、日照有关，如果哺乳妇女缺乏维生素 D、小儿日照少，母乳喂养儿仍可发生维生素 D 缺乏。

三、生长过速　若妊娠妇女缺乏维生素 D，胎儿体内贮存维生素 D 不足，小儿出生后生长速度快，需要维生素 D 多，易发生维生素 D 缺乏性佝偻病，早产、双胎、低体重婴儿更易发生。

四、疾病因素　肝、肾损害会影响维生素 D 的羟化；肠道、胆道疾病会影响维生素 D 的吸收。如：肝炎、慢性肾炎、胆道狭窄或闭锁、脂肪泻、慢性腹泻等。

五、药物影响　抗惊厥药物，干扰维生素 D 的代谢，如苯妥英钠，苯巴比妥等。糖皮质激素拮抗维生素 D 对钙的转运。

【发病机制】

维生素 D 缺乏性佝偻病可以理解为机体为维持正常血清钙浓度的结果。血清钙浓度靠维生素 D、甲状旁腺素（parathyroid hormone，PTH）和降钙素（calcitonin，CT）三者进行调节而保持相对稳定。甲状旁腺素与血钙浓度成反比，通过细胞膜受体和环磷酸腺苷（cAMP）蛋白激酶系统，作用于肾、骨、肠。其生理作用：促进肾小管增加钙离子的吸收和抑制磷的吸收；促进破骨细胞溶骨，使钙离子释放入血；通过增加 $1,25(OH)_2\text{-}D_3$，促进肠吸收钙磷。

当维生素 D 缺乏时，小肠吸收钙磷减少，血钙浓度减低，刺激甲状旁腺分泌增加，动员骨释放钙、磷，维持正常血钙浓度，但同时甲状旁腺素也使肾对磷的再吸收减少，尿磷排出增加，血磷降低。由于血钙、血磷浓度减低，使钙磷乘积下降（钙磷乘积为每分升血清中钙磷含量的毫克数相乘值，正常大于 40），骨矿化受阻，刺激成骨细胞活性增加，分泌骨基质、碱性磷酸酶增加。由于血清中矿化的钙、磷酸盐缺乏，软骨细胞不能正常繁殖，不能发生毛细样生长，使骨干骺端骺线模糊、不规则；预备钙化区的骨、软骨基质不能矿化，而是新形成的、未矿化、软的类骨组织沉积，引起广泛的、不规则的模糊区，表现临时钙化带增厚，骺端膨大，形成临床所见的肋骨“串珠”和“手足镯”等征。并可出现骨质疏松、软化，甚至畸形、骨折。

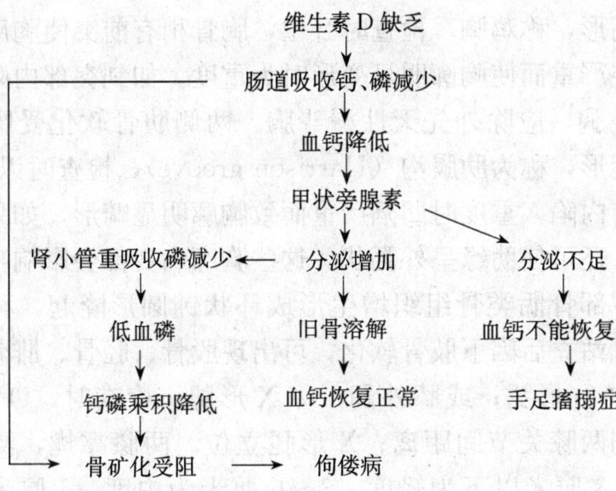

图6-2 维生素D缺乏性佝偻病的发病机制

【临床表现】

●临床表现：
1. 初期；
2. 激期；
3. 恢复期；
4. 后遗症期。

多见于3月～2岁小儿，主要表现为正处于生长中的骨骼病变，肌肉松弛和神经兴奋性改变。常在维生素D缺乏1～2月内发病，其骨骼变化常在维生素D缺乏数月后出现。本病的发生、发展是一个连续的过程，临床上分期如下：

一、初期

多在3个月左右开始发病。早期常有非特异的神经精神症状，如：夜惊、多汗、烦躁不安等，枕秃也较常见。

夜惊表现为睡眠不安，经常于夜间啼哭，或睡眠易醒，或睡眠中易惊跳。多汗表现为头部易出汗，带有酸臭味，睡眠时常浸湿头发或枕巾，与室温、季节、衣着等无关。烦躁不安是指平时易激惹，爱哭闹，好发脾气，失去正常小儿活泼性。枕秃是由于头部多汗刺激，经常摩擦枕部形成环形或片状脱发区。同时可有轻度骨骼改变体征。

X线可无异常或临时钙化带模糊变薄、干骺端稍增宽。血生化改变轻微，血钙、血磷正常或稍降低，碱性磷酸酶正常或稍高。血清25-OH-D_3下降。

二、激期

多见于3个月～2岁小儿，除明显的夜惊、多汗、烦躁不安等神经兴奋症状外，同时可有骨骼改变。

小于6个月的佝偻病婴儿，以颅骨改变为主，表现囟门增大（大于3cm×3cm），边缘薄而变软（囟边变软），按压颞枕部呈乒乓球样弹性软化，称乒乓颅。6个月龄以后，尽管病情仍在进展，但颅骨软化逐渐消失，至7～8个月龄时，额顶和枕顶骨向双侧呈对称性隆起，似方形，称方颅；或矢状缝凹陷似臀形，或冠状缝凹陷似鞍形，或均凹陷呈十字形。并有囟门晚闭（大于18个月仍未闭）。

两侧第5至第8肋骨与肋软骨连接处，由于类骨组织增生，呈圆形隆起，从上而下排列如串珠状，轻者触诊时串珠钝圆而有弹性感，重者卧位即可见明显圆大的串珠畸形，故称佝偻病串珠（rachitic rosary）。胸骨前突，呈鸡胸样畸形，称鸡胸，检查时卧位，胸骨稍有前突使胸廓失去扁圆形为轻度；前突严重而使胸廓明显变形时为重度。如剑突部内陷呈漏斗状变形胸，称漏斗胸，应除外先天性漏斗胸。两侧肋骨软化受膈肌牵拉内陷，形成沟状变形，称为肋膈沟（Harrison groove），检查时以卧位为准，轻度时胸壁稍有内陷，重度时凹陷严重而致胸廓明显畸形，如果同时因腹肌松弛、腹胀，还可使肋缘呈外翻状。这些胸廓病变都会影响呼吸功能。

手腕、足踝部骨骺类骨组织增生形成环状钝圆形隆起，称佝偻病手镯、脚镯。小儿站立后因下肢骨软化，可出现股骨、胫骨、腓骨弯曲，而形成膝内翻，称O形腿；或膝外翻，称X形腿。检查时，O形腿立位，两足跟靠拢，测两膝关节间距离；X形腿立位，两膝靠拢，测两踝间距离，二者均是：3厘米以下为轻度，3～6厘米为中度，6厘米以上为重度。

另外还可表现脊柱畸形、出牙迟缓。由于钙磷代谢障碍，使全身肌肉松弛，表现头颈无力，坐、立、行等运动功能发育落后，或腹部肌张力低下致腹部膨隆形成蛙腹，或关节过度伸展。重症患儿脑发育亦受累，表情淡漠，语言发育迟缓，条件反射形成缓慢。免疫低下，容易感染。

X线片显示：临时钙化带模糊、消失，干骺端增宽，边缘不整呈云絮状、毛刷状、杯口状，骨骺软骨增宽。血钙、血磷降低，碱性磷酸酶增高，血清25-OH-D_3下降。

三、恢复期

活动期经日光照射或维生素D治疗后，症状消失，体征逐渐减轻或基本恢复。X线可见临时钙化带重现、增宽、密度加厚。血钙、血磷、碱性磷酸酶恢复正常，25-OH-D_3上升。

四、后遗症期

多见于3岁以后的儿童，经治疗或自然恢复，症状消失，骨骼改变不再进展，X线、血生化检查正常，仅留有不同程度的骨骼畸形。

●诊断：
可靠指标是血生化和骨骼X线检查。25-OH-D_3是早期诊断的可靠指标。

【诊断】

诊断要根据年龄、病史、症状、体征、血生化和骨骼X线检查，进行综合分析，判定临床分期、分度。其中体征是主要条件，而血生化和骨骼X线检查是可靠的诊断指标。佝偻病的主要病理改变是类骨组织增生、骨基质钙化不良等骨骼变化。依据骨骼改变体征的程度可分为：

（1）轻度：囟门边软，方颅，串珠，肋膈沟、鸡胸；

（2）中度：典型而明显的骨骼改变，如颅骨软化、方颅、串珠、肋膈沟、鸡胸、漏斗胸、手镯、O或X形腿等；

（3）重度：严重的骨骼畸形或功能障碍，有严重的肋膈沟、鸡胸、漏斗胸、O形或X形腿、脊柱畸形、病理性骨折等。

早期诊断，及时治疗，可避免发生骨骼畸形。早期的神经兴奋性症状，无特异，因此仅根据此临床表现，诊断的准确率较低。血清25-OH-D_3在早期即明显降低，是可靠的诊断标准，当<8μg/L时即可确诊为维生素D缺乏。而骨骼X线片的改变、血碱性磷酸酶升高、血磷降低，也

是早期诊断的重要客观指标。

【鉴别诊断】

●需鉴别的情况：
1. 大于2岁；
2. 常规治疗剂量的维生素D治疗1月无效。

主要与非营养性佝偻病鉴别，此类疾病是由于维生素D、钙、磷代谢障碍引起，而不是维生素D缺乏，生长发育迟缓，2～3岁后仍有活动性佝偻病临床表现，常规治疗剂量维生素D治疗无效。

一、维生素D依赖性佝偻病（vitamin D dependence rickets）

属于常染色体隐性遗传，有两型，均表现为重症佝偻病，血钙、血磷减低，碱性磷酸酶升高，甲状旁腺素升高。Ⅰ型：由于肾脏1-α羟化酶缺陷，使25-OH-D_3不能转变为1，25-$(OH)_2$-D_3。发病年龄常在3～6月，生长迟缓，肌肉松弛，可出现自发性骨折、反复惊厥或严重手足搐搦。血中25-OH-D_3浓度正常，1，25-$(OH)_2$-D_3浓度减低，可出现氨基酸尿、糖尿。Ⅱ型：由于1，25-$(OH)_2$-D_3受体缺陷，使机体对1，25-$(OH)_2$-D_3不敏感。婴儿期出现进行性佝偻病改变，头发脱落。血中25-OH-D_3浓度正常或轻度升高，1，25-$(OH)_2$-D_3浓度显著增高。

二、家族性低血磷症性佝偻病（familial hypophosphatemic rickets）

本病多数为X连锁遗传病,基因定位于Xp22.1-p22.2。由于染色体异常,使近端肾小管细胞膜刷状缘钠-磷转运系统异常,对磷的重吸收障碍,大量磷从尿中排出。主要表现生长迟缓,步态不稳,O形、X形腿,骨痛及行走困难,严重者可发生骨折。血钙、血碱性磷酸酶多正常,血磷明显降低,多在2mg/dl以下,尿磷增加,24小时尿磷大于21mg/kg。

三、肾小管酸中毒（renal tubular acidosis）

由于原发或继发因素，远端肾小管分泌氢离子不足，出现持续性代谢性酸中毒，尿钠、钾、钙大量丢失，氯重吸收增加，因继发甲状旁腺功能亢进而出现佝偻病。临床主要表现生长发育迟缓、佝偻病体征、代谢性酸中毒、低钠脱水、高血氯、低血钾、碱性尿（尿pH＞6），后期可有肾功能损害、肾结石、肾钙化。

四、范可尼综合征（Fanconi's syndrome）

本病是常染色体隐性遗传，由于肾近球小管功能障碍，不能回吸收氨基酸、葡萄糖、磷酸盐、钙而出现佝偻病。4～6月发病，生长迟缓、软弱无力、食欲差、多尿、脱水、骨骼畸形，代谢性酸中毒，高血氯、低血钾、血磷降低、血钙正常或降低，碱性磷酸酶升高，尿糖阳性但血糖正常，尿氨基酸增高但血氨基酸正常。

五、肾性佝偻病（renal rickets）

由于慢性肾损害，使1-α羟化酶活性减低、与维生素D结合的α球蛋白排出增加、酸中毒，影响钙、磷代谢，发生佝偻病。发病年龄偏大，体征多于幼儿后期逐渐明显，形成骨骼畸形。血钙降低，血磷、血碱性磷酸酶升高，血尿素氮增高。治疗应选用1，25-$(OH)_2$-D_3。

六、肝性佝偻病（Hepatic rickets）

由于肝细胞损害，25-OH-D_3羟化障碍；胆汁分泌减少，脂溶性维生素D吸收减少，血25-OH-D_3减少，肝酶增高。

表 6-14　各型佝偻病的实验室检查

病　名	钙	磷	ALP	$25\text{-}(OH)D_3$	$1,25\text{-}(OH)_2D_3$	甲状旁腺素	其　他
维生素D缺乏	正常或↓	↓或正常	↑	↓	↓	↑	(—)
D依赖Ⅰ型	↓	↓	↑	正常	↓	↑	氨基酸尿
D依赖Ⅱ型	↓	↓	↑	正常或↑	↑	↑	脱发
家族性低血磷	正常或↓	↓	正常	正常	正常	正常或↑	尿磷↑
肾小管酸中毒	正常或↓	↓	↑	正常	正常	正常	碱性尿、代酸、高氯低钾
范可尼综合征	正常或↓	↓	↑	正常	正常	正常	尿糖、氨基酸尿
肾性佝偻病	↓	↑	正常	正常	↓	↑	氮质血症
肝性佝偻病	↓	↓	↑	↓	↓	正常	肝酶↑

●治疗：
1. 维生素D治疗。
2. 钙剂治疗。

【治疗】

一、维生素D治疗：

（一）活动期（初期和激期）　佝偻病应根据临床表现给予积极治疗，目的是控制病情活动，防止骨骼畸形。治疗应以口服维生素D为主，剂量为每日2000～4000IU（50～100μg）；或1，$25\text{-}(OH)_2\text{-}D_3$ 每日0.5～2.0μg，根据临床和X线片改善情况，于2～4周后改为维生素D预防量。对无法口服者或不能坚持口服者，可采用下列方案：

1. 活动期轻度　维生素D（指 D_2 或 D_3）20～30万IU，1次口服或肌注，间隔1个月，可再给1～2次。同时给钙剂每次0.5～1.0克，每日2～3次，连服1～2个月。

2. 活动期中度、重度　维生素D 20～30万IU，1次口服或肌注，间隔1个月，可再给2～3次。同时给钙剂每次0.5～1.0克，每日2～3次，连服2～3个月。

治疗一个月后应查效果。如果临床表现、血生化检测和骨骼X线改变无恢复征象，在医生指导下考虑下一步治疗，并应与维生素D依赖性佝偻病鉴别。

（二）恢复期　一般可不用维生素D，多晒太阳，改善营养即可。但在冬春季必要时在医生指导下可给维生素D预防量。

（三）后遗症期　轻度骨骼畸形随佝偻病治愈，可在生长过程中自行矫正。对已有严重骨骼畸形的后遗症期患儿，在佝偻病治愈后，可考虑外科手术矫治。

佝偻病是慢性营养性疾病，临床经过较长，并且冬春易复发。一般轻者恢复时间较短，重者恢复时间较长，尤其骨骼畸形恢复时间较慢，严重畸形有时难于恢复。凡活动期（初期和激期）佝偻病经过常规治疗，症状消失，体征减轻或恢复正常，经观察3～6个月后无异常变化，即为治愈。

二、钙剂治疗

补钙的目的是补充日常食物中钙的摄入不足，过多补钙无益于人体。由于人体所需钙的全部或大部分可以从食物中获得，所以补钙应该强调以食补为主。母乳喂养及配方奶喂养小儿，基本能满足生理需要。对断奶小儿，如果不能保证每日供给牛奶和含钙丰富的食物，应酌情补钙，一般按生理需要量的1/2或1/3补给。补钙的同时必须补充维生素D，才能促进钙吸收和利用。钙剂应选择易溶解、无刺激、含元素钙多的品种。有机钙主要有：葡萄糖酸钙、乳酸钙等，溶解度较高，对胃肠道刺激小。无机钙主要有：碳酸钙、氯化钙、磷酸钙等，溶解度较低，对胃肠道刺激大，含钙量较有机钙高。

【预防】

佝偻病防治必须从妊娠期开始，1岁以内婴儿是重点对象。维生素D预防量为每日400IU。

胎儿期　孕妇应多做户外活动，饮食应含丰富的维生素D、钙、磷和蛋白质等营养物质。对孕妇缺少日光照射、食欲低下、体弱多病者或妊娠后期在冬季时，应补充维生素D和钙，预防先天性佝偻病。在妊娠中、晚期补充维生素D每天400～800IU，或每月5～10万IU，1次或分次口服；或只投给1次15～20万IU。同时服钙剂。

婴幼儿期　小儿出生2周即可应用维生素D预防。每日口服维生素D400IU，至周岁；夏季接触日光充分时，可暂停服用。鱼肝油中含有大量的维生素A，每日补给维生素D时，应选用维生素A和维生素D比例为3～4∶1的剂型，或选用单纯维生素D制剂，以防维生素A中毒。婴幼儿处于生长发育高峰，以综合性预防为主，如保证定时户外活动，食物富含必需维生素等。阳光稀少地区，在医生指导下冬春季可酌情给予维生素D预防量。

应用维生素D预防时，母乳喂养儿可不用另给钙剂。但6个月后断奶婴儿和人工喂养、食欲低下、生长过快、青春期、急慢性疾病者，可适量补充钙剂。

【附】维生素D中毒

维生素D中毒，一般由以下原因所致：误服、滥用、超量、过敏、医源性或长期服用各种维生素D累积中毒。所以合理使用维生素D，是预防维生素D中毒的关键。应注意掌握维生素D剂量和应用时间，并应密切观察。

维生素D中毒剂量个体差异较大，一般小儿每日服用2～5万IU或每日2000IU/kg，连续数周或数月即可发生中毒。敏感小儿每日仅服用4000IU；连续1～3个月即可中毒。

【发病机制】

过量维生素D增加肠道对钙、磷的吸收，而引起持续的高钙血症。在降钙素的调节作用下，使钙沉积在骨骼和其他组织器官，造成功能损害。如：钙盐沉积于肾，导致肾小管坏死和肾钙化，严重时可发生肾萎缩、慢性肾功能衰竭。长期慢性中毒可致脑、心、肾、大血管、软组织、皮肤等出现钙化灶，甚至发生不可逆的严重损伤。

【临床表现】

早期、轻症中毒可表现为低热、烦躁、恶心、厌食、呕吐、腹泻、便秘、烦渴、无力等非特异性症状。晚期、重症则可出现高热、多尿或少尿、脱水和电解质紊乱、嗜睡、昏迷、抽搐等症状，血尿素氮升高，尿常规出现蛋白、红细胞管型等肾损害改变。严重者可因高钙血症和肾功能衰竭而死亡。

【诊断】

(1) 有维生素 D 过量的病史。

(2) 早期血钙升高，大于 3mmol/L (12mg/dl)；血 25-OH-D_3 大于 50μg/L；尿 Sulkowitch 反应强阳性。

(3) X 线检查：可见骨干皮质模糊、增厚、致密、有骨膜反应；长骨干骺端钙化带增宽 (>1mm)，致密；颅骨增厚，呈现环形密度增深带；腕骨化骨核钙化环增厚、硬化。其他组织器官可出现异位钙化灶。

急性中毒早期先有血 25-(OH) -D_3 和血钙升高，以后才出现骨骼改变，X 线阴性不能否定维生素 D 中毒。

【治疗】

一、疑为本症时，应立即停止服用维生素 D，限制摄入钙盐，避免日照。

二、处理高血钙：

1. 泼尼松：1～2mg/ (kg·d)，口服 2 周，可抑制肠腔内钙的吸收；

2. 氢氧化铝或依地酸钠口服，减少肠钙吸收；

3. 速尿：每次 0.5～1mg/kg，静脉注射，加速其排泄；

4. 降钙素：每日皮下或肌肉注射 50～100IU。

三、注意保持水、电解质平衡。

一般治疗维生素 D 中毒 3～6 个月，骨骼改变逐渐恢复，1～2 年肾功能逐渐恢复，智能损害多为不可逆改变。

维生素 D 缺乏性手足搐搦症

维生素 D 缺乏性手足搐搦症 (tetany of vitamin D deficiency) 由于维生素 D 缺乏，血钙降低，神经肌肉兴奋性增高，出现全身惊厥、手足搐搦、喉痉挛等症状，多见于 4 个月～3 岁小儿。近年来由于广泛预防维生素 D 缺乏，此症已较少发生。

【病因和发病机制】

发病原因与佝偻病相同，但临床表现和血生化改变不同。血钙降低，是本症的根本原因。当维生素 D 缺乏时，血钙下降而甲状旁腺功能不足，使低血钙不能恢复正常，当离子钙<1.0mmol/L (4mg/dl) 或总血钙<1.75～1.88mmol/L (7～7.5mg/dl) 时，导致神经肌肉兴奋性增高，出现手足搐搦、喉痉挛、全身性惊厥。

血清钙以蛋白结合钙、弥散钙、枸橼酸钙三种形式存在，弥散钙占 60%，其中 80% 为离子钙，活性最强。正常血清总钙浓度在 2.25～2.27mmol/l (9～11mg/dl) 之间，离子钙浓度为 1.0mmol/l (4mg/dl)，对神经肌肉的兴奋性影响最大。钙离子浓度受以下因素影响：(1) 血 pH：血 pH 增高时，结合钙增加，离子钙降低，即使总钙不低，也可发生手足搐搦。酸中毒时，即使总钙降低，但钙离子不低，仍可不发生抽搐，而酸中毒纠正后，却可出现抽搐。(2) 白蛋白浓度：血浆白蛋白减少时，结合钙下降，总钙减少，但离子钙正常，可不发生抽搐。如营养不良病人输血后，血浆白蛋白增加，结合钙增多而离子钙减少，则诱发抽搐。(3) 血磷浓度：血磷增加时，抑制 25-OH-D_3 转化为 1，25-$(OH)_2$-D_3，使血离子钙减少，可出现抽搐。

常见诱因：(1) 体内获得大量维生素 D，使钙沉积于骨骼，但肠道吸收钙相对不足，造成低血钙。如：春夏季日照增多，应用维生素 D 治疗佝偻病等。(2) 低体重儿体内钙贮存不足，娩出后常因缺氧等并发症加重低血钙症。(3) 血磷增加：发热、感染、饥饿时，组织细胞分解释放磷，使血磷增加，钙离子下降；人工喂养儿食用含磷过高的奶制品会导致高磷低血钙症。(4) 长期腹泻或慢性疾病使维生素 D 和钙的吸收减少。

【临床表现】

本病可有程度不等的佝偻病表现，但骨骼改变不明显，有隐匿型和典型发作两种。

一、典型发作：主要为手足搐搦、喉痉挛和惊厥，其中以无热惊厥最常见。一般该型血钙<1.75mmol/L (7mg/dl)。

1. 惊厥：多见于小婴儿，一般无发热，发作轻时仅有短暂的眼球上翻和面肌抽动，神志清楚；重时，全身抽搐，可有紫绀、窒息。发作次数可数日 1 次或 1 日数次到数十次。不发作时，神经精神正常，无神经系统体征。

2. 手足搐搦：多见于较大婴幼儿，突然手足强直痉挛，双手腕部屈曲，手指伸直，拇指内收掌心；足部踝关节伸直，足趾同时向下弯曲。

3. 喉痉挛：主要见于婴儿，喉部肌肉及声门突然痉挛，呈吸气性呼吸发生困难，可导致窒息，甚至猝死。

二、隐匿型：没有典型发作症状，但可用以下方法引出体征，该型血钙浓度多为 1.75～1.88mmol/L (7～7.5mg/dl)。

1. Chvostek 征（面神经征）：以手指尖或叩诊锤轻扣颧弓和口角间的面颊部，引起眼睑和口角抽动为阳性。新生儿可呈假阳性，无意义。

2. 腓反射：扣击膝外侧（腓骨小头之上）的腓神经，引起足向外侧收缩者为阳性。

3. Trousseau 征：以血压计袖带包裹上臂，使血压维持在收缩与舒张压之间，5 分钟之内，该侧手出现痉挛状属阳性。

●临床表现
1. 典型发作：
手足搐搦、
喉痉挛、惊厥。
2. 隐匿型：
Chvostek 征；
腓反射；
Trousseau 征。

【诊断】

结合佝偻病表现、典型发作表现、总血钙<1.75～1.88mmol/L 或离子钙<1.0mmol/L 可确诊。并要排除甲状旁腺功能降低、低镁血症、服酚噻嗪类药物等情况。血磷正常或降低，血碱性磷酸酶升高。婴幼儿突发无热惊厥，且反复发作，发作后神志清醒无神经系统体征，应首先考虑本病。

●诊断：
1. 佝偻病表现；
2. 典型发作；
3. 血钙<1.75～1.88mmol/L；或离子钙<1.0mmol/L。

【鉴别诊断】

一、惊厥性疾病鉴别：

1. 低血糖：有饮食摄入不足史，多发生空腹时，补糖后迅速恢复，血糖常<2.2mmol/L。

2. 低血镁：由于甲状旁腺激素分泌和靶器官对激素反应需要镁离子，低血镁可伴低血钙。多见于新生儿或小婴儿，常有触觉、听觉过敏，引起肌肉颤动，甚至惊厥，手足搐搦。血清镁浓度常<0.58mmol/L(1.4mg/dl)。

3. 甲状旁腺功能不足症：由于新生儿暂时性或原发性甲状旁腺功能不足，若用含磷较高的牛奶喂养，可使血钙降低。表现为惊厥或手足搐搦，间隔几天或数周发作1次。血磷升高，血钙降低，碱性磷酸酶正常。

4. 碱中毒：大量输入碳酸氢钠或长期呕吐、洗胃而发生低氯性碱中毒，使血pH上升，血钙离子浓度下降，发生手足搐搦症。

5. 婴儿痉挛症：1岁以内起病，呈突然发作点头状抽搐和意识障碍，发作数秒至数十秒后自停，脑电图示高幅异常节律，伴智力异常。

6. 中枢神经系统感染：体弱儿、年幼儿反应差，有时无发热或低热，只有惊厥。但有颅内压增高、精神反应异常、脑脊液异常。

二、喉梗阻：如急性喉炎，大多伴有上呼吸道感染症状，也可突然发作，声音嘶哑伴犬样咳嗽和吸气性呼吸困难，无低钙症状，钙剂治疗无效。

●治疗：

1. 止惊、吸氧。
2. 补钙。
3. 补维生素D。

【治疗】

一、急救处理：

1. 迅速控制惊厥或喉痉挛：首选安定静脉注射，每次0.1～0.3mg/kg；或10%水合氯醛保留灌肠，每次40～50mg/kg；或苯巴比妥肌肉注射，每次5～7mg/kg。

2. 氧气吸入：惊厥期应及时给氧，喉痉挛者须立即将舌头拉出口外，并进行口对口人工呼吸，或加压给氧，必要时做气管插管以保证呼吸道的通畅。

二、钙剂治疗：

积极提高血钙浓度，可用10%葡萄糖酸钙5～10ml加入10～20ml葡萄糖液缓慢静脉注射（10分钟以上）或静脉点滴。如注射过快会导致血钙骤升，发生呕吐，甚至心脏骤停。不可皮下和肌肉注射以免造成局部坏死。惊厥反复发作时，可每日静注1～2次，直至惊厥停止后改为口服钙剂。轻症手足搐搦患儿，可服用10%氯化钙，加入3～5倍的糖水中服用，每次5～10ml，每日三次，服1～2周。氯化钙吸收好，但较高浓度可引起消化道溃疡，久服会引起高氯性酸中毒，故一般服用3～5日后改服葡萄糖酸钙或乳酸钙。

三、维生素D治疗：

当急性发作控制后，即可按维生素D缺乏性佝偻病补充维生素D。

（王　彬）

第七节　维生素A缺乏症

维生素A缺乏症（vitamin A deficiency）是因体内缺乏维生素A而引起的，多见于1～4岁小儿。为以眼和皮肤病变为主要表现的全身性疾病，最早的症状是暗适应差，眼结合膜及角膜干燥，以后发展为角膜软化且伴有皮肤干燥和毛囊角化，故又称夜盲症（night blindness）干眼症（xerophthalmia）。角膜软化症（keratomalacia）。

【维生素A的生理功能】

维生素A为脂溶性，存在食物中有两种形式，主要为视黄醇（retinol）或称维生素A_1，存在于动物的肝、脂肪、乳汁和蛋黄内；另一种为胡萝卜素（carotene）又称维生素A原，存在于植物中，以β胡萝卜素最为重要，黄红色蔬菜如胡萝卜、红薯、南瓜、番茄、柿子、桃、香蕉含量最多。胡萝卜素可在小肠黏膜和肝细胞内转变成维生素A供人体应用。维生素A和胡萝卜素皆不溶于水，在油脂内稳定，耐热、酸、碱；维生素E、C等抗氧化物可增强其稳定性。

维生素A的主要功能是：（1）构成视网膜视杆细胞中的视紫红质，紫红质再生时需补充维生素A以维持暗光或弱光下的视觉功能；（2）维持上皮细胞的完整性，保持细胞膜的稳定性；（3）促进生长发育尤其是骨骼和牙齿的生长；（4）增强机体的免疫功能，促进T、B细胞的增殖和其活性。（5）其他，如维生素A对生殖系统正常功能有一定作用，β胡萝卜素能减轻卟啉病患儿对光的敏感性，从而减轻症状。

【病因】

●病因：
1. 摄入不足；
2. 吸收障碍；
3. 需要量增加；
4. 营养代谢障碍。

一、摄入不足　长期以米糕、面糊等谷物或脱脂乳、炼乳及糖类食物喂哺小儿而未及时添加辅食者或病后“忌嘴”及长期食素食皆容易发生缺乏。

二、吸收不良　患慢性消化道疾病如迁延性腹泻、肠结核、慢性痢疾和肝胆系统疾病如慢性肝炎、胆道闭锁、脂肪泻等均可影响维生素A的消化、吸收和贮存，食物中长期缺乏脂肪或长期服用石蜡油通便者，也能影响维生素A的吸收。

三、需要量增加　早产儿储量不足、生长发育迅速，对脂肪耐受又较差，易发生缺乏；各种急、慢性传染病如肺炎，麻疹、结核病及长期发热、肿瘤等消耗性疾病，消化能力又差，机体对维生素A的需要量增加而导致缺乏。

四、营养代谢障碍　蛋白质和锌缺乏时，可使血浆视黄醇结合蛋白、前白蛋白及视黄醇还原酶下降，影响维生素A在血液中的转运、肝储存代谢及视网膜中代谢过程，使维生素A不能在体内充分利用而排出体外，导致维生素A缺乏；甲状腺功能低下和糖尿病时β胡萝卜素转变成维生素A_1障碍，血中胡萝卜素增加，皮肤黄染，酷似黄疸，但巩膜无黄染。

【病理】

维生素A缺乏暗适应减退而发生夜盲；造成全身上皮细胞萎缩，继而角化增生，且易于脱落，腺体细胞由原来的立方与柱状上皮化生为复层鳞状上皮细胞，失去分泌功能，脱落细胞可阻塞管腔，各系统上皮细胞变化程度不一，病变以眼结合膜、角膜最显著，泪腺、皮脂腺，及汗腺萎缩，其次为呼吸道、消化道、泪腺和泌尿道黏膜均有相似变化。皮肤有角化丘疹。局部防御功能降低且免疫力低下，易引起反复感染。

●临床表现：
眼部
1. 夜盲症。
2. Bitot spot。
3. 角膜软化、失明。
皮肤
毛囊角化症。
其他体格、智力发育轻度滞后。

【临床表现】

一、眼部

（一）夜盲症　最初为暗适应时间延长，以后在暗光下视力减退，黄昏时视物不清，继而发展成夜盲症。

（二）毕脱斑（Bitot spot）　眼干燥不适，时有眨眼和畏光，眼泪减少。眼角膜和眼结膜干燥失去光泽与弹性，眼球转动时可见球结膜折叠与颞侧角膜边缘形成同心的皱纹圈，近角膜旁有泡沫状三角形灰白色斑，不易擦去即为毕脱斑。

（三）角膜软化甚至穿孔，失明。角膜因干燥、混浊而软化，继而形成溃疡，易继发感染。愈合后可留下白翳，影响视力；重者可发生角膜穿孔，虹膜脱出以致失明。

二、皮肤毛囊角化症

初起干燥脱屑，以后角化增生且角化物充塞于毛囊突出于皮面，触之有似“鸡皮”样粗糙感多见年长儿；皮损首先见于上、下肢伸侧，以后累及躯干，背部，臀部等，毛发干枯易脱落，指（趾）甲脆薄多纹易折断。

三、其他患儿体格和智能发育轻度滞后，常伴营养不良，贫血和其他维生素缺乏症，牙釉质发育不良，常伴呼吸道、消化道和泌尿道感染。

【诊断】

根据有维生素A摄入不足或（和）慢性消化道吸收障碍史，以及眼部和皮肤表现多可做出诊断。但早期症状不明显，符合以下标准之一者，可诊断为亚临床型：

一、血浆维生素A浓度测定，若＜0.68μmol/L（20μg/dl）可助诊断，正常婴儿血浆浓度为0.68～1.7μmol/L（20～50μg/dl），年长儿和成人为1.0～5.1μmol/L（30～150μg/dl）。

二、相对量反应试验（RDR）≥20%，测定方法为先测空腹维生素A浓度为（A_0），随早餐服维生素A450μg，5小时后于午餐前复查血浆维生素A（A_5），将数值代入公式 $RDR=(A_5-A_0)/A_5\times100\%$。

【治疗】

一、一般治疗　积极祛除病因，治疗并存的营养缺乏症，调整饮食，给予富含维生素A和胡萝卜素的食物如牛奶、蛋、肝类及胡萝卜、豆类、西红柿等，积极治疗继发感染，同时治疗并存的营养缺乏症，如加强护理，安排合理生活。

二、维生素A治疗　轻症亚临床型每日口服维生素A 1 500μg/kg(5 000IU/kg),重症或伴有消化功能障碍者可用维生素A水剂每日口服3 000μg/kg（10 000IU/kg)，连续5日后改为7 500μg/kg（25 000IU/kg）直至痊愈。也可用维生素A、维生素D油剂，每日1～2ml（每支0.5ml含维生素A 25 000IU,维生素D 2 500IU)深部肌肉注射，3～5日后改为口服。

经治疗后夜盲可经数小时恢复，干眼病及角膜病变可迅速好转，皮肤角化则较慢，约需1～2个月方能恢复，据报道同时服用维生素E可提高疗效。治疗中注意避免维生素A过量而引起中毒。

三、眼部病变治疗可应用消毒的鱼肝油滴双眼，并用0.25%氯霉素眼药水或0.5%红霉素或金霉素眼药膏防止继发感染，有角膜溃疡者可加滴1%阿托品扩瞳以防止虹膜脱出及粘连。治疗、护理时动作要轻柔，切忌压迫眼球，以免角膜穿孔。

【预防】

母亲孕期应注意多食富含维生素A和胡萝卜素的食物，以免发生缺乏，影响胎儿贮存。预防早产，婴儿提倡母乳喂养，尽量吃到初乳，人工喂养以配方奶及牛、羊乳为主，多食富含维生素A和胡萝卜素的食物。乳类摄入过少者或早产儿要及时补充维生素A。患有慢性消化功能紊乱及消耗性疾病的小儿应尽早补充维生素A。正常婴儿每日维生素A供给量为200μg，幼儿为500μg，学龄750μg，青少年800μg。对维生素A缺乏症高发地区小儿，每半年一次口服70 000μg，可使小儿夜盲症，干眼病，呼吸道，消化道疾病的发病率及死亡率明显降低。

【附】维生素A中毒

维生素A摄入过量可导致急性和慢性中毒，常见于婴幼儿。小儿发生急性中毒多数是因一次误服大量浓缩鱼肝油丸或维生素A滴剂引起，少数病人是由于一次大量摄食鲨鱼、鳕鱼或大比目鱼肝引起。而慢性中毒多因家长误认为服用维生素越多越好，因而长期多量服用引起，部分患儿因长期服用维生素A治疗皮肤病所致。大多发生于6个月～3岁的婴幼儿，中毒剂量虽因人敏感性及体内储存量不同可相差悬殊，但年幼儿或成人均易发生过量或中毒。

维生素A过量可破坏细胞溶酶体膜，释放出各种水解酶，导致全身广泛病变。孕妇服用过量维生素A可致使胎儿畸形。

（一）急性中毒

多见于6月～3岁婴幼儿。一次摄入量超过30万IU（90mg）即可在12～24小时内出现中毒症状。表现为颅内压增高的症状为主，出现头痛、呕吐、烦躁、嗜睡，体征有囟门饱满，颅缝裂开，头围增大，视神经乳头水肿和复视，眼震颤等症状和体征。系因维生素A过量导致脑室脉络丛分泌脑脊液量增多或吸收障碍所致。

（二）慢性中毒　较常见，出现缓慢，表现多样，早期不易引起注意，轻重与剂量多少无一定关系，与个体差异有关。①一般症状为食欲不振，易激惹、烦躁，可有低热、消化紊乱。②皮肤干燥粗糙，薄而发亮，瘙痒，脱屑，色素沉着，口角常有皲裂，毛发稀少，干脆易断。③骨骼系统常有转移性骨痛，伴软组织肿胀，但局部无红、热，以四肢长骨前臂、小腿多见，颞、枕部颅骨可因骨膜下新骨形成而发生隆起。小婴儿可出现颅骨软化。④神经系统常有颅内压增高症状：头痛，恶心，呕吐，烦躁，嗜睡，囟门隆起。⑤其他偶有肝、脾肿大和出血倾向。

根据服用维生素 A 过多史及典型临床表现，诊断并不困难。血浆维生素 A 浓度超过 5.1μmol/l（150μg/dl）即可确诊。

应立即停服维生素 A，急性中毒可于 1～2 日后症状便可缓解，慢性中毒症状也于一、两周后逐渐消失，皮肤黏膜的表现常在停药后一个月内好转，骨骼异常和肝脾肿大需半年才能恢复。有出血倾向时应给维生素 K 治疗。

（李锦云　孙金英）

第八节　锌缺乏症

锌（Zinc）是人体内具有金属元素特性的必需微量元素（trace element）之一，是构成机体内许多酶、激素、维生素等生物活性物质的重要组成部分，与小儿的生长发育、疾病的发生发展都有密切的关系。

【锌的代谢】

锌在人体内必需微量元素中含量仅次于铁，广泛存在于骨、肌肉、皮肤组织、前列腺、睾丸等，其中 60%存在于肌肉，30%存在于骨骼，后者不易被动员。血液中，锌约 85%存在于红细胞内，主要是碳酸酐酶中；12%分布于血浆中，其中约 50%与白蛋白结合；3%存在于白细胞内，所以锌对红、白细胞功能十分重要。正常血清锌浓度 80～120μg/dl，一般血清锌与血细胞内锌不直接交换。新生儿血锌与成人相同，生后逐渐下降，3 个月最低，6 个月时恢复到成人水平。

口服锌主要在小肠上段吸收，与配体结合经小肠黏膜上皮细胞入血，与血浆里的白蛋白或运铁蛋白结合，转入肝脏、肾脏，以后进入脾、胰、肌肉、红细胞等，最后分布到中枢神经、骨骼和头发内。食物中锌的消化吸收，需要胰酶及胆汁的作用，植酸、纤维成分可降低锌的生物利用度，而枸橼酸、组氨酸、谷氨酸，可促进锌吸收。过量的锌、铜、铁之间，还有互相竞争抑制其吸收作用，锌过量可抑制铁吸收而造成体内铁减少。

锌在体内主要以各种含锌酶的形式存在，小部分以蛋白结合物的形式分布在体液内，很少以离子状态存在。人体内的锌主要通过粪便排泄，还可通过尿、汗、乳汁、头发、血排泄。当食物中锌含量增加，可使小肠黏膜细胞内的金属硫蛋白的基因转录及蛋白合成增加，金属硫蛋白与锌离子结合，阻碍其被转运入血，随黏膜细胞脱落至肠腔，从粪便中排出；正常生理状态，尿排锌量小，较恒定，平均每天 0.1～0.7mg。

【生理作用】

锌主要通过含锌酶来发挥生理作用，人体内约有 100 余种含锌酶，锌往往参与构成这些酶的活性中心，其中以 DNA 和 RNA 聚合酶、胸腺嘧啶核苷激酶最重要，其次是碳酸酐酶、碱性磷酸酶、醇脱氢酶。含锌酶广泛作用于生物体碳水化合物、蛋白质、核酸物质的合成与代谢，并影响细胞的分裂。缺锌时细胞周期中 DNA 合成期（S 期）和 DNA 合成后期

(G_2 期）所受影响最大，所以锌对生命物质的新陈代谢、生长发育、神经、内分泌、造血、心血管、生殖等各大系统的功能有重要影响，并对致癌、致畸有一定影响。

每日锌需要量与年龄、孕期、哺乳有关。锌的每日供给量为：0～6个月：3mg；6～12个月：5mg；1～10岁：10mg；10岁以上：15mg，与成人需要相同。孕期、哺乳期妇女20～25mg。

【病因】

●病因

1. 摄入不足；
2. 吸收障碍；
3. 需要量增加；
4. 丢失过多；
5. 药物影响。

一、摄入不足

食物中含锌不足：人体需要的锌元素主要由食物中摄取，其中以贝壳类、肉类、肝、蛋、干果等食物含锌较高，而且易于吸收；而植物性食物（除豆类、花生以外）及水果含锌少，植酸、纤维素影响锌的吸收，所以长期素食者容易缺锌。食物精加工也可丢失过多的锌。

2. 全胃肠道外营养者，如未添加锌，可致严重缺乏。

3. 偏食、挑食、忌口、常吃零食，是年长儿发生缺锌的主要原因。

二、吸收障碍

1. 各种原因所致的腹泻和消化系统疾病都可影响锌吸收。

2. 牛奶含锌量与母乳相似，但锌与大分子量的配体（如酪蛋白）结合后，吸收率（39%）远低于母乳锌（65%），所以人工喂养儿易发生缺锌。

3. 疾病：如肠源性肢端皮炎，吸收锌障碍。

三、需要量增加

1. 生长发育迅速小儿，如双胎、早产儿，易发生缺锌。

2. 组织修复过程中（如手术恢复期）、营养不良恢复期，可发生锌需要量增加。

四、丢失过多

1. 尿锌排出增加：肾病时，因大量蛋白尿而排锌显著增加；肝昏迷反复使用谷氨酸盐，易与血锌结合，使尿锌增加，可导致急性锌缺乏。

2. 反复、慢性失血和溶血以及长期多汗、大面积烧伤、尿毒症透析，使锌丢失过多。

五、药物影响

1. 类固醇药物可使血清、皮肤含锌减少，导致伤口愈合不良、皮炎等。

2. 金属螯合剂（如青霉胺），可与锌形成不溶性锌螯合物，不被肠黏膜吸收。

【临床表现】

●临床表现：

1. 消化功能减退；
2. 生长发育落后；
3. 免疫机能下降；
4. 智能发育延迟；
5. 创伤组织不易愈合；
6. 维生素A减少；
7. 皮肤黏膜损害。

由于我国的膳食习惯，小儿锌营养水平偏低，使部分小儿处于缺锌状态。有年龄越小，发病率越高的倾向，这与膳食单调，而生长发育快，锌需要量多有关。缺锌者常有两个以上的症状。

一、消化功能减低

1. 食欲减低：味觉素（gustin）是含2个 Zn^{2+} 的多肽，缺锌使味觉素合成障碍；同时影响转换率很高的味蕾细胞的更新；还可引起口腔黏膜增生和角化不全，易脱落而阻塞味蕾小孔；还使唾液磷酸酶的活性减低，因此小儿味觉减退，发生食欲不振、厌食、异嗜癖等症状，是缺锌较常见的症状。

2. 消化能力减低：使消化酶活性减低，导致消化功能明显降低；胰岛素的活性降低，引起糖代谢障碍；影响乳糜微粒外膜合成，易发生脂肪吸收障碍。由于消化功能是受多种因素影响的，小儿食欲不振、厌食、异嗜癖不一定都是缺锌引起的。

二、生长发育落后

由于锌对胶原组织的形成、骨骼的生长、生长激素的合成、甲状腺素的转变等方面都有直接的影响，因此锌对身高、体重有明显的影响。缺锌使小儿生长发育停滞，矮小、消瘦、性发育延迟，孕妇缺锌还可造成胎儿畸形或流产。

三、免疫机能下降

主要损害细胞免疫功能，使脾脏、淋巴结、胸腺等重量减轻，T细胞明显减少和功能减低，抑制吞噬细胞酶活性，而导致反复发生呼吸道、消化道等感染。

四、智能发育延迟

缺锌可使脑核酸、蛋白质合成障碍，影响脑谷氨酸、γ-氨基丁酸代谢，从而使学习能力减低、智能发育迟缓。

五、创伤组织不易愈合

缺锌后，使创伤组织胶原减少，创伤细胞的分裂、生长减慢，肉芽组织易被破坏。

六、维生素A减少

锌参与肝脏和视网膜内维生素A还原酶的组成和视黄醛结合蛋白的合成，缺锌使血维生素A、视黄醛结合蛋白减少，而发生抗维生素A性夜盲，此时只用维生素A治疗往往无效。

七、皮肤黏膜损害

复发性口腔炎、舌炎、外阴炎、结膜炎等，皮肤损害，多位于皮肤黏膜交界处（如：口腔、肛门、生殖器）、眼、鼻、肢端，可见经久不愈的、对称性皮炎。

八、肠源性肢端皮炎（acrodermatitis enteropathica，AE）

是一种与锌代谢紊乱有关的常染色体隐性遗传性疾病，好发于婴儿时期，由于小肠黏膜上皮细胞缺乏吸收锌的载体，细胞摄取锌减少，导致严重缺锌。表现为顽固性腹泻、皮肤和黏膜损害、脱发，小儿一般营养较差，体格、动作、语言发育均显著落后于同龄儿，常继发营养不良、感染，血锌、尿锌减少，口服锌剂治疗有效。

【实验室检查】

一、血清锌测定：低于11.47μmoL/L（75μg/dl）。

二、餐后血清锌浓度反应试验（PICR）：测空腹血清锌浓度（A_0）作为基础水平，然后给予标准饮食（按全日总热量的20%，计算其中蛋白质为10%～15%，脂肪为30%～35%，碳水化合物为50%～60%），2小时后复查血清锌（A_2），按公式PICR＝（A_0－A_2）/A_0×100%计算。若PICR＞15%指示缺锌。

三、发锌测定：头发易受污染，头发的长短、发色、取样部位等，都会很大地影响测定结果。轻度缺锌时发锌浓度降低，严重缺锌时头发生长减慢，发锌值反而增高，故发锌不能反映近期体内的锌营养状况。发锌浓度只能作为群体锌营养和环境污染的检测指标，不能作为判定小儿个体锌营养的可靠依据。

四、血碱性磷酸酶减低。

【诊断】

●诊断
1. 缺锌史。
2. 临床表现。
3. 血清锌＜11.47μmol/L，PICR＞15%
4. 补锌有显效。

根据膳食缺锌史；缺锌的临床表现；空腹血清锌小于11.4μmol/L，PICR大于15%；单独用锌治疗一个月，有显效等即可诊断。

【治疗】

●治疗
1. 病因治疗。
2. 饮食疗法。
3. 补充锌剂。

一、病因治疗：消除引起缺锌的各种原因，治疗原发病。

二、饮食疗法：鼓励多进食富含锌的动物性食物，如肝、瘦肉、蛋、牡蛎、鱼等。轻度缺锌，通过饮食治疗，可好转。

三、补充锌剂：常用葡萄糖酸锌、硫酸锌、醋酸锌等，后两者对消化道有刺激。每日剂量为锌元素0.5～1.0mg/kg，疗程一般为2～3个月。长期单纯静脉输入高能量者，每日补Zn^{2+}为：早产儿，0.3mg/kg；足月儿～5岁，0.1mg/kg；＞5岁，2.5～4mg/d。

补锌注意事项：严格掌握适应证，不可将锌制剂当滋补品；严格掌握用量，以防过量中毒；长期补锌，注意检测血铜、铁、钙；服药时少吃植物性食物，多食肉类。

【预防】

一、提倡母乳喂养，初乳含锌丰富，约为血清的4～7倍。

二、平衡膳食，养成不挑食，不偏食，不吃零食的习惯。

三、对缺锌高危者，可适当补锌。如低出生体重、营养不良、长期腹泻、长期静脉营养、长期应用类固醇激素、大面积烧伤、反复感染等小儿。

（王　彬）

第七章　新生儿与新生儿疾病

第一节　概述

新生儿（neonate，newborn）指从出生到生后 28 天内的婴儿。新生儿学（neonatology）是研究新生儿保健、生理、病理和疾病防治等方面的一门学科。新生儿学原是儿科学的一部分，但由于新生儿有一定特点，且近十几年来发展迅速，已渐形成独立的学科，但又是围生医学的一部分。围生医学（perinatology）是研究胎儿出生前后胎儿和新生儿健康的有关问题，涉及产科、新生儿科和有关遗传、生化、免疫、生物医学工程等领域，是门边缘学科，它与提高人口素质和降低围产儿的死亡率密切相关。围生期（perinatal period）是指产前、产时和产后的一个特定时期，国际上有四种规定：（1）从妊娠 28 周至出生后 7 天。（2）从妊娠 20 周至出生后 28 天。（3）从妊娠 28 周至出生后 4 周。（4）从胚胎形成至出生后 1 周。我国采用第一种。

●新生儿分类：
1. 根据胎龄分类；
2. 根据出生体重分类；
3. 根据体重与胎龄的关系分类；
4. 根据生后周龄分类；
5. 高危儿。

新生儿分类有以下几种：

1. 根据胎龄分类　（1）足月儿（full term infant）：指胎龄≥37 周至<42 足周（260～293 天）的新生儿；（2）早产儿（preterm infant）：指胎龄≥28 周至<37 足周（196～259 天）的新生儿；（3）过期产儿（post-term infant）：指胎龄≥42 周（294 天）的新生儿。

2. 根据出生体重分类　（1）低出生体重儿（low birth weight infant，LBW）：指出生 1 小时内体重不足 2 500g 者，不论是否足月或过期。其中体重不足 1 500g 者又称极低出生体重儿（very low-birth-weight infant，VLBW）。不足 1 000g 者称超低出生体重儿（extremely low birth weight infant，ELBW），低出生体重儿包括早产儿和小于胎龄儿两种。（2）正常体重儿（normal weight infant）：指出生体重在 2 500～3 999g 之间的新生儿。（3）巨大儿（giant infant）：指出生体重超过 4 000g 的新生儿，包括正常和有疾病者。

3. 根据体重与胎龄的关系分类　（1）小于胎龄儿（small for gestational age，SGA）：指出生体重在同胎龄平均体重的第十百分位以下的婴儿，有早产、足月、过期小于胎龄儿之分。我国将胎龄已足月，但体重在 2 500g 以下的婴儿称足月小样儿。（2）适于胎龄儿（appropriate for gestational age，AGA）：指出生体重在同胎龄平均体重的第 10～90 百分位数者。（3）大于胎龄儿（large for gestational age，LGA）：指出生体重在同胎龄平均体重第 90 百分位数以上的婴儿。

4. 根据生后周龄分类　（1）早期新生儿：指出生后 1 周内的新生

儿，属围产儿，是从胎儿到新生儿的适应阶段，脏器发育尚不完善，患病率和死亡率较高，需加强监护和护理。（2）晚期新生儿：指生后2～4周的新生儿，虽已完成初步适应阶段，但发育尚不成熟，护理仍很重要。

5. 高危儿（high risk infant） 指可能发生危重情况或已出现危象需特殊监护的新生儿。包括（1）孕母属高危妊娠及在妊娠期有疾病史的新生儿包括妊高征、感染性疾病、糖尿病、心肾疾病等，以及孕母过去有死胎、死产史的婴儿；母血型为Rh阴性。（2）异常分娩的新生儿，如各种难产和手术产，羊膜早破、羊水胎粪污染、胎盘早剥，分娩过程中使用镇静或止痛药物等；（3）出生时异常，包括Apgar评分<7分，脐带绕颈，早产儿，小于胎龄儿，巨大儿，各种先天性严重畸形和有疾病的新生儿。

第二节 胎儿宫内发育及其影响因素

（一）胚胎生长发育 胚胎发育从受精卵开始，通常将胚胎发育分为两个时期：

1. 胚胎期（embryonic period）第1～8周，包括受精（fertilization）、卵裂（cleavage）、植入（implantation）和胚胎各器官形成（organogenesis）阶段，此时胚胎初具人形，对致畸因素（如药物、病毒）反应敏感，许多畸形是在此时期形成的。第8周末，胚胎重9g，身长5cm。

2. 胎儿期（fetal period）第九周至出生，此期内胎儿外形和各器官系统已形成，对致畸因子的敏感性已下降，然而少数器官如小脑、大脑及泌尿生殖器官继续处于分化阶段。对致畸因子作用仍然具有敏感性。

（1）体重：是胎儿生长的重要指标，体重在3个月时仅30g，从24～37周呈线性上升，每日增加1.5%体重；37周后略减少。

（2）头围：是脑生长的指标，26～28周时增长加速，32周达高峰，增长速率每日约为1.2mm，40周后增速减慢，降为每日0.2mm。

（3）身长：31～34周时增长速度最快，1.3cm/周，以后逐渐下降，40周时为0.5cm/周。

（二）遗传和环境因素对胎儿和新生儿的影响

●胎儿发育的主要影响因素：
1. 遗传因素。
2. 环境因素。

胚胎发育受内在和外在多种因素的调控和影响，父母双方的遗传因子、孕母的健康、社会经济状况和环境因素都影响着胎儿宫内的生长发育。

1. 遗传因素（hereditary factors） 遗传的物质基础是染色体基因和基因DNA中碱基等的序列，它们的异常是流产、早产、先天性畸形和先天性代谢性疾病的重要原因。遗传的异常常伴有家族史，可为显性遗传，也可为隐性遗传。无家族史者可能为隐性遗传或为基因突变。此外还有多种因子的遗传性疾病，常是基因和外界环境因素联合作用所引起。

2. 环境因素（environmental factors）

（1）生物因素 孕早期病毒感染如风疹可使胎儿发生先天性心脏病或流产，后期感染如巨细胞包涵体、单纯疱疹等病毒以及弓形体、梅毒可引起胎儿畸形、死胎或早产。

(2) 化学因素　环境污染如农药、工业化学物质及食品添加剂，致畸药物如反应停、水杨酸类、激素类等都有致畸作用。

(3) 物理因素　X线照射和放射性同位素都有致畸作用，大量照射可致流产、死胎和胎儿畸形。

(4) 母亲因素　矮身材、第一胎小于16岁母亲的胎儿体重较低；母亲本身疾病如心脏病、肾病、高血压、严重先兆子痫、糖尿病、营养不良以及母亲吸烟、酗酒、吸毒或孕期用药均影响胎儿生长发育。

第三节　正常足月儿和早产儿的解剖生理特点及护理

一、外观特点

正常足月儿与早产儿在外观上各具特点，见表7-1。

表7-1　足月儿与早产儿外观特点鉴别表

	早产儿	足月儿
皮肤	发亮、水肿、毳毛多	肤色红润，皮下脂肪丰满，毳毛少
头发	乱如绒线头	头发分条清楚
耳壳	软，缺乏软骨，可折叠，耳舟不清楚	软骨发育良好，耳舟成形，直挺
指甲	未达指尖	达到或超过指尖
乳腺	无结节或结节<4mm	结节>4mm，平均7mm
跖纹	足底纹理少	足纹遍及整个足底
外生殖器	男婴睾丸未降，阴囊少皱裂；女婴大阴唇不能遮盖小阴唇	男婴睾丸已降，阴囊皱裂形成；女婴大阴唇可遮盖小阴唇

二、足月儿及早产儿解剖及生理特点

●呼吸系统特点：腹式呼吸为主，节率不整，频率较快，早产儿易发生呼吸暂停。

(一) 呼吸系统 (respiratory system)　胎儿自18周开始有微弱的呼吸运动，自27周开始有呼吸能力。胎儿娩出后由于血内二氧化碳增加，刺激呼吸中枢，同时在声、光、寒冷、触觉、痛觉等刺激下，通过交感神经反射地兴奋呼吸中枢，开始第1次吸气，接着啼哭，肺泡张开。胎儿肺泡内含有液体，出生时经产道挤压肺液少部分由口、鼻排出，大部分由肺间质毛细血管和淋巴管吸收，如吸收延迟，则出现湿肺症状。肺表面活性物质 (surfactant) 由Ⅱ型肺泡上皮细胞产生，28周时出现于羊水，但量少，直至35周时迅速增加，其作用为减少肺泡表面张力，有利于肺泡内保存气体，使肺泡不易萎陷。新生儿肋间肌较薄弱，呼吸运动主要靠膈肌的升降，而呈腹式呼吸，且较浅表，节律不整，频率较快，约40～44次/分。足月儿生后第1小时内呼吸率可达60～80次/分，有三凹征、周围青紫、呻吟和肺部啰音。出生头两周呼吸频率波动大，个别可达80次/分。

早产儿因呼吸中枢相对不成熟，呼吸常不规则，常发生原发性呼吸暂停 (primary apnea)，指呼吸停止在20秒钟以上，伴心率减慢，<100次

/分，并出现青紫)，胎龄愈小发生率愈高。因肺泡表面活性物质少，肺泡表面张力增加，易发生肺透明膜病，气道和肺泡容易遭受气压伤和氧中毒，引起支气管肺发育不良。

(二)循环系统(circulatory system) 胎儿自孕4周有心跳，第8～12周胎儿循环建立，胎儿血为混合血，氧和营养物质通过胎盘与母体交换。出生后血液循环发生了重要的动力学变化，与解剖学的变化互为因果。①脐血管的结扎，系人为的；②肺的膨胀与通气使肺循环阻力减低；③由于肺血管阻力降低后右心压力降低而左心压力增高，卵圆孔在功能上关闭，2～3月后解剖上关闭。同时由于肺循环压力的降低和体循环压力的升高，流经动脉导管的血流逐渐减少，最后停止，形成功能上关闭。新生儿最初数天可听到心脏杂音，可能与动脉导管暂时未闭有关。新生儿心率波动范围较大，范围为90～160次/分之间，早产儿安静时心率较快，平均为120～140次/分。足月儿血压平均为9.3/6.7kPa(70/50mmHg)，早产儿较低。

●循环系统：生后卵圆孔和动脉导管在功能上关闭，心率波动范围较大，早产儿安静时心率较快。

(三)消化系统(gastrointestinal system) 出生时吞咽功能完善，生后不久胃囊中就见空气。胃呈水平位，容量小。出生两周内，下食管括约肌压力低，幽门括约肌发育好，故新生儿易溢奶和呕吐，早产儿更多见。消化道面积相对较大，肌层薄，能适应较大量流质食物的消化吸收。新生儿肠壁通透性高，有利于吸收母乳中的免疫球蛋白，但牛奶、大豆蛋白也易透过肠壁吸收而产生过敏。足月儿除胰淀粉酶不足外，其余消化酶均已可满足消化蛋白质和脂肪之用；早产儿消化酶的发育接近足月儿，但脂肪消化能力略差，对脂溶性维生素吸收不良。此外坏死性小肠结肠炎在早产儿中发病率较高。

●消化系统：胃呈水平位，易溢奶和呕吐。肠壁通透性高，易发生蛋白过敏。生后10～24小时内排胎便。

新生儿生后10～24小时内开始排出胎便(meconium)，呈墨绿色，由肠黏膜脱落上皮细胞、羊水(amniotic fluid)及消化液等组成，3～4天转为正常大便，如无胎便排出要注意检查有否肛门闭锁。早产儿肠蠕动力弱，胎便排出异常延迟。新生儿肝内葡萄糖醛酰转移酶(glucuronyl transferase)活力低，早产儿尤甚，是新生儿生理性黄疸的主要原因。早产儿肝内糖原贮存少、肝合成蛋白质亦不足，常易发生低血糖或低蛋白血症。

(四)泌尿系统(urinary system)胎儿出生时肾已具有与成人数量相同的肾单位，但组织学上还不成熟。出生后一般在24小时内排尿，1天内排尿可达20次，肾小球滤过率低，按体表面积计算仅为成人的1/4～1/2，浓缩功能差，肾排出过剩钠的能力也低，含钠液输入稍多易致水肿。早产儿由于排钠分数高，肾小管对醛固酮反应低下，如不注意补钠，易产生低钠血症。肾处理酸负荷能力不足，故易发生代谢性酸中毒。早产儿肾小管排酸能力较低，当内源性氢离子产生增加、超过肾小管排泄能力时，常会发生晚期代谢性酸中毒(late metabolic acidosis)。新生儿由于肾功能不足，血氯及乳酸含量较高。人工喂养者血磷尿磷均高，易引起钙磷平衡失调，产生低血钙。

●泌尿系统：肾小球滤过率低，浓缩功能差，易致水肿，早产儿易产生低钠血症和晚期代谢性酸中毒。

●血液系统：出生时平均血红蛋白值为170g/L，足月儿血容量平均为85ml/kg。

（五）血液系统（hematologic system）新生儿血容量与脐带结扎的早晚有关，如推迟结扎5分钟，血容量可由75ml/kg增至126ml/kg。

新生儿出生时脐血平均血红蛋白值为170g/L（140～200g/L），生后数小时由于不显性失水及排出尿便等，血红蛋白上升，约于第1周末恢复至脐血水平，以后逐渐下降，早产儿下降幅度更大。血红蛋白中胎儿血红蛋白占70%～80%，对氧亲和力强，以后逐渐为成人型血红蛋白所取代。网织红细胞分数生后3天内为0.04～0.06，4～7天后下降至0.005～0.015。白细胞计数第1天平均为18×10^9/L。第一周末降至12×10^9/L，早产儿较低，为6×10^9～8×10^9/L；分类计数中以中性粒细胞为主，4～7天后以淋巴细胞为主，但大多数早产儿在第3周末出现嗜酸性粒细胞增多，持续2周左右。血小板计数均在150×10^9～250×10^9/L。足月儿血容量平均为85ml/kg（50～100ml/kg），早产儿血容量范围在89～105ml/kg之间。

●神经系统：脊髓相对较长，出生时具备原始反射。早产儿易发生颅内出血。

（六）神经系统（neurologic system）　新生儿脑相对较大，约重300～400g，占体重的10%～20%（成人仅为2%），但脑沟回仍未完全形成。脊髓相对较长，末端在第3、4腰椎水平上，故腰椎穿刺应在第4、5腰椎间隙进针。足月儿出生时已具备一些原始反射如觅食反射（rooting reflex）、吸吮反射（sucking reflex）、握持反射（grasp reflex）、拥抱反射（Moro reflex），生后3～4个月这些反射自然消失。早产儿神经系统成熟与胎龄有密切关系，胎龄愈小，以上原始反射愈难引出或反射不完整。如以上反射消失表示有神经系统损伤。

在新生儿期，年长儿的一些病理性反射如佛斯特征，巴彬斯基征，克匿格征呈阳性，腹壁反射及提睾反射不稳定。新生儿对光有反应，但视觉不清，出生3～7天后听觉增强，触觉及温度觉灵敏，痛觉较钝。

由于早产儿（尤其是出生体重<1500g，胎龄<32周的早产儿）脑室管膜下存在着发达的胚胎生发层组织，该组织毛细血管丰富，缺乏结缔组织支持，因而易发生颅内出血。

●体温调节：体温调节中枢未发育完善，体表面积相对较大，早产儿易发生硬肿症。

（七）体温调节（regulation of temperature）　新生儿体温调节中枢未发育完善，皮下脂肪较薄，体表面积相对较大，容易散热，早产儿尤甚。寒冷时无颤抖反应，而由棕色脂肪产热。棕色脂肪分布在中心动脉附近、两肩胛间区、肾周及颈和腋窝等部位。早产儿棕色脂肪少，如保温不当易致低体温，且常因寒冷而导致硬肿症（sclerema）的发生。

因室温较宫内温度低，婴儿出生后体温明显下降，如环境温度适中，体温可在12～24小时内达到36℃以上。中性温度（neutral temperature）又称适中温度，是指一种适宜的环境温度，能保持新生儿正常体温，使机体耗氧量最少、新陈代谢率最低、蒸发散热量亦少。中性温度与体重和日龄有密切关系（见表7-2）；相对湿度应保持在50%～60%。

室温过高时，早产儿因汗腺发育差，体温易升高；足月儿虽能通过皮肤蒸发、出汗散热，但如水分供给不足仍可发热，称为脱水热（dehydration fever）。

表 7-2　不同出生体重早产儿的适中温度

出生体重（kg）	暖箱温度			
	35℃	34℃	33℃	32℃
1.0	初生 10 天内→	10 天以后→	3 周以后→	5 周以后
1.5	—	初生 10 天内→	10 天以后→	4 周以后
2.0	—	初生 2 天内→	2 天以后→	3 周以后
＞2.5	—	—	初生 2 天内→	2 天以后

（八）能量和体液代谢（energy and body fluid metabolism）　新生儿热卡的需要主要用于维持基础代谢和生长的需要，在中性环境温度下，基础热卡需要量为 209kJ/kg（50kcal/kg），加上活动、食物的特殊动力作用、大便丢失和生长需要等，每日共需热卡约为 418～502kJ/kg（100～120kcal/kg）。

●能量和体液代谢：每日共需热卡约为 100～120kcal/kg。早产儿易发生低血糖和低钙血症。液体需要量与体重和日龄有关。

按体重计新生儿代谢较成人高，由于胎儿糖原贮备不多，特别是早产儿，如不早期补给者生后 12 小时内就消耗殆尽，机体动用脂肪和蛋白质提供热能，故新生儿血糖较低，特别是早产儿易发生低血糖。

出生时新生儿体液占体重的 75％左右，以后逐渐减少，液体需要量与其体重和日龄有关（见表 7-3）。足月儿每日钠需要量 1～2mmol/kg，＜32 周早产儿约 3～4mmol/kg；钾需要量约 1～2mmol/kg。新生儿生后 3 天内血钾水平较高，一般不需补充。血钙在生后头几天较低，血磷偏高，特别是早产儿终末器官对甲状旁腺素反应低下，常有低钙血症。

表 7-3　不同日龄新生儿液体需要量（ml/kg）

日龄	＜1000g	～1500g	～2500g	＞2500g
1	100	80	60	60
2	120	100	80	90
3～7	140	120	100	120
14	150～200	150～200	100～150	

（九）免疫系统（immunologic system）　新生儿的特异性和非特异性免疫功能均不够成熟。新生儿及最初数月的乳儿对多种传染病的特异性免疫主要是通过胎盘从母亲获得的 IgG。血清补体含量低，缺乏趋化因子，故白细胞吞噬作用差；新生儿血液缺乏一种蛋白调理因子，它为网状内皮系统吞噬细菌所必需，故肝、脾从血流中清除细菌的能力不足。IgA、IgM 不能通过胎盘，特别是分泌型 IgA 缺乏，使新生儿容易患呼吸道和消化道感染。新生儿皮肤黏膜薄嫩，易被擦伤，造成感染。

早产儿由于提早娩出，从母体得来的 IgG 量少，白细胞吞噬细菌的能力和产生抗体的能力比足月儿差，对各种感染的抵抗力低下，易发生败血症。

（十）新生儿常见的几种特殊生理状态

●新生儿特殊生理状态：
1. 生理性体重下降；
2. 上皮珠和"马牙"；
3. 乳腺肿大；
4. 假月经。

1. 生理性体重下降：是指新生儿出生后 10 天内体重逐渐减轻，以后渐恢复到出生体重的过程。体重下降的原因可能与饮食减少，不显性失水增加及水钠排出有关。体重减轻的幅度早产儿占出生体重的 3.4%～9.6%，足月儿占 3.0%～6%，一般均不超过 10%，早产儿恢复到出生体重的时间比足月儿要长。

2. 上皮珠和"马牙"　在新生儿上腭中线两旁有散在黄白色、米粒大小的颗粒状隆起，系上皮细胞堆积引起，称上皮珠；有时在牙龈边缘亦可见黄白色米粒大小颗粒或斑块，俗称马牙，系上皮细胞堆积或黏液腺分泌物潴留所致。均属正常，于生后数周或数月可自行消失，不宜挑刮，以免发生感染。

3. 乳腺肿大　足月新生儿可在生后 3～5 天出现乳腺肿大，如蚕豆到鸽蛋大小，男女均可出现，是因为母体内分泌的影响所致，多于 2～3 周后消退，不需处理，如强烈挤压，可致继发感染。

4. 假月经　部分女婴在生后 5～7 天可见阴道流出少量血液，持续 1～3 天自止，此系母亲雌激素在孕期进入胎儿体内，生后突然中断所致，一般不必处理。若同时有新生儿出血症、阴道出血量多时，则按新生儿出血症处理。

三、足月儿及早产儿护理

目前国内外都在大力提倡母乳喂养。我国也把创建爱婴医院，提倡母婴同室和母乳喂养作为围产保健工作的一项重要内容。母婴同室不仅可以促进产妇乳汁分泌，对于增进母子感情、促进小儿精神发育都有好处。

（一）保暖　婴儿出生后体温可有明显下降，体温过低可影响代谢和血液循环，早产儿易患硬肿症。早产儿室温应保持在 24℃～36℃。相对湿度 55%～65%，体重在 2 000g 以下者多需置暖箱中或可采用辐射式保温床，无条件者可因地制宜用热水袋、灯泡等，但要避免烫伤。

（二）呼吸管理　婴儿娩出开始呼吸之前应迅速清除口咽内黏液，并清洁鼻腔以保持呼吸道通畅，如有发绀或呼吸困难时予以吸氧。早产儿呼吸暂停可采用拍打足底、托背呼吸、睡水囊床等法，无效时可给氨茶碱静脉滴注。早产儿不宜长期持续吸氧，维持氧分压在 6.7～10.6kPa（50～80mmHg）即可。吸氧浓度过高，时间过长可致氧中毒，引起晶体后纤维组织增生，导致视力障碍。

（三）皮肤粘膜的护理　出生后即用软纱布蘸温水将头皮、耳后、颈部及其他皮肤皱褶处轻拭干净，臀部及皮褶可涂植物油。体温稳定后即可沐浴，每日一次，以避免皮肤感染。每次大便后用温水洗臀部，以免发生红臀。脐部残端一般在生后 1～7 天脱落，早期应注意残端有无渗血，如渗血多可能是脐带结扎不紧，需重新结扎。应保持清洁干燥，防止被尿布浸湿污染。脐残端脱落后局部常较湿润，并有少量渗出，为正常现象。可涂以 75%的酒精。口腔黏膜不宜清洗，可喂温开水清洗口腔。

（四）营养及喂养　母乳为新生儿最理想的食物，应尽量争取母乳喂养。正常新生儿生后半小时左右即可抱至母亲处给予吸吮，促进母亲乳汁分泌。以后根据婴儿的需要按需哺乳。在不能母乳喂养情况下则可人工喂养，首先试喂 10％葡萄糖水 10ml，吸吮及吞咽功能良好者可给配方奶，每 3 小时 1 次，乳量根据所需热量和婴儿耐受情况而定，并逐渐增加。对不能耐受胃肠道喂养者应给予静脉营养。

早产儿对热卡及水分的需要有较大的个体差异，多主张早期足量喂养。凡具吸吮力的早产儿应用人乳喂养，必要时亦可使用适合早产儿的配方乳，早产儿乳方中蛋白质含量一般不宜超过 4g/（kg·d），并以乳清蛋白为主。先试喂 10％的葡萄糖液 1～2ml/kg，以后每次给奶量约 2～5ml，如能耐受，则每次增加 1～2ml，直至达到每日需要热量。体重＜1500g 者哺乳间隔为 1～2 小时，＞1500g 者则 2～3 小时 1 次。吸吮能力差或不会吞咽的早产儿可用鼻胃管或鼻肠管喂养，每次进食前应抽吸胃内容物，如残留奶量大于前次喂奶量 1/3 以上者则减量或暂停一次；如持续有较大量残留奶则可改用鼻空肠导管；仍有困难者，改用全静脉或部分静脉高营养液。

（五）预防接种　出生后 3 天接种卡介苗；出生 1 天、1 个月和 6 个月时应各注射乙肝疫苗一次，20～30μg/次。

（六）新生儿筛查　有条件地区应逐步开展先天性甲状腺功能减低症、苯丙酮尿症及葡萄糖-6-磷酸脱氢酶（G-6-PD）缺乏症等先天性代谢缺陷病的新生儿期筛查工作。

第四节　小于胎龄儿的特点与护理

小于胎龄儿（small for gestational age infant，SGA）是指出生体重在同胎龄平均体重的第 10 个百分位以下，或低于同胎龄正常平均值的 2 个标准差的新生儿。有早产小样儿、足月小样儿、过期小样儿之分。

●小于胎龄儿分为三型：
1. 匀称型：体重、身长、头围均小。
2. 非匀称型：头围与身高正常，体重低。
3. 混合型：体重、身高、头围均减少，有营养不良。

【病因】

（一）母亲因素　孕母营养与新生儿出生体重的关系甚为密切，母亲蛋白质与热卡不足或缺少锌等微量元素，不仅影响胎儿生长发育，且影响婴儿出生后的智力发育。母患妊娠高血压综合征、严重慢性心肾疾病、地处高原、孕母吸烟、饮酒、接触放射线等均可导致小样儿的发生。孕妇年龄过大或过小、身材矮小也是造成小样儿的原因。

（二）胎儿因素　多胎妊娠常产生小样儿；某些先天性疾病、遗传性疾病、代谢性疾病及染色体异常均可伴发小样儿；慢性宫内感染如风疹病毒、巨细胞病毒、单纯疱疹病毒等是导致胎儿生长迟缓的重要因素。

（三）胎盘和脐带因素　胎盘及脐带的异常，如胎盘血管瘤、小胎盘或胎盘发育不良（胎盘总容量及绒毛表面积）、胎盘大量梗死区（过期产），脐动脉、脐带附着部位异常（于胎盘边缘）或脐血管分布仅仅是胎盘面积 1/4 者，高年初产、子宫血流量不足等等均可影响营养和供氧而导致小样儿。

（四）内分泌因素　甲状腺素、胰岛素和生长激素对胎儿的生长极为重要，任何一种先天缺陷均可影响胎儿发育。

【临床分型】

根据胎儿生长受损时间的早晚分为以下 3 型：

（一）匀称型　此型占 10%～20%。患儿体重、身长、头围成比例减少，体形匀称，其发生与遗传、代谢缺陷和宫内感染有关，这些因素在妊娠早期或在胚胎期已发生作用，各器官细胞数量减少，特别是脑重量减轻，损伤为不可逆性，易发生先天畸形和永久性生长发育迟缓。

（二）非匀称型　此型多见，占 80%左右。胎儿内部器官基本正常，出生时新生儿头围与身高不受影响，而体重偏低，呈营养不良外貌，有胎儿缺氧现象，生后常伴有低血糖。此型生长受损发生在妊娠晚期，与妊高征、胎盘功能不全有关。各器官细胞数量正常，体积缩小，生后补给适当营养，受累细胞可恢复正常。

（三）混合型　较少见，病因复杂，以上两类病因均可存在。其特点为新生儿体重、身高、头围均减少，且有营养不良。器官细胞体积缩小和数量减少并存。先天畸形发生率高，有生长和智能障碍，死亡率高。

【并发症】

（一）围生期窒息　小于胎龄儿常有宫内慢性缺氧，故围生期窒息常见，即使采取正确的复苏措施有时仍难避免窒息损伤，以致常留有神经系统后遗症。

（二）胎粪吸入　由于宫内缺氧，肠蠕动增加和肛门括约肌松弛，使胎粪排入羊水，胎儿在宫内或产程中吸入被胎粪污染的羊水，导致胎粪吸入综合征。

（三）低血糖　小于胎龄儿肝糖原贮备少，糖原异生能力差，加之常伴缺氧和低体温，葡萄糖消耗较多，因而易发生低血糖。

（四）红细胞增多－高粘滞血症　由于宫内慢性缺氧，促红细胞生成素增多，使红细胞增多，血粘滞度增高，血流缓慢，引起全身各脏器受损，出现呼吸窘迫、青紫、心脏扩大、肌张力增强或减弱、黄疸、惊厥等。

（五）先天畸形　由于染色体畸变和宫内感染，小于胎龄儿先天畸形的发生率高。

【治疗】

由于小于胎龄儿窒息、缺氧性脑损害的发生率高，应在出生前做好窒息复苏准备工作，产程中尽量避免使用镇静剂。出生后宜迅速擦干并置于中性环境温度下保暖。有呼吸困难和青紫者及时给氧。必须早期喂养，预防低血糖的发生。红细胞增多－高粘滞血症患儿若有临床症状可做部分换血治疗，换血量 10～20ml/kg。注意防治感染。

第五节　大于胎龄儿的特点与护理

大于胎龄儿(large for gestational age,LGA)指出生体重大于同胎龄平均体重第 90 百分位，约相当于平均体重的 2 个标准差以上。出生体重≥4000g 者称巨大儿。其中有些为健康儿，但亦有不少属病理性。

●大于胎龄儿见于 1. 父母体格高大，孕母营养好。2. 糖尿病母儿。3. Rh 血型不合溶血症。4. Beckwith 综合征。

【病因】

(一)遗传因素　父母体格高大易生出巨大儿。

(二)孕期饮食　母亲营养丰富、食量大，摄入大量蛋白质。

(三)病理因素　如母为糖尿病患者，胎儿患 Rh 血型不合溶血症，大血管错位及 Beckwith 综合征。

【临床表现】

新生儿体格巨大，易发生难产、窒息和颅内出血。临床表现因病因不同而异。糖尿病母儿常面如满月、皮肤色红，易发生低血糖、低血钙、肺透明膜病、高胆红素血症和红细胞增多症，约 10% 伴有先天畸形；Rh 溶血病婴儿除溶血表现外，易发生低血糖；大血管转位者主要表现为青紫、气促、心脏扩大；Beckwith 综合征除体型大外尚有突眼、舌大、脐疝，先天畸形和低血糖。本症胎儿死亡率和新生儿死亡率均比正常体重儿高。

【防治】

凡孕期发现胎儿较大者应放宽剖宫产指征，避免产伤和窒息，生后监测呼吸、血糖、血钙、胆红素和血细胞比容等，发现异常及时处理。Rh 溶血病者查血型和抗人球蛋白试验。

第六节　新生儿代谢紊乱

新生儿低钙血症

Neonatal hypocalcemia

当血清总钙低于 1.8mmol/L（7.0mg/dl）或游离钙低于 0.9mmol/L（3.5mg/dl）称低钙血症。

●新生儿低钙血症的定义为血清总钙低于 1.8mmol/L(7.0mg/dl) 或游离钙低于 0.9mmol/L(3.5mg/dl)。

【病因】

（一）早期低血钙（early hypocalcemia）　出生 72 小时内出现，见于早产儿、低出生体重儿，新生儿窒息及母患糖尿病、妊高征和甲状旁腺功能亢进者。早产儿无症状低钙血症常可自然缓解，但仍需口服葡萄糖酸钙。

（二）晚期低血钙（late hypocalcemia）　指生后 72 小时至 3 周末发生的低血钙，多为足月儿。主要发生于喂牛乳的婴儿，牛乳中含磷高，肾小管对磷的排出能力有限，使血磷增加。且牛乳钙/磷比例低（人乳钙/磷比例为 2.25/1，牛乳为 1.35/1），不利于钙的吸收，相对高的磷酸盐摄入和新生儿相对低的肾小球滤过率，导致高磷酸盐血症，使血钙降低。此型低钙血症还与甲状旁腺暂时性功能低下（transient hypoparathyroidism）、低镁血症（hypomagnesemia）和母维生素 D 缺乏有关。不论足月儿还是早产儿都可能出现手足搐搦。

●早期低血钙、晚期低血钙和3周后低血钙的病因及临床表现各不相同。

（三）出生3周后发生的低血钙　见于维生素D缺乏或先天性甲状旁腺功能低下的婴儿，低血钙持续时间长，原因如下：

1. 母甲状旁腺功能亢进　母血钙高，引起胎儿高血钙和胎儿甲状旁腺抑制，患儿甲状旁腺增大，症状顽固而持久。血磷一般在2.6mmol/L（8.0mg/dl）或更高。对治疗有拮抗作用，但应用钙剂可最终使抽搐缓解。在某些病例疗程常须持续数周之久，可伴发低镁血症。患儿母亲的病史往往是隐匿的，可无临床症状，或仅由婴儿的顽固低血钙抽搐而发现母亲的甲状旁腺肿瘤。

2. 暂时性先天性特发性甲状旁腺功能不全是良性自限性疾病，母甲状旁腺功能正常，除用钙剂治疗外，还须用适量的Vit D治疗数月。

3. 永久性甲状旁腺功能不全　较少见，具有持久的甲状旁腺功能低下和高磷酸盐血症。由于甲状旁腺的单独缺失所引起。多数是散发性的，为X连锁隐性遗传。常合并胸腺缺如、免疫缺损、小颌畸形和主动脉弓异常，称DiGeorge综合征。

【临床表现】

●新生儿低钙血症主要表现为神经、肌肉的兴奋性增高。早产儿常缺乏体征。

症状轻重不同。主要是神经、肌肉的兴奋性增高，表现惊跳、手足搐搦、震颤、惊厥等，严重者出现喉痉挛伴青紫和呼吸暂停。早产儿低血钙出现早，其降低程度与胎龄成反比，血钙降低时因常伴有低蛋白血症和酸中毒，游离钙与总钙比值相对较高，故常缺乏体征。发作间期一般情况良好，但肌张力稍高，腱反射增强，踝阵挛可阳性。生后早期发病者血钙低，血磷正常或升高，晚期发病者血钙低，血磷高。

【实验室检查】

尿Sulkowitch试验多阴性；血清钙常<1.8mmol/L（7mg/dl），血清游离钙<0.9mmol/L（3.5mg/dl），血清磷常>2.6mmol/L（8mg/dl）。必要时检测母血钙、磷和PTH浓度。心电图示QT间期延长，早产儿>0.2秒，足月儿>0.19秒。

【治疗】

出现惊厥或其他明显神经肌肉兴奋症状时，应静脉补充钙剂，可用10%葡萄糖酸钙（calcium gluconate）每次2ml/kg，以5%葡萄糖液稀释一倍缓慢静注（1ml/min），避免注入过快引起循环衰竭和呕吐等毒性反应。必要时可间隔6～8小时再给药1次。在注钙过程中，注意保持心率>80次/分，否则应暂停。应避免药液外溢至血管外引起组织坏死。若症状在短时期内不能缓解，应同时给予镇静剂。惊厥停止后改为口服钙维持，可用乳酸钙或葡萄糖酸钙1g/d，对较长期或晚期低钙血症口服钙盐2～4周，维持血钙在2～2.3mmol/L（8～9.0mg/dl），并调节饮食，强调母乳喂养或用钙磷比例适当的配方奶。

有甲状旁腺功能不全时，需长期口服钙剂治疗，同时用Vit D（10 000～25 000IU/d），或二氢速变固醇（dihydrotachysterol）0.05～0.1mg/d。

低钙血症同时伴低镁血症时，单纯给钙惊厥不易控制，反使血镁更低，在用钙剂的同时加用镁盐治疗，不仅可使血镁浓度上升，血钙也可恢复正常。

新生儿低血糖症

低血糖症（hypoglycemia）指血糖值低于同年龄婴儿的最低血糖值。目前新生儿血糖的正常低限还没有统一的规定，为了减少以后神经及智力方面的后遗症的发生，现在许多作者主张不论胎龄，新生儿血糖<2.2mmol/L（40mg/dl）作为低血糖的诊断标准。

●新生儿低血糖的诊断标准为血糖<2.2mmol/L（40mg/dl），主要见于早产儿、窒息缺氧儿和IDM。

【病因】

一、糖原贮备不足：胎儿肝糖原的贮备主要发生在胎龄最后4～8周，早产儿和小于胎龄儿糖原贮存量少，生后代谢所需能量又相对高，易发生低血糖。

二、糖消耗太多：新生儿患严重疾病处于应激状态时，如窒息缺氧、RDS、败血症、低体温等，糖代谢率增加，糖的需要量增加，糖异生作用差，此时常有热卡摄入不足，故糖原耗竭而出现低血糖。

三、高胰岛素血症：暂时性高胰岛素血症常见于糖尿病母之子（infant of diabetes mother IDM），孕妇血糖高，胎儿血糖随之增高，胎儿胰岛代偿性增生，生后来自母亲的糖中断，可致低血糖。还可见于严重溶血病的胎儿；持续性的包括胰岛细胞腺瘤、胰岛细胞增殖症和Beckwith综合征。

四、内分泌和遗传代谢性疾病：半乳糖血症、糖原累积病、氨基酸代谢异常、甲状腺功能低下、胰高血糖素缺乏、脑垂体或肾上腺皮质功能低下。

【临床表现】

新生儿低血糖常缺乏症状，同样血糖水平的患儿症状差别很大，无症状性低血糖较有症状性低血糖多10～20倍。低血糖的症状和体征常缺乏特异性，多出现在生后数小时至一周内，或被其他疾病所掩盖，主要表现为反应差、阵发性紫绀、震颤、眼球不正常转动、惊厥、呼吸暂停、嗜睡、不吃、多汗、苍白及反应低下等，在输注葡萄糖液后上述症状消失、血糖恢复正常者应考虑本症。Beckwith综合征有体重大、巨舌、突眼、大内脏等特征。新生儿一过性低血糖多见，持续顽固性低血糖症多见于先天性代谢缺陷或内分泌疾病引起。

●新生儿低血糖的症状和体征常缺乏特异性，表现为反应差、惊厥、苍白及反应低下。

【实验室检查】

血糖测定是确诊和发现本症的主要手段。生后1～3个小时血糖常降到最低，12～24小时后血糖水平开始升高。生后1小时内应测血糖，对于可能发生低血糖者生后在6～8小时内每1～2小时测一次，然后改为4～6小时测一次直到24小时。生后任何日龄血糖低于2.2mmol/L（40mg/dl）即可诊断低血糖症。为寻找病因可做相关检查，如血胰岛素、胰高血糖素、T_4、TSH、血、尿氨基酸和有机酸测定，血型、B超、脑电图等。

【预后】

无症状性低血糖比有症状者预后好。严重反复发作者及持续低血糖时间较长者可因神经细胞代谢的改变而发生神经系统后遗症，如智力低下或反复惊厥发作。但有时与原发病引起的后遗症不易鉴别。

【预防】

1. 对低血糖高危儿应监测血糖，对可能发生低血糖者生后 1 小时即开始喂 10%的葡萄糖每次 5～10ml/kg，每小时一次，2～3 小时后及早开奶。

2. 早产儿，小于胎龄儿生后输注葡萄糖浓度不要太高，不要突然中断葡萄糖的输入，以免发生低血糖。

【治疗】

(1) 无症状性低血糖症：如经口喂养不能纠正低血糖改为静脉输注葡萄糖，6～8mg/（kg・min），4～6 小时后根据血糖测定结果调节输糖速度，稳定 24 小时后停用。

(2) 有症状低血糖症：可静脉输入 10%葡萄糖 2ml/kg（200mg/kg），出现惊厥者立即静注 10%葡萄糖 4ml/kg（400mg/kg），速度为 1ml/min，随后以 6～8mg/（kg・min）持续静点，以维持血糖在正常水平，症状好转后及时喂奶，24 小时后逐渐减慢输注速度，48～72 小时停用。

(3) 持续或反复低血糖症：葡萄糖输注速率可提高至每分钟 12～16mg/kg，可加用氢化可的松 5～10mg/（kg・d），分 3 次静脉点滴，或泼尼松 1～2mg/（kg・d）分 2～3 次口服，激素疗法可持续数日至一周。必要时用胰高血糖素。高胰岛素血症可用二氮嗪（diazoxide），每日 10～25mg/kg，分 3 次口服。治疗期间需监测血糖变化。

新生儿高血糖症

●新生儿高血糖的定义为：全血血糖＞7mmol/L（125mg/dl），主要见于医源性、应激性和暂时性。严重者可造成颅内出血。

新生儿高血糖的定义为：全血血糖＞7mmol/L（125mg/dl）。

【病因】

1. 主要是医源性的，常见于早产儿，多由于输注葡萄糖溶液的速度过快或不能耐受所致。呼吸暂停时使用氨茶碱，促进糖原分解，抑制糖原合成。母分娩前短时间内用糖和糖皮质激素，婴儿在产房复苏时用高张糖。

2. 应激（stress）状态：如窒息、感染或寒冷时肾上腺素能受体兴奋、儿茶酚胺和胰高血糖素释放增加，或使胰岛内分泌功能失调，均可引起高血糖。

3. 新生儿暂时性糖尿病，与胰岛 β 细胞暂时性功能低下有关。多见于 SGA 儿，多在出生 6 周内发病，病程呈暂时性，治愈后不复发。

【临床表现】

血糖增高不重者无临床症状，血糖增高显著或持续时间长的病儿可发生渗透性利尿（osmotic diuresis），脱水（dehydration）、烦渴、多尿，眼闭合不严，伴惊恐状，重者可出现颅内出血，尿糖可阳性。

【治疗】

预防为主，医源性者暂时减少或停用葡萄糖，去除病因，治疗原发病。脱水症状明显者及时纠正脱水及电解质紊乱，高血糖持续不见好转者可输注胰岛素 0.05～0.1U/（kg·h），并监测血糖，正常后停用。

第七节　新生儿坏死性小肠结肠炎

●新生儿 NEC 常见于早产儿，以腹胀、呕吐、腹泻、便血为主要表现，腹部X线平片肠壁囊样积气为确诊依据；治疗主要为禁食、静脉营养、抗生素和外科治疗。

新生儿坏死性小肠结肠炎（neonatal necrotizing enterocolitis，NEC）以腹胀、呕吐、腹泻、便血为主要表现；腹部X线平片以动力性肠梗阻、肠壁囊样积气（bowel wall pneumatosis）、门静脉积气（portal gas）为特征；病理以小肠结肠广泛或局限性坏死为特点。是新生儿特别是早产儿消化系统的严重疾病，发生率（incidence）近几十年有增加趋势，与极低出生体重儿存活增加有关，住院新生儿中 NEC 发病率 1%～10%，是新生儿尤其是早产儿死亡的重要原因，死亡率 25%～30%不等。

【病因和发病机理】

其病因及发病机理仍未完全明了，与下列因素有关。

（一）肠缺血（bowel ischemia）

1. NEC 在新生儿窒息、肺透明膜病、红细胞增多症、低血压等新生儿中发生率高，证明缺血在 NEC 的发病机理中起作用。缺氧情况下，引起机体防御性反射，肠系膜血管强烈收缩，血流重新分配以保证心、脑等重要器官的血流供应，肠管血流量减少，缺血再灌注后氧自由基生成增加，引起肠黏膜细胞损伤。新生儿红细胞增多症时因血粘滞度增高致心排血量减少，致肠黏膜缺血性损伤。

2. 新生儿如存在肺动脉高压、大的动脉导管未闭则影响体循环血量导致肠等内脏血灌注量减少。脐动脉插管可引起血管痉挛或血栓形成；交换输血速度过快可因中断门静脉回流产生血栓，都可造成肠黏膜损伤。

（二）感染（infection）　感染是发生 NEC 的必要条件，NEC 在新生儿重症监护病房中可呈流行性。病原可为细菌如大肠杆菌、克雷伯杆菌、梭状芽胞杆菌等；病毒或真菌也可引起本病。这些病原菌可侵入已受缺氧等损伤的肠黏膜并产气，细菌产生的内毒素也可激活巨噬细胞，产生肿瘤坏死因子（TNF）、血小板激活因子（PAF）等多种炎性介质，共同参与肠道病理过程。

（三）宿主防御不成熟（immaturity of host defence）早产儿胃酸分泌少，肠内细菌易繁殖。早产儿蛋白水解酶活性低，胰蛋白酶生成减少，细菌毒素易于损伤肠黏膜。早产儿肠上皮屏障不成熟，未成熟小肠对高分子物质通透性高，而且细菌易于附着于肠上皮。早产儿由于肠神经发育不成熟，小肠蠕动能力及规律性比足月儿差，故食物转运慢，细菌易过度生长和肠胀气。

（四）肠道喂养（enteral feeding） NEC很少发生在没有喂养过的新生儿。还与早产儿加奶过快＞25ml/（kg·d）有关。高渗乳汁及高渗药物溶液（消炎痛、维生素E、茶碱等）等在肠腔转化为等渗液时，可影响血容量和肠系膜灌注，还可直接损伤肠黏膜。

【病理】

肠道病变的范围可局限也可较广泛，病变主要在末端回肠和近端结肠，甚至从胃至直肠均受累，肠腔充气，肠黏膜呈斑片状或大片坏死。肠壁可见不同程度积气，黏膜水肿、出血、溃疡，镜下见黏膜呈凝固性坏死、黏膜下弥漫性出血或坏死严重者肠壁全层坏死，伴肠穿孔（bowel perforation）。

【临床表现】

多见于早产儿、低体重儿，发病多在生后2～3周之内。VLBW可迟至2个月，轻症仅有腹胀及胃潴留，重者伴中毒性肠麻痹。

一、腹胀（abdominal distention）：为首发症状，先有胃潴留，继而全腹胀、肠鸣音减弱或消失、严重者腹壁发亮。

二、呕吐（vomiting）：呕吐物或胃管中常有胆汁和咖啡样物。

三、腹泻（diarrhea）、血便（hematochezia）：先有腹泻，水样便，1～2天后排血便或便中带血丝、果酱样大便。

四、全身症状（systemic illness）：感染中毒症状重，精神萎靡，反应差，体温不升，青紫，黄疸，休克，酸中毒，呼吸暂停，心动过缓。伴发败血症、腹膜炎、肠穿孔者病情危重。

【X线检查】

腹部X线平片是确诊本病的重要方法。禁做钡餐或钡灌肠，因有肠穿孔的危险。X线早期改变主要有肠胀气、肠黏膜及肠壁增厚（bowel wall thinkening），肠腔内有多个小液平面。确诊需看到肠黏膜下和浆膜下积气，呈泡沫状、线条状或环状透亮影；有时可见门静脉积气影（4小时内消失），或腹膜外和胃壁积气影。

【实验室检查】

外周血中白细胞增高，伴核左移，血小板多降低。大便潜血多阳性，镜检可见大量红细胞、白细胞。血培养多为革兰阴性杆菌。腹腔穿刺液涂片及培养多为杆菌。

【治疗】

（一）禁食（feeding discontinued）：轻症5～10天，重症10～14天，腹胀明显者同时行胃肠减压（gastrointestinal decompression）。待腹胀消失，大便潜血转阴，临床好转后开始恢复饮食。恢复进食从水或5%葡萄糖开始，再用稀释配方奶，奶量及浓度逐渐增加。

（二）静脉补充液体和维持营养：禁食期间应每日供给液量120～150mg/kg，热卡从209kJ（50kcal）/kg开始，渐增至418～502kJ（100～120kcal）/kg，同时注意维持电解质和酸碱平衡。可同时给予静脉高营养，但需在控制败血症后进行。

（三）抗生素（antibiotic therapy） 针对肠道杆菌可用氨基糖苷类、头孢菌素、氨苄青霉素等，肠穿孔时选甲硝唑 7.5～15mg/kg 静滴，每 12 小时一次。

（四）外科治疗 当有气腹、明显腹膜炎体征、肠坏死、内科积极保守治疗后病情继续恶化，酸中毒不能纠正、休克等为外科手术指征。

（姜 毅）

第八节 新生儿窒息

新生儿窒息（asphyxia of newborn）是指新生儿在娩出母体后短时间内因未能建立有效的自主呼吸而出现呼吸衰竭的临床表现，多表现为无呼吸或呼吸不规则和表浅，是新生儿死亡的主要原因之一。我国一般医院新生儿窒息发生率约为 5%。严重新生儿窒息时肺的通气功能衰竭，氧和二氧化碳交换能力丧失，导致低氧血症、二氧化碳潴留及酸血症，是围生期新生儿死亡和导致伤残的重要原因之一。我国有新生儿窒息史的婴儿中脑瘫、智力低下及行为障碍患病率均极高，是直接影响儿童生存质量的主要原因之一。

●新生儿窒息是指新生儿在娩出母体后短时间内因未能建立有效的自主呼吸而出现呼吸衰竭的临床表现。

【病因】

凡是可能造成新生儿分娩后呼吸衰竭的任何因素都可以引起新生儿窒息，包括任何原因引起的呼吸中枢抑制和任何类型的呼吸系统疾病，这与孕母因素、胎儿因素或胎盘异常密切相关。

一、孕母疾病 ①孕母全身性疾病如糖尿病，心、肾疾病，严重贫血和急性传染病等；②产科疾病如妊高征，前置胎盘，胎盘早剥和胎盘功能不足等；③孕母吸毒、吸烟或被动吸烟等；④孕母年龄≥35 岁或＜16 岁、多胎妊娠等。

二、胎盘疾病 ①脐带受压、打结、绕颈等；②手术产如高位产钳、臀位抽出术、胎头吸引不顺利等；③产程中的麻醉、镇痛剂和催产药合用不当。

三、胎儿疾病 ①早产儿、小于胎龄儿、巨大儿等；②各种畸形，如后鼻孔闭锁、喉蹼、肺膨胀不全、先天性心脏病等；③羊水或胎粪吸入致使呼吸道阻塞；④宫内感染所致神经系统受损等。

【病理生理】

一、呼吸改变

1. 原发性呼吸暂停（primary apnea） 胎儿或新生儿窒息缺氧时，初起 1～2 分钟有呼吸深快，如缺氧未及时纠正，旋即转为呼吸抑制和反射性心率减慢，此为原发性呼吸暂停。此时患儿肌张力存在，血管轻微收缩，血压升高，循环尚好，但有紫绀，如及时给氧或予以适当刺激，有时甚至在无外界帮助下仍能恢复呼吸。

2. 继发性呼吸暂停（secondary apnea） 如缺氧持续存在，则出现喘息样呼吸，心率继续减慢，血压开始下降，肌张力消失，苍白，呼吸运动减弱，最终出现一次深度喘息而进入继发性呼吸暂停，如无外界正压呼吸帮助则无法恢复而死亡。

二、各器官缺血缺氧改变　窒息开始时，由于低氧血症和酸中毒，引起体内血液重新分布，即各器官间血液分流，肺、肠、肾、肌肉、皮肤等处血管收缩，血流量减少，从而保证生命器官如心、脑、肾上腺等处的供血。如缺氧继续，无氧代谢使酸性产物极度增加，导致重度代谢性酸中毒。此时体内储存糖原耗尽，血流代偿机制丧失，心脏功能受损，心率和动脉下降，生命器官供血减少，脑损伤发生；身体其他已处于缺血情况下的器官，则因血内含氧量的进一步下降而更易受到缺氧缺血的伤害。

三、血液生化和代谢改变　缺氧导致血 $PaCO_2$ 升高，pH 和 PaO_2 值降低。在窒息应激状态时，儿茶酚胺及胰高血糖素释放增加，使早期血糖正常或增高；当缺氧情况持续，糖耗用增加、糖原贮存空虚，遂出现低血糖症。应激情况下，血游离脂肪酸增加，促进了钙离子与蛋白结合而致低钙血症。此外，窒息酸中毒尚可抑制胆红素与白蛋白的结合，降低肝内酶的活力而致高间接胆红素血症；亦能引起左心房心钠素分泌增加，造成低钠血症。

【临床表现及诊断】

一、宫内窘迫（胎儿缺氧）　早期有胎动增加，胎心率增加，≥160次/分；晚期胎动减少甚至消失，胎心率变慢或不规则，羊水被胎粪污染呈黄绿或墨绿色。

二、Apgar 评分　是一种简易的临床评价刚出生婴儿窒息程度的方法。内容包括心率、呼吸、对刺激的反应、肌张力和皮肤颜色等五项，每项 0～2 分，总共 10 分；评分越高，表示窒息程度越轻；0～3 分为重度窒息；4～7 分为轻度窒息（表 7-4）。生后 1 分钟评分可区别窒息程度，5 分钟以后评分有助于预后判断。

表 7-4　新生儿 Apgar 评分表

体　征	0	1	2
皮肤颜色	青紫或苍白	身体红，四肢青紫	全身红
心率（次/分）	无	<100	>100
弹足底或插鼻管反应	无反应	有些动作如皱眉	哭，喷嚏
肌张力	松弛	四肢略屈曲	四肢活动
呼　吸	无	慢，不规则	正常，哭声响

三、各器官受损表现　窒息、缺氧缺血造成多器官性损伤，但发生的频率和程度则常有差异。①心血管系统：轻症时有传导系统和心肌受损；严重者出现心源性休克和心衰。②呼吸系统：易发生羊水或胎粪吸入综合征，肺出血和持续肺动脉高压，低体重儿常见肺透明膜病、呼吸暂停等。③肾损害：较多见，急性肾功能衰竭时有尿少、蛋白尿、血尿素氮及肌酐增高，肾静脉栓塞时可见肉眼血尿。④中枢神经系统：主要是缺氧缺血性脑病和颅内出血。⑤代谢方面：常见低血糖，电解质紊乱如低钠血症和低

钙血症等。⑥胃肠道：有应激性溃疡和坏死性小肠结肠炎等。缺氧还导致肝葡萄糖醛酸转移酶活力降低，酸中毒更可抑制胆红素与白蛋白结合而使黄疸加重。

四、实验室检查　对宫内缺氧胎儿，可通过羊膜镜或在胎头露出宫颈口时取头皮血测 pH 值，以决定娩出后的抢救措施；出生后应立即取动脉血做血气分析，同时测定血糖、电解质、血尿素氮和肌酐。动态进行头颅 B 超扫描有助于缺氧缺血性脑病和颅内出血的诊断，必要时可做 CT 检查。

【窒息复苏】

新生儿窒息的复苏应由产、儿科医生共同协作进行。事先必须熟悉病史，对技术操作和器械设备要有充分准备，才能使复苏工作迅速而有效。Apgar 评分不是决定是否要复苏的指标，出生后应立即评价呼吸、心率、肤色来确定复苏措施。

一、ABCDE 复苏方案　A（airway）：尽量吸净呼吸道黏液。B（breathing）：建立呼吸，增加通气。C（circulation）：维持正常循环，保证足够每搏输出量。D（drug）：药物治疗。E（evaluation）：评价。前三项最为重要，其中呼吸道通畅是根本，建立呼吸、增加通气是关键。

●ABCDE 复苏方案：A(airway)：尽量吸净呼吸道黏液。B(breathing)：建立呼吸，增加通气。C(circulation)：维持正常循环，保证足够心搏出量。D(drug)：药物治疗。E(evaluation)：评价。

二、复苏程序

（一）最初复苏　①保暖：婴儿娩出后即置于远红外线或其他方法预热的保暖台上。②温热干毛巾揩干头部或全身，减少散热。③摆好体位，肩部以布卷垫高 2～2.5cm，使颈部轻微伸仰。④在娩出后立即吸净口、咽、鼻黏液，吸引时间不超过 10 秒，先吸口腔，再吸鼻腔黏液。⑤触觉刺激：婴儿经上述处理后仍无呼吸，可采用拍打足底 2 次和摩擦婴儿背来促使呼吸出现。以上五个步骤要求在生后 20 秒钟内完成。

（二）通气复苏　婴儿经触觉刺激后，如出现正常呼吸，心率＞100 次，肤色红润或仅手足青紫者可予观察。如无自主呼吸、出现喘息或心率＜100 次，应立即用复苏器加压给氧；15～30 秒后心率如＞100 次，出现自主呼吸者可予以观察，而心率在 80～100 内，有增快趋势者宜继续复苏器加压给氧；如心率不增快或＜80 次者，应同时加胸外按压心脏 30 秒，无好转则行气管插管术，同时给予1∶10 000肾上腺素 0.1～0.3ml/kg，静脉或气管内注入；如心率仍＜100 次，可根据病情酌情用纠酸扩容剂，有休克症状者可给多巴胺或多巴酚丁胺，每分钟 5～20μg/kg，从小量开始，逐渐增量，最大量不超过每分钟 20μg/kg；对其母在婴儿出生前 6 小时内曾用过麻醉药者，可用纳洛酮 0.1mg/kg，静脉或气管内注入。

（三）复苏技术　①复苏器加压给氧法：面罩应密闭遮盖下巴尖端、口鼻，但不盖住眼睛；通气率为 30～40 次/分，手指压与放松气囊的时间比为 1∶1.5，临床可见到胸部呈浅呼吸状；加压 2 分钟以上者须插胃管，以免过多气体入胃而致腹胀。②胸外按压心脏：采用拇指法，操作者双拇指并排或重叠于患儿胸骨体下 1/3 处，其他手指围绕胸廓托在后背；双指法，操作者一手的两个指尖压迫胸部，用另一只手或硬垫支撑患儿背部；按压速率为 120 次/分（每按压 3 次，间断加压给氧 1 次），压下深度约为

1～2cm，按压放松过程中，手指不离开胸壁；按压有效时可摸到股动脉搏动。③喉镜下经口气管插管：在复苏过程中出现以下指征者要求在20秒钟内完成气管插管和一次吸引。指征为：①胎粪粘稠或声门下有胎粪颗粒需吸净者；②重度窒息需较长时间加压给氧人工呼吸者；③应用气囊面罩复苏器胸廓扩张效果不好，或心率在80～100次、不继续增快者；④疑诊膈疝。

（四）复苏后观察监护　监护主要内容为体温、呼吸、心率、血压、尿量、肤色和窒息所导致的神经系统症状；注意酸碱失衡、电解质紊乱、大小便异常、感染和喂养困难等问题。

【预后】

慢性宫内缺氧、先天性畸形、重度窒息复苏不及时或方法不当者、20分钟Apgar评分低、出生2周时神经系统异常症状仍持续者预后均不良。

【预防】

预防工作包括：(1) 孕妇应定期做产前检查，发现高危妊娠应及时处理，避免早产和手术产；(2) 提高产科技术；(3) 进行产时胎心监护，及早发现胎儿宫内窘迫并进行处理；(4) 产时当胎头娩出后，应立即挤净口、鼻内黏液；生后应再次挤出或吸出口、鼻、咽部分泌物；(5) 并做好一切新生儿复苏准备工作。

（李　松）

第九节　新生儿缺氧缺血性脑病

新生儿缺氧缺血性脑病（neonatal hypoxic-ischemia encephalopathy, HIE）是指在围生期（perinatal period）缺氧窒息（asphyxia），导致脑的缺氧缺血性损害，包括特征性的神经病理及病理生理改变，并在临床上出现一系列脑病的表现，部分病例可留有不同程度神经系统后遗症（neurological sequela）。缺氧缺血性脑病在围生期神经系统疾病中占有重要位置。成为危害我国儿童生活质量的重大问题，故多年来受到国内外学者的广泛关注。

【病因】

●发病核心：缺氧。病因：母亲因素；胎盘脐带因素；胎儿、新生儿因素。

缺氧是发病的核心，缺氧缺血性损伤可发生在围生期各个阶段。包括产前（antepartum）、产时（intrapartum）及产后（postnatal）。其病因与新生儿窒息相同：①母亲因素：各种全身性疾病，如妊娠高血压综合征、贫血、糖尿病、心肺疾患等。②胎盘脐带异常：胎盘老化、钙化、脐带打结，脐绕颈等。③胎儿、新生儿因素：主要是严重影响机体氧合状态的新生儿疾病，如胎粪吸入综合征，肺透明膜病，频发呼吸暂停，重度溶血，休克等。

【病理及病理生理】

一、病理

1. 脑水肿（cerebral edema）　当缺氧发生并持续存在，由于脑内供血减少，并伴细胞内外离子紊乱，因此而致脑水肿。脑水肿为缺氧缺血后早期主要的病理改变，脑容积增大，灰白质界限不清，脑室受压，神经细胞肿胀，继之坏死。缺氧缺血后1周左右，脂肪颗粒细胞、胶质细胞增生及新生血管出现，2～4周空洞及瘢痕形成。

●病理：
脑水肿；
选择性神经元坏死；
颅内出血；
脑室旁白质软化；
脑梗死。

2. 选择性神经元坏死（selective neuronal necrosis）。在HIE时，虽存在广泛的神经元坏死，但某些部位的神经元在缺氧缺血后，更具损伤易感性。常见部位为：①大脑皮质（cerebral cortex）：其中海马（hippocampus）为最易损伤的区域。②基底节（basal ganglia）损伤，也可伴丘脑（thalamus）神经元坏死。③脑干损伤（brain stem）：可累及中脑、脑桥、延髓各部位神经元，影响多个神经核及网状结构。④小脑损伤（cerebellum）：足月儿最易受损伤的神经元是浦肯野细胞，早产儿是内颗粒细胞层的神经元。

3. 颅内出血（intracranial hemorrhage） 是最常见的损伤病理类型之一，与缺氧后脑内酸中毒、脑血管内皮损伤及脑内血流动力学变化有关。常见的出血部位是：脑室周围及脑室内出血（peri-intraventricular hemorrhage），原发性蛛网膜下腔出血（primary subarachnoid hemorrhage）（参见颅内出血）。

4. 脑室周围白质软化（periventricular leukomalacia，PVL） 早产儿多见，为缺血性损害。由于脑室周围白质是脑血液供应的最末端，最易受血流动力学改变的影响。当缺血数分钟，神经细胞结构即可破坏，凝固坏死，数日后发生核碎、核溶，并由星形胶质细胞，巨噬细胞填充，2～3周时出现明显液化，囊性变（cystic degeneration）。脑室周围白质有一个或多个坏死灶，也可在脑室周围深部白质和皮层下白质呈弥漫性，多囊脑软化，甚至灰质受累。

5. 脑梗死（cerebral infarction） 由于脑区域性血液供应障碍，灌注减少所致。脑梗死可以局灶性和多灶性存在，常发生在一个或多个主要血管分布区内。以大脑中动脉供血区更为多见，在脑旁矢状区形成“楔形”损伤区。急性期以充血水肿为特征，24小时左右水肿明显，48小时梗死灶坏死，数周后软化形成囊腔。足月儿较早产儿更易发生。

二、病理生理 缺氧后，一系列病理生理过程“瀑布”式地发生，多种发病机理交互作用，逐渐导致不可逆的脑损伤。

●病理生理：
1. 脑血流减少。
2. 细胞能量代谢衰竭。
3. 自由基损伤。
4. 细胞内钙离子超载。
5. 兴奋性氨基酸毒性。
6. 神经细胞凋亡。

1. 脑血流（cerebral blood flow，CBF）改变 胎儿、新生儿严重缺氧后，很快出现全身代偿性血流重新分布，即心、脑、肾上腺血流增加，肺、肾、胃肠道、皮肤血流减少。当严重的缺氧持续存在，代偿机制丧失，脑血流最终会因心血输出量的减少和低血压的出现而锐减。

对脑血流的另一影响因素是缺氧时脑血管的自主调节功能障碍。在正常情况下，由于各种神经代谢因素影响，脑内血管通过不断地改变阻力完成脑血流的稳态调节，保证脑的正常代谢与功能。但在新生儿，特别是早产儿，由于脑的发育不成熟，脑血流自主调节的范围较小，轻微的血压波动，即会导致脑的缺血或过度灌注，而且对缺氧极为敏感。围生期窒息，可严重破坏脑血流的自主调节功能，使脑血流呈“压力被动性血流”，即脑血管的舒缩功能丧失，脑的血液灌注完全随系统血压的变化而波动，脑血流出现低灌注或过度灌注，使脑的功能状态严重损伤，甚至发生白质软化或出血。

2. 脑细胞能量代谢（energy metabolism）障碍 缺氧缺血后脑细胞能量代谢过程首先受到影响。脑内贮存的糖原很少，通过血液供给葡萄糖和氧，以此维持脑细胞的能量代谢。新生儿期脑代谢旺盛，所摄取的葡萄糖85%左右通过有氧代谢生成ATP，为脑活动提供能量，缺氧后有氧代谢减弱，无氧代谢取而代之，糖酵解增加，脑细胞线粒体形态及功能均受到破坏，ATP的产生急剧减少，同时大量乳酸堆积。最终因能量衰竭使脑细胞不能维持正常生理功能。

3. 自由基（free radicals）损伤 自由基是指在外层电子轨道含一个或多个不配对电子的原子、原子团或分子，是细胞生物氧化代谢的产物，广泛存在于生物体内。体内的抗氧化系统，如超氧化物歧化酶（SOD）又能不断将产生的自由基清除，生成与清除之间保持动态平衡。在缺氧缺血时，细胞生物氧化过程变化，ATP会水解成ADP、AMP、腺苷、肌酐及大量次黄嘌呤，当脑内再灌注期重新供氧，次黄嘌呤又会在黄嘌呤氧化酶的作用下生成黄嘌呤，并进一步分解成尿酸，在此过程中大量产生自由基。大量自由基存在，即造成生物膜的损伤。

4. 细胞内钙（calcium ion）超载 在正常生理情况下，细胞内Ca^{2+}浓度为0.1μmol/L，细胞外为1000μmol/L，形成很大的浓度梯度，存在于细胞膜上的Ca^{2+}泵在维持这种梯度上起主要作用。当缺氧缺血后，随着细胞能量代谢衰竭，Ca^{2+}的主动转运障碍，离子通道开启异常，大量Ca^{2+}内流，细胞内外正常的Ca^{2+}梯度破坏，细胞内Ca^{2+}超载，导致细胞死亡。

5. 兴奋性氨基酸（excitory amino acid，EAA）的“兴奋毒”（excitotoxicity）作用 神经元的冲动及信息传递是通过两个神经元连接处的“突触”传递中枢神经递质而完成，兴奋性氨基酸主要指谷氨酸（glutamate），广泛存在于哺乳动物的中枢神经系统，通过与特异的受体结合而发生兴奋作用。兴奋性氨基酸受体（excitory amino acid receptor，EAAR）中最主要的是N-甲基D-天门冬氨酸（N-methyl-D-天门冬氨酸，NMDA）受体。

缺氧缺血后脑内神经元间隙中谷氨酸大量堆积，其主要原因是，突触前膜对兴奋性氨基酸的释放增加，而再摄取机制受阻碍。大量的兴奋性氨基酸会过度激活相应的受体，扩大其第二信使的效应，使突触后神经元过度兴奋，继而发生细胞渗透性肿胀、变性、坏死，被称之为“兴奋毒”作用。

6. 神经细胞凋亡（apoptosis） 也称“程序化死亡”，是细胞死亡的一种形式，过度的凋亡发生，即成为病理状态，细胞凋亡过程受多种基因的调控，也受诸多细胞外因素的影响，如细胞内Ca^{2+}浓度，氧自由基，兴奋性氨基酸，神经生长因子等，可触发凋亡。细胞凋亡过程在形态学上与各种病理因素所致的细胞死亡有显著的区别，其特征是胞体缩小，胞质浓缩，无溶酶体、线粒体及细胞膜破裂，无炎症反应，最终染色质浓缩，核仁裂解，凋亡小体形成。

缺氧缺血后多种病理机制交互作用，使神经细胞急性坏死的同时，凋亡即已发生，且持续存在，直至1～2周以后。凋亡加重了缺氧缺血脑损伤区的扩展，轻度病变时以凋亡为主，重度病变时凋亡与坏死共存，在缺氧缺血性脑损伤中，占有相当的比重。

【临床表现】

●临床表现：意识障碍；肌张力异常；原始反射异常；颅压高、惊厥、脑干症状。

围生期缺氧缺血性脑损伤依缺氧程度不同，临床表现有很大区别。新生儿缺氧缺血性脑病的主要表现为：

1. 意识（consciousness）障碍　如过度兴奋：易激惹，肢体颤抖，凝视等；过度抑制：嗜睡，甚至昏迷。

2. 肌张力（muscle tone）异常　如增强：常表现为肢体过度屈曲，被动活动阻力增高，下肢往往重于上肢。减弱：头竖立差，围巾征肘过中线，腘窝角＞90°，甚至四肢松软。

3. 原始反射异常　主要是吸吮，拥抱反射增强或消失。

4. 病情严重时，随脑水肿加重，可有颅压高表现，如前囟张力增高，颅缝分离，常伴不同形式惊厥，以微小型、阵挛型多见，可间断发作或频繁发作。脑损伤更重者，可出现持续强直发作。重度脑病多出现脑干症状，如中枢性呼吸衰竭（respiratory failure），呼吸节律不整，呼吸暂停。瞳孔缩小或扩大，对光反应迟钝或消失，也可出现眼球震颤等表现。

1989年济南会议制定了新生儿缺氧缺血性脑病的临床分度标准，1996年杭州会议又予以修订，现已在全国广泛应用（如表7-5）。

表7-5　新生儿缺氧缺血性脑病的临床分度标准

分度	意识	肌张力	原始反射		惊厥	中枢性呼吸衰竭	瞳孔改变	前囟张力	病程及预后
			拥抱反射	吸吮反射					
轻度	过度兴奋	正常	稍活跃	正常	无	无	无	正常	兴奋症状在24小时内最明显，3天内逐渐消失，预后好
中度	嗜睡、迟钝	减低	减弱	减弱	通常伴有	无或轻	无或缩小	正常或稍膨满	症状大多在1周末消失，10天后仍不消失者可能有后遗症
重度	昏迷	松软或间歇性伸肌张力增高	消失	消失	多见或持续	常有	不对称或扩大、光反应消失	饱满紧张	病死率高，多在1周内死亡，存活者症状可持续数周，后遗症可能性较大

【诊断】

1. 病史　有明确的围生期缺氧病史：①胎儿宫内窘迫史，如胎心、胎动异常，羊水胎粪污染。②新生儿缺氧：如生后 Apgar 评分，1 分钟≤3 分，5 分钟<6 分，或经抢救 10 分钟后始有自主呼吸，或需用气管内插管正压呼吸 2 分钟以上。

2. 体格检查：①入院时常有青紫、苍白、呼吸循环衰竭等表现。②异常的神经系统症状体征，多在生后 12 小时内出现：意识障碍，过度兴奋（肢体颤抖，睁眼时间长，凝视等）、嗜睡、昏迷；肢体肌张力改变，如张力减弱、松软；原始反射异常，如拥抱反射活跃，减弱或消失，吸吮反射减弱或消失。病情重时出现惊厥，甚至中枢性呼吸衰竭，瞳孔改变等脑干损伤表现。目前在我国日益得到普及的新生儿行为神经能力评分法（neonatal behavioral neurological assessment，NBNA），可作为了解脑损伤严重程度及恢复情况的良好方法，对估价预后也有重要的参考价值。

由于新生儿缺氧缺血性脑病在极期病情变化多，危险性大，尤其对中度以上脑病应多次检查，反复评价，以便确切了解病情，指导治疗。在诊断时还应注意与一些特殊情况及其他疾病鉴别诊断，如早产儿生理性肢体颤抖，肌张力低下，生活能力弱，先天性脑发育异常，遗传代谢病，宫内感染，尤其中枢神经系统感染，母亲用药对新生儿的影响等等。

【辅助检查】

辅助检查的目的在于通过现代化的检查手段，从不同的角度对缺氧及脑损伤的严重程度、损伤的性质、类型有一个尽可能深入、全面的了解，为临床诊断提供依据。

一、实验室检查

1. 缺氧酸中毒程度　出生时可通过胎儿头皮血，新生儿脐血进行血气分析，了解宫内缺氧状况。通过血气、生化方法测定酸中毒程度。

2. 代谢紊乱及多脏器损害　缺氧后的脑损害往往与其他脏器损害并存，可定时测定血糖、血钠、血钙等，这些指标在缺氧酸中毒后多降低。当心肌酶谱、肌酐、尿素氮升高，肝功能异常，提示多脏器损害。

3. 脑损伤的严重程度　磷酸肌酸激酶脑同工酶（CK-BB）在脑组织损伤后，血及脑脊液中均可敏感反应。血红细胞中脂质过氧化物（LPO）的浓度，超氧化物歧化酶（SOD）的活性，可在一定程度上反应脑自由基损伤情况。

●影像学检查目的：了解脑损伤的类型、部位及程度。

二、影像学检查　颅脑 B 超（ultrasound scan）、CT（computed tomography）、MRI（Magnetic resonance imaging）在新生儿领域的应用，为了解缺氧缺血性脑损伤的类型、程度、范围、演变过程提供了直观、动态的依据，尤以 B 超及 CT 检查临床应用较广泛。

1. 早期影像学改变　缺氧缺血性脑病早期的主要病理改变为脑水肿，B 超影像为不同程度，不同区域的强回声（图 7-1），脑结构模糊，脑室可因受压而变窄，脑室边界不清，更重者脑血管搏动减弱，脑的正常结构消失，难以辨别。

CT特征为低密度（图7-2），CT值≤18Hu。根据白质低密度的范围，可从CT角度辨别病情严重程度。轻度：散在、局灶性白质低密度影分布于2个脑叶；中度：低密度影像超过2个脑叶，甚至达5～7个；重度：广泛性弥漫性低密度，灰白质界限消失。与此同时，还应注意白质低密度时的形态改变，即低密度由白质发展至灰质，白质边缘形态由枫叶状变为杵状，花瓣、蘑菇状，这些表现同样说明脑水肿严重。

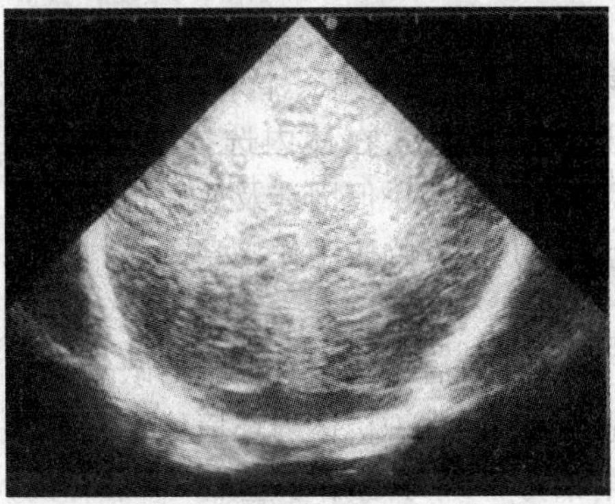

图7-1　脑水肿（B超）

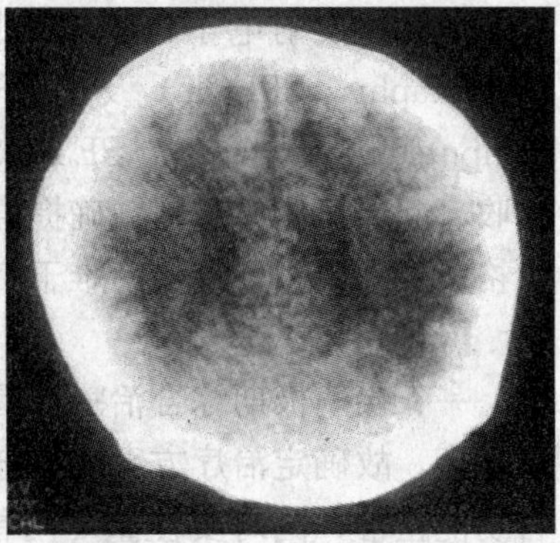

图7-2　脑水肿（CT）

B超对脑室及其周围出血有较高的诊断特异性，出血灶表现为强回声。CT对蛛网膜下腔出血等边缘部位的损伤也可明确诊断，出血的影像特点为高密度，CT值≥40Hu。

2. 晚期影像学改变　常见类型有：①脑室旁白质软化，在缺血早期，B超影像为强回声，3～4周后，软化灶形成，可探及大小不等的无回声囊区。②皮质及皮质下白质坏死，液化灶形成甚至发展为多囊层状孔洞脑，同样发生在病程3～4周后，B超及CT均易探及。③脑萎缩（cerebral atrophy）：为脑裂及脑外间隙增宽，脑沟深陷，双侧脑室不规则非对称性轻度扩大、变形。

三、脑功能状态检查　缺氧缺血后，由于脑细胞受损，脑功能会发生迅速改变，往往先于脑形态结构的变化，较影像检查能更早，更精确地了解脑损害的发生，微小变化及严重程度。

1. 电生理检查　脑电图（electroencephalogram，EEG）是最常应用的电生理检查方法，可客观地反应脑损害的程度。常见脑电图异常类型为：①脑电活动与实际胎龄不符，可迟滞2～3周；②醒觉与睡眠周期不分明，缺乏变异；③尖波、棘波等痫样放电；④背景波异常，基本电活动减弱，持续性弥漫性慢活动或爆发抑制，甚至出现电静息。

诱发电位（evoked potential，EP）可通过特定的神经传导通路的功能活动，从不同侧面反应脑损伤的程度和范围。新生儿常用的检查方法为脑干听觉诱发电位（BAEP），闪光刺激视觉诱发电位（VEP），躯体感觉诱发电位（SEP）。脑损伤后的常见变化为潜伏期延长，波幅低平及波脱失。

2. 脑血流检查　应用彩色多普勒超声可有效地测定大脑前动脉、中动脉、后动脉血流速度、血管阻力，较全面评价缺氧缺血后脑血流动力学的变化，可反应缺氧缺血时脑血管痉挛，阻力增高，直至血管麻痹，脑内低灌注与过度灌注的病理生理过程。

3. 脑代谢检查　磁共振频谱（MRS）是一种无创性检测体内化学成分（乙酰胆碱、门冬氨酸、肌酐、乳酸）的方法，能在活体上测得脑组织的代谢情况。

单光子发射电子计算机断层显像（single photon emission computed tomography，SPECT）及正电子发射计算机断层显像（positive emission computed tomography，PET）均通过放射性核素在体内选择性地结合、接收、断层显像原理；精确提供脑代谢功能信息。但因涉及放射性核素及价格昂贵等原因，目前尚难于广泛为新生儿医学临床工作接受。

●早期治疗原则：
三支持。
三对症。

【治疗】

一、疾病极期综合治疗　围生期窒息缺氧后导致全身多脏器缺氧缺血性损害，故确定治疗方案应有全局观念，全面维护机体内环境稳定和各器官功能正常，同时要注重尽可能及早治疗，最好起始于生后 24 小时内，最迟不得超过生后 48 小时，否则脑损伤会进一步发展加重。目前被归纳为“三支持”，“三对症”治疗方法。

三项支持疗法：

1. 维护良好的通气、换气功能，使血气保持在正常范围，可酌情予以面罩、鼻塞甚至呼吸机等不同方式的氧疗，纠正酸中毒。

2. 维持各脏器血流灌注，使心率、血压保持在正常范围，根据病情应用多巴胺，多巴酚丁胺及营养心肌药物。

3. 维持血糖水平在正常高值（5.0mmol/L），以保持神经细胞代谢所需能源，及时监测血糖，调整静脉输入葡萄糖浓度，根据病情尽早开奶或喂糖水，保证热卡摄入。

三项对症处理：

1. 控制惊厥：首选苯巴比妥，负荷量 20mg/kg，12 小时后给维持量 5mg/（kg·d)，根据临床及脑电图结果增加其他止惊药物并决定疗程。

2. 降颅压：如有颅压高表现，可及时应用甘露醇，0.25～0.5g/kg，静脉推注，酌情 6～12 小时一次，必要时加速尿 0.5～1mg/kg，争取 2～3 天内使颅压明显下降。

3. 消除脑干症状：当重度 HIE 临床出现呼吸节律异常，瞳孔改变，可应用纳洛酮，剂量 0.05～0.1mg/kg，静脉注射，连用 2～3 天或至症状消失。

与此同时应用营养脑细胞及促进细胞代谢和改善脑血流药物，如 1，6一二磷酸果糖，胞二磷胆碱，脑活素，丹参等，使神经细胞能量代谢恢复正常，受损神经细胞修复和再生，减少或避免迟发性神经细胞死亡。

二、新生儿期后的早期干预（early intervention）　科学研究已证实，小儿在 5 岁以前，尤其是 2 岁以前，脑仍处于快速发育期，目前主张对围生期脑损伤小儿及早进行智能发育干预及体能康复训练，利于促进脑细胞的修复，神经纤维代偿性生长，建立新的神经信息传递通路，这对改善脑的功能，挖掘围生期脑损伤小儿发育潜力，减少后遗症具有不可低估的作用。

第十节　颅内出血

新生儿颅内出血（intracranial hemorrhage，ICH）是新生儿期常见的严重疾患，死亡率高，严重者常留有神经系统后遗症。病因可分为缺氧性（hypoxia）和产伤性（traumatic lesion），并与新生儿脑的组织结构特点及一些医源性因素有关。近年来由于产科技术的进步及新生儿重症监护的发展，因产伤所致的颅内出血明显减少，出血主要发生在早产儿及存在有各种围生期高危因素的足月儿，颅内出血新生儿的存活率明显提高。

●脑室周围-脑室内出血

多发生于早产儿。

主要病因：

脑血流动力学异常；

生发基质组织特点。

【新生儿颅内出血的常见类型及临床表现】

（一）脑室周围-脑室内出血（peri-intraventricular hemorrhage）

脑室周围出血即室管膜下出血（subependymal hemorrhage，SEH），也称生发基质出血（germinal matrix hemorrhage），当室管膜破溃，血液流入脑室则形成脑室内出血（intraventricular hemorrhage，IVH）。本型颅内出血常见于早产儿，胎龄愈小发病率愈高。至今发生率不降的原因与早产儿的发生率及早产程度有关。

室管膜下生发基质的血液供应来自于大脑前动脉及中动脉，在此处形成供血丰富的毛细血管床。其特征为面积相对大而血管走行不规则，血管壁由单层细胞排列而成，易于破损。基质区域的静脉系统是由来自脑白质、脉络丛、纹状体的数条静脉在尾状核头部位汇合成端静脉，通过“U”字形回路汇于 Galen 静脉，由于这种特殊走行，易发生血流动力学的变化而致出血及出血性脑梗死。约 80％的生发基质出血进入侧脑室，严重者可扩散至整个脑室系统甚至脑实质（图 7-3～7-5）。

室管膜下出血发生越早，危害越大，因神经细胞及胶质细胞的生成、迁移过程受损害，直接影响以后的脑发育。脑室内的血液随脑脊液通过室间孔进入第三脑室，又经中脑导水管在第四脑室穿过正中孔、侧孔进入蛛网膜下腔。大量的出血及凝血过程可引起中脑导水管、正中孔、侧孔梗阻并影响蛛网膜颗粒对脑脊液的吸收，在数日内形成梗阻性脑积水（hydrocephalus）（图 7-6）

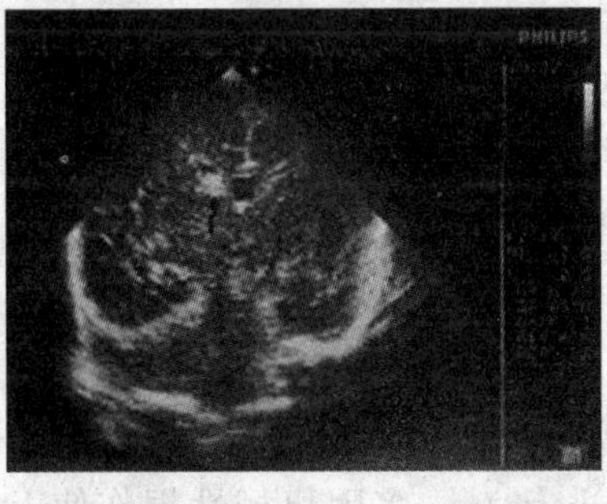

图 7-3　室管膜下出血（B 超）：侧脑室前角下缘强回声团块

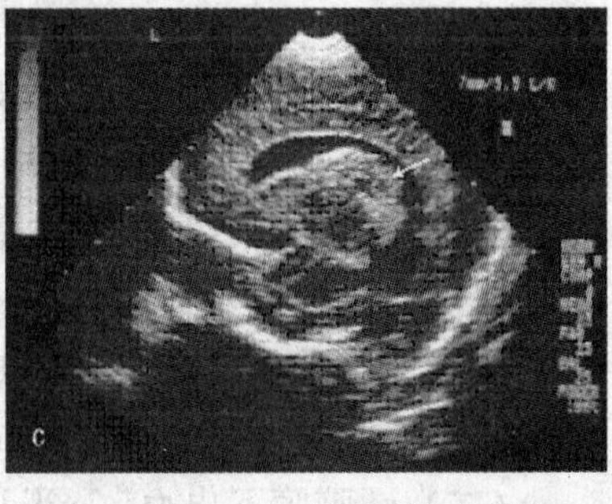

图 7-4　脑室内出血伴脑室扩大

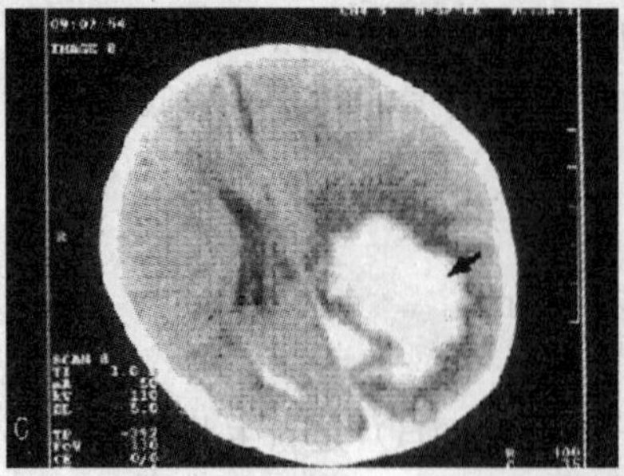

图 7-5　脑实质出血（CT）：左顶枕区高密度出血灶，周围水肿带

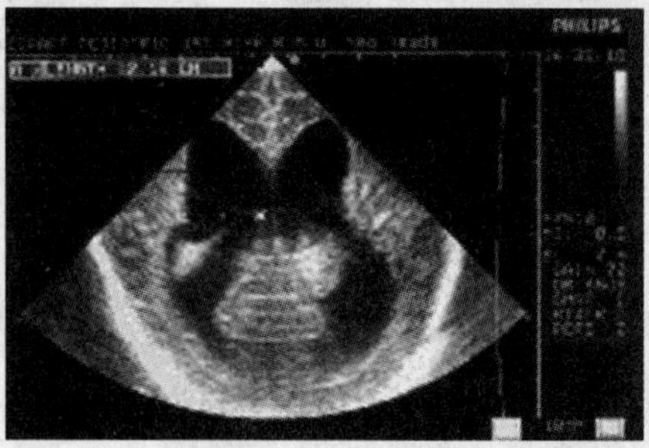

图 7-6　出血后梗阻性脑积水，侧脑室扩张

多种因素可致早产儿发生脑室周围-脑室内出血：

1. 血流动力学异常：在各种疾病状态下全身系统血压变化所致的脑血流增加或减少，尤其血压高低变化无常，呈“涨落型”，更易诱发颅内出血。如应用呼吸机，输液速度或液体张力不当，应用各种血管活性药物治疗等。另外当异常分娩时，如胎儿头过大、头盆不称、急产、臀位产、高位产钳，多次吸引器助产使胎儿头部受挤压等，均可造成脑静脉压升高而致出血。

2. 血管因素：生发基质毛细血管纤细，缺乏血管内皮层，毛细血管床的组成错综复杂。此区域对氧化代谢的需求高，故对缺氧缺血性损伤有更高的易感性。血管问题在早产儿更为突出，孕周越小，体重越低，越易发生颅内出血，出血程度也越重。

3. 出凝血机制异常。

早产儿-脑室周围-脑室出血的早期临床常见特征是呼吸窘迫，依出血程度不同在临床上表现有三种类型：

（1）急剧恶化型　发生在严重出血的小儿，少见。在数分钟至数小时内病情急剧进展，出现意识障碍、呼吸暂停、凝视、光反射消失、肌张力低下或周身强直性惊厥、前囟紧张，出现难以纠正的酸中毒，可短时内死亡。

（2）断续进展型　症状在数小时至数天内断续进展。先表现为大脑皮层兴奋性增高，如烦躁不安，易激惹，脑性尖叫，震颤、惊厥，继而出现皮质抑制症状，如嗜睡、四肢张力低下，可存活或进一步恶化死亡。

（3）临床无表现型　此型最为常见，多在早产儿生后常规头颅 B 超筛查中发现。

影像学检查根据出血发生发展的过程及血液在脑室内充填的量而判断出血程度：

Ⅰ度：单纯室管膜下生发基质出血或伴极少量脑室内出血。

Ⅱ度：出血进入脑室。

Ⅲ度：脑室内出血伴脑室扩大。

Ⅳ度：同时伴脑室旁限局或广泛的脑实质出血。

（二）硬脑膜下出血（subdural hemorrhage）　多因机械性损伤使上

矢状窦附近出血或大脑镰（falx cerebri）及小脑幕（tentorium cerebelli）撕裂，使直窦、横窦损坏引起；常发生于巨大儿、头大、胎位异常、难产或产钳助产者，临床进展及风险程度不一。

1. 后颅凹出血：由小脑幕及其及附近血管损伤所致，出血量大可压迫脑干，短时内危及生命。神经系统症状在出生后即刻出现，表现为不安、尖叫、惊厥，经数分钟至数小时，进行性加重，出现昏迷、瞳孔固定、散大，伴心动过缓，中枢性呼吸衰竭，最终死亡。如在此处形成硬膜下血肿，血肿大小及进展速度不同，临床可有不同程度神经系统症状。

●硬膜下出血：与产伤有关，主要损伤大脑镰、小脑幕附近血管。

2. 大脑镰撕裂：常伴随下矢状窦的损伤，使双侧脑半球受累，出现临床神经系统症状，当出血扩展至小脑幕附近，可出现前述的类似结局。

（三）原发性蛛网膜下腔出血（primary subarachnoid hemorrhage） 出血原发部位在蛛网膜下腔。此种类型出血在新生儿期十分多见，病因与缺氧、酸中毒、低血糖等因素有关，也可由产伤所致。出血可来自脑发育过程中软脑膜动脉间错综复杂的吻合处的小血管，也可来自蛛网膜下腔静脉。

临床表现一般分为三种类型：①出血量很少，仅有极轻的或无临床征象，如易激惹，肌张力低下，多于一周内恢复，此种类型最为常见；②由于出血而致惊厥，常始于生后 2 天，间歇性发作，发作间期表现正常；③大量蛛网膜下腔出血并急剧进展，血液存留于脑间隙及后颅凹，表现为嗜睡，反复呼吸暂停，肌张力低下，反复惊厥，很快危及生命。很少见，这些小儿娩出时常伴有严重缺氧窒息或产伤。

●原发性蛛网膜下腔出血：与缺氧有关，出血量不等，症状相差悬殊。

（四）小脑出血（intracerebellar hemorrhage） 可以是原发性小脑出血，包括小脑半球和蚓部，也可以由其他部位出血扩展而来，如第四脑室周围生发基质出血，脑室内出血，后颅凹部位硬膜下出血，蛛网膜下腔出血等，早产儿多见。

小脑出血与多因素有关，如产伤、缺氧、早产儿各种疾病病理生理过程中脑血液动力学改变等。早产儿颅骨可塑性较强，常成为小脑出血的病因，主要指外力使枕部受压，鳞状部位前移，如同枕骨骨折，由此增加了小脑静脉压并损伤了枕骨窦及从属静脉而致出血。故在分娩困难、生后正压通气、面罩吸氧固定带通过枕部等操作时，均需提高警惕。

●小脑出血：多发生于早产儿，与血流动力学、缺氧、外力损伤有关。

由于病因及出血量不同，症状出现时间及严重程度不等，严重者除一般神经系统症状外主要是脑干受压表现，出现严重呼吸功能障碍，短时间内死亡。

【诊断】

1. 详细了解妊娠分娩方式，小儿孕周、出生体重、围生期缺氧程度，复苏方法及效果。

2. 临床神经系统症状体征，出现时间、严重程度。

3. 影像学检查；颅脑 B 超、CT、MRI，用以了解出血的部位、程度、范围。头颅 B 超可经前囟行多层面实时扫描，显像清晰，成为诊断颅内出血的首选方法，对脑室周围-脑室内出血诊断有更高的敏感性。CT、MRI 对脑边缘部位如蛛网膜下腔出血等诊断更佳。

●诊断：病史、症状、体征影像检查脑脊液检查。

4. 脑脊液检查：主要表现为脑脊液中红细胞数及蛋白含量增加，葡萄糖水平降低，外观可呈淡黄色。但由于其为有创性检查，且并非所有颅内出血在脑脊液中均有变化，如脑实质出血，脑脊液可正常，少量蛛网膜下腔出血，脑室内出血，脑脊液检查也可无异常。故用此法诊断颅内出血，已很少应用。

●治疗：一般治疗止血对症。

【治疗】

1. 加强护理　保暖，保持安静。抬高头位，一般保持15°～30°，保证液量及热卡供给。液量一般控制在50～60ml/（kg·d）。

2. 止血　可选择使用维生素K_1、立止血等，也可输新鲜血或血浆，每次10ml/kg。

3. 对症治疗　有惊厥时可给予苯巴比妥或安定等镇静剂。有脑水肿症状者可给予地塞米松，必要时慎用甘露醇。酌情选用1，6-二磷酸果糖、胞二磷胆碱、脑活素等保护脑细胞。

4. 脑积水的治疗　可口服醋氮酰胺15mg/（kg·d）或速尿1～2mg/（kg·d），但须注意水及电解质平衡。用药两周无效则可停用，密切监测，必要时考虑进行外科分流术。

（周丛乐）

第十一节　新生儿肺透明膜病

新生儿肺透明膜病（neonatal hyaline membrane disease，HMD）又称为新生儿呼吸窘迫综合征（neonatal respiratory distress disease，NRDS），多见于早产儿，临床上以出生后不久出现进行性呼吸困难为特点，病理以肺泡壁至终末细支气管壁附有嗜伊红透明膜和肺不张为特征。本病病死率高，是早产儿死亡的重要原因之一。

●病因：PS缺乏。

●好发因素：早产，围生期缺氧，选择性剖宫产及母有糖尿病史等。

【病因】

本病是由于肺泡Ⅱ型上皮细胞产生的肺表面活性物质（pulmonary surfactant，PS）缺乏所引起。PS是一种磷脂蛋白复合物，主要成分中磷脂占80%～85%，以磷脂酰胆碱（卵磷脂）为主，其中以二棕榈酰卵磷脂（DPPC）最重要；中性脂肪占8%～10%；蛋白质占10%～12%，其中一半与PS的特异性有关（SP-A、B、C、D）。胎龄20～24周起PS即存在于胎儿肺泡上皮细胞内，随着胎龄增长而增加，并逐渐出现在肺泡表面，至胎龄35周后PS量迅速增加。因此，本病多见于早产儿，其发病率与胎龄呈反比。此外，围生期窒息儿、选择性剖宫产儿及糖尿病母亲的婴儿发病率明显增加，男婴和白种婴儿发病率较高。

【发病机制】

PS由肺泡Ⅱ型上皮细胞产生，它可降低肺泡表面张力，保持肺泡的稳定性，维持正常的肺顺应性。若缺乏PS，呼气末肺泡将萎缩，再度吸气时需用很大的负压才能使其张开，如此反复则肺呈进行性萎陷，气体交换面积减少，形成肺内分流，导致低氧血症、高碳酸血症和严重混合性酸中毒。缺氧和酸中毒可引起肺血管痉挛，肺动脉高压，右心压力增高，使动脉导管及卵圆孔持续开放，出现右向左分流，缺氧加重。由于肺灌注不足及肺血管痉挛，肺泡壁毛细血管的通透性增加，血浆及纤维蛋白渗出而形成透明膜。肺灌注不足、缺氧和酸中毒又可影响PS的合成，形成恶性循环。

【病理】

大体标本两肺因高度淤血而呈深暗红色，质韧如肝，入水即沉。镜检可见广泛再吸收性肺不张，绝大多数肺泡呈不同程度的萎陷，部分扩张的肺泡、肺泡管壁及终末细支气管壁上附有一层均匀无结构或颗粒状嗜伊红透明膜。出生后6～8小时内死亡者常无特征性的透明膜形成，存活48小时以上死亡者常并发肺炎。

【临床表现】

●临床表现特点：
1. 呼吸急促＞60次/分；
2. 呼气性呻吟；
3. 吸气性三凹征；
4. 紫绀。

本病患儿一般生后数分钟或4～6小时内出现进行性呼吸困难，以呼吸急促、浅表开始，呼吸频率达60次/分以上，伴鼻扇和吸气性三凹征，并以呼气性呻吟为突出表现。因缺氧和酸中毒。患儿皮肤发绀，面色灰白或青灰色，发生右向左分流后紫绀更加明显，供氧不能使之减轻。重者呼吸变得缓慢、不规则或暂停，四肢肌张力低下，体温不升。查体两肺叩浊，听诊两肺呼吸音减弱，肺部啰音常不明显，深吸气时于肺底部可闻及细湿啰音。心率先增快而后减慢，心音由强变弱，有时胸骨左缘可听到收缩期杂音。症状在3天内达高峰，死亡多发生于生后3天内。本病为自限性疾病，如能渡过72小时而无并发症，新生儿自身能产生相当量的PS，则病情渐趋缓解。

【实验室检查】

（一）血气分析　由于通气和气体交换不良，$PaCO_2$增高，PaO_2降低；由于混合性酸中毒，血液pH值降低，剩余碱减少。

（二）肺成熟度检查　出生前抽取羊水测定卵磷脂与鞘磷脂比值（L/S）能反映胎肺成熟程度，作为间接证据，正常值应≥1.5～2，＜1.5提示“肺未成熟”；如磷脂酰甘油（PG）阴性或DPPC＜500mg/dl亦有助于诊断。泡沫稳定实验为诊断本病最为简便的方法，取羊水或新生儿生后30分钟内的胃液0.5ml置于直径为1cm的试管中，加95%的酒精0.5ml混合后用力振荡15秒钟，再直立放置15分钟，观察管内泡沫形成情况，如试管周边及上部有泡沫层（即＋＋＋）可排除HMD，阴性则提示本病。

【X线检查】

●胸部X线特征：两肺透光度普遍降低，弥漫性网状细颗粒影及支气管充气征，最严重时呈“白肺”。

是本病临床诊断的主要方法。主要表现为肺泡充气不良和各级支气管过度充气扩张。由于肺泡粘着性不张，肺野透光度普遍降低，在过度扩张的肺泡管和毛细支气管形成交织的网状阴影衬托下，萎陷的肺泡呈细小颗粒影，中等密度，均匀地分布于双侧肺野。由于广泛肺泡萎陷，使大量气体积聚于气道而形成支气管充气征。如肺泡萎陷范围扩大到整个肺，则肺野呈毛玻璃状，最严重时呈“白肺”。90%以上患儿在生后5小时内出现X线片异常，有时早期改变不典型，需连续摄片做动态观察。

【诊断】

凡未成熟儿、或有选择性剖宫产、围生期窒息及母亲有糖尿病史的新生儿，生后不久出现进行性呼吸困难和紫绀时应首先考虑本病，结合胸部X线特征即可诊断。有条件时可取破膜后流出的羊水、新生儿胃液或气管内分泌物做泡沫稳定实验，或测L/S比值、PG及DPPC助诊。出生12小时后才出现呼吸困难者一般不考虑本病。

【鉴别诊断】

新生儿出生后不久出现呼吸困难的还有其他疾病，需与HMD鉴别。

（一）湿肺　又称新生儿暂时性呼吸增快，是由于肺内液体过多引起，为一种自限性疾病，预后良好。多见于足月儿和剖宫产儿，出生后不久出现呼吸急促，60～80次/分，重者可达100～120次/分，可伴呻吟和青紫，但肺部体征较轻，呼吸困难无进行性加重，多于24小时内消失。胸部X线显示两侧肺纹理增粗，肺野内可见均匀散在的颗粒状影，呈面纱或云雾状，亦可融合成片，密度较低，边缘模糊，可伴有叶间和胸膜腔积液及肺气肿。X线表现多在生后2～3天转为正常，如连续摄片X线表现恢复迅速，则有助于本病的诊断。

（二）B族溶血性链球菌感染　宫内或分娩过程中感染的B族溶血性链球菌肺炎或败血症，其早发型在生后数小时内出现症状，一般以呼吸道症状为首发表现，如呼吸困难，不规则，呼吸暂停，呻吟样呼吸或紫绀，临床及X线表现极似HMD。如孕妇有胎膜早破史或妊娠后期感染史应考虑本病，应及时做血培养或生后12小时内取胃液或支气管分泌物做培养以助诊断。在诊断未明确前，临床宜按感染性疾病治疗。

（三）胎粪吸入综合征　多见于过期产儿，胎儿有宫内窘迫或产时窒息史，羊水胎粪污染。复苏后即出现呼吸困难，青紫明显，严重者伴呻吟。胸部X线表现可见大小及密度不等的斑片状或结节状阴影，可伴肺不张和肺气肿，与HMD的X线片特点不同，可资鉴别。

【预防】

最重要的是预防早产，同时正确处理高危妊娠及预防围生期窒息。对可能在1周内分娩一个胎龄不足34周婴儿的孕妇，应给予地塞米松6mg肌注，间隔12小时，共4次，或倍他米松12mg肌注，每天一次，共两天，以诱导PS的合成。对可能发生HMD的高危早产儿，亦可生后15～30分钟内气管插管内滴入表面活性物质预防，但气管内给药可能给复苏带来不便，而且预防性应用对未发生HMD的患儿会增加家庭额外的经济负担，目前多数学者主张表面活性物质应在出现HMD的临床征象后尽早开始治疗性应用，而不主张常规预防性应用。

●治疗原则：
1. 支持治疗；
2. 供氧并尽早应用CPAP；
3. PS替代疗法是本病最理想的治疗方法，在临床出现HMD征象后立即应用；
4. 恢复期动脉导管未闭的治疗；
5. 抗生素。

【治疗】

（一）支持治疗　置患儿于适中温度的暖箱或远红外抢救台上，维持核心温度37℃，相对湿度以50%～65%为宜。应保持患儿安静，避免不必要的操作。静脉提供热量和液体，生后最初3天控制液体摄入量在每日60ml/kg左右。患儿的血pH值应始终保持在≥7.25的水平，根据血气分析结果及时纠正酸碱紊乱，呼吸性酸中毒需用机械通气治疗，代谢性酸中毒可根据计算量的一半给5%碳酸氢钠静脉滴注。

（二）供氧和机械通气　应提供加温湿化的氧气，维持 PaO_2 6.7～9.3kPa（50～70mmHg），SaO_2>90%在维持生命体征稳定的情况下，避免吸高浓度氧，以防氧中毒，引起早产儿视网膜病（ROP）和慢性肺部疾病（CLD）。

1. 持续气道正压呼吸（CPAP）：如吸入氧浓度（F_iO_2）超过60%而不能维持 PaO_2>6.7kPa（50mmHg），则应尽快改用CPAP，一般采用鼻塞CPAP装置，其压力为5～10cmH_2O（0.49～0.98kPa）。

2. 机械通气：当吸入70%～100%氧CPAP而 PaO_2 仍<6.7kPa（50mmHg），$PaCO_2$>7.9kPa（60mmHg），并出现频繁呼吸暂停时则需要气管内插管机械呼吸。采用间歇正压通气（IPPV）加呼气末正压呼吸（PEEP），PEEP压力为4～6cmH_2O（0.4～0.6kPa）。当常规机械通气效果不佳时，可应用高频通气治疗，采用高频振荡通气（high-frequency oscillatory ventilation，HFOV）方式较为理想。近年来临床资料显示，早期应用HFOV结合PS替代疗法可降低HMD患儿CLD的发生率，但是否增加HMD患儿脑室内出血的危险性目前尚有不同报道。

（三）肺表面活性物质（PS）替代疗法　是本病最理想的治疗方法。对于诊断明确的HMD患儿，宜早期应用PS，在临床出现明显呼吸困难表现时即通过气管内插管给药。PS天然制剂疗效优于人工合成制剂。应用PS时应注意足量给药，PS临床应用剂量应在100mg/kg左右。根据所用PS制剂不同，首剂PS量多在60～200mg/kg，间隔6～12小时给药，一般给药1或2次，最多4次。用药后需注意监测血气分析，及时调整呼吸机参数及吸氧浓度。

（四）恢复期动脉导管未闭的治疗　早产儿出生后动脉导管在功能上和解剖上均尚未闭合，HMD早期肺血管阻力增加，不但不出现左向右分流，有时却出现右向左分流。本病恢复期肺血管阻力下降，可发生导致左心室负荷增加和肺水肿的左向右分流。多数患儿对包括限液、利尿的支持治疗有反应，无效者可口服或静脉应用消炎痛（indomethacin）0.2mg/kg，每12小时1次，共用3次。若药物保守治疗无效，左心衰竭仍未控制，可考虑手术结扎导管。

（五）抗生素　由于HMD与B族溶血性链球菌感染很难区分，而且二者可以并存。因此，在得到血培养结果之前，应常规应用抗生素。一般可应用青霉素每日20～25万单位/kg，分3～4次静脉输注；或可根据病情采用头孢菌素类抗生素。

（曾超美）

第十二节　新生儿湿肺

新生儿湿肺（wet lung of the newborn）又称新生儿暂时性呼吸增快

(transient tachypnea of the newborn)、新生儿呼吸窘迫综合征Ⅱ型（respiratory distress syndrome type Ⅱ，RDS Ⅱ型）。本病是由于肺内液体积聚引起，是一种自限性疾病。临床上一般以足月新生儿生后为主要表现。

【病因与发病机制】

●病因：
肺内液体积聚所致。

正常胎儿出生前肺泡内有一定量液体，大约30ml/kg，肺液中还含有一些表面活性物质，以防止出生前肺泡的粘着，有利于生后肺泡的扩张。当胎儿分娩通过产道时，胸部受到挤压，大约有20～40ml肺泡内液体经气道排出，剩余液体间质吸收后经淋巴管清除或经肺毛细血管吸收后清除。Avery等认为，胎儿肺内液体在分娩前几天或分娩期间开始清除。此期间随着儿茶酚胺与其他激素分泌增加，从而抑制肺内液体的产生。随后，由于肺泡间质与血管之间的压力不同，发生被动性重吸收，肺泡内钠离子主动溢出。早产儿和未经阴道分娩的婴儿肺内液体清除受影响，过多的水存留在肺内，肺内水分排出延迟，并逐渐通过淋巴系统吸收或直接进入小血管。然而，湿肺婴儿常有低蛋白血症，血浆渗透压下降，延缓肺水向血管转移。这种婴儿常伴有肺动脉压升高和心室功能不良，中心静脉压升高，胸导管功能受损或收受大量来自胎盘的血液。最近，Rideg M等研究证实，周期性机械牵张肺部30～60分钟后使肺上皮细胞的基底膜侧钠泵（Na^+-K^+-ATP酶）的含量及活性增加，使肺泡内液体运转及清除率加快。

【临床表现】

●临床特点：
1. 常见于足月及剖宫产儿；
2. 出生时正常；
3. 生后2～5小时出现呼吸急促；
4. 多数患儿的症状在2～3天内明显缓解。

本病临床多见于足月儿或剖宫产儿，在早产儿常伴有肺表面活性物质缺乏。婴儿母亲常有大量用镇静药、糖尿病史。婴儿出生时正常，生后2～5小时出现呼吸急促，呼吸频率可达每分钟60～120次，可伴呻吟、三凹征、鼻扇及口唇青紫。多数患儿一般情况好，吃奶正常。症状重者反应差，可伴明显青紫。肺部体征可有双肺呼吸音减低或粗湿啰音。多数患儿的症状在2～3天内明显改善。动脉血气常表现为呼吸性酸中毒，一般在8～24小时缓解，也可有轻度至中度低氧血症。

【X线检查】

●胸部X线片：
1. 肺泡积液征；
2. 间质积液征；
3. 肺血管扩张；
4. 肺气肿征。

胸部X线表现多样：①肺泡积液征：表现为面纱或云雾状密度增深影，或大小不等境界模糊之斑片影。②间质积液征：表现为肺野透光度降低及边缘模糊的粗网及条纹状阴影，自肺门向外散射，可见叶间胸膜及胸膜腔积液。③肺血管扩张：肺纹理影增粗，自肺门向周围肺野伸展，常为双侧对称性。④肺气肿征：肺透光度增加。本病X线表现虽多样化，但肺泡积液征为最早期X线表现，一般多于生后2～3天内临床症状好转的同时，X线阴影吸收。

【诊断】

凡婴儿出生时正常，生后2～5小时出现呼吸急促，达60～80次/分以上，双肺呼吸音减低或有粗湿啰音，一般反应正常者均应疑及新生儿湿肺。动态观察临床表现及胸部X片，在生后2～3天内明显改善有助于诊断。

【鉴别诊断】

新生儿出生后不久出现呼吸困难的还有其他疾病，需与新生儿湿肺鉴别。

（一）新生儿肺透明膜病　本病常见于早产儿，多在生后6～12小时内出现呼吸急促、呼气性呻吟、吸气性三凹征和紫绀。早期临床及X线表现极似湿肺，但与湿肺不同，本病呼吸困难呈进行性加重。典型胸部X线表现为两肺透光度普遍降低，弥漫性网状细颗粒影及支气管充气征。连续摄片动态观察有助于本病与湿肺的鉴别。

（二）羊水吸入综合征　胎儿有宫内窘迫或产时窒息史，在复苏后即发生，而新生儿湿肺患儿出生时大都正常，呼吸急促发生相对较晚。本病胸部X线特点亦与新生儿湿肺不同，可资鉴别。

【治疗】

主要是加强护理和对症治疗。置婴儿于适宜的温度，密切观察患儿，监测体温、皮肤颜色、呼吸频率、心率。保持呼吸道通畅，适当辅助吸氧以改善缺氧，减少无氧代谢。对不能进食者可静滴10%葡萄糖60～80ml/(kg·d)，伴有酸中毒者可加5%碳酸氢钠2～3ml/kg。

●治疗原则：
加强护理；
对症治疗。

（王吉善）

第十三节　新生儿先天性感染

母亲妊娠期感染，病原可通过胎盘垂直传播或在分娩时通过产道接触而感染胎儿，这些病原包括弓形虫（toxoplasmosis），风疹病毒（rubella virus），巨细胞病毒（cytomegalovirus，CMV），单纯疱疹病毒（herpes simplex virus），人类免疫缺陷病毒（human immunodeficiency virus，HIV），其他病原包括：梅毒、乙型及丙型肝炎病毒、肠道病毒、水痘带状疱疹病毒、细小病毒B19、B族溶血性链球菌、衣原体（chlamydia）、解脲支原体（mycoplasma urealyticum），统称TORCH感染。这些先天感染可以造成不同的临床表现，从无明显症状到死亡、从先天畸形到各种临床综合征。有些可以预防发生，有的早期诊断和治疗可降低死亡率、改善预后。

一、巨细胞病毒感染

【病原学】

CMV属疱疹病毒科，世界范围内人群普遍易感，病毒可通过胎盘感染胎儿，是先天性感染的最常见病原。活产婴儿CMV感染率为0.4%～2.4%，其高低与社会经济状况呈负相关。胎儿感染可源于母孕期原发的或再发的CMV感染，以前者为多，且以孕早期为多，母为原发感染者病情较重，预后较差，可有多种神经系统后遗症和视、听觉障碍。

●先天性CMV感染最严重的临床表现是巨细胞包涵体病，为多器官损害，以网状内皮系统和中枢神经最常受累，目前无特效治疗，预后较差，可有多种神经系统后遗症和视、听觉障碍。

【临床表现】

先天性 CMV 感染 90%以上在出生时无异常，7%～10%出生时有症状，预示病情严重，约 10%在生后几个月内死亡，存活者 90%有后遗症。

巨细胞包涵体病（cytomegalic inclusion disease，CID），为多器官损害，以网状内皮系统和中枢神经最常受累，包括宫内发育迟缓、肝脾肿大、黄疸、皮肤瘀点或紫癜、小头畸形、视网膜脉络膜炎和颅内钙化，极少数有间质性肺炎（小于 1%），可有骨骼异常，这些表现可单独或同时出现，肝活检可见细胞巨形变或胞浆内有大的包涵体。

新生儿期最常见的临床表现是肝肿大、高结合胆红素血症和血清转氨酶轻度增高。肝炎常在 1 岁内痊愈，很少发展为肝硬化。脾肿大常见并且可能是出生时的惟一表现。血小板减少和瘀点常为暂时性的，但也可持续一年。CMV 的中枢神经感染可导致脑炎和脑发育异常，表现惊厥、脑脊液中蛋白质增高，脑发育障碍导致小头畸形，第四脑室阻塞导致脑积水。颅内钙化主要在脑室周围，也可在脑实质特别是基底节内。眼损害包括视网膜脉络膜炎、斜视、视神经萎缩、小眼畸形和白内障。出生时有症状者的 60%和无症状者的 5%可有内耳损伤导致的感觉神经性听力障碍，并可呈进行性加重，因此所有先天性 CMV 感染者均应定期进行听力评估，直至 3 岁。

先天性 CMV 感染可引起男孩腹股沟疝，但是否会引起心血管、泌尿生殖器、胃肠道及肌肉骨骼畸形尚不确定。

先天性 CMV 感染预后主要决定于母亲孕期是否为初次感染和新生儿期是否出现症状。母孕期为初次感染者有 25%出现神经发育后遗症，再发感染者仅为 8%；新生儿期出现症状者有 50%发生神经系统后遗症，而无症状者约为 3%。婴儿出现视网膜脉络膜炎、小头畸形及颅内钙化者可能出现严重的智力低下、感觉及运动障碍、惊厥，包括婴儿痉挛症。

【诊断】

新生儿出现黄疸、肝脾大、皮肤瘀点、惊厥、异型淋巴细胞增高者应考虑 CMV 感染，确诊先天性 CMV 感染需在生后 3 周内从体液中查到病毒。尿液、唾液、眼泪、CSF、精液、宫颈分泌物中均可分离出病毒，因易于收集和分离，尿和口腔分泌物是最佳标本。可通过组织培养后进行病毒分离，要求标本新鲜并及时送检，如不能及时送检，应 4℃冷藏。PCR 技术可检测血、脑脊液、尿液中病毒 DNA，敏感性和特异性较高，CSF 中 CMV-DNA 出现阳性结果提示神经系统预后差。出生 3 周后，分泌物中 CMV 的排出可能是因分娩时或生后感染，故病毒检测阳性不能证实是先天性感染。新生儿 IgG 抗体只能反映母亲过去感染史，脐血或生后 2 周内血清 IgM 抗体阳性则为先天性 CMV 感染，但可有假阳性和假阴性。

【治疗】

目前尚无有效的针对先天性 CMV 感染的抗病毒药物，胎龄＞32 周，出生体重＞1 200 克以上的新生儿，可用更昔洛韦（ganciclovir）3～6mg/(kg·12h）静注治疗，但其疗效及安全性正在进一步研究中。出生时已经有症状的 CMV 感染者进行治疗则为时已晚，不足以预防其远期神经系统后遗症。更昔洛韦的副作用包括中性粒细胞减少、血小板减少，可能影响精子生成。免疫球蛋白对治疗或预防先天性 CMV 病的作用尚未得到证实。

【预防】

主要是预防孕妇的原发性 CMV 感染，孕妇应谨防感染，特别是在接触小婴儿的尿和唾液后要仔细洗手。目前尚未批准使用任何预防 CMV 感染和 CMV 病的疫苗，但 CMV 疫苗最终可能会成为最有效的预防措施。

二、先天性风疹综合征

【病原学及发病机理】

风疹病毒属披膜病毒科，人是其惟一自然宿主。获得性感染是以皮疹和淋巴结肿大为特点的良性自限性疾病，宫内感染（尤其孕初 3 个月内）则为持续的、进行性感染，造成先天性风疹综合征（congenital rubella syndrome，CRS），有多种后遗症。

孕妇感染风疹病毒，在出疹前一周就有病毒血症，此时病毒感染胎盘及胎儿，胎盘血管炎使胎儿供血减少，导致宫内发育迟缓；胎儿血管炎可导致血管畸形；rubella virus 对胎儿细胞有抑制有丝分裂及溶细胞效应，前者可导致宫内及生后发育迟缓、器官内细胞数减少及器官畸形；后者引起结构正常的器官内出现坏死，但病毒持续存在于细胞内，造成耳聋、心肌炎、肝炎、间质性肺炎。致畸的危险性高低因感染时的孕龄、感染胎儿的病毒量及毒株的毒力、胎儿限制病毒复制的能力而异，孕 1～4 周感染致畸率为 61%，5～8 周为 26%，9～12 周为 8%，13～16 周为 1%～4%，17～20 周为 0.5%～2%，多数报道提示孕母在孕 20 周以后感染则不发生畸形。

【临床表现】

●先天性风疹综合征可发生自然流产、死产和多器官畸形，最常见的宫内发育畸形包括听觉、心血管、眼、神经系统及生长发育，无特效治疗，可通过风疹减毒活疫苗来预防。

CRS 可发生自然流产、死产和多器官畸形。在受精卵着床前（末次月经后 3 周及 3 周前）母亲患病可使自然流产率增高。器官畸形多发生在前 3 个月器官形成以前，最常见的宫内发育畸形如下：①听觉：所有感染者出生时均有不同程度的感觉性听力障碍，50%患儿发生耳聋，它是 CRS 最常见的表现，可与其他畸形同时存在，也可单独存在，所以，所有 CRS 患儿均应做脑干听觉诱发电位以评估听力；②心血管：以动脉导管未闭为多，合并或不合并肺动脉或肺动脉瓣狭窄、主动脉狭窄、室间隔缺损；③眼：白内障为眼部特征性改变，出生时须仔细检查眼底；另外可有视网膜黑色素斑，多为单侧，对视力无妨碍，但有助于 CRS 的诊断，白内障者 60%伴有小眼畸形；④神经系统：中枢性听力障碍、智力低下、小头畸形、肌张力低下，25%感染儿生后数周出现软脑膜炎、脑炎、前囟饱满、易激惹、昏睡、发作性痉挛，CSF 中细胞数和蛋白增高；⑤生长发育：宫内和生后生长发育迟缓。

持续感染者出生时临床表现还可有肝脾肿大、血小板减少性紫癜、肝炎、黄疸、骨骼改变（股骨远端及胫骨近端的骨骺端密度减低）、脑膜脑炎、间质性肺炎和心肌炎，这些改变可以恢复，但如同时合并严重畸形，则死亡率增高。

多数宫内感染者出生时无症状或少症状，但在生后数月或数年后发展为严重的多系统疾病。这种迟发性风疹综合征最突出的表现为弥漫性间质性肺炎、慢性风疹样皮疹、慢性腹泻、由于体液和细胞免疫缺陷而导致的反复感染、进行性神经系统损害，最后由于自身抗体的产生而引起内分泌疾病，包括胰岛素依赖型糖尿病、甲状腺功能低下、甲状腺机能亢进。

【诊断】

对母孕期风疹病毒感染史、新生儿出现小头、肝脾肿大、全身淋巴结肿大、血小板减少或眼部异常者应进行 CRS 的筛查，CRS 的诊断需要病毒学或血清学检查，80%的 CRS 患儿可在出生时或生后 1 年内从鼻咽部、尿、便、脑脊液等分离病毒。出生时风疹特异 IgM 抗体阳性或生后 3 到 6 个月 IgG 抗体滴度增高而母血 IgG 滴度下降或稳定提示 CRS 诊断。PCR 技术可用于产前或生后的诊断。

【预防】

风疹减毒活疫苗是预防 CRS 的最有效的方法，对 90%以上的人可产生终身免疫。妊娠妇女或计划在 3 个月内怀孕的妇女不能接种风疹疫苗。接种疫苗 3 个月内怀孕者，病毒可经胎盘感染胎儿，但未发现 CRS。无免疫力的孕妇如在怀孕前 3 个月接触风疹病人，应定期检查 IgM 和 IgG 抗体，并在接触后 72 小时内给以高价免疫球蛋白 20～30ml 肌注。患 CRS 的婴儿有传染性，应隔离 1 年，孕妇应避免与之接触。

【治疗】

无特异治疗，对可疑 CRS 者应做全面评估，包括眼、听觉、心脏和神经发育等方面。

三、B 族链球菌感染

【病因和流行病学】

B 族链球菌（group B streptococcus，GBS）是一种有荚膜的革兰阳性双球菌，在羊血琼脂板上为灰白色扁平菌落，周围产生一窄的溶血带。根据其荚膜多糖抗原和表面蛋白 C 的不同分为 9 个血清型（Ⅰa、Ⅰb、Ⅰa/c、Ⅱ～Ⅶ）。荚膜多糖是 GBS 的主要毒力因子，针对该因子的抗体对同种血清型有保护作用，C 蛋白也是毒力因子。GBS 可在孕妇的下生殖道和胃肠道定植，通过破的或完整的羊膜（后者较少见）上行感染胎儿，也可在胎儿经过产道时通过表面接触而感染，携带 GBS 母亲的婴儿中有 55%发生垂直传播，造成新生儿无症状感染（即细菌定植），只有 1%～2%出现症状。早发性 GBS 感染（发病年龄小于 7 天）在活产儿中的发病率为 1.7‰～3.7‰，其中 90%在生后第 1 天发病，多为Ⅰa、Ⅱ、Ⅲ、Ⅴ

型 GBS，感染的高危因素为母孕期有 GBS 菌尿症、早产、低出生体重、产程中发热、破膜时间长。晚发型 GBS 感染（发病年龄在 7 天～3 个月）占活产儿的 0.6‰～1.7‰，多为Ⅲ型，早产儿为多。

【发病机理】

母亲生殖道和胃肠道的 GBS 定植是早发型 GBS 上行感染的先决条件，感染的危险程度与细菌定植量有关，且羊膜早破时间越长，感染机会越多。新生儿在产时吸入感染的羊水和产道分泌物后，细菌可侵入呼吸道上皮、肺间质、肺血管内皮，最后发生菌血症。细菌荚膜是其侵入黏膜内繁殖的关键，它可抑制补体的沉积和单核巨噬细胞的噬菌作用，宿主的防御机制不成熟是造成这类侵袭性感染有特定年龄限制的原因。母体获得性型特异性抗体水平低者，新生儿感染的危险性高。另外，炎症因子如白细胞介素-6（interleukin-6，IL-6）、肿瘤坏死因子 α、IL-1、粒细胞集落刺激因子等在 GBS 败血症的发病机制中也起重要作用。

【临床表现】

早发性感染通常在出生时或生后几小时内发病，最常见于母亲有易引起新生儿败血症的产科因素的早产儿，临床综合征包括无病灶的菌血症、肺炎和脑膜炎。多数婴儿最初表现为呼吸急促、"吭吭"、三凹征、青紫或无原因解释的呼吸暂停发作。约 1/4 出现循环不良表现，宫内感染发病者在出生时即可有此表现。非特异性症状如嗜睡、吃奶差、心动过速、黄疸和发热多出现在无呼吸道症状的足月儿。以下因素提示病情危重：出生体重小于 2500 克、早期胸片示胸膜渗出、血中性粒细胞计数低于 1 500/mm^3、呼吸暂停、12 小时内出现低血压、血 pH＜7.25。早发性 GBS 感染者中 40％有肺部表现，其中 1/3 胸片有明显浸润，约一半有肺透明膜病的改变，有些有肺纹理增多，少数有少量胸膜渗出或肺水肿，极个别早期胸片正常，随着败血症的进展，可出现低氧血症和多器官衰竭。

GBS 脑膜炎在临床上与合并或不合并肺部表现的菌血症不易区别，尽管 GBS 脑膜炎中有一半会发生惊厥，但它很少在早期出现，因此必需做 CSF 检查才能明确诊断及给予恰当的治疗。有长时间的惊厥、局灶的神经系统体征或昏迷、CSF 中蛋白超过 300mg/dl 的患儿预后不好。

晚发性 GBS 感染发病年龄为生后 8 天～3 个月，平均为 24 天，临床表现各异，可表现为无病灶的菌血症或病灶局限在中枢神经系统、骨骼系统、软组织或其他部位，可在几小时内发展为感染性休克、中性粒细胞减少和死亡，有的只有发热和轻度易激惹。最常见的表现为无病灶的菌血症，占 55％。呼吸道症状比早发型者少，但 20％～30％可有前驱的或同时的上呼吸道感染表现。脑膜炎可导致严重的颅内并发症，如局灶性脑炎、血栓、阻塞性脑室炎、硬膜下脓肿等。GBS 骨髓炎通常表现为肢体活动减少及被动运动时疼痛，肱骨近端最常受累，其次为股骨，常在诊断前有一较长的病史（平均为 9 天）。约 70％婴儿伴有邻近关节化脓性关节炎，无骨髓炎的化脓性关节炎都在下肢，通常是髋关节，常急性起病，同时有菌血症。晚发型 GBS 感染的其他部位表现较少见，如面部或下颌蜂窝织炎、坏死性筋膜炎、脐炎、头部和乳房脓肿、中耳炎、胸膜炎、肺炎、心内膜、心包炎、心肌炎、尿道感染等。

【诊断和鉴别诊断】

早发性 GBS 感染的临床表现与其他病原所致的败血症相似，早产儿 GBS 肺炎的临床和 X 线表现与透明膜病无法区分，以下特征有助于提示 GBS 感染：母亲有引起新生儿败血症的危险因素、呼吸暂停、24 小时内出现休克、1 分钟阿氏评分小于 5 分、中性粒细胞减少、胸片示心脏扩大或胸膜渗出，这些表现也可由其他引起早期新生儿肺炎的病原引起。因为有 5%的脑膜受累者无相应临床表现，所以，所有患败血症的小儿均应做腰穿检查。体液（血、CSF、滑膜液、尿）中培养出 GBS 可明确为侵袭性 GBS 感染，血、尿和其他体液中检测 GBS 多糖抗原曾用于快速诊断，但其敏感性和特异性均不理想。

【并发症和后遗症】

GBS 感染的并发症可以是轻微的功能障碍，也可以是明显的神经系统后遗症。早发性 GBS 感染的死亡率约为 10%～15%，死亡的高危因素为：早产、休克、中性粒细胞减少、呼吸暂停、5 分钟阿氏评分小于 6 分、早期胸片示胸膜渗出、早期血 pH 值小于 7.25；脑膜炎后发生永久性神经系统后遗症的高危因素为：低血压、中性粒细胞减少、昏迷、惊厥持续状态、CSF 中蛋白超过 300mg/dl。主要的神经系统后遗症为：智力低下、痉挛性四肢瘫、难控制的惊厥、皮质盲、耳聋、脑积水、下丘脑功能障碍。一种少见的并发症为右侧膈疝。早发或晚发性感染都可能有复发或再感染，母亲患乳腺炎、未引流的脓肿、婴儿患先心病和免疫缺陷者更容易再感染。

【治疗和预防】

GBS 对青霉素（penicillin）G、第 1、2、3 代头孢菌素、半合成 penicillin 和万古霉素敏感，GBS 对青霉素的敏感性与细菌量直接相关，体外实验表明氨基糖苷类抗生素（aminogiycosides）与青霉素或氨苄青霉素（ampicillin）合用对 GBS 有协同杀伤作用。对疑为 GBS 感染的新生儿和年龄在 1 个月内病原不明的垂直感染的败血症患儿，最初的治疗推荐为氨苄青霉素和氨基糖苷类抗生素，一旦培养出 GBS，则可单用青霉素 G。青霉素 G 的剂量在用于脑膜炎时为 40～50 万 U/（kg·d），其他部位感染为 20～30 万 U/(kg·d),氨苄青霉素用于脑膜炎时为 300mg/(kg·d),菌血症时为 150mg/（kg·d）。肺炎、菌血症和多数软组织感染的疗程为 10 天，脑膜炎和化脓性关节炎为 2～3 周，骨髓炎、心内膜炎和脑室炎为 3～4 周。有力的支持治疗可提高 GBS 感染者的存活率，包括呼吸窘迫时的通气支持、休克时的扩容及升压药、惊厥时的止惊药等。严重者可用粒细胞输注、人血免疫球蛋白静注、体外膜肺等，但不作为常规用。

新生儿 GBS 感染的预防措施主要是降低母孕期 GBS 定植和产时 GBS 与胎儿的接触。对已知携带 GBS 的产妇静注青霉素 G 或氨苄青霉素可减少垂直传播及新生儿早期发病。无 GBS 检测结果的孕妇如有以下情况也需用药：分娩时孕龄≤37 周、早破水时间≥18 小时、产时发热≥38℃者、以往有侵袭性疾病新生儿生产史者。青霉素 G 用量为首次 500 万 U，以后 250 万 U/4 小时，直至分娩，青霉素过敏者可选用克林霉素或红霉素（erythromycin），每 6～8 小时一次。孕妇接受疫苗是最有效的预防新生儿 GBS 感染的方法，动物实验已证明 GBS 荚膜多糖-蛋白疫苗有效，对非妊娠成人的临床试验表明其有良好的耐受性和高的免疫性，进一步的临床研究正在进行。

四、人类免疫缺陷病毒感染

【病原学】

人类免疫缺陷病毒（human immunodeficiency Virus，HIV）属于逆转录病毒，具有编码结构蛋白、病毒酶和包膜蛋白的基因，病毒以 CD4 分子为受体，粘附 $CD4^+$ 细胞（如胸腺细胞、外周血 T 细胞和巨噬细胞），并可在 $CD4^+$ 淋巴细胞中复制，逆转录酶（reverse transcriptase，RT）将病毒 RNA 逆转录为双股 DNA，然后整合进入宿主基因组中，合成病毒蛋白并装配成病毒颗粒从宿主细胞中释放，造成宿主细胞死亡，病毒再感染另一细胞，开始新一轮的复制。初始感染后，病毒可通过淋巴组织迅速扩散。HIV 感染最重要的影响是损伤机体细胞免疫功能（包括辅助 T 细胞和巨噬细胞的功能），同时机体因失去 T 细胞的辅助而不能调节抗体的产生，免疫球蛋白分泌及血清 IgG、IgA、IgM 的基础水平明显增高。HIV 在吞噬细胞和单核细胞内表现为持续性、慢性和不溶解性感染，使这些细胞成为病毒长期的隐藏地，并产生大量细胞因子（如 IL-1、IL-3、IL-6、TNF-α、INF-β、INF-γ，颗粒-巨噬细胞集落刺激因子和巨噬细胞集落刺激因子）促使 HIV 在吞噬细胞内复制。由于小儿 $CD4^+$ 淋巴细胞水平高、免疫系统正在发育中、多为原发感染、频繁亚临床感染等原因，小儿 HIV 感染与成人感染在数量和质量上均有较大差异，HIV-RNA 水平较成人高 10～100 倍，且持续时间长达数年。

●围生期 HIV 传播率约为 25%～30%，可在宫内通过胎盘、分娩时接触母血、生后通过母乳传播。母血中 HIV RNA 水平高及 $CD4^+$ 计数与抗体减少、破膜时间长、阴道溃疡或侧切、母乳喂养等可增加母婴传播的机会。

母婴传播途径：感染 HIV 的孕妇发生垂直传播的途径有三条：宫内通过胎盘感染；分娩时接触母血；出生后通过污染的母乳传播。宫内传播主要发生在接近分娩时或孕 35 周以后（这时胎盘屏障出现破裂），围生期 HIV 传播率约为 25%～30%，母血中 HIV-RNA 水平高及 $CD4^+$ 计数和 HIV 中和抗体减少、破膜时间长（>4 小时）、阴道溃疡或侧切使婴儿接触母血、母乳喂养等可能增加母婴传播的机会。

【临床表现】

●HIV 感染为慢性多系统感染，主要是免疫系统受抑制，产生各种感染，最常见和最严重机会性感染是卡氏肺囊虫肺炎，可有淋巴性间质性肺炎及各种致病及非致病菌反复感染。诊断需病毒分离或多次 PCR 检测。

HIV 感染为慢性多系统感染，临床表现各式各样。根据有无症状及症状轻重、免疫系统是否受抑制及其受抑制程度进行分类。先天性 HIV 综合征包括小头畸形、前额明显突出、扁鼻梁、鼻子扁而短、三角形人中、突出朱砂色边缘的厚嘴唇。垂直传播感染的婴儿，新生儿期一般表现正常，症状发生的平均年龄为 8 个月。早期症状往往无特异性，如生长发育落后或停滞、全身淋巴结肿大、肝脾肿大、持续口腔念珠菌感染、慢性腹泻、腮腺炎。HIV感染儿童最常见和最严重机会性感染为卡氏肺囊虫肺炎（pneumocystis carinii pneumonia，PCP），多在生后第1年内发生，发病率及死亡率均较高，呈急性或亚急性起病，常表现发热、咳嗽、呼吸急促及呼吸困难，肺部呼吸音减低或可听到啰音，X线表现为弥漫性网状结节浸润，以双侧肺门周围最明显，确诊靠气管内吸引物、支气管灌洗液或肺活检查到病原。其他常见的机会感染有念珠菌食管炎，表现进食减少、吞咽困难、呕吐和发热，食管吞钡可提示诊断。约30%HIV感染者发生淋巴细胞间质性肺炎（lymphocytic interstitial pneumonitis，LIP），LIP起病隐匿，常有咳嗽，肺部可有啰音和哮鸣音，进展慢，导致慢性肺疾病，发展为低氧血症和肺动脉高压，X线典型表现为弥漫性网状结节浸润和肺门淋巴结肿大，确诊需肺活检。HIV感染儿童反复细菌感染频度增加，包括常见致病菌，特别是肺炎链球菌，感染可表现为菌血症、脑膜炎、化脓性关节炎、骨髓炎、肺炎、尿道感染、中耳炎、深部或表皮脓肿等。机会感染还包括播散性巨细胞病毒感染、分枝杆菌感染、隐孢子虫感染、反复单纯疱疹感染等。HIV感染儿童中50%～90%有中枢神经系统异常，从轻度发育落后到进展性脑病不等，脑病表现为发育落后、先是下肢继而躯干和上肢无力、小头畸形，可有惊厥、共济失调、假性球麻痹、肌阵挛和锥体外系症状。脑脊液多正常，也可有轻度细胞数和蛋白增高，脑脊液中可分离出病毒，头颅CT示皮层萎缩或/和基底节钙化。另外，HIV感染者可有肾病综合征、肾功能衰竭、心肌病、贫血、白细胞减少、血小板减少、多种皮肤病毒感染、恶性肿瘤等。

【诊断】

因从母体获得的IgG可持续18个月，故1岁以内小儿血清抗体阳性只代表有过接触而非感染。诊断HIV感染需病毒分离。PCR检测病人淋巴细胞中HIV DNA和病毒分离的敏感性和特异性相当，需不同份血标本重复检测阳性才能诊断。感染者中40%在出生时可有HIV-DNA阳性，其余则在2～6周后阳性。2个月后反复PCR检测阴性可排除HIV感染。

●抗HIV治疗的原则是：早期诊断及早期治疗、不同作用机制和毒性的药物联合应用，以防产生耐药性，其他治疗还包括正规的随防和监测并发症、预防感染。

【治疗】

儿童HIV感染的治疗包括正规的随防和监测并发症、预防感染（包括PCP、分枝杆菌感染、念珠菌、水痘、单纯疱疹、CMV及反复细菌感染）和抗病毒治疗。抗病毒治疗的目的是消除或控制感染，原则是：早期诊断及早期治疗、不同作用机制和毒性的药物联合应用以防产生耐药性。抗病毒药物主要是RT抑制剂和蛋白酶抑制剂，在儿科应用的主要是RT抑制剂，如叠氮胸苷（zidovudine，ZDV）、双脱氧腺苷（didanosine）、双脱氧肌苷（zalcitabine）、斯他呋啶（stavudine，D4T）和拉米呋啶（lamivudine，3TC）。多数药物有严重的毒性作用（包括贫血和中性粒细胞减少等），而且其作用期有限。新的RT抑制剂为非核苷酸RT抑制剂。所有1岁以内HIV感染者，不管有无临床症状均应接受抗病毒治疗，多用三种药物联合。

【预后】

通过垂直传播的 HIV 感染的潜伏期较短，病情发展较快，约 10%～20%的围生期感染在生后第 1 年进展为 HIV 相关疾病和艾滋病（acquired immunodeficiency sydrome，AIDS）定义的疾病。病情进展包括临床、免疫学和病毒学状况。一项研究报道，垂直传播的 HIV 患儿，平均存活时间为 30 个月，而在生后第一年内出现艾滋病者平均存活期仅 7 个月，发生机会感染或 HIV 脑病的预后差。免疫状况是根据不同年龄 CD4 计数和百分比来评定的，随着 HIV 相关疾病的发生，CD4 计数和百分比下降，严重免疫抑制的病人预后差。所以应每 3 个月监测一次 CD4 淋巴细胞计数以指导抗病毒治疗和预防 PCP 等的用药。围生期 HIV 感染者的外周血中 HIV-RNA 量更高（有的可超过 100 万/mm^3 血浆），持续时间更长（超过 24 个月）。病毒量的多少可帮助判断治疗效果、决定是否换药和判断预后，病毒量超过 30 万提示疾病进展和死亡。随着新的抗病毒药的应用及早期诊断和有效的治疗，HIV 感染的预后和存活率会有所提高。

【预防】

降低围生期传播的措施包括在母孕前诊断 HIV 感染，并在孕期和分娩期及新生儿出生后用抗病毒药物，另外有被动和主动免疫、选择性剖宫产、人工喂养及维生素 A 治疗。

五、衣原体感染

【病原学发病机理】

●沙眼衣原体是新生儿眼病的最主要病原，诊断靠在结膜的上皮细胞浆内发现衣原体包涵体。

衣原体（chlamydia）是含 DNA 和 RNA 但不能产生 ATP 而只能在细胞内寄生的致病菌，包括沙眼衣原体（C. trachomatis）、肺炎衣原体、鹦鹉热衣原体，只有衣原体才会造成围生期感染。衣原体是妇女非淋球菌性尿道炎、宫颈炎和盆腔炎的主要病原菌。新生儿主要是在分娩时通过产道感染，也可由于胎膜早破后病原菌上行或母患慢性宫内膜炎时通过胎盘传染。衣原体主要在婴儿的结膜内定植，其次为鼻咽部或喉部，通常在 6 个月以后可在阴道、直肠内定植。有衣原体定植的婴儿 50%～75%发展为结膜炎，11%～29%发展为肺炎。

【临床表现】

1. 结膜炎：衣原体是新生儿眼病的最主要病原，约占新生儿结膜炎的 13%～74%。常在生后 5～14 天发病，表现轻重不等，轻者仅在内眦处有少量黏液样分泌物，重者双侧有脓性分泌物伴眼睑水肿、严重结膜水肿、结膜易脆，严重病例与淋球菌性结膜炎不易区分。新生儿期很少出现结膜下淋巴样增生及滤泡性结膜炎。眼分泌物革兰染色可见多形核白细胞和单核细胞，约 50%～90%病例结膜刮片吉姆萨染色可在上皮细胞浆内发现衣原体包涵体。未治疗的衣原体结膜炎可在数周至数月后自愈。眼内携带病原时间可持续 2.5 年。极少数病例可有轻微结膜瘢痕和角膜炎，多数病例视力正常。

●Ct 肺炎占 3～11 周龄小儿无热性肺炎的 15%～73%，早产儿 Ct 肺炎可以很严重，需机械通气治疗，可能导致慢性肺疾病。婴儿早期因 Ct 肺炎住院者发生哮喘、慢性咳嗽及肺功能异常的危险性增高。

2. 肺炎：衣原体占 3～11 周龄小儿无热性肺炎的 15%～73%，通常先有结膜炎或粘液性鼻涕，之后渐出现呼吸加快、阵发不连续性咳嗽，多数患儿不发热或有低热，可有呼吸暂停。肺部可闻及散在的湿啰音及少量喘鸣音，胸片可见双侧广泛间质和肺泡浸润、肺过度充气。血气分析示轻度低氧血症但无 CO_2 潴留。白细胞总数多正常，有 50%～70%患儿嗜酸性粒细胞可超过 300/mm^3，血清 IgG、IgM、IgA 水平升高。未经治疗者可在病程 5～7 周后渐好转。早产儿衣原体肺炎可以很严重，需机械通气治疗，可能导致慢性肺疾病。婴儿早期因衣原体肺炎住院者发生哮喘、慢性咳嗽及肺功能异常的危险性增高。

婴儿阴道和直肠衣原体定植的临床意义尚不明确，鼻咽部定植与鼻炎和鼻咽炎有关，无流涕的鼻充血可持续数周或数月。

【诊断】

衣原体感染的诊断是通过将标本接种到 McCoy 细胞上进行组织培养，发现特征的胞浆内包涵体即可诊断。因为病原体存在于结膜的上皮细胞内，故诊断结膜炎时，应做患者红肿结膜刮片，而非脓性分泌物。衣原体肺炎的诊断需要典型的临床表现及鼻咽分泌物或气管内吸取物分离出病原。结膜刮片用直接荧光抗体法或酶免疫法检测衣原体抗原，敏感性及特异性均较高（达 95%以上），可用于衣原体结膜炎的快速诊断。检测鼻咽部标本中衣原体抗原诊断衣原体肺炎的敏感性和特异性分别为 85%和 75%。血清学检查对衣原体结膜炎诊断无帮助，因为多数不产生 IgM，而 IgG 来自母体；肺炎时衣原体特异 IgM 滴度总会升高。PCR 技术检测病原体 DNA 的方法有较高的敏感性，在婴儿中的应用正在研究中。

【治疗】

衣原体结膜炎和肺炎的治疗均首选红霉素，每日 10mg/kg，分 3 次口服，共用 10～14 天，必要时可静脉注射。结膜炎患儿的全身用药是为了清除鼻咽部的衣原体以免发展为肺炎。口服后，眼泪中的药浓度可达到治疗水平，故不需局部用药。红霉素的疗效约为 80%，有些患者可能需要第 2 个疗程。红霉素的替代药有磺胺药、阿莫西林（amoxicillin），有人用阿奇霉素（azithromycin）每日 10mg/kg，口服，共 3 日。

【预防】

预防新生儿衣原体感染最有效的方法是筛查孕妇是否有衣原体定植，如有则用红霉素或阿莫西林或阿奇霉素进行治疗。对母患衣原体感染而未经治疗的婴儿，应在生后密切观察其是否发病。目前尚未推荐新生儿预防性用药。

（王雪梅）

第十四节　新生儿败血症

新生儿败血症（neonatal sepsis）指新生儿期病原微生物侵入血循环生长繁殖，产生毒素所造成的全身感染。常见病原以细菌和霉菌为主，但也可由病毒或原虫引起。本节重点阐述细菌性败血症。其发生率占活产儿的1‰~10‰；出生体重越轻，发病率越高，极低出生体重儿（very low birthweight infant，VLBW）高达164‰；30%的败血症有中枢神经系统受累，死亡率13%~50%。败血症早期诊断困难，易导致误诊。

【病因和发病机理】

一、病原菌

时代和环境不同，病原变迁各异。B族链球菌（group B streptococcus，GBS）为欧美国家新生儿败血症的最常见病原。我国目前以埃希大肠杆菌（E. coli）和表皮葡萄球菌（staphylococcus epidermidis）占主要地位。早发型败血症（early-onset sepsis）病原通常为阴道菌丛，如E. coli、GBS、克雷伯杆菌（Klebsiella）、李斯特单胞菌（Listeria monocytogenes）、肺炎链球菌（streptococcus pneumoniae）常见；晚发型败血症（late-onset sepsis）常见为革兰阴性肠道细菌尤其是E. coli，其他包括李斯特单胞菌、金黄色葡萄球菌（staphylococcus aureus）、链球菌、厌氧菌和流感嗜血杆菌（H. influenzae）。医源性败血症（nosocomial sepsis）的病原在每个NICU各有不同，葡萄球菌（尤其是表皮葡萄球菌、金黄色葡萄球菌）、绿脓假单胞菌（pseudomonas aeruginosa）、克雷伯杆菌、枸橼酸杆菌、不动杆菌、沙雷菌、变形杆菌、微球菌、厌氧菌（类杆菌群、产气荚膜梭菌）占多数。

●新生儿败血感染途径：
1. 产前感染；
2. 产时感染；
3. 产后感染。

二、感染途径

（一）产前感染　孕母有菌血症，细菌通过胎盘血行传播感染胎儿；绒毛膜羊膜炎（chorioamnionitis）可致细菌定植或感染胎儿；阴道菌丛可使细菌上行达羊水或胎儿。

（二）产时感染　胎膜早破（prolonged rupture of membranes，PROM）、产程延长使阴道细菌上行导致胎膜、脐带和胎盘感染。产伤、采脐血等可造成细菌侵入血液。

（三）产后感染　新生儿最初的细菌定植位置在皮肤、鼻咽部、口咽部、结膜和脐带，这些部位黏膜的损伤可导致感染。包括环境污染或在医院内感染。

三、发病机理

（一）新生儿败血症的高危因素：

1. 母亲因素：产前发热、绒毛膜羊膜炎、未经治疗的泌尿道感染、会阴部定植致病菌、产程延长、出血过多、羊水有恶臭味。

2. 新生儿因素：早产儿、低出生体重、多胎、男婴、先天畸形伴皮肤缺损、脐带感染；产时复苏、宫内窘迫、难产等。

3. 环境因素：吸入污染羊水，产房、婴儿室、家庭的器具污染病原，侵入性操作，在NICU住院时间长。工作人员和家庭成员常为细菌载体，主要由于洗手不当。

●新生儿败血症分型：
1. 早发型败血症。
2. 晚发型败血症。
3. 医源性败血症。

（二）新生儿败血症的分型：

1. 早发型败血症：在生后5~7天发病。一般由宫内感染或产时感染造成。患儿常合并某些病理围生因素如早产、低出生体重、母产前发热等，致病菌多来自阴道菌丛。此型败血症起病急，病情凶险，多系统受累，也可出现呼吸窘迫综合征表现，病死率15%～50%。

2. 晚发型败血症：在生后1周后发病，病原可来自产道、生后密切接触或污染器具，水平传播起主要作用。此型败血症起病晚，常发现局部病灶，易累及中枢神经系统。可能由于获得对母亲产道细菌的抗体起保护作用，全身症状和呼吸系统症状不重。病死率10%～20%。

3. 医源性败血症：发病机制与患儿的原发病和衰弱程度、NICU环境中的细菌类型、侵入性操作有关。皮肤和肠道的自然保护屏障被打破使条件致病菌感染，早产儿由于其免疫功能不成熟，易感性高。

【临床表现】

新生儿败血症一般表现无特异性。早期可有拒食、反应差或易激惹、体温升高或体温不升。晚期表现为多系统受累表现：①神经系统：嗜睡或烦躁、震颤或惊厥、肌张力改变、反射低下。②呼吸系统：呼吸困难、呼吸暂停，喘息、青紫。③心血管：心动过速/过缓、心律失常。④消化道：黄疸加重或退而复现、喂养不耐受、呕吐、腹泻、腹胀、肝脾肿大。⑤皮肤表现：可见蜂窝织炎、脓肿、瘀点等，严重时有出血倾向，抽血后针孔渗血、呕血、便血及肺出血等；⑥代谢紊乱：低血糖、高血糖、代谢性酸中毒。⑦休克表现：重症患儿有心动过速、末梢循环灌注不良、皮肤发花、尿少、低血压等；⑧易合并脑膜炎、骨髓炎、化脓性关节炎和深部脓肿等。

●细菌培养应在使用抗生素之前获得。

【实验室检查】

一、病原学检查

1. 血或脑脊液培养　细菌培养应在使用抗生素之前获得。操作中注意严格消毒，血培养要求在不同部位抽取双份血标本送检，或一份血注入2个培养瓶，同时做厌氧菌及L型细菌培养；由于1/3的败血症病例合并化脓性脑膜炎，故疑诊败血症患儿均需进行脑脊液检查。

2. 尿或脑脊液抗原检测　采用对流免疫电泳、乳胶凝集实验等方法，用已知抗体检测体液中的相应抗原，但鉴于实验费用高、准确性和特异性差，仅作为辅助诊断条件。

3. 涂片染色　脑脊液涂片意义大，但咽部、胃内容物等分泌物的细菌由于可来自母体，只能说明定植，不能说明感染。

4. 母子病原血清学检查　采用酶联免疫吸附试验（ELISA）等方法，检测母婴血清中针对某些特殊病原的特异性免疫抗体，阳性率50%～80%。

●白细胞杆状核/中性粒细胞≥0.2有败血症预报作用，CRP可作为细菌感染辅助检查之一和监测治疗反应。多次复查有趋势诊断意义。

5. 分子生物学检测　细菌质粒DNA分析技术、DNA探针、聚合酶链（PCR）等分子生物学技术的应用增加了试验诊断的敏感性，但试验要求条件高，有假阳性可能。

二、炎症反应实验

1. 白细胞计数和分类　白细胞<5 000/mm^3或>30 000/mm^3常提示

严重感染，杆状核/中性粒细胞≥0.2有败血症预报作用。多次复查有趋势诊断意义。中性粒细胞可出现中毒颗粒。

2. C—反应蛋白（CRP） CRP由肝细胞合成，受细胞因子（IL-1，IL-6，TNF）调节。炎症开始后4～6小时CRP合成增加，CRP≥15μg/ml提示败血症，36～50小时达高峰，以后维持高水平。炎症缓解后CRP迅速下降，其半衰期4～7小时。细菌感染阳性率高达96%，即便反应低下，CRP也为阳性，并随感染加重而升高，比其他急相反应物敏感。但CRP正常不能除外感染，可能采集标本过早，系列检查可确诊。CRP可作为细菌感染辅助检查之一和监测治疗反应。

3. 血沉>15mm/小时有帮助诊断价值。

三、其他

1. X线检查 寻找肺部感染灶。

2. 血清胆红素、电解质、糖、BUN等。

【诊断】

根据病史中有高危因素和临床表现特点，实验室检查中白细胞计数和分类改变以及CRP增高等，应考虑新生儿败血症临床诊断。确诊有赖于病原学检查。

【治疗】

●败血症治疗原则：
1. 早期治疗；
2. 败血症筛查实验后立即开始静脉用药；
3. 选择杀菌性抗生素。

一、抗生素

治疗新生儿败血症的原则：①早期抗生素治疗；②败血症筛查实验后立即开始静脉用药；③选择杀菌性抗生素。影响抗生素选择的因素：①早发性或晚发性感染；②社区感染或院内感染；③是否伴有化脑或骨髓炎；④细菌培养和药物敏感实验。

起始治疗：在血培养得出结果前开始，根据临床经验治疗。一线药物一般选用氨苄青霉素（ampicillin，每次50mg/kg，每天二次）加氨基糖苷类（amikacin，每次7.5～10mg/kg，每天一次），对G^+菌和G^-菌均有效；二线药物一般选用三代头孢类（头孢氨噻肟 cefotaxime每次50mg/kg，每天二次；头孢三嗪 ceftriaxone每次50～100mg/kg，每天一次）加氨基糖甙类；医源性感染应考虑耐药菌，如表皮葡萄球菌或耐甲氧苄青霉素的金黄色葡萄球菌常选用万古霉素（vancomycin，每次10～15mg/kg，每天二次）；绿脓假单胞菌首选头孢他啶（ceftazidime每次50mg/kg，每天二次），厌氧菌首选甲硝唑（metronidazole，每次15mg/kg，每天二次）。

继续治疗：根据培养结果，选择或更换敏感抗生素，同时注意监测药物毒副反应。

●影响抗生素选择的因素
1. 早发性或晚发性感染；
2. 社区感染或院内感染；
3. 是否伴有化脓性脑膜炎或骨髓炎；
4. 细菌培养和药物敏感实验。

CRP恢复正常的时间可作为判断治疗反应和疗程的指标，抗生素治疗疗程一般10～14天，化脑3周，骨髓炎6周。

二、支持治疗：非常重要。静脉补液纠正酸中毒和电解质失调；预防休克，应用扩容剂，多巴胺或/和多巴酚丁胺［5～20μg/（kg·min）］持续静滴；注意保温，纠正缺氧，伴有呼吸衰竭可给予辅助通气；应用新鲜冻干血浆、维生素 K 或血小板，防治 DIC，必要时换血。

三、治疗进展：①应用不同种类的高价免疫球蛋白或针对特殊病原的单克隆抗体进行免疫治疗；②对抗生素治疗反应差、白细胞减少、骨髓衰竭者应用细胞因子如中性粒细胞集落刺激因子（G-CSF）或肿瘤坏死因子（TNF-a）治疗，效果较好，但有 HIV、CMV 感染可能；③纤维蛋白连接素（fibronectin）抵抗炎症反应，具有良好的治疗前景。④静注免疫球蛋白（IVIG）400～600mg/kg，2～3 天后重复 1 次，尤其适用于早产儿。

【预防】

新生儿预防应用抗生素的指征：1. 侵入性操作；2. 胎粪污染羊水；3. 分娩前 2 周内母亲发热。

（童笑梅）

第十五节　新生儿化脓性脑膜炎

●新生儿化脓性脑膜炎与年长儿不同在于临床表现不典型，颅内压增高征出现晚，常缺乏脑膜刺激征，致早期诊断困难，革兰阴性菌感染发病率高，常并发脑室炎，预后差。

新生儿化脓性脑膜炎（neonatal purulent meningitis）是指新生儿出生后 4 周内发生的脑膜和中枢神经系统的化脓性感染，其与年长儿不同在于临床表现不典型，颅内压增高征出现晚，常缺乏脑膜刺激征，致早期诊断困难，革兰阴性菌感染发病率高，常并发脑室炎（ventriculitis），预后差。

【病因和发病机理】

一般引起败血症的病原可导致新生儿化脓性脑膜炎，如 B 族链球菌—Ⅲ型、大肠杆菌（含 K_1 荚膜多糖抗原）最常见，其它包括李斯特单胞菌（Listeria monocytogenes）、肺炎球菌、G^- 肠杆菌（克雷伯杆菌、沙雷菌），中枢神经系统开放性缺损或留置导管者葡萄球菌感染多见。国内新生儿化脓性脑膜炎的病原菌在各地有所不同，以大肠杆菌和葡萄球菌最常见。

绝大多数感染为血行播散至脑膜和中枢神经系统；神经管畸形或头颅血肿继发感染者可由于直接播种引起化脑。脉络丛是进入脑脊液的入口，脑室可作为感染传播的储藏地，到达蛛网膜下腔，使感染不易控制；伴有血管炎时，易致出血、栓塞，形成脑脓肿（brain abscesses）和硬膜下积液（subdural effusion）使病程迁延。病原微生物的毒力特性和新生儿的免疫状态决定了疾病的严重程度和状态。如大肠杆菌 K_1 抗原的存在与疾病的轻重、预后、病死率和后遗症均直接相关；而多形性枸橼酸杆菌（citrobacter diversus）导致的脑膜炎 70%并发脑脓肿，而其他革兰阴性杆菌并发脑脓肿者少于 10%。

危险因素：早产儿是足月儿的 3 倍，中枢神经系统缺损行分流术者发病率高。除 B 族链球菌感染在女婴多见外，男婴脑膜炎发病率高。

【病理学】

新生儿化脓性脑膜炎病理改变的程度取决于患儿存活的时间长短。生后第 1 天即死于暴发性败血症的新生儿脑膜几乎没有组织学改变。2 天后脑膜炎的病理改变同年长儿，表现为弥漫性全脑膜化脓性炎症，在脑底部更为明显。急性期可有脑水肿，但脑疝少见。血管炎常见，易致出血、栓塞。多形性枸橼酸杆菌和变形杆菌常导致出血性坏死，脑白质液化和脓肿。脓肿常位于大脑前部，常为多发性，由于无囊膜形成，而无法手术切除。李斯特单胞菌化脑可在脑桥、髓质和脑膜形成粟粒状结节。G^-菌脑膜炎中70%伴有脑室炎，其中50%发生脑积水（hydrocephalus），硬膜下积液少见。脑膜炎的长期改变还可见由于脑组织缺氧导致的脑白质软化和空洞脑形成。

【临床表现】

新生儿化脓性脑膜炎表现无特异性，任何败血症患儿均需除外脑膜炎。严重宫内感染或产时感染可在生后头24小时出现症状，呼吸暂停、休克、低体温、黄疸、惊厥，即便给予积极治疗，50%病例在24～48小时内死亡。

一般可表现为嗜睡、喂养困难、体温不稳定、呼吸困难、呕吐、腹泻、腹胀，脑膜刺激征罕见。前囟膨隆、颈强直、高调尖叫常为后期表现，惊厥常见，可由于直接炎症损害或伴发低血糖、低血钠、低血钙导致；常伴发抗利尿激素分泌不适当综合征（syndrome of inappropriate ADH secretion，SIADH）。

【诊断】

对早产儿、胎膜早破、脑脊膜膨出、腰骶部皮肤窦道的新生儿，要特别警惕脑膜炎的发生。一旦出现不明原因的体温不稳定，精神、哭声、吃奶、面色不好时，应仔细检查有无易激惹、嗜睡、尖叫、凝视、前囟紧张、骨缝增宽等提示颅内感染的表现。对任何怀疑中枢感染者，应立即做腰椎穿刺，检查脑脊液和明确致病菌。腰椎穿刺应作为败血症的常规筛查部分，但严重病例需延迟到呼吸循环状况稳定后尽早进行。

一、脑脊液检查

脑脊液首先必须做涂片染色，因外观清亮，细胞数少也可含有大量细菌。85%培养阳性的脑膜炎病例涂片阳性。早发型脑膜炎50%～90%血培养阳性，并与脑脊液的病原一致。预先使用抗生素者脑脊液培养可为阴性，但细胞、生化和抗原检查可帮助确诊。培养阴性还应注意除外厌氧菌感染，如脆弱肠杆菌和多形性枸橼酸杆菌感染。

●一般腰穿应作为败血症的常规筛查部分，但严重病例需延迟到呼吸循环状况稳定后尽早进行。

正常新生儿脑脊液白细胞8～32个，绝大多数为淋巴细胞；生后1周左右逐渐减少，1个月时白细胞0～10个；WBC＞30常提示脑膜炎。多核白细胞＞60%可鉴别细菌感染与其他病原。G^-杆菌脑膜炎白细胞升高比B族链球菌脑膜炎明显。正常新生儿脑脊液蛋白可达150mg/dl；化脓性脑膜炎常＞150mg/dl，若＞600mg/dl则预后差，易发生脑积水；虽然正常新生儿脑脊液变异范围较大，但明确脑膜炎而脑脊液正常者＜1%。

硬膜下穿刺放出的液体应做涂片和培养。

预先使用抗生素者可采用琼脂凝集法进行脑脊液快速抗原检测如B族链球菌的荚膜多糖和埃希大肠杆菌的K_1抗原。

二、颅骨透照检查

在暗室用手电筒作光源，罩上中央有圆孔的海绵，紧按在头皮上，硬膜下积液时手电筒外圈光圈较对侧扩大，脑脓肿时较对侧缩小。

三、放射线检查：颅脑 B 超和 CT 检查可除外脑脓肿、硬膜下积液、栓塞、出血，并随访观察疗效。

【治疗】

一、抗生素

尽早选用最大剂量易进入脑脊液的杀菌性抗生素，一般药物剂量在治疗化脓性脑膜炎时加倍。见下表。

表 7-6 不同病原菌抗生素应用剂量

病原	抗生素	全天剂量	分次
B 族链球菌	青霉素	20 万 U/kg	3
	庆大霉素	7.5mg/kg	2～3
葡萄球菌	万古霉素	20～30mg/kg	2
李斯特单胞菌	氨苄青霉素	150mg/kg<1wk	2
		200～300mg/kg>1wk	3
	庆大霉素	同上	
G^- 肠杆菌	头孢氨噻肟	100mg/kg	2～3
	庆大霉素	同上	
	或丁胺卡那霉素	7.5mg/kg	2～3
绿脓杆菌	庆大霉素	同上	
	头孢他啶	100mg/kg<1wk	2
		150mg/kg>1wk	3
	氧哌嗪青霉素	300mg/kg<1wk	3
		400mg/kg>1wk	4
病原未明或培养阴性	氨苄青霉素	同上	
	头孢氨噻肟	同上	
	庆大霉素	同上	

如治疗前尚未明确病原，氨苄青霉素加头孢氨噻肟（cefotaxime）为目前首选药物。疗程可持续 3 周，至少脑脊液培养阴性后 14 天；婴儿室的早产儿如怀疑绿脓杆菌感染时，可选用氨苄青霉素加头孢他啶（ceftazidime）；有深部静脉插管者多为葡萄球菌感染，可选用万古霉素。不能单独用三代头孢治疗化脓性脑膜炎，因李斯特单胞菌对其耐药。

治疗开始后 48～72 小时应复查脑脊液培养，以确保脑脊液清除细菌。脑脊液清除细菌延迟>3 天者，预后不好，因此，脑脊液培养的复查可作为抗生素治疗反应的指标。

二、特殊治疗

一般不推荐脑室内给药。如治疗效果不佳，颅脑 B 超显示脑室扩大，可做脑室穿刺除外脑室炎，注入庆大霉素 1mg，插入导管给药，以控制脑室进一步扩大。早期每天测量头围，复查颅脑 B 超，及早诊断脑积水，如脑膜炎治愈，脑积水持续存在，需插入导管引流。随访检查 CT 或 MRI，尤其是多形性枸橼酸杆菌感染者，脑脓肿治疗疗程 3～6 周。

三、其他治疗

许多患儿有惊厥和脑水肿，需用抗惊厥药物，用甘露醇和速尿降颅压，注意肾功能；可用地塞米松 0.5mg/kg，分 2 次，用 3 天。病初注意 SIADH，严格限制输液量。可多次输新鲜血浆或鲜血，也可给予静注免疫球蛋白（IVIG）。

四、治疗前景

研究发现脑脊液中 IL-1β 和 TNF 含量与脑脊液培养阳性密切相关。可用单克隆抗体抵抗细胞因子及其产物诱导白细胞对血管内皮细胞的损害反应，有待于临床进一步论证。

（童笑梅）

第十六节　新生儿破伤风

新生儿破伤风（neonatal tetanus）是由破伤风梭状芽孢杆菌（clostridium tetani）侵入脐部引起的急性感染性疾病。本病往往是由于不洁分娩、护理不当或传统陋习如将泥土敷于脐部残端，病原菌由脐部侵入，并在该处滋生繁殖，产生嗜神经性外毒素，造成中枢神经系统的运动细胞功能损害。一般在生后 4～8 天左右发病。临床以牙关紧闭（lock-jaw）、全身骨骼肌强直性痉挛（spasms）为特征。

●新生儿破伤风是破伤风梭状芽孢杆菌侵入脐部，产生嗜神经性外毒素，造成中枢神经系统的运动细胞功能损害，临床以牙关紧闭、全身骨骼肌强直性痉挛为特征。

【病因和发病机理】

破伤风梭状芽孢杆菌为革兰阳性厌氧菌，广泛存在于土壤、尘埃和粪便中，用被该菌污染的剪刀、线绳和纱布进行断脐结扎和包绕脐残端时，细菌即侵入脐部，包扎造成的缺氧环境适合该菌繁殖。破伤风梭状芽孢杆菌本身不进入血循环，其所产生的嗜神经性外毒素一痉挛毒素（tetanospasmin），沿神经干、淋巴液等到达脊髓和脑干，与神经组织有高度亲和力，其与神经节苷脂形成不可逆结合，使后者不能释放甘氨酸等抑制性传导介质，引起全身肌肉强烈收缩。症状出现与神经通路距离有关，首先受累的是神经通路最短的肌肉，如面肌、咀嚼肌和颈部肌肉。此毒素也能兴奋交感神经，导致心动过速、高血压、多汗等表现，但不影响神志状态。

【临床表现】

潜伏期为 3～21 天，一般 4～8 天；潜伏期愈短，病情愈重，病死率愈高。从症状出现到首次抽搐为痉挛前期。首先出现不能张口，哭闹。随后出现牙关紧闭，面部肌肉紧张，口角外牵，呈苦笑面容（risus sardonicus），双眼紧闭；上肢屈曲，下肢伸直，呈角弓反张（opisthotonus），肌肉持续收缩伴发作性痉挛，任何刺激均可诱发痉挛，持续数秒至数分钟。喉部肌肉和呼吸肌痉挛可引起窒息、青紫；膀胱和直肠括约肌痉挛可致尿潴留和便秘。但神志清楚，因反复发作痉挛，表现易激惹、烦躁、哭闹。

●新生儿破伤风分期：
1. 潜伏期；
2. 痉挛前期；
3. 痉挛期；
4. 恢复期。

经合理治疗渡过痉挛期者，1～4 周后痉挛逐渐减轻且间隔时间延长，恢复吞咽和吃奶、睁眼。

新生儿破伤风的常见并发症有脱水、酸中毒、高热、肺炎、胃肠炎、面瘫等，死亡主要原因是喉痉挛、心跳呼吸骤停、呼吸中枢衰竭。

【诊断】

根据有不洁生产史，生后 4～8 天发病，具备典型牙关紧闭，苦笑面容和痉挛反复发作，即可临床诊断。早期仅有哭闹、吃奶困难时可用压舌板检查口腔，压舌愈用力，张口愈困难；而脑膜炎引起的咬肌痉挛，压舌可张口，从而可帮助鉴别诊断。

按病情分轻度和重度：

轻度：（1）潜伏期>7 天；（2）痉挛前期>24 小时；（3）牙关紧闭，痉挛持续≤10 秒，发作间隔≥15 分钟。

重度：（1）潜伏期≤7 天；（2）痉挛前期≤24 小时；（3）入院时体温≥39℃或体温不升者；（4）痉挛持续≥30 秒，发作间隔≤5 分；（5）合并败血症，肺炎，硬肿症等具备其中 3 条为重症（第 4 条为必要条件）。

【治疗】

一、中和毒素：用破伤风抗毒素（tetanus antitoxin，TAT）中和游离的毒素，愈早用愈好。对已与神经细胞结合的毒素无效。剂量为 1～2 万 U 加入 10%葡萄糖溶液 50ml 中，缓慢静脉点滴，次日再给半量。同时用3 000～5 000U做脐周皮下封闭注射。TAT 用前需做皮试，皮试阳性者需用脱敏疗法。亦可用人破伤风免疫球蛋白（tetanus immune globulin，TIG）500～3000U 肌注。TIG 比 TAT 半衰期长，且不会产生过敏反应，不需做过敏试验，更理想，但价格不菲。

二、止痉：首选安定（diazepam），对重度病例，首次缓慢静脉推注 2～3mg，止痉后，插胃管并保留胃管，给予安定口服治疗，轻度 2.5～5mg/（kg·d），重度 5～7.5mg/（kg·d），总量可达 20mg/d，分 6 次鼻饲，使病儿处于深睡状态。大剂量维持 4～7 天，逐渐减量，直至张口吃奶。痉挛减轻后可延长用药间隔时间或减少剂量，逐渐停药。在安定治疗过程中出现痉挛者，可临时加用鲁米那或水合氯醛。用药期间注意观察药物副作用如四肢松弛、呼吸表浅、反复呼吸暂停，及时调整剂量。还可用维生素 B_6 100mg 肌注或静点，促进 γ—氨基丁酸合成，抑制神经兴奋性；硫酸镁能有效控制痉挛，并改善心血管功能，可在严密监护下应用。

三、控制感染：青霉素 20～40 万 U/（kg·d），每日 2 次，亦可联合应用甲硝唑 7.5～15mg/（kg·次），每日 2 次。用药 7～10 天，可杀灭破伤风梭状芽孢杆菌。

四、护理和营养：保持安静、避光环境，禁止一切不必要的刺激，一切操作和治疗集中进行。保持呼吸道通畅，必要时吸痰、给氧，做好脐部皮肤护理，用 3%双氧水或 1：4 000 高锰酸钾溶液清洗脐部。如痉挛或窒息反复发作，停止鼻饲。止痉后恢复鼻饲，供给热卡 60～80kcal/（kg·d），维持水及电解质平衡。

五、其他对症治疗：有呼吸衰竭表现者采用东莨菪碱 0.03～0.05mg/(kg·次)，间隔 10～30 分钟，病情好转后延长使用时间，直至呼吸平稳，面色红润，循环情况良好停药。严重病例全身麻醉给予机械通气。合并脑水肿者用脱水剂或利尿剂。

【预防】

一、育龄妇女接种破伤风类毒素（tetanus toxoid），可获得对破伤风的有效免疫。

二、严格执行新法接生，紧急情况下断脐剪刀可用 2.5%碘酒涂抹，待干后使用，结扎线亦应在碘酒中浸泡后使用。

三、有不洁接生史者，可在 24 小时内重新结扎脐带，剪去残端，用 3%双氧水或 1∶4 000 高锰酸钾液清洗后碘酒消毒，并肌肉注射 TAT 3 000U或 TIG75～250U。

（童笑梅）

第十七节　新生儿黄疸

新生儿黄疸（neonatal jaundice）是新生儿（newborn，neonate）常见的症状，分为生理性黄疸（physiologic jaundice）和病理性黄疸（pathologic jaundice）。后者病因复杂，常占新生儿住院病例之首，严重者或由于诊疗不及时可发生胆红素脑病（bilirubin encephalopathy），遗留永久性神经系统后遗症（nervous system sequela），故应加强新生儿黄疸的临床观察，尽快找出原因，及时治疗。

一、新生儿胆红素代谢特点

●掌握新生儿胆红素代谢特点。

1. 胆红素（bilirubin）产生增加　新生儿每天每公斤产生胆红素 144.5±39μmol/L（8.5±2.3mg/dl），而成人为 64.6±10μmol/L（3.8±0.6mg/dl）。其原因有以下三方面：(1) 新生儿红细胞（erythrocyte）寿命短：新生儿红细胞寿命为 70～90 天（成人120 天），形成胆红素的周期短。(2) 红细胞数量多：胎儿在宫内处于低氧环境，刺激促红细胞生成素（erythropoietin）的产生，生成较多红细胞，出生后建立呼吸，血氧分压提高，过多的红细胞被破坏。(3) 其他来源的胆红素增多：骨髓内一部分网织红细胞（reticulocyte）和幼红细胞尚未发育到成熟阶段即被分解；其他如来自肝和其他组织内含血红素（protoheme）的血色蛋白，如肌红蛋白、过氧化酶、细胞色素等。

2. 肝功能不成熟　(1) 肝细胞摄取胆红素能力低下：新生儿刚出生时肝细胞内摄取胆红素必需的 Y、Z 蛋白含量低，仅为成人的 5%～20%，至生后 5～10 天达成人水平。(2) 肝细胞结合胆红素的能力不足：肝细胞内尿苷二磷酸葡萄糖醛酸转移酶（glucuronyl transferase）含量及活力低，不能有效地将脂溶性未结合胆红素（unconjugated bilirubin）与葡萄糖醛酸基结合为水溶性的结合胆红素（conjugated bilirubin），此酶在生后一周接近成人水平。(3) 肝细胞排泄胆红素的功能差：新生儿肝细胞将结合胆红素排泄至胆汁内有暂时性缺陷，尤其早产儿可致暂时性胆汁郁积（cholestasis）。

3. 肠肝循环（enterohepatic circulation）的特殊性 刚出生时肠道正常菌群尚未建立，不能将肠道内的胆红素还原成粪、尿胆原，而新生儿小肠内的β-葡萄糖醛酸苷酶（β-glucuronidase）活性较高，使结合胆红素水解为葡萄糖醛酸和脂溶性的未结合胆红素，后者易被肠壁吸收经门静脉而达肝脏。新生儿肠腔内的胎粪（meconium）约含有 bilirubin 80～100mg，相当于新生儿每日 bilirubin 产生量的 5～10 倍。如胎粪排泄延迟，可使胆红素的肠肝循环的负荷增加。

由于上述特点，新生儿摄取、结合、排泄胆红素的能力仅为成人的 1%～2%，因此极易出现黄疸（icterus，jaundice）。

●生理性与病理性黄疸各有哪些特点，如何判断。

二、生理性黄疸

生理性黄疸（physiological jaundice）是单纯由于新生儿胆红素代谢特点所致，无临床症状，肝功能正常，血清未结合胆红素增加。足月儿约有 50%，早产儿约有 80%可出现生理性黄疸。足月儿多在出生后 2～3 天出现黄疸，4～5 天达高峰，黄疸程度较轻，血清胆红素（serum bilirubin）＜220.6μmol/L（12.9mg/dl），7～10 天消退；早产儿于生后 3～5 天出现，黄疸较重，血清胆红素＜256.5μmol/L（15mg/dl），消退也较慢，可延长到 2～4 周。

生理性黄疸程度存在个体差异，也因种族、地区、遗传、家族和喂养方式等不同而异。东方人生理性黄疸程度较白种人高；我国南方人较北方人高；母乳喂养儿较人工喂养儿高。国外对 32 000 例正常足月儿研究，以血清胆红素 220.6μmol/L 为标准，有 6.2%超过此值。国内最大样本量的报道为 1995～1999 年组织的新生儿黄疸流行病学调查的全国协作，对 876 例正常足月母乳喂养儿，监测出生 1～14 天的总胆红素水平，结果平均胆红素峰值为 204±54.7μmol/L（11.9±3.1mg/dl），超过 220.6μmol/L 者占 34.4%，超过 256μmol/L 者有 14.3%。表明目前采用的指标已不适用，但尚需较大样本的前瞻性研究，得出我国新生儿生理性黄疸的诊断标准。

生理性与病理性黄疸并非绝对的。血清胆红素指标固然重要，但必须结合病因和临床表现。早产儿在缺氧（anoxia）、酸中毒（acidosis）、低体温（hypothermia）等情况下，胆红素虽在生理范围，已有发生胆红素脑病的危险，应视为病理性黄疸；而有些新生儿胆红素超过生理范围，却找不出任何致病原因，可能仍属生理性黄疸。

三、病理性黄疸

新生儿黄疸出现下列情况之一时要考虑病理性黄疸（pathologic jaundice）：

(1) 生后 24 小时内出现黄疸，胆红素浓度＞102μmol/L（6mg/dl）；（2）足月儿血清胆红素＞220.6μmol/L，早产儿＞256.5μmol/L；（3）结合胆红素＞34.2μmol/L（2mg/dl）；（4）胆红素每日上升＞85.5μmol/L（5mg/dl）；（5）黄疸持续时间长，＞2～4 周，或进行性加重，或退而复现。

【分类】

按发病机理可分为红细胞破坏增多、肝脏胆红素代谢功能低下和胆汁排泄障碍三大类。按实验室测定总胆红素和结合胆红素浓度的增高程度可分为高未结合胆红素血症和高结合胆红素血症。

四、高未结合胆红素血症

●1. 高未结合胆红素血症常见的病因及临床特点。
2. 母乳性黄疸两型的临床特征及治疗原则。

新生儿高未结合胆红素血症（即新生儿高胆红素血症，简称新生儿高胆 neonatal hyperbilirubinemia）较常见，由多种病理因素引起，是由于胆红素产生过多，肝对胆红素的摄取或结合减少，肠肝循环增加所造成。黄疸一般出现较早，临床上有巩膜、皮肤黄染，大便色黄，尿色不深为特点。

【病因】

一、胆红素生成过多

由于红细胞破坏增多，胆红素生成过多，引起未结合胆红素增高。

1. 同族免疫性溶血　如 Rh 血型不合、ABO 血型不合及其他血型不合（详阅新生儿溶血病章节）。

2. 红细胞酶缺陷　由于红细胞内在缺陷（如 G-6-PD、丙酮酸激酶、己糖激酶缺陷等），影响红细胞的正常代谢，使红细胞僵硬，变形能力减弱，易于在网状内皮系统留滞破坏。G-6-PD 缺陷的新生儿常因口服或接触氧化剂而加重黄疸。在我国广东、广西两省多见。

3. 红细胞形态异常　如遗传性球形、椭圆形、口形红细胞增多症。由于细胞膜结构异常使红细胞过早地被脾破坏。遗传性球形红细胞增多症（hereditary spherocytosis）在新生儿期易漏诊，可发生溶血危象（hemolytic crisis），使胆红素迅速升高。家族中有球形红细胞增多症的患者。

4. 体内出血　如头颅血肿（cephalohematoma）、皮下血肿（subcutaneous hematoma）、颅内出血（intracranial hemorrhage）等，引起血管外溶血，黄疸加重。新生儿期头颅血肿较常见。

5. 红细胞增多症（polycythemia）　如母一胎、胎一胎之间输血，脐带延迟结扎、宫内发育迟缓、糖尿病母亲的婴儿等，可致红细胞增多，破坏增多，静脉血血细胞比容＞0.65（＞65%）。红细胞增多症一般在生后 48 小时后黄疸加深。

6. 感染　由败血症（septicemia）、肺炎（pneumonia）、脑膜炎（meningitis）等重症感染所致。感染可引起红细胞破坏致溶血；又可抑制肝酶活力，使肝形成结合胆红素的能力减低。

二、肝细胞摄取和结合胆红素能力低下

1. 先天性非溶血性高胆红素血症　如先天性葡萄糖醛酸转移酶缺乏症，即 Crigler-Najjar 综合征Ⅰ型和Ⅱ型，Gilbert 综合征。

2. 感染　可抑制肝酶活力，使肝形成结合胆红素的能力降低。

3. 甲状腺功能低下　黄疸是本病的早期症状之一，可持续一周以上，同时可有便秘、脐膨出、声音嘶哑、舌大等症状。

4. 肝的缺氧或淤血　窒息（asphyxia）、先天性心脏病、严重肺部疾病的新生儿，因缺氧抑制葡萄糖醛酸转移酶的活力；淤血时肝细胞缺氧，影响肝细胞结合胆红素的能力。

三、肠肝循环增加

如先天性肠道闭锁、幽门肥大、巨结肠、饥饿、喂养延迟等可使粪便排泄延迟，增加胆红素的吸收。母乳性黄疸目前也认为是由于胆红素的重吸收增加所致。

【新生儿溶血病】

见“新生儿溶血病”章节。

【母乳性黄疸】

母乳性黄疸（breast milk jaundice）于 1960 年首次报道，20 世纪 60 年代文献报道的发病率约为 1%～2%。随着对母乳性黄疸认识的提高，80 年代起报道的发病率逐年上升。在我国随着爱婴医院的建立，大力提倡母乳喂养，近年来母乳性黄疸的发病率也逐年上升。

一、病因

母乳性黄疸的病因迄今尚未明确。近来认为与胆红素的肠肝循环增加有关，在此β-葡萄糖醛酸苷酶可能起主要作用。β-葡萄糖醛酸苷酶能分解胆红素－葡萄糖醛酸酯键，在肠道使结合胆红素分解为未结合胆红素，后者为脂溶性物质，无极性，易被小肠吸收入血液循环而形成胆红素的肠肝循环，使血清胆红素增加，引起黄疸。新生儿胆红素肠肝循环增加的原因有下列三个因素：

1. β-葡萄糖醛酸苷酶含量多　新生儿小肠内β-葡萄糖醛酸苷酶含量丰富，来自三个方面：①母乳中含有β-葡萄糖醛酸苷酶，可通过喂奶被摄入新生儿肠道；②新生儿自身产生，妊娠 8～12 周的胎儿即能产生β-葡萄糖醛酸苷酶；③新生儿正常肠道菌群建立后即能产生细菌性β-葡萄糖醛酸苷酶。新生儿期β-葡萄糖醛酸苷酶主要来自母乳。

2. β-葡萄糖醛酸苷酶活性高　新生儿小肠内的β-葡萄糖醛酸苷酶不仅含量高，活性也很高。

3. 摄入热量不足　当摄入不足时，肠蠕动减少，或因开奶延迟，肠道正常菌群建立晚，均可使肠道的胆红素排泄减少。又因β-葡萄糖醛酸苷酶的作用，致使胆红素的肠肝循环增加。

二、临床表现

1985 年后对母乳性黄疸有进一步认识，提出了母乳性黄疸临床可分为两型，即早发型和迟发型母乳性黄疸（表 7-7）。

表 7-7 新生儿母乳性黄疸分型

	早发型	迟发型
喂哺乳类	母乳	母乳
黄疸出现时间	生后 3～4 天	生后 6～8 天
黄疸高峰时间	生后 5～7 天	生后 2～3 周
黄疸消退时间		6～12 周

母乳性黄疸两型的临床表现除黄疸外，无其他特殊症状和体征。早发型母乳性黄疸与生理性黄疸出现时间及黄疸高峰时间相似，但前者胆红素的峰值可超过生理性黄疸的峰值。迟发型母乳性黄疸出现时间较晚，常紧随生理性黄疸之后，或在生理性黄疸减轻后又加重，即常在 7～10 天出现，消退可延迟至生后 1～3 个月消退。目前认为早发型母乳性黄疸可能与新生儿初生后摄入母乳量不足有关，其使肠蠕动减少及胎便排泄延迟，导致肠道胆红素的肠肝循环增加。因此又称为母乳喂养性黄疸（breast-feeding jaundice）；而迟发性母乳性黄疸可能由于摄入了富含 β-葡萄糖醛酸苷酶的母乳，增加了胆红素的肠肝循环。

三、诊断

目前尚缺乏特殊的实验室检测手段，只能先将各种引起新生儿黄疸的病因如母婴血型不合性溶血病、围产因素、败血症、窒息、头颅血肿等常见原因，以及甲状腺机能减退、遗传性葡萄糖醛酸转移酶缺乏症等少见因素逐一排除后，才能做出母乳性黄疸的临床诊断。亦可进行试治性诊断，停喂母乳改人工喂养 3～5 天，黄疸明显消退，胆红素降低原水平的 50%以上，则考虑母乳性黄疸。

四、预后

母乳性黄疸预后良好，尚无因母乳性黄疸导致胆红素脑病的报道。但如果因母乳性黄疸而引起的黄疸程度较重，仍需予以适当处理。

五、治疗

中华儿科杂志 2001 年第 3 期颁布的“新生儿黄疸干预推荐方案”，其中母乳性黄疸的治疗方案如下：

1. 早发型母乳性黄疸的预防和处理：①鼓励频繁喂奶，避免添加糖水。喂奶最好在每日 10 次以上。②监测胆红素浓度。③血清胆红素达到光疗（phototherapy）指征时可光疗。

2. 晚发型母乳性黄疸　血清胆红素$<$256.5μmol/L（15mg/dl）不需停母乳；$>$256.5μmol/L 时暂停母乳 3 天，在停母乳期间，母亲需定时吸奶。$>$342μmol/L（20mg/dl）时则加光疗，一般不需要用白蛋白（albumin）或血浆治疗。

【围产因素与高胆红素血症】

新生儿黄疸的病因近年来已有所变迁，在感染因素被逐渐控制的今天，围产因素（perinatal factor）逐渐成为重要因素。

一、病因

围产因素主要包括病理分娩、围生期缺氧、药物影响、高危妊娠及高危儿（high risk infant）等。

二、临床表现

有高未结合胆红素血症的共同症状，黄疸出现时间较早。有报道482例高胆红素黄疸病例中有围产因素170例，其黄疸出现时间2.9±1.1天，黄疸高峰时间5.1±1.5天，血胆红素峰值289.7±49.4μmol/L（16.9±2.9mg/dl），多数为中度黄疸，黄疸持续时间平均8.9±3.4天。

三、诊断

应详细询问有关病史，有高危因素分娩的高危儿，临床排除新生儿溶血病及感染因素后，应考虑有围产因素可能，再结合病史、查体等仔细分析，做出诊断。

黄疸在24小时内出现者需与新生儿溶血病鉴别，查母子血型，不合者进一步测母子血清免疫学试验来确定诊断。围产因素所致的黄疸，除黄疸出现略早外，与生理性黄疸相似，应注意鉴别，如无确切的围产因素，可能属于胆红素值偏高的生理性黄疸。

四、治疗

由于黄疸程度以轻、中度为主，主要采用光疗。重症可输注白蛋白、血浆（plasm），预防胆红素脑病的发生。

五、预防

围产因素所致的高胆红素血症，绝大多数可以预防。加强围生期保健（perinatal care）及高危妊娠的管理，降低早产的发生率，改进分娩措施，合理应用药物，高危儿生后监测胆红素，早诊断，早治疗。

【胆红素脑病】

●1. 胆红素脑病的发生与哪些因素有关。
2. 临床分哪几期。
3. 如何预防。

早在1904年，对重症黄疸而死亡的新生儿进行尸解发现其基底核被黄染，首次命名为核黄疸（kernicterus）。此黄染物质经分析为未结合胆红素，它能引起神经细胞的中毒性病变，故又称胆红素脑病。

一、发病机理

胆红素脑病患儿整个中枢神经系统（central nervous svstem）均有胆红素浸润，但以基底核最明显，其次为海马钩、视丘、视丘下核、苍白球、壳核、顶核、尾状核、脑室核、小脑小叶和脊髓前角等均有黄染；小脑、延脑、大脑半球的白质和灰质也可受累，但程度更轻。

游离胆红素（free bilirubin）抑制脑组织对氧的利用，影响细胞的氧化作用。胆红素进入脑细胞后可能使线粒体氧化的偶联作用脱节（解偶联作用），脑细胞的能量代谢受抑制而导致脑细胞损害。病理变化以神经元细胞线粒体的肿胀及苍白最明显。

1. 胆红素脑病与血脑屏障（blood brain barrier）的成熟度　完整的血脑屏障可限制某些物质（如胆红素）进入中枢神经系统。当缺氧、感染、低血糖（hypoglycemia）及酸中毒等情况时，血脑屏障的通透性发生改变，屏障作用受到破坏，即所谓“血脑屏障开放”。当血脑屏障暂时性开放时，游离胆红素甚至与白蛋白联结的未结合胆红素也可进入。生后头几天的新生儿尤其是未成熟的早产儿血脑屏障通透性较大，胆红素易于透过而发生核黄疸。

2. 游离胆红素梯度　未结合胆红素系脂溶性，与富有脑磷脂的神经细胞有亲和力。当未结合胆红素与白蛋白联结为复合物后，分子量大不能透过血脑屏障，而游离的未结合胆红素可以通过血脑屏障。凡能使游离胆红素浓度增高的因素如未结合胆红素浓度过高、白蛋白含量过低、存在争夺白蛋白与胆红素联结点的物质均可导致胆红素脑病。

3. 胆红素浓度　足月新生儿当无其他并发症时，总胆红素浓度＞342μmol/L时就有可能导致部分新生儿发生胆红素脑病；而总胆红素＜307.8～342μmol/L（18～20mg/dl）时则很少会发生。未成熟儿的总胆红素浓度为256.5μmol/L（15mg/dl）或更低时就可能发生胆红素脑病。

4. 脑病与其他因素　某些高危因素可直接或间接促成核黄疸。如早产、窒息、缺氧、感染、酸中毒及低蛋白血症（hypoproteinemia）等可增强血脑屏障的通透性或降低胆红素与白蛋白的联结力。在处理新生儿高胆红素血症时，应考虑上述因素对血脑屏障功能的影响。

二、临床表现及诊断

临床分4期：警告期、痉挛期、恢复期和后遗症期。胆红素脑病的临床症状与体征，足月儿常在生后2～5天出现，早产儿可稍晚，常在生后7天出现。

1. 警告期：出现嗜睡（lethargy）、肌张力减退（muscular hypotonus）、吸吮反射（sucking reflex）减弱、精神萎靡、呕吐（vomiting）等非特异性症状，约12～24小时进入痉挛期。

2. 痉挛期：主要特点为痉挛（spasmus）、角弓反张（opisthotonus）和发热（febrile）。表现肌张力增高、尖叫、凝视、眼球震颤、呼吸困难（dyspnea）、惊厥（convulsion）或角弓反张等兴奋症状，早产儿的痉挛等症状可不明显。幸存者1～2天后进入恢复期。

3. 恢复期：先是吸吮力和对外界反应渐恢复，继而呼吸好转，痉挛减轻或消失。此期大都始于生后第1周末，约持续2周。

4. 后遗症期：一般生后2个月或更晚出现，主要表现为相对永久性锥体外系神经异常，是核黄疸后遗症的特征，即“核黄疸四联症”（表7-8）。除“四联症”，尚有智力落后、阵挛、抬头乏力及流涎等症。

表7-8　核黄疸四联症

症状	表　现	出现率
手足徐动症	不自主的、无目的的、不协调的动作，或轻或重，时隐时现	100%
眼球运动障碍	眼球运动困难，尤其是上转困难，形成“娃娃眼”	90%
听力障碍	耳聋、听力失常，对高频率音调失听	50%
牙釉质发育不全	有绿色或棕褐色牙，牙釉质发育不全	75%

三、预防和治疗

1. 产前预防：做好产前检查和宣教工作，预防早产、难产及感染。胎内诊断和治疗溶血病是防止核黄疸发生的手段之一。疑有溶血病者，必须做好临产准备工作。临产前避免滥用维生素 K 及磺胺类药物。

2. 产后预防和治疗：

(1) 对新生儿特别是早产儿不宜常规使用维生素 K_3、磺胺类、苯甲酸钠咖啡因及水杨酸等药物。

(2) 预防新生儿感染不宜用新生霉素及磺胺异噁唑等药物。

(3) 防止新生儿高胆红素血症的发生是预防胆红素脑病的要点。各种疗法的指征和方法参见治疗节。

(4) 及时治疗窒息、低血糖症、酸中毒和感染可减少胆红素脑病发生的危险性。

五、高结合胆红素血症

新生儿结合胆红素增高的疾病，临床以阻塞性黄疸为特征，皮肤、巩膜黄染，大便色变淡或呈灰白色，尿色深黄，肝脾肿大及肝功能异常等。凡具上述特征者，称新生儿肝炎综合征（neonatal hepatitis syndrome）。

【病因】

一、肝胆道阻塞

●高结合胆红素血症与高未结合胆红素血症有哪些鉴别点。

1. 新生儿肝炎（neonatal hepatitis）　多为病毒（virus）引起，如乙型肝炎病毒（hepatitis B virus）、巨细胞病毒（cytomegalovirus）、风疹病毒（rubella virus）、单纯疱疹病毒（herpes simplex virus）、肠道病毒（enterovirus）等，多为宫内感染（intrauterine infection）。

2. 其他　胆道闭锁、胆总管囊肿等。

二、遗传代谢紊乱　碳水化合物、脂肪及氨基酸代谢紊乱，α_1-抗胰蛋白酶缺乏症、半乳糖血症等。

【新生儿肝炎】

大多数胎儿在宫内由病毒感染所致，以巨细胞病毒最常见，其他为乙型肝炎病毒、风疹病毒、单纯疱疹病毒、柯萨奇病毒、EB 病毒、李斯特菌、梅毒螺旋体、弓形体等。感染可经胎盘传给胎儿或在通过产道娩出时被感染。常在生后 1～3 周或更晚出现黄疸，病重时粪便色浅或灰白，尿色深黄，患儿可有厌食、呕吐，肝轻至中度增大。

【胆道闭锁】

目前已证实本症多数由于宫内病毒感染导致生后进行性胆管炎、胆管纤维化和胆管闭锁；若管壁薄弱则形成胆总管囊肿。多在出生后 2 周始显现黄疸，并呈进行性加重；粪便颜色由浅黄转为白色；肝进行性增大，边硬而光滑；肝功能改变以结合胆红素增高为主。3 个月后可逐渐发展至肝硬化。

六、黄疸的诊断和鉴别诊断

黄疸在新生儿期需引起重视，由于产生的原因、机制是多方面的，鉴别诊断应从以下四方面着手：①详细的病史和体格检查；②适当的实验室检查；③影像学诊断；④必要时肝活检。

●重点鉴别生理性与病理性黄疸，高未结合与高结合胆红素血症的特点

【病史】

详细询问母亲妊娠史、胎次、流产及死胎史，有无感染和羊膜早破史、分娩过程、用药史及家族史；婴儿喂养方式、食欲、呕吐及尿便颜色等情况，问清黄疸发生时间有助于鉴别诊断：

1. 生后 24 小时内出现黄疸，应考虑新生儿 Rh、ABO 溶血病和宫内感染。

2. 生后 2～3 天出现黄疸，多为生理性黄疸，程度重、持续不退则考虑病理性黄疸。

3. 生后出现或加深在第 4～5 天，应注意有无败血症、出生前或后的病毒感染，也可为胎粪排泄延迟。

4. 生理性黄疸期已过，若黄疸持续加深，应考虑母乳性黄疸、感染性疾病、球形红细胞增多症等。

5. 如尿黄、大便发白，应考虑胆道闭锁或狭窄、新生儿肝炎、遗传代谢性疾病等。

【体格检查】

首先观察黄疸分布情况，估计黄疸程度。一般生理性黄疸主要分布于面部与躯干部，若四肢及/或手足心均黄染，血清胆红素常已＞256.5μmol/L (15mg/dl)，为病理性黄疸。黄疸色泽较鲜明有光泽，呈橘黄色或金黄色，应考虑为未结合胆红素增高；黄疸呈暗绿色，多考虑有结合胆红素的增高。

应注意婴儿的伴随表现，若伴有贫血（anemia）、皮肤出血点、肝脾大（hepatosplenomegaly），要考虑新生儿溶血病及重症感染性疾病。还应注意有无神经系统症状，尤其是重症黄疸的患儿，如有精神萎靡或激惹，肌张力、吸吮反射异常、凝视等，应考虑胆红素脑病。

【实验室检查】

1. 一般检查

(1) 红细胞及血红蛋白：二者低下见于新生儿溶血病或感染。

(2) 网织红细胞：溶血时代偿性造血，网织红细胞增多，特别是在 Rh 溶血病时明显增高。

(3) 有核红细胞：在溶血病的诊断时，可超过 10 个/ 每 100 个白细胞。

(4) 血型（ABO 和 Rh 系统）：对溶血病的诊断很重要。

(5) 红细胞脆性试验：怀疑溶血性黄疸，又排除了 Rh、ABO 溶血病，可行本试验。若脆性增高，考虑遗传性球形红细胞增多症、自身免疫性溶血病。

(6) 尿胆红素：阳性提示血清结合胆红素升高。

(7) 高铁血红蛋白还原率：正常＞0.75 (75%)，G-6-PD 缺陷者降低，须进一步测定 G-6-PD 活性。

2. 血清特异性血型抗体检查是诊断新生儿溶血病的主要依据（见有关章节）。

3. 肝功能检查：

（1）总胆红素和结合胆红素：每个黄疸婴儿都应检查，了解黄疸程度与性质。

（2）转氨酶：反映肝细胞损害的敏感方法。

（3）碱性磷酸酶：反映胆道阻塞性和炎症性的一项指标。肝内胆管发育不良或肝内毛细胆管缺如时中度升高。

（4）血浆蛋白和凝血酶原：反映肝细胞合成功能。肝细胞损害时，血浆白蛋白明显降低，球蛋白不低或增高。凝血酶原合成障碍时凝血酶原时间延长。

（5）甲胎蛋白（AFP）：主要由肝细胞和卵黄囊细胞合成，新生儿含量高于成人，反映肝细胞再生能力强，2～3 周后接近成人水平。新生儿肝炎时可升高。

4. 肝活组织检查　对某些肝疾病有较大诊断价值，但应慎重。

5. 影像诊断

（1）超声：胆道系统疾病如胆管囊肿、胆管扩张、胆结石、胆道闭锁、胆囊缺如等都可显示病变情况。

（2）同位素扫描：可精确估计肝大小和血管畸形，婴儿阻塞性黄疸如肝外胆道畸形。

（3）计算机断层摄影：对胆囊扩张、囊形畸形、肝肿瘤显示图像优于超声。

七、新生儿黄疸的治疗

【光照疗法】

●光疗的原理及适应证

光照疗法简称光疗（phototherapy），是一种降低血清未结合胆红素的简便易行的方法。

一、原理

胆红素有多种化学结构的异构体，未结合胆红素在光的作用下发生变化，使胆红素Ⅸ aZ 型转化为Ⅸ aE 型胆红素及光红素，Z 型胆红素不溶于水而溶于脂肪，而 E 型胆红素和光红素易溶于水，可从胆汁、尿液中排出，从而降低血清胆红素水平。以波长为 450～460nm 的光线对胆红素的作用最强，因此波长以 425～475nm 的蓝光（blue light）为人工照射的最好光源。绿光、日光灯或太阳光也有作用。

二、光疗适应证及指征

光疗适用于任何原因引起的新生儿未结合高胆红素血症。光疗为对症治疗措施，应同时结合病因治疗。

中华儿科杂志 2001 年第 3 期颁布了“新生儿黄疸干预推荐方案”，其中根据足月或早产以及不同日龄、胎龄和体重提出了较详细的光疗和换血（exchange transfusion）指征（表 7-9、7-10）。

表 7-9　不同时龄足月新生儿黄疸干预标准

时龄（h）	总胆红素水平（μmol/L）			
	考虑光疗	光疗	光疗失败换血	换血加光疗
＜24h	≥103（6）	≥154（9）	≥205（12）	≥257（15）
～48h	≥154（9）	≥205（12）	≥291（17）	≥342（20）
～72h	≥205（12）	≥257（15）	≥342（20）	≥428（25）
＞72h	≥257（15）	≥291（17）	≥376（22）	≥428（25）

注：括号内数值的单位为 mg/dl，1mg/dl＝17.1μmol/L；“考虑光疗”是指可根据病史、病程和体检判断，权衡利弊，选择光疗或严密监测胆红素；“光疗失败”是指光疗 4～6 小时后，胆红素仍上升每小时 8.55μmol/L（0.5mg/dl），可视为光疗失败，准备换血。

表 7-10　不同胎龄/出生体重早产儿黄疸干预标准（总胆红素 μmol/L）

	出生～24h		～48h		～72h	
	光疗	换血	光疗	换血	光疗	换血
＜28w/1000g	≥17～86 （1～5）	≥86～120 （5～7）	≥86～120 （5～7）	≥120～154 （7～9）	≥120 （7）	≥154～171 （9～10）
28～31w/ 1000～1500g	≥17～103 （1～6）	≥86～154 （5～9）	≥103～154 （6～9）	≥137～222 （8～13）	≥154 （9）	≥188～257 （11～15）
32～34w/ 1500～2000g	≥17～103 （1～6）	≥86～171 （5～10）	≥103～171 （6～10）	≥171～257 （10～15）	≥171～205 （10～12）	≥257～291 （15～17）
35～36w/ 2000～2500g	≥17～120 （1～7）	≥86～188 （5～11）	≥120～205 （7～12）	≥205～291 （12～17）	≥205～239 （12～14）	≥274～308 （16～18）

注：括号内数值单位为 mg/dl，1mg/dl＝17.1μmol/L

1. 总胆红素的光疗（及换血）标准见表。

2. 出现早（生后 36 小时内）并进展快者，可不必等胆红素达到上述指标，低出生体重儿指征应放宽。

3. 若产前已知胎儿为 Rh 溶血病，生后一旦出现黄疸即可进行光疗。

4. 在换血前做准备工作时先给予光疗，换血后仍应继续光疗，以减少胆红素的回升。

三、方法及注意事项

1. 可采用单面光疗法、双面光疗法、毯式光纤黄疸治疗仪，分连续和间歇照射。不论何法，应视病情而定。光疗期间需密切监测血清胆红素浓度，光疗结束后，连续监测 2 天，以观察有无反跳现象，当反跳值超过光疗前水平时，需再次光疗。

2. 光疗时用黑色、稍硬不透光纸片或布遮盖双眼，尿布遮住生殖器。由于光疗时不显性失水增加，因此光疗时液体入量需增加 15%～20% ml/(kg・d)。

3. 目前认为光疗相当安全，基本无明显并发症。有一些相对较轻和一过性的并发症。常见表现有发热、腹泻、皮疹、核黄素缺乏、青铜症及低血钙等。

【换血疗法】

见“新生儿溶血病”治疗章节。

●各种药物作用机理及治疗原则

【药物治疗】

1. 一般治疗：如存在引起胆红素脑病的高危因素，应给予对症治疗。

2. 酶诱导剂：酶诱导剂能诱导肝细胞微粒体增加葡萄糖醛酸转移酶的生成，增加其结合胆红素的能力。酶诱导剂需用2～3天才起作用。苯巴比妥5mg/（kg·d），分2～3次服；尼可刹米100mg/（kg·d），分3次服。

3. 抑制溶血过程：大剂量静脉滴注免疫球蛋白（intravenous immunoglobulin，IVIG）可阻断Fc受体，抑制溶血过程，可减少换血机会。IVIG一般用于重症溶血病的早期，用量为1g/kg，4～6小时内静脉滴注。

4. 减少游离的未结合胆红素：白蛋白可与游离的未结合胆红素联结，防止游离胆红素透过血脑屏障而发生核黄疸。白蛋白一般用于生后一周内的重症高胆红素血症，用量1g/kg加葡萄糖液10～20ml静脉滴注；也可用血浆25ml/次 静脉滴注，每日1～2次。溶血病在换血前1～2小时应输注一次白蛋白和免疫球蛋白。

【预防】

1. 及时治疗窒息、低血糖症、酸中毒和感染；输注白蛋白，减少游离胆红素，减少发生核黄疸的危险性。

2. 胎内诊断、生后积极治疗新生儿溶血病。

3. 避免使用前述各类药物。

第十八节　新生儿溶血病

新生儿溶血病（hemolytic disease of the newborn）系指母婴血型不合（blood group incompatibility）引起的新生儿同种免疫性溶血。人类26个血型系统中，以ABO血型不合溶血病最为常见，其次为Rh血型系统。上海统计1959～1977年18年中确诊新生儿溶血病835例，其中ABO溶血病712例（85.3%），Rh溶血病122例（14.6%），MN溶血病1例（0.1%）。

●1. 母婴血型不合溶血病的发生机制
2. Rh、ABO溶血病常见的母婴血型组合。
3. 为何ABO溶血病第一胎多见而Rh溶血病第一胎少见。

【病因和病理生理】

胎儿由父亲遗传获得的血型抗原恰为母体所缺少，当胎儿红细胞通过胎盘进入母体循环，因抗原性不同使母体产生相应的IgG血型抗体（blood group antibody），此抗体又经胎盘抵胎儿循环，与红细胞上的相应抗原结合，使红细胞在单核-吞噬细胞系统内遭致破坏，引起胎儿血管外溶血，大量溶血造成严重贫血，甚至导致心力衰竭；因胎儿严重贫血，低蛋白血症（hypoproteinemia）和心力衰竭而致全身水肿；贫血使髓外造血组织代偿性增生、出现肝脾大（hepatosplenomegaly）；娩出时黄疸（jaundice）往往不明显，但很快出现并迅速加重，溶血产生的大量未结合胆红素（unconjugated bilirubin）透过血脑屏障（blood brain barrier）使脑神经核黄染，产生神经系统症状，出现胆红素脑病（bilirubin encephalopathy）。

一、ABO血型不合　ABO溶血病主要发生在母亲为O型，胎儿为A型或B型时；母亲为A型或B型，胎儿B、AB型或A、AB型时，亦同样可发生，但实际很少见。这是因为O型妇女的“天然”抗A、抗B抗体有IgG，能通过胎盘屏障，而A型或B型妇女的抗B或抗A“天然”抗体主要为IgM，不能通过胎盘屏障。如母为AB型，或婴儿为O型则均不会发生新生儿溶血病。因为A及/或B血型物质广泛存在于自然界某些植物、寄生虫及细菌中，O型母亲通常在第一胎妊娠前即可受到自然界具有A、B血型物质的刺激而产生IgG抗A、抗B抗体，故40%～50%ABO溶血病发生在第一胎。虽然母婴ABO血型不合很常见，但真正发生ABO溶血病要少得多，这是因为：①IgG抗A或抗B抗体通过胎盘进入胎儿体内后，经血型物质中和、组织细胞的吸附使部分抗体被处理掉；②胎儿红细胞A或B抗原位点少，仅为成人的1/4，抗原性较成人弱，反应能力差，故发病较少。

二、Rh血型不合　Rh血型系统在红细胞上有6种抗原：C与c、D与d、E与e。其中D抗原最早被发现且抗原性最强，故凡具有D抗原者称Rh阳性。迄今尚未鉴定出抗d血清，故不能证实d抗原的存在，现以d表示d的缺乏。DD和dD均是Rh阳性。Rh抗原依抗原性强弱排列，依次为D>E>C>c>e。Rh阴性的频率存在种族差异，白种人群中约占15%，美国黑人中占5%。我国汉族人群中低于0.5%，而少数民族中占人群比例5%以上，如乌孜别克族、塔塔尔族等。Rh溶血病主要发生在母亲为Rh阴性、胎儿Rh阳性时，但母为Rh阳性时亦可发生，是由抗E（母为ee）、抗C（母为cc）或抗e、c等引起。其中抗E较多见，因为我国汉族人群中RhCCDee或CcDee几乎占半数。上海市18年中诊断Rh溶血病122例，其中47例母为Rh阳性（38.5%），而由抗E引起溶血病者42例。Rh溶血病很少发生在第1胎。Rh血型不合时，胎儿红细胞经胎盘进入母体循环后，母体需要相当时间才能产生相应的抗体，常历时2～6个月，且所产生的抗体较弱又系IgM，不能通过胎盘。又由于胎儿红细胞进入母体多发生在妊娠末期或临产前，故第1胎胎儿分娩时仅处于原发免疫反应的潜伏阶段，因此第1胎发病率很低。当发生原发免疫反应后再次妊娠，即使经胎盘失血量很少亦能很快发生继发免疫，IgG抗体迅速上升，通过胎盘与胎儿的红细胞结合导致溶血。

约有1%的Rh溶血病发生在第1胎，部分孕妇曾接受过Rh血型不合的输血，或另有少数Rh阴性孕妇当其为胎儿时，若其母是Rh阳性，母亲的血液有少量经胎盘进入胎儿体内使之发生了原发免疫反应，这样当孕妇第1次妊娠的胎儿为Rh阳性时，只要有少量胎儿血液进入孕妇体内即可发生次发免疫反应，产生足够量的IgG抗体引起发病，这就是Taylor提出的“外祖母学说”。

【临床表现】

●Rh与ABO溶血病的临床表现的共同点和不同特点。

症状轻重与溶血程度和胎儿代偿能力等有关。ABO溶血病多为轻症；Rh溶血病一般较重。轻者除黄疸外，可无其他明显异常；病情严重者贫血明显，同时有水肿、心力衰竭、肝脾肿大，甚至死胎。

一、胎儿水肿　见于 Rh 溶血病病情严重者，出生时全身浮肿、苍白，常有胸、腹腔积液，肝脾肿大及心衰，如不及时抢救大多死亡。

二、黄疸　与溶血程度及肝内形成结合胆红素的能力有关。胎儿的胆红素主要通过母体代谢，故出生时常无明显黄疸，但在生后 24 小时内出现黄疸并迅速加深。Rh 溶血病出生 24 小时内出现黄疸者为 77%以上，而 ABO 溶血病仅为 27.7%，以第 2～3 天出现者较多。血清胆红素以未结合型为主，但亦有因胆汁郁积而在恢复期出现结合胆红素升高者。

三、贫血　程度不一，轻度溶血脐带血血红蛋白＞140g/L；中度＜140g/L；重症则可低于 80g/L，常伴有胎儿水肿。有些 Rh 溶血病患儿于 2～6 周时发生晚期贫血，这是由于血型抗体在体内持续存在，继续溶血而导致晚期贫血。

四、肝脾肿大　轻症无明显增大，重症胎儿水肿时有明显肝脾肿大，系髓外造血所致，多见于 Rh 溶血病。

五、胆红素脑病　一般发生在生后 2～7 天，早产儿多见，常随着黄疸加重逐渐出现神经系统症状（详见新生儿黄疸）。

【诊断】

一、产前诊断（antenatal diagnosis）

凡既往有不明原因的流产、新生儿重度黄疸史的孕妇及其丈夫均应进行 ABO、Rh 血型检查，若不合则检测孕妇血清中有无 Rh 抗体。Rh 阴性的孕妇在妊娠 12～16 周、28～32 周和 36 周时应检测其血中有无抗 D、抗 E 等抗体；当抗体效价上升＞1∶32 时，宜用分光光度计测定其羊水在波长 450nm 处的光密度，此光密度值愈高，表明羊水中胆红素含量愈高，胎儿溶血程度愈重；根据需要可用 B 超检查胎儿水肿情况。

二、产后诊断（post partum diagnosis）

（一）检查有无溶血　溶血时红细胞、血红蛋白下降，网织红细胞和有核红细胞增高，血清未结合胆红素上升。

（二）母、婴血型测定　检查母、婴 ABO 和 Rh 血型，证实有血型不合存在。

（三）血清特异性血型抗体检查

●熟悉血清学三项试验及溶血时外周血象改变

1. 患儿红细胞抗人球蛋白直接试验阳性即可确诊 Rh 溶血病，并应再用患儿血清与各标准细胞（CCDee、ccDEE、ccDee、CCdEe、ccdee）做抗人球蛋白间接试验，测出患儿体内的抗体类型，明确患儿系 RhD、RhE 或其他溶血病。

ABO 溶血病患儿红细胞上抗体结合较少，故抗人球蛋白直接试验常为阴性或弱阳性，应用改良法可提高阳性率。

2. 抗体释放试验　患儿致敏红细胞加热后抗体释放于释放液中，再加入成人相应红细胞，其阳性率高，亦为诊断溶血病的可靠方法。

3. 患儿血清游离抗体（抗 A 或抗 BIgG）检查　可证实血清中有抗体存在，但并不一定致敏，故不能作为确诊依据。

以上三项检查称为血清学三项试验。

4. 检查母体血清中有无血型抗体存在，由于 Rh 血型抗体只能由人类红细胞引起，故母体内存在 Rh 血型抗体对新生儿 Rh 溶血病的诊断有一定参考意义，但要确诊，必须证实婴儿红细胞被致敏。

表 7-11 Rh 溶血病与 ABO 溶血病的比较

	Rh 溶血病	ABO 溶血病
临床特点		
频率	不常见	常见
苍白	显著	轻
黄疸	重度	轻一中度
水肿	常见	罕见
肝脾大	显著	较轻
第 1 胎受累	很少	约半数
下一胎更重	大多数	不一定
晚期贫血	可发生	很少发生
实验室特点		
母血型	Rh d、e、c	O（多数）
婴儿血型	Rh D、E、C	A 或 B（多数）
贫血	显著	轻
直接抗人球蛋白试验	阳性	改良法阳性
间接抗人球蛋白试验	阳性	阳性
红细胞形态	有核红细胞增多	小球形红细胞增多

【治疗】

●重点为新生儿处理。熟悉光疗和换血指征和原则。药物治疗的机理。

一、产前处理　Rh 阴性孕妇既往有死胎、流产史，本次妊娠中 Rh 抗体效价由低升至 1∶64 以上，测定羊水胆红素值增高，且羊水磷脂酰胆碱/鞘磷脂比值＞2（提示胎肺已成熟）者，可考虑提前分娩，以减轻胎儿受累程度。对重症 Rh 溶血病孕妇产前监测血 Rh 抗体滴定不断增高者，可给予反复血浆置换（plasma exchange）治疗，以换出抗体，减轻胎儿溶血。胎儿水肿，或胎儿血红蛋白＜80g/L 而肺尚未成熟者，可行宫内输血，直接将与孕妇血清不凝集的浓缩红细胞在 B 超监护下注入脐血管；孕妇在预产期前 1～2 周口服苯巴比妥 90mg/d，以诱导胎儿葡萄糖醛酸转移酶的产生。

二、新生儿处理　重点是降低胆红素，防止胆红素脑病。

（一）光疗（phototherapy）（见新生儿黄疸治疗章节）。

（二）换血疗法（exchange transfusion）

1. 指征　主要针对溶血病：①产前诊断已明确溶血病，出生时脐血血红蛋白＜120/L，伴水肿、肝脾肿大、心衰者；②血清胆红素达换血指标（见新生儿黄疸治疗章节）；③凡有早期核黄疸症状者，不论胆红素高低；④早产儿或前一胎溶血严重者，尤其伴有缺氧、酸中毒、败血症等时，应放宽指征。

2. 换血方法 ①Rh 血型不合时，采用 Rh 血型与母同型，ABO 血型与新生儿同型或 O 型血。ABO 血型不合时，最好采用 AB 型血浆和 O 型红细胞混合后换血，也可选用抗 A、抗 B 效价不高的 O 型或与子同型血液换血。所用血液应与母亲血清无凝集反应。②换血途径有经脐静脉换血、脐静脉和脐动脉同步换血及周围血管同步换血法。换血总量 150～180ml/kg（约为婴儿全血量的 2 倍），总量约 400～600ml。

（三）药物治疗

1. 抑制溶血过程：大剂量静脉滴注免疫球蛋白（intravenous immunoglobulin，IVIG）一般用于重症溶血病的早期，用量为 1g/kg，4～6 小时内静脉滴注。

2. 减少游离未结合胆红素：白蛋白用于生后 1 周内的重症高胆红素血症，用量 1g/kg 加葡萄糖液 10～20ml 静脉滴注；也可用血浆 25ml/次静脉滴注，每日 1～2 次。在换血前 1～2 小时应输注 1 次白蛋白。

【预防】

通过给 Rh 阴性孕妇注射抗 RhD IgG 来预防 Rh（抗 D）溶血病已取得满意效果。注射抗 D 球蛋白适用于：① Rh 阴性妇女在第 1 次分娩 Rh 阳性婴儿 72 小时内，应尽早肌注抗 RhD IgG300μg，以避免被致敏；②在下一次妊娠 29 周时再肌注抗 RhD IgG300μg，效果更好。③Rh 阴性妇女流产后（无论为自然或人工流产）；④产前出血、羊膜穿刺后或宫外孕、妊娠高血压综合征及输过 Rh 阳性血时，应注射同样剂量。

第十九节 新生儿硬肿症

新生儿硬肿症（scleredema neonatorum）为一症候群，主要由寒冷损伤引起，多发生在寒冷季节，故又称为新生儿寒冷损伤综合征（neonatal cold injure syndrome）；也可发生在严重感染过程中，则无季节性。以皮肤、皮下脂肪组织硬化、水肿为特征，常伴有低体温（hypothermia）及多器官功能受损。以早产、窒息和感染的新生儿常见，是新生儿死亡的重要疾病之一。

●引起硬肿的因素（环境温度过低、严重感染、机体体温调节能力差）。

【病因和病理生理】

一、新生儿体温调节与皮下脂肪组成特点

（一）新生儿尤其早产儿，体温调节功能尚未发育完全，体表面积相对较大，皮肤薄，血管丰富，易于散热。

（二）皮下脂肪少，尤其<1 500g 的极低出生体重儿（very low birth weight infant），缺少使饱和脂肪酸变为不饱和脂肪酸的酶；皮下脂肪组织中饱和脂肪酸含量高，稍低温度极易发生凝固。

（三）棕色脂肪（brown fat）是新生儿体内特有的组织，它的代谢是新生儿在寒冷环境中急需产热时的主要能量来源。如果环境温度过低，散热过多，棕色脂肪容易耗尽。因此，新生儿期易发生低体温。

二、寒冷损伤 寒冷环境或保温不当可使新生儿失热增加，当产热不敷失热时，体温随即下降，引起外周小血管收缩，皮肤血流量减少，出现肢端发冷和微循环障碍（microcirculation disorder），更进一步引起心功能低下表现，低体温和低环境温度常导致缺氧、各种能量代谢紊乱和代谢性酸中毒，严重时可发生多器官功能损害。

三、疾病　如肺炎、败血症、化脓性脑膜炎、窒息、早产及严重先天性心脏病等影响新生儿代谢和循环功能，特别是严重感染时，也易发生体温调节和能量代谢紊乱，出现低体温和硬肿。

四、寒冷损伤可导致微循环障碍、休克和DIC，使全身主要脏器的代谢和功能发生改变。

●临床表现：
1. 症状：不吃、不哭、体温不升。
2. 体征：硬肿特点。
3. 硬肿面积计算。

【临床表现】

本病多发生在冬、春寒冷季节，以出生1周内的婴儿、早产儿多见，典型表现为不吃、不哭、体温不升、硬肿出现。

一、低体温：体温常＜35℃，重症＜30℃。低体温早期棕色脂肪代偿产热良好时，腋温－肛温差值为正值；重症或病程长者，能量贮备耗竭时，腋－肛温差为负值。

二、硬肿：特点是皮肤发硬、水肿，紧贴皮下组织，不能移动，有水肿者压之有轻度凹陷；有时硬而不肿，犹如橡皮。皮肤呈浅红或暗红色，严重时因循环障碍呈苍灰或青紫色。好发于下肢、臀部、面颊，重者延及全身。硬肿发生顺序是：小腿→大腿外侧→整个下肢→臀部→面颊→上肢→全身。有报道两下肢硬肿占92.5％，臀部90％，面颊67.1％，上肢47.1％。

三、多器官功能受损：早期常伴有心音低钝、心率缓慢、循环障碍表现；严重时休克及DIC、肺出血、急性肾功能衰竭等多器官功能衰竭。

四、硬肿分度：硬肿病情分度按全国新生儿会议制定标准（见表7-12）

表7-12　新生硬肿症病情分度

程度	肛温（℃）	腋一肛温差	硬肿范围＊（％）	器官功能改变
轻	≥35	正值	＜20	无或轻度功能低下
中	＜35	0或正值	20～50	功能损害明显
重	＜30	负值	＞50	功能衰竭，DIC，肺出血

＊　硬肿面积的计算：头颈部20％；双上肢18％；前胸及腹部14％；背及腰骶部14％；臀部8％；双下肢26％。

【实验室检查】

可出现下列改变：①血小板减少（thrombocytopenia）；②凝血障碍：重症时凝血酶原时间延长，DIC时凝血活酶时间延长、3P试验阳性、纤维蛋白原降低；③低血糖（hypoglycemia）；④心电图：P-R、Q-T时间延长，低电压、T波低平或倒置，ST段下降；⑤血气：pH下降，PaO_2下降，$PaCO_2$升高；⑥肾功能障碍：血BUN、Cr增高；⑦重症时红细胞电泳时间延长，血粘度增加。⑧胸片：常有炎症、淤血、肺水肿、肺出血改变。

【治疗】

●复温原则及药物治疗原则。

一、复温（rewarming） 是治疗的重要措施。①轻症用缓慢复温法，温水浴后用预暖衣被包裹，置24～25℃的暖室中，外加热水袋促使体温上升，待体温升至35℃时移进预热至26℃的暖箱内，以后每小时提高箱温1℃，视病情调至30～32℃，以期在12～24小时内体温恢复正常。②中、重度硬肿，体温在30℃以下者，缓慢复温效果差，多主张快速复温。可先安放在远红外辐射保温床复温，将温度预热到高于体温1～2℃，约30分钟升高体温1℃，随患儿体温的上升调高床温，当体温达35℃可移进暖箱内，箱温控制适中。

复温中应观察腹壁温、肛温及腋温的变化，随时调节暖箱温度，做好呼吸管理及供氧，并同时监测呼吸、心率、血压和血气、血糖及凝血功能等。基层单位复温可用热水袋、火炕或电热毯包裹等方法；也可置婴儿于怀抱中紧贴人体，比较安全。

二、热量和液体供给 要保证足够的热卡，从每日210kJ/kg（50kcal/kg）开始，随体温上升增至每日419～502kJ/kg（100～120 kcal/kg）。消化功能未恢复时，早期喂乳要注意腹胀、呕吐，可先静脉高营养（intravenous hyperalimentation）。液体量按1ml/kcal计算，速度宜慢，防心力衰竭、肺出血。低血糖症患儿适当提高葡萄糖输入量。

三、药物治疗

（一）DIC治疗 重症硬肿症常伴DIC，是引起死亡的重要原因，抓紧高凝期治疗是关键。

1. 肝素：应慎用，掌握好指征：①出现严重循环障碍；②肛温≤34℃，收缩压≤5.3kPa（40mmHg）；③红细胞变形及红细胞碎片；④出血倾向，血小板≤6×10^9/L，纤维蛋白原≤1.5g/L，纤维蛋白裂解产物≥10μg/ml，也有主张血小板≤10×10^9/L时DIC高凝阶段及早应用肝素。常用量首次0.5～1mg/kg，以后6～8小时1次，每次0.5mg/kg，随病情好转延长时间和减少用量，直至凝血酶原时间和凝血时间正常逐渐停止。

2. 潘生丁可抑制血小板聚集、降低血粘度，常用量1～2mg/(kg·d)，加入葡萄糖液中静滴。

（二）抗休克、改善微循环：应用血管活性药物。

1. 休克者应进行纠酸、扩容。可用2∶1等张含钠液15～20ml/kg(明显酸中毒可用1.4%碳酸氢钠液代替)，在1小时内静脉滴入；继用1/3或1/4张液70～90ml/kg缓慢滴入。

2. 莨菪碱类药物能改善微循环，抑制血小板聚集，调节副交感神经功能。东莨菪碱每次0.1～0.2mg/kg，或654－2每次1～2mg/kg。

3. 多巴胺增加心肌收缩力，增快心率，选择性扩张肾血管，每分钟5～10μg/kg静脉滴注。

4. 酚妥拉明有抗休克、改善微循环、解除肺血管痉挛的作用，首次可1mg/kg，以后每分钟1～2μg/kg维持，可与多巴胺合用。

（三）肺出血时应及早气管内插管，进行正压通气治疗；

（四）抗感染：低体温时易感染，重症硬肿多伴感染，宜选用有效、广谱、对肾功能无损害的抗生素。

【预防】

一、做好围生期保健工作，加强产前检查，减少早产及极低出生体重儿发生。

二、寒冷季节和地区应为产房装配保暖设备。产房和新生儿室内环境温度不应低于24℃。

三、新生儿一旦娩出立即擦干羊水，用预暖的毛巾包裹，移至保暖床上处理。高危儿做好体温监护。新生儿转运过程中应有合适的保暖措施。

四、积极早期治疗新生儿感染。

（朴梅花）

第二十节　新生儿出血症

新生儿出血症（hemorrhagic disease of the newborn）又称为新生儿自然出血症、新生儿低凝血酶原血症，是由于维生素K缺乏导致体内某些维生素K依赖性凝血因子活力下降而引起的自限性出血性疾病。

【病因和发病机制】

●病因：维生素K缺乏导致其依赖因子活性显著下降。

病因是维生素K缺乏。因为某些凝血因子的凝血活性直接依赖于维生素K的存在，如凝血因子Ⅱ、Ⅶ、Ⅸ、Ⅹ，它们的谷氨酸残基需羧化为γ-羧基谷氨酸，具有更多的Ca^{2+}位点，才具有凝血的生物活性，而这一羧化过程需要一种依赖于维生素K的羧化酶参与。如维生素K缺乏，则这4种凝血因子无凝血活性而导致易于出血。

●新生儿维生素K缺乏的原因：
1. 贮存不足；
2. 合成不足；
3. 摄入不足；
4. 吸收不良。

造成新生儿维生素K缺乏的原因有：① 体内贮存不足：孕母维生素K通过胎盘很少，如孕母有肝脏疾病，或孕期曾使用维生素K抑制药物，胎儿肝内贮存更低；② 合成不足：胎儿时期肝酶系统不成熟，且新生儿早期肠道菌群尚未建立，或应用抗生素抑制菌群生长均导致合成不足；③ 摄入不足：喂奶延迟或母乳喂养，母乳中维生素K含量仅为牛乳的1/4，且初乳中含维生素K极少；④ 吸收不良：新生儿肝胆疾患或慢性腹泻，均可影响维生素K的吸收。

【临床表现】

根据出血发生的时间，可分为三种类型：

（一）早发性出血症　婴儿于娩出过程或生后24小时内发生出血，多与母亲孕期使用维生素K抑制药物有关，如抗凝药（双香豆素）、抗惊厥药（苯妥英钠）及抗痨药（利福平，异烟肼）等。出血程度轻重不一，可有皮肤出血、头颅血肿、帽状腱膜下出血、脐残端渗血、大量消化道出血、胸腹腔内出血及致命性颅内出血。

（二）典型的新生儿出血症　生后2～6天发病，早产儿可迟至生后两周。多为母乳喂养儿。常见出血部位是胃肠道（呕血或便血）、脐残端、皮肤受压处出血。其他如穿刺部位渗血、鼻衄、肺出血、尿血、阴道出血等较少见。颅内出血多见于未成熟儿，常可因此而致命或后遗脑积水。出血量不多时，患儿一般状况尚可，出血严重者可出现失血性贫血，甚至休克。

（三）晚发性出血症　出生1个月后发病，常见于单纯母乳喂养儿，多与某些疾病有关，如长期腹泻，肝胆疾患，长期应用抗生素，胃肠外营养而又未应用适量的维生素K预防等。颅内出血多见，常无先兆。其次是皮下、胃肠道、黏膜下出血及注射部位渗血。

【实验室检查】

凝血酶原时间（prothrombin time，PT）明显延长是本病的重要诊断指标，PT为对照的2倍以上即有诊断意义。活化的部分凝血活酶时间（activited partial thromboplastin time，APTT）、凝血时间（clotting time，CT）均可延长。但血小板计数、出血时间、血块退缩试验及纤维蛋白原正常。此外，还可进行血浆维生素K浓度测定，活性Ⅱ/Ⅱ因子总量比值测定及PIVKAⅡ（protein induced in vitamin K absence）法助诊。患儿贫血程度与出血量有关，多为轻到中度正色素性贫血。

【诊断与鉴别诊断】

●诊断要点：

1. 生后1周内无明显诱因突然发生出血；
2. 实验室检查PT、APTT明显延长，而血小板计数和纤维蛋白原正常；
3. 维生素K治疗有效。

根据病史特点、临床表现和维生素K治疗前的实验室检查，特别是维生素K治疗有效可做出诊断。但应注意与以下疾病鉴别：

（一）新生儿咽下综合征　胎儿娩出时吞下母血，多于生后1～3天内呕出咖啡色样物或排出黑便。但此类患儿无贫血，洗胃后呕吐停止，凝血机制正常。为鉴别呕吐物中的血是吞入的母血抑或胃肠道出血，可做Apt试验：将1份呕吐物加5份水，搅匀，2 000转/分离心10分钟，取上清液（粉红色）4ml，加入1%氢氧化钠1ml，1～2分钟后观察，液体变为棕色为母血，不变色为胎儿血。

（二）新生儿消化道疾病　如应激性溃疡、胃穿孔及坏死性小肠结肠炎等，常有诱因如窒息缺氧、感染、喂养不当等。除呕血、便血外，临床可见腹胀、腹腔内游离气体及休克等相应的症状和体征，但无凝血机制障碍。

（三）新生儿期其他出血性疾病　①免疫性血小板减少性紫癜：以皮肤出血点多见，部分病人也可同时有便血、尿血及脐残端渗血，但其母可有血小板减少性紫癜病史，患儿血小板减少，而凝血酶原时间等凝血象正常。②弥散性血管内凝血：常伴有严重原发疾病，除PT及CT均可延长外，纤维蛋白原和血小板降低可资鉴别。③先天性凝血因子缺乏症：如临床疑为新生儿出血症，而维生素K治疗无效，则应考虑先天性凝血因子缺乏症的可能，实验室检查可见相应的凝血因子缺乏。

【预防】

预防是防治本病的关键。凡母孕期使用如抗凝药、抗惊厥药及抗痨药者，产前应给予维生素K_1 10mg肌注，3～5天。全部活产婴儿出生后应立即肌注维生素K_1，足月儿1mg，早产儿0.5mg。如婴儿需长期胃肠道外营养，应每周1次定期补充维生素$K_1$0.5mg。长期腹泻或患肝胆疾患的病儿均应定期补充维生素K，预防迟发性维生素K缺乏所致的颅内出血。

【治疗】

补充维生素K，出血可迅速改善，数小时内即可止血。首选维生素K_1，每天1～5mg，肌肉或静脉注射，疗程3～5天。严重出血者应及时输新鲜血浆或全血10～20ml/kg，以补充凝血因子，出血停止后适当纠正贫血。胃肠道出血时应暂禁食，经胃肠道外补充营养，待出血症状控制后尽早喂奶。脐部渗血时局部用止血药或压迫止血。

●治疗原则：
1. 补充维生素K；
2. 严重出血者输新鲜全血或血浆；
3. 对症治疗。

（曾超美）

第二十一节　新生儿出生缺陷

【概述】

出生缺陷（birth defects）是指婴儿在出生前，在母亲的子宫内便发生了的发育异常，可表现为解剖水平、组织水平、细胞水平和分子水平。有些异常是很轻微的，对身体影响不大，而有些则是很严重的，可以导致死亡或造成终身残疾。有的出生缺陷在婴儿出生时便可发现，而有些则在出生后经过一段时间才可能被发现（如智力低下）。有些出生缺陷很明显，用肉眼便可诊断，而有些则须依靠特殊技术才能诊断（如某些先天性代谢病）。最常见的出生缺陷通常只影响身体的某一部分，称之为单发性缺陷，有些则累及身体的好几个部位，称之为综合征。虽然世界上已命名的综合征有几千种，但它们大多是罕见的，常见的只有很少几种。

●出生缺陷（birth defects）是指婴儿在出生前，在母亲的子宫内便发生了的发育异常，可表现为解剖水平、组织水平、细胞水平和分子水平。

出生缺陷可分为四种类型：变形缺陷、裂解缺陷、发育不良及畸形缺陷。出生缺陷发生的原因尚不完全明了，已知的原因有三种：机械压迫、基因异常和致畸形因素。

【病因】

遗传因素中包括染色体异常、基因突变和重组等。遗传因素作为病因，约占出生缺陷的25%。环境因素中包括物理性的、化学性的、药物、生物性的影响，占出生缺陷的10%。两种原因相互作用及原因不明占65%。

有一些出生缺陷的病因很难确定完全由于遗传或环境因素所决定。苯酮尿症以往认为是一种纯粹的遗传病，是常染色体隐性遗传。由于现在有了无苯丙氨酸食物，在隐性纯合子的人中，苯丙酮尿症的发病可由食物来决定，苯丙酮尿症的预防也可由控制环境（食物）来实现，使潜在的遗传因素不能表达。而且，苯丙酮尿症只是在目前现实环境特定限度内才被认为与环境因素有关。20多年前当环境因素未被发现时，这种病曾被认为是纯粹的遗传病。同样，可能有一些出生缺陷一直被认为纯粹是环境因素引起的，但遗传因素也可能起一部分作用，只是未认识而已。

胚胎发育的各个阶段对致畸因子的感受性不相同。当一个致畸因子作用于发育的第1～2周的胚胎时，可能出现两种不同情况：一种情况是致畸因子只使少数的细胞受害，在这种情况下，胚胎的调整潜力就会使这一损失得以补偿，而不出现异常；第二种情况是致畸因子把胚胎的全部细胞或大部分细胞都破坏了，因而引起胚胎的死亡。据估算大约有50%的妊娠终止于这个阶段，因此，人们把这一时期称为最大毒性期。在第3～8周，是细胞强度分化期，大部分的致畸因子都高度有效，能产生许多缺陷，因此，称这个时期为敏感期。在敏感期中，各系统的敏感性也有差异。胎儿期是以器官系统的生长为主的，故对致畸因子敏感性迅速下降。然而，小脑和大脑皮质及泌尿生殖系统则继续分化，所以在这些结构中有一些仍然保持着对致畸因子作用的敏感性。

【诊断】

一、筛查与诊断方法

出生缺陷的存在应及早发现并做出诊断，这对于早期治疗和干预、尽量减少缺陷器官的功能障碍、防止严重的智残都具有现实意义。出生缺陷是否能早期诊断与缺陷的类型、特点有很大的关系，但更主要的是取决于出生缺陷监测的方法、监测人的素质及其对出生缺陷知识的掌握程度。

建立一个健全而有效的出生缺陷监测系统是早期发现和诊断出生缺陷的组织保障，而训练有素的围生保健网和儿童保健机构则是出生缺陷监测系统的基础。

出生缺陷的筛查与诊断方法包括高危因素筛查、详细的观察与体检和必要的实验室检查几方面。而筛查及诊断又分宫内及出生后两个时期。

（一）高危因素筛查　具有高危因素的人群的出生缺陷发生率比较高，因此，围生保健和儿童保健检查的次数应更多、更仔细，以便做出早期诊断。

高危因素包括：遗传病或先天畸形家族史；16岁以下的低龄孕妇和35岁以上的高龄初产妇或40岁以上的高龄经产妇；内科合并症如糖尿病、高血压、甲状腺功能亢进或低下、系统性红斑狼疮等；合并感染如风疹、巨细胞包涵体、弓形体、单纯疱疹、水痘、肝炎、流感、腮腺炎、梅毒等；习惯性流产、先兆流产、妊娠中毒、羊水过多或过少、胎儿宫内发育迟缓等；新生儿异常如早产、过期产、小于胎龄儿、新生儿窒息等。

（二）临床观察与体检　临床观察与体格检查是发现出生缺陷可疑病例的主要手段之一，也是确诊体表可见出生缺陷的手段。临床观察及体检应在新生儿出生后第一天便开始，并定期进行，因为有些出生缺陷在新生儿期可能缺乏典型表现。

1. 临床观察　应包括全面观察饮食、大小便、呼吸、面色、精神、四肢运动等。观察工作由病房护士进行，也可以由父母亲或家长进行。应当教会家长如何进行观察。

2. 体格检查　有许多出生缺陷是显而易见的，但有些却不是，因此应进行系统体格检查。每次体检都应从头到脚、从前到后逐个器官地详细检查，不可遗漏任何一个部分。即使发现了一两种缺陷，也应坚持完成体检，以免漏掉第二、三种出生缺陷。

（三）实验室检查

实验室检查包括形态影像学检查及血液、生化、免疫等功能检查。前者主要用于发现和诊断先天内脏形态异常，包括超声波诊断、X线检查、CT（计算机X线断层扫描）、MRI（磁共振扫描）等。后者主要用于发现和诊断各种出生缺陷的病因。实验室检查中有些方法简单、快速、无害、价廉，适用于大面积的筛查工作。

遗传代谢病指的是一组遗传性的疾病，它可影响某一个或多个系统，这些异常的原因都是患儿体内某种蛋白或某种酶的异常造成的。遗传代谢病的临床表现有时出现较晚，而且一旦出现临床表现，其损伤就是不可逆的。有些遗传代谢病如果能在生后很快确诊并进行适当治疗，有可能避免上述的永久性损害，因此目前国内外都建立了一些筛查方法。筛查阳性者应复查或进一步对其血和尿中某成分直接测定以确诊。

血液生化学检查用于红细胞或血浆、血清中某一生化成分的测定，如某一血红蛋白，某种氨基酸、糖、脂肪的定量测定，有助于遗传代谢病的诊断；染色体形态检查及分带技术，有助于染色体病的诊断及鉴别诊断，如真假两性畸形、21-三体综合征、18-三体综合征等；通过手术和病理检查，通过死胎、死产及死亡新生儿的尸体解剖有助于许多畸形的确诊。

二、部分常见出生缺陷

出生缺陷种类极多，美国疾病中心实施的亚特兰大市出生缺陷监测系统中使用的诊断编码多达数百种。现仅就比较常见出生缺陷做一简要介绍。

（一）神经系统畸形：无脑畸形，脑膨出，脊柱裂，先天性脑积水，小头畸形。

（二）头部器官畸形：先天性白内障，小眼畸形，小耳畸形，副耳和耳凹，小下颌。

（三）腹壁缺损及疝：腹裂畸形，脐膨出，膀胱外翻，膈疝，脐疝，腹股沟斜疝。

（四）消化系统畸形：腭裂，唇裂，唇裂合并腭裂，食道闭锁、狭窄和食道气管瘘，先天性肥大性幽门狭窄，先天性肠闭锁和狭窄，先天性巨结肠，直肠或肛门闭锁。

（五）先天性心脏病：房间隔缺损，室间隔缺损，动脉导管未闭，法洛四联症，完全型大动脉转位，肺动脉狭窄。

（六）泌尿生殖系统：尿道下裂，先天性肾囊肿，隐睾，外生殖器两性畸形。

（七）四肢畸形：畸形足，多指（趾）畸形，并指（趾）畸形，肢体短缺畸形，先天性髋关节脱位。

（八）皮肤畸形：血管瘤，色素痣

（九）遗传代谢病及多发畸形：21-三体综合征，苯丙酮尿症，肝糖原累积症，软骨营养障碍。

【预防】

最好是针对病因的一级预防，但是病因并不都是清楚的。可是虽不知道病因，有的疾病也可以减少，而知道病因的也不一定可以很快减少。我们还可采取二级预防来减少疾病，如传染病在未发现病原体之前也可有改善住房、饮食、水的卫生及隔离病人等二级预防来减少发病率。

一、一级预防——除去病因

在出生缺陷中由于孕妇进行大剂量X线照射而发生的矮小身材、小头、小眼睛，在发现病因后很快停止这种治疗，这些出生缺陷也随之减少。发现风疹病毒能致畸后，在一些国家使用疫苗预防风疹已取得成功，大大降低了畸形发生率。在药物致畸方面，如反应停、甲氨蝶呤等，停止使用可立即取得预防效果。但抗痉挛药物不一定能停止使用。在染色体异常致畸中，Down综合征病因假设很多，迄今无一被确定。虽知为染色体异常，通过产前咨询、染色体检查可以预防这些非整体所致畸的一部分，但多数仍不能加以预防。基因决定的畸形中可通过宣传、咨询、婚姻法预防高危险度家庭中的畸形出现，但是不能预防小孩中第一个出生畸形的出现，这对一对夫妇只生一个小孩来说更值得注意。

加碘盐的使用及小剂量叶酸片的服用已证明能有效地预防克汀病及神经管畸形，应坚持推广。

二、二级预防——早发现、早诊断、早防治

产前羊水检查及其他检查可以早发现并早诊断病例并提早加以防治。除产前筛检外，健康普查或定期健康普查可以筛选出风疹抗体低或有生化缺陷的母亲，及时防治。目前筛检方法不断进展，除羊水穿刺细胞检查、神经管缺陷可检查甲胎蛋白、苯丙酮尿症可在新生儿3～5天时检查血液外，也可以测定甲状腺素筛检先天甲状腺机能减退。虽然筛选费较贵，但检出后立即加以治疗与未发现早期患者的治疗费和生活照顾费相比，经费上总的计算可节省近90％。

（李　松）

第二十二节　新生儿肺炎

新生儿肺炎（neonatal pneumonia）的分类方法尚不十分统一，根据病因可分为吸入性肺炎和感染性肺炎。感染性肺炎的病原体可为细菌、病毒或原虫等，根据感染时间的不同又分别称其为产前、产时感染性肺炎和产后感染性肺炎。并可由于羊水、胎粪、乳汁吸入而致病，称为吸入性肺炎。据统计全世界每年约有200万新生儿死于新生儿肺炎。此章重点介绍新生儿感染性肺炎。

一、产前、产时感染性肺炎

产前、产时感染性肺炎是指胎儿在宫内或通过产道时感染的肺炎，其临床表现与出生后感染性肺炎不同。

【病因】

细菌和病毒均可致病，如大肠杆菌、厌氧菌、B族溶血性链球菌、巨细胞病毒、风疹病毒等。

（一）产前感染：

1. 上行感染：胎膜早破时大肠杆菌或 B 组 β 溶血性链球菌（GBS）等常从阴道上行污染羊水，胎儿吸入污染的羊水而致病。

2. 血行感染：母孕期患羊膜炎等感染性疾病时，病原体由母体通过胎盘至胎儿循环然后达肺，可为宫内先天性感染的一部分。

（二）产时感染：在分娩过程中吸入了母亲产道中污染的分泌物而发生肺炎，病原体以大肠杆菌，其他革兰阴性杆菌和 B 族溶血性链球菌多见，也可因断脐消毒不严发生血行感染。

【病理】

病变范围广泛，主要为广泛性肺泡炎，镜检渗液中有多种炎性细胞和羊水沉渣，如多核细胞，单核细胞、角化上皮细胞、胎儿皮脂及病原体等。

【临床表现】

（一）产前感染：多于出生时或出生后即有症状，表现为常有窒息史，复苏后呼吸快，呻吟、体温不升。查体时一半左右的病人可有啰音或呼吸音增粗甚有减低者。严重病例伴有呼吸衰竭或多脏器的症状如有抽搐、昏迷等，但并不一定有颅内病变，或合并心力衰竭，并发 DIC，休克，持续肺动脉高压等。

（二）产时感染：在出生时获得性感染需经过数日至数周的潜伏期，由于感染的病原体不同临床表现常差别较大，且易并发全身感染。

【实验室检查】

血常规示白细胞可正常，并可减低$<5\times10^9$/L，或$>20\times10^9$/L。血中 IgM 增高对产前感染有诊断意义，血中 IgA 也可增高。出生后立即进行胃液检查可发现炎性细胞及与孕母阴道相同的病原体。生后 8 小时内如进行气管内分泌物涂片及培养对寻找病原体有帮助。虽然产前、产时感染性肺炎发生多脏器感染或败血症的机会较大，但血培养阳性率不高。血气分析对提示肺功能是必要的。

【治疗】

首先要加强护理，注意保暖、供氧、暖箱和病房内的温度、湿度、保持患儿呼吸道通畅。对羊膜早破的孕妇在分娩前可用抗生素预防胎儿感染，婴儿娩出后一旦发现呼吸增快即开始抗生素治疗，须注意的是目前报道大中城市对青霉素和氨苄青霉素多已耐药，故多采用第 1 代头孢菌素或丁胺卡那。重症或耐药感染者可用第 3 代头孢菌素，对不能经口喂养者可采用静脉营养液，注意保持液体和电解质平衡，难于纠正的低氧血症可用体外膜肺治疗。

二、产后感染性肺炎

产后感染性肺炎发生率远较产前和产时感染性肺炎明显为高。

【病因】

（一）呼吸道途径：接触婴儿者一旦患有呼吸道感染，其病原体可经飞沫传给婴儿；也可在婴儿抵抗力下降时（如受凉等），其本身的上呼吸道感染下行引起肺炎。

（二）血行传播：脐炎、皮肤感染和败血症时，病原体经血行传播至肺。

（三）医源性传播：由于医用器械消毒不严格所致：如气管插管，供氧用的面罩，吸引器，甚至暖箱所用湿化器；或广谱抗生素使用过久所致的念珠菌肺炎等。常见病原体为金黄色葡萄球菌，大肠杆菌，克雷伯菌，表皮葡萄球菌等；或合胞病毒，腺病毒等；或解脲支原体等其他致病体。

【病理】

以支气管肺炎和间质性肺炎为主，病变分散，影响一叶或数叶。肺不张和肺气肿较易发生。

【临床表现】

个体差异较大。患儿常很快出现呼吸急促，鼻扇、发绀，呛奶吐沫、体温不稳（可发热或低体温）等。肺部体征早期常不典型，部分患儿在脊柱两旁于仔细检查时可闻及细湿啰音。金黄色葡萄球菌病情发展迅速和凶险，易合并脓胸、脓气胸。有条件时进行鼻咽部分泌物细菌培养，病毒分离和血清抗体（IgM，IgG）检查有助于诊断。

【治疗】

重症新生儿的护理对于疾病的恢复是十分重要的，除一般护理外，本病强调呼吸道管理。

（一）呼吸道管理：目的在于保持呼吸道通畅：要定时雾化吸入，体位引流，定期翻身、拍背有利于痰液排出，同时注意吸净口咽、鼻分泌物。

（二）供氧：根据血气分析或血氧监测情况分别采取鼻导管，面罩、头罩等方法供氧；重症并发呼吸衰竭者，可给以正压通气或机械通气的治疗。

（三）抗生素治疗：应针对不同的病原体选用敏感的抗生素，静脉给药疗效较佳。疾病早期病原体一时不易确定，因此大中城市多采用丁胺卡那或第1代头孢菌素。选用抗菌药物时，还应考虑当地细菌的耐药情况。当病原体一旦确定可根据药效选药或换药，革兰阴性菌或绿脓杆菌对一般抗生素耐药者可用第3代头孢菌素；厌氧菌感染首选灭滴灵；衣原体或支原体感染可用红霉素（erythromycin）。

（四）对症及支持疗法：如纠正水电及酸碱平衡紊乱，保持足够热量和代谢所需，增强免疫功能，必要时可考虑输注血浆，白蛋白和免疫球蛋白等；对有严重并发症的患儿如脓胸，脓气胸，循环障碍等应及时予以相应的治疗。

第二十三节　新生儿持续肺动脉高压

新生儿持续肺动脉高压（persistant pulmonary hypertension of newborn，PPHN）又称新生儿持续胎儿循环（persistant fetal circulation，PFC），在1969年由Gersony等首先报道，是由于多种病因导致新生儿在

出生后肺动脉压力及肺血管阻力持续升高，进而使血液经过卵圆孔/或动脉导管的右向左分流。它为新生儿青紫的一个主要病因。

【病因】

可分为原发性和继发性

（一）原发性：至今病因仍不清楚

多数人认为可能为先天性或宫内慢性缺氧使肺小动脉中层肌肉增厚，管腔狭窄及失松弛，或肺血管床面积减少，致肺动脉阻力增加及压力升高。

（二）继发性：一切引起宫内及出生后缺氧酸中毒的因素都有可能导致肺小动脉痉挛，肺血管阻力增加。在临床上比较常见的病因有宫内因素或分娩窒息等缺氧因素，亦可发生在出生后新生儿期的一些疾病，如新生儿肺炎，先天性心脏病等。

【发病机理】

胎儿时期由于肺呼吸尚未建立，其血液大部分因为肺循环阻力高而通过动脉导管或卵圆孔注入体循环系统。新生儿在出生后随着肺呼吸建立，血 PaO_2 升高，$PaCO_2$ 下降，pH 也升高，加以一些血管活性物质等的扩血管作用，使新生儿肺小动脉中层平滑肌扩张，肺血管阻力随之减低，压力下降。一旦这个过程由于各种不同原因不能顺利进行或受阻时，可使肺小动脉肌肉肥厚致失松弛或由于缺氧酸中毒使肺小动脉收缩，均可引起生后肺动脉仍处于高压，而重新进入胎儿循环状态。

【临床特点】

持续胎儿循环一般多见于足月儿或过期产儿，在生后 12 小时内出现紫绀症状。由上述的发病机理可了解到：此类患儿紫绀重，但与呼吸困难不成比例。在心脏体检方面并无特殊性体征，心脏听诊也多无特异性。

【相应检查】

（一）常规检查：心电图：大多表现为新生儿期右心占优势图形，属正常范围。

胸部X线：示肺血管影减少。如有原发肺部疾病等可有相应特征显示。

（二）特异检查：

1. 高 O_2 试验：多作为鉴别呼吸系统或心血管系统引起的紫绀。具体方法：吸 100%纯氧 10 分钟后，测 $PaO_2<6.67$kPa（50mmHg）则表示有右向左分流。

2. 动脉导管前后 PaO_2 差异试验：这是判断有无动脉导管水平上的分流。同时取右桡动脉和左桡动脉血，测动脉 PaO_2，如差异≥1.99kPa（15mmHg）并为右桡动脉大于左桡动脉血，说明有导管水平上的右向左分流。

3. 高氧通过试验：是用于鉴别持续动脉高压和先天性心脏病的一种方法：

先用呼吸机以 100%纯氧以 100～150 次/分的频率，吸气峰压为 30～40cmH_2O 等参数时，使 $PaCO_2$ 下降到 2.66～3.32kPa（20～25mmHg），pH 上升到 7.5 左右时，如肺血管扩张，阻力降低，右向左分流逆转。

4. 超声心动图：是一种较好的用于鉴别先天性心脏病的辅助检查。

可用M型超声心动图，二维超声心动图或彩色多普勒几种检查方法确定有无分流，并测定动脉导管的直径，估测肺动脉压力和肺血管阻力。

5. 心导管检查：可证实肺动脉压力情况，但因其为创伤性检查，存在一定危险性，多不采用。

【治疗】

（一）治疗原则为：维持体循环，降低肺动脉高压和治疗引起肺动脉高压的原发病。

1. 维持体循环：主要是针对缺氧，酸中毒，体温过低，心力衰竭等具体情况的及时治疗。保证体循环血容量，不足时可补充全血、新鲜血浆或5%的白蛋白。同时予以正性肌力药物，临床常用多巴胺或多巴酚丁胺，用量以4～7μg/（kg·min）为宜。

2. 降低肺动脉高压：主要是应用血管扩张剂。为了避免右向左分流的影响，并使血管扩张剂能直接入肺，最好选用头皮静脉点滴。目前常用的药物为妥拉苏林（tolazoline），为α-肾上腺素能阻滞剂，剂量为首剂1～2mg/kg，10分钟内滴入，以后则以1～2mg/（kg·h）维持。

3. 对于原发病的治疗：应对引起肺动脉高压的原发病如低氧血症和酸中毒等予以相应的治疗。如重症肺炎，特发性呼吸窘迫综合征和红细胞增多症等。

（二）近年来对持续胎儿循环有较广泛和深入的探讨，治疗方面也有一些进展。

1. 机械通气：仍是降低肺动脉压力的主要治疗手段。多采用高氧，高频，高通气，造成一个呼吸性碱中毒的条件，使肺血管扩张，肺动脉压下降，右向左分流停止。

2. 血管扩张药：最常用的药物为妥拉苏林，可扩张肺血管和体循环的血管，上已提及。

3. NO吸入治疗

NO吸入治疗是近年来发展起来的一种新的治疗持续胎儿循环的方法。NO对肺血管平滑肌有高度的选择性，经气道吸入后直接弥散至肺血管平滑肌使之舒张，降低肺动脉压力，改善低氧血症。由于NO吸入后进入肺循环时迅速与血红蛋白结合而对体循环血管无影响。目前，NO治疗持续胎儿循环已在国内开始探索使用。具体的使用方法、剂量需要更加准确，以达到安全、高效的目的。

4. 硫酸镁治疗持续胎儿循环：硫酸镁（magnesium sulfate）也是近年来发展起来的一种治疗方法。硫酸镁是一种持续的血管扩张剂，肌肉松弛及镇静剂，应用于持续性胎儿循环的治疗，国外已有较多报告，而且副作用小，有较好的应用前景。

5. 体外膜肺（ECMO）：近10年由于体外膜肺的应用大大提高了PPHN的存活率。但需具有设备条件及经过培训的专业人员方能进行。

（郭静竹）

第八章　遗传性疾病

第一节　概述

随着疾病谱的变化，既往较少见的遗传性疾病在儿科临床实践中的地位越来越重要。新生儿出生缺陷约占活产婴儿的 0.8%～2.1%，其中70%～80%为遗传因素所致。常见者包括染色体病，单基因病和多基因病。遗传病、恶性肿瘤和先天畸形已经成为小儿死亡或残疾的首要原因，成为儿科领域的重要课题。近年来生物化学和分子遗传学的迅猛发展，使既往许多不被认识的遗传病得以诊断或治疗。权威的《孟德尔人类遗传学》1965 年初版时仅收录 1000 多个病种，到 1998 年底达10 000种，目前 Online Mendelian Inheritance in Man（OMIM）收录的病种数目日新月异，截至 2002 年 9 月已超过 13 800 种。其中获得明确基因定位的已超过 1 万种（表 8-1，OMIM Statistics，http：//www3. ncbi. nlm. nih. gov/Omim/）。积极开展医学遗传学的研究，阐明先天畸形、代谢缺陷病等有关疾病的病因和发病机理，探讨诊治与干预措施，对保证儿童健康、提高民族素质具有十分重要的意义。

表 8-1　OMIM 收录人类遗传病病种统计

日期	常染色体遗传病	X-连锁遗传病	Y-连锁遗传病	线粒体遗传病	合计
03/06/2001	11 841	717	37	59	12 654
17/09/2001	12 112	735	39	59	12 945
25/06/2002	12 857	773	40	60	13 730
17/09/2002	13 006	777	40	61	13 884

（一）遗传学与儿科医学的关系

遗传学在临床儿科领域占有极为重要的地位，临床儿科遗传学涉及遗传学的许多方面，例如：细胞遗传学（染色体畸变），分子遗传学（蛋白分子病，先天性代谢缺陷），免疫遗传学（新生儿溶血症，类风湿病，器官移植），药物遗传学，肿瘤遗传学（白血病，淋巴瘤，Wilms 瘤），行为遗传学（儿童多动综合征、强迫症）等。

（二）遗传病的一般特点：①有明显家族史，并按一定方式传递，但可由突变所致而散发；②单卵双生同胞同病率大于异卵双生同胞；③父母近亲婚配的子女同一疾病的患病率高；④一般在儿童期起病，但也可在成年后发病。

（三）遗传病的诊断

遗传病种类繁多，诊断大多十分困难。应掌握遗传病的上述特点，了解遗传病的特殊症状体征，如先天畸形、智能落后、发育异常、皮肤纹理异常等，系统分析家系发病情况，并结合细胞遗传学、生物化学、基因分析等特殊方法做出诊断。

1. 临床表现　多数遗传病有发育落后、生长迟缓、智能落后、面容异常、四肢或脏器畸形、皮肤、毛发或五官改变。新生儿期出现不明原因的黄疸不退、长期腹泻、持续呕吐、肝脾肿大、呼吸困难、低血糖、酸中毒、高氨血症、电解质紊乱、惊厥、昏迷、特殊臭味等，应考虑遗传代谢病。

2. 实验室检查　根据病史、临床表现、家系分析等初步线索，选择以下辅助检查确诊。

（1）染色体分析　适用于染色体异常的诊断。

（2）生化检查　包括一般生化检查、体液异常代谢物检测以及酶活性测定等，是遗传代谢病的基本诊断方法。

（3）影像学检查　骨骼 X 线检查可诊断先天性成骨不全，对诊断部分伴骨骼受累的溶酶体病（粘多糖病、粘脂病、高雪病、神经节苷脂沉积病等）也可能获得重要线索。头颅 CT 或 MRI 可发现中枢神经系统病变。

（4）基因诊断　许多遗传病和肿瘤均与基因缺陷有关，基因诊断除可直接做出准确诊断外，还可对高危人群做出症状前早期诊断，并可检测隐性遗传病的杂合子，利于遗传咨询。

（四）遗传病的治疗

近年来，对遗传与先天代谢性疾病的治疗方面有了较大的进展。主要有两类措施。

1. 改善机体内外环境，纠正代谢紊乱，改善症状。可采用饮食、药物、手术、酶补充疗法以及脏器移植等方法。

2. 基因治疗　适用于致病基因结构清楚的单基因病，用人工方法改造和修补有缺陷的基因，人工改变遗传信息的表达，从而产生所需要的酶和蛋白质，治愈疾病。但目前多数遗传病的基因治疗尚在实验研究阶段。

（秦　炯）

第二节　基因诊断

一、概念与背景

●基因水平做出的诊断称为基因诊断。人类遗传病已达九千余种。
2002 年 5 月基因座位已有 13629 个，仅在 1153 个基因上发现致病突变，国内可进行 30 种遗传病的基因诊断

顾名思义，基因水平做出的诊断称为基因诊断。近十多年中，基因诊断在全球范围取得迅速进展。作为现代生物高科技技术与临床医学结合的产物，基因诊断既有其突出的、不可替代的优点，也存在不少局限性。临床医生了解并正确评价这种新的诊断手段是十分必要的。人类基因突变数据库（Human Gene Mutation Database，HGMD）宣布已在 1 150 多个基因上发现 26 000 种以上突变。对于这些遗传病可通过直接对致病基因的突变分析（mutation analysis）开展基因诊断。对大多数尚未发现基因突

变的遗传病，可通过基因连锁分析（linkage analysis）进行间接的基因诊断。

二、方法和策略

（一）常用方法：

针对不同类型的致病基因突变，一般要首先获得待诊个体和家庭成员的病变组织，外周血白细胞、皮肤成纤维细胞和口腔黏膜脱落细胞也是常用的无组织特异性要求的取材部位。从中提取的DNA或RNA，通过各种不同的分子生物学手段加以分析：

1. DNA突变分析：主要采用聚合酶链反应（polymerase chain reaction，PCR）扩增的受累基因片断，结合限制性内切酶（restriction enzyme）识别突变。突变可能造成的内切酶识别位点的变化，因而使酶切片段的长度改变，经电泳分离即可识别携带该突变。如果此点突变不改变任何内切酶识别序列，则通过人工设计PCR引物（artificial primer），使之既含有一种内切酶位点，又可识别该突变，此方法称为酶切位点修饰扩增（amplification created restriction enzyme cutting site，ACRS）。需要定量分析的突变则要通过Southern-blot杂交，用识别突变的内切酶处理基因组DNA，先经电泳、转膜和固定，然后与放射性同位素标记的探针（目的基因DNA片段）杂交，经放射自显影显示结果，称为限制性片段长度多态性分析（restriction fragment length polymorphism，RFLP）。DNA的点突变、缺失、插入等DNA序列的变化都可以用上述方法检出。点突变的筛查手段还有PCR－单链构象多态性（single strain conformation polymorphism，SSCP）、PCR－变性梯度凝胶电泳（denatured gradient gel electrophoresis，DGGE）、PCR－温度梯度凝胶电泳（temperature gradient gel electrophoresis，TGGE）、PCR－异源双链分析（hetero-duplex，HD）、以及DNA序列分析（sequencing）等。其中尤以序列分析筛查阳性率最高，可达100%。其余均有遗漏点突变的可能。近年来以毛细管电泳和变性高压液相色谱（denatured high pressure liquid chromatography，dHPLC）为代表的自动分析方法不仅速度快而且阳性率高，更适合临床应用。

2. RNA的基因表达分析：即针对基因转录产物mRNA的分析。一般以病变组织的RNA为对象，通过反转录（reverse transcript，RT）和PCR两步骤，得到较小的cDNA片断，再用上述突变分析手段寻找突变，或直接发现异常转录产物。其他定量分析mRNA表达量的方法包括Northern杂交、荧光定量PCR及生物芯片（biochips）基因诊断技术等。

3. 蛋白质功能检查：如果基因很大，突变很分散，RNA上也未发现明显的变化，就要使用一些方法，对基因最终产物——蛋白质进行分析。可采用体外翻译体系进行蛋白截断分析（protein truncation assay，PTA），不仅可同样做出诊断，而且从功能方面深化对疾病的认识。

（二）策略

1. 直接对致病基因进行突变分析：对临床上确诊的单基因遗传病，需要首先找到先证者的致病突变。对一些人群中特别高发的遗传病，如镰状细胞贫血（sickle cell anemia），其致病基因存在高频突变，可直接对这些突变热点进行携带者父母和胎儿的 DNA 筛查。

●基因诊断策略：
直接法突变分析；
间接法连锁分析；
基因芯片。

2. 连锁分析间接诊断家系中的发病情况：对大多数尚未发现基因突变的遗传病，可通过多态性标记（polymorphic markers）进行连锁分析（linkage analysis），做出间接诊断。

3. 常见复杂遗传病的多因子并行分析和基因芯片技术：临床上多数常见病，如肿瘤、心脑血管病、神经退行性疾病和许多免疫相关疾病，其发病环节众多，传统的对个别基因逐个寻找突变的方法不适用。需要采用同时分析多基因和这些基因的所有突变的并行分析系统，目前主要采用基因芯片技术。

三、临床应用

1. PCR 基因诊断

PCR（polymerase chain reaction）即聚合酶链反应技术，通过在热循环仪（thermal cycler，即 PCR 仪）中的反应，使极少量的待测基因片段经扩增、染色后可直接目测观察。PCR 技术是当前基因诊断最有效的方法之一。PCR 还可以用于某些遗传病的产前基因诊断，如视网膜母细胞瘤（retinoblastoma，RB）。

2. 蛋白质水平的基因诊断

完善的基因诊断应将突变分析与蛋白质功能分析定点定量地结合起来。例如，GM2 神经节脑苷脂贮积症（Tay-Sachs 病）与 Sandhoff 病都是由氨基己糖苷酶（Hexosaminidase，Hex）功能异常所致，以前只了解到 HexA、B 同时失去功能会导致 Sandhoff 病而仅 HexA 突变产生 Tay-Sachs 病表型。通过基因分析发现 Hex 酶的 α 和 β 亚基存在突变（HexA，B 都包含 β 亚基）。现在已可以将 α、β 亚基的每一个突变与氨基己糖苷酶残余活性对应起来。

基因产物的分析目前进展很快，已经出现了商品化的蛋白截断分析（PTA）技术和基因表达系统，普遍使用在 neurofibromin 和 dystrophin 等非酶蛋白的功能检测上。也可应用于 tRNA 和 rRNA 的功能检测。

3. 连锁分析

常见的连锁诊断方法是限制性片段长度多态性（restriction fragment length polymorphisms，RFLPs）连锁分析法。由于基因的缺失、插入、重排和单碱基置换（点突变）的结果，使 DNA 分子中原有的限制性内切酶的识别位点发生变化，增加或是消失，使酶切后的 DNA 片段的长度也随之改变。这种限制性长度变化往往同某种疾病有连锁关系，无论这种 DNA 片段是否为致病基因，均可用来作为这种疾病的诊断指标。

4. 基因芯片

该技术是多基因病基因诊断的有力武器。随着疾病基因组研究的兴起，运用基因芯片寻找各种疾病相关基因也越来越普及。当前的热点是用于肿瘤基因研究，这方面的成品芯片也最多。对儿科遇到的先天性恶性肿瘤如横纹肌肉瘤、儿童急性白血病 Welford 的微阵列研究已有报道。对于遗传病的遗传做图和基因定位，DNA 芯片可替代工作量很大的用分子标记进行的基因分型（genotyping）和传统的连锁分析（linkage analysis）。

单核苷酸多态性（single nucleotide polymorphism，SNP）是一类基于单碱基变异引起的 DNA 多态性，被称为第三代遗传标记。由于 SNP 在基因组上密度和多态性都很高，只要简化检测方法，它将对相关基因和致病基因的识别发挥重要作用。不同于其他多态性标记的是，SNP 都是在单个碱基上出现的 2 种类型（如 A 或 G）的变化，因此就可以分别合成识别这 2 种变化的探针，将其成对地排列在芯片上，就能同时检测大量的 SNP，使 SNP 的优势得到充分发挥。

四、对基因诊断结果的认识和评价

（一）结果分析

1. 首先看基因突变改变了什么：蛋白编码区的错义突变、移码突变、终止密码和非编码区的突变，如内含子的剪切突变都会导致合成的蛋白质的结果和性质发生突变，从而影响到功能。

2. 特异性突变应只在病人中检出，而在一定数量以上的正常人群中未出现，因此需要同时进行对照试验。一般正常对照的标本数至少要达到 50～100 个。

3. 有家族证据，即在家族的所有患者身上检出同样突变，患者的双亲是携带者，而正常成员中没有。

4. 纯合突变起病早、表现重，杂合突变表现轻或不发病，即有一定的显隐性效应和剂量效应。

还要建立用于实验性基因治疗的动物和细胞模型，建立包含这些突变的细胞株和转基因或基因敲除（knock out）小鼠，以确认在人类检出的致病基因突变的生物学意义。

在儿童疾病的研究中，因儿童在生长发育的不同阶段的基因表达变化很大，如婴儿期和青春期表达的基因种类明显有差别，因此在用芯片研究致病基因时，应严格选择年龄一致的对照组。当研究免疫系统变化时，也不能不考虑免疫建立、环境中免疫原接触史、预防接种和用药史的干扰。

（二）基因诊断的适应证

目前普遍接受的适用范围是①诊断后可以治疗或提前预防发病的遗传病；②可以进行产前基因诊断的严重的先天代谢病或恶性早期致死性疾病；③传统方法不能诊断、诊断不确切或取材有创伤性的遗传病。

（三）基因诊断的局限性

首先是基因多样性（gene diversity）造成的局限，即种族之间及个体之间存在着基因差异，而这些差异是造成基因诊断错误的重要原因。另一局限性来自基因型和表型的复杂相关性，即基因突变对表型的影响可能有所不同。直接从基因中得出的诊断信息，有时是不准确的。基因诊断所反映的基因型不同于酶学检查结果，在它们的关系彻底弄清之前，前者不能完全替代后者。

五、前景和意义

目前人类基因组全貌已经显现，已得到大量标记和部分致病基因。但识别全部基因和确定全部基因功能，识别并定量遗传变异对疾病影响的任务将更艰巨，同时具有广阔的前景和重要意义。首先，更精细的基因作图使我们能选择最靠近待诊疾病基因座位的多态性标记，使诊断正确率大大提高。其次，基因芯片、DNA 序列荧光直读等技术可望实现对每个病人每种突变实行全部测序。此外，基因分析扩展到致病基因以外的疾病易感性（susceptibility）与抗性（resistance）基因，这对于复杂性状遗传病（多为常见病）如肿瘤、糖尿病、动脉粥样硬化、精神分裂症、哮喘和癫痫的诊断将产生巨大推动作用。

（戚　豫）

第三节　染色体病

●染色体是基因的载体。光镜下可见其形态。核型分析是研究的基本手段。

染色体由 DNA 和蛋白质复合体组成，携带着大部分可以代代相传的遗传信息。在细胞周期中以不同的形态存在，从间期到分裂中期，松散的染色质通过多级螺旋化，形成光学显微镜下可以看到的染色体。人类染色体 23 对，按大小和着丝粒位置的不同分为 A～G 7 个组（表 1），常染色体编号 1～22 号，性染色体 X、Y。将一个细胞的全部染色体按大小和形态特征，有序地配对排列，据此进行分析诊断，称为核型分析（karyotype analysis），它包括：1）染色体数目；2）性染色体组成；3）异常的发现。正常女性核型：46，XX；正常男性核型：46，XY。

●染色体病的分类：
1. 根据涉及的染色体：
①常染色体病。
②性染色体病。
2. 根据染色体数目和结构：
①数目异常。
②结构异常。

表 8-2　染色体分组和特点

组别	染色体序号	特　点
A	1～3	大，1、3 号中着丝粒型，2 号亚中着丝粒型
B	4～5	大，亚中着丝粒型
C	6～12，X	中等大小，亚中着丝粒型
D	13～15	中等大小，近端着丝粒型，有随体
E	16～18	较短，16 号中着丝粒型，17、18 号亚中着丝粒型
F	19～20	短，中着丝粒型
G	21～22，Y	最短，近端着丝粒型，有随体；Y 染色体无随体

染色体病（chromosome disorder）又称染色体畸变综合征（chromosomal aberration syndrome）指由于染色体数目或结构异常导致的疾病。染色体畸变与染色体病不能等同，只有染色体畸变引起临床症状或表型异

常才称之为染色体病。染色体发生断裂是他们共同的基础。

根据畸变所涉及的染色体，可以分为常染色体畸变综合征和性染色体畸变综合征；根据染色体数目的增减或结构异常，分为染色体数目异常综合征和染色体结构异常综合征。染色体数目异常包括各种单体综合征和三体、四体等多倍体综合征。由于多倍体的个体遗传信息含量极度异常，多数流产，存活者极为罕见。染色体结构异常综合征包括各种易位、重复、倒位、缺失等引起的综合征。

有时，染色体的增减不涉及整条染色体，而只是其中的片段，根据染色体片段比正常的二倍体细胞增加了一份还是减少一份，分为染色体部分三体或部分单体综合征。部分三体或单体是染色体缺失、局部重复、易位或倒位等结构畸变的结果。

具有两种以上细胞系的个体称为嵌合体（mosaic）。嵌合体患儿的临床症状在很大程度上取决于异常细胞与正常细胞的比例，异常细胞所占比例越大，临床症状越严重。

●常染色体畸变综合征共同临床特征：
智力低下；
生长发育障碍；
多发畸形。

染色体是核基因的载体，染色体畸变常常涉及较多的基因，同时也由于基因的多效性，染色体畸变，尤其是常染色体畸变综合征往往临床表现多样，累及多个器官的形态和功能。常染色体畸变综合征共同临床特征为：程度不同的智力低下；生长发育障碍，体格多矮小；常伴多发畸形：如特殊面容、内脏及骨骼畸形。由于染色体病常常导致多发性先天畸形，所以，染色体研究对儿科学是非常重要的。

在常染色体数目异常所致的综合征中以三体最常见，主要原因是在细胞减数分裂期发生了不分离，三体细胞可以存在于所有细胞中，也可以为嵌合体。其中，21-三体综合征是最常见的类型，以下将重点叙述。其他较常见的三体综合征见表 8-3。

一、21-三体综合征

21-三体综合征（21-trisomy syndrome）又称唐氏综合征（Down syndrome）是由英国医生 Langdon Down 首选描述的，法国细胞遗传学家 Lejeune 证实其病因为多一条 G 组染色体，即 21 号染色体。它是染色体病中最常见的一种。国外报道本病发病率在活产婴儿中为 1/600～1/800，即 1.6‰～1.2‰，国内为 0.56‰～0.64‰。临床特征为智力低下、愚笨面容、发育迟缓并常伴有先天性心脏病或其他畸形。

●21-三体综合征是染色体病中最常见的一种。
原因：生殖细胞在减数分裂或受精卵在有丝分裂时发生。

【病因及发病因素】

本病病因是体细胞内多一条额外的 21 号染色体。产生的原因，主要由于生殖细胞在减数分裂或受精卵在有丝分裂时发生不分离，致使胚胎体细胞内存在一条额外的 21 号染色体。

引起生殖细胞或受精卵发生染色体不分离的因素如下：

1. 妊娠时父母的年龄　母亲的年龄是影响发病率的重要原因。随着母亲年龄增大，娩出患儿的风险明显增高。母龄 20 岁时发生率约为 0.05%，35 岁时约为 0.3%，40 岁时约为 1%，40 岁以上时高达 2%～

5%，但近年来国内外均发现母龄有下降的趋势，可能与致畸物及感染等因素有关。父龄与子代发病的关系尚无定论。

2. 致畸物及疾病的影响　环境中的致畸物质如放射线、化学制剂（苯、农药等）及某些药品（磺胺等）均可致染色体畸变。

●21-三体综合征临床主要特征：
1. 智力低下；
2. 愚笨面容；
3. 发育迟缓；
4. 通贯掌；
5. 常合并先天性心脏病。

【临床表现】

1. 智能、体格发育障碍　是本综合征最突出、最严重的表现。大部分患儿有程度不等的智能发育障碍，嵌合型患儿较轻，有的可接近正常儿童。小婴儿智能障碍，随年龄增长日益明显。智商通常在35～70之间。能存活至成年的患者多能够生活自理，部分可以完成简单的工作。患儿性格乖巧，讨人喜爱，好模仿，爱音乐。但行为、动作倾向于刻板，抽象思维损害最大。

患儿出生时的身长和体重均较正常婴儿低，生后体格发育及运动能力的发育均较迟缓。

2. 愚笨面容　患儿表情呆滞，眼距宽、眼裂小、两眼裂外侧上斜，内眦赘皮，睫毛稀少，常有斜视；鼻梁低平，腭弓高，嘴小唇厚，舌大常外伸，流涎；耳小低位，耳廓畸形。

3. 骨骼及肌肉　新生儿常有第三囟门，患儿头小而圆，颈短而宽，枕骨扁平，出牙迟，先后顺序不正常，牙呈楔形，珐琅质发育不全。手宽厚、指短、小指内弯，第二、三节指骨发育不良，䠀指与第二趾间距增宽。骨龄落后于正常儿，骨骺愈合较晚，身材矮小。肌张力低下，韧带松弛，关节活动过度。

4. 皮纹特征　手纹：尺侧箕形指纹增多；2/3以上患儿手掌三叉点t移向掌心，使atd角增大，常大于58°；双侧或单侧通贯掌见于近1/2患儿；第五指单一指间褶。足趾纹：约1/2䠀趾球部胫侧弓形纹。

5. 其他：约1/2患有先天性心脏病；胃肠道畸形如肠闭锁、膈疝等往往是新生儿主要的死亡原因。婴儿患者常见脐疝，男性伴小阴茎、隐睾。患儿免疫力低下，易患感染性疾病，以呼吸道感染常见。另外，本病患者白血病发生率明显高于一般人群，以急性淋巴细胞性白血病多见。患儿中先天性甲状腺功能低下的发生率高于正常人。

【实验室检查】

●21-三体综合征细胞核型类型：
1. 典型型。
2. 易位型。
① D/G易位
② G/G易位。
3. 嵌合型。

21-三体综合征的诊断主要依靠细胞遗传学的染色体核型分析，另外有一些生化和免疫学方面的研究，其目的在于揭示疾病的发病机理和寻找可能的治疗方法。

1. 细胞遗传学检查 21-三体综合征的异常关键部位位于21q22，当其呈三体时出现临床表现。染色体核型分为三型：

（1）典型21-三体型：占全部患儿95%。其发生主要由于生殖细胞在减数分裂时不分离。几乎都是新生的（de novo），与父母核型无关。在男性，精子由精原细胞通过生精过程不断产生，减数分裂终身进行，故精子是“新鲜的”。而在女性，出生时所有的卵细胞都已经过第一次减数分裂，处于休止期或核网期直至排卵。因此，卵母细胞长期接受内、外环境因素的影响，自身也不断老化，这些均可能导致不分离发生。患儿核型47XY/XX，+21。

（2）易位型：此型占3%～4%，核型有多种，较常见为D/G和G/G型易位，分别占54.2%和40.9%。在易位型患儿体细胞中有二条正常21号染色体和一条额外的21号染色体与一条D或G组染色体发生易位，短臂断裂并丢失，长臂易位到D或G组染色体长臂上，患儿染色体总数仍然是46条，但由于多一条21号染色体长臂，形成21号长臂三体。因此，患儿有与典型21三体相同的基因剂量和临床表现。

① D/G易位型：为21号染色体与一条D组染色体发生易位，D组染色体多为14号，占58.5%，核型为46XY/XX,－14,＋t（14q；21q）；其次为13号，占22%，核型为46XY/XX,－13,＋t（13q；21q）；15号占19.5%，核型为46XY/XX,－15,＋t（15q；21q）。

② G/G易位型　为21号染色体与一条G组染色体发生易位，多数为两条21号染色体发生易位，占83.3%，核型为46XY/XX,－21,＋t（21q；21q）。少数为21与22号染色体易位占16.6%，核型为46XY/XX,－22,＋t（22q；21q）。

（3）嵌合型：此型约占1%，由于受精卵在早期分裂过程中发生21号染色体不分离，使体内存在二种细胞系，即正常细胞系和21-三体细胞系，形成嵌合体。核型为46XY（XX）/47XY（XX），＋21。此型患儿根据异常细胞所占比例的不同，临床症状轻重不等，甚至有表型正常者，此即嵌合型易被漏诊的原因。

2. 酶活性改变　患儿红细胞超氧化物歧化酶1（superoxide dismutase 1，SOD-1）活性增高约50%，实验资料表明SOD-1含量与患儿IQ之间存在负相关。此外，白细胞中碱性磷酸酶亦可增高。

3. 免疫改变　患儿有T淋巴细胞转化反应受抑制，血胸腺因子水平、丙种球蛋白含量下降。这些变化虽然不是特异性的变化，但可以解释患儿易患感染性疾病。

【诊断与鉴别诊断】

典型的21-三体综合征根据特殊的面容、智能障碍、生长发育落后及皮纹等特点可以做出临床诊断，但确诊需要染色体核型分析，根据染色体检查的结果还可以与其他原因引起的智力低下及其他类型的染色体疾病相鉴别。此外，嵌合型的患儿、新生儿及早产儿临床表现不典型，诊断更依靠染色体检查。

本病应与先天性甲状腺功能低下（呆小病）相鉴别。呆小病患儿面容呈黏液水肿状，面部特征不同于21-三体综合征，头发干燥稀疏，皮肤粗糙，甲状腺^{131}I吸收率下降，血清T_3、T_4值降低，TSH增高，而染色体核型正常。

【预防】

进行遗传咨询，根据染色体畸变类型对子代发病进行风险估计，指导生育。

典型的21-三体主要是新生产生，父母核型正常。母亲再次怀孕时患病风险与普通人群相同。少数遗传而来，21-三体女性极少数有生育能力，子代发病概率50％。D/G易位患儿中55％为新生，45％由亲代携带平衡易位而来，因此，必须做父母核型分析。理论上，母亲为携带者，每一胎发病风险为1/3，父亲为携带者，子代发生率甚低。G/G易位患儿中大多是新生产生，5％为遗传，双亲之一若为21q22q易位携带者，子代患病风险与D/G相同，若母为21q21q易位携带者，发生流产机会50％以上，子代活产婴儿100％为患儿，因此，这种妇女不应当生育。

嵌合型患者中有些症状虽轻微，但可将额外的21号染色体传给子代。

对凡有可能生育21-三体综合征的孕妇均应进行产前诊断。

【治疗】

本病无特殊治疗方法。应着重对患儿的训练与教育，训练的目的主要为使患儿能生活自理及进行简单工作。

对伴有先天性甲状腺功能低下的患儿应及早应用甲状腺素治疗，有利于促进智力的提高。

【预后】

据统计约25％～30％的患儿1岁以内死亡，半数5岁以内死亡。能活40岁以上者约10％。

其他主要的三体综合征的临床表现见表8-3

表8-3　染色体三体综合征和主要临床表现

综合征	发病率	临　床　表　现
13-三体 Patau's syndrome	1/10 000	异常头颅，头皮缺陷，大脑畸形（前脑无脑裂），小眼，眼距窄，耳畸形，低位耳，球状鼻，唇裂，多指和并指，肋骨发育不全，心脏畸形，内脏、生殖器官异常
18-三体 Edwards syndrome	1/6 000	低出生体重，手握拳，食指叠中指，小指叠环指，枕骨凸出，小头，小颌，胸骨短，小骨盆，髋外展受限，心脏、肾脏畸形，95％的病例出生后第一年死亡
21-三体 Down syndrome	1/（600～800）	肌张力低下，眼距宽，眼裂上斜，内外眦赘皮，虹膜斑（Brushfield spots），鼻梁低平，高腭弓，舌外伸，通贯掌，手宽厚、指短、小指内弯，心脏畸形，骨盆发育不良，不同程度智力低下和生长发育落后
8-三体（嵌合体）	1/20 000	长脸，高凸前额，宽鼻梁，低位耳，厚唇，高腭弓，唇裂，小颌，骨关节异常，轻度智力低下

二、染色体结构异常

缺失是较常见的染色体结构异常。缺失是由于染色体片段的丢失所致。它或是单纯缺失，或伴有另一个染色体片段的重复，而后者通常源于易位携带者在减数分裂期发生交换导致了染色体不平衡易位。缺失可以位于染色体的末端，也可以位于染色体片段之间。染色体缺失常伴有智力低下或畸形。临床上小的缺失较常见于智力低下伴微小畸形。常见的缺失及其临床表现见表8-4。

表 8-4 常见的缺失及其临床表现

染色体缺失（综合征）	临床特征
4p－ Wolf-Hirschhorn Syndrome	典型的"希腊盔甲"面容，小头，眼距宽，眼窝发育不良，内眦赘皮，眼震，斜视，钩型鼻，唇腭裂，小颌，心脏畸形，隐睾，尿道下裂
$5p^-$ Cri-du-chat Syndrome	肌张力低下，短身材，哭声似猫叫，小头伴额缝突出，圆脸，眼距宽，高腭弓，内眦赘皮，鼻梁扁平，智力低下
$9p^-$	鼻梁扁宽，头颅狭小呈三角形，眼裂上斜，突眼球，鼻梁扁宽，颈短伴翼状颈皮，性征发育异常，心脏畸形，长手指和脚趾，智力低下
$13q^-$	低出生体重，难存活，严重智力低下，小头，眼距宽，眼睑下垂，鼻梁扁宽，眼畸形常见，手发育不全或伴拇指缺如及并指。
$18p^-$	15%患儿有严重的影响，80%仅有小的畸形。头、眼畸形，唇裂，高腭弓，不同程度的智力低下
$18q^-$	肌张力低下，呈"蛙样姿势"，下肢屈曲，过度外展，面中部发育不良，眼窝深陷，鲤鱼样嘴，耳轮突出，不同程度的智力低下，有攻击行为

由于细胞培养和染色技术的改进，近年来，大量的染色体异常相关疾病被描述，同时，分子遗传学的不断进步也促进了染色体定位技术的发展。如FISH（fluorescence in situ hybridization）技术：利用荧光标记的DNA探针与染色体进行杂交，分析染色体的结构，发现了一些常规光学显微镜不能检测出的微小缺失，称之为微缺失综合征（microdeletion syndrome）。

表 8-5 常见微缺失综合征染色体定位及主要特征

综合征	染色体定位	主要特征
Williams	7q11.23	特征性面容，主动脉瓣上狭窄，发育障碍
Langer-Giedion	8q24.1	外生性骨疣，面部异常，发育延迟
WAGR	11p13	Wilms瘤，虹膜缺如，泌尿生殖系发育不良，智力低下
Prader-Willi	15q11～13	肌张力低下，性腺发育不良，智力低下，多食，肥胖
Angleman	15q11～13	惊厥发作，异常行为，智力低下
DiGgeorge/velocardiofacial	22q11	腭裂，心脏畸形，胸腺、甲状旁腺缺如

三、性染色体畸变综合征

人类有X和Y两种性染色体，决定个体表型性别的是Y染色体，其上有决定睾丸发育的睾丸决定因子，睾丸的存在决定了个体的性别。性染色体畸变中以先天性卵巢发育不全综合征为常见，约占50%，先天性睾丸发育不全综合征约占40%。其余少见。

●Turner综合征的主要特征：
1. 体型矮小；
2. 性发育呈幼稚型；
3. 颈蹼；
4. 智力低下；
5. 核型：45，XO。

四、先天性卵巢发育不全

先天性卵巢发育不全又名Turner综合征，为女性生殖系统发育不全疾病，在活产女婴中约占1/10 000，是由于X染色体呈单体型或有结构畸变，本病是人类惟一能生存的单体综合征。患者表型为女性。临床主要特征有：体型矮小，性发育呈幼稚型，原发性闭经。患儿至青春期才表现出性发育障碍，缺乏第二性征，乳房不发育，无阴毛、腋毛，原发性闭经或月经稀少，婚后不孕，胸宽，二乳头相距较远，身高低于正常，部分患儿有智能障碍，程度多较轻。儿童期的临床表现：常伴有各种先天畸形，如颈蹼、颈短、小下颌、高腭弓、后发际低、双肘外翻、胫骨向前突起如镰刀状。此外，还有主动脉缩窄和肾畸形。新生儿的特点：出生低体重，由于深部淋巴管发育不全，常有手背和足背先天性淋巴性水肿。

细胞遗传学检查核型有多种类型，典型为单体型：45，XO。约占60％，具有典型的临床表现。嵌合型：45，XO/46，XX，根据二系所占比例不同，临床表现不同。轻者可有月经，部分有生育能力。染色体结构畸变：X染色体短臂或长臂缺失，46，X，del（Xp），46，X，del（Xq）；等臂X染色体46，i（Xq）；46，i（X p）。

血清FSH、LH在婴儿期即增高，雌二醇水平甚低。

早期诊断主要根据颈蹼、身材矮小及新生儿期的特点，对可疑患儿做染色体检查，及时诊断。

通过激素治疗，可有月经来潮。治疗应在青春期前，骨龄达12岁时开始，用雌激素做补充治疗，待月经来潮后与孕酮交替使用。不宜过早开始治疗，以免骨骺提早与长骨相连。

用重组人生长激素促进身高增长，使其表型接近正常人，从而保证患儿心理健康。

五、先天性睾丸发育不全

●Klinefelter综合征的主要特征：
1. 表型男性但女性化。
2. 睾丸小而硬。
3. 智力正常。
4. 核型47，XXY。

先天性睾丸发育不全综合征（Klinefelter's syndrome），又称原发性小睾丸症，是男性不育的原因之一，初生男婴的发生率约1∶11 000。患儿体细胞中有一条额外的X染色体，并有相应的基因剂量增加，影响睾丸的正常发育。本病是由于亲代生殖细胞减数分裂时发生不分离所致，60％患儿的超数染色体来源于母方，且与母亲年龄有关；另外40％来自父方。

患儿表型为男性，至青春期才出现性发育障碍：睾丸小而硬，长径小于2cm，曲精管呈玻璃样变性，不能产生精子，故成年后无生育能力。男性第二性征发育差，有女性化表现，皮肤细嫩，皮下脂肪丰富，须毛少，25％的患者有乳房发育，身材高，四肢长，大部分患者智力正常，仅少数有智力低下或精神异常。轻症患者成年后，除有男性不育外，无其他异常。在儿童期缺乏特异性表现，但常可以观察到某些行为和心理异常，如性格孤僻，不活泼，害羞或破坏性行为。凡在男孩发现有智力落后，学习困难或有心理异常应怀疑本病。

染色体核型分析：大多数为47，XXY，有典型的临床表现；嵌合型：46，XY/47，XXY，临床症状较轻。其他变异类型：48，XXXY，49，XXXXY及48，XXYY等患者X染色体越多，性征和智力发育障碍越严重，可伴躯体畸形。

若早期诊断，于青春期前开始治疗，可使睾丸发育，成年后有生育能力。由于儿童期临床表现易被忽视，很少能在青春期前得到诊断，因此要注意发现儿童期可疑患儿，及时做染色体检查，以便早期诊断。

治疗应强调全面治疗，一方面强化教育与训练，促进智能发育及正常性格形成。另一方面于青春期前（11～12 岁）开始睾丸酮替代治疗。

（潘　虹）

第四节　遗传代谢病概论

遗传代谢病（inborn errors of metabolism，IEM）是氨基酸、有机酸、糖、脂肪、激素等多种先天性代谢缺陷的总称，虽然每种疾患均属少见病，但因病种繁多，危害极大。近几十年来，随着生物化学和分子生物学的发展，各类疾患的诊断、治疗与预防方面均取得了很大的进步。

●遗传代谢病是多种先天性代谢缺陷的总称。

【病因、发病机理】

遗传代谢病为单基因遗传性疾病，以常染色体隐性遗传最多见，少数为常染色体显性遗传、伴 X 隐性或显性遗传。基因突变造成相关蛋白质结构或功能异常，引起酶缺陷或细胞膜功能异常，导致机体生化代谢紊乱，前身物质蓄积、旁路代谢物生成、生理活性物质生成减少，出现一系列临床症状与体征（表 8-6）。

●IEM 病因：基因突变导致蛋白表达异常，造成相关物质代谢紊乱。

●IEM 发病机制：前身物质蓄积；旁路代谢物生成；生理活性物质缺乏。

表 8-6　遗传代谢病的发病机理及其诊断治疗原理

<table>
<tr><td>生化改变</td><td colspan="3">正常　A→B→C→D→E
异常　A→B┼→C　D　E
　　　　　↓
　　　　　B'</td></tr>
<tr><td>诊断原理</td><td>中间代谢物蓄积</td><td>酶活性下降</td><td>物质形成障碍</td></tr>
<tr><td>发病机理</td><td colspan="2">有害中间代谢产物蓄积</td><td>生理活性物质缺乏</td></tr>
<tr><td>治疗方法</td><td colspan="2">防止有害中间产物蓄积</td><td>补充生理活性物质</td></tr>
</table>

【种类】

遗传代谢病病种繁多，目前，已发现数百种疾患。根据受累物质的特点可分为以下几类（表 8-7）。多数疾患发病情况与分布不明。近年来，随着诊断技术的提高，不仅有更多新的病种被发现，各类疾病的流行病学资料也得到了证实或修改。如有机酸代谢异常，由于许多患儿原因不明死亡而难以确诊，既往曾认为发病率很低，而近年的调查结果显示可能与氨基酸代谢病接近。

表 8-7　遗传代谢病的种类

生化物质	疾 病 举 例
氨基酸	苯丙酮尿症、同型胱氨酸尿症、枫糖尿症、酪氨酸血症
碳水化合物	半乳糖血症、糖原累积症、果糖不耐受症、乳酸丙酮酸血症
有机酸	甲基丙二酸血症、丙酸血症、异戊酸血症
尿素	先天性高氨血症
蛋白	家族性高脂蛋白血症、无白蛋白血症、转铁蛋白缺乏症
脂质	高雪病、尼曼－匹克病、Tay-sachs 病、Fabry 病

续表 8-7　遗传代谢病的种类

生化物质	疾　病　举　例
金属	肝豆状核变性、Menkes 综合征
嘌呤	雷－尼综合征
色素	高铁血红蛋白血症、卟啉病
激素	先天性甲状腺功能低下、先天性肾上腺皮质增生症
溶酶体病	粘多糖病、粘脂病、神经鞘脂病、神经节脑苷脂病
过氧化小体病	肾上腺脑白质营养不良、Zellweger 病
线粒体病	线粒体脑肌病、亚急性坏死性脑脊髓病

【临床表现】

●IEM 临床表现复杂，可在各个时期发病，常有多系统损害，个体差异大。

IEM 病种多，临床表现复杂，可在新生儿早期至成人各个时期发病，常有多系统损害，并且，同一种疾患常有不同的表现型，个体差异很大。由于各种代谢缺陷对机体的损害程度不同，疾患表现轻重不一。一般来讲，发病年龄越早病情越重，死亡率越高。如有机酸血症、尿素循环障碍常于新生儿期起病，出现喂养困难、呕吐、惊厥、酸中毒、呼吸困难、意识障碍等异常，死亡率极高。对于可疑患儿，应及早进行有关检查以明确诊断（图 8-1）。

苯丙酮尿症、枫糖尿症、半乳糖血症、高雪病等则多自婴儿期起病，进行性加重，逐渐出现发育落后、惊厥、肝功能损害等症状。异染性脑白质营养不良、肝豆状核变性等疾患可于学龄前后起病，进展较为缓慢。极少数患者可能终身不发病。

总的来说，先天代谢异常症有下列临床特点：

1. 神经系统损害：几乎所有的遗传代谢病都有不同程度的神经系统症状，其中以智力发育落后或倒退、惊厥最为常见，部分疾患伴有小脑、椎体外系、脊髓或外周神经损害。

●IEM 常可引起代谢紊乱，如：高氨血症、低血糖症、代谢性酸中毒、酮症。

2. 代谢紊乱：每类疾患均有其特异的代谢改变，部分疾患还伴随水、电解质异常和糖代谢紊乱，在新生儿或婴幼儿早期即出现症状，表现危重。例如：尿素循环障碍、有机酸血症患者急性期常有高氨血症、代谢性酸中毒、酮症。糖原累积症Ⅰ型患儿常表现为顽固性低血糖。

3. 肝功能损害或其他脏器受累：如半乳糖血症、肝豆状核变性、粘多糖病等多有肝功能损害及肝脾肿大。同型胱氨酸尿症常伴随晶体脱垂、骨骼发育异常和血管损害。粘多糖病表现为骨骼畸形。先天性肾上腺皮质增生症患儿多有男性化畸形。

4. 特殊气味：有些氨基酸和有机酸代谢异常可有特殊体臭，由于代谢物的蓄积，患儿尿、汗多有异味，如苯丙酮尿症（phenylketonuria，PKU）患儿因尿液、汗液中苯乙酸的大量排出而有鼠尿味，异戊酸血症患者常有汗脚味。

5. 皮肤、毛发异常：如白化病、苯丙酮尿症患者，由于黑色素缺乏，皮肤白、毛发黄，而肾上腺脑白质营养不良、先天性肾上腺皮质增生症患者常有色素沉着。

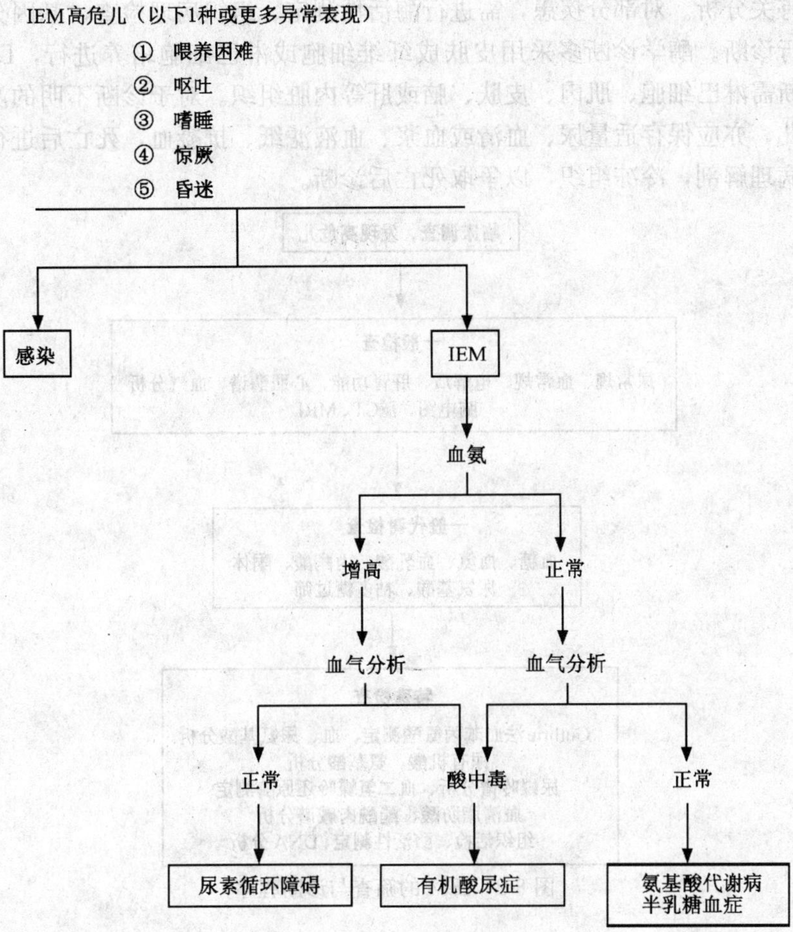

图 8-1　新生儿期 IEM 高危儿的临床筛查程序

6. 容貌及五官畸型：如粘多糖病、先天性甲状腺功能低下症、糖原累积病患者可有容貌异常。粘多糖病、半乳糖血症、某些神经鞘脂病、同型胱氨酸尿症等疾患可能出现视力及听力障碍。

7. 其他：部分疾患可有或仅表现腹泻、呕吐、烦躁、嗜睡、喂养困难、湿疹、结石等非特异性症状。

【诊断】

●IEM诊断方法：临床诊断；生化分析；酶学诊断；基因诊断。

应基于临床诊断→生化诊断→酶学诊断→基因诊断的原则，对于临床可疑的患者，及时进行有关检测，争取早期诊断、早期治疗。由于患儿常为正常出生，部分患儿新生儿期、婴儿期表现正常或仅有一些非特异性症状，很易漏诊或误诊，只有通过新生儿筛查才能早期发现，如 PKU、先天性甲状腺功能低下症等。由于遗传代谢病表现复杂，诊断分析时除参考病史、家族史、临床表现与常规化验外，需依赖特殊生化检测，如血、尿、脑脊液的氨基酸分析、有机酸、脂肪酸、肉碱分析、负荷试验、激素测定等，明确有无物质蓄积或生理活性物质减少（表 8-6、图 8-2）。必要时应反复检测，如有机酸血症，安定期可正常，急性期的尿液更有助于发现异常，对于重症患儿可进行膀胱穿刺，一般留取 5～10 毫升尿液即可进

●IEM确诊须依赖特殊生化检测。

行有关分析。对部分疾患，需进行酶活性测定、组织病理检查、基因分析进行诊断。酶学诊断多采用皮肤成纤维细胞或淋巴细胞培养进行，DNA诊断需淋巴细胞、肌肉、皮肤、脑或肝等内脏组织。对于诊断不明的濒死患儿，亦应保存适量尿、血清或血浆、血液滤纸、抗凝血，死亡后进行尸体病理解剖，冷冻组织，以争取死亡后诊断。

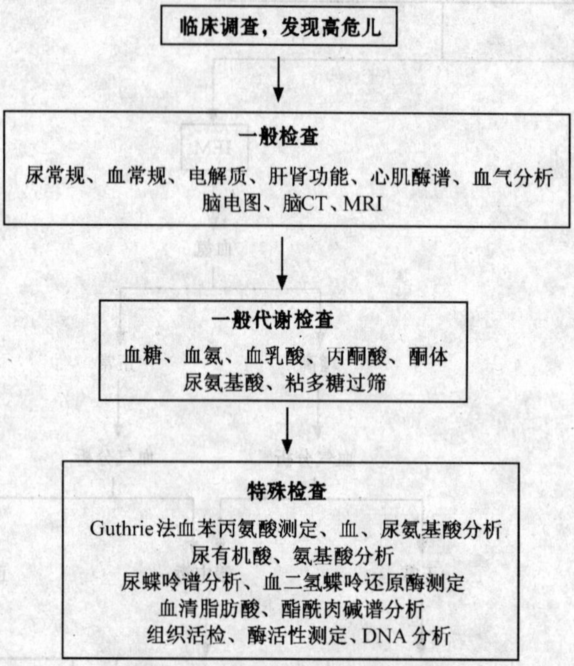

图 8-2　IEM的筛查与诊断程序

【治疗】

●IEM治疗原则：
减少蓄积；
补充需要；
促进排泄。

目前，虽然对于多数遗传代谢病仍无特殊治疗方法，但通过相应的支持或对症治疗许多疾患可得到有效控制。遗传代谢病总的治疗原则为减少蓄积、补充需要、促进排泄（表 8-6、8-8）。氨基酸、有机酸、脂肪酸、糖代谢异常多以饮食治疗为主。部分疾患可通过维生素、辅酶等进行治疗，如维生素 B_6 依赖型同型胱氨酸尿症大剂量维生素 B_6 有效、甲基丙二酸血症患者中约 20％为维生素 B_{12} 有效型。近年来，分子生物学技术也开始被用于遗传代谢病的治疗，通过骨髓移植或酶的补充疗法，提高酶的活性，如腺苷脱氨酶缺乏、镰状红细胞病、高雪病等。在肝豆状核变性及一些氨基酸、有机酸代谢病的治疗中，肝移植已经取得了成功。

表 8-8　IEM 的治疗方法

1. 饮食治疗→限制前驱物的摄入	
苯丙酮尿症	低苯丙氨酸饮食
枫糖尿症	低亮氨酸饮食
高氨血症	低蛋白、高热量饮食
半乳糖血症	免乳糖、免半乳糖饮食
家族性高胆固醇血症	低胆固醇饮食
肝豆状核变性	低铜饮食
有机酸血症	低蛋白、高热量饮食

续表 8-8　IEM 的治疗方法

2. 药物→补充缺乏物质或辅酶，促进蓄积物的排泄	
先天性甲状腺功能低下症	甲状腺素
先天性肾上腺皮质增生症	氢化可的松、氟氢可的松
糖原病Ⅰ型	葡萄糖
异型苯丙酮尿症	四氢生物蝶呤、5-羟色氨酸、左旋多巴
甲基丙二酸血症（维生素 B_{12} 反应型）	维生素 B_{12}
同型胱氨酸尿症（维生素 B_6 反应型）	维生素 B_6
生物素基酶缺乏症	生物素、左旋肉碱
全羧酶缺乏症	生物素、左旋肉碱
肝豆状核变性	D-青霉胺
高乳酸血症	左旋肉碱、二氯氨乙酸钠
3. 酶的补充治疗	
高雪病	β-葡萄糖苷脂酶
Fabry 病	α-半乳糖苷酶
4. 脏器移植	
粘多糖病	骨髓移植
部分代谢性疾病	肝移植

【预防】

遗传代谢病的预防包括出生前和出生后两方面。

●IEM 的预防：
1. 出生前：
遗传咨询；
产前诊断。
2. 出生后：
早期筛查。

1. 避免出生，减少出生

(1) 遗传咨询：明确先证者的诊断，通过家系分析进行指导，避免近亲结婚、发现杂合子，防止再现。

(2) 产前诊断：对于治疗困难、预后不良的疾患应争取对胎儿进行产前诊断，确诊后及时中止妊娠。产前诊断的先决条件是明确先证者的诊断，再次妊娠时，选择适当时机进行胎盘绒毛细胞酶活性测定、基因分析、羊水生化检测、羊水细胞的酶活性测定、基因分析、胎儿血检测等进行诊断。部分疾患尚可通过母亲尿的生化分析进行胎儿诊断，如甲基丙二酸血症。

2. 出生前治疗

如母性 PKU。在女性患者妊娠期间有计划的饮食治疗，可有效地保护胎儿。

另如先天性肾上腺皮质增生症，如果产前诊断证明胎儿为患病的女婴，孕母妊娠 10～16 周时适量口服地塞米松可有效地预防生殖器畸形的发生。

3. 早期诊断：

1）新生儿筛查（neonatal screening）

许多疾患的预后取决于治疗开始的早晚，因此，对于少数已经能够进行有效治疗的疾病，应进行筛查，争取在症状出现前确诊并治疗，以保证患儿健康成长。如 PKU、先天性甲状腺功能低下症，如果生后 3 个月内开始治疗，患儿智力发育可达正常水平，否则，虽然可以改善部分神经系统症状，仍将遗留不同程度的脑损伤。

●新生儿筛查：通过简单、精确的化验检查，对所有新生儿进行某些疾患的筛查，争取产前诊断与治疗，保证患儿健康成长。

1961 年，美国 Guthrie 教授成功地开发出了干燥滤纸血片中苯丙氨酸半定量法（Guthrie 法），采取少量足跟血即可进行 PKU 的新生儿筛查。四十年来，Guthrie 法逐步在世界各国普及，并扩大到先天性甲状腺功能低下症、枫糖尿症、半乳糖血症、同型胱氨酸尿症、葡萄糖-6-磷酸脱氢酶缺乏症、先天性肾上腺皮质增生、神经母细胞瘤等二十几种疾患的筛查。我国大多数省市也逐步开展了 PKU、先天性甲状腺功能低下等疾患的新生儿筛查。

2）杂合子检出

虽然遗传代谢病各类疾患均属少见病，但一般人群中杂合子的比率并不少，如果能进行杂合子检出，则可有效地减少出生。如镰状红细胞性贫血在东南亚地区发病率很高，为此，有关国家通过杂合子筛查进行结婚及生育指导，有效地减少了此症的发生。

第五节　遗传性高苯丙氨酸血症

●遗传性高苯丙氨酸血症的原因：
1. 苯丙氨酸羟化酶缺乏；
2. 四氢生物蝶呤缺乏。

苯丙氨酸血浓度高于 2mg/dl 称为高苯丙氨酸血症。低出生体重儿、慢性肝损害患儿可有一过性高苯丙氨酸血症，酪氨酸尿症患儿血苯丙氨酸浓度可轻度增高。遗传性高苯丙氨酸血症则为持续性血苯丙氨酸高浓度，包括两类遗传缺陷。其一为苯丙氨酸羟化酶（phenylalanine hydroxylase，PAH）缺陷所致经典型苯丙酮尿症（phenylketonuria，PKU）和高苯丙氨酸血症（hyperphenylalaninemia），占 95％以上；另一类为苯丙氨酸羟化酶的辅酶四氢生物蝶呤（tetrahydrobiopterin，BH_4）的代谢缺陷所致 BH_4 缺乏症（表 8-9）又称异型 PKU。两类缺陷均导致苯丙氨酸代谢障碍，体内苯丙氨酸异常蓄积，引起一系列神经系统损害。但两类疾患诊断与治疗方法不同，应及早鉴别。

表 8-9　遗传性高苯丙氨酸血症的分类、鉴别与治疗

病名	酶缺陷	尿蝶呤谱			临床表现	治疗
		生物蝶呤	新蝶呤	新蝶呤/四氢蝶呤		
苯丙酮尿症	PAH	↑	↑	→	智力损害 惊厥 黑色素缺乏	低苯丙氨酸饮食
高苯丙氨酸血症		↑	↑	→		
BH_4 缺乏	PTPS	↓↓	↑↑	↑↑	肌张力低下或增高 惊厥 智力损害 黑色素缺乏 喂养困难	BH_4　1～5mg/（kg·d） 5-羟色氨酸 2～10mg/(kg·d) L-多巴 5～15mg/（kg·d） 低苯丙氨酸饮食
	PTPR	↓	↑	↑		
	GTPchⅠ	↓	↓	→		
	SPR	↓	↑	↑		
	DHPR	↑	↑	→		
	PCD	↓	↑	↑		

一、PKU

PKU 是遗传代谢性疾病和新生儿筛查领域最成功、最经典的病种，是由于先天性苯丙氨酸羟化酶缺陷所引起的苯丙氨酸代谢障碍。天然蛋白质中含有 4％～6％的苯丙氨酸，经食物摄取后，部分为机体蛋白合成所利用，其余部分经肝苯丙氨酸羟化酶的作用转变为酪氨酸（图 8-3），进一步转化为多巴、肾上腺素、黑色素等重要的生理活性物质。

PKU 患者肝脏苯丙氨酸羟化酶的水平仅有正常人的 1％或更低，苯丙氨酸不能转化为酪氨酸，而在体内异常蓄积，并且，酪氨酸、多巴、多巴胺、去甲肾上腺素、肾上腺素、黑色素等重要生理活性物质生成障碍，引起神经系统损害。

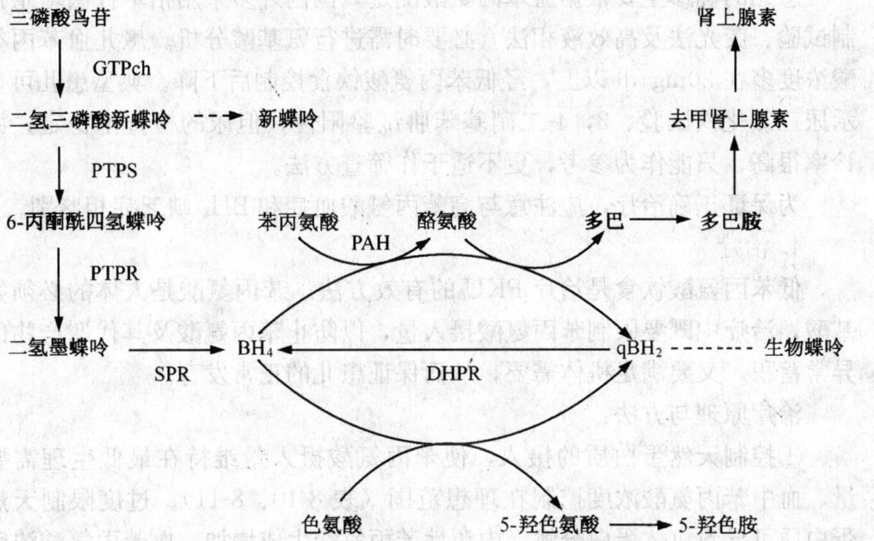

图 8-3　苯丙氨酸与四氢蝶呤的代谢途径

1. 发病率及遗传特点

本症的发病率各国与地区有所不同，据国际筛查学会的统计，白种人较多，北爱尔兰约为 1/4 000，德国约 1/6 000，美国约 1/10 000，日本发病率较低，约为 1/170 000。根据 1983 年左启华教授的报告，我国 PKU 发病率为1/16 500，从近年来各地新生儿筛查统计来看，发病率为 1/61 366～1/5 521 不等，地区分布上北方明显多于南方，但南方及沿海地区 BH_4 缺乏症所致异型 PKU 较多。

PKU 为苯丙氨酸羟化酶相关基因突变所导致的常染色体隐性遗传性疾病，男女发病率大致相同，双亲均为表型正常的杂合子，我国一般人群中杂合子的比例推测为 1/60～1/30。苯丙氨酸羟化酶相关基因位于第 12 号染色体长臂，由 13 个外显子组成，全长约 90kb。1986 年以来，世界范围已报告了近四百种基因突变，并发现突变类型与人种、民族、临床特点均有一定的关系。在我国患儿中已发现了数十种。

2. 临床表现

PKU 的主要危害为神经系统损害。未经治疗的患儿在生后数月就会出现不同程度的智力发育落后，近半数患儿合并癫痫，其中婴儿痉挛症占 1/3。大多数患儿有烦躁、易激惹、抑郁、多动、孤独症倾向等精神行为异常，最终将造成中度至极重度智力低下。由于黑色素缺乏，患儿生后毛发逐渐变黄，皮肤较白，虹膜颜色浅。血中蓄积的苯丙氨酸经旁路代谢后转化为苯丙酮酸、苯乙酸，自尿液、汗液中大量排出，因此，患儿常有鼠尿样体臭。此外，患儿易合并湿疹、呕吐、腹泻等。

●PKU 的主要表现：
1. 神经系统损害；
2. 黑色素缺乏；
3. 鼠尿样体臭。

值得重视的是患儿在新生儿期和婴儿早期多无明显异常，部分患儿可

●新生儿筛查是挽救患儿的关键。

有呕吐、喂养困难、烦躁等非特异性症状，并且，临床表现个体差异较大，很易漏诊或误诊，只有通过新生儿筛查才能早期发现。

3. 诊断与鉴别诊断

●PKU 的诊断：血苯丙氨酸测定。

患儿的确诊主要根据血苯丙氨酸测定，国内外多采用枯草杆菌增殖抑制试验、荧光法及高效液相法，必要时需进行氨基酸分析。患儿血苯丙氨酸浓度多在 20mg/dl 以上，经低苯丙氨酸饮食控制后下降。典型患儿可显示尿三氯化铁试验、2，4-二硝基苯肼试验阳性，但尿的检查不稳定，漏诊率很高，只能作为参考，更不适于作筛查方法。

为保证正确治疗，应注意与高苯丙氨酸血症和 BH_4 缺乏症相鉴别。

4. 治疗

●低苯丙氨酸饮食治疗原则：
①控制天然蛋白质的摄入；
②保证生理需要量的苯丙氨酸；
③保证机体蛋白质需要；
④保证其他营养供给。

低苯丙氨酸饮食是治疗 PKU 的有效方法。苯丙氨酸是人体的必须氨基酸，治疗中既要限制苯丙氨酸摄入量，以防止苯丙氨酸及其代谢产物的异常蓄积，又要满足机体需要，从而保证患儿的正常发育。

治疗原理与方法：

①控制天然蛋白质的摄入，使苯丙氨酸摄入量维持在最低生理需要量、血中苯丙氨酸浓度控制在理想范围（表 8-10、8-11）。过度限制天然蛋白质可导致机体蛋白分解，内源性苯丙氨酸生成增加，血苯丙氨酸浓度反而增高。

表 8-10　各年龄组苯丙氨酸摄取量

年龄	苯丙氨酸摄取量 [mg/（kg・d）]
0～3 个月	70～50
3～6 个月	60～40
6～12 个月	50～30
1～2 岁	40～20
2～3 岁	35～20
3 岁以上	35～15

表 8-11　血苯丙氨酸的理想范围

年龄	血苯丙氨酸浓度 [mg/（kg・d）]
0～2 岁	2～4
～8 岁	3～6
～12 岁	3～8
～15 岁	3～10
15 岁以上	3～15

②以天然蛋白质的形式补充苯丙氨酸。母乳中苯丙氨酸含量相当于牛乳的 1/3，因此，婴儿期应适当给予母乳喂养，离乳后以适量牛乳、蛋类、肉类、豆类等优质蛋白的形式补充苯丙氨酸。

③以低或无苯丙氨酸奶粉及氨基酸粉的形式补充蛋白质，保证机体蛋白质需要。婴幼儿每日蛋白质摄入量应保证在 2～3g/kg，学龄前儿童 1.5～2g/kg，学龄期至成人 1.0～1.5g/kg。

④由于各年龄阶段蛋白质、苯丙氨酸需要量及个体耐受量的不同，需

定期监测血苯丙氨酸浓度，根据患儿年龄、体重，有计划地调整食谱。

⑤碳水化合物、蛋白、脂肪三大营养素的比例 60∶15∶25。与同龄儿童相比，PKU 患儿蛋白质摄取量较低，热量补充尤为重要，应以特殊淀粉、低蛋白天然食品的形式保证热量、维生素、微量元素等营养需求。许多天然食品如蔬菜、水果、油脂类中苯丙氨酸含量很低，适应各年龄患儿需要。表 8-10，8-11。

为保证疗效，应定期监测血苯丙氨酸、血色素、血清蛋白水平及体格智力发育情况，必要时，进行血氨基酸分析、测定酪氨酸水平、支链氨基酸与芳香族氨基酸的比值。

关于 PKU 患儿的治疗时间，过去曾认为到 6 岁即可。但是，近 30 余年的实践证明，如果过早停止治疗，很多患儿会出现智力倒退，成人患者也可能出现各种精神神经异常，尤其女性患者如果妊娠期血苯丙氨酸过高，则会造成胎儿脑损害。目前国际上主张至少应到 12 岁，最好终生治疗，成年以后可以适当放宽。

●PKU 患儿的治疗时间：终生治疗。

5. 预后

国内外近 40 余年的经验证明，患儿的预后取决于治疗开始的早晚和饮食控制的合理性。据先进国家的经验，1 岁以内开始治疗者，最终智商多在 60 以上。经新生儿筛查发现，在症状出现前，生后一个月内开始治疗者，智力发育可达正常水平，IQ 平均可达 100。如在 3～6 个月开始治疗，部分患儿可能有轻度智力损伤，IQ 可在 90 左右。6 个月～2 岁间神经系统损伤有急速进展趋势。1 岁以后开始治疗者，最终智商多在 60 以下。而 3 岁以后发现的患儿，IQ 多为 40 左右或更低。早期发现是挽救患儿关键，为此，普及新生儿筛查是最根本的措施。

●PKU 患儿预后：经新生儿筛查发现并合理治疗者智力发育正常；发现越晚预后越差。

目前，已经有三十几个国家将此症列为法定筛查疾患。经过国内外近 40 余年的实践，已充分证明了新生儿筛查的社会效果与低苯丙氨酸饮食治疗的疗效。近年，先进国家已经有相当一部分患者成年并成功地走向社会，从事各行各业，其中部分患者已结婚生育。我国也已有一些患者进入学龄期。

二、高苯丙氨酸血症

随着新生儿筛查的普及，近年来，除经典型 PKU 外，发现了一些临床表现轻微的高苯丙氨酸血症。患儿血苯丙氨酸浓度为 4～20mg/dl，酪氨酸正常或稍低，多预后良好。但如果在正常饮食状态下，蛋白摄取量 2～3g/（kg・d），血苯丙氨酸浓度＞10mg/dl，或连续数日血苯丙氨酸浓度＞7mg/dl，也应进行低苯丙氨酸饮食治疗，将患儿血苯丙氨酸浓度控制在适当范围。

●高苯丙氨酸血症血苯丙氨酸浓度为 4～20mg/dl，酪氨酸正常或稍低，多预后较好。

三、BH_4 缺乏症（异型 PKU）

BH_4 缺乏症约占遗传性高苯丙氨酸血症的 1%～5%，我国南方多于北方。目前已发现六种酶的缺陷与 BH_4 生成障碍有关（图 8-3、表 8-8），

●BH_4 缺乏症包括六种酶的缺陷。

合成 BH_4 需要四种酶：三磷酸鸟苷环化水解酶（GTP cyclohydrolase，GTPch）I、6-丙酮酰四氢蝶呤合成酶（6-pyruvoyl tetrahydropterin synthase，PTPS）、6-丙酮酰四氢蝶呤还原酶（6-pyruvoyl tetrahydropterin reductase，PTPR）和墨蝶呤还原酶（sepiapterin reductase，SPR）；再生 BH_4 需要两种酶：二氢蝶啶还原酶（dihydropteridine reductase，DHPR）和蝶呤-4α-甲醇胺脱水酶（pterin-4α-carbinolamine dehydratase，PCD）。其中 PTPS 缺乏最为常见，DHPR 次之，其余较为少见。

●BH_4 缺乏造成苯丙氨酸羟化酶、酪氨酸羟化酶和色氨酸羟化酶活性下降。

BH_4 是苯丙氨酸羟化酶、酪氨酸羟化酶和色氨酸羟化酶的辅酶，不仅参与苯丙氨酸的代谢，也参与多巴、肾上腺素、5-羟色氨酸的合成，具有多种生物作用。BH_4 缺乏不仅导致苯丙氨酸蓄积，同时引起多巴、肾上腺素、5-羟色氨酸等生理活性物质缺乏，神经细胞髓鞘蛋白合成下降，机体免疫机能下降。患儿多自婴儿期出现惊厥、发育落后、吞咽困难、肌张力低下或亢进，即使早期进行低苯丙氨酸饮食治疗，血苯丙氨酸浓度降至正常，神经系统损害仍进行性加重。

●BH_4 缺乏的诊断：
1. 尿蝶呤谱分析；
2. 酶学分析；
3. 基因诊断。

确诊时需进行尿蝶呤谱分析，各型酶缺乏患儿尿蝶呤谱有所不同，如：PTPS 缺乏症患儿尿新蝶呤浓度明显增高，生物蝶呤浓度降低，新蝶呤/生物蝶呤比例显著增高；DHPR 患儿尿新蝶呤、生物蝶呤均增高，新蝶呤/生物蝶呤比例正常；而 GTPch I 缺乏症患儿尿新蝶呤、生物蝶呤浓度均低，二者比例正常，有助于鉴别（表 8-9）。

●对筛查发现的高苯丙氨酸血症患儿，应及早进行尿蝶呤谱分析和 BH_4 负荷试验。

BH_4 缺乏症患儿早期无特异性症状与体征，临床诊断困难，尤其经新生儿筛查发现、尚无症状的高苯丙氨酸血症患儿，应及早进行尿蝶呤谱分析和 BH_4 负荷试验。

为保证 BH_4 负荷试验的效果，试验前应暂停低苯丙氨酸饮食，必要时给予适当的苯丙氨酸负荷（100mg/kg），使患儿血苯丙氨酸浓度上升至 6mg/dl 以上。BH_4 负荷剂量为 20mg/kg，可口服或静脉给药，负荷前、负荷后 1 小时、2 小时、4 小时、8 小时取血测定血苯丙氨酸浓度，负荷前、负荷后 4～8 小时留尿进行蝶呤谱分析。BH_4 缺乏症患儿常于负荷后 4～8 小时血苯丙氨酸浓度降至正常（＜2mg/dl），而 PAH 缺陷所致经典型 PKU 和高苯丙氨酸血症患儿血苯丙氨酸浓度无明显下降。

●BH_4 缺乏症的治疗：
BH_4；
5-羟色氨酸；
L-多巴。

各型 BH_4 缺乏症患儿均需终生 BH_4 替代治疗，同时补充 L-多巴、5-羟色氨酸，根据体重、血苯丙氨酸浓度及尿蝶呤分析等调节剂量。其中 PTPS 缺乏症患儿 BH_4 剂量为 1～2mg/（kg・d）。DHPR 缺乏症患者需更大剂量的 BH_4 5mg/（kg・d），并应补充叶酸，以纠正 BH_2 蓄积所致叶酸缺乏（表 8-9）。

近年来，随着新生儿筛查的普及和认识的提高，越来越多的 BH_4 缺乏症患儿得到早期诊断、合理治疗，大大地改善了预后，国外已经有部分患儿入学、就业。关于各型酶缺陷的酶学分析及基因诊断均取得了一些进展。现已明确 GTPch Ⅰ 基因位于 14q22.1～q22.2、PTPS 基因位于 11q22.3～q23.3、DHPR 基因位于 4p15.3、PCD 基因位于 10q22。通过羊水蝶呤谱分析、羊水细胞酶学分析和基因诊断，国内外成功地进行了相关家系的出生前诊断。

四、母性 PKU (maternal PKU)

随着新生儿筛查的普及和治疗方法的成熟，国外已经有很多 PKU 患者长大成人并结婚生育。但近年发现，经过治疗智力发育正常并同正常男性结婚的女病人，如果妊娠期间不合理地控制饮食，流产、死产、宫内发育不全等发生率很高，虽然婴儿本身不患有 PKU，生后也多有智力低下、小头畸形、先天性心脏病等合并症，其原因已被证明为母体高浓度的苯丙氨酸通过胎盘所致胎儿损害，这类婴儿被称为母性 PKU 患儿。因此，对生育期女性 PKU 患者应有计划地进行饮食指导，最好在妊娠前半年开始治疗直至分娩，使血苯丙氨酸浓度控制在 2～6mg/dl，则胎儿可以免受损伤。

●为保护胎儿，女性 PKU 患者应在妊娠前开始低苯丙氨酸饮食治疗。

第六节 有机酸血症

一、总论

(一) 疾病概念和发病率

有机酸是氨基酸、脂肪、糖中间代谢过程中所产生的羧基酸，有机酸血症 (organic acidemia) 是由于某种酶的缺乏，导致相关羧基酸及其代谢产物的蓄积，又称有机酸尿症 (organic aciduria)。自 1966 年 Tanaka 运用 GC/MS 报告了首例异戊酸血症以来，迄今已陆续发现了多种有机酸血症。虽然每种疾病发病率较低，但因病种较多，整体来看则较高，据报告总体发病率至少在 1/10 000 以上，中国尚无统计学资料。部分患者可以呕吐、代谢性酸中毒、低血糖、昏迷等形式急性起病，部分患者则表现为进行性神经系统损害，如不能及时、正确治疗，死亡率很高，存活者多遗留严重智力残疾。近年来，从原因不明的智力低下、神经变性性疾病患者中各国均陆续发现了许多患者。因此，本组疾患受到了神经内科领域的广泛重视，被称为“脑性有机酸血症 (cerebral organic acidemia)”。

●有机酸血症：由于氨基酸、脂肪、糖等中间代谢障碍所致羧基酸异常蓄积。

(二) 病因和发病机制

(1) 病因与分类

现已发现了 30 多种有机酸血症，主要疾患见表 8-12。

根据代谢阻断的途径可分为以下几类。

①氨基酸代谢过程的障碍　氨基酸代谢障碍所致有机酸血症约占半数以上，多为氨基酸代谢第 2、3 步之后的中间代谢障碍。其中以支链氨基酸中间代谢障碍最多，也可见于芳香族氨基酸、赖氨酸、色氨酸的代谢障碍。生化特点以有机酸蓄积为主，一般不伴有氨基酸蓄积。

●有机酸尿症病种多，累积发病率较高。

②氨基酸以外的代谢障碍　即糖、脂肪的中间代谢障碍，例如：乳酸、丙酮酸、三羧酸循环、酮体、谷胱甘肽循环、甘油酸等代谢障碍。

③多部位的代谢障碍　某种因子的缺乏可导致一组酶的功能障碍，例

如：生物素代谢障碍所致多种羧酶缺乏症、电子传导黄素蛋白缺乏导致戊二酸尿症Ⅱ型（多种酰基辅酶A脱氢酶缺乏症）。

④线粒体脂肪酸β氧化障碍　部分有机酸血症以急性脑病、瑞氏综合征、婴幼儿猝死的形式起病，线粒体脂肪酸β氧化异常则为其中的一组代表性疾患。β氧化异常将导致脂肪酸及其相关代谢产物的异常增加。1980年起作为先天代谢异常的一个新的领域受到广泛重视，迄今已发现了多种酶缺陷，并在临床上得到了证实。随着研究的不断深入，线粒体脂肪酸β氧化途径已逐步明确，较既往所认为的代谢调节远为复杂。

表 8-12　有机酸血症的分类

物质代谢障碍类型	疾　患
支链氨基酸	甲基丙二酸血症、丙酸血症、β-酮硫解酶缺乏症、异戊酸血症、甲基巴豆酰辅酶A羧化酶缺乏症、羟甲基戊二酸尿症
芳香族氨基酸	黑酸尿症
赖氨酸-色氨酸	戊二酸血症Ⅰ型、α-酮脂酸尿症、黄尿酸尿症
丙酮酸	丙酮酸脱氢酶缺乏、丙酮酸激酶缺乏、丙酮酸羧化酶缺乏、磷酸烯醇丙酮酸羧化激酶缺乏症
三羧酸循环	延胡索酸酶缺乏症
酮体	β-酮硫解酶缺乏症、细胞质型乙酰辅酶A硫解酶缺乏
复数	戊二酸尿症Ⅱ型、多种羧化酶缺乏症、E3-硫辛酰胺脱氢酶缺乏症
谷胱甘肽循环	氧合脯氨酸酶缺乏症、谷胱甘肽合成酶缺乏症、γ-谷氨酰半胱氨酸合成酶缺乏症、γ-谷氨酰转肽酶缺乏症
甘油酸	复合型甘油尿症、散发性甘油尿症、甘油不耐症
线粒体脂肪酸β氧化	肉碱转运蛋白缺乏症、极长链脂肪酸缺乏、肉碱棕榈酰基转移酶1缺乏症、 肉碱棕榈酰基转移酶2缺乏症、肉碱移位酶缺乏症、 极长链脂酰辅酶A脱氢酶缺乏症、三头酶缺乏症、 中链脂酰辅酶A脱氢酶缺乏症、短链脂酰辅酶A脱氢酶缺乏症、 短链3-羟基酰基辅酶A硫解酶缺乏症、 中链3-羟基酰基辅酶A硫解酶缺乏症、 电子传导黄素蛋白缺乏症、电子传导黄素蛋白脱氢酶缺乏症
其他中间代谢障碍	Canavan病、D-2-羟基戊二酸尿症、L-2-羟基戊二酸尿症、4-羟丁酸尿症、高草酸尿症Ⅱ型（L-甘油尿症）

●有机酸血症的发病机制：
前驱有机酸及旁路代谢物蓄积；
脏器功能损害；
肉碱消耗。

（三）发病机制

某阶段的代谢障碍造成其前驱有机酸类物质的异常蓄积，引起代谢性酸中毒以及脑、肝、肾、心脏、骨髓等脏器功能损害。除前驱物质的蓄积外，旁路代谢增加，其他相关有机酸的产生亦随之增多，体液分析伴随多种有机酸异常。以甲基丙二酸血症、丙酸血症为例，体内除甲基丙二酸、丙酸的蓄积外，可合并甘氨酸、丙酮酸、谷氨酸的蓄积，线粒体能量合成功能下降（图8-4）。并且，由于体内蓄积的有机酸需转化为酰基肉碱向尿中排泄时，肉碱消耗异常增加，因此，各类有机酸血症均常伴有严重的肉碱缺乏症。

除某阶段酶的代谢障碍外，辅酶的代谢缺陷也可导致相关有机酸代谢异常。例如，维生素B_{12}代谢障碍所致维生素B_{12}依赖型甲基丙二酸血症、生物素代谢障碍所致多种羧化酶缺乏症。

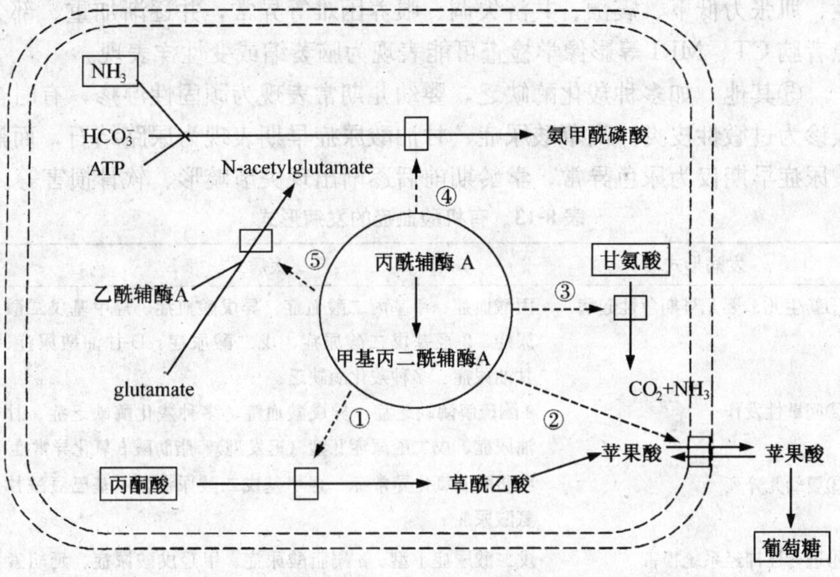

图 8-4 甲基丙二酰辅酶 A、丙酰辅酶 A 对线粒体机能的影响

①丙酮酰羧化酶；②线粒体苹果酸往返支路；③甘氨酸裂解酶；④氨甲酰磷酸合成酶；⑤N-乙酰谷氨酸合成酶

（四）临床表现

既往曾认为氨基酸代谢障碍多以慢性进行性形式起病，而有机酸血症多为急性经过。随着诊断技术的提高和经验的积累，发现有机酸血症临床表现甚为复杂。

●有机酸血症的发病形式：
1. 急性起病；
2. 间歇性发作；
3. 进行性损害；
4. 猝死；
5. 非特异性症状。

(1) 发病形式

各类有机酸血症常有其近似的发病形式（表 8-13），同一病种亦存在显著的个体差异。大致可归类为以下 5 种形式。

①新生儿、婴儿早期急性起病　约占有机酸代谢异常的半数以上。常于生后 2、3 日起出现哺乳困难、反应差、呼吸急促，并随呕吐、意识障碍的出现急速进展，新生儿期死亡率极高。

②间歇性发作　安定期正常，常因感染、腹泻、饥饿等诱发急性发作，临床表现为呕吐、无力、嗜睡、意识障碍，常有一些患儿被误诊为再发性呕吐，一些疾患发作时可能出现肝肿大、心肌损害、低血糖、高血氨、代谢性酸中毒等生化异常。如异戊酸血症。

③婴幼儿猝死　如脂肪酸β氧化异常，稳定期可无明显异常，但在感染、腹泻、饥饿、疲劳等状态下，由于葡萄糖类能量供给不足，脂肪酸代谢亢进，诱发急性发作。由于骨骼肌、心肌、肝等器官对于脂肪酸β氧化能源依赖性较高，因此，肌张力低下、心脏扩大、心肌损害、肝肿大、肝功能损害、高乳酸血症、高氨血症较为常见，部分患儿表现类似瑞氏综合征，导致猝死。

④进行性神经系统损害　新生儿期可无明显异常，常于婴幼儿期起

病，部分患者可于学龄期或成年后起病，表现为智力、运动发育障碍、惊厥、肌张力低下、震颤、共济失调、喂养困难等异常，并逐渐加重。部分患者脑 CT、MRI 等影像学检查可能表现为脑萎缩或变性样表现。

⑤其他　如多种羧化酶缺乏，婴幼儿期常表现为顽固性湿疹，有时被误诊为过敏性皮炎。高草酸尿症、甘油酸尿症早期表现为尿路结石，而黑酸尿症早期仅为尿色异常，学龄期前后逐渐出现关节畸形、软骨损害等。

表 8-13　有机酸血症的发病形式

发病形式	疾病
①新生儿、婴儿早期急性起病	丙酸血症、甲基丙二酸血症、异戊酸血症、羟甲基戊二酸尿症、2-羟基戊二酸尿症、戊二酸尿症、D-甘油酸尿症、甘油尿症、多种羧化酶缺乏
②间歇性发作	β-酮硫解酶缺乏症、异戊酸血症、多种羧化酶缺乏症、甘油尿症、戊二酸尿症Ⅱ型（迟发型）、脂肪酸β氧化异常症
③婴幼儿猝死	脂肪酸β氧化异常症、羟甲基戊二酸尿症、甲基巴豆酰甘氨酸尿症
④进行性神经系统损害	戊二酸尿症Ⅰ型、α-酮脂酸尿症、甲羟戊酸尿症、延胡索酸酶缺乏症、4-羟基戊二酸丁酸尿症、生物素酶缺乏症
⑤其他（如湿疹、结石等）	多种羧化酶缺乏（生物素酶缺乏症、全羧酶缺乏症）、高草酸尿症Ⅰ型、高草酸尿症Ⅱ型

（2）发病时期

●有机酸血症的发病年龄：多在 1 岁以内，新生儿期占半数。

各类有机酸血症因病种和个体有较大的差异。据日本山口清次的调查，107 例有机酸血症患者中新生儿期发病者占 53％，乳儿期起病者占 32％，合计 85％为 1 岁内发病。如脂肪酸β氧化异常和β-酮硫解酶缺乏症，新生儿期常无异常，而于婴幼儿期出现间歇发作，其初次发作多为 2 岁以内。因此，从早期发现的角度，婴幼儿期是最重要的时期。

（3）临床经过

●有机酸血症临床表现：各年龄阶段患儿表现不同。

因病种与年龄有所不同，新生儿期以哺乳困难、呕吐、肌张力低下最多，其次为呼吸急促、意识障碍、惊厥。婴幼儿期临床表现则以发育落后、肌张力低下、惊厥、哺乳困难、体重增加不良、顽固性呕吐为多见。生化异常以贫血、代谢性酸中毒、酮症、低血糖、高氨血症、高乳酸血症、肝肾功能异常、心肌酶谱异常等较常见。

●有机酸血症的一般生化特点：急性期常有酮症、代谢性酸中毒、高氨血症、低血糖、肝功能损害、心肌酶谱增高等生化异常。

相同病种亦因时期而有不同的表现。急性期临床表现常为呕吐、呼吸急促、意识障碍、肌张力低下、肝肿大，常伴随酮症、代谢性酸中毒、高氨血症、低血糖、肝功能损害、心肌酶谱增高等生化异常。如不能及时治疗，急性期死亡率极高，存活者多遗留严重神经系统残疾。重度有机酸蓄积可造成骨髓抑制，引起贫血、粒细胞减少症、血小板减少。氧合脯氨酸血症患儿急性发作时可伴随溶血性贫血。部分疾病缓解期常有喂养困难、呕吐、体格发育落后、智力损害、癫痫等异常，病情进行性加重。但亦有部分患儿平素无症状，只在发热、腹泻、外伤、手术、饥饿等应激状态下诱发发作。

（五）诊断

基于临床诊断→生化诊断→酶学诊断的原则，对于临床可疑的患儿，及早进行有关检查。由于有机酸血症临床表现复杂，症状均为非特异性，因此，临床上诊断困难，诊断需依赖生化分析。尿酮体检测、血糖、血气、血氨、电解质、肝肾功能、心肌酶谱、乳酸、丙酮酸、尿氨基酸过筛试验可作为一般临床筛查方法。尿有机酸分析是有机酸血症确诊的关键，急性期的尿液更有助于发现异常，必要时应反复检测。对于重症患儿可进行膀胱穿刺，一般留取5～10毫升尿液即可进行有关分析。运用气相色谱/质谱联用（gas chromatography/mass spectrometry，GC/MS）尿有机酸分析可诊断多数有机酸血症。而脂肪酸代谢异常则需采用串联质谱（tandem mass spectrometry，MS/MS）酰基肉碱分析或安定同位体酰基甘氨酸分析进一步生化诊断。血清氨基酸、有机酸、脂肪酸、肉碱测定亦有助于诊断。酶学诊断多采用皮肤成纤维细胞或淋巴细胞培养进行分析。

●有机酸血症的诊断方法：尿液或血液有机酸分析。

由于有机酸血症死亡率很高，部分患儿可能在确诊前猝死。对高度可疑的患儿，应争取保存必要的标本或组织，例如：尿、血清或血浆、血液滤纸、抗凝血、冷冻组织（肝、肾、脑、皮肤），用于死亡后确诊和遗传咨询与优生优育指导。

●对于高危患儿应保存尿液、血液或组织。

（六）治疗

（1）急性期　应以葡萄糖静脉点滴、纠正酸中毒为主，必要时进行血液透析或腹腔透析（表8-14）。对于合并高氨血症的患儿，应适当禁食或限制蛋白质摄入，同时，应保证充足的热量供给，防止机体蛋白分解。有机酸血症急性发作时病情危重，死亡率极高，存活者易遗留严重神经系统损害，早期治疗是挽救患儿的关键，因此，对于高度怀疑有机酸血症的患儿，可在确诊前开始治疗。

●急性期治疗：以葡萄糖静脉点滴、纠正酸中毒为主，必要时进行透析。

（2）维持治疗　病情稳定后根据病种进行相应的饮食控制，并给予个体化指导。对于与氨基酸代谢有关的病种适当限制天然蛋白质，补充特殊氨基酸粉或奶粉。例如，维生素B_{12}无反应型甲基丙二酸血症、丙酸血症，天然蛋白质应控制在0.8～1.5g/（kg·d），为保证蛋白质摄入量，则需以特殊氨基酸粉或奶粉的形式补充蛋白质0.5～1.5g/（kg·d），使蛋白质总摄入量达到1.5～3.0g/（kg·d）。而对于脂肪酸代谢异常则应适当增加碳水化合物，限制脂肪，预防饥饿。各类疾病的饮食治疗中，热量供给均为关键因素。除特殊治疗用奶粉、氨基酸粉外，可添加糖类、藕粉、淀粉、土豆、水果、果冻等低蛋白高热量食品，使热量保证在80～100kcal/（kg·d）。同时，为保证患儿营养发育需要，尚需注意各种矿物质、微量元素和维生素的补充。对于喂养困难的患儿，必要时应采用鼻饲，经胃管喂养。

●维持治疗：根据病种进行饮食控制，并给予个体化指导。

根据不同的病种可给予适当的药物治疗，例如，维生素B_{12}对于维生素B_{12}反应型甲基丙二酸血症、生物素对于多种羧化酶缺乏症、维生素B_2对于戊二酸血症Ⅱ型症常有戏剧性疗效，维生素B_1、维生素B_6、辅酶Q_{10}、二氯乙酸钠对于各类疾患所致高乳酸血症的控制均有一定疗效，γ-

氨基丁酸、激素等药物对部分疾患有显著疗效（见表 8-14)。左旋肉碱有益于多数有机酸血症的控制，一般剂量为 30～100mg/（kg・d)，急性期可达到 100～200mg/（kg・d)。

为保证疗效，治疗中应定期复查，监测患儿体格、智力、营养和各种生化指标，及时调整治疗。

表 8-14　有机酸血症的治疗

1. 急性期	
① 禁食	限制蛋白质入量
② 葡萄糖静脉点滴	保证充分的水分和葡萄糖供给
③ 碱性药物	纠正酸中毒
④ 透析、换血	去除体内毒性物质
2. 长期维持治疗	
① 饮食治疗	
限制前驱物质，保证热量、维生素、矿物质和微量元素供给	
② 药物治疗	
左旋肉碱	多数疾患有效
辅酶 Q_{10}	各种疾患所致高乳酸血症
维生素 B_{12}	Vit B_{12} 有效型甲基丙二酸血症
生物素	多种羧化酶缺乏症
维生素 B_1	各种疾患所致高乳酸血症
维生素 B_2	戊二酸血症Ⅱ型
维生素 B_6	各种疾患所致高乳酸血症
维生素 E	氧合脯氨酸血症
维生素 C	黑酸尿症
脂黄素	部分脂肪酸代谢异常
巴氯芬	戊二酸尿症Ⅰ型
二氯醋酸钠	各种疾患所致高乳酸血症
甘氨酸	异戊酸血症
激素（氢化可的松、氟氢可的松）	甘油尿症

（七）预后

有机酸血症急性期病情危重、死亡率极高，早期诊断、合理治疗是决定预后的关键。随着 GC/MS 等化学诊断技术的普及，有机酸代谢异常的早期确诊率大幅度提高，尚有一些先进国家开始了有关筛查学研究。近年来，随着有机酸血症诊断技术的提高和治疗经验的不断积累，许多疾患的预后明显改善，国内外均有不少患儿健康成长。而高乳酸血症、二羧基酸尿症等治疗困难的病种则预后较差，治疗方法尚待探讨。

●甲基丙二酸血症，是有机酸血症中最常见的疾患，为常染色体隐性遗传病。

●甲基丙二酸血症患者分类：
甲基丙二酰辅酶 A 变位酶缺陷。
维生素 B_{12} 代谢障碍。

二、甲基丙二酸血症

（一）疾病概念和发病率

甲基丙二酸血症（methylmalonicacidemia）又称甲基丙二酸尿症（methymalonicaciduria)，是先天性有机酸血症中最常见的疾患，为常染色体隐性遗传病。其发病率据调查报告美国为 1/29 000，加拿大为 1/61 000；国内报道甚少。

（二）病因和发病机制

甲基丙二酸血症为常染色体隐性遗传，根据酶缺陷的类型分为甲基丙二酰辅酶 A 变位酶缺陷及其辅酶维生素 B_{12} 代谢障碍两大类。两类缺陷均导致甲基丙二酰辅酶 A 及琥珀酰辅酶 A 的代谢障碍。由于甲基丙二酰辅酶 A、甲基丙二酸、丙酸等有机酸蓄积，造成一系列神经系统损害，严重时引起酮症酸中毒、低血糖、高血氨、高甘氨酸血症等生化异常。根据维生素 B_{12} 治疗是否有效，临床分类为维生素 B_{12} 有效型和维生素 B_{12} 无效型。

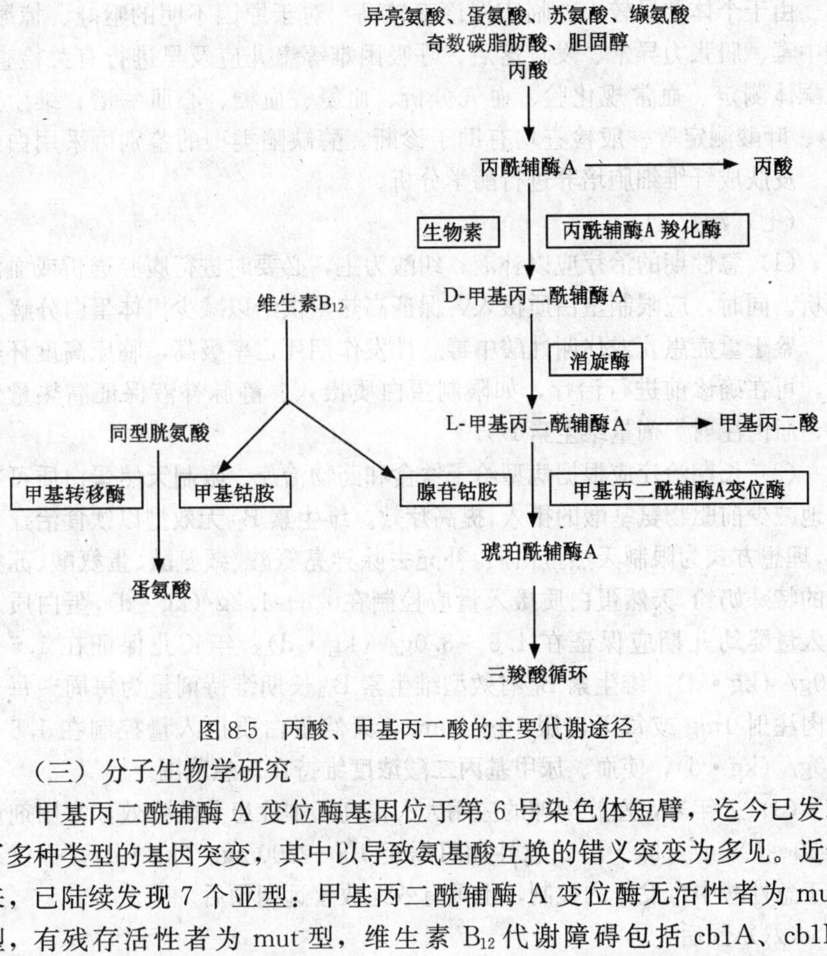

图 8-5　丙酸、甲基丙二酸的主要代谢途径

（三）分子生物学研究

甲基丙二酰辅酶 A 变位酶基因位于第 6 号染色体短臂，迄今已发现了多种类型的基因突变，其中以导致氨基酸互换的错义突变为多见。近年来，已陆续发现 7 个亚型：甲基丙二酰辅酶 A 变位酶无活性者为 mut^0 型，有残存活性者为 mut^- 型，维生素 B_{12} 代谢障碍包括 cb1A、cb1B、cb1C、cb1D、cb1F 5 个亚型。

（四）临床表现

患儿临床表现个体差异较大。重症患儿可于新生儿期发病，mut^0 型半数于生后 1 周内发病，起病急骤，死亡率极高。婴幼儿期起病的患儿初发症状多为喂养困难、发育落后、惊厥、肌张力低下，常因发热、饥饿、高蛋白饮食、感染等诱发代谢性酸中毒急性发作，出现呕吐、呼吸困难、意识障碍，若不能及时诊断、合理治疗，猝死率很高。存活者常遗留癫痫、智力低下等严重神经系统损害。但是，近年来，随着本症筛查的普及，尚发现了一些发育良好、无症状的"良性"甲基丙二酸血症。

（五）实验室检查

(1) 尿有机酸分析

●甲基丙二酸血症临床分类：B_{12}有效型；B_{12}无效型。

●甲基丙二酸血症患儿尿中可见大量甲基丙二酸、丙酸、甲基枸橼酸排出。

如尿中有大量的甲基丙二酸、丙酸、甲基枸橼酸等有机酸排出，即可诊断。

(2) 维生素 B_{12}负荷试验

为鉴别病型、指导治疗的重要手段。方法为每天肌肉注射维生素 B_{12} 1mg，连续三天，如临床症状好转、生化异常改善则为维生素 B_{12}有效型。

(六) 诊断和鉴别诊断

由于个体差异较大，临床误诊率较高，对于原因不明的呕吐、惊厥、酸中毒、肌张力异常、发育落后、呼吸困难等患儿应及早进行有关检查，尿酮体测定、血常规化验、血气分析、血氨、血糖、心肌酶谱、维生素 B_{12}、叶酸测定等一般检查均有助于诊断。酶缺陷类型的鉴别可采用白细胞、皮肤成纤维细胞培养进行酶学分析。

(七) 治疗

●急性期治疗：限制蛋白摄入，保证热量供给，大剂量维生素 B_{12}。重症患儿死亡率高，可在确诊前给予治疗。

(1) 急性期的治疗应以补液、纠酸为主，必要时进行腹腔透析或血液透析。同时，应限制蛋白质摄入，保证高热量供给以减少机体蛋白分解。

鉴于重症患儿或代谢性酸中毒急性发作期死亡率极高，临床高度怀疑时，可在确诊前进行治疗，如限制蛋白质摄入、静脉补液保证高热量供给、肌肉注射大剂量维生素 B_{12}。

●长期治疗：根据病型进行个体化治疗。

(2) 长期治疗应根据病型给予饮食和药物治疗。限制天然蛋白质可有效地减少前驱物氨基酸的摄入，提高疗效。维生素 B_{12}无效型以饮食治疗为主，理想方式为限制天然蛋白质，补充去除异亮氨酸、缬氨酸、蛋氨酸、苏氨酸的特殊奶粉，天然蛋白质摄入量应控制在0.8～1.2g/(kg·d)，蛋白质总摄入量婴幼儿期应保证在 1.5～3.0g/(kg·d)，年长儿保证在 1.5～2.0g/(kg·d)。维生素 B_{12}有效型维生素 B_{12}长期维持剂量为每周～每月肌肉注射 1mg 或每天口服 10～20mg，天然蛋白质摄入量控制在 1.5～2.0g/(kg·d)，使血、尿甲基丙二酸浓度维持在理想范围。

(3) 近年来，左旋肉碱的应用大大提高了本症患儿的疗效，常用剂量为 30～60mg/(kg·d)，急性期可增至 100～200mg/(kg·d)，不仅有助于急性酸中毒发作的控制，也可有效地改善远期预后。

(八) 预后

甲基丙二酸血症患儿的预后取决于病型、发现早晚和长期治疗三方面。维生素 B_{12}有效型预后较好，其中 cblA 型预后最好。据日本 1985 年报道，维生素 B_{12}无效型患儿半数于生后 1 周内发病，mut^0 型预后最差，死亡率 60%，存活者均遗留重度神经系统损害。近年来，GC/MC 有机酸定量检测技术的应用，大大地提高了本症的早期诊断率，患儿预后明显改善，目前，国内外均有许多儿童健康成长。运用羊水有机酸测定、胎盘绒毛或羊水细胞的酶学分析和基因诊断技术，日本等国家在甲基丙二酸血症的产前诊断方面也取得成功的经验。

三、丙酸血症

(一) 疾病概念和发病率

丙酸血症（propionic acidemia）为常染色体隐性遗传性疾患，亦为有机酸血症的常见病种。其发病率略低于甲基丙二酸血症。

（二）病因与发病机制

●丙酸血症的病因：常染色体隐性遗传所致丙酰辅酶A羧化酶缺陷。

丙酸系由缬氨酸、异亮氨酸、苏氨酸、蛋氨酸、脂肪酸和胆固醇的中间代谢产物丙酰辅酶A分解产生。正常情况下，丙酰辅酶A在丙酰辅酶A羧化酶的作用下转化为甲基丙二酰辅酶A。丙酰辅酶A羧化酶（propionyl-CoA carboxylase）缺陷则导致此阶段代谢阻断，体内大量的丙酰辅酶A蓄积，丙酸及其旁路代谢物质甲基枸橼酸、3-羟基丙酸、丙酰甘氨酸、长链酮体等增多，造成一系列神经系统损害、代谢性酸中毒、低血糖等。线粒体内丙酸辅酶A等辅酶A衍生物的蓄积亦可导致氨甲酰磷酸转移酶、甘氨酸裂解酶活性下降、ATP合成障碍，引起高氨血症、高甘氨酸血症等生化异常。

丙酰辅酶A羧化酶以生物素为辅酶，局限于线粒体内，正常情况下由α、β两个不同的链组成稳定的$\alpha_6\beta_6$十二量体立体结构，α、β两链的缺陷均可导致此酶的分解。α、β链的cDNA分别位于13q32和3q13.3～q22，迄今已发现多种类型的基因突变。

（三）临床表现

与甲基丙二酸血症类似，缺乏特异性，并且个体差异较大。重症患儿可于新生儿期哺乳后发病，初发症状多为喂养困难、呕吐、脱水、低体温、嗜睡、肌张力低下、惊厥和呼吸困难，如治疗不当，则进行性加重，出现酮症、代谢性酸中毒、高氨血症，死亡率极高。丙酸等有机酸蓄积常可造成骨髓抑制，引起贫血、粒细胞减少、血小板减少，有易感染和出血倾向。婴幼儿期起病的患儿多表现为喂养困难、发育落后、惊厥、肌张力低下，常因发热、饥饿、高蛋白饮食、感染等诱发代谢性酸中毒急性发作。

（四）诊断

●丙酸血症的生化特点：尿中大量丙酸、丙酰甘氨酸、甲基枸橼酸排出。

对于原因不明的呕吐、惊厥、酸中毒、肌张力异常、发育落后、呼吸困难等患儿应考虑到本症的可能，及早进行有关检查，例如，尿酮体测定、血气分析、血氨、血糖、心肌酶谱、乳酸、丙酮酸测定等生化检查和尿有机酸分析，尿中可见大量的甲基枸橼酸、3-羟基丙酸、丙酰甘氨酸排出。酶学分析可采用白细胞、皮肤成纤维细胞酶活性测定。

（五）治疗

(1) 急性期治疗

应以中止蛋白摄入、补充高张糖、纠正酸中毒为主，必要时给予小量胰岛素，合并严重高氨血症或酸中毒时应进行腹腔透析或血液透析。为防止蛋白异化分解，应保证高热量供给。

(2) 长期治疗

●长期治疗：低蛋白、高热量饮食为主。

应以低蛋白、高热量饮食为主，限制天然蛋白质可有效地减少前驱物氨基酸的摄入。病情稳定后，可自0.5g/（kg·d）起给予低蛋白饮食治疗，参考生化指标逐渐调整剂量，婴幼儿期天然蛋白质摄入量应控制在0.5～1.2g/（kg·d）。为保证患儿营养发育需要，应补充去除异亮氨酸、缬氨酸、蛋氨酸、苏氨酸的特殊奶粉或氨基酸粉，使蛋白质总摄入量达到1.5～3.0g/(kg·d)，并保证足够的热量供给。适量补充左旋肉碱可有效地促进丙酸及其衍生物的排泄，提高疗效，一般剂量为30～100mg/(kg·d)，急性期可增至100～200mg/(kg·d)。同时，应保证维生素、微量元素和矿物质的摄入。

第七节　高氨血症和尿素循环障碍

一、高氨血症

（一）疾病概念

●氨的产生：体内的氨基酸在转氨基、脱氨基、再氨基化等反应中，分解产生氨。

与碳水化合物和脂肪不同，蛋白质含有氨基酸氮。随着机体蛋白质的合成与分解，各种氨基酸在转氨基、脱氨基、再氨基化等反应中，分解产生氨。氨对神经系统有很大的毒性，正常情况下，大部分氨经过尿素循环（图8-6）在肝形成尿素，自尿中排出，部分为机体再利用，不会产生蓄积；而在尿素循环障碍、肝功能严重异常、某些先天代谢异常时则将出现血氨蓄积，称为高氨血症（hyperammonemia）。血氨的调节机制也非常复杂，正常情况下，除了由蛋白质和氨基酸分解生成的氨以外，肠道微生物的脱氨基酶和尿素酶分别将氨基酸和尿素分解为氨，并经肠道吸收。

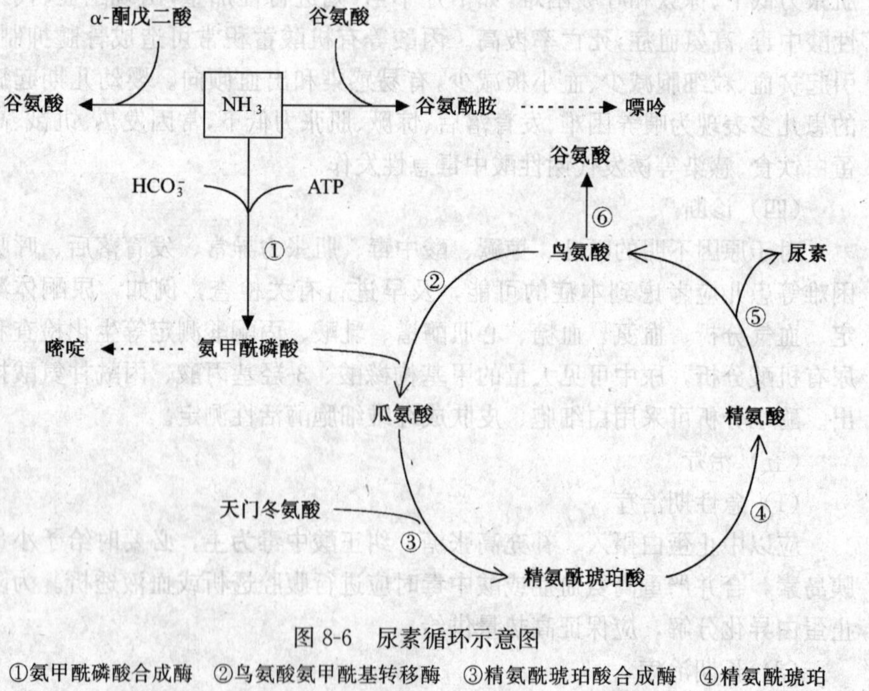

图8-6　尿素循环示意图

①氨甲酰磷酸合成酶　②鸟氨酸氨甲酰基转移酶　③精氨酰琥珀酸合成酶　④精氨酰琥珀酸裂解酶　⑤精氨酸酶　⑥鸟氨酸-δ-转氨酶

（二）病因

●尿素循环障碍是先天性高氨血症的常见原因。

先天性高氨血症病因复杂，其中尿素循环障碍是最常见的原因，一些氨基酸代谢病、有机酸血症、脂肪酸代谢异常、线粒体病亦可合并高氨血症（表 8-15）。

表 8-15 先天性高氨血症的原因

1. 尿素循环障碍
2. 其他先天代谢性疾病继发高氨血症
（1）赖氨酸不耐症
（2）有机酸血症
（3）脂肪酸代谢异常
（4）酮症性甘氨酸血症
（5）家族性蛋白不耐症
（6）线粒体病
3. 先天代谢性疾病继发性肝硬化
如：肝豆状核变性、半乳糖血症
果糖不耐症、酪氨酸血症

（三）临床表现

氨对神经系统有很强的毒性，患者的临床表现与血氨浓度密切相关，血氨低于 100μmol/L 时，患者表现多无异常；血氨在 100～200μmol/L 之间时，可能表现为兴奋、行为性格异常、呕吐、喂养困难、厌食蛋白倾向；血氨在 200μmol/L 左右，则出现意识障碍、惊厥；血氨在 400μmol/L 以上，将出现昏迷、呼吸困难，甚至猝死。高氨血症昏迷时可导致脑水肿，病理可见脑内广泛星形细胞肿胀，肝线粒体呈多形性。慢性期可见脑皮质萎缩、髓鞘生成不良、海绵样变性。

●血氨浓度越高，神经系统损害越重。

患者临床症状的严重程度取决于酶活性缺陷的程度。酶完全缺陷者病情最重，常于新生儿早期发病，哺乳后随之出现爆发性高氨血症，死亡率极高；部分酶缺乏时，则因程度的不同有较大的差异，各个年龄阶段均可发病，其中以婴幼儿期为多见。病程可为渐进性，如慢性进行性智力损害、癫痫、行为异常，也可为间歇性发病，常因感染、高蛋白饮食、饥饿、疲劳等诱发急性发作。

（四）诊断

●高氨血症的病因诊断：
氨基酸分析；
一般生化检查；
酶学分析；
基因诊断。

对于可疑患者，应及时进行血氨测定，血、尿氨基酸分析，肝肾功能测定以及其他有关检查，争取早期诊断，早期治疗。确诊需依赖酶学分析和基因诊断。

（五）治疗

治疗分急性期和缓解期两阶段，一方面要促进血氨的排泄，一方面需要限制蛋白质摄入、减少机体蛋白分解以减少氨的产生。目前。国内外仍以低蛋白饮食为主，非发作期天然蛋白质摄入量控制在 0.5～1.5g/(kg·d)，适当补充必需氨基酸 0.5～1.5g/（kg·d），并保证充足的热量供给。急性发作即高氨血症时，除低蛋白饮食外，应卧床休息，减少氨的生成，根据病因给予不同的药物治疗，如静脉滴注精氨酸、安息香酸钠。严重时则需进行血浆置换或腹腔透析，促进氨的排泄。为减少肠道产氨，应注意通便，或给予适量抗生素口服，抑制肠道细菌的繁殖。丙戊酸钠、扑热息通、阿司匹林等药物可能诱发或加重高氨血症，治疗中应加以回避。

●高氨血症的治疗：
1. 限制天然蛋白摄入，减少氨的产生；
2. 促进血氨排泄。

（六）预后

高氨血症患儿的预后取决于发现早晚和长期治疗两方面。如果高氨血症发作频繁，即使早期开始饮食治疗，智力损害仍较为明显，死亡率很高，但是，随着诊断技术和治疗方法的进步，本症的预后将得到进一步改善。

（七）预防

近年来，欧美、日本等国家，通过酶学、基因诊断，对于有明确家族史的家系进行杂合子筛查，有效地预防了本症的发生。一些国家和地区也陆续开展了本症的筛查，大大提高了本类疾患的早期诊断率，有效地改善了预后。

二、尿素循环障碍

●尿素循环障碍包括6种酶缺陷。

尿素循环障碍（urea cycle disorder，UCD）是引起高氨血症的一组主要疾患，包括6种疾患：氨甲酰磷酸合成酶缺乏症、鸟氨酸氨甲酰基转移酶缺乏症、精氨酰琥珀酸合成酶缺乏症、精氨酰琥珀酸裂解酶缺乏症、精氨酸酶缺乏症和鸟氨酸-δ-转氨酶缺乏症（图8-6）。

1. 氨甲酰磷酸合成酶缺乏症

●氨甲酰磷酸合成酶缺乏症又称高氨血症Ⅰ型。

（1）概念　氨甲酰磷酸合成酶（carbamyl phosphate synthetase，CPS）缺乏症又称高氨血症Ⅰ型，为常染色体隐性遗传。CPS只存在于肝细胞线粒体内。CPS基因位于2q35。CPS缺乏导致谷氨酸和谷氨酰胺蓄积，血氨增高，尿中乳清酸浓度降低。

（2）临床表现　有两类形式：①新生儿型　常于生后数天出现反应差、喂养困难、呕吐、惊厥、意识障碍、脱水、代谢性酸中毒、酮症等异常，死亡率高。②迟发型　常于婴儿早期起病，临床表现轻重不等，发作可为间歇性，常因高蛋白饮食、饥饿、发热等诱发急性发作，神经系统损害可为进行性。如不能早期治疗，预后不良。目前，除低蛋白饮食外，尚无其他有效治疗方法。

2. 鸟氨酸氨甲酰基转移酶缺乏症

●鸟氨酸氨甲酰基转移酶缺乏症又称高氨血症Ⅱ型。

（1）概念　鸟氨酸氨甲酰基转移酶（ornithine transcarbamylase，OTC）缺乏症又称高氨血症Ⅱ型，是尿素循环障碍中最常见的类型。其遗传方式为X连锁显性遗传，男女发病率大致相同。OTC基因位于Xp21.1，迄今已发现了80种以上基因突变，并发现其类型与临床表现有一定关系。新生儿期发病的患儿常为点突变，其肝OTC活性极低，多在测定灵敏度以下。新生儿期以后起病的迟发型患者多为错义突变，其肝OTC活性平均约为正常人的7.0%，高于新生儿期发病的患儿。

OTC是一个同种三聚体的线粒体酶，是参与氨甲酰基、鸟氨酸合成瓜氨酸的重要活性物质，仅在肝和小肠黏膜表达。OTC缺陷将导致瓜氨酸合成障碍，尿素循环中断（图8-6），氨在体内异常蓄积。其生化特点为血氨增高、低瓜氨酸血症、高谷氨酸血症、高鸟氨酸血症、尿乳清酸排泄增加，与尿素循环中其他酶的缺陷有所不同。确诊需依赖肝OTC活性测定和基因诊断。

（2）临床表现　新生儿期起病的患者约占OTC缺损症的1/3，由于起病急骤，诊断困难，死亡率极高。因此，对于原因不明的惊厥、肌张力异常、呕吐、昏迷的患儿应及时查血氨，争取早期诊断，降低死亡率。而迟发型患者个体差异较大，多于婴幼儿期起病。大多迟发型患者初次发病之前无特异性症状，智力发育正常，也有少数患者成年后发病，甚至有的OTC变异基因携带者终生不发病。发热、饥饿、感染、手术等应激状态时，由于机体蛋白分解增加，可能导致高氨血症的急性发作。

3. 精氨酰琥珀酸合成酶缺乏症

（1）概念　精氨酰琥珀酸合成酶（argininosuccinate synthetase，ASS）缺乏症又称瓜氨酸血症，为常染色体隐性遗传。ASS基因位于9q34-qter，包括16个外显子。

●精氨酰琥珀酸合成酶缺乏症又称瓜氨酸血症。

（2）临床表现　可分为两类：①经典型　全身性ASS缺乏，多于新生儿期起病，成人偶见，血、尿瓜氨酸浓度常显著增高，精氨酸水平低下，临床表现哺乳困难、呕吐、惊厥、四肢强直、意识障碍、智力低下，急性期死亡率高，存活者多见脑萎缩、智力损害。②成人型　肝ASS缺乏，可于青春期至成人发病，血、尿瓜氨基酸浓度常为中等度增高，精氨酸水平增高，临床症状可见精神行为异常，半数患者有嗜睡倾向，急性发作时可出现意识障碍、昏迷、猝死。

（3）治疗　除低蛋白饮食外，精氨酸、安息香酸钠有一定的疗效。

4. 精氨酰琥珀酸裂解酶缺乏症

（1）概念　精氨酰琥珀酸裂解酶（argininosuccinate lyase，AL）缺乏症又称精氨酰琥珀酸血症，为常染色体隐性遗传。AL存在于全身组织，以肝最多。AL基因位于7cen→q11.2。

●精氨酰琥珀酸裂解酶缺乏症又称精氨酰琥珀酸血症。

（2）临床表现　根据发病时期可分为新生儿型和迟发型，与高氨血症Ⅰ型类似。约半数患儿有结节性脆发症，发干上有小结节，脆且易断，毛发较短。生化分析以血尿精氨酰琥珀酸增高为特征。

（3）治疗　除低蛋白饮食外，精氨酸、安息香酸钠有效。

5. 精氨酸酶缺乏症

（1）概念　精氨酸酶（arginase）缺乏症又称精氨酸血症，为常染色体隐性遗传。精氨酸酶基因位于6q23，精氨酸酶主要存在于肝和红细胞，肝约占80%。本症的生化特点为血、尿精氨酸浓度异常增高。

●精氨酸酶缺乏症又称精氨酸血症。

（2）临床表现　除一般高氨血症症状外，可有步态异常、痉挛性瘫痪、小脑性共济失调。

（3）治疗　长期治疗应以低蛋白、低精氨酸饮食为主，使精氨酸摄入量控制在400mg/d以内。

6. 鸟氨酸-δ-转氨酶缺乏症

（1）概念　鸟氨酸-δ-转氨酶（ornithine-δ-aminotransferase，OAT）缺乏症又称高鸟氨酸血症，为常染色体隐性遗传。OAT基因位于10q26。

●鸟氨酸-δ-转氨酶缺乏症又称高鸟氨酸血症。

（2）临床表现　除一般高氨血症症状外，进行性视力损害为本症的特点。初期可为视力下降，随病情发展可出现夜盲、视野障碍、白内障、失明。眼底检查可见小圆形萎缩。逐渐进行，最终导致黄斑萎缩。少数患者可伴随近端肌无力。本症的生化特点为血、尿鸟氨酸浓度异常增高。

（3）治疗　除低蛋白饮食外，大剂量维生素 B_6 对部分病例有效，限制精氨酸、适当补充脯氨酸、肌酸也有一定的疗效。

（杨艳玲）

第八节　肝豆状核变性

肝豆状核变性（hepatolenticular degeneration）又称为 Wilson 病（Wilson disease），是一种常染色体隐性遗传性铜蓄积性疾病。发病率约为1∶50 000。临床上以慢性进行性肝病、锥体外系症候、角膜边缘铜盐沉着环（Kayser-Fleisher 环，即 K-F 环）和血清铜蓝蛋白降低为其基本临床特征。

【病因与发病机制】

致病基因 APT7B 位于染色体 13q14.3，基因产物为 P 型铜转运 ATP 酶。已经阐明该基因的缺陷可导致铜的蓄积及铜与铜蓝蛋白的结合障碍两项基本生化缺陷。

肝是维持体内铜稳定的主要器官。正常人每天从饮食中吸收的铜约 500～2000μg，首先为肝细胞摄取并储存，除少量经尿排泄外（一般不超过 50μg/d），主要随胆汁排泄。经胆汁排泄的量取决于肝细胞内铜浓度，并由 P 型铜转运 ATP 酶所调节。当肝细胞浆内铜浓度增加时，该 ATP 酶从高尔基体上转移至靠近胆管膜的胞浆内小囊泡上；随着铜在小囊泡内积聚，肝细胞浆内铜浓度减少，P 型铜转运 ATP 酶又重新回到高尔基体上，同时小囊泡内的铜排入胆汁。

●基本生化缺陷：
1. 铜经胆汁的排泄障碍。
2. 铜与铜蓝蛋白的结合障碍。

铜（ceruloplasmin）是一种糖蛋白，血浆中 95％以上的铜是铜蓝蛋白结合铜。肝细胞首先合成脱辅基铜蓝蛋白（apoceruloplasmin），在分泌入血前结合 6 个铜原子而形成全铜蓝蛋白（holoceruloplasmin），这需要 P 型铜转运 ATP 酶的参与。

APT7B 基因缺陷不仅造成了铜经胆汁的排泄障碍，从而引起体内铜蓄积，最终导致相应组织器官的病理改变；而且通过影响铜与铜蓝蛋白的结合，导致肝细胞合成并分泌全铜蓝蛋白减少，引起血铜蓝蛋白减低。

到目前为止，APT7B 基因的突变已发现至少 200 种。在欧美人群中，His 1069Gln 是最常见的一种突变类型；而在中国人群中，Arg778Leu 和 Thr935Met 是两种最常见的突变类型。Wilson 病表型的变异性较大，除与 APT7B 基因型相关外，还可能与其他因素，如每日铜摄入量、金属巯蛋白的可诱导性、细胞内铜毒性拮抗体系等有关。

●病程分期：
1. 无症状期；
2. 肝损害期；
3. 肝外症状期。

本病的发病及病程经过与铜在体内的蓄积过程有关，可以分为以下几个阶段。

第一阶段为无症状期，自生后始铜在肝蓄积直至达到中毒的水平。第二阶段为肝损害期，铜在肝蓄积超过中毒水平，肝病理类似于慢性肝炎的过程；少数病人进展较快，可出现类似急性甚至爆发性肝炎的病理改变。第三阶段为肝外症状期，铜在肝外组织器官的蓄积达到或超过中毒水平，可引起相应的脏器受累的症状。

【病理】

肝豆状核变性引起组织病理改变的原因是铜中毒。过量的铜可损害细胞膜和多种细胞内成分，如线粒体、过氧化酶体、微管、DNA等，并影响多种酶的功能。

本病肝的组织病理改变多缺乏特异性。在疾病的早期，肝细胞呈脂肪变性，以后在汇管区出现以小淋巴细胞浸润为主，可伴有碎片状坏死（piecemeal necrosis），出现纤维化并不断加重，最终发展为肝硬化，与慢性活动性肝炎时相仿。电镜下早期可见过氧化酶体增大，基质呈絮状；线粒体基质密度增加，线粒体膜内外层分离，嵴突顶呈球状扩张等。

神经病理改变主要在基底节区，包括壳核、苍白球和尾状核。基底节区可有砖红色的色素沉着、海绵样变性，甚至出现小腔隙。镜下改变有神经元细胞减少、轴索变性和大量星形胶质细胞增生。铜主要沉积于毛细血管周围的星形细胞内，神经元细胞和基质内没有沉积。

【临床表现】

发病年龄3～60岁，儿童期和青年期发病者占大多数，没有性别差异。肝虽然首先受累，但症状多较为隐匿，类似慢性肝炎，待就诊时常已有肝硬化及门脉高压。少数可呈急性或爆发性肝炎表现，可伴急性溶血性贫血。患者也可以肝外表现就诊，以神经系统表现最常见，多表现为口齿不清、流涎、表情呆板、动作笨拙、震颤等锥体外系症状。头颅CT和MRI常显示有双侧基底节损害。可有精神行为异常，以性格改变最常见。K-F环为铜沉积在角膜的内弹力层所形成，典型者在角膜的边缘有棕色或灰棕色颗粒的色素环，初期需借助裂隙灯检查才能发现。肝病初期患者可无K-F环。肾损害以血尿和白细胞尿最常见，部分患者肾小管损害更严重，可引起肾小管酸中毒。骨关节疼痛、骨质疏松等症状也不少见。青春期女性可有月经延迟或月经失调。

●临床特征：
1. 慢性进行性肝病。
2. 锥体外系症候。
3. K-F环。
4. 血清铜蓝蛋白降低。

实验室检查

（一）铜代谢检查

1. 血清铜蓝蛋白　成人血清铜蓝蛋白的正常值为200～400mg/L，小于3个月的婴儿可低于成人水平。本病时约95%的患者血清铜蓝蛋白降低，而10%～20%杂合子血清铜蓝蛋白亦可降低。低铜蓝蛋白血症还见于肾病综合征、蛋白丢失性肠病、严重营养不良等。

2. 尿铜　正常人尿铜排泄在50μg/24h以下。症状期的患者尿铜均增高，大多数超过100μg/24h。尿铜显著增高还见于其他原因引起的活动性肝炎、胆汁淤积性肝病、肾病综合征等。

3. 肝组织铜　正常肝铜含量为20～45μg/克干重。本病患者的肝铜含量均增高，多数超过250μg/克干重；部分杂合子也增高，但一般不超过

250μg/克干重。肝铜含量增高还见于病程较长的胆汁淤积症的患者。

（二）基因诊断技术

1. 基因连锁分析　应用与WD基因紧密连锁的多态性遗传标志，包括限制片段长度多态性（RFLPs）或微卫量多态性DNA标志，在先证者家系中进行连锁分析的基因间接诊断方法仍是患者家系高危人群遗传咨询的最佳选择，可容易地鉴别出正常纯合子、杂合子或患者。

2. 基因突变分析　基因突变分析可做出直接的基因诊断，但由于本病的基因非常大，且突变种类很多，目前还不具备临床广泛应用的条件。

【诊断】

青少年患者出现以下表现时应考虑本病的诊断：1）原因不明的急性或慢性肝病；2）Coombs试验阴性的急性血管内溶血；3）锥体外系为主的神经系统症状；4）肾小管功能不全。

本病的临床诊断依赖于角膜Kayser-Fleisher环和铜代谢的检查，符合以下4项中的任何2项者可确诊：①Kayser-Fleisher环阳性；②血清铜蓝蛋白降低；③24小时尿铜＞100μg；④肝组织铜含量＞250μg/克干重。诊断困难者可进行基因突变分析明确诊断。对先证者的同胞兄弟姐妹还可进行基因连锁分析明确诊断。

【遗传咨询】

本病患者的同胞兄弟姐妹患本病的几率为1/4，故应进行系统检查以确定或最终除外本病。

【治疗】

本病治疗的直接目标是建立和维持铜的负平衡，并提高组织细胞对抗铜毒性的能力。本病需要终身不间断治疗。

（一）低铜饮食

避免或限制富含铜元素的食物，如动物肝、水生贝壳类动物、坚果、巧克力、豆类、蘑菇等，可使铜摄入量降至每天0.6～1.5mg。可采用能清除铜元素的水净化器减少经饮用水的铜摄入。

（二）铜螯合剂

青霉胺（penicillamine）至今仍是本病的标准治疗药物。青霉胺，结构上属含巯基的氨基酸，能与铜离子络合，促进尿铜排泄，且可诱导肝细胞产生MT，后者与铜结合可消除铜的毒性。青霉胺须空腹服用，同时补充维生素B_6每天12.5～25mg。初始治疗的剂量小儿为每天20mg/kg（成人1～1.5mg/d），可分2～4次服用。青霉胺的副作用较多，包括过敏反应、骨髓抑制、视神经炎（服用维生素B_6可以预防和治疗）和各种自身免疫性疾病，如肾病综合征等。长期服用也可引起锌缺乏症。部分患者在初始治疗时神经症状会突然恶化。可通过检测尿铜排泄来调整和监测治疗。曲恩汀（trientine）作用与青霉胺类似，可用于对青霉胺不能耐受的患者。四硫钼酸铵（ammonium tetrathiomolybdate）是一种新型铜络合剂，作用机制有两方面：①口服后与食物中及肠道内的铜和蛋白形成复合物从而阻止铜的吸收；②吸收后与血中的铜和白蛋白形成复合物阻止细胞的铜摄入并随尿排泄。该药不仅起效快，而且副作用也较青霉胺或曲恩汀少，特别是不引起神经症状的加重。四硫钼酸铵的推荐剂量为每天 3mg/kg，分 6 次服用（3 次餐时与食物同服，另 3 次餐间空腹服用）。少数患者出现骨髓抑制，停药后均恢复。

（三）锌盐

锌可诱导细胞内 MT 的合成。一方面，口服锌盐可诱导肠黏膜上皮细胞内 MT 的合成增加，阻止肠道中的铜吸收。另一方面，锌也可通过诱导肝等组织细胞内 MT 的生成增加，缓解铜毒性。该药副作用很少，可作为青霉胺的替代药物，用于本病驱铜治疗后的维持治疗或症状前患者的预防治疗。临床常用的锌盐有葡萄糖酸锌（每片 35mg 含元素锌 5mg）、硫酸锌（每片 100mg 含元素锌 20mg）和醋酸锌，以葡萄糖酸锌的胃肠刺激作用最小。一般推荐剂量，成人元素锌 50mg/次，儿童（体重在 45kg 以下者）为 25mg/次，一天 3～4 次，须空腹服用，与食物及非纯水饮料间隔至少 1 小时。除有胃肠道反应以外，大剂量锌盐的其他副作用在本病的治疗中很少见，推测铜对锌可能有拮抗作用。锌盐与螯合剂合用还有争议。

（四）肝移植　肝移植作为最后的手段适用于对药物治疗无效的晚期肝功能不全或暴发性肝炎的患者。肝移植后患者的神经或精神症状也可能有所恢复。

（五）对症治疗　应用左旋多巴可缓解锥体外系症状。

【预后】

未经治疗的患者症状不断加重，最终将死亡。青霉胺等螯合剂治疗多能阻止病情的进展，早期治疗可避免严重后遗症。症状前早期诊断和治疗可预防病损的发生。

（李　明）

第九节　线粒体脑肌病

一、概述

人类对于线粒体以及线粒体异常与疾病关系的研究已经持续了一个多世纪，虽然 1963 年已经发现线粒体 DNA（mitochondrial DNA，mtDNA），1981 年完成人类 mtDNA 全序列测定，并且发现 mtDNA 编码 22 种 tRNA、2 种 rRNA 以及呼吸链复合物的 13 个亚单位，但是直到 1987 年 Wallace 等通过对 mtDNA 突变和 Leber 病关系的研究后，才明确提出 mtDNA 突变可以引起人类疾病，在以后的十余年中，有关线粒体疾病的知识呈爆炸性增长。目前认为，线粒体病（mitochondrial disease）或线粒体细胞病（mitochondrial cytopathy）是由于线粒体功能异常所导致的一组疾病，具有非常多样化的临床表现，既可以由核 DNA（nuclear DNA，nDNA），也可以由 mtDNA 缺陷所致，因而可以影响任何发育阶段的任何组织、系统，导致一系列多种多样的临床表型（phenotype）。另

●线粒体病
1. nDNA 和/或 mtDNA 突变。
2. 临床表型差异大。
3. 先天性代谢缺陷中最常见的一组疾病。

外线粒体功能障碍可来自非遗传原因，而且一些并存的其他因素可能加重临床表现。线粒体疾病远比我们设想的要多得多，总体来说它是先天性代谢缺陷中最常见的一组疾病，据推算人群患病率约为11.5/100 000。线粒体功能异常及线粒体DNA突变已经渗透到医学的每一个分支，目前已发现超过50种mtDNA点突变以及超过100种线粒体基因组（mitochondrial genome）重排与很多人类疾病相关。

二、线粒体的功能及基因组特征

●线粒体DNA
1. 16kb闭合环状。
2. 编码13种蛋白质（呼吸链酶复合物的亚单位），22种tRNA和2种rRNA。
3. 细胞内多拷贝。
4. 母系遗传。
5. "阈值"效应。

线粒体是真核细胞胞浆中的一种细胞器，是细胞内能量代谢的场所，它通过三羧酸循环和氧化磷酸化，利用呼吸链电子传递系统产生三磷腺苷（ATP），提供细胞完成各种生理活动所需能量。糖、蛋白质和脂肪的最终产物均在线粒体内氧化。另外，线粒体还有一些功能也日益受到重视，如维持细胞内许多重要代谢物以及离子（包括Ca^{2+}以及H^{+}）的稳态，通过控制及灭活氧化磷酸化过程产生的副产物——高度活跃的具有潜在破坏性的活性氧（reactive oxygen species，ROS）来保护细胞，线粒体在坏死及凋亡（二者对个体正常发育以及许多疾病发生具有重要作用）过程中也起重要作用。

线粒体是细胞核外惟一的含DNA（mtDNA）的细胞器。mtDNA是一个由16 569碱基对（bp）构成的双链闭合环状分子，编码13种蛋白质，22种tRNA和2种rRNA。这13种蛋白质都是呼吸链酶复合物的亚单位。mtDNA特点及与nDNA的不同之处主要表现在8个方面：①基因编码与nDNA的不同，例如UGA编码色氨酸而非终止信号。②无内含子。③具半自主性，即能够独立的复制、转录和翻译。但由于nDNA编码大量维持线粒体结构和功能的大分子复合物及大多数氧化磷酸化酶的蛋白质亚单位，所以mt DNA功能必然受nDNA影响。④由于缺少组蛋白的保护，mtDNA突变率高，而且缺乏有效的修复机制。⑤mtDNA为母系遗传，这是由于受精卵中的细胞质全部来自卵子，子代的mtDNA均来自母方。⑥每个线粒体含有2～10个拷贝的mtDNA，而每个细胞含有成百上千个线粒体，因此人体每个细胞都有数千个mtDNA拷贝。⑦mtDNA在减数分裂期间也要经过复制分离，因此如果一个突变发生在卵子或合子阶段，它可能随机地传给以后的子代细胞。部分子代得到很少或没有突变的mtDNA基因组（称为正常或野生型均质性，normal or wild-type homoplasmy），另外一些接受了突变及野生型mtDNA的混合群（称为异质性，heteroplasmy），其余的接受了主要或全部是突变的mtDNA基因组（称为突变型均质性，mutant homoplasmy）。而异质性细胞有丝分裂时，由于mtDNA还要复制分离，随机分离到两个子代细胞的突变型和野生型mtDNA的比例还可以发生改变。异质性和复制分离可以使具有相同核基因型的细胞和个体，如单卵双生子，可具有不同的线粒体基因型，从而具有不同的表型。⑧mtDNA具"阈值"效应（threshold），即mtDNA突变的表型表达依赖于突变型与野生型mtDNA基因组的相对比例，当突变型 mtDNA 基因组达到一定比例时，才有功能受损的表型出现。

三、线粒体病的临床及遗传学特点

线粒体病突变基因型与临床表型之间的关系复杂，同样的临床表现既可以由 mtDNA 缺陷所致，也可能由 nDNA 缺陷或其他影响线粒体功能的病理情况而引起，而且 mtDNA 不同位点的突变可能导致同样的临床综合征，但是这些不同位点的突变导致的临床表现严重程度不同。另外，突变蛋白不仅影响 ATP 的产生，而且干扰其他的线粒体功能，导致多效性作用（pleiotropic effect）（即单一基因制约多种性状），如活性氧（ROS）产生增多、胞内 Ca^{2+} 离子稳态消失、诱导凋亡性或坏死性细胞死亡等。

●遗传性线粒体脑肌病

mtDNA 或 nDNA 缺陷或二者通讯缺陷导致的线粒体功能障碍所致：

1. 神经系统、肌肉进行性功能减退。
2. 血和脑脊液乳酸、丙酮酸增高。
3. 不同组织线粒体形态异常，部分可有 RRF。
4. 线粒体呼吸链酶活性减低。

遗传性线粒体病是一大类疾病，既可以由 nDNA 缺陷，也可以由线粒体 DNA 缺陷或 mtDNA 与 nDNA 通讯障碍所导致，因而在临床上有些符合孟德尔遗传方式、有些是母系遗传。在小儿时期所见到的几种线粒体脑病多由 mtDNA 突变所致。mtDNA 点突变导致的线粒体病具有母系遗传及异质性的临床特点，即：①疾病均由母亲传给子代，不论男女，而不会由父亲传给子代，与 X 连锁遗传不同的是母系遗传时两性均等受累。②子代较常染色体显性遗传时有更高的受累率。③存在“阈值”效应。④在细胞分裂时，子代细胞的突变型比例可能发生漂移（shift），导致相应的表型改变。

虽然线粒体功能异常可导致全身各系统的功能异常，但是由于达到“阈值”效应的突变型 mtDNA 比例，依不同组织对能量代谢障碍的敏感性及相同组织随年龄增加的敏感性的不同而不同。虽然氧化磷酸化缺陷与突变型 mtDNA 的比例成正比，但是 mtDNA 突变的表型不仅与氧化磷酸化缺陷的严重程度有关，而且还与各器官系统对能量的依赖性密切相关，因此，能量需要越大的器官受累越早、越重，最易受累的是中枢神经系统，其后依次是骨骼肌、心脏、胰腺、肾小管和肝等。

四、遗传性线粒体脑肌病

遗传性线粒体脑肌病（mitochondrial encephalomyopathy）是指由 nDNA 或 mtDNA 缺陷或二者通讯缺陷引起线粒体功能障碍导致的脑、骨骼肌受累为主要表现的一组疾病。本节仅介绍几种在小儿时期可见到的线粒体脑肌病，包括线粒体脑病－乳酸酸血症－卒中样发作综合征（mitochondrial encephalopathy，lactic acidosis，stroke like episode，MELAS）、肌阵挛癫痫－破碎红色肌纤维综合征（myoclonic epilepsy with ragged red fibers，MERRF）、Kearns-Sayre 综合征（KSS）、Leigh 病（亚急性坏死性脑脊髓病）、Leber 遗传性视神经病（Leber hereditary optic neuropathy，LHON）。

（一）遗传及生化机制

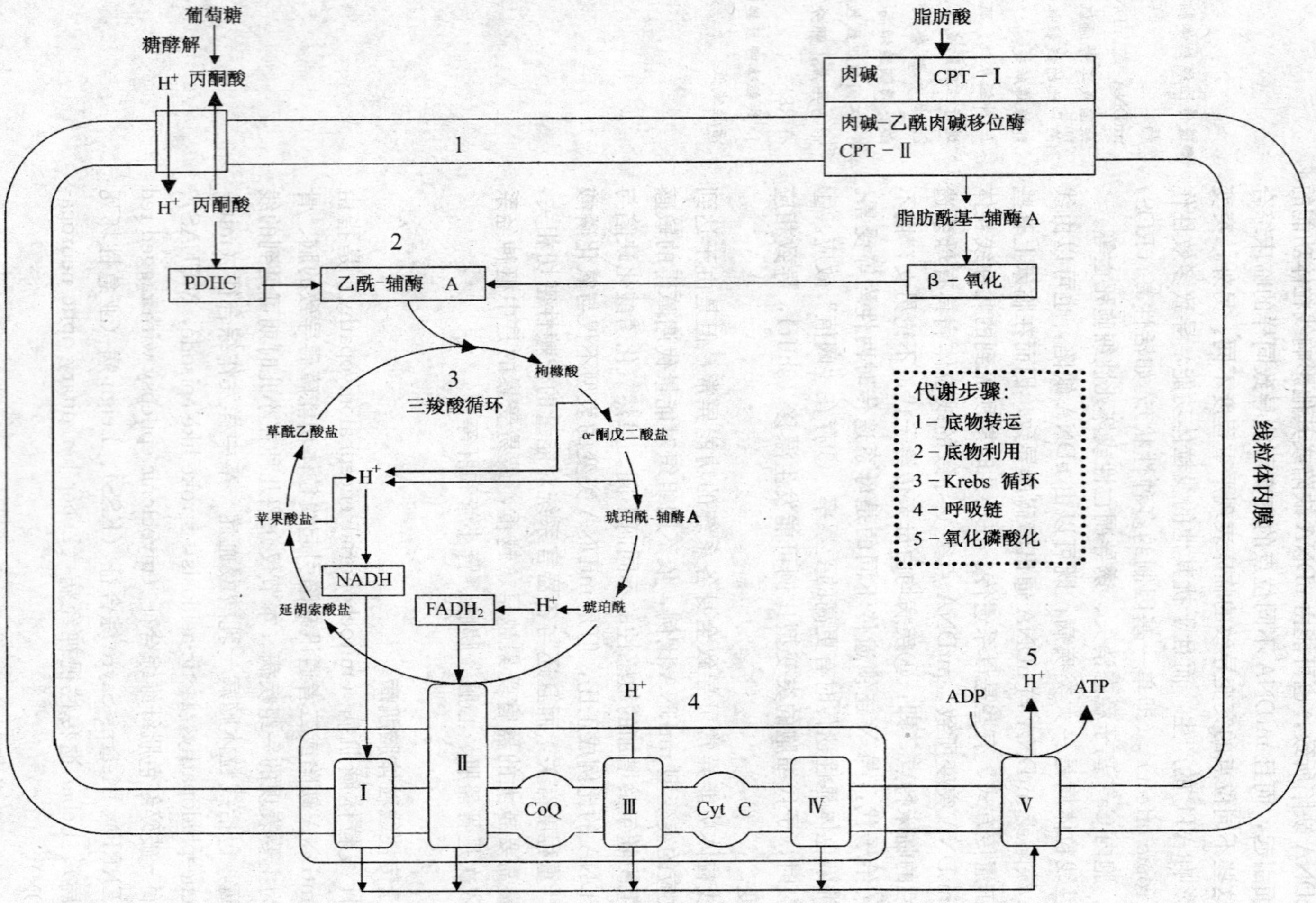

图 8-7 线粒体代谢示意图

CPT:棕榈酰转移酶(carnitine palmitoyltransferase) PDHC:丙酮酸脱氢酶复合物(pyruvate dehydrogenase complex) Cyt C:Cytochrome C(细胞色素C) CoQ:辅酶Q(Coenzyme Q) $FADH_2$:黄素腺嘌呤二核苷酸的还原型(the reduced form of flavin adenine dinucleotide) NADH:还原型烟酰胺腺嘌呤二核苷酸(the reduced form of nicotinamide-adenine dinucleotide)

表 8-16 儿科临床常见线粒体疾病已知的遗传、生化缺陷

临床综合征	遗传缺陷	遗传方式	生化缺陷
KSS	mtDNA 缺失重排	散发	呼吸链酶多处部分活性缺陷
MELAS	mtDNA 点突变 (nt 3243,3252,3271)	母系	呼吸链复合体Ⅰ,Ⅲ,Ⅳ活性缺陷 (NADH-CoQ 还原酶)缺陷
MERRF	mtDNA 点突变 (nt 8344、8356)	母系	呼吸链复合体Ⅰ、Ⅲ、Ⅳ,活性缺陷
Leigh 病	mtDNA 点突变 (nt 8993,9176)	母系	呼吸链复合体 V(ATPase 6)
	核 DNA 突变?	常隐	细胞色素 C 氧化酶缺陷(COX)
		X 连锁隐性	丙酮酸脱氢酶 $E_1\alpha$ 缺陷
		散发	呼吸链复合物Ⅰ缺陷
LHON	18 种 mtDNA 点突变 (nt 11778,3460,14484 最多见)	母系	呼吸链复合体Ⅰ活性缺陷 细胞色素 b 酶缺陷(Cyt b) 细胞色素 C 氧化酶缺陷

注:nt:nucleotide

按照导致疾病的生化缺陷不同，可将线粒体病分为下列几大类（图 8-7）：基质运输缺陷：包括肉碱棕榈酰移换酶缺陷症及肉碱缺乏症等；基质利用缺陷：包括丙酮酸脱氢酶复合体缺陷症及β-氧化缺陷症等；三羧酸循环受累；呼吸链电子转运链缺陷：包括复合体Ⅰ、Ⅱ、Ⅲ及Ⅳ缺陷等；氧化/磷酸化偶联缺陷：包括 Luft 病及呼吸链复合体缺陷症。

（二）临床特征

1. 线粒体脑病－乳酸酸中毒－卒中样发作综合征（MELAS）

MELAS 综合征是由于 mtDNA 的亮氨酸-tRNA 基因部位发生点突变而致。临床特点是：①反复卒中样发作（具有 CT 或 MRI 证实的脑局灶异常）。②乳酸酸中毒及/或肌肉组织中见到破碎样红纤维（ragged-red fibers，RRF）。③至少以下两条：痴呆、部分或全身性惊厥、复发性头痛以及呕吐。无进行性眼外肌麻痹、色素性视网膜病及心脏传导阻滞也是此症的特点。多在 15 岁以前起病，生后数年内仅表现为运动和认知功能的发育轻度迟缓，此后逐渐发现身材矮小和癫痫发作，智力低下进行性加重，出现复发性急性偏瘫（可两侧交替发生），部分病人有偏盲及皮质盲，有时发作前伴呕吐、头痛、腹痛、嗜睡或惊厥。部分性癫痫持续状态或肌阵挛癫痫也较常见。随卒中发作的次数增加，痴呆也进行性加重。急性发作期血 CSF、乳酸增高，CK 有时升高。生化检查多数可发现呼吸链复合物Ⅰ缺乏，部分为多发性复合物缺乏（包括Ⅰ，Ⅲ和Ⅳ，其中尤其Ⅳ的缺乏最显著）。CT 检查可发现基底节钙化，CT 及 MRI 可见广泛的卒中样病变，既有急性的，也有慢性的，其特征是脑内病变所在部位与患者神经系统定位症状相符，但与血管供血区不符合，可出现在大脑灰、白质以及脑干，一定时间后可消散，多遗留轻度萎缩，以后可在其他部位再次出现类似病变。mtDNA nt 3243 A→G 突变最常见，但其他位点突变也有报

●MELAS 综合征

1. 反复卒中样发作（具有 CT 或 MRI 证实的脑局灶异常）。
2. 乳酸酸中毒及/或肌肉组织中 RRF。
3. 至少以下两条：痴呆、部分或全身性惊厥、复发性头痛以及呕吐。

道。由于血白细胞中的突变基因组比肌肉中低，因此肌肉 mtDNA 分析更容易检出突变。本病尚无特效治疗，皮质激素及辅酶 Q_{10} 均在试用阶段。乳酸明显增高的部分病人用二氯醋酸（dichloroacetate）治疗，不仅可降低血清乳酸水平，而且可改善临床症状。本病预后很差。

2. 肌阵挛癫痫—破碎红色肌纤维综合征（MERRF）

●MERRF 综合征：
1. 小脑共济失调；
2. 肌阵挛和震颤；
3. 癫痫（肌阵挛发作）；
4. 肌病（临床及 EMG）；
5. 可见 RRF；
6. mtDNA 的赖氨酸 tRNA 基因上发生点突变。

MERRF 综合征是由于 mtDNA 的赖氨酸 tRNA 基因上发生点突变（nt 8344 最常见）所致。常在少年期（大多数 5～13 岁）或成年期起病，缓慢或快速进展。临床表现变异较大（即使在同一家族内）。多数患者脑先受累，随后是骨骼肌、心脏。主要临床特征包括小脑共济失调、震颤和肌阵挛（尤其是活动或意向性运动诱发的）、肌阵挛癫痫、肌病。部分病人有构音障碍和眼球震颤，个别病例有视神经萎缩，有些患儿表现有深感觉障碍和弓形足，其他少见症状包括身材矮小、痴呆、末梢神经病和痉挛性强直。无进行性眼外肌麻痹、视网膜变性及卒中样发作。血及脑脊液乳酸水平可轻度升高。EEG 示背景异常伴不同程度棘慢波和阵发性光反应（photoparoxysmal response）。视听、体感诱发电位潜伏期可延长。EMG 可有肌病表现。肌活检可发现 RRF，肌肉生化检查可发现不同程度的不同呼吸链复合物缺失，包括单纯复合物Ⅲ缺失，单纯复合物Ⅳ缺失，复合物Ⅱ和Ⅳ同时缺失，复合物Ⅰ和Ⅳ同时缺失以及三种复合物（Ⅰ、Ⅲ、Ⅳ）的同时缺失。本病确诊还可用分子生物学方法证实 mtDNA nt8344 或 nt 8356 有点突变。本病目前只有对症治疗，辅酶 Q_{10} 可能对部分病人有效。

3. Kearns-Sayre 综合征（KSS）

●KSS 综合征
1. 三联征：20 岁前起病，进行性眼外肌麻痹和色素性视网膜病。
2. 心脏传导阻滞和/或小脑功能障碍。
3. 血、CSF 乳酸可升高。
4. 本病大多数是由于 mtDNA 特定部位的缺失、重复。

本病绝大多数是由于 mtDNA 特定部位的缺失（deletion）、重复（duplication）所引起的。本病均为散发病例，因此被认为是 mtDNA 新发生的突变而致病。诊断标准为三联症状（20 岁前起病，进行性眼外肌麻痹和色素性视网膜病）再加上以下症状中至少一种表现：心脏传导阻滞，小脑功能障碍，一次脑脊液蛋白超过 1g/L。其他相对常见但无特异性的临床表现，还有痴呆、感觉神经性耳聋、多种内分泌异常（生长激素缺乏、性腺功能低下、糖尿病或甲状旁腺功能低下）等。患儿生后早期发育多正常或轻度落后，睑下垂及进行性眼外肌麻痹通常是首先出现的神经系统症状，常伴无症状性视网膜变性，以后逐渐出现视力下降、视神经萎缩、小脑症状、智力低下。除非合并甲状旁腺功能低下，一般惊厥很少见。心脏传导阻滞是晚期症状，可导致晕厥发作或猝死。CSF 蛋白升高常是早期表现。血、CSF 乳酸可升高，运动后更显著。神经影像学检查可见进行性脑白质病伴皮质及/或小脑萎缩，基底节和深部白质钙化。部分病人 EMG 可见外周神经病或肌病表现。分子生物学方法可证实 mtDNA 有缺失、重复。目前只能做对症治疗，辅酶 Q_{10} 可能对部分病人有效（60～120mg/d）。本病预后很差，尤其心脏受累时，即使安装心脏起搏器也不能改善心脏功能，多数在 30 岁左右死亡。

4. Leigh 综合征（亚急性坏死性脑脊髓病，简称 LS）

Leigh综合征临床上根据起病年龄分为新生儿型、经典婴儿型及少年型三型。新生儿型开始表现为吸吮、吞咽障碍及呼吸困难，随后逐渐出现脑干功能失调（异常眼运动、面肌无力）及严重运动发育落后，常早期死亡。经典婴儿型常在1岁以内起病，发病前的精神运动发育多正常，起病后早期进展迅速，感染及高碳水化合物饮食可使症状加重，临床表现为进行性加重的精神运动发育落后、无力、共济失调、喂养及吞咽困难、呕吐、体重增长慢、警觉性降低、不能注视、肌阵挛或惊厥，伴呼吸节律改变、眼球运动障碍及其他颅神经征是此症的特征。少年型少见，儿童期隐匿起病，逐渐出现痉挛性截瘫、共济失调、运动不耐受、眼震、视觉受损以及帕金森样表现，身高、体重多低于正常，本型常经过一段较长的静止期后，在10余岁时突然出现急性或亚急性恶化，迅速进展至昏迷及严重呼吸抑制，最终死亡。北京大学第一医院儿科报告8例LS，其中5例为婴儿型，起病2～3个月，死亡年龄5个月～1.2岁。3例为少年型。MRI典型表现为对称性双基底节、脑干长T_1、长T_2病变，尤以壳核为著。但在急性期或亚急性期，病变可表现为T_2高信号（长T_2）、T_1斑片状高信号（短T_1）。参见图8-8。

●Leigh综合征：

1. 分三型：新生儿型、经典婴儿型及少年型。
2. 经典婴儿型特征：精神运动发育倒退、肌阵挛或惊厥、呼吸节律改变、眼球运动障碍等。
3. MRI典型表现：对称性双基底节、脑干长T_1、长T_2病变，尤以壳核为著。
4. nDNA或mtDNA缺陷。

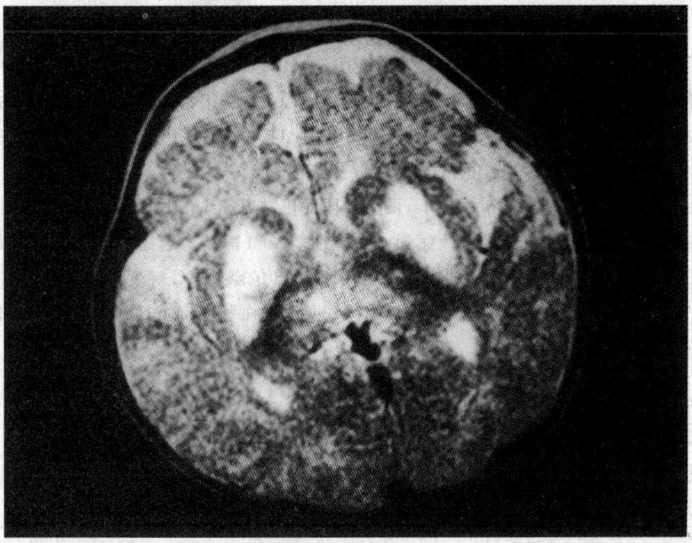

图8-8 Leigh综合征MRI，T_2加权像示双壳核、苍白球以及右侧尾状核头部、双侧丘脑可见片状长T_1、长T_2病变区。

此病的遗传性生化缺陷至少有4种（见表8-16），其中，COX缺陷及ATP酶6缺陷最常见。母系遗传的LS（maternally inherited Leigh syndrome，MILS）是LS中的少见类型。色素性视网膜炎是其特征。突变导致的异常线粒体DNA比例的不同可导致不同的临床表型，突变率高时临床表现为早发型MILS，而突变率低时临床表现为成年人的神经源性肌无力、共济失调及色素性视网膜炎（neuropathy，ataxia，and retinitis pigmentosa，NARP）。北京大学第一医院儿科报告1例LS存在mtDNA nt8993T→G突变，脑组织中突变率89%（图8-9），临床表现为婴儿型

LS。其母目前体健，但因其血液白细胞中线粒体突变率为30％，现正在随访。

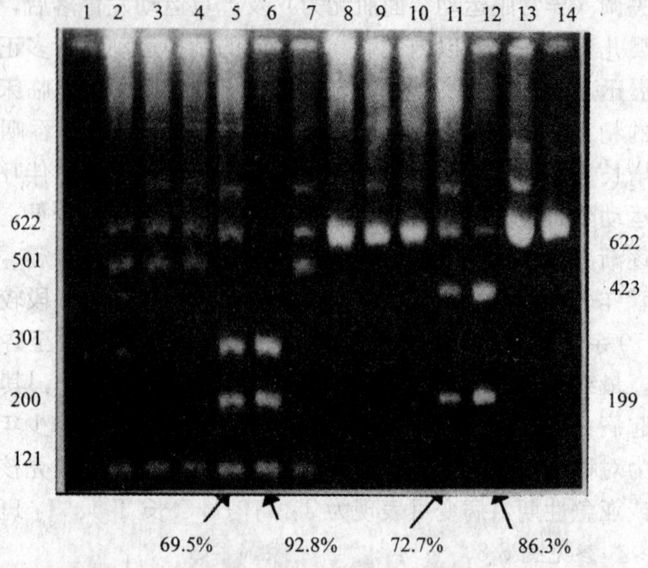

图8-9 MspI和AvaI酶切示mtDNA nt 8993T→G突变

1：分子量标志pBR322/MspI；2～7：MspI酶切，2～6 Leigh病人。其中2～4病人血阴性，5和6为同一病人的血和肌肉均为阳性；7：MspI酶切正常人血，阴性；8～13：AvaI酶切，8～12Leigh病人，8～10病人血阴性，其中11和12为上述同一病人的血和肌肉；13：AvaI酶切正常人血；14：正常人血PCR未经酶切。

MspI酶切，若出现301bp、200bp两个片段而正常人501bp片段减少或消失则为阳性，提示存在8993位点T→G或T→C突变，为阳性；AvaI酶切，若出现423bp、199bp两个片段而正常人622bp片段减少或消失，提示存在8993位点T→G突变，为阳性。

图中结果提示一例病人（5，6以及11，12泳道）血和肌肉mtDNA均存在8993位点T→G突变。

由于容易获得的组织（血液淋巴细胞及皮肤成纤维细胞）的mtDNA突变率与LS的临床表现有良好的相关性，因此临床上可直接检测这些组织的mtDNA突变来诊断MILS及NARP。目前已有利用mtDNA分析成功进行产前诊断的报道。

5. Leber遗传性视神经病（LHON）

此症1871年首先由Leber报道。青少年起病（平均27～34岁，年龄范围1～70岁），多发于男性，以急性或亚急性进行性视力减退（由于严重双侧视神经萎缩所致）主要特点。双眼可同时或先后受累，每只眼可以突然或在两年内发展至完全盲。其他尚有进行性全身性肌张力不全、心脏传导阻滞、小脑共济失调、腱反射亢进及外周神经病。虽然目前已经发现18种mtDNA的错义突变与此症有关，但是90％病例是由于mtDNA nt 11778，3460，14484位点突变所致。此症为母系遗传，由于X染色体的核基因的影响使其显著好发于男性。生化缺陷主要是呼吸链复合物Ⅰ功能障碍。目前无特异性治疗，少数病人视力可以逐渐恢复（起病后16～48

●Leber遗传性视神经病：
1. 青少年起病，男性多见；
2. 急性或亚急性进行性视力减退；
3. 双侧视神经萎缩；
4. mtDNA点突变。

个月）。

（三）实验室诊断

1. 生化检测：MELAS、MERRF、KSS 及 Leigh 病均有血清及脑脊液中乳酸及丙酮酸浓度升高（正常参考值：血清乳酸<1.18mmol/L，丙酮酸<0.11mmol/L，脑脊液乳酸 25～30mg/dl），检查时应保持小儿安静状态。疑似肉碱缺乏症者应查血中肉碱浓度，多有显著降低。

2. 肌肉活检病理检查：MERRF、KSS、MELAS 多有光镜下改良 Gomeri 三色染色阳性的肌纤维，即破碎样红纤维（RRF），参见附图 8-10。肌浆膜下可见大量正常及异形线粒体。

3. 脑病理检查：常见共同的病理表现是神经元的变性、脱失，胶质细胞增生以及小血管增生等，严重者可出现空洞样改变、脑实质变小、脑室扩大，可以有白质受累（变性、脱髓鞘）。但是不同的综合征也有其不同的特点。例如，MELAS 综合征常表现为多灶性脑软化，即不伴有血栓栓塞的“类卒中样病变”，尤以后部半球大脑皮层显著，其特征是脑内病变所在部位与患者神经系统症状定位相符，但与血管供血脑组织区域不符合；MERRF 综合征脑内病变部位主要在齿状核、下橄榄核，脊髓后索也可受累，大脑灰、白质多不受累；KSS 多有广泛性海绵状脑病，以白质更显著；Leigh 病多有双侧对称性皮层下病变，主要在基底节、脑干、丘脑及小脑顶盖核，但下丘脑及乳头体多不受累。其他，如基底节钙化常见于 MELAS 及 KSS 综合征，而在 MERRF 综合征则极少见。

4. 分子遗传学诊断：应用分子遗传学技术可对疑似病儿的外周血白细胞、肌肉组织或脑组织进行 mtDNA 突变、缺失、重排等鉴定。

5. 神经影像学：中枢神经系统影像学（尤其 MRI）的一些特征性异常表现对于诊断线粒体脑肌病有很大帮助，如 Leigh 病时 MRI 的典型特征为对称性双基底节、脑干长 T_1、长 T_2 病变，尤以壳核为著。

（四）鉴别诊断

线粒体脑肌病是一组表型异质性较大、累及多器官的疾病，确切发病率尚无统计。在对本病进行诊断之前，应在详细询问病史、家族史及进行详细体格检查的基础上，注意除外儿科较多见的中枢神经系统感染、神经系统占位性疾病、以及临床症状相似的其他遗传代谢病。

（五）处理原则

虽然目前我们还不能治愈此类疾病，但是适当的治疗能够延缓疾病的发展、改善患儿生活质量和延长生命。广义地说，目前的处理包括三方面：遗传咨询、支持治疗以及药物治疗。病儿一经诊断即应坚持对病儿及其家庭进行随访，进行遗传咨询及管理。

1. 遗传咨询

由于临床表现以及遗传学上的多样性是线粒体疾病的特征，使得此类疾病的遗传咨询难度很大。解释 mtDNA 突变的预后或做症前、产前诊断时要极其慎重，因为细胞核 DNA 因素以及环境因素都可能影响 mtDNA 缺陷的表达，而且这些突变的遗传负荷可能随时间推移发生纵向改变。现有的研究资料表明母亲的突变 mtDNA 水平与临床受累后代的发生率密切相关。

2. 药物治疗

迄今为止，还没有能有效改变线粒体病病情进展的治疗方法。多种维生素以及辅酶曾被用于临床治疗，而且有不同程度成功的报道。维生素 K_3、维生素 B_1、维生素 B_6、维生素 B_{12}、维生素 C、维生素 E；辅酶 Q_{10}（120～150mg/d）等促进呼吸链酶活性药物等可以试用。对于 KSS 病人应补充叶酸；左旋肉碱不仅可用于原发性肉碱缺乏症，多数线粒体病也可应用，因为在许多线粒体病人中存在继发性肉碱缺乏。

3. 支持治疗

由于有效治疗手段的缺乏，支持治疗成为当前线粒病治疗中的主流。应结合药物、康复、心理等多学科方法综合治疗。避免加重的主要原则包括：①迅速处理感染及发热。②避免禁食（饥饿），夜间加餐或高热卡饮食。如遇严重情况，应尽早鼻饲或胃造瘘以保证充足的热卡供应。对于脂肪酸 β-氧化异常者应采用低脂高热卡饮食，夜间加用生玉米淀粉；长链脂肪酸代谢障碍时应以供应中链脂肪酸为主，但应给予极少量长链脂肪酸以避免必须脂肪酸缺乏；中、短链脂肪酸代谢障碍者应避免食用中链脂肪酸。③避免过分活动、劳累。但是目前认为中等量的锻炼有助于提高患者的运动耐力和肌肉代谢、延缓进一步的残疾。④其他：有效地控制癫痫和痉挛。眼合并症，如眼睑下垂、白内障可以手术治疗。在 KSS 综合征患者早期发现心脏传导阻滞可能挽救生命。

4. 研究中的治疗方法

目前，一些试验研究中的新疗法使我们看到了线粒体病治疗的曙光。如体外实验发现序列特异的肽核苷酸（sequence-specific peptide nucleic acid，PNAs）能选择性抑制突变型 mtDNA 的复制，这种措施可以降低突变型与野生型 mtDNA 基因组的相对比例，使其低于关键“阈值”，从而不出现 mtDNA 突变的表型表达、生化缺陷被纠正。这种新的抗基因组分子已经能够导入培养细胞的线粒体中，它们具有在体内校正线粒体基因缺陷的潜能。

另外，肌肉卫星细胞（muscle satellite cells）是成熟骨骼肌细胞的静止前体（dormant muscle precursor cells），至少在某些 mtDNA 疾病的病人，这些细胞含有低水平或没有突变型 mtDNA。在急性肌肉损伤时，卫星细胞增殖并与成熟骨骼肌纤维融合。因此诱导局部肌细胞坏死可以导致卫星细胞的增殖。国外文献报道 2 例线粒体肌病病人，卫星细胞增殖后形成了再生的一群带有低水平突变 mtDNA 的成熟骨骼肌细胞，这群细胞具有正常功能。提示此种治疗具有临床应用前景。

但是目前上述这些新的治疗方法尚处于试验阶段，应用于临床还有许多问题亟待解决。

（姜玉武）

第十节　神经皮肤综合征

神经皮肤综合征（neurocutaneous syndromes）是一组异质性疾病，以同时表现皮肤与中枢神经系统异常为特点。该组疾病多数呈家族性，目前认为是由于原始外胚层分化缺陷所导致。本组疾病种类较多，现仅介绍较常见的两种。

一、神经纤维瘤病

神经纤维瘤病（neurofibromatosis，NF）又称 von Recklinghausen 病，是常染色体显性遗传病，由于胚胎发生早期神经嵴分化与移行异常所致。本病自出生时即有表现，可累及全身各系统，但进展至各种并发症则多在成年期。本病又分两个类型即 NF1、NF2。NF1 较常见，发病率 1/4 000，NF1 基因座在染色体 17q11.2，编码神经纤维蛋白，其分子中有部分与 GTPase 致活蛋白（GAPs）高度同源，GAPs 可保持原癌基因 p21-ras 失活，从而有拮抗肿瘤发生的作用。该基因 11～13kb，含有至少 59 个外显子。NF2 约占本病病例的 10%，发病率1/50 000，NF2 基因座在染色体 22q，该基因编码一种肿瘤抑制物质。

【临床表现与诊断】

●诊断 NF1（具备以下 2 项）：
1. 皮肤咖啡牛奶斑；
2. 腋下雀斑；
3. 虹膜结节；
4. 神经纤维瘤；
5. 骨骼异常；
6. 视神经胶质瘤；
7. 1 级亲属有 NF1 患者。

1. NF1

（1）临床凡具备以下表现中之两项者即可诊断本病：

①皮肤咖啡牛奶斑［café-au-lait spots）（附图 8-11）］：皮肤可见 6 个或 6 个以上咖啡牛奶斑（青春期前直径大于 5mm，青春期后直径大于 15mm）。NF-1 患者几乎百分之百均有此种皮斑，出生时即有，但随年龄增长，其数目、大小与色素均可增加，皮斑呈全身性分布，面部极少见，四肢及躯干多。

②腋下或腹股沟部雀斑（freckle）：直径 2～3mm。

③2 或 2 个以上虹膜 Lisch 结节：即虹膜内错构瘤（hamartomas），以裂隙灯可诊断。NF1 病儿中 74%以上有此结节（小于 3 岁病儿 5%，3～4 岁 42%，20 岁以上 100%），NF2 病儿则无此结节。

④2 个或 2 个以上神经纤维瘤（皮内或皮下），或一个丛状神状纤维瘤：神经纤维瘤多累及皮肤，但也可沿外周神经及血管或在脏器内（包括胃肠道）生长。这些皮肤病变在青春期及妊娠期显著，可能与激素作用有关。丛状神经纤维瘤在出生时即可出现，此处皮肤色素变深，并可导致骨畸形及巨肢。

⑤独特的骨骼病变：如蝶骨发育不良或长骨皮质变薄，可伴有假关节生成（pseudoarthrosis），脊柱侧弯（scoliosis）多见。

⑥视神经胶质瘤（optic gliomas）：NF1 病儿中 15%可有此种瘤，多无症状，视力可近于正常。后期如发生瘤体侵入下丘脑则可出现性早熟（precocious puberty）。凡 NF1 有眼睑丛状瘤者往往伴有单侧视神经胶质

瘤。MRI 可协助诊断。

⑦I 级亲属中有确诊的 NF1 患者。

(2) NF1 患者的合并症：

●NF1 合并症

1. 神经系统异常一学习困难，惊厥，大头，脑血管异常。

2. 易有肿瘤发生。

①神经系统合并症：学习困难（learning disability）、注意力不集中（attention deficit），语言障碍。全身强直阵挛性及部分发作性惊厥。由导水管狭窄导致的脑积水(hydrocephalus)并不多见，但大头(macrocephaly)伴正常脑室体积者多见，严重智力低下者少见。

脑血管可发生狭窄或导致 Moyamoya 病，血管瘤也可发生。因此可有神经系统后遗症包括一过性脑血管缺血性发作、轻偏瘫、认知障碍及心理状态异常。

②肿瘤发生：神经纤维瘤偶可分化至神经纤维肉瘤或恶性施万细胞瘤。

NF1 患者可发生高血压，可因肾血管狭窄（renal vascular stenosis）或嗜铬细胞瘤（pheochromocytoma）导致。NF1 患者发生嗜铬细胞瘤、横纹肌肉瘤（rhabdomyosarcoma）、白血病及 Wilms 瘤的几率比正常人群高。NF1、髓性白血病及少年黄肉芽瘤（juvenile xanthogranuloma）三者之间也存在特殊关联。中枢神经系统肿瘤是 NF1 患者死亡的重要原因。

③NF1 患儿头颅 MRI 有时可见到苍白球（globus pallidus）、丘脑及内囊区异常信号（CT 扫描则不易发现），可能代表低分化度的胶质瘤或错构瘤。

2. NF2

临床凡具备以下表现中之一项者即可诊断有 NF2

①CT/MRI 证实双侧第 8 颅神经肿物即听神经瘤（acoustic neuromas）。

②表现单侧第 8 颅神经肿物，伴有下述情况中之两项者（神经纤维瘤、脑膜瘤、胶质瘤、施万细胞瘤、或少年晶体后囊下混浊）。

③单侧第 8 颅神经瘤，伴 1 级亲属中有上述脊髓或脑肿瘤者。

NF2 在儿童即可表现有听力丧失，面肌无力、头痛，步态不稳，至青年时期则可有小脑桥脑角占位病变的体征。很少有皮肤咖啡牛奶斑，50％的 NF2 病儿可伴有晶体后方囊下混浊。

NF2 与 NF1 相似，中枢神经系统肿瘤如许旺细胞及胶质细胞瘤、脑膜瘤均较常见。

【遗传咨询与处理】

本病并无特殊治疗方法，处理重点在遗传咨询及早期发现可治疗的情况或并发症。因此对 NF 患儿应了解详细病史，进行全面体格检查，每年进行小儿眼科检查。

当双亲之一患有 NF，则每次妊娠均有 50％传递本病的几率。由于 NF 病例中约有半数是因新突变所致，所以在进行妊娠发病危险性的遗传咨询前应该仔细检查父母双方（包括虹膜 Lisch 结节）。

标准 DNA 诊断性分析对 NF1 产前诊断并不实用，因 NF1 基因很大，突变热点过多，除非已知受累双亲的基因突变者可以进行。NF2 病例大多数由一种基因突变产生，使用单链构象多态性（SSCP）可提供准确产前诊断。有家系的病例，若具备受累及未受累成员，则可进行连锁分析（linkage analysis）。

二、结节性硬化

结节性硬化（tuberous sclerosis，TS）是常染色体显性遗传病，发病率约1/6 000。TS 基因座在染色体 9q34（TSC_1）及 16p13（TSC_2）。TSC_1 基因，长 8.6kb，编码 hamartin 蛋白（103kDa）；TSC_2 基因编码 tuberin 蛋白。已证实 TS 患者中至少半数以上是由于基因新突变导致的散发病例。TS 有显著异质性，在同一家族内临床可表现多样，既可有严重智力低下（mental retardation）与惊厥，也可表现智力正常且无惊厥者。出现 TS 症状体征越早的病例，发生智力低下的几率越多。TS 除累及皮肤及脑外，还可累及心、肾、眼、肺、骨骼等多种器官。

【病理】

脑病变特点为结节（tubers），位于大脑半球脑回，典型者出现在室管膜下区，以后可发生钙化（calcification），并凸出伸入脑室腔，产生“蜡烛滴”（candle-dripping）形状（图 8-12）颅部 CT/MRI 可见。在脑室 Monro 孔区的结节可导致脑脊液梗阻及脑积水（hydrocephalus）。

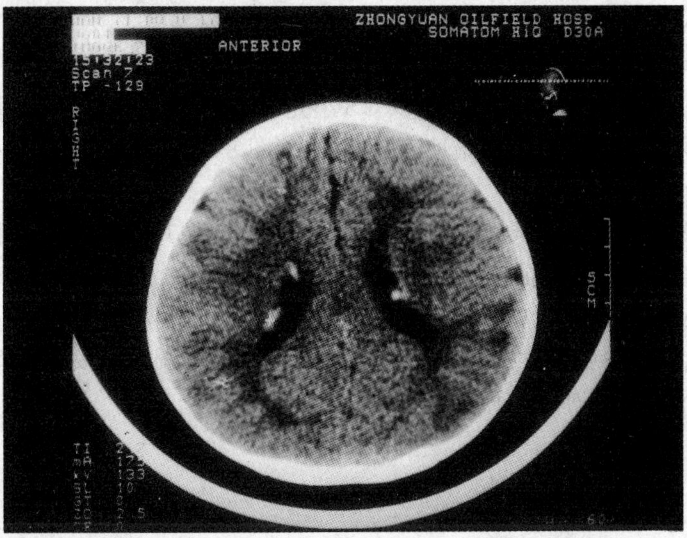

图 8-12　结节性硬化症－CT 片室管膜下“结节”（蜡烛滴）

结节组织在显微镜下可见有神经元数目减少，星形胶质细胞增生，并有形状奇特多个核的巨大神经元。

脑内结节越多，TS 病人神经系统受累越重。

【临床表现】

1）皮肤病变

（1）色素缺失斑（hypopigmented skin lesions）：多在躯干及四肢，

90%以上病例具有典型呈桉树叶状色素缺失斑。使用 Wood 紫外线灯有助检测。(附图 8-13)

●诊断 TS 根据：
1. 典型皮肤病变(色素缺失斑，皮脂腺瘤，鲨鱼皮斑等)；
2. 婴儿痉挛症，智力低下；
3. 颅部 CT/MRI"蜡烛滴"征；
4. 视网膜及其他器官病变。

(2) 皮脂腺瘤 (sebaceous adenomas)：多起自 4～6 岁，形状似小红结节，分布于鼻与面颊部，有时易与痤疮混淆，可逐渐增大并相互连接。

(3) 鲨鱼皮斑 (shagreen patch)：该皮斑呈粗糙隆起病变，似桔皮状，主要分布于腰骶部皮肤。

(4) 甲沟或甲周纤维瘤：青春期多见，起自手指及足趾甲透明层。

2) 神经系统疾病

(1) 智力低下 (mental retardation)：TS 年幼患者并伴婴儿痉挛症者发生智力低下者多。

(2) 癫痫 (epilepsy)：儿科 TS 患者多表现全身发作性癫痫，尤其是婴儿痉挛症 (infantile spasms) 及其他肌阵挛癫痫，多数较难治。

3) 其他器官病变

(1) 视网膜星形细胞瘤钙化后呈桑葚状 (phakomas)

(2) 心脏横纹肌瘤 (rhabdomyomas)：可有多个或在左心室尖，虽可导致心律不齐或心力衰竭，却可自发缓慢缓解。儿科 TS 患者中约 50%伴此病变。

(3) 肾可发生错构瘤 (hamartomas) 或多囊病 (polycystic disease)，从而可导致血尿、疼痛，少数产生肾功能衰竭。

(4) 肺部可因血管肌脂瘤 (angiomyolipomas) 而致广泛囊性变或纤维化，从而导致自发气胸 (pneumothorax)。

(5) 脑肿瘤少见，偶有发生。

(6) 头颅 CT/MRI：3～4 岁 TS 小儿头部 CT 扫描可见脑室周围区有典型钙化结节，并可见"蜡烛滴"特征。(图 8-12)

【诊断】

主要依据为临床典型皮肤病变。对全部癫痫尤其婴儿痉挛症小儿均应详细检查有无 TS 体征。头颅 CT 或 MRI 可助确诊。

【处理】

重点在控制癫痫发作，定期随访心、肾、肺情况，若发生急性颅内压增高等情况需请神经外科对症处理。

(吴希如)

第九章 免疫、结缔组织病

第一节 小儿免疫系统发育及特点

人体内存在一组复杂的免疫系统（immunologic system），它是由免疫器官、免疫细胞和免疫分子组成。免疫系统的发生、发育始于胚胎早期，到出生时尚未完善，随着年龄增长逐渐达到成人水平，故小儿往往处于生理性免疫低下状态。

一、特异性细胞免疫（T-cell 免疫）

1. 胸腺（thymus）：Thymus 是 T-cell 发育成熟的主要部位。胚胎第 6 周时，由第 3 和第 4 对鳃囊上皮细胞发育而来，第 8 周出现淋巴细胞，第 10 周 thymus 分成皮质和髓质两部分，皮质和髓质中的上皮细胞在 T-cell 分化不同阶段都起重要作用。Thymus 在出生时重 10～15 克，与体重之比值是一生中最大的，可在 X 线胸片前上纵隔部位显影，直到 3～4 岁 thymus X 线影消失，到青春期后 thymus 开始萎缩。

● Immunologic system 包括：①T-cell 免疫；②B-cell 免疫；③非特异性免疫。

2. T-cell：来自胚胎（和）骨髓的淋巴样干细胞于第 8 周胎龄时进入 thymus，在 thymus 内获得了 T 细胞受体（TCR），并在其成熟过程中认识了自我的主要组织相容（MHC）抗原，形成对自身组织的耐受性。这些成熟的 T-cell 中有的具有与 T 辅助/诱导活性相关的 CD4，有的具有与 T 抑制/细胞毒性相关的 CD8。

胎龄 13 周起先后出现对同种异型移植物的排斥反应和对有丝分裂原的增殖反应，近 40 周龄时具备了对各种抗原的特异性细胞免疫应答。

足月新生儿外周血中 T-cell 绝对计数已达到成人水平，但小于胎龄儿和早产儿的 T-cell 数量少；新生儿的 CD4 细胞数较多，使 CD4/CD8 的比值增高，以后逐渐下降，2 岁时达成人水平；新生儿的 T-cell 功能相对不成熟，如辅助 B 细胞产生免疫球蛋白（immunoglobulin，Ig）的能力低，活化吞噬细胞和产生细胞毒性 T 细胞的能力下降。

● $CD4^+$：T 辅助/诱导，又分为 Th1 和 Th2；$CD8^+$：T 抑制/细胞毒性。

3. 细胞因子（cytokines）：机体发生免疫应答过程中可产生多种 cytokines，调节其应答模式和强度以及免疫细胞与炎性细胞的相互反应。$CD4^+$ T-cell 受到抗原或丝裂原刺激后可分化为各具不同效应和调节功能的两个亚群，即 Th1 和 Th2。Th1 细胞产生白细胞介素 2（IL-2）和 γ 干扰素（IFN-γ）等，促进吞噬细胞和迟发性皮肤过敏；Th2 细胞产生白细胞介素 4、5 和 10（IL-4、5、10）等，促进抗体反应，并抑制吞噬细胞的多种功能。

新生儿的 T-cell 只能产生成人水平 10%～20%的 IFN-γ 和 IL-4，约 3

岁时达成人水平。

二、特异性体液免疫（B-cell 免疫）

1. 骨髓和淋巴结（bone marrow，lymph nodes）：Bone marrow 是造血组织，也是 B-cell 成熟的场所，B-cell 的发生在人胚胎约第 9 周开始。全身各部位的 lymph nodes 发育先后不一，颈和肠系膜的 lymph nodes 发育最早，在胚胎 10 周时出现，出生时腹股沟部已能扪及浅表 lymph nodes。2 岁后扁桃体（tonsils）增大，后稍缩小，6～7 岁时又增大。12～13 岁 lymph nodes 发育达顶点。

2. B-cell：B-cell 的发育需要一系列造血基质细胞、抗原、T-cell 及各种白细胞介素等的共同作用。胎儿的 B-cell 对抗原刺激已可产生相应的 IgM 类抗体，而有效的 IgG 类抗体应答需在出生 3 个月后才出现，2 岁的时候分泌 IgG 的 B-cell 才发育达到成人水平，而分泌 IgA 的 B-cell 需 5 岁时才达成人水平。

3. Ig：具有抗体活性的球蛋白称为 Ig，是 B-cell 的产物，存在于血管内外的体液中和 B-cell 的膜上，分为 IgG、IgA、IgM、IgD 和 IgE 五类。

在胎儿期各种 Ig 产量都非常少。生后血清中 Ig 含量与年龄、种族、营养等因素有关。

●IgG 可通过胎盘；IgM、IgA、IgD 和 IgE 难以通过胎盘。

1）IgG：足月新生儿血清 IgG 等于或稍高于母体 5%～10%，早产儿、小于胎龄儿和过期胎儿的 IgG 水平则低于母体。IgG 分为 IgG1、IgG2、IgG3 和 IgG4 四个亚类，在正常成人血清中的比率分别为 70%，20%，7%和 3%，4 个亚类均衡地通过胎盘。IgG3 的半衰期为 7～8 天，其余各 IgG 亚类的半衰期均约为 21～25 天。小儿出生后 3 个月 IgG 降至最低点，6 个月前均处于低水平，以后随年龄增长而逐渐上升，IgG1 和 IgG3 的升高早于 IgG2 和 IgG4。达到成人水平的年龄：IgG1 为 5～6 岁，IgG3 约为 10 岁左右，IgG2 和 IgG4 约为 14 岁。IgG1 主要针对病毒、细菌、外毒素等的蛋白质抗原，IgG2 主要针对多糖抗原（如肺炎球菌荚膜抗原、流感杆菌荚膜抗原），IgG4 对组织有较低的亲和力，可能与过敏症有关。

2）IgM：不能通过胎盘。足月儿能产生少量，可达 11mg/dl，男孩 3 岁、女孩 6 岁时达到成人血清水平。一般认为如出生时血清 IgM＞0.2～0.3g/L，即表明胎儿在宫内已受过非己抗原的刺激，但为明确是否有宫内感染尚需做特异性抗体检测。冷凝集素、嗜异性抗体和同族血凝素等属 IgM 类抗体。

3）IgA：脐血 IgA 很少超过 0.05g/L，若含量增高同样提示宫内感染可能性。血清 IgA 于少年时期才达到成人水平。出生后 2～3 周的婴儿眼泪和唾液中可检出 IgA，分泌型 IgA 是黏膜局部抗感染的重要因素，不易被蛋白酶所破坏，婴儿可从母乳中摄取后，在肠道发挥作用。2～4 岁时经刺激的唾液其分泌型 IgA 达成人水平。

4）IgD 和 IgE：难以通过胎盘。IgD 在新生儿血中含量极微，5 岁时才达成人水平的 20%，其生物学性状目前尚不清楚。IgE 是引起 I 型变态反应的抗体，在脐血中含量很少，有可能通过母乳获得，约 7 岁时达到成人水平。

三、非特异性免疫

1. 吞噬系统（phagocytic system）：循环中具有吞噬作用的细胞是单核细胞（monocytes）和中性粒细胞（neutrophils），monocytes 还可分化为定植于组织中的巨噬细胞（macrophages）。新生儿的 neutrophils 经刺激后的定向移动功能（趋化性）和粘附功能较成人差，吞噬和杀伤功能也低下。此外，monocytes 经刺激后产生的粒细胞集落刺激因子（G-CSF）和 IL-6、IL-8 减少。

2. 补体系统（complement system）：主要由肝细胞合成的 20 余种血清蛋白组成。Complement 激活后具有放大特异性细胞免疫、抗体免疫以及吞噬作用的效用，并可产生炎症反应。新生儿补体经典途径（CH50）和 C3、C4、C5 活性是其母亲的 50%～60%，旁路途径的成分 B 因子和备解素仅为成人的 35%～70%。约半数新生儿补体经典途径溶血力低于成人水平，呈旁路激活溶血活性低下者更多，一般在生后 6 个月以后，各 complement 成分浓度及溶血性可达成人正常值。

四、免疫功能的检测与评估

免疫异常或免疫低下的诊断可由临床表现提示，但最后确诊则有赖于免疫水平的检测，以及对试验结果的正确评估。

1. T-cell 检测

●T-cell 功能检测：①外周 lymphocyte 计数；②皮肤迟发型超敏反应；③T-cell 及其亚群数量；④T-cell 功能。

1）外周淋巴细胞（lymphocyte）计数：外周血中 lymphocyte 计数低于 1.2×10^9/L 提示 T-cell 缺陷。

2）皮肤迟发型超敏反应：代表 Th1 细胞功能。皮内注射 0.1ml 抗原或丝裂原引起的迟发型皮肤超敏，是依赖 T-cell 功能的局部皮肤免疫应答。常用的抗原有结核菌素或 PPD、白色念珠菌素或链激酶-链道酶（SK-SD）。注射抗原后 48～72h 观察结果，硬结直径≥5mm 者为阳性。应注意：①该项试验为免疫回忆反应，2 岁以下儿童可能因未曾致敏，而出现阴性反应；②几种抗原皮试，只要有一种抗原皮试阳性，即可说明 Th1 功能正常；③新生儿皮肤试验结果与细胞免疫功能不完全平行；④X 线检查有胸腺影者可除外严重的细胞免疫缺陷。

3）T-cell 及其亚群数量检测：CD3 代表总 T-cell，又可分为 $CD4^+$ 和 $CD8^+$ 细胞，$CD4^+$ 细胞的功能为辅助/诱导性 T-cell，$CD8^+$ 细胞主要为细胞毒性 T-cell。该试验可反映 T-cell 数量和 T 亚群间的比例（正常人外周血单个核细胞中 T-cell 约占 70%，CD4/CD8 为 1.7±0.4，当 CD4/CD8 比值<1 时提示细胞免疫被抑制。

4）T-cell 功能检测：检测植物血凝素（PHA）和刀豆素 A（ConA）等丝裂原，或 PPD、白色念珠菌素等抗原刺激下的 T-cell 增殖情况（也称淋巴细胞转化试验)，结果以每分脉冲数（CPM）或刺激指数（SI）表示。当SI<3时，认为T-cell免疫缺陷。此外，还可以测定上述转化过程中产生的cytokines如IFN-γ、IL-2、IL-4等水平以示T-cell功能，以及用协同培养方法测定T辅助与T抑制的功能。

●B-cell功能检测：
①Ig测定。
②抗体检测：如“天然”抗体、ASO、预防接种后的抗体等。
③B-cell数量。

2. B-cell检测

1）Ig测定：是检测B-cell功能最常用的试验。注意年龄因素，测定值需与当地同龄正常人群血清含量相比较，表9-1为健康儿童血清Ig含量(g/L)，若IgG含量为正常低限，宜作IgG亚类检测。正常人血清中IgE含量极少，正常值从低限到高限可相差数十到数百倍，故测定对某个过敏原的特异性IgE较有意义。

Table 9-1 Serum Ig Concentrations in Healthy Children（g/L）

年龄组	IgG	IgA	IgM
新生儿	5.190～10.790	0.001～0.018	0.018～0.120
4个月～	3.050～6.870	0.110～0.450	0.310～0.850
7个月～	4.090～7.030	0.210～0.470	0.330～0.730
1岁～	5.090～10.090	0.310～0.670	0.980～1.780
3岁～	6.600～10.390	0.580～1.000	1.100～1.800
7岁～	7.910～13.070	0.850～1.710	1.200～2.260
12岁～	8.270～14.170	0.860～1.920	1.220～2.560

2）抗体检测：临床上常检测：①“天然”抗体：抗A、抗B或抗AB同种血凝素，代表IgM类抗体功能，1岁以上的非AB血型者其效价低于1∶4为异常。②抗链球菌溶血素“O”(ASO)：代表IgG类抗体，大于2岁的小儿ASO效价<1∶10提示抗体缺陷。③预防接种后的抗体：在完成“白百破”三联疫苗基础免疫后2周，或加强注射后2周测定抗白喉或破伤风抗体滴度，可反映抗体功能。④必要时可注入新抗原（流感杆菌的多糖抗原等)，以观察相应抗体的水平。

3）B-cell检测：常以荧光免疫方法用抗人Ig测定B-cell特有的细胞膜Ig，或用单克隆抗体CD19、CD20和CD21测B-cell，在外周血单个核细胞中占20%左右。

3. 吞噬作用检测

1）外周血neutrophils计数：$<1.0\times10^9$/L者为高危易感者。

2）硝基四唑氮蓝（NBT）还原试验：阴性提示酶缺乏。

3）白细胞化学发光试验：更加敏感。

4）白细胞趋化试验。

4. 补体检测

1）血清C3含量测定：能较敏感地反映体内补体激活情况，可作为有些疾病的活动性指标之一。必须指出当C3生成障碍，如肝细胞病损时，血清 C3 水平也会降低。

2）总补体溶血力（CH50）测定　可反映参与补体经典激活途径的各成分依次激活后的总活性。当 CH50 低下而 C3 含量正常时，应做补体其他成分的检测。

第二节　免疫缺陷病

免疫缺陷病（immunodeficiency diseases）是指 immunologic system 的器官、细胞、分子等构成成分发生缺陷，引起免疫反应缺如或降低，导致机体抗感染免疫功能低下的一组临床综合征。临床特征为容易发生反复而严重的感染，同时可伴有自身稳定和免疫监视功能的异常，使发生自身免疫性疾病、过敏性疾病和恶性肿瘤的几率增高。Immunodeficiency diseases 可分为原发性和继发性两大类。

● Immunodeficiency diseases 分为：PID 和 SID 两大类。

一、原发性免疫缺陷病

原发性免疫缺陷病（Primary immunodeficiency diseases，PID）是一组因 immunologic system 先天性发育不全，且大多与遗传有关的疾病，往往在婴幼儿或儿童期发病，但 PID 的发病率尚无确切资料。我国自从开展对该病的研究以来，仅 8 年间在 600 万人口中已发现 99 例不同类型的 PID，表明我国人群中该病并不少见。

【病因和发病机制】

PID 的病因目前尚不清楚，其发病机理涉及多方面：①遗传因素：在许多 PID 中起作用，但至今尚未发现与 HLA 型有关；②宫内因素：疱疹病毒、巨细胞病毒、风疹病毒等感染胎儿后引起 immunologic system 发育障碍；③其他：如孕期母体因素、理化因素等均可影响小儿 immunologic system。

●PID 分为：
①抗体缺陷病；
②细胞免疫缺陷病；
③抗体和细胞联合免疫缺陷病；
④原发性非特异性免疫缺陷病。

【临床表现和分类】

目前对 PID 本质的认识已从组织细胞水平向分子和基因水平逐渐深化，其分类方法也在不断完善。PID 主要分为：以抗体缺陷为主的免疫缺陷病，细胞免疫缺陷病，抗体和细胞联合免疫缺陷病，原发性非特异性免疫缺陷病。

（一）抗体缺陷病

抗体介导的 PID 发病率最高，占 50%以上。可能是 B-cell 本身发育障碍，或正常 B-cell 不能接受有缺陷的 T 辅助细胞的协同信号刺激所致，其中选择性 IgA 缺陷是最常见的一类抗体缺陷疾病。

1．全丙种球蛋白低下血症（panhypogammaglobulinemia）：指血清丙种球蛋白＜3～4g/L 的原发性抗体缺陷疾病。

1）X 连锁无丙种球蛋白血症（X-linked agammaglobulinemia，XLA，又称 Bruton 病）：主要是 B-cell 胞浆内 Bruton 酪氨酸激酶基因（btk）突变所致。男孩发病，半数可询及家族史。患儿多于 4～12 个月龄开始出现感染症状，表现为肺炎链球菌、链球菌和嗜血杆菌等胞外菌的反复感染，最常见为上下呼吸道感染、中耳炎、脑膜炎和败血症。除了肝炎和肠道病毒感染外，其他病毒感染过程以及对活病毒疫苗的反应均正常。若不伴有neutrophils低下，则很少患慢性真菌感染。罕见卡氏肺囊虫感染。XLA患儿易发生过敏性、风湿样疾病和自身免疫性疾病，约有1/3病人出现儿童类风湿性关节炎。

●XLA：男孩发病；总Ig降低，成熟B-cell缺如；T-cell数量和功能正常。

患儿的血清Ig总量一般<2～2.5g/L，IgG<1g/L，IgA和IgM微量或测不出，缺乏同族血凝素和接种白喉、破伤风、百日咳疫苗的抗体应答。外周血白细胞总数可在正常范围，成熟B-cell缺如或很少，腺样体、扁桃体和外周淋巴结发育不良，不见生发中心，罕见浆细胞，而在bone marrow中却存在正常量的前B-cell。T-cell数量和功能均正常。

一般说来，早期开始丙种球蛋白替代疗法（IVIG），患者的预后较好。

2）普通变异型免疫缺陷病（common variable immunodeficiency，CVID）：多见于年长儿或青年人反复感染，男女均可发生，其临床表现和易感的细菌种类与XLA相似，但比XLA相对轻，且与XLA不同的是：不少CVID病人的扁桃腺和淋巴结可以不小甚至增大，淋巴结皮质有滤泡；部分患者循环B-cell数正常或接近正常，然而血清Ig和抗体应答都呈现严重缺陷。绝大多数CVID病人血清IgG<3g/L。CVID病人还可伴发肠道结节性淋巴样增生、胸腺瘤、溶血性贫血、萎缩性胃炎、胃酸缺乏和恶性贫血等。合并蓝氏贾第鞭毛虫病的发病率远高于XLA。

●CVID：男女均可发生；总Ig降低，B-cell数量减少或接近正常；可能有T-cell的功能缺陷。

因患者一级亲属中常有选择性IgA缺陷，且一些选择性IgA缺陷病人以后发生panhypogammaglobulinemia，因此，二者可能有一个共同的遗传基础；家族中出现异常Ig水平、自身抗体、自身免疫病或肿瘤的几率较高，也提示与遗传有关；基因定位于6p21.3。目前还有人认为CIVD与T-cell的功能缺陷有关，包括T-cell对B-cell的辅助不足或对B-cell的直接抑制，已发现有1/3的CIVD病例T-cell亚群异常，$CD8^{+}$ T-cell升高，CD4/CD8比值下降，IL-2、IL-5及IFN-γ活性下降。

治疗以IVIG为主，预后较XLA为好。

3）婴儿暂时性低丙种球蛋白血症：（Transient hypogammaglobulinemia of infancy，THI）：出生后从母体获得的抗体逐渐减少，3～4个月时最低，然后随着婴儿自身IgG产生的增加而增高。THI是指婴儿自己产生Ig的功能推迟，hypogammaglobulinemia超过6个月龄，至2～4岁时其含量才达到正常水平，是一种男女都可发生的自限性疾病，偶有家族史。B-cell和T-cell数量正常，T-cell功能正常。血清IgG、IgA、IgM总量常低于4g/L，IgG<2.5g/L，但仍能合成低水平的血型物质抗体（抗A、抗B）和白喉或破伤风的抗毒素；直肠黏膜固有层活检可找到浆细胞。临床上该类患儿发生感染的几率明显增多，通常为细菌性皮肤、上呼吸道、肺部等不威胁生命的感染。对抗生素治疗反应好，不必应用IVIG。

●THI：男女都可发生的自限性疾病；总Ig降低，B-和T-cell数量正常，T-cell功能正常。

2. 选择性Ig缺陷症

1）选择性 IgA 缺陷（selective IgA deficiency，SIgAD）：血清 IgA 和分泌型 IgA 缺如或降低（＜0.1g/L），是最常见的 PID。男女都可发生，且家族内可有多人发病。本病患者可无症状，或于婴幼儿时期开始反复患呼吸道感染，也可发生胃肠道和泌尿道感染，致病原因同其他抗体缺陷症。还常伴有自身免疫性疾病（如系统性红斑狼疮、类风湿性关节炎）、过敏性疾病（如哮喘、过敏性鼻炎）、肠道疾病（腹泻和吸收障碍）、神经系统疾病和恶性肿瘤。除非并发严重感染或存在伴发病，大多能存活到壮年或老年；个别病例的 IgA 含量能自发地转为正常。近年来发现伴有反复感染的 SIgAD 常合并 IgG2 和 IgG4 缺陷；患者的血清总 IgG 和 IgM 含量正常或升高。本病病因复杂，与遗传和环境因素有关，目前发现 SIgAD 患者常有不同程度 T-cell 功能减弱，有些则循环 T-cell 数量减少，提示该病的原发缺陷可能在 T-cell。

2）选择性 IgM 缺乏（SIgMD）：血清 IgM 浓度＜0.2g/L。患者常有严重的细菌感染，特别是革兰阴性菌引起的败血症、脑膜炎等，导致患者在婴儿期即死亡。轻者也可无任何症状。发病机制不清，体外实验表明无论 T-cell 或 B-cell 缺陷均可导致 IgM 合成的障碍。

● SIgAD：IgA ＜ 0.1g/L；
SIgMD：IgM ＜ 0.2g/L；
Selective IgG subclass deficiencies：IgG 亚类的含量低于同龄儿正常值均数减 2SD。

3）选择性 IgG 亚类缺陷（Selective IgG subclass deficiencies）：血清总 IgG 水平正常或降低，单个或多个 IgG 亚类的含量低于同龄儿正常值均数减 2SD；对某些抗原不产生抗体，临床上与 panhypogammaglobulinemia 同样地容易感染。该病可能与 IgG 重链稳定区（CH）基因表达障碍有关或与 T-cell 对 B-cell 的调节障碍有关。2 岁以前难与生理性 IgG 亚类低下相鉴别，故不宜过早诊断本病。

（二）细胞免疫缺陷病

细胞免疫缺陷患儿的感染和其他临床问题比抗体缺陷者更为严重，患儿很少生存至婴儿或儿童期。

1. 胸腺发育不全（DiGeorge syndrome，DGS）：包括 thymus 发育不全、低钙血症、先天性心脏病和面部畸形。因胚胎时期第 3、4 对咽囊发育障碍导致 thymus（常伴甲状旁腺）发育不全或不发育，于此同期形成的其他结构也常被累及，如大血管（右主动脉弓）异常、食道闭锁、悬雍垂裂、先天性心脏病（房、室间隔缺损）、人中短、眼距宽、下颌骨发育不良、耳位低等。常常由于在新生儿期发生不易纠正的低钙抽搐而怀疑本症。男女均可发生，多为散发，但也可呈常染色体显性遗传。

●DGS：
①Thymus 发育不全；
②低钙血症；
③先天性心脏病。

Thymus 完全不发育者称完全性 DGS，相对少见；大多数病例有不同程度 thymus 发育不全，残存一些细胞免疫的功能，发生感染者也较少，通常称为部分性 DGS，个别病例尚有自愈可能。Thymus 严重发育不良的患儿可出现类似重症联合免疫缺陷病的表现，对低毒力或条件性病原体也易感染，接受未经辐射的全血后容易发生移植物抗宿主（graft versus host，GVH）反应。

血清 Ig 水平往往不低，T-cell 减少，对 PHA 和 ConA 的增殖反应缺如或降低。近年来发现大多数 DGS 患者在染色体 22q11.2 片段内存在基因缺失，目前已用羊水细胞或绒毛膜细胞染色体分析进行产前诊断。尚有染色体10p13区域基因缺失的报道。

（三）抗体和细胞免疫联合缺陷病

是指T-cell和B-cell功能联合缺陷引起的PID。本病发病机制复杂，临床上兼有细胞免疫和抗体免疫缺陷表现的病人不一定兼有T、B-cell缺损。不少病例主要是T-cell缺陷。并由此引起B-cell产生抗体的功能低下。有的患儿甚至有正常数量的T-和B-cell，但是它们的HLA基因在细胞膜上不表达，没有HLA抗原，以致严重影响了细胞间的相互作用，丧失了免疫应答能力。

1. 嘌呤核苷酸磷酸化酶（purine nucleoside phosphorylase，PNP）缺乏：PNP是嘌呤分解代谢途径中的一种酶，广泛存在于人体细胞中，以lymphocytes中为多。缺乏PNP主要引起T-cell免疫功能缺陷，为常染色体隐性遗传，编码PNP的基因位于14p13.1。这类患者T-cell明显减少且功能缺陷，多数有不同程度的抗体生成功能缺陷。本病起病较DGS晚，有些PNP缺乏患者在婴儿早期接种活疫苗或输注未经辐射的全血后无异常反应，到了婴儿晚期才会出现活疫苗接种后的全身性、致死性合并症。患者常有反复或慢性腹泻，易患重症水痘；2/3患儿有神经系统的病变，包括痉挛、偏瘫、发育迟缓、共济失调等；1/3患儿有自身免疫性疾病存在。实验室检查包括：T-cell数量降低，T-cell增殖反应很差或缺如，自然杀伤细胞（NK）增多，血清Ig水平可降低，血和尿中的尿酸含量明显减少及无骨骼畸形可与腺苷脱氨酶缺陷（ADA）相鉴别。

●PNP缺乏：T-cell减少、功能缺陷；血Ig水平可降低；血和尿的尿酸含量明显减少。

2. 严重联合免疫缺陷病（severe combined immunodeficiency diseases，SCID）：SCID是CID中最严重的类型，以T-cell的分化严重障碍为特征，各种获得性免疫功能都明显丧失，若不经骨髓移植等积极治疗，患儿常在1岁以内夭折。

患儿在出生后最初数月内就频繁发生中耳炎、肺炎、败血症、腹泻和皮肤感染等疾患，接着出现消瘦、生长停滞。还易发生白色念珠菌病、卡氏肺囊虫性肺炎、巨细胞病毒感染或接种活疫苗后的全身性疫苗病。由于患儿缺乏排斥非己组织的能力，故处于GVH病的高危状态，通过胎盘的母亲免疫活细胞或输注了含有HLA抗原不一致的淋巴细胞的血制品，都可导致GVH反应。免疫学检查可见血清Ig水平很低或缺如，接受抗原免疫后不产生抗体；几乎全无细胞免疫功能，淋巴细胞明显减少，对有丝分裂原或同种异型细胞的增殖反应极低或缺如，不出现皮肤迟发型超敏反应，不能排斥移植物。典型病人的thymus＜1g，且常未降到颈部，胸腺分化发育差，几乎见不到胸腺淋巴细胞，也没有哈氏小体。淋巴结的滤泡和副皮质区都见不到淋巴细胞，扁桃体、腺样体和肠集合淋巴小结都极度发育不良，甚至缺如。

1）X连锁的SCID：是最常见的SCID，是几种细胞因子受体（IL-2、4、7、9、15）共同拥有的γ链（γc）基因突变引起。基因定位在Xq13.1。男孩发病，平均诊断年龄为5～6个月。可合并有皮肤病变如脂溢性皮炎、慢性肝炎、慢性脑病等。实验室检查发现 T-cell 和 NK-cell 明显减少，而 B-cell 百分比增加，即 T-B+NK-SCID。

2）常染色体隐性遗传的 SCID：常染色体突变基因有四种类型：

①腺苷脱氨酶（adenosine deaminase，ADA）缺陷：ADA 存在于红细胞、淋巴细胞、羊水细胞及肝、肾、肺等脏器组织中，但以淋巴样组织细胞中此酶活性最高，T-cell 内的含量更高于 B-cell，ADA 是一种氨基水解酶，参与嘌呤代谢，基因定位 20q13.11，其点突变或缺失突变导致 ADA 缺乏，引起脱氧腺苷和它的三磷腺苷大量堆积，引起细胞凋亡，特别是 T-cell 凋亡，淋巴细胞绝对值常$<500/mm^3$。临床起病于 6 个月～2 岁，表现为淋巴细胞减少性 SCID，即 T-B-NK-SCID（T-、B-和 NK-cell 均减少）。多数病人尚可出现骨骼系统的发育异常，表现为肋骨前端增宽、脊椎扁平、长骨干髓端不整齐、骨盆畸形等。

②Jak3 缺陷：Jak3 是惟一的与 γc 相关的信号分子，是调控淋巴细胞发育信号的重要连接单元。Jak3 基因位于 19p13.1，其基因突变引起 T-NK-B+SCID（B-cell 百分比增加，很少或无 T-和 NK-cell），男女均可发病，临床表现与 γc 缺陷基本相同。

③Ragl/Rag2 缺陷：immunologic system 的多样性是宿主免疫活性细胞抗原受体可变区基因片段重组的结果，即被称为 VDJ 基因片段重组过程。这一过程依赖于淋巴系统特异性的两个关键基因 Rag1 和 Rag2 的活化。Rag1 和 Rag2 基因定位于 11p13，该基因突变导致功能丧失，阻断 VDJ 重组，导致成熟 B-cell 和 T-cell 的完全缺失，但尚有一定数量的 NK-cell，即为 T-B-NK+SCID。

④IL-7 受体 α 链缺陷：基因定位于 5p13，其突变引起 T-B+NK+SCID。

3. Wiskott-Aldrich 综合征（WAS）：是一种单基因缺陷病，基因编码在 Xp11.23，其编码的一种蛋白为 WAS 蛋白（WASP），主要功能为参与淋巴细胞和血小板的细胞骨架重新组合，导致细胞形成伪足。WAS 属 X 链锁隐性遗传，临床特征为湿疹、巨核细胞性的血小板减少和容易感染。通常新生男婴生后 6 个月内出现血小板减少性紫癜、黑便或损伤部位持续渗血等，典型的异位湿疹见于 80%的 WAS 病儿，对肺炎链球菌和带多糖荚膜的其他细菌特别易感，易患中耳炎、肺炎、脑膜炎和败血症，以后卡氏肺囊虫、疱疹病毒感染常见。本病患儿很少活到青少年，感染或出血是主要死因，也有少数死于恶性肿瘤。实验室检查最明显的异常是对多糖抗原的免疫反应降低，如同族血凝素缺乏或明显减低、多糖疫苗接种后抗体反应缺乏或很低，对抗体的记忆反应也很差。患儿白蛋白、IgG、IgA 和 IgM 合成加速与分解过度，致使血清 Ig 浓度变化不定，主要的异常是 IgM 水平低下，IgA 和 IgE 升高，IgG 正常或稍低。T-cell 百分比明显减少，淋巴细胞对丝裂原的反应不同程度的下降，一般都缺乏皮肤迟发性超敏反应。血小板减少和血小板体积变小也是本病特征性表现，骨髓巨核细胞正常或增多，提示血小板无效生成。

●WAS：男婴发病；血小板减少；异位湿疹；感染；IgM 降低，IgA 和 IgE 升高；T-cell 减少。

●AT：进行性小脑共济失调；眼结膜和皮肤毛细血管扩张；慢性呼吸道和肺部疾患。CD_4^+ T-cell 减少；50%～80%有 SIgAD。

4. 共济失调毛细管血管扩张综合征（ataxia-telangiectasia，AT）：是一组临床表现为进行性小脑共济失调、眼结膜和皮肤毛细血管扩张、慢性呼吸道和肺部疾患、内分泌异常及高恶性肿瘤发生率的综合征。AT 为常染色体隐性遗传疾病，基因定位于 11q22.3。典型病例在会走路后不久即出现共济失调，且进行性恶化，一般 10～12 岁前需坐轮椅；在 3～6 岁以前发生毛细血管扩张；80%的患儿多发生反复的鼻窦和肺部感染；有的还伴有性腺发育不良、肝功能异常、抗胰岛素性糖尿病等；最常见的肿瘤为淋巴系统增生性恶性肿瘤。50%～80%的患者有 SIgAD，IgE 通常也减低，IgM、IgG2 或总 IgG 可能低。淋巴细胞对丝裂原的反应下降，CD_4^+ T-cell 减少，胸腺发育不良。DNA 修复功能受损，常有染色体异常。

（四）原发性非特异性免疫缺陷

包括原发性补体缺陷和吞噬细胞缺陷性疾病，在 PID 中约占 10%。C3 缺陷的感染型通常与抗体缺陷病症相似；补体的前端成分（C2、C4）缺陷大多有系统性红斑狼疮或膜性增殖性肾炎等表现；补体后端成分（C5、C6 和 C7）缺陷者对脑膜炎双球菌和淋球菌易感。原发性吞噬细胞缺陷以易患反复迁延的化脓性疾病为特征。

二、继发性免疫缺陷病

出生后某些疾病和物理、化学因素引起 immunologic system 暂时的或持续的损害，导致免疫功能减退和异常称为继发性免疫缺陷病（secondary immunodeficiency diseases，SID）。SID 的发生率远高于 PID，及时发现引起 SID 的原因，并给予排除和纠正，对维护儿童健康尤为重要。常见的引起 SID 的原因：①营养紊乱：营养不良，铁、锌缺乏症，维生素 A 缺乏症，肥胖症。②感染：细菌，病毒，真菌，寄生虫。③免疫抑制剂：放射线，抗体，糖皮质激素，环孢霉素，细胞毒性药物，抗惊厥药物。④肿瘤和血液病：白血病，组织细胞增生症，霍奇金病，淋巴系统肿瘤等。⑤遗传性疾病：染色体异常，酶缺陷，血红蛋白病，骨骼发育不良等。⑥自身免疫疾病：系统性红斑狼疮，类风湿性关节炎等。⑦其他：糖尿病，蛋白质丢失性肠病，肾病综合征，尿毒症，外科手术和外伤。⑧新生儿和早产儿。

下面就目前非常重视的获得性免疫缺陷综合征（acquired immunodeficiency syndrome，AIDS），即艾滋病介绍如下：

AIDS 是 1981 年确认的一种与人类免疫缺陷病毒（HIV）感染有关的 SID，是 HIV 感染所致的一种传播迅速、病死率极高的恶性病。临床表现为全身衰弱和免疫功能低下，多伴发卡氏肺囊虫病等机会性感染和卡波西肉瘤等癌肿。

【病因】

HIV 属逆转录病毒中的慢病毒类，直径 80～103nm，具有三层结构。内层为基因组-核壳复合物，含 RNA、逆转录酶和核衣壳蛋白 p24 等；中层为宿主细胞膜源性包膜环绕的壳；外层为自壳膜伸出的病毒-膜糖蛋白（外膜蛋白 gp120 和 gp41）。该病毒对 0.1%次氯酸钠、0.02%戊二醛、

70%酒精及 100℃加热和干燥均较敏感而被灭活。

【流行病学】

本病遍及全世界各大洲，据 WHO 统计从 20 世纪 80 年代到 1998 年全球共有 3000 万病人被确诊为 HIV 感染，其中儿童占 10%。近年来亚洲地区 HIV 感染呈上升趋势，尤以泰国为甚；我国在 1985 年报道首例艾滋病（为外国旅游者），此后逐渐增多，至 1999 年已有数 10 万人被感染，上海在 1998 年已确诊 2 例 AIDS 病儿，国内儿科临床工作者必须予以应有的关注。

儿童 HIV 感染的传播方式：HIV 存在于受感染者的血液、精液、唾液和泪液中，可通过性、血液和母婴间 3 种途径传染。故接受大量输血和抗血友病球蛋白制剂的血友病病儿是 HIV 感染的高危人群，但通过筛查抗 HIV 抗体，已使这种传播途径危险性下降；多数新发生的儿童病例为母婴传播，<13 岁的 AIDS 患儿约有 80%～90%是出生于已感染 HIV 的母亲。母婴传播可发生在妊娠期经胎盘传播，或在产程中经污染母血传播，少数可经污染的母乳和眼泪传播。AIDS 并不通过食物、水、昆虫或无意接触而传播。

●小儿 HIV 感染的传播方式主要为母婴传播

【发病机制】

HIV 的外膜蛋白与 CD_4 T-cell 受体结合，导致病毒进入 CD_4 T-cell 内，通过逆转录，新复制 HIV-DNA 整合到宿主细胞的 DNA 中，大量复制病毒，并感染其他细胞，致使 CD_4 T-cell 数急剧下降。当宿主的特异性体液免疫（中和抗体）和细胞免疫（细胞毒性 T 细胞，CTL）反应发挥作用时，血清 HIV-RNA 浓度下降，达到一个稳定水平。

●HIV 主要感染 CD_4 T-cell，使其数量减低，导致免疫功能受损。

HIV 感染使机体免疫功能低下：Th1 应答首先受到损害，使 IL-2 和 IFN-r 分泌减少，特异性 T 杀伤细胞活性降低；进而 Th1 和 Th2 应答都受损，使抗体生成也缺损；又由于 IFN-r 等 cytokines 减少，使 NK 的功能也衰退，从而使 AIDS 病人容易患机会感染和肿瘤。此外，随着疾病进展还发生 Th1 向 Th2 转换，诱导 B-cell 活化，发生高免疫球蛋白血症。

少数长时间无进展(LTNPs)或长时间缓慢进展者有稳定的 CD_4 细胞数,低病毒负荷,在许多年内无 AIDS 症状。导致无症状的机制各不相同,有些是由于 CD_8 细胞的细胞毒性 T 细胞功能较强,抑制了病毒复制;有些可能是中和抗体产生多,特异性抵抗 HIV。此外,NK 活性、Th1 类细胞因子和 CD_8 细胞抗病毒因子在 LTNPs 抑制病毒中起重要作用;近年报道 CD_4 细胞 CCR5 突变,使 HIV 进入 CD_4 细胞和在细胞内复制受阻而 HIV 感染减轻。

人体脑细胞、神经胶质细胞和结肠细胞也可被 HIV 感染而产生相应症状。HIV 侵入这些细胞的机制,尚待澄清。

【临床表现】

儿童 HIV 感染临床表现各异。

最初表现可能较轻,慢性腹泻、长时间的口腔念珠菌病、淋巴结肿大、肝脾肿大、或生长速度减慢、反复中耳炎。提示可能存在 HIV 感染。

●儿童 HIV 感染临床表现：
①反复或慢性感染；
②致命性细菌感染；
③AIDS 性机会感染；
④AIDS 性 LIP。

较重的 HIV 感染可表现为危及生命的细菌感染，如肺炎链球菌或沙门菌属的肺炎和败血症，慢性鼻窦炎也是其主要表现。较严重的表现还包括 AIDS 性的淋巴样间质肺炎（LIP），有咳嗽、呼吸困难表现，需要吸氧，抗生素治疗无效。病理改变为肺泡和小气道壁以 CD_8^+ T-cell 为主的浸润，常伴小支气管淋巴样组织增生。与其他临床表现相比预后相对好，但仍有许多婴儿几年内死亡。

在 CD_4^+ T-cell 明显减少的 HIV 感染病人，有毒力的病原体引起急性临床表现，被称为 AIDS 性机会感染。最常见的是卡氏肺囊虫肺炎（PCP），在 HIV 感染的婴儿中死亡率大于 70%（与结核感染一样），不同于 AIDS 成人的 PCP 反应。婴儿表现为严重的呼吸窘迫。诊断有赖于支气管肺泡灌洗液或肺组织活检发现病原体。应尽早地给予治疗，但预后差。在较大儿童中，PCP 危险性减低。推荐 HIV 感染伴 CD_4^+ 细胞绝对数<25%时，给予磺胺增效合剂（TMP/SMZ）每周 3 次，预防 PCP 的发生。

其次相对常见的 AIDS 性机会感染是念珠菌性食道炎，表现为吞咽困难、体重减轻。其他尚有弓形体、鸟分枝杆菌复合细菌等机会感染。

HIV 感染的儿童中肿瘤并不常见。

【实验室检查】

HIV 急性感染期和无症状的 HIV 感染病人的外周血中白细胞和淋巴细胞总数仍可在正常范围或稍下降，$CD_4/CD_8>1$。当出现 AIDS 病症状时，患儿红细胞数常减少，血红蛋白降低，网织红细胞不增高；淋巴细胞总数显著减少<1200/mm^3，CD_4 T-cell<15%～25%，CD_4/CD_8 比值<1，T-cell 对丝裂原或抗原的转化增殖反应明显低下，迟发型皮肤超敏试验阴性。B-cell 数正常，各类 Ig 含量正常或升高，总补体活性和 C3、C4 成分均正常。

酶联免疫吸附试验（ELISA）、免疫印迹试验（Western-blot）等可用来检测 HIV 抗体。感染 HIV 后，一般经过 2～3 个月（最长 6 个月）可出现抗 HIV 抗体。少数病人初期血液 P24 抗原阳性，到无症状 HIV 感染期转阴，待发展为 AIDS 时又转为阳性。

【诊断】

●儿童 HIV 感染分类：
HIV 感染患儿；
接触 HIV 感染状态；
血清试验阴性。

AIDS 的诊断分为急性 HIV 感染、无症状 HIV 感染和 AIDS 病。按我国 1996 年制订的 HIV/AIDS 诊断标准，并参考 1994 年美国 CDC 修订的<13 岁儿童 HIV 感染分类和诊断标准：

1. HIV 感染患儿：①<18 个月小儿：HIV 抗体阳性或由 HIV 感染的母亲所生，并在下述试验中有一项阳性（经复核检测）：HIV 病毒培养；HIV 的多聚酶链反应（PCR）；HIV 抗原（P24）；按临床表现、免疫实验室检查等确定为 AIDS。②>18 个月小儿；HIV 抗体阳性（经反复酶联试验获阳性，并用印迹试验所肯定者）；具有<18 个月者所用指标中的某一项阳性者。

2. 接触 HIV 感染状态：尚未达到上述 HIV 感染患儿的指标，但为：①<18 个月时检测 HIV 抗体，多次用酶联方法及肯定性试验均为阳性；②由 HIV 感染母亲所生，而婴儿的 HIV 抗体情况不明。

3. 血清试验阴性：由 HIV 感染母亲所生，而血清 HIV 抗体阴性，若有以下情况可否定HIV感染:6个月龄后2次或多次ELISA法测HIV抗体阴性,无P24抗原或HIV病毒培养阳性结果等其他实验室证据,无任何HIV感染的临床表现。

【治疗】

AIDS的治疗包括:

1. 抗病毒、抗感染和抗肿瘤治疗:①HIV逆转录酶抑制剂:如齐多夫定(zidovudine,AZT)、二脱氧肌苷(didanosine,DDI)、zalcitabine(DDC)等。②蛋白酶抑制剂:如indinavir等。③HIV吸附抑制剂:如可溶性重组CD_4等。

2. 改善免疫功能:以抗HIV病毒和重建或提高已被破坏的细胞免疫为核心,如采用免疫刺激剂IL-2、interferon、胸腺刺激素、抗胸腺素a-1等。

3. 其他:支持疗法如IVIG,治疗性和预防性疫苗的研制等。

【预防】

儿童AIDS病的预防应特别注意以下几点:①严格禁止高危人群献血,在供血员中必须除外HIV抗体阳性者。②严格控制血液及各种血制品的质量。③加强宣传教育,普及AIDS知识,尤其对育龄期女性,让她们懂得自我保护,做好卫生消毒工作。④HIV抗体阳性母亲及其新生儿应服用AZT,以降低母婴传播。

【预后】

约15%~25%围生期HIV感染的婴儿于数月内发病,很快发展为AIDS,并死于1~5岁。少数可存活9年或更长。最初临床表现的年龄和CD_4细胞数是影响预后的主要因素,症状轻、相对稳定在较高水平CD_4细胞数的患儿相对好,而淋巴细胞减少的婴儿1岁前表现为AIDS性感染者预后差。总体讲,有效地抗病毒治疗、预防机会感染和良好的护理可延长生命和提高生活质量。

三、免疫缺陷病的诊断

【病史】

1. 原发免疫缺陷病病因不同,临床表现复杂,但共同的表现却非常一致,即反复感染、易患肿瘤和自身免疫性疾病。

1)反复和慢性感染:①感染发生年龄:40%起病于1岁以内,另40%在5岁以内,15%于16岁以内,仅5%发病于成人期。②感染部位:呼吸道最常见,其次为胃肠道、皮肤和全身感染。③感染的病原体:不常见和致病力低下的细菌常为致病的感染源。抗体缺陷易发生化脓性感染,T-cell缺陷易发生病毒、结核杆菌和沙门菌属等细胞内病原体感染,也易发生真菌和原虫感染。④感染的过程:常反复发作或迁延不愈治疗效果欠佳,必须使用杀菌剂,剂量大、疗程长才有一定疗效。

●PID的共同临床表现:
①反复和慢性感染;
②易患肿瘤和自身免疫性疾病。

2)自身免疫性疾病和淋巴瘤:随年龄增长易发生自身免疫性疾病(溶血性贫血、血小板减少性紫癜、系统性血管炎、SLE、皮肌炎等)和肿瘤,特别是淋巴系统肿瘤。

2. 某些原发性免疫缺陷病尚有其他临床特征，有助于做出诊断：如神经系统异常（共济失调、抽搐等）提示 AT，低钙血症、面部畸形和先天性心脏病提示 DGS，出血病史、湿疹提示 WAS 等。

3. 了解其他病史：严重的麻疹或水痘病程提示细胞免疫缺陷，了解输血后是否发生移植物抗宿主反应，是否做过免疫抑制处理等排除由此引起的 SID。

4. 详细询问家族史，有无严重感染的家庭人员，有无过敏性疾病如哮喘、湿疹、自身免疫病和肿瘤病人。

【体格检查和 X 线检查】

在系统的体格检查同时，重点注意以下几方面：①生长发育是否受阻；②皮肤病变：瘢痕、湿疹、瘀斑和紫癜，真菌感染（白色念珠菌病），毛细血管扩张；③寻找可扪及的淋巴组织，明确有无扁桃体；④要注意面、颈、胸、四肢和心脏的先天性异常。⑤胸部 X 线检查还应注意是否有胸腺影。咽部侧位 X 线是否存在腺样体。

【实验室检查】

对临床表现提示免疫缺陷的患儿可先做过筛检查，若无异常发现而临床上仍然提示免疫低下的小儿宜做进一步的免疫检测试验并做出正确评价。必要时，还可在骨髓、淋巴结或直肠黏膜活检标本中检测 T-cell、B-cell、neutrophils、血小板等的数量和形态。

四、免疫缺陷病的防治

早期诊断和合理治疗对疾病预后具有重要意义。

PID 的治疗原则：保护性隔离，减少与感染原的接触；使用抗生素以清除或预防细菌、真菌感染等；设法进行替代疗法或免疫重建。

SID 的治疗原则：治疗原发病，停用免疫抑制药物，去除其他免疫抑制因子和暂时的免疫替代疗法。

1. 一般治疗

1）保护性隔离，合并感染时根据实验室分离所得菌种及药物敏感试验选用抗生素，以杀菌性者为佳，剂量和疗程应大于免疫功能正常的患者。

2）SIgAD 患者禁忌输血和血制品，以免病人产生 IgA 抗体，引起严重过敏反应。必要时可输注无症状的 SIgAD 的供血者、或患者自身的贮血。有严重细胞免疫缺陷的各种病人输血或血浆时，最好使用经 X 线处理的库血或血浆（血浆也可冻溶 2～3 次），以破坏血或血浆内的淋巴细胞，避免发生 GVH 反应。

3）各种伴有细胞免疫缺陷的病人都禁忌接种活疫苗或活菌苗，以防止发生严重疫（菌）苗性感染。

4）DGS 的低血钙症，除补充钙剂外，还须给予维生素 D 或甲状旁腺激素。

5）原发性补体缺陷和原发性吞噬细胞功能不全综合征的治疗以抗生素控制感染和加强支持疗法为主。

2. 替代疗法

1)Gammaglobuline:各种丙种球蛋白制剂都是以IgG为主,其他Ig含量不足1%。对有低IgG血症的患儿可提高免疫力、降低感染率。但对T细胞和吞噬细胞免疫缺陷无效。血清Ig<2.5g/L的患者首次肌肉注射量为0.2g/kg,维持量为每月0.1g/kg,并应根据临床实际效果调整剂量。每次注射量不超过30ml,分两个部位肌注。注射后罕见全身反应,如有皮肤潮红、颜面浮肿、呼吸困难、血压降低等,可用肾上腺素等抗组胺药物治疗。近年推广使用IVIG,吸收好,作用快,利用率高;一般每月IVIG 0.1~0.2g/kg,能够防止或逆转慢性肺炎疾患。

2)血浆:除有IgG外,尚有IgM、IgA、补体和其他免疫活性成分,可用于治疗免疫缺陷病,剂量20ml/kg,<2岁为10ml/kg,每4周1次。为防止GVH反应,不宜用新鲜血浆,代以冷冻库存血浆。

3)反复输注经过洗涤的纯红细胞或经过照射过的库血,为缺乏ADA的SCID患者替补ADA。

4)胸腺素:具有调节T-cell增殖分化作用,对DGS、WAS有一定疗效,但对AT和CID无效。

5)转移因子:为致敏淋巴细胞的提取物,对免疫功能影响的机理尚不清楚,治疗WAS、CID可改善症状。

6)其他:IFN-γ,G-CSF,IL-2等。

●替代疗法:
①Gammaglobuline;
②血浆;
③洗涤纯红细胞或经照射过的库血;
④胸腺素;
⑤转移因子。

3. 免疫重建

采用正常细胞或基因片段植入病人体内,可使患者恢复其免疫功能,称之为免疫重建。

1)胸腺组织或细胞移植:①胎儿胸腺组织移植:16周以内胚胎胸腺移植于腹膜下或皮下治疗细胞免疫缺陷病。因来源有限,使用受到很大限制。②培养的胸腺上皮细胞移植于腹内或肌肉内,用于治疗CID。

2)造血干细胞移植:①胎肝移植:低于10周孕龄的胎儿肝细胞移植,常因细胞量较少,重建免疫功效不如骨髓移植,目前已很少使用。②骨髓移植(bone marrow transplantation,BMT):正常富含干细胞的骨髓植入患者体内可促进T-和B-cell的免疫重建。给SCID患者作骨髓移植的特点:不需要术前作免疫抑制治疗;小剂量有核骨髓细胞植入即可获得成功;HLA不同型的骨髓移植后发生严重的、致死性的GVH反应,故必须选用与HLA型完全一致的骨髓进行移植。近年来,试用HLA中一个单倍型(haplotype)相同的除去T-cell的骨髓进行移植,纠正SCID的缺损获得成功。骨髓移植还可试用于WAS和AT。③脐血干细胞移植:经细胞分离器分离提取干细胞后,输注给SCID患儿,同胞纯合子脐血干细胞移植成功率明显高。④近年国内外正在开展采用外周血干细胞移植的研究。

3)基因治疗:许多PID的突变基因已被克隆,突变位置已确定。将正常的目的基因片段整合到病人干细胞基因组内,经过有丝分裂,使插入的基因片段能在病人体内复制而持续存在。

●免疫重建:
①胸腺组织或细胞移植;
②造血干细胞移植;
③基因治疗。

【预防】

在家族成员中已发现有遗传性免疫缺陷患者时，应认真做好计划生育。对曾生育过免疫缺陷病儿的孕妇，应检查羊水细胞进行基因诊断。

第三节 结缔组织病

结缔组织病（connective tissue diseases），又叫风湿性疾病（rheumatic diseases），是指结缔组织发炎、水肿、增生和变性等病变，出现关节、肌肉疼痛或僵硬等病状的一组疾患。儿童期主要有：风湿热、类风湿性关节炎、系统性红斑狼疮、血管炎综合征（过敏性紫癜、皮肤黏膜淋巴结综合征等）、皮肌炎等。

一、风湿热

●Rheumatic fever 发病机制：与 A 族乙型溶血性链球菌感染后变态反应及自身免疫有关。

风湿热（Rheumatic fever）是一种与 A 族乙型溶血性链球菌感染密切相关的累及多系统的免疫性炎性疾病。临床表现为 fever，多数伴有关节炎（arthritis）、心肌炎（carditis），较少出现环形红斑（erythema marginatum）和皮下结节（subcutaneous nodules）或舞蹈病（chorea）。学龄儿童多见，3 岁以下少见，无性别差异，冬春季节多见。国内东北和华东地区的发病率较华南地区为高。近年来 rheumatic fever 的发病率有明显下降的趋向。

【病因和发病机制】

Rheumatic fever 与 A 族乙型溶血性链球菌感染后的两种免疫反应相关：①变态反应：有些抗链球菌的抗体可与人的某些组织发生交叉反应，导致Ⅱ型变态反应性组织损伤，还可因链球菌菌体成分及其产物与相应抗体作用形成的免疫复合物沉积于关节、心肌、心瓣膜导致Ⅲ型变态反应性组织损伤。②自身免疫：风湿性心脏病患者可出现抗心肌抗体，损伤心肌组织发生 carditis。此外，A 族链球菌还可产生多种外毒素和胞外酶，对人体心肌、关节有毒性作用。

【病理】

病理过程可分为渗出、增生和硬化 3 期，但各期改变也可同时存在。①变性渗出期：connective tissue 渗出性炎性反应，基质水肿伴淋巴细胞和浆细胞浸润，主要累及心脏（包括心肌、心瓣膜和心包）、关节（包括滑膜和关节周围组织）和皮肤。持续 2～4 周。②增生期：出现本病特征性的风湿性肉芽肿或风湿小体（Aschoff 小体），位于血管周围的局灶性胶原纤维素样坏死，外周淋巴细胞、浆细胞和巨大的多核细胞（风湿细胞）浸润。病变主要好发于心肌和心内膜。此期持续约 3～4 个月。③硬化期：Aschoff 小体中央变性坏死物质被吸收，炎症细胞减少，纤维组织增生和瘢痕形成，心瓣膜增厚变形。

中枢神经系统的组织学所见并非风湿热所特有，也不与临床表现相平行。

【临床表现】

发病前1～4周有上呼吸道感染史。通常呈急性病程，如不治疗，发作活动期一般不超过6个月，可以反复发作；而以carditis或chorea为初发病者则往往呈比较缓慢的发病过程。

●临床表现：
①前驱感染史；
②Fever；
③游走性arthritis。
④Carditis；
⑤皮肤损害；
⑥Chorea。

1. 一般表现：fever，热型不规则，面色苍白、多汗、疲倦、腹痛等症状。

2. Arthritis：见于75％的初次发作患儿，以游走性和多发性为特点，主要累及膝、踝、肩、肘、腕等大关节，局部出现红、肿、热、痛，活动障碍。经适当治疗后arthritis可完全治愈而不留畸形。

轻症病人仅有关节酸痛（arthralgia），而无局部红、肿表现。儿童rheumatic fever伴有arthralgia比arthritis更多见。

3. Carditis：发生率占40％～50％，一般在起病1～2周内出现症状。年龄愈小，心脏受累的机会愈多，以心肌炎（myocarditis）及心内膜炎（endocarditis）多见，亦可发生全心炎（pancarditis）。轻者可无明显症状，仅心率增快和轻度的心电图变化，严重者可导致心力衰竭（heart failure）。

1）Myocarditis：心率增快，心尖部第一心音减弱，严重时出现奔马律，过早搏动等心律失常。心尖区可听到吹风样收缩期杂音，多因心脏扩大发生二尖瓣相对性闭锁不全或狭窄所致。心电图示P-R间期延长，伴ST段下移和T波平坦或倒置，或有心律失常。

2）Endocarditis：心肌受累者几乎都同时存在endocarditis，主要侵犯二尖瓣和/或主动脉瓣。在初次发作的急性期所听到的杂音并非心瓣膜炎症所致。一般须经多次发作才能造成瓣膜变形，导致二尖瓣闭锁不全或二尖瓣狭窄分别需半年和2年左右。超声心动图检查能更敏感地发现临床听诊无异常的隐匿性心瓣膜炎。

3）心包炎（pericarditis）：典型表现有心前区疼痛，心底部听到心包摩擦音。积液量多时心前区搏动消失，心音遥远、肝肿大、颈静脉怒张和奇脉等表现。X线检查心搏动减弱或消失，心影向两侧扩大，呈烧瓶状，卧位则心腰部增宽，立位时阴影又复变窄。心电图检查示低电压、ST段抬高，以后ST段下降和T波平坦或倒置。超声心动图可确诊少量心包积液。发生pericarditis者，提示carditis严重，一般都患有pancarditis。

4. Chorea：多见于女性患者，儿童多于成人，占rheumatic fever的10％，常在其他症状出现后数周至数月出现。这是一种累及锥体外系的风湿性神经系统疾病，其特征为：以四肢和面部为主的不自主、无目的的快速运动，在兴奋或注意力集中时加剧，入睡后即消失，伴肌肉乏力和情绪不稳。病程呈自限性，轻症病例在数周内症状消失，平均3个月，偶尔舞蹈样动作可持续6～12个月。Chorea可单独存在或与其他症状同时并存，约40％伴carditis，伴arthritis者罕见。

5. 皮肤损害：见于5％的患儿。①Erythema marginatum、结节性或多形性红斑：以erythema marginatum最常见，多分布于躯干和四肢屈侧，呈环形或半环形，如钱币大小，色淡红或暗红，边缘可轻度隆起，环内肤色正常。可呈一过性，于数小时或1～2天内消失，不留痕迹；也可时隐时现，持续数周。②Subcutaneous nodules：呈圆形、质硬、可活动而无压痛，直径0.1～1cm，主要分布于肘、腕、膝、踝等关节伸侧的骨质隆起或肌腱附着处。常伴有严重 carditis。常在起病数周后才出现，经2～4周自然消失。

6. 其他偶见肺炎及胸膜炎。

【实验室检查】

1. 链球菌感染证据：链球菌感染后约2周左右，抗链球菌的抗体一般均增高，持续2个月左右下降。包括ASO、抗链球菌激酶(ASK)、抗透明质酸酶(AH)和抗脱氧核糖核酸酶B(Anti-dnASE B)等，这些抗体增高只能说明近期有过链球菌感染。约20%病人，特别是chorea患儿上述抗体不增高。

●Rheumatic fever 活动期指标：
①血沉增快；
②CRP 阳性；
③α_2 球蛋白增高；
④粘蛋白增高；
⑤贫血；
⑥WBC 高伴核左移；
⑦心电图：P-R 延长。

2. Rheumatic fever 活动期指标：血沉增快、C反应蛋白阳性、α_2 球蛋白增高、粘蛋白增高、贫血和白细胞计数增高伴以核左移现象，均为非特异性。

【诊断】

Rheumatic fever 以修订的 Jones 标准为诊断依据，如表9-2所示。任何两个主要表现、或一个主要表现加两个次要表现并有近期链球菌感染依据者，排除其他疾病后即可诊断。诊断后还要判断是否伴有 carditis(这对于估计预后和选择治疗方法具有重要意义)、是否为风湿活动(凡具有发热、乏力、苍白、脉搏增快等 rheumatic fever 的临床表现；血沉增快、CRP、粘蛋白增高以及进行性贫血等；心电图检查示P-R间期持续延长等均提示风湿活动)。

Table 9-2 The Jones Criteria for Diagnosis of Rheumatic Fever

主要表现	次要表现	链球菌感染证据
心脏炎	临床：发热	咽拭子培养A族溶血性
游走性多发性关节炎	关节酸痛	链球菌阳性或快速链球菌
舞蹈病	风湿热既往史	抗原试验阳性
皮下结节	瓣膜病	抗链球菌的抗体增高
环形红斑	实验室：血沉增快	近期猩红热等
	CRP 阳性	
	白细胞增多	
	P-R 间期延长	

【治疗】

1. 一般治疗：

1)休息：无 carditis 的患儿卧床休息至少2周。有 carditis 表现者宜绝对卧床休息至急性症状完全消失、血沉接近正常时，逐渐起床活动。若伴 heart failure，则应在心功能恢复后再卧床3～4周。

2)饮食：少量多餐，富含营养且易于消化的食品。

3)清除链球菌感染：大剂量 penicillin 静脉滴注2～4周，对 penicillin 过敏者可改用红霉素。

2. 抗风湿药物治疗

1)肾上腺皮质激素:控制症状比较迅速,故症状剧烈或病情严重,如 fever、carditis 伴 heart failure、pancarditis 或严重心律失常者宜采用激素治疗。Prednisone 或 dexamethasone 口服,前者剂量为每天 1.5～2mg/kg,最大量 60mg/d;后者为每天 0.15～0.3mg/kg,均分 3～4 次口服。症状控制后逐渐减量乃至停药,总疗程为 8～12 周。严重 carditis 患者,可予以 dexamethasone 静脉滴注,病情好转再改为口服 prednisone。部分患儿于停药后出现低热、关节酸痛、血沉增快等风湿活动表现,一般可在 2～3 天内自行消失,称"反跳现象"。

●激素应用指征:合并 carditis 者。

2)水杨酸制剂:一般急性病例,特别是不合并 carditis 的患儿,可采用水杨酸制剂治疗,常用阿司匹林(aspirin),剂量为每日 80～100mg/kg,分 4 次,每 6 小时 1 次,直至体温恢复正常、关节肿痛消失和实验室活动性指标正常,再减半量继续服用,然后停药。无 carditis 的轻症患者总疗程约为 3～6 周。注意副作用和中毒症状,如恶心、呕吐、胃痛甚至胃出血、头痛、眩晕、耳鸣和鼻出血等。如出现这些症状应考虑及时停药,改用激素。饭后服用或同时加用氢氧化铝可减少胃刺激症状。加用维生素 K 可防止凝血酶减少。

3. Heart failure 的治疗:应用大剂量激素的同时给予吸氧、洋地黄制剂、利尿剂、血管扩张剂、低盐饮食及限制液体入量。洋地黄剂量应为一般剂量的 1/2～1/3。

4. Chorea 的治疗:药物疗效不佳,一般采用支持和对症疗法。可用镇静剂如苯巴比妥。伴有其他症状者,仍按上述原则给予抗风湿治疗。

【预防】

增强体质,防止呼吸道感染,避免寒冷潮湿;及时、彻底治疗链球菌感染,应尽早给予 penicillin 肌注,每次 40 万～80 万 U,每天 2 次,疗程不少于 10 天。对 penicillin 过敏者可应用磺胺或红霉素等药物治疗。预防性用药适用于链球菌感染流行时。

已患过 rheumatic fever 的小儿为预防复发选择长效 penicillin,每月肌肉注射 120 万 U,至少 5 年,最好持续至 25 岁;有风湿性心脏病者宜终生药物预防。

【预后】

早期诊断,彻底治疗,合理预防,则预后较好。Chorea 的预后一般良好。首次发作即累及心脏者预后较差;反复多次发作并累及心脏、并发 heart failure 或 pericarditis 者,预后不良。

二、幼年型类风湿性关节炎

●JRA 发病机制:在遗传基础上,感染诱发人体产生异常的免疫反应所致。

幼年型类风湿性关节炎(juvenile rheumatoid arthritis,JRA)是一组包括慢性滑膜炎和关节外临床表现的儿童疾病。

【病因和发病机制】

病因不清,可能与感染诱发人体产生异常的免疫反应有关。

1. 感染因素:由于病毒、支原体、细菌等病原体感染,引起机体一系列免疫应答和免疫调节失衡，导致关节等机体组织免疫病损。也有认为本病直接由感染所致，但尚未获得确切证明。

2. 遗传因素：有单卵双胎及同胞兄妹共患 JRA 的病例，提示遗传因素可能发挥易患 JRA 的重要作用。以后有报道 HLA 表型与 JRA 有关，全身型(systemic-onset)JRA 患者血中 HLA-DW7、HLA-DW8 抗原的出现率相当高，HLA-DR4 在多关节型(polyarticular-onset)、systemic-onset 的 JRA 中常见，儿童早期发作的 JRA 与 HLA-A2 有关。

3. 免疫因素

JRA 患者可能存在的体液免疫、细胞免疫异常。在 JRA 病程不同时期可以测出不同的优势 T-cell 克隆，最多见的是 CD_4 T-cell，T-cell 与 macrophages 被大量激活产生过多的 cytokines，如 IL-1、6、8，TNF，GM-CSF 等。如 IL-1 可诱导滑膜成纤维细胞及关节软骨合成前列腺素 E2 及蛋白酶合成，介导关节损伤。还有报道 IL-6、8 浓度与 JRA 活动正相关。

少部分 JRA 病人自身抗体可能发挥作用，10%～15%的病人类风湿因子(RF)阳性，80%合并慢性虹膜睫状体炎 JRA 病人可测出 ANA，polyarticular-onset JRA 病人也常有 ANA 阳性。

4. 其他因素：寒冷、潮湿、疲劳、营养不良、外伤、精神因素等，尤其是前两者更显重要。

总之，JRA 发病机制可能为各种感染性微生物为抗原，激活免疫细胞通过直接损伤或分泌 cytokines 和自身抗体触发异常免疫反应，引起自身组织的损害和变性。

【病理】

病理变化主要在关节，也可侵袭全身各部的 connective tissue。

关节病变：关节滑膜最早受累，出现充血、水肿及淋巴细胞和浆细胞浸润，常有小区浅表性滑膜细胞坏死、糜烂，并覆有纤维样沉积物。关节液分泌量增加引起积液。病变进一步发展形成血管翳，并逐渐向软骨面伸延，覆盖于关节软骨面上，阻断软骨与滑液的接触，导致营养障碍；另一方面中性粒细胞释放某些水解酶对关节软骨、软骨下骨、韧带和肌腱中的胶原基质具有侵蚀作用，使关节腔破坏、上下面融合，进而发生纤维化性强硬、错位、甚至骨化，致使关节功能完全丧失，相邻的骨组织也产生废用性疏松。

●JRA 临床分型：
①Systemic-onset；
② Polyarticular-onset；
③Pauciarticular-onset。

Subcutaneous nodules 儿童相对少见，中央是纤维素样物质，外有慢性炎性细胞围绕。胸膜、心包膜和腹膜可见非特异性纤维素样浆膜炎。罕见慢性缩窄性心包炎。风湿性皮疹组织学上为上皮下轻度血管炎，伴周围少量炎性细胞浸润。眼部病变可见虹膜睫状体的肉芽肿样浸润。

【临床表现】

本病 1 岁以内相对罕见，此后各年龄组均可发生。根据发病后 6 个月内临床特征，将 JRA 分为三型。

1. Systemic-onset：又称急性发病型(Still 型)，多见于 2～4 岁幼儿，约占 JRA 的 20%。以全身症状起病，弛张发热，常高达 40℃以上，可以自然缓解，但易复发。发热期常见有一过性多形性皮疹，随体温的升降而时隐时现。多数胸膜炎(pleuritis)、pericarditis 较轻,心肌可受损,淋巴结、肝、脾常有不同程度肿大。DIC 是 systemic-onset JRA 的潜在致死性并发症,应尽快使用糖皮质激素。白细胞计数升高(>15×10^9/L)和贫血,RF 阴性。发热几乎都先于关节症状,从而使临床诊断成为棘手问题。部分本型患儿可在 6 个月内发展成为慢性关节炎。

2. Polyarticular-onset:病变关节至少 4 个以上,多见于学龄儿童,女孩相对多见。病儿发病的几个月内出现 polyarthritis,而全身性表现轻微。

除脊柱关节外几乎所有的关节均可受累,病变关节肿痛和活动受限,一般不发红。手指呈梭形改变,膝、腕、踝关节腔可有渗液,关节晨僵程度和持续时间与疾病活动度相一致。慢性炎症可持续数周、数月或数年,也可在完全缓解后反复发作,且病情逐渐加重,多次受侵关节的周围组织发炎变厚,皮肤肌肉萎缩,终致病变关节发生畸形和强直,并常固定于屈曲位置。又分为 RF-negative 和 RF-positive。

1)RF-negative:占 20%~30%,关节病变相对轻,80%~90%的患儿最终缓解或仅存留轻微慢性病变,25%的患儿 ANA 阳性。

2)RF-positive:占 JRA 的 5%~10%,其中 50%以上患者可发生严重的 arthritis;容易发现 subcutaneous nodules,可有类风湿性血管炎,HLA-DR4 阳性率高,类似成人类风湿性关节炎。75%的患儿 ANA 阳性,偶有并发干燥综合征等的报告。

●RF:
①Systemic:阴性;
② Polyarticular:阴性或阳性;
③Pauciarticular:阴性。

3. 少关节型(pauciarticular-onset):发生率较高,占 JRA 的 50%左右。全身症状轻微,有低热或无热,往往只出现单个关节症状,一般至多不超过 4 个关节,且主要累及膝、踝、肘等大关节,呈不对称分布,无严重的关节活动障碍。RF 阴性。又分为Ⅰ型和Ⅱ型。

1)Ⅰ型:占 JRA 的 25%~30%,幼年女孩多见,以膝、踝、肘等大关节病变多见,髋关节受累少见,无骶髂关节炎。病变程度较轻,仅 20%患儿经数年后发展为多关节受累,发生关节破坏。本型可并发慢性虹膜睫状体炎,隐匿起病,持续活动,以致严重损害视力。其中约 90%患者 ANA 阳性。HLA-DR5、DR6 和 DR8 阳性率高。

2)Ⅱ型:占 JRA 的 15%,男孩多见,学龄儿童多见。本型患者易出现髋关节症状,HLA-B27 抗原阳性。随着病变发展,部分病人累及脊柱,发生强直性脊柱炎。

●ANA:
①Systemic:多阴性
② Polyarticular:多数阳性
③Pauciarticular:多数阳性

【实验室检查】

1. 血液检查:活动期可有轻度或中度贫血,多数患儿白细胞增高,以中性粒细胞增高为主,特别是 systemic-onset JRA 尤为突出。血沉加快(pauciarticular-onset JRA 常不快),C 反应性蛋白、粘蛋白大多增高。

2. 免疫检测:血清 ANA 与 RF 的阳性率与临床类型相关。HLA 检测有助于预后估计与强直性脊椎炎的早期诊断。各种 Ig 可升高,α_2 球蛋白和 γ 球蛋白升高,白蛋白减低。在 JRD 患儿血清中可能测出抗 CD_4 T-cell 的抗体,CD_4/CD_8 比值下降,抗磷脂抗体阳性,抗中性粒细胞胞浆抗体阳性。

3. X 线检查:早期可无异常发现,起病数周后可出现关节部位骨质疏松。病程持续数月以上者可见到关节间隙缩小和骨质受侵蚀。当关节软骨破坏后可见两骨间的关节面融合，此外还可见到骨膜反应和关节半脱位等。

4. 其他：儿童患者很少做滑膜液检查。有肾受损者尿常规检查可出现蛋白尿和红、白细胞。

【诊断和鉴别诊断】

具有以小关节为主的对称性关节炎、晨僵、关节畸形等典型症状者诊断不难。无明显关节症状或仅累及单个大关节的JRA易被误诊，需与其他疾病鉴别。

Systemic-onset JRA：应注意与败血症（血培养阳性，皮疹刺破处查菌阳性）、rheumatic fever（游走性大关节受累为主，X线不见骨质损害，myocarditis发病率高，血沉和ASO均增高）、系统性红斑狼疮（关节畸形少见，有面部皮疹，肾累及率高，ANA阳性率高）等鉴别。

Pauciarticular-onset JRA：注意与结核性关节炎（伴有其他部位的结核病变和结核中毒症状，且同时侵犯两个以上关节者很少见，X线检查关节以骨质破坏为主，有时可出现冷脓疡）、化脓性关节炎（发病急，单个关节发炎，局部红、肿、热、痛明显，且伴全身中毒症状，白细胞总数及中性粒细胞均明显增高）等鉴别。

【治疗】

1. 一般治疗：急性期应卧床休息，增加营养，采取有利于关节功能的姿势。有关节变形、肌肉萎缩、运动受限等病变时则应配合理疗、按摩和医疗体育，必要时做矫形手术。

2. 抗炎药物治疗

●治疗JRA药物：
①NSAID；
②Sulfasalazine；
③Methotrexate；
④糖皮质激素；
⑤Azathioprine；
⑥Cyclophosphamide；
⑦IVIG。

1）非甾类抗炎药物（NSAID）：为治疗JRA的常用药物。①萘普生（naproxen）：为高效低毒抗炎剂，长期服用耐受良好，剂量为每日10～15mg/kg，分2次口服，副作用为出血时间延长和胃肠道反应。②布洛芬（brufen）：剂量为每日50mg/kg，偶有轻度液体潴留、胃肠道反应及血清转氨酶增高等副作用。③甲苯吡咯酸（tolmetin）：剂量为20～30mg/kg，分3～4次口服。副作用为上腹不适、恶心等胃肠道反应，偶见皮疹、白细胞降低和胃肠道出血。④双氯芬酸（Voltaren）：是一种新型强效消炎镇痛药，特点为药效强、不良反应少，个体差异小，可有效地控制全身性JRA的发热并改善关节症状，剂量为每日1～3mg/kg，分3～4次口服，长期服用无蓄积作用。副作用为胃肠道反应，肝、肾功能不全和有溃疡史患者慎用。⑤其他还有吡罗昔康（炎痛喜康，piroxicam）、吲哚美辛（消炎痛，indomethacin）、aspirin。

2）柳氮磺胺吡啶（sulfasalazine）：治疗pauciarticular-onset和polyarticular-onset JRA安全、有效。初用剂量每天10mg/kg，每周每天增加10mg/kg，有效剂量一般为每天30～50mg/kg。副作用有药物过敏、胃肠道反应、肝损害、骨髓抑制、可逆性男性不育等。

3）病情缓解药（DMARD）：如NSAID类治疗无效，应加用DMARD。这些药物需用2～3个月才显效，常与NSAID合用：①甲氨蝶呤（methotrexate):尤其适用于 NSAID 治疗无效的 systemic-onset 或 RF 阳性 JRA 病人。每周 1 次,10mg/m^2,副作用较轻。②金制剂:注射用药较口服更为有效,但应认真监测。③羟氯喹:每天 5～7mg/kg,1 次口服。④青霉胺:开始剂量每天 5mg/kg,2 周后渐增至每天 10mg/kg。

4)糖皮质激素:用于 systemic-onset JRA 出现内脏受累,特别是伴有心肌和眼部病变者,早期大剂量(一般用 prednisone 每天 1～2mg/kg,分次服用)症状基本控制、血沉恢复正常后渐减量。因其不能防止 JRA 关节病变的破坏过程,且可能促使无血管性软骨坏死及生长延迟,避免长期使用。

近来有用 methylprednisolone 小剂量冲击(5mg/kg,3 天,以后改为 2.5mg/kg,3 天)后改用 prednisone 每天 1mg/kg 的方法,对危重 systemic-onset JRA 疗效好,副作用少。

5)免疫抑制剂:适用于上述药物均无效或有严重反应者,或有严重合并症的重症 JRA。常用硫唑嘌呤(azathioprine)每日 1.3～3mg/kg,分 2 次口服;环磷酰胺(cyclophosphamide)每日 2～2.5mg/kg,可单独用或与激素联合应用,应注意副作用。

6)其他:有用 IVIG 治疗严重的 systemic-onset JRA 或长期治疗无效者。

三、过敏性紫癜

过敏性紫癜（anaphylactoid purpura），也称亨-舒综合征（Henoch-Schonlein syndrome，HSP），是一种以小血管炎为主要病变的变态反应性疾病。临床特点为皮肤紫癜，常伴有关节肿痛、腹痛、便血和肾小球肾炎的表现等。

【病因和发病机制】

IgA 介导的免疫复合物性小血管炎。病因不明，相关的因素有：食物（鱼、虾、蟹、蛋、牛奶等）、感染（细菌、病毒或寄生虫等）、药物（抗生素、磺胺药、异烟肼、水杨酸类、苯巴比妥钠等）及其他（花粉吸入、虫咬、疫苗注射等）。机体对这些因素产生不恰当的免疫应答，形成免疫复合物，引起广泛的小血管炎，严重时可发生坏死性小动脉炎，血管壁通透性增加导致皮肤、黏膜和内脏器官出血及水肿。

【病理】

广泛的急性无菌性小血管炎，血管壁可见胶原纤维肿胀、坏死；周围有中性粒细胞、嗜酸性粒细胞、淋巴细胞和单核细胞浸润，还有不少由中性粒细胞解体而成的核碎裂（又称核尘），间质水肿，可见渗出的红细胞；内皮细胞肿胀，可有血栓形成。病变累及皮肤、肾、关节和胃肠道等，均可因受累而出血。肾的病理变化见有关章节。

【临床表现】

本病多见于学龄儿童，急性起病，首先症状以皮肤紫癜为主，部分以腹痛、关节炎或肾受累症状起病。发病前 1～3 周常有上呼吸道感染史。

●HSP 临床分型：
①皮肤型：单纯皮肤受累；
②混合型：除皮肤受累外，尚有关节或肾脏或消化道等受累。

1. 皮肤紫癜：病程中反复出现皮肤紫癜为本病特点，多见于下肢伸侧和臀部，对称分布，分批出现，严重者可延及全身。紫癜大小不等，高出皮肤，压之不退。可伴有荨麻疹和血管神经性水肿，重症者可融合成大疱伴出血性坏死。

2. 消化道症状：50%以上的病人反复出现阵发性腹痛，位于脐周或下腹部，可伴恶心、呕吐或便血，偶发生肠套叠、肠梗阻或肠穿孔。

3. 关节症状：多累及膝、踝、肘等大关节，可单发亦可多发，疼痛或肿胀，有积液，呈游走性，不遗留关节畸形。

4. 肾症状（见有关章节）。

5. 其他　偶可发生颅内出血，导致失语、瘫痪、昏迷、惊厥，还可出现鼻出血、牙龈出血、咯血、睾丸出血等表现。

【实验室检查】

1. 血象：白细胞数正常或轻度增高，可伴嗜酸粒细胞增高。血小板计数、出血和凝血时间、血块退缩试验和骨髓检查均正常。血沉轻度增快，部分病人血清 IgA 浓度增高。约半数患儿的毛细血管脆性试验阳性。

2. 尿液检查与肾小球肾炎相类似。

3. 粪隐血试验可呈阳性反应。

【诊断和鉴别诊断】

典型病例诊断一般不难。若临床表现不典型、紫癜延迟出现或不出现者，则容易误诊为其他疾病。应与特发性血小板减少性紫癜、风湿性关节炎、外科急腹症等疾病鉴别。

【治疗】

本症无特效疗法。

1. 一般治疗　①急期应注意休息。②尽可能找出可疑过敏原并予以清除，如清除和治疗感染灶、停用可疑的致过敏的药物食物等。③止血、脱敏等对症处理：安络血可增加毛细血管对损伤的抵抗力，试用维生素 C 以改善血管脆性，抗组胺药物或静脉滴注钙剂有助于脱敏。近年有报告用 H_2 受体阻滞剂西咪替丁（cimetidine），对控制反复的皮肤紫癜及减轻肾损伤有一定疗效，20mg/kg 静脉滴注一周，后改 15～20mg/kg 分次口服，连用 1～2 周。④胃肠症状可予解痉药，必要时禁食输液，并密切观察警惕胃肠道外科合并症（如肠套叠）；消化道出血者应禁食，局部给予止血药，出血过多导致贫血者予以输血。

●激素应用指征：关节或胃肠道受累者。

2. 肾上腺皮质激素：此对缓解关节炎及胃肠症状有效，一般用 prednisone 每日 1～2mg/kg 分二次口服，7～14 天。

过敏性紫癜性肾炎的治疗详见有关章节。

【预后】

HSP 一般呈自限过程，通常 1～6 周恢复。重症病程则可长达数周至数月，也可反复发作持续 1 年以上。绝大部分患者预后良好，发生肾功能衰竭或伴颅内出血者预后不良。

四、皮肌炎

皮肌炎（dermatomyositis，DM）是一种以横纹肌和皮肤广泛非化脓性炎症为特征的多系统受累的疾病。其确切发病率尚不清楚，估计每百万人中每年约有4～5人发病。各年龄均可发病，高峰为10～14岁，2岁以前发病者很少。女孩发病较男孩为多。

【病因和发病机制】

本病病因和发病机制不明。可能与感染和免疫功能紊乱有关。多种感染，尤其是柯萨奇病毒感染与皮肌炎发病有关。感染引起淋巴细胞释放cytokines等机制损害肌纤维，同时肌肉蛋白变性而具有了抗原性，产生自身抗体也可能起一定作用。一般认为本病为细胞介导的免疫失调所引起的骨骼肌疾病。皮肌炎患儿HLA-B8和DR3明显增加。

●DM发病机制：感染诱发细胞介导的免疫功能失调

【病理】

主要病理改变是全身广泛小血管炎，可见血管变性、栓塞。电镜下血管病变以内皮细胞为主，内皮细胞肿胀、变性、坏死，引起血小板堆积、血栓形成而造成管腔狭窄和梗阻。病变累及皮肤、肌肉、皮下组织、胃肠道、中枢神经系统和内脏。皮肤改变表现为表皮萎缩、基底细胞液化变性、真皮水肿、慢性炎性细胞浸润、胶原纤维断裂与破碎。肌肉组织由于小血管病变，使肌纤维粗细不等、变性、坏死，病程较长者，肌纤维萎缩或为纤维性结缔组织替代、钙质沉着。

【临床表现】

●DM主要临床表现：①发热；②肌无力、疼痛，晚期肌肉萎缩；③眼睑紫红色斑伴轻度浮肿及Gottron sign；④钙质沉着。

起病多缓慢，症状逐渐明显而引起家长注意。1/3患儿呈急性起病。

1. 一般症状：全身不适、食欲减退、体重减轻、易倦乏力、腹痛、关节痛、低热或体温正常。急性起病者出现高热和广泛多系统损伤，个别病例病情进展迅速，经数周或数月病情恶化而死亡。

2. 肌肉症状：任何部位的横纹肌皆可受累，四肢近端及颈前屈肌先受累，呈对称性肌无力、疼痛和压痛，活动受限。肋间肌和膈肌受累时，可引起呼吸困难而危及生命。晚期肌肉萎缩，可致关节屈曲挛缩。

3. 皮肤症状：肌肉症状发生后数周出现皮疹，也可与肌无力同时出现，偶见为首发症状者。典型改变为上眼睑或上、下眼睑紫红色斑伴轻度浮肿。可逐渐延及前额、鼻梁、上颌骨部位类似蝶形红斑；颜面尚可见毛细血管扩张。颈部和上胸部“V”字区、躯干部及四肢伸侧等处可出现弥漫性或局限性暗红色斑。皮疹消退后可留有色素沉着。

另一特征性皮肤改变称高春征（Gottron sign），见于掌指关节和指间关节伸面及跖趾关节和趾关节伸面，也可出现在肘、膝和踝关节伸侧，皮疹为红色或紫红色，米粒至绿豆大，多角形、扁平或尖顶丘疹，可融合成斑块，伴有细小鳞屑或出现皮肤萎缩及色素减退。约46%患儿在甲根皱襞可见僵直的毛细血管扩张，其上常有出血点。

其他尚有受累肢体的皮肤变薄和外表很光滑，慢性病例可出现病变部位的皮肤和皮下组织萎缩，可发生皮肤溃疡。

4. 钙质沉着：是小儿DM的特殊表现。约25%～50%患儿在疾病后期发生钙质沉着。最早可发生于病后6个月，也可发生于起病后10～20年。沉积在皮肤和皮下组织或较深层的筋膜和肌肉，表现为皮下小硬块或结节、关节附近呈团块状沉着、肌肉筋膜面片状钙化等。可引起肢体疼痛、关节挛缩和功能障碍。钙化区常形成溃疡，并渗出白色石灰样物质。也可发生继发感染。

5. 其他系统症状：食管和胃肠是最常受累的器官，可因肌肉病变而食管运动不正常；由于黏膜下血管炎而形成的溃疡，可发生胃肠出血或穿孔。此外，尚可出现心脏、肺及眼部症状，偶见肝、脾和淋巴结肿大。

●DM 实验室检查：
①ANA：可阳性；
②肌酶：增高；
③肌电图：肌源性损害；
④肌肉活检异常。

【实验室检查】

1. ANA：可阳性，多为斑点型，一般滴度较低。少数患儿可测到抗 Jo-1 抗体。血沉可增快。

2. 血清肌酶活性：增高，包括肌酸肌酶（CK）、肌酸磷酸肌酶（CPK）、醛缩酶（ALD）、乳酸脱氢酶（LDH）、谷草转氨酶（GOT）等，是 DM 的特征之一。

3. 肌电图：示肌原性损害，即肌肉松弛时出现纤颤波、正锐波、插入激惹及高频放电，轻微收缩时出现短时限低电压多相运动电位，最大收缩时出现干扰相等。

4. 肌肉活检：受累肢体的近端肌肉（通常在三头肌或股四头肌）表现为广泛性或局灶性炎性浸润：间质、血管周围有炎性细胞浸润（淋巴细胞、巨噬细胞及浆细胞为主）及血管炎表现，血管壁水肿、坏死、内膜增厚、管腔狭窄甚至栓死。肌纤维变性坏死、再生及肌束周围萎缩。电镜检查可见肌纤维变性、细胞浆团块，肌原纤维结构破坏、毛细血管基底膜增厚、线粒体异常以及空泡形成增加等。

【诊断和鉴别诊断】

典型的 DM 诊断不难。目前多应用 Bohan 1975 年提出的标准：①对称性近端肌无力，可伴吞咽困难及呼吸肌无力；②典型的皮肤改变，包括上眼睑皮肤呈紫红色伴眼眶周围浮肿，以及掌指关节和近端指间关节背侧有红色鳞屑样皮疹。③血清肌酶活性升高，特别是 CK、GOT 和 ALD。④肌电图肌原性损害。⑤肌肉活检异常。

【鉴别诊断】

1. 感染后肌炎：一些病毒感染，特别是流感病毒 A、B 和柯萨奇病毒 B 感染后可出现急性一过性肌炎。可有一过性血清肌酶增高，大约 3～5 天后可完全恢复。此外，旋毛虫病、弓形体病及葡萄球菌感染均可引起和皮肌炎相似的症状。应予以鉴别。

2. 重症肌无力：为全身广泛性肌无力，受累肌肉在持久或重复活动后肌无力加重，多伴有眼睑下垂，晨轻暮重。血清肌酶和肌活检均正常，无皮疹出现。抗乙酰胆碱受体（AchR）抗体阳性，新斯的明试验可资鉴别。

3. 进行性肌营养不良：为男性发病。有典型的鸭步态及腓肠肌假性肥大。有明显的家族史。

4. 其他疾病：应注意与系统性红斑狼疮及混合结缔组织病相鉴别，其他还应与表现为肌无力和瘫痪的疾病，如多发性神经根炎、脊髓灰质炎及脊髓炎等相鉴别。

【治疗】

1. 一般治疗：加强护理，咽下肌受累时吞咽困难，喂食要小心，必要时给以鼻饲；呼吸肌受累时应用人工呼吸器；急性期症状消退后尽早进行按摩及被动运动。

●DM药物治疗：①糖皮质激素；②免疫抑制剂；③大剂量IVIG。

2. 糖皮质激素：为本病首选药物。早期、足量，prednisone每日2mg/kg（60mg/m^2），分次口服。发病急，症状重者可用methylprednisolone冲击治疗（剂量参照系统性红斑狼疮），待症状好转后改为泼尼松口服，待肌力恢复，血清肌酶降至正常，开始缓慢减量，每2～4周调整一次剂量。如出现病情反复，则需重复加大剂量，病情稳定后将泼尼松改为每日1次顿服，维持量每日5～10mg。总疗程不少于2年。

地塞米松和去炎松可引起激素性肌炎，应避免使用。

3. 免疫抑制剂：激素治疗2～4个月无效者，可加用免疫抑制剂如methotrexate 10～15mg/m^2，每周一次，口服。危重病例可采用0.5～1mg/kg，每周一次静脉注射。此外，还可应用azathioprine或cyclosporin A等。

4. 其他：危重病例可使用大剂量IVIG。

【预后】

在应用肾上腺皮质激素前，本病的死亡率约为40%左右，肾上腺皮质激素的应用，已使预后大为改观，早期强有力的治疗可改变DM的病程，约90%的患儿达到完全缓解和正常生活。少数病儿有轻度肌萎缩。5%患儿有严重后遗症，需用轮椅。约20%～40%患儿发生钙化，严重者可引起运动障碍。

本病的死亡原因为呼吸肌受累、胃肠道出血及穿孔、肺部受累和继发感染等。

五、系统性红斑狼疮

小儿系统性红斑狼疮（systemic lupus erythematosus，SLE）是一种典型的自身反应性疾病，其特征为患儿血中出现大量的抗核抗原的自身抗体，并表现为多系统损害。该病在亚洲地区女孩发病率最高，有报道白种女孩为1.27～4.4/10万，而亚洲女孩则为6.16～31.14/10万。各个年龄时期均可发病，但5岁以前发病者很少，至青春期明显增多，但也可见于新生儿。

【病因和发病机制】

●SLE发病机制：Apoptosis异常所致的自身免疫性疾病。

本病的病因及发病机制尚不明了，公认本病为自身免疫性疾病。目前研究认为本病患儿体内存在多种自身抗体，其产生与细胞凋亡（apoptosis）密切相关：主要是自身反应性T、B淋巴细胞逃脱apoptosis而处于活化增殖状态，引起机体对自身抗原的外周耐受缺陷，导致自身免疫异常而致病。促发因素包括：①遗传：小儿SLE有家族遗传倾向：13.8%小儿SLE患者的三代亲属中有一个或更多亲属有结缔组织病，同卵双生一致发病的百分比高达70%。已有资料表明，SLE发病与HLA Ⅱ类基因DR、DQ位点的多态性相关。②病毒感染、日光、药物等。

近年来大量研究证明本病是在遗传易感素质的基础上，外界环境作用激发机体免疫功能紊乱及免疫调节障碍而引起的自身免疫性疾病。

●临床表现：多种多样的多系统损害表现。

【临床表现】

临床表现多样。首发症状各异。除少数病例呈急性起病外，早期表现多为非特异的全身症状，如fever，尤以低热常见，全身不适（malaise）、乏力、体重减轻、arthralgia等；也可以是某一系统或某一器官的征象为早期表现，也可能以某一项或几项实验室指标异常为早期表现，如蛋白尿或血尿、不明原因血沉增快、肾功能异常等。上述某一特殊单独表现可持续数月至数年，而不出现其他系统表现。

1. 发病年龄及性别：多见于女性，约占80%～90%，儿童病例中以10～14岁最多见，5～10岁发病者占1/3，婴幼儿极少见。

2. 全身症状：84%患儿有fever，96%有malaise、体重下降、生长障碍等。

3. 皮肤黏膜症状：约90%以上的患儿有皮肤症状。典型的蝶型红斑（butterfly rash），见于50%病例，皮疹位于两颊和鼻梁，为鲜红色的红斑，边缘清晰，伴有轻度浮肿，很少累及上眼睑。有时可伴毛细血管扩张、鳞片状脱屑。红斑消退后一般不留瘢痕，偶有棕色色素沉着。其他部位皮肤可出现各种形态皮疹，也可有出血性紫癜等。口腔黏膜、牙龈、硬腭、软腭及鼻黏膜可出现红斑和溃疡（oral ulcers）。患儿常有日光过敏（photosensitivity）。此外，还可出现脱发、雷诺征，指（趾）坏疽等。小儿盘状红斑（discoid rash）较成人少见。

4. 肌肉关节症状：约80%病例有关节症状，表现为arthritis或arthralgia，但很少引起关节破坏和畸形。部分患儿可出现肌痛和肌无力。

5. 血液系统症状：约90%出现。可有不同程度的贫血，为多种因素引起，包括慢性疾病引起的缺铁性贫血和肾功能不全引起的贫血，也可是自身免疫性溶血所致。还可有白细胞、血小板减少。有些病例以血小板减少引起出血起病，常误诊为血小板减少性紫癜。

6. 心血管症状：约40%有心包、心肌、心内膜受累表现。其中以pericarditis为多见，一般积液量不多。有myocarditis者可出现心电图异常、心脏扩大和heart failure. Endocarditis常与pericarditis同时存在，二尖瓣最常受累，可出现瓣膜狭窄和闭锁不全，在相应部位可听到杂音。近年来已注意到冠状动脉病变，表现为动脉炎，甚至发生心肌梗死。此外，可出现血管炎表现，多侵犯小血管，严重者危及生命。

7. 肾症状：狼疮肾炎是引起小儿SLE死亡的主要原因之一。详见有关章节。

8. 神经和精神症状：近50%的患儿有神经精神损害。其临床症状可发生在SLE病程的任何时期，以在疾病早期发生最为多见。但仍有5%的患儿神经精神症状出现于狼疮的其他症状之前数年。临床表现有：①局灶性脑功能障碍头痛、嗜睡、眩晕、视物模糊、惊厥、舞蹈样动作、震颤、偏瘫、失语等；②弥漫性脑功能障碍：意识障碍、定向力障碍、智能减退、记忆差及异常行为等；③周围神经损害：较少见，表现为多发性神经炎等。

9. 肺部和胸膜症状：约67%出现。最常见为pleuritis伴积液，可为单侧或双侧，一般为少量至中等量。肺损害可为轻度的无症状的肺浸润，也可严重到危及生命。可表现为急性狼疮性肺炎、广泛性肺泡出血及慢性肺间质纤维化等。

10. 胃肠道症状：约27%出现，可有腹痛、腹泻、恶心、呕吐等。少数患儿可发生无菌性腹膜炎，出现腹痛和腹水。偶可发生肠道坏死性血管炎而致肠坏死或穿孔。

11. 肝脾及淋巴结肿大：约60%出现，并可有肝功能异常，部分有黄疸。

12. 眼部症状：约30%出现。可有巩膜炎、虹膜炎、视网膜血管炎和出血。眼底检查可见棉絮状斑（cotton wool spot）。

【实验室检查】

1. 自身抗体：血清ANA多阳性，活动期滴度>1∶160，荧光图形有四种：膜型、均质型、斑点型和核仁型，其中膜型为急性期的特征。血清抗DNA抗体中的抗dsDNA抗体、抗ENA抗体中的抗Sm抗体对SLE的诊断较为特异。此外，尚可有抗磷脂抗体、抗中性粒细胞胞浆抗体阳性。

●SLE特异诊断指标：抗dsDNA抗体及抗Sm抗体阳性。

2. 血清补体：3/4有低补体血症，血C3下降，C4、C1q更低，也伴有随备解素和B因子下降。

3. 其他：狼疮细胞70%～80%阳性；循环免疫复合物66%～69%阳性；高球蛋白血症（血浆α_2球蛋白、γ球蛋白及IgG增高）；血沉增快；RF阳性等。

【诊断】

须符合美国风湿病协会1982年修订的SLE诊断标准11项中4项才能诊断，但易漏诊一些早期、轻型、不典型病例，应予以注意。此外，肾活检对了解肾病的类型及确定患儿的治疗方案很重要。

Table 9-3 1982 Revised Criteria for Diagnosis of SLE

1. 颧部红斑	遍及颧部的扁平或高出皮肤固定性红斑，常不累及鼻唇沟
2. 盘状红斑	隆起红斑上有角质性鳞屑和毛囊栓塞，旧病灶可有萎缩性瘢痕
3. 光敏感	日照引起皮肤过敏
4. 口腔溃疡	口腔或鼻咽部无痛性溃疡
5. 关节炎	非侵蚀性关节炎，特征为肿、痛或渗液，累及2个或更多周围关节
6. 浆膜炎	1）胸膜炎：胸痛或胸膜摩擦音或胸腔积液或
	2）心包炎　心电图证实或心包摩擦音或心包积液
7. 肾病变	1）持续蛋白尿>0.5g/d或>+++或
	2）细胞管型：红细胞、血红蛋白颗粒、小管或混合性管型

续表 9-3　1982 Revised Criteriafor Diagnosis of SLE

8. 神经系统病变	1）惊厥　非药物或代谢紊乱如尿毒症、酮症酸中毒或电解质紊乱所致 2）精神病　非药物或代谢紊乱如尿毒症、酮症酸中毒或电解质紊乱所致
9. 血液系统异常	1）溶血性贫血伴网织细胞增加或 2）白细胞减少＜4 000/mm³ 至少 2 次或 3）淋巴细胞减少＜1 500/mm³ 至少 2 次或 4）血小板减少＜100 000/mm³除外药物所致
10. 免疫学异常	1）LE 细胞阳性或 2）抗 DNA 阳性 3）抗 Sm 阳性或 4）梅毒血清试验假阳性
11. 抗核抗体	阳性排除了药物引起的狼疮综合征

鉴别诊断：应与其他风湿性疾病如 JRA、DM、硬皮病、混合性结缔组织病、血管炎等鉴别；与细菌或病毒感染、各种类型的肾病、慢性活动性肝炎、血小板减少性紫癜、溶血性贫血等鉴别。

●治疗 SLE 的主要药物：糖皮质激素及免疫抑制剂

【治疗】

治疗原则：①积极控制狼疮活动，恢复和维持损伤脏器的功能和预防组织的损害；②消除继发性感染及诱发因素，以及促使免疫调节功能的恢复；③增强病儿及其家长对抗疾病的信心，坚持长期治疗，并尽可能减少药物副作用，加强随访。

1. 一般治疗：急性期卧床休息，加强营养，避免日光曝晒。缓解期应逐步恢复日常活动及学习，但避免过劳。积极防治感染，避免服用诱发狼疮的药物（磺胺、肼苯哒嗪、普鲁卡因酰胺、保泰松、对氨基水杨酸等）。局部皮肤损害可涂抹 prednisone 软膏。

2. 药物治疗

1）非甾体类抗炎药（NSAIDs）：对控制患儿的 fever、malaise、rash、肌痛、arthralgia 和 pleuritis 等临床表现有效。副作用：易致肝功能损害，肾小球滤过率降低，诱发间质性肾炎。故合并肾损害者不宜使用。

2）抗疟药物：对控制皮肤损害、photosensitivity 及关节症状有效。与糖皮质激素同时应用可减少激素的剂量。羟基喹啉每日 6～7mg/kg，一次或分两次服用。用药期间密切观察该药对眼部的副作用（可能沉积于视网膜的色素上皮细胞，引起视网膜变性而造成失明）。

3）糖皮质激素：糖皮质激素是治疗 SLE 的主要药物。对于 fever、oral ulcers、arthritis 及 pleuritis 等的剂量为每日 prednisone 0.5～1mg/kg，分次服。对于狼疮肾炎、急性溶血性贫血及中枢神经系症状患儿，开始剂量宜大，具体用药参见狼疮肾炎章节。在长期用药过程中应注意激素的副作用，如严重细菌感染、肺结核扩散、真菌或病毒感染。此外，还可见高血压、骨质疏松、股骨头无菌坏死、生长发育停滞、消化道出血、白内障、糖尿病和精神症状等，应引起高度警惕和重视。

疾病活动度的症状和体征：皮疹加重，关节肿痛和大量脱发。实验室指标为血沉加快、白细胞和（或）血小板减少、溶血性贫血和补体降低。

4）免疫抑制剂：对 SLE 的活动控制不如激素迅速，因此，不提倡作为治疗 SLE 的单一或首选药物。对严重肾损害、中枢神经系统和肺损害，早期 cyclophosphamide 与激素联合使用是降低病死率和提高生命质量的关键。Azathioprine 或 methotrexate 可分别与激素联合应用，作为维持治疗以减少 cyclophosphamide 对青春期发育的影响。

5）大剂量 IVIG：对 SLE 有一定治疗作用，因价格昂贵，故主要用于重症 SLE、常规剂量的激素和/或免疫抑制剂治疗无效、作为联合治疗的一部分、并发严重感染、顽固性血小板减少的长期治疗。方法为每日 400mg/kg，连用 2～5 天，以后酌情每月 1 次；或大剂量 IVIG，1g/kg，1 次治予。

6）其他：血浆置换疗法对重症 SLE 可以使用。其他有抗炎症性细胞因子单克隆抗体或拮抗剂，全身淋巴结照射、造血干细胞移植等。

【预后】

儿童 SLE 发病急、进展快、开始时即可表现为多系统多脏器同时受累，如不积极治疗，其预后远比成人严重。特别是病情缓解后又易复发，并有不能预料的恶化。部分患儿发病时可能病情很轻，但在治疗过程中可加重。因此，早期、及时、正规、长期坚持，是治疗 SLE 成功关键。

预后与疾病的活动程度、肾损害的类型和进展情况、临床血管炎的表现以及多系统受累的情况有关。随着近年来对本病的认识逐渐提高及治疗的进展，使本病 5～10 年存活率达 80％～90％左右。该病的死亡原因常见为感染、肾功能衰竭、中枢神经系统疾患和脑血管意外、肺出血、肺动脉高压及心肌梗死等。

附：新生儿狼疮综合征

新生儿狼疮综合征（Neonatal lupus syndrome）多见于患 SLE 的母亲所生育的新生婴儿。主要是母体内与 SLE 相关的自身抗体经胎盘传递给胎儿。使部分患儿由于母体的自身抗体生后即出现短暂的皮肤及血液改变和持续的心脏异常等。

● Neonatal lupus 临床表现：
①皮疹。
②先天性完全性心脏传导阻滞（CCHB）。
③暂时性白细胞减少或血小板减少。

临床表现：①皮疹：鳞屑状和环形红斑，似盘状狼疮，可见于头顶、面部、躯干和四肢。生后几小时或几日内出现，通常持续数周后消退，偶见持续 2～3 年，退后不留痕迹。面部可见日光过敏性皮损。②先天性完全性心脏传导阻滞（CCHB）：是新生儿狼疮的最严重表现。可于孕期第 22 周发生，引起胎儿心动过缓而导致心力衰竭。此外，患儿常伴有心内膜弹力纤维增生症和先天性心脏畸形如动脉导管未闭、大动脉转位等。③血液系统：可出现暂时性的白细胞减少或血小板减少，于出生时即存在，可持续数日至数周。很少出现临床症状。此外，还可有肝肿大，转氨酶增高和胆汁淤滞性黄疸。

治疗：新生儿期出现严重心动过缓，应使用起搏器。如胎儿时期发生心动过缓，如果孕期合适，必要时可引产后使用起搏器。其他系统临床表现均属暂时性的，可自行消失。

（黄建萍）

六、川崎病

川崎病，又名皮肤黏膜淋巴结综合征（mucocutaneous lymphnode syndrome MCLS）。1967年日本川崎首先报告，其病因、发病机理不明，是以全身血管炎为主要病变的急性热性发疹性疾病。部分患儿可侵犯冠状动脉，或形成冠状动脉瘤。其中少部分患儿冠状动脉可发生狭窄或血栓，甚至导致心肌梗死。

【病因和发病机制】

本病病因未明、但发病呈一定的流行性、地方性，临床表现有发热、皮疹等推测与感染有关。本病急性期存在明显免疫调节异常，可能在发病机理中起重要作用。

川崎病的主要病理改变为全身性非特异性血管炎。病程早期为全身微血管炎，约两周后表现为主动脉分支的动脉内膜炎和动脉周围炎，尤其是冠状动脉多易受累。部分病例在急性期形成动脉瘤（内膜弹性板断裂）。急性期后动脉瘤可以消退或持续存在，后者可有冠状动脉瘤的血栓形成。或冠状动脉内膜异常增厚、钙化、血浆成分浸润、肉芽增生，继而机化导致冠状动脉狭窄、阻塞。在急性期心脏受累可表现为心肌炎、心内膜炎及心包炎。除心血管系统外，全身器官如消化、神经系统、肾、关节及皮肤等部位的血管亦可受损。

【临床表现】

本病多见于2个月至8岁小儿。其中4岁以内患者占大多数（80%），发病无明显季节性。

一、发热

多为突然发热，热程约为1～2周。为稽留热或弛张热，一般体温38℃～40℃。

二、皮肤和黏膜表现

（一）四肢末端变化　在急性期手足硬性水肿，掌跖及指趾有红斑；在恢复期甲床皮肤移行处有膜样脱皮。

（二）皮疹　发病后2～3日于面部、四肢、躯干出现皮疹。疹型不一，可呈弥漫性红斑、猩红热样或麻疹样皮疹，面部及躯干较四肢为重。不见瘢痕或结痂，在接种卡介苗的接种瘢痕处，特别易发红斑。

（三）黏膜表现　双眼球结膜明显充血，但无分泌物及伪膜，球结膜充血多为一过性；唇部潮红、干燥、皲裂并有血痂形成；舌乳头突起呈杨梅舌，口腔、咽部黏膜呈弥漫性充血。

三、淋巴结肿大　颈部单侧或双侧淋巴结肿大，不化脓。

四、其他系统表现

（一）心血管系统　听诊可闻心脏杂音、奔马律、心音低钝；心电图可见P-R或Q-T间期延长、异常Q波、低电压、ST-T改变，心律失常；胸部X线检查示心影扩大；二维超声心动图可见心包积液和冠状动脉瘤；此外，偶可有心绞痛等。

（二）消化系统　腹泻、呕吐、腹痛、胆囊肿大、麻痹性肠梗阻、轻度黄疸和血清转氨酶增高。

（三）血液　白细胞增多伴核左移、血小板增多、血沉增快、C 反应蛋白阳性。低白蛋白血症，α_2 球蛋白增加。

（四）尿改变　蛋白尿、沉渣中白细胞增多。

（五）呼吸系统　咳嗽、流涕，肺部异常阴影。

（六）关节　疼痛、肿胀。

（七）神经系统　脑脊液单核细胞增多，惊厥，意识障碍，面神经麻痹，四肢瘫。

【诊断】

通常采用日本川崎病研究委员会修订的诊断标准进行诊断。

一、发热持续 5 天以上。

二、四肢末端变化，在急性期有手足硬性水肿，掌跖及指趾端有红斑；在恢复期，甲床皮肤移行处有膜样脱皮。

三、多形性红斑，躯干部多，不发生水疱及痂皮。

四、两眼球结膜一过性充血。

五、口唇潮红，杨梅舌，口、咽部粘膜弥漫性充血。

六、急性非化脓性颈部淋巴结肿大，直径＞1.5cm。

符合上述主要症状 5 项以上者即可诊断。但主要症状有 4 项，且在病程中二维超声心动图或心血管造影，证明有冠状动脉瘤（包括扩张）亦可诊断。尚需除外其他疾病。

【心血管的并发症】

心脏和冠状动脉受累多发生在起病 1～6 周。可有心肌炎、心律失常（多为传导系统病变）、冠状动脉炎（可形成冠状动脉瘤），或导致心肌梗死。

一、冠状动脉瘤

冠状动脉炎多致冠状动脉扩张，其中一部分发展为冠状动脉瘤。冠状动脉瘤的发生率为 15％～30％。在急性期后，炎症消失，动脉瘤消退；冠状动脉瘤持续存在，部分病例发展为冠状动脉狭窄、闭塞，导致缺血性心脏病或心肌梗死等。并可引起猝死。

（一）冠状动脉瘤的诊断　冠状动脉瘤的临床表现常无心血管系统症状和体征，胸片和心电图无特异改变，目前诊断冠状动脉瘤的方法有冠状动脉造影及二维超声心动图。

冠状动脉造影是诊断冠状动脉病变最精确的方法。但属创伤性检查。根据冠状动脉造影冠状动脉瘤的特征，可确定冠状动脉瘤的类型（弥漫型、球囊状型、梭状型及小瘤或扩张型）、分级（1～3 级）及部位。冠状动脉瘤绝大多数病例发生于冠状动脉主支近端，远端的动脉瘤总是伴随近端动脉瘤而存在。左冠状动脉主支近段是动脉瘤最常见部位。其次受累部位为右冠状动脉近段、左前降支、右冠状动脉中段（或水平段）及左回旋支。

二维超声心动图检查是有效的无创性方法。重复性好，其特异性、敏感性与冠状动脉造影相比分别为97%及100%。

正常冠状动脉主干内径：～3岁＜2.5mm，～9岁＜3mm，～14岁＜3.5mm。冠状动脉内径超过正常范围提示扩张（多为一过性，病程3～4周恢复正常），如病程超过4周仍扩张或呈瘤样改变，则为动脉瘤，如内径大于8mm为巨大动脉瘤。

冠状动脉瘤的高危因素有：①男性，1岁以下患儿；②发热超过2周以上；③血沉大于100mm/h或血沉增快持续达4周以上；④有体动脉瘤。

（二）冠状动脉瘤的自然病程　加藤对川崎病急性期后810例患儿经选择性冠状动脉造影，发现冠状动脉瘤191例（20.1%），其中171例经1～1.5年后造影复查，发现99例（58%）冠状动脉瘤消失。余72例（42%）仍有异常改变。个别患儿发展为冠状动脉狭窄或阻塞性病变。引起心肌缺血，心肌梗死。

二、冠状动脉瘤并发心肌梗死

川崎病发生心肌梗死的高危因素有：①冠状动脉瘤的最大径＞8mm以上；②冠状动脉瘤形态为囊状、念珠状、香肠状；③急性期发热持续21天以上；④急性期使用皮质激素；⑤发病年龄为2岁以上。

川崎病并发心肌梗死者约占1%～2%。多于病程1年内（尤其病程3～4周内）发生。临床表现有以下特点：①多在休息、安静或睡眠中突然发生；②多表现为休克，心力衰竭，烦躁及腹痛、呕吐等消化道症状，主诉胸痛者少（可能与年龄有关）；③无症状者占较大比例（占73/195），此为川崎病并发心肌梗死的特征；④心肌梗死的预后与再梗死次数及冠状动脉阻塞部位有关。

心肌梗死的诊断主要依靠心电图检查（出现异常Q波），二维超声心动图及冠状动脉造影。

三、冠状动脉瘤并发冠状动脉狭窄病变

狭窄病变多于发病后4～7周开始发生，即紧接于冠状动脉瘤开始发生之后，有狭窄病变者，愈年轻者侧支循环发生越早。冠状动脉狭窄表现为节段性狭窄及限局性狭窄。冠状动脉狭窄诊断主要依靠负荷心电图、放射性核素心肌显像及血管内超声。

本症预后良好，大多数经过治疗可获得治愈。病死率约0.5%～2%。死亡原因多为心肌梗死或心衰，可突然死亡，对于本症患者必须于治疗后期随访检查。如确定或高度怀疑有冠状动脉后遗症者，有下列情况，可作为选择性冠状动脉造影的指征：

（1）严重心血管后遗症如心肌梗死、心绞痛、中度以上的瓣膜病变和严重心律失常者，应立即做冠状动脉造影。

（2）二维超声心动图证实有冠状动脉瘤，或冠状动脉扩张持续＞6个月者，须除外冠状动脉阻塞病变，可在发病后6～12个月安排冠状动脉造影。

（3）急性期有冠状动脉瘤或冠状动脉扩张后又退缩者，在随访中负荷心电图、负荷超声心动图或负荷心肌显像检查提示心肌缺血者。

【治疗】

治疗目的：控制全身血管炎症，防止冠状动脉瘤形成及血栓性阻塞。

（一）阿司匹林　为治疗本病首选药物，它具有抗炎、抗血小板作用。其作用机制是抑制环氧化酶，减少前列腺素的合成。口服剂量为 30～50mg/（kg·d），分 3～4 次服。热退后 3～5mg/（kg·d），每日 1 次，持续用药达 2 个月，全视冠状动脉有无损害决定。

（二）大剂量丙种球蛋白（gamma globulin，GG）　目前多主张早期（发病 7 天内）静脉注射 GG。总剂量为 2g/kg。

（三）皮质激素　皮质激素可能与动脉瘤形成有关，并可促进凝血，原则上不宜使用。必须使用时（如并发严重心肌炎，大量心包积液或迅速积聚而发生心脏压塞）应同时用阿司匹林。近年研究证明泼尼松龙合用阿司匹林治疗川崎病是安全、有效，并可预防发生冠状动脉瘤病变。

（四）双嘧达莫（潘生丁）　可抑制磷酸二酯酶。使血小板内环磷酸腺苷（cAMP）浓度增高，而产生抗血小板作用（因血小板聚集受 cAMP 的调节）。通常用量为 5～6mg/（kg·d），分 2～3 次服。因抗血小板作用较弱，目前不主张单独使用。

（五）冠状动脉狭窄病变的经皮穿刺冠状动脉内成形术（PTCA）

PTCA 治疗川崎病伴冠状动脉狭窄的经验是十分有限的。川崎病后冠状动脉病变以内膜肥厚为主，且钙化发生率较高。故仅靠球囊扩张成功率不高。近年来一些新的机械方法治疗冠状动脉狭窄如激光血管成形术、斑块旋切术、斑块旋磨术及血管支架等亦应用于临床。

（六）冠状动脉病变的外科手术治疗

应根据临床症状和冠状动脉造影以及负荷心电图、负荷超声心动图、放射核素心肌显像、心室造影等检查进行综合判断。确定缺血心肌的部位和存活心肌，后者以正电子发射心肌断层显像（PET）为较有效的方法。冠状动脉旁路移植手术的适应证：经冠状动脉造影证实（1）左冠状动脉主干高度阻塞；（2）多支（2～3 支）高度阻塞；（3）左前降支高位高度阻塞；（4）侧支循环呈危险状态，或发生再梗死者，应考虑采用冠状动脉旁路移植手术（冠状动脉搭桥术）。

（陈永红）

第十章　感染性疾病

第一节　病毒感染

一、麻　疹

麻疹（measles）是一种具有高度传染性的急性病毒感染性疾病，儿童期常见，临床上以发热、上呼吸道炎症、麻疹黏膜斑（Koplik 斑）及全身麻疹斑丘疹为特征。自广泛应用减毒活疫苗以来，我国麻疹发病率已显著下降。

【病原学】

麻疹病毒为 RNA 病毒，属副粘病毒科麻疹病毒属，呈球形，直径 100～250nm，只有一个血清型，抗原性稳定；有 6 种结构蛋白（H、F、M、NP、P、L）；在麻疹前驱期和出疹期内，可在鼻分泌物、血和尿中分离到病毒。在人胚胎或猴肾组织中培养 5～10 天时，细胞出现病理改变，可见多核巨细胞伴核内嗜酸性包涵体形成。麻疹病毒可被高温、紫外线和乙醚、氯仿灭活，但长期保存在－70℃的病毒仍具传染性。

【流行病学】

麻疹在世界范围广泛流行，过去每隔 2～3 年的春季发生一次大的流行，1～5 岁小儿发病率最高。患者是惟一的传染源，通过呼吸道分泌物飞沫传播，患儿从接触麻疹后 7 天（前驱期）至出疹后 5 天均有传染性。麻疹传染性极强，易感者接触后 90％以上均发病，亚临床型少见。自麻疹减毒活疫苗使用后，发病率已下降，但因免疫力不持久，故发病年龄后移。目前以未接种疫苗的学龄前儿童、免疫失败的十几岁儿童和青年人多见，甚至可形成社区内流行。

●Measles：副粘病毒科 RNA 病毒，仅一个血清型，经呼吸道分泌物飞沫传播，传染性极强。

婴儿可经胎盘得到母亲抗体而获得免疫力，并在生后 4～6 个月内有完全的保护性，以后逐渐消失；虽然绝大部分婴儿在 9 个月时血内的母亲抗体已测不出，但有些小儿仍可持续存在，甚至长达 15 个月，会影响疫苗接种。易感母亲的婴儿对麻疹无免疫力，可在分娩前、后得病。

【发病机制】

接触病原后，麻疹病毒进入鼻咽部，粘附并侵入呼吸道上皮细胞，传播至局部淋巴结，且有少量病毒侵入血液；此后病毒在局部和远端网状内皮组织继续复制，在感染后 5～7 天，发生第 2 次病毒血症，此即为临床前驱期。在此时期，病毒可出现在患儿全身组织如呼吸道上皮细胞和淋巴组织及鼻咽分泌物、血、尿和体液中，故传染性最强。感染后 7～14 天，病毒大量复制遍及全身，包括呼吸道、皮肤和其他器官。皮疹出现后，病毒复制即减少，到感染后第15～17天，体液和细胞免疫阻止病毒进一步复制。出疹后第2天，血清内抗体几乎100%阳性，临床症状也开始明显改善。由于此时全身及局部免疫反应尚处于受抑制中，故部分病人常继发鼻窦炎、中耳炎和支气管肺炎。10%的患儿脑脊液中淋巴细胞明显增多，50%在病情高峰时有脑电图改变，但仅0.1%的患儿在起病数天后有脑炎的症状和体征，而此时血清中抗体已增高，且已找不到病毒，故考虑为自身免疫性脑炎。

亚急性硬化性全脑炎（subacute sclerosing panencephalitis，SSPE）又称 Dawson encephalitis，为麻疹的一种少见并发症，在患麻疹之后若干年发生，其特点为进行性发展，最后由于持续中枢神经系统感染引起神经病变加重而致命。由于SSPE潜伏期长和缓慢进展的临床病程，将其归于慢病毒疾病。对麻疹病毒的异常免疫反应及出现缺陷或变异的麻疹病毒株可能在SSPE发病机制中起重要作用。最近研究发现，脑细胞的M蛋白（matrix）（病毒装配所必需）缺乏，使其合成过程中翻译受阻，导致不完整的麻疹病毒聚集而不能被抗体或免疫细胞清除，也是导致SSPE发病的原因。

【病理】

麻疹的基本病变见于皮肤、鼻咽部、支气管和肠道黏膜及结膜，毛细血管周围有严重渗出，单核细胞增生和少量多形核白细胞。常有淋巴组织增生，特别是阑尾，可见直径达100μm的多核巨细胞。颊黏膜下层的微小分泌腺炎症致浆液性渗出及内皮细胞增生而形成Koplik斑。

麻疹引起的间质性肺炎为Hecht巨细胞肺炎，继发细菌感染可引起支气管肺炎。

SSPE患者有脑皮质和白质的变性，细胞核和胞浆内均见包涵体。

【临床表现】

（一）典型麻疹（typical measles）：可分以下四期

1. 潜伏期：一般为10～14天，亦有短至1周左右。在潜伏期内可有轻度发热。

2. 前驱期：也称发疹前期，一般3～5天，表现类似上呼吸道感染：①发热，多为中度以上发热；②咳嗽、流涕等卡它症状和结膜炎，眼症状突出，眼睑水肿、眼泪增多、畏光，下眼睑边缘有一条明显充血横线（Stimson线），对诊断麻疹极有帮助。③Koplik斑，出现于发疹前24～48小时，是麻疹的特殊体征，为直径约1mm灰白色小点，外有红晕，易见于下磨牙相对的颊黏膜上，在一天内迅速增多则可累及整个颊黏膜并蔓延至唇部黏膜。Koplik斑在皮疹出现后即逐渐消失，可留有暗色小点；④偶见皮肤荨麻疹，隐约斑疹或猩红热样皮疹，在出现典型皮疹时消失；⑤部分病例可有一些非特异症状，如全身不适、食欲减退、精神不振等。婴儿可有消化系统症状。

3. 出疹期：多在发热后3～4天出现皮疹。体温高达40～40.5℃，皮

●典型麻疹四期：
1. 潜伏期：10～14天。
2. 前驱期：3～5天，传染性最强，
·发热。
·呼吸道卡它症状和结膜炎。
·Koplik斑。
·偶见荨麻疹、猩红热样皮疹。
3. 出疹期：发热后3～4天，耳→颈→面→躯干→上肢→下肢足部，红色斑丘疹，疹间皮肤正常。
4. 恢复期：出疹3～4天后皮疹渐消，留糠麸状脱屑、色素沉着。

疹从耳后、颈部及沿着发际边缘，向下发展遍及面部躯干及上肢，第 3 天皮疹累及下肢及足部。皮疹为稀疏不规则的红色斑丘疹，疹间皮肤正常，病情严重者皮疹常融合，皮肤水肿，面部浮肿变形。大部分皮疹压之褪色，但亦有出现瘀点者。可有全身淋巴结肿大和轻度脾肿大，肠系膜淋巴结肿大可引起腹痛、腹泻和呕吐，阑尾黏膜的病变可引起阑尾炎症状。疾病极期特别是高热时常有谵妄、激惹及嗜睡状态，多为一过性，热退后消失，与以后中枢神经系统合并症无关。此期肺部有湿性啰音，X 线检查可见肺纹理增多。

4. 恢复期：出疹 3～4 天后，皮疹开始消退，消退顺序与出疹时相同；在无合并症的情况下，食欲、精神等其他症状也随之好转。疹退后，皮肤可有糠麸状脱屑及棕色色素沉着，7～10 天消失。

（二）其他类型的麻疹

1. 轻症麻疹（mild type） 是一种毒力减低型麻疹感染，多见于接受过丙种球蛋白注射者，或体内尚有母亲抗体的 8 个月婴儿。潜伏期长，发热低，上呼吸道症状较轻，麻疹黏膜斑不明显，皮疹稀疏，病程约 1 周，无并发症。

2. 重症麻疹（severe type） 也称出血性或黑麻疹，特点为突然高热达 40℃以上，中毒症状重，伴惊厥、昏迷。肺炎、出血性皮疹、鼻出血、消化道出血、血尿、血小板减少、DIC 等相继出现，死亡率高。

3. 无疹型麻疹 注射过麻疹减毒活疫苗者可无典型黏膜斑和皮疹，甚至整个病程中无皮疹出现。此型诊断不易，只有依赖前驱症状和血清中麻疹抗体滴度增高才能确诊。

4. 异型麻疹 即非典型麻疹综合征（atypical measles syndrome, AMS)，为接种灭活疫苗后引起。表现为高热、头痛、肌痛，无 Koplik 斑；皮疹从四肢远端开始延及躯干、面部，呈多形性；常伴水肿及肺炎。国内不用麻疹灭活疫苗，故此型少见。

5. 成人麻疹 由于麻疹疫苗的应用，成人麻疹发病率逐渐增加，与儿童麻疹不同处为：常有肝受累，AST 升高，偶有黄疸；胃肠道症状多见，如恶心、呕吐、腹泻及腹痛；骨骼肌痛、关节和背部痛；Koplik 斑存在时间长，可达 7 天，眼部疼痛多见，但畏光少见。

【并发症】

（一）呼吸道合并症 中耳炎最常见，患病率 7%～9%；因婴幼儿喉腔特殊的解剖生理特点易并发喉－气管－支气管炎，表现为声嘶、犬吠样咳、吸气性呼吸困难及三凹征，严重者可窒息死亡。间质性肺炎可由麻疹病毒本身引起，继发于细菌感染所致的支气管肺炎更常见，特别是肺炎球菌、链球菌、葡萄球菌和流感嗜血杆菌感染。AIDS 病人合并麻疹肺炎，常可致命。

（二）心肌炎 较少见，但一过性心电图改变常见。

（三）神经系统并发症

1. 麻疹脑炎 发病率约为 0.1%～0.2%，发热、头痛、嗜睡、惊厥、昏迷等症状多在出疹后 2～5 天出现，脑脊液细胞数轻到中度增多（40～400 个），以淋巴细胞为主，蛋白增高（50～250mg/dl），糖正常。病死率达 10%～25%；存活者中 20%～50%留有运动、智力或精神的后遗症。

2. 亚急性硬化性全脑炎（SSPE） 是一种急性感染的迟发性并发症，表现为大脑机能的渐进性衰退，发病率约为百万分之一；好发于 2 岁前患过麻疹者，症状一般在 10 岁内开始，即发生于麻疹感染后 4～8 年。SSPE 的表现为缓慢进行性行为和智力退化，早期症状隐匿，有轻微的行为改变和学习障碍，随疾病进展，出现肌阵挛发作、运动障碍和神经精神症状恶化，导致木僵、痴呆和昏迷。脑电图特征性表现为爆发抑制，典型脑脊液改变为γ球蛋白增高和麻疹病毒抗体滴度增高，脑组织活检具有诊断意义。病程快慢不一，大部分病人在诊断后 1～3 年死亡。

3. 其他 格林一巴利综合征、偏瘫、大脑血栓性静脉炎和球后视神经炎均少见。

（四）结核病恶化 麻疹患儿的免疫反应受到暂时抑制，对结核菌素的迟发性皮肤超敏反应消失，可持续几周，使原有潜伏结核病灶变为活动甚至播散而致粟粒型肺结核或结核性脑膜炎者并不罕见。

（五）营养不良与维生素 A 缺乏症 由于高热、食欲不振，可使患儿营养状况变差、消瘦；常见维生素 A 缺乏，角膜呈混浊、软化，且发展极迅速，最后导致失明。

●Measles 并发症：
1. 呼吸系统：中耳炎，喉一气管一支气管炎，支气管肺炎。
2. 心肌炎：少见。
3. 神经系统：
  · 麻疹脑炎；
  · 亚急性硬化性全脑炎（SSPE）；
4. 结核病恶化。
5. 营养不良与维生素 A 缺乏。

【诊断和鉴别诊断】

根据接触史，前驱期卡它症状，口腔 Koplik 斑，出疹与发热关系，皮疹形态和出现顺序，退疹后皮肤脱屑及色素沉着等特点，较易得出诊断，前驱期鼻咽部分泌物找到多核巨细胞及尿中检测包涵体细胞对早期诊断亦有帮助。在出疹 1～2 天时用 ELISA 法即可测出麻疹抗体，亦为较方便的血清诊断方法。

鉴别诊断包括各种发热、出疹性疾病（见“幼儿急疹”）。

【治疗】

（一）一般治疗 卧床休息，室内保持适当温、湿度，光线柔和；保证热卡和水分；保持皮肤、黏膜清洁。

（二）对症治疗 退热、镇静、止咳化痰；继发感染时用抗生素。维生素 A 可减少腹泻、肺炎等合并症，且有免疫调节作用，能增强对麻疹产生的抗体反应，故世界卫生组织推荐，在维生素 A 缺乏区的麻疹患儿应补充维生素 A，<1 岁 10 万单位，>1 岁 20 万单位，共两日；有维生素 A 缺乏眼症状者，1～4 周后应重复。

（三）抗病毒治疗 利巴韦林（ribavirin）可按每日 10～15mg/kg，静脉、肌注或口服均酌情而定。

（四）中药治疗

（五）并发症治疗 并发喉炎时，轻者可用抗生素、肾上腺皮质激素静脉给药，重者应加予吸氧、镇静、超声雾化等，若吸气性呼吸困难进行性加重，则需气管切开，以免危及生命。并发细菌性肺炎时应选用 1～2

种抗生素并静脉给药。并发脑炎则主要为对症处理，包括退热、止痉、降颅压等，并注意防止脑疝、呼吸衰竭发生。

【预防】

（一）被动免疫　在接触麻疹后5天内立即肌注免疫血清球蛋白（丙种球蛋白）0.25ml/kg，可预防发病。但使用者的临床过程变化大，潜伏期长，症状、体征不典型，对接触者仍有潜在传染性。被动免疫只能维持8周，以后应采取主动免疫措施。

（二）主动免疫　采用减毒活疫苗是预防麻疹的重要措施，其预防效果可达90%。虽然5%～15%的接种儿可发生轻微反应如发热、不适、无力等，少数在发热后还会出疹，但不会继发细菌感染，亦无神经系统合并症。国内规定初种年龄为8个月（为避免小婴儿体内的母亲抗体影响免疫效果），但免疫后血清阳转率并非100%，且随时间推移免疫力可减退，故在4～6岁或11～12岁时应进行复种；疫苗可单独使用或用麻疹－腮腺炎－风疹三联疫苗（MMR）。急性结核感染者如需接种应同时进行抗结核治疗；除HIV感染外，免疫功能受损的患儿禁用麻疹疫苗。

（三）控制传染源　早期发现患者，早期隔离。一般病人隔离至出疹后5天，合并肺炎者延长至10天。接触麻疹的易感者应检疫3周。

（四）切断传播途径　病人衣物应在阳光下曝晒；病人曾住房间宜通风并用紫外线照射；流行季节中做好宣传工作，易感儿尽量少去公共场所。

二、风　疹

风疹（rubella，German measles）是儿童时期常见的病毒性传染病，以全身症状轻微，皮肤红色斑丘疹及枕后、耳后淋巴结肿大及触痛为特征，并发症少见。妊娠早期感染风疹可引起严重的胎儿先天性畸形，称为先天性风疹综合征（congenital rubella syndrome，CRS）。

【病原学】

风疹病毒（rubella virus，RV）属披膜病毒科（togavirus family），只有一个血清型。RV呈球形，直径50～70nm，有一个单链RNA基因组，包膜上有血凝素，能凝集鸽、鹅、鸡红细胞和O型红细胞。RV不耐热，在37℃的室温中很快灭活；化学制剂（如氯、甲醛、氯仿等）、紫外线和过酸过碱也可使其灭活。出疹前7天及疹退后7～8天，鼻咽部分泌物中可发现RV，在疾病期间，血、粪、尿中亦有病毒存在。

【流行病学】

人类是RV的惟一自然宿主，通过飞沫传播或经胎盘引起先天性感染。在出疹前、中、后数天内传染性最强；无症状的亚临床型患者也有传染性。多冬、春季发现，5～14岁儿童多见，男女发病率均等。在使用疫苗后发病率降低而发病的年龄提高。一次感染后常获持久免疫。母亲的抗体可保护6个月内婴儿不发病，但母孕期原发感染可导致胎儿宫内感染，其发生率和致畸率与感染时的胎龄密切相关，以孕早期为最高；CRS 患儿在生后数月内仍有病毒排出，具有传染性。

【临床表现】

（一）后天性（获得性）风疹（rubella）

1. 潜伏期　一般 14～21 天，平均 18 天。

2. 前驱期　较短，大多只有 1～3 天。有低热和卡它症状，多数较轻，常因症状轻微或时间短暂而被忽略。

3. 出疹期　典型临床表现为耳后、枕部及颈后淋巴结肿大伴有触痛，持续 1 周左右；皮疹在淋巴结肿大后 24 小时出现，开始在面部，24 小时内迅速遍及全身；皮疹呈多形性，大部分为散在的斑丘疹，也可呈大片皮肤发红或针尖状猩红热样皮疹，一般历时 3 天，出疹后脱皮极少。在前驱期末和出疹早期，软腭可见红色点状黏膜疹，与其他病毒感染所致黏膜疹相似，无特异性。出疹时可伴低热，持续 1～3 天，轻度脾肿大常见。大女孩和妇女可发生多发性关节炎，最常累及指（趾）关节，其次腕、膝、踝、肩或脊柱关节等，表现为局部肿胀、疼痛、触痛及积液，持续数天～2 周，常无后遗症。此外尚有感觉异常和男性患者发生睾丸痛等报告。

4. 并发症　风疹很少有并发症，偶见出疹期内并发肺炎、感染后脑炎（0.02%）和血小板减少性紫癜（0.03%）等，预后均良好。

（二）先天性风疹综合征（congenital rubella syndrome，CRS）　风疹病毒通过抑制细胞有丝分裂、细胞溶解、胎盘绒毛炎等引起胎儿损伤，可产生：①一过性新生儿期表现；②永久性器官畸形和组织损伤；③慢性或自身免疫引起的晚发疾病，这些迟发症状可在生后 2 个月～20 年内发生。详见第 7 章（新生儿疾病）“宫内感染”一节。

●Rubella：

潜伏期：14～21 天

前驱期：1～3 天，低热，轻微卡它症状。

出疹期：

· 皮疹：大多为斑丘疹，面部 → 全身，消退快。

· 耳后、枕部及颈后淋巴结肿大。

【实验室检查】

（一）血像　白细胞计数正常或稍减低，淋巴细胞相对增多，可见异常淋巴细胞。

（二）病原学检测　患儿咽部分泌物及血清中可分离出病毒。孕妇原发感染风疹病毒后，可采取羊水、胎盘绒毛或胎儿活检组织进行病毒分离和鉴定。方法包括电镜观察、典型的细胞病变效应、干扰试验、免疫沉淀试验、荧光或酶标法检测 RV 抗原等。亦可采用间接免疫荧光法或免疫斑点法直接检测 RV 抗原，或应用斑点杂交法检测 RV RNA，后者是取代病毒分离的一种有前途的方法。

（三）血清学检查　采取急性期和恢复期双份血清，用血凝抑制试验（HI）、单扩溶血试验（SRH）、免疫酶荧光法（ELFA）和时间分辨荧光免疫试验（TRFIA）等方法检测特异性抗体，4 倍以上升高者诊断为近期感染。快速诊断 RV 感染则常检测血清中 IgM 抗体和测定特异性 IgG 亲和力法。

【诊断和鉴别诊断】

根据流行史，耳后、颈后和枕后淋巴结肿大，有触痛，出疹迅速，消疹快、全身症状轻的特点，临床诊断不难。对亚临床型感染病人，必要时可做病原学或血清学检查确诊。

CRS 诊断标准：①典型先天性缺陷如白内障、青光眼、心脏病、听力丧失、色素性视网膜炎等；②实验室检查分离出病毒、或检出风疹 IgM 抗体、或血凝抑制试验滴度持续增高等。如未见畸形而仅有实验室检查证据者，称之为先天性风疹感染。

风疹与幼儿急疹的鉴别在于后者常发高热，热退疹出；药物疹患者则无淋巴结肿大；肠道病毒感染伴皮疹者，常有呼吸道或消化道症状，亦无淋巴结肿大；与轻型猩红热及不典型麻疹有时易混淆，血清学有助于鉴别。

【治疗】

本病无特效药物，主要为对症和支持治疗，也可酌情应用抗病毒药物利巴韦林（ribavirin），每日 10～15mg/kg，分 2～3 次口服。如并发风疹脑炎而出现高热、抽搐、昏迷等，则应进行必要的特殊处理，包括镇静止惊、降颅压、吸氧、防治感染、维持水电酸碱平衡等。必要时还可用干扰素、肾上腺皮质激素等。CRS 患儿可长期带病毒，影响其生长发育，应早期检测视力、听力损害，给予特殊教育与治疗，以提高其生活质量。

【预防】

隔离期：至出疹后 7 天。

（一）被动免疫　易感者在接触病原后 7～8 天内肌注免疫血清球蛋白（ISG）可获被动保护或减轻疾病症状，但其效果不确切，通常不用此法预防。但如易感孕妇接触风疹后不愿或不能作治疗性流产，则应立即肌注 ISG 20～30ml 提供被动免疫。

（二）主动免疫　国外已采用疫苗预防，效果肯定。注射疫苗后，98%易感者可获终身免疫。一般用于 15 个月至青春发育期之间的女性，未孕妇女证实抗体阴性而且能在接种后 3 个月内不怀孕者亦可使用，即使妊娠妇女不慎应用，亦很少发生 CRS。

三、幼儿急疹

幼儿急疹（exanthema subitum）又称婴儿玫瑰疹（roseola infantum），是人类疱疹病毒 6 型（human herpesvirus 6，HHV-6）导致的婴儿期发疹性热病，特点是持续高热 3～4 天，热退疹出。

【病原学和流行病学】

HHV-6 是几种人类疱疹病毒中较大的一种（直径 200nm），呈球形，其核衣壳为 162 个壳微粒组成的立体对称 20 面体，其内为双链 DNA 组成的核心，核衣壳外有一层脂蛋白包膜。HHV-6 似乎呈世界范围分布，春、秋雨季发病较多，男女发病率基本相同。好发年龄为 6 个月～3 岁小儿，但感染的高峰期多在生后 6～12 个月。无症状的病毒携带者是本病的传染源，经呼吸道飞沫传播。新生儿可通过胎盘从母体得到抗体，生后 4～6 个月时抗体阳性率下降到 5%～50%，以后获得性抗体快速上升，1～2 岁时 90%以上的幼儿 HHV-6 血清学阳性。此外，有些肠道病毒也可引起类似幼儿急疹的表现。

【临床表现】

幼儿急疹潜伏期 5～15 天，平均 10 天。起病突然，高热，体温达 39℃～40℃，持续 3～4 天而骤降，热退后疹出。发热期间食欲精神尚好，咽峡部充血，偶有前囟膨隆，5%～35%的病例可出现高热惊厥。热退后 9～12 小时内出疹，皮损呈红色斑疹或斑丘疹，主要散布在躯干、颈部及上肢，偶可波及面部和下肢。通常在耳后、枕部可触及明显的淋巴结。皮疹一般在 2～3 天内消失，无色素沉着及脱屑。在流行时，少数病例亦可无皮疹出现。起病第 1 天白细胞计数增高，中性粒细胞占优势，第 2 天以后白细胞数明显下降，淋巴细胞相对增高，可达 90%。

● Exanthema subitum：
- 人类疱疹病毒 6 型。
- 6～12 个月婴儿多见。
- 发热 3～4 天，热退疹出。
- 耳后、枕部淋巴结肿大。

【诊断和鉴别诊断】

幼儿急疹发热期无特殊体征，但依据典型的热退疹出表现，结合年龄易做出诊断。不典型病例需依赖病毒分离。间接免疫荧光法检测特异性抗体，急性期为阴性，恢复期转阳性，且效价升高 4 倍以上。与其他出疹性疾病鉴别见表。

【治疗】

无特效治疗，高热时除降低周围环境温度外，应给予足够水分，酌情给予解热镇静剂。可服用清热解毒的中成药。

表 10-1　小儿出疹性疾病的鉴别诊断

	病原	全身症状及其他特征	皮疹特点	发热与皮疹关系
麻疹	麻疹病毒	呼吸道卡它症状，结膜炎，发热 2～3 天 Koplik 斑	红色斑丘疹，头面部→颈→躯干→四肢，疹退后色素沉着、脱屑	发热 3～4 天，出疹期热更高
风疹	风疹病毒	全身症状轻，耳后、颈后、枕后淋巴结肿大、触痛	面→躯干→四肢，斑丘疹，疹间皮肤正常，疹退后无色素沉着、无脱屑	发热后半天～1 天出疹
幼儿急疹	人类疱疹病毒—6 型	一般情况好，高热时可有惊厥，耳后、枕后淋巴结肿大	红色斑丘疹，颈、躯干部多见，一天出齐，次日消退	高热 3～4 天，热退疹出
猩红热	乙型溶血性链球菌	中毒症状重，高热，咽峡炎，杨梅舌，口周苍白圈	皮肤弥漫充血，密集针尖大小丘疹，3～5 天后退疹，1 周后大片脱皮	发热 1～2 天出疹，出疹时高热
肠道病毒感染	柯萨奇病毒，埃可病毒	发热，咽痛，流涕，结膜炎，腹泻，全身或颈、枕后淋巴结肿大	散在斑丘疹，不融合，1～3 天消退，无脱屑，有时可呈紫癜样或水疱样皮疹	发热时或热退后出疹
药物疹	原发病症状	皮疹痒感，与用药有关，斑丘疹、疱疹，猩红热样皮疹、荨麻疹	发热、服药史	

四、水　痘

●Chickenpox：
1. 冬春季多见。
2. 潜伏期 10～21 天。
3. 前驱症状轻。
4. 皮疹特点：丘疹→水疱→破溃→结痂，分批出现，同时存在，向心性分布，黏膜皮疹易破溃形成溃疡。

水痘（chickenpox，varicella）是一种传染性极强的儿童期出疹性疾病，临床特点是皮肤黏膜出现瘙痒性水疱疹，全身症状轻微。

【病原学】

病原体为水痘-带状疱疹病毒（varicella-zoster virus，VZV），即人类疱疹病毒 3 型。VZV 呈球形，直径 150～200nm，外有包膜，核心为双链 DNA，基因组可编码 70 种以上蛋白质，包括调节蛋白和病毒粒子结构蛋白，以及壳膜糖蛋白。儿童初次感染 VZV 可引起水痘，恢复后 VZV 在脊髓后根神经节或颅神经的感觉神经节内长期潜伏，再激活可引起带状疱疹（herpes zoster，shingles）。一次感染水痘可获终身免疫，但在免疫功能受损者或已接受过水痘疫苗者，也可有第 2 次感染，其症状轻微。

【流行病学】

水痘多发生在冬末、初春季节，通过呼吸道和直接接触传播，传染性极强，易感接触者约 90%～96%发病。任何年龄均能受染，高峰为 6～9 岁，6 个月以下婴儿少见（如孕妇产前感染水痘，可经过胎盘传给新生儿，出现先天性感染）。水痘结痂后病毒消失，故自出疹前 24 小时至病损结痂前（通常 3～7 天）均有传染性。

【发病机制和病理】

VZV 经口、鼻侵入人体，首先在上呼吸道内增殖，然后进入血液产生病毒血症，引起皮肤及黏膜损害而发病。如果病毒侵入血中为间歇性，临床表现为分批出现的皮疹。病变可仅限于皮肤的表皮层，亦可深入累及真皮，在上皮细胞中可见多核巨细胞及核内有嗜酸性包涵体。有免疫缺陷或免疫功能受抑制者，VZV 可在内脏器官如肺、肝、脑、胃肠、唾液腺等处播散并发生感染。

【临床表现】

潜伏期 7～21 天，一般两周左右。

（一）典型水痘（typical chickenpox）　皮疹出现前 1～2 天可呈现前驱症状，如低热、不适、厌食、头痛等，亦可见猩红热样或麻疹样前驱疹，但很快消失。幼儿常无前驱期。在一般的健康儿童，皮疹可持续 1～7 天。皮疹特点：①分批出现的红色斑疹或斑丘疹，迅速发展为清亮、卵圆型、泪滴状小水疱，周围有红晕，经 24～48 小时，水疱内容物变浑浊并中央凹陷，然后破溃，从中心开始干缩，迅速结痂，因此在疾病高峰期，丘疹、新旧水疱和结痂同时存在为水痘的重要特征；②皮疹分布呈向心性，集中在皮肤受压或易受刺激处，开始为躯干，以后至面部、头皮，四肢远端较少，瘙痒感重；③黏膜皮疹可出现在口腔、结膜、生殖器等处，易破溃形成浅溃疡。

（二）重症水痘（severe chickenpox）　多发生在恶性病或免疫功能受损病儿，出疹 1 周后体温仍可高达 40℃～41℃；皮损常呈离心性分布，四肢多，水疱疹有脐眼，偶为出血性，在第 1 周末可发生暴发性紫癜，伴有坏疽。

（三）先天性水痘（congenital chickenpox） 孕妇患水痘时可累及胎儿，在妊娠早期感染，可致多发性先天性畸形，如肢体萎缩、皮肤瘢痕、皮层萎缩、头小畸形；自主神经系统受累表现括约肌控制困难、肠梗阻或 Horner 综合征；眼异常包括白内障、小眼球、脉络膜视网膜炎。病儿常在 1 岁内死亡，存活者留有严重神经系统伤残。

【并发症】

（一）皮肤继发感染 最常见，如脓疱疮、蜂窝组织炎等，多为继发于金黄色葡萄球菌或 β 溶血性链球菌 A 族细菌感染。

（二）血小板减少性紫癜 常有皮肤、黏膜出血，血尿和胃肠道出血这种并发症少见且为自限性，但严重内脏出血如肾上腺出血，预后不良。

（三）水痘肺炎 儿童不常见，临床症状恢复迅速，X 线改变常持续 6～12 周，偶有死亡报道。

（四）心肌炎、心包炎、心内膜炎、肝炎、肾小球肾炎、关节炎及睾丸炎等均有少数病例报道。喉部损伤可引起水肿，严重者导致呼吸窘迫。

（五）神经系统 症状常在出疹后 2～6 天内出现，脑炎者可有惊厥、昏迷等，发病率<1‰，死亡率为 5%～15%。呈现小脑症状者如共济失调、眼球震颤、颤抖等，较脑炎预后好。存活者中 15% 有癫痫、智能低下和行为障碍等后遗症。其他神经系统合并症包括格林－巴利综合征、横断性脊髓炎、面神经瘫痪、伴暂时性视力丧失的视神经炎和下丘脑综合征等。Reye 综合征在水痘后发生者占 10%。

● Chickenpox 并发症：
1. 继发感染。
2. 血小板减少性紫癜。
3. 水痘肺炎。
4. 神经系统并发症。
5. 其他：心肌炎、肝炎、肾小球肾炎、关节炎等。

【实验室检查】

（一）血象 大部分正常，偶有轻度白细胞增加。

（二）病毒分离 水痘疱疹液接种人胎羊膜组织培养可分离病毒，但阳性率不高，对诊断帮助不大。使用单抗－免疫荧光法检测病毒抗原，敏感性高于传统培养法。

（三）血清学检验 用抗膜抗原荧光试验（FAMA）、免疫粘附血凝试验（IAHA）、酶联免疫吸附试验（ELISA）等方法检测抗体，在出疹 1～4 天后即出现，2～3 周后滴度增加 4 倍以上即可确诊，方法敏感、可靠。

（四）新鲜水疱底部刮取物 用瑞氏染色找到多核巨细胞和核内包涵体，可供快速诊断。

【诊断和鉴别诊断】

根据水痘接触史、季节、典型皮疹形态、分布的特点，诊断不困难，且易与丘疹样荨麻疹（papular urticaria）、脓疱疮（impetigo）及带状疱疹（herpes zoster）等鉴别。

【治疗】

1. 对症治疗：无合并症的水痘不需特殊处理，应防止抓伤，注意卫生，减少继发感染；局部或全身使用止痒镇静剂；为避免 Reye 综合征的发生不用水杨酸制剂。

2. 抗病毒治疗

(1) 无环鸟苷（acyclovir，ACV）：为水痘、带状疱疹的特异治疗，任何病人有VZV播散性疾病征象，如水痘肺炎、肝炎、脑炎、血小板减少等，均应立即给予无环鸟苷静脉注射，每次500mg/m²（<1岁10mg/kg），于1小时内滴人，8小时1次，持续7天；对有免疫损害但发生VZV播散可能性低者，可口服无环鸟苷每次20mg/kg，每日4次共5天；在潜伏期服用也可减轻病情。

(2) 干扰素（interferon，IFN）：重型水痘，可静脉应用IFN，每日1次，100万U，共3～5天。

(3) 阿糖腺苷（adenine arabinoside，Ara-A）：能抑制VZV，防止病毒扩散，但副作用较大，目前临床少用。

3. 并发症治疗　并发肺炎、皮肤继发感染时应给抗生素治疗。并发脑炎应给予相应的特殊处理。

【预防】

水痘－带状疱疹免疫球蛋白（VZIG）对使用大剂量激素、免疫受损、恶性病患者、易感孕妇、母患水痘的新生儿的预防有效，可在接触水痘72小时内，肌注VZIG 125～625U/kg。

水痘减毒活疫苗已在国外使用，副作用少，接触水痘后立即给予即可预防发病，即使患病亦极轻微，故凡使用激素或恶性病患儿在接触水痘后均应予以注射。

控制传染源，隔离病儿至皮疹全部结痂为止；托幼机构中已经接触的易感者应检疫3周。

（刘东明）

五、肠道病毒感染

肠道病毒（enterovirus，EV）属RNA病毒类的小RNA病毒科（Picornaviridae）。据其宿主关系和抗原性不同分为4类，68型。这些病毒与人类疾病关系密切，在世界各地引起散发或流行，尤其小儿，其临床表现复杂多样，大多属轻症，重者可引起无菌性脑膜炎（aseptic meningitis）、脑炎、瘫痪、心肌炎（myocarditis），可危及生命。

【病原学】

EV的共同特点均为RNA病毒类，病毒颗粒核酸内为单股RNA，有6～9个基因。病毒颗粒形态为20面体球形，体积极小，直径为20～30nm，裸露，无包膜。对一般理化因素抵抗力强，抗乙醚、乙醇、皂液，耐低温，耐酸，但对氯离子、高锰酸钾、热、干燥、紫外线敏感。存在于许多动物体内：人、牛、猪、鼠。人是其惟一自然宿主，病毒在人类肠道暂居，可侵犯人体不同器官。脊髓灰质炎病毒可在猴肾组织及一些人组织培养中生长，并可使猴致病；柯萨奇病毒可使乳鼠致病，A族可致广泛骨骼肌坏死，引起弛缓性瘫痪（atonic palsy）；B族可致局限性肌炎，脂肪坏死，脑、脊髓、心、肝、胰腺病变。埃可病毒只对人类致病，对乳鼠不致病。

【流行病学】

由于口服脊髓灰质炎疫苗的普遍应用，目前脊髓灰质炎已基本控制(WHO标准为：发生率在5年或更长的时间保持在0.1/10万以下)。柯萨奇病毒和埃可病毒仍有流行，流行范围可大（1956年埃可病毒流行席卷整个欧洲）可小（仅某地区的机构），程度可轻可重。传染源主要为无明显症状的轻型或隐性感染者，疾病早期粪便可分离出病毒，粪便排病毒发病第1周最高，持续2周，甚至2～3个月，1周内呼吸道排毒，脑脊液、疱疹液、血、胸水、尿、骨髓中可检出病毒。传染途径主要为粪—口，早期可经呼吸道，间接经手、衣、物等传播，也可经胎盘传播。小儿多于成人，新生儿、小婴儿也可感染（脊髓灰质炎为4个月～5岁），但流行性肌痛、红眼病、心肌炎则以成人和年长儿为主。发病季节以夏秋季为多，也可发生于冬季。病毒感染后可产生型特异性中和抗体（IgA、IgM、IgG、SIgA)，第1周出现，3～4周达高峰，以后渐降，但对同型病毒有较久的免疫力，抗体可传给胎儿。胎盘球蛋白中可检出多种EV中和抗体。健康人群粪便带EV率：小儿为19.2%，其中60%为小于3岁儿童，20岁以上者全部阴性，夏秋为高。故仅粪便培养阳性不足以诊断，尚须血清学证据。

●EV感染的传染途径主要为粪—口，小儿多于成人，发病季节以夏秋季为多，也可发生于冬季。健康人群粪便可带EV。

【发病机制】

病毒经口或上呼吸道侵入，第1～3天通过咽及下消化道进入扁桃体、颈淋巴结、肠道集合淋巴结、肠系膜淋巴结内繁殖，此时如机体免疫反应强，病毒被消除，为隐性感染；否则病毒入血产生第1次病毒血症，出现发热等症状，脊髓灰质炎病毒若未侵犯神经系统，即为顿挫型（abortive type)；若侵犯神经系统则病毒在神经细胞内繁殖直接造成神经损害从而出现神经系统症状，轻者无瘫痪即为无菌性脑膜炎，约1%感染者发生瘫痪（瘫痪）为瘫痪型（palsy type)。非脊髓灰质炎EV在第1次病毒血症后可进入全身各器官，包括中枢神经系统、心脏、肠道、肝、胰腺、肾上腺、呼吸道、肌肉及皮肤黏膜，病毒在各器官进一步繁殖并入血产生第2次病毒血症，临床出现各种感染表现，此时为病程的第3～7天，同时体内产生特异抗体，病毒血症渐终止，局部病灶处病毒量减少、消失，感染终止，进入康复期，重者死亡，神经系统可留后遗症。病毒可在下消化道持续感染较长时间。

【临床表现】

（一）脊髓灰质炎（poliomyelitis)：脊髓灰质炎病毒感染者中，90%～95%为隐性感染，4%～8%为顿挫型，少数为无菌性脑膜炎或瘫痪型。通常较大儿童更易发生严重瘫痪且病死率更高。隐性感染同时行扁桃体切除术可诱发脑干型瘫痪。顿挫型脊髓灰质炎及无菌性脑膜炎的早期与其他EV感染表现相同，有非特异性发热、头痛肌痛及全身不适，也可有厌食、恶心呕吐、腹泻等，无菌性脑膜炎者随后出现颈、背及腘窝部强直，

●脊髓灰质炎型的特点为不对称性弛缓性瘫痪，受累肌群为下肢多于上肢，近端多于远端，重者可出现四肢瘫，脑干型最常累及第10对颅神经。

有时有感觉过敏和感觉异常。体检可见颈—脊柱征，患者坐起时需用两手后撑在床上如三角架以支持体位，提示脊柱强直；颈强直，Kerning 征和 Brudzinski 征常阳性；反射常正常。血白细胞数正常或稍升高，脑脊液特点同其他 EV 性无菌性脑膜炎有差异。一般病程为 3～10 天。瘫痪型的早期表现同无菌性脑膜炎，但病情更严重，热度更高，肌痛更显著，之后出现浅反射继而深腱反射减弱或消失，12～24 小时后突然出现肌肉无力并发展为瘫痪，特点为不对称性弛缓性瘫痪，受累肌群为下肢多于上肢，近端多于远端，重者可出现四肢瘫，约 20%有暂时性膀胱麻痹和肠麻痹。脑干型瘫痪病人，最常累及第十对颅神经，引起咽、软腭及声带麻痹，有时有面神经和视神经麻痹。脑炎型病例特征为烦躁不安、昏睡昏迷、粗颤。非脑炎型病例也可由于通气功能不足而造成的低氧和高碳酸血症引起意识障碍。

●非脊灰 EV 感染时，非特异性发热最常见，疱疹性咽峡炎为肠道病毒性咽炎的特殊表现，多为柯萨奇病毒引起，传染性强，流行快，除发热、咽痛外，可出现特征性的黏膜疹和流行性胸痛或肌痛。

（二）非脊髓灰质炎病毒 EV（non-polio enteroviruses）感染：与脊髓灰质炎不同，同型病毒可有不同表现，不同型病毒可引起相似表现，病情轻重不等，轻者无症状，重者可致命，但以轻型为多。无症状的隐性感染约占 50%左右。

1. 非特异性发热（nonspecific fever）：最常见，常常无前驱症状而呈急性起病，小年龄者只有发热及不适，大孩子可诉头痛、咽部不适，但炎症不明显，发热通常持续 2～4 天，波动于 38.5℃～39℃之间。有的表现为双峰热，发烧 1 天，间隔 2～3 天后又发烧 2～4 天。发病起初时可伴呕吐或轻度腹部不适、肌痛，大便稍稀，咽充血，病程为 24 小时～6 天，平均 3～4 天。

2. 呼吸道症状：柯萨奇病毒及埃可病毒感染的常见症状为上呼吸道卡它症状及咽炎，它是夏季儿童咽炎的最常见病原。可有普通感冒样表现：鼻塞、咽部充血、不发热或低热。咽炎可伴有发热、乏力、纳差、头痛、咽痛、吐泻，咽充血，重者有渗出物，病程 3～6 天。疱疹性咽峡炎（herpangina）为肠道病毒性咽炎的特殊表现，多为柯萨奇病毒引起，传染性强，流行快，除发热、咽痛外，出现特征的黏膜疹，为散在灰白色疱疹，直径 1～2mm，四周红晕，2～3 天后红晕加剧扩大，疱疹破溃形成黄色溃疡。数目从 2～14 个不等，大致在 5 个左右。多见于扁桃体前部，也可位于软腭、悬雍垂及扁桃体上。病程 4～6 天自愈，偶可达 2 周。其他常见呼吸道感染表现有喉炎、喘息支气管炎、肺炎，多较轻，也可有持续的呼吸困难、青紫、缺氧。另一特殊表现为胸痛或肌痛，历史上有过流行，目前以散发为主。主要为较大儿童，突发性肌痛，以胸腹壁、膈肌附着处为著，可及全身，呈刺痛、烧灼痛、紧压痛、胀痛，位于浅表肌肉层，肌肉活动时加剧，持续数分钟到几小时，多为 15～30 分钟。累及肋间肌、膈肌时呼吸表浅加速，状似肺炎。上腹痛时伴出汗、苍白，易误诊为肠梗阻、阑尾炎、腹膜炎。重者可致休克。胸部 X 线检查正常。多在 3～4 天后渐消，热下降。有 1/4～1/3 可反复发作，甚至迁延数周，多能自愈。治疗以休息、避免劳累为主，痛剧者可用镇静剂或局部封闭治疗。

3. 胃肠道症状：EV感染时常伴有腹泻，不甚严重，大便稍稀，很少为水样便，无血性便，多为6～8次/天，持续2～4天。可有呕吐（流行期间，呕吐占EV感染的50%），腹痛可有脐周持续性或呈绞痛，常伴发热。可有腹膜炎、假性腹膜炎、阑尾炎、假性肠梗阻、肠系膜淋巴结炎、肠套叠。新生儿EV感染中肝损害并不少见，年长儿也可见到，可和心肌炎同时存在，也有表现为瑞氏综合征。柯萨奇B组感染可引起新生儿胰腺广泛损害，而年长儿和成人则不常见。柯萨奇B组感染与糖尿病发生有关，有人从糖尿病昏迷儿死亡病例的胰腺中分离到柯萨奇病毒B_4。

●非脊灰EV感染最常见的神经系统表现为无菌性脑膜炎综合征，有时有暂时性肌力减退，一般恢复较快，极少数留后遗症。EV感染时常伴有呕吐、腹痛。

4. 无菌性脑膜炎综合征、脑炎及瘫痪性疾病：非脊灰EV感染最常见的神经系统表现为无菌性脑膜炎综合征。可在新生儿室爆发流行，也可散发。发热4～6天，可呈现双相热，伴厌食、呕吐、腹痛、头痛、咽痛、肌痛，1～2天内出现脑膜刺激征（约1/2病例，但不如化脑显著）、肌张力增高或痉挛。一般病程7～10天，有时有暂时性肌力减退，一般恢复较快，极少数留后遗症。有人认为夏季脑炎中15%为柯萨奇病毒引起，一般预后好，亦有死亡。非脊灰EV引起的其他神经系统疾病还可有：格林—巴利综合征、横断性脊髓炎、小脑共济失调、末梢神经炎、神经根炎、急性偏瘫等。

●EV是夏秋季儿童出疹的最常见原因之一，皮疹性质、形态、数量及分布变化较多，不同形态皮疹可同时存在或分批出现，手足口病多由柯萨奇病毒A16引起。

5. 心肌炎、心包炎：心肌炎中有一半以上为柯萨奇病毒引起。EV感染可致广泛间质性心肌炎，心包也可累及，心瓣膜多正常。轻者可无症状，仅心电图异常，重者可有心力衰竭、心源性休克、心脑综合征、猝死。多在病毒感染同时或之后1～3周出现心悸、疲劳乏力、胸闷、头晕、苍白、多汗、肌痛腹痛、关节痛等，可有心界扩大、心音低钝、心脏杂音及各种心律失常，有的数日至数周消失，有的持续1～2年或反复发作。心电图异常先有ST段抬高，以后为ST段下降为T波倒置，可持续数周至2个月，主要在Ⅰ、avL、$V_{4\sim6}$、Ⅱ、avF导联，反应心肌损伤的局部性。心肌酶可增高，以CK-MB及肌钙蛋白T、Ⅰ特异性好。

6. 出疹性疾病：系EV感染常见症状之一，EV是夏秋季儿童出疹的最常见原因，可单独存在或与无菌性脑膜炎同存。同一次流行中皮疹多发生于婴儿及儿童，可称为流行性出疹热。出疹前多有上呼吸道感染症状伴轻—中度发热，多为发热时出疹，也可为热退出疹。皮疹性质、形态、数量及分布变化较多，多为斑疹、斑丘疹、水疱疹、荨麻疹、瘀点，可有猩红热样、风疹样、丘疹水疱样皮疹。一般无痒感，不留痕，不脱屑，经半日至2～3日消退，不同形态皮疹可同时存在或分批出现，可伴全身或颈部及枕后淋巴结肿大、结膜炎（conjunctivitis）、腹泻。手足口病（hand foot mouth disease）多由柯萨奇病毒A16引起，小于4岁为多，表现口痛、厌食、低热、口腔内散在小疱疹或溃疡，位于舌、颊部及硬腭等处为多，偶可及软腭、牙龈、扁桃体和咽部，破后形成溃疡；皮疹先为斑丘疹，后转为疱疹，质较硬，手脚为多，掌背均有，也可见于臂、腿及臀部，偶见于躯干，几个至几十个。1周内自愈，不留痕迹，无色素沉着。

7. 眼部表现：多数EV感染时可有轻度结膜炎，而一种特殊的急性出血性结膜炎多为流行性，多由 EV70 引起，传播快而广，迅速形成大的流行。成人较小儿多，潜伏期仅 1 天，突然发生眼痛、畏光、视物不清、流泪、眼红肿，可伴结膜下出血，但极少累及巩膜或虹膜，可有角膜溃疡和视神经炎、眼眶周围水肿，全身症状少。病程约 1～2 周。

8. 睾丸炎（orchitis）、附睾丸：柯萨奇病毒 B 是继腮腺炎病毒之后最常见的引起睾丸炎的病毒，常在非特异性发热、无菌性脑膜炎或胸痛之后出现睾丸炎。

●新生儿可经胎盘、阴道羊水及生后接触感染，病情轻重不等，从无症状到致死性脑膜炎、心肌炎，可有败血症样表现。

9. 新生儿感染：新生儿可经胎盘、阴道羊水及生后接触感染，婴儿室内流行较多。宫内感染者生后几小时发病，产时感染者生后 2～7 天发病，病情轻重不等，从无症状到致死性脑膜炎、心肌炎。轻症只有发热。需特别注意的是可发生败血症样表现，特征为突起发热、食欲不振、腹胀、易惊、皮疹、反应差、肌张力差，也可有呕吐、腹泻、惊厥、呼吸暂停，重者有黄疸、肝炎、DIC、血小板减少、血压下降。血白细胞数也可升高，中性粒细胞升高，与细菌性感染不易鉴别。母亲在近期病毒感染史对诊断很重要。呼吸系统表现可有间质性肺炎、疱疹性咽炎、喉炎。消化系统表现可有吐泻、肝炎、重者肝坏死、坏死性小肠炎、胰腺炎。循环系统表现以柯萨奇病毒 B 组感染多见，1/3 病例可表现为双峰热，先发热、精神萎靡、腹泻、少吃或不吃，2～7 天后上述症状减轻，出现心动过速（可大于 200 次/分）、呼吸困难、面色苍白、青紫、心前区收缩期吹风样杂音，心电图示低电压、T 波低平倒置、P-R 间期延长、心律紊乱，血压下降，肺水肿，腹胀，皮肤呈大理石样花纹，出血，心衰，周围循环衰竭，DIC 等。部分伴有中枢神经系统及肝损害，称为新生儿脑一肝一心肌炎。神经系统表现主要为无菌性脑膜炎/或脑炎，早期有发热及败血症样表现，后出现激惹、抽搐、震颤、惊跳、昏睡、昏迷、前囟张力及肌张力增高，脑脊液为病毒性脑炎改变，少数病例可出现化脑的脑脊液改变，易误诊为化脑。

【诊断】

所有未曾接种疫苗，患无菌性脑膜炎伴或不伴瘫痪者，均应考虑到脊髓灰质炎的可能。可疑者应取咽拭子、粪便和脑脊液做病毒学诊断，包括病毒分离及血清中和抗体检测。中和抗体具有型特异性，恢复期较急性期抗体滴度升高 4 倍以上有诊断价值；急性期特异 IgM 抗体阳性也可诊断。瘫痪型病例应与格林一巴利综合征、周围神经炎（肌肉注射后、中毒、带状疱疹）、虫媒病毒感染、狂犬病、破伤风等鉴别。另外有些特殊个体，接种脊髓灰质炎疫苗可引起瘫痪，称疫苗相关性瘫痪型脊髓灰质炎（vaccine-associated paralytic poliomyelitis，VAPP），VAPP 发生率为 1/52～123 万，而先天性免疫缺陷者发生 VAPP 的风险较正常儿童高20 000倍。

非脊灰 EV 感染因临床表现复杂，诊断上要重视流行病学资料及病毒学鉴定，某些典型症候群的出现，如流行性胸肌痛、婴儿急性心肌炎、疱疹性咽峡炎、手足口病（hand foot mouth disease 等）有助于提示诊断，由于健康人粪便中也可带肠道病毒，应注意从体液（胸水、脑脊液、血、疱疹液）或死亡者的内脏（心、脑、肝、脾等）中分离出病毒或恢复期（3～4周后）血中出现抗体或抗体效价增高4倍以上可以诊断；酶联免疫吸附试验（ELISA）检测特异IgM抗体阳性，可早期诊断。检测病毒RNA可用聚合酶链反应（polymerase chain reaction，PCR）和分子杂交技术。侵犯中枢神经系统时，应与腮腺炎脑炎、脊髓灰质炎、乙脑、结脑、流脑相鉴别。在夏秋季遇到不明原因的皮疹或/及发热时应想到肠道病毒感染的可能，伴皮疹者应与出疹性疾病鉴别。腹痛者应与急腹症鉴别。

【治疗】

以支持治疗为主，注意休息，给以退热、止痛、镇静等对症治疗；心肌炎者用营养心肌药物；心衰者可用洋地黄制剂，吸氧；通气功能受损者尽早给以呼吸支持，包括机械通气，气管切开；膀胱麻痹者可用副交感神经兴奋药，必要时短时间应用导尿管；瘫痪者卧床时身体应保持一直线，膝部稍弯曲，踝关节呈90°，用板或沙袋使髋部及脊柱挺直，疼痛消失后立即作主动和被动锻炼，以避免骨骼畸形。瘫痪恢复期可做针灸、按摩及其他理疗措施。对新生儿重症EV感染可用静脉注射免疫球蛋白。

【预防】

接种疫苗可预防脊髓灰质炎发生，有两种有效疫苗，即口服三价减毒活疫苗（oral poliovirus vaccine，OPV）和灭活疫苗（inactivated poliovirus vaccine，IPV），前者使用方便，易产生长期免疫及肠道局部免疫，但可能引起VAPP；后者安全，可用于免疫缺陷者及其家庭成员，但免疫维持时间短，需重复注射，肠道不能产生局部免疫能力。我国多采用OPV混合多价糖丸，在第2、3、4、15～18个月及4～6岁时各给予一次，服糖丸后2小时内不能喝热饮，以免影响效果；对非脊灰EV感染无特效预防措施，因型别众多，无法制备疫苗。有接触史者可注射丙种球蛋白，流行期间隔离2周。有报道口服脊灰糖丸可干扰其他EV复制。

（王雪梅）

六、传染性单核细胞增多症

传染性单核细胞增多症（infectious mononucleosis，IM），简称传单，是一种主要由EB病毒（Epstein-Barr virus，EBV）引起的，急性感染性单核－巨噬细胞系统增生性疾病。小儿期常见，其特征为不规则发热、咽峡炎、淋巴结及肝脾肿大、血液中出现大量异常淋巴细胞、血清中可出现嗜异性凝集素及EBV抗体。

【病原学】

90%以上的IM是由EBV（1964年由Epstein和Barr等从非洲儿童恶性淋巴瘤的细胞培养中首先发现，故而命名）感染引起的，它是疱疹病毒科中的丙种疱疹病毒，直径约150～200nm，由双链DNA基因组、一个囊、一个蛋白包膜和含脂质的外膜组成。此外，有5%～10%的IM样

●病原学：EBV占90%以上，CMV5%～10%，其他：弓形体、腺病毒、肝炎病毒、HIV、风疹病毒。

疾病可由巨细胞病毒（cytomegalovirus，CMV）、弓形体（toxoplasma gondii）、腺病毒（adenovirus）、肝炎病毒（hepatitis virus）、人类免疫缺陷病毒（human immunodeficiency virus，HIV）和风疹（rubella）病毒初次感染所致。

【流行病学】

IM 分布广泛，多散发，亦可呈小流行。多见于年长儿，6 岁以下可呈不显性感染。全世界人口中有 95%的人感染过 EBV，在发展中国家和发达国家中的较低社会经济群体，6 岁以上儿童中 90%已出现 EBV 抗体。EBV 主要由唾液传播，亦可通过污染的物品间接传播，输血及粪便亦可为传染源之一。

【发病机理】

EBV 进入口腔最初感染上皮细胞，引起咽炎症状，病毒在细胞内增殖复制，继而进入血流产生病毒血症，累及全身淋巴组织及伴有淋巴细胞的组织与内脏。因淋巴组织中的 B 细胞具 EBV 的受体故首先受累，继之引起 T 细胞的强烈反应，形成周围血中可见到的异常淋巴细胞。IM 的主要病理改变为淋巴组织的良性增生，肝、脾、心、肾、肾上腺、肺、中枢神经均可受累，表现为异常淋巴细胞浸润。（图 10-1）

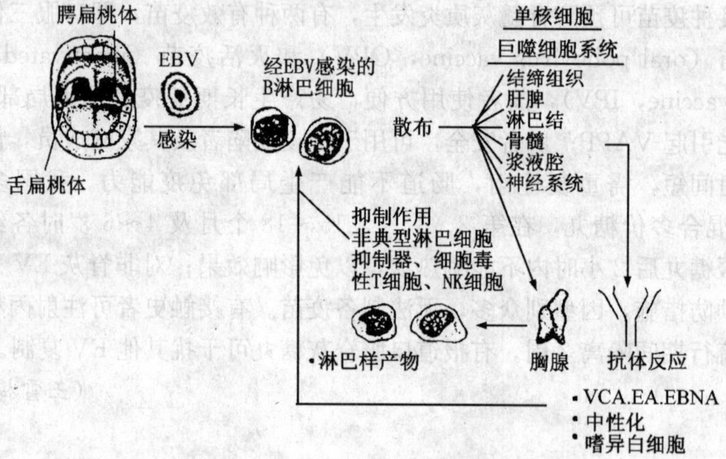

图 10-1　原发性 EBV 感染的发病机制

【临床表现】

IM 的潜伏期依发病年龄有所不同，在小儿期较短，约 5～15 天，青少年期可长达 30～50 天。起病可急可缓，半数有前驱症状，如轻微头痛、不适和疲劳，多一周后出现典型症状，病情轻重不一。

1. 发热：绝大多数患儿有不同程度的发热，热型不定，可持续 2 周或更久。

2. 淋巴结肿大：每个患儿均有，全身性淋巴结肿大是 IM 的特征之一。以颈部淋巴结最易受侵犯，两侧可不对称，轻压痛或无压痛，不粘连。纵隔和肺门淋巴结肿大可致呼吸窘迫，肠系膜淋巴结肿大可致腹痛。肿大的淋巴结消退缓慢，持续数周至数月。

3. 咽峡炎：80%以上的患儿出现咽痛和咽峡炎症状，扁桃体肿大、充血，可有渗出物。有25%的IM病人在病程第5～17天在上腭出现瘀点。

4. 肝脾肿大：在病程第1～2周约50%的病例出现脾肿大，偶尔脾肿大因外伤性或自发性破裂，可导致出血、休克甚至死亡。10%～20%的病人有肝肿大、肝区压痛，有症状的肝炎或黄疸并不多见，但80%以上的病人可见转氨酶升高。

5. 皮肤表现：3%～15%的IM病人在病程第4～10天出现皮疹，呈多样化，可为斑丘疹、猩红热样、麻疹样、水疱样、荨麻疹样，也可为出血性皮疹，3～7天即消退，不留痕迹。眼睑浮肿可见于50%的早期IM病人中，可能由于淋巴管阻塞所致。

●典型症状：
1. 发热。
2. 淋巴结肿大。
3. 咽峡炎。
4. 肝脾肿大。
5. 皮肤表现。

【并发症】

IM的并发症多种多样，发生率虽不高，但对预后影响较大。最严重的并发症为脾破裂。

1. 神经系统表现：0.37%～7.3%患儿可出现，包括无菌性脑膜炎、脑炎、格林—巴利综合征、视神经炎、横断性脊髓炎、急性小脑性运动失调、亚急性硬化性全脑炎、精神病和中枢神经淋巴瘤，以横断性脊髓炎最为严重。虽神经系统病变多能恢复，但也可发生后遗症或死亡。

2. 呼吸系统表现：上呼吸道阻塞、扁桃体周围脓肿、胸膜炎或胸腔积液、肺炎等。

3. 心脏的表现：约1%～6%，心电图可有非特异性T波改变，常为心脏受累的惟一表现。心肌炎、心包炎则少见。

4. 血液系统表现：偶可合并血小板减少性紫癜，一般都能恢复。其他罕见合并症包括溶血性贫血、再生障碍性贫血、粒细胞缺乏症。

5. 泌尿系统表现：血尿、蛋白尿、间质性肾炎、急性肾功能衰竭等。

6. 其他：眼部可并发结合膜炎、视网膜炎、巩膜炎、复视、斜视、眼睑下垂等。此外还有腮腺炎、中耳炎、睾丸炎，关节炎、胰腺炎、胆囊水肿也有报道。

【实验室检查】

1. 血象：白细胞总数正常或增高，淋巴细胞增高，其中非典型（异型）淋巴细胞>10%，绝对计数>1×10^9/L是IM的特异表现。异型淋巴细胞在病程第4～5天出现，第7～10天达高峰，依其大小、形态分为泡沫型（Downey Ⅰ型）、不规则型（Downey Ⅱ型）和幼稚型（Downey Ⅲ型）三种（见附图10-16）

2. 血清嗜异凝集试验（Paul-Bunnell-Davidsohn test）：IM患者血中含有凝集绵羊或马红细胞的抗体，即“嗜异性凝集素”，为IgM的嗜异性抗体，滴度>1∶56为阳性反应。一般在起病5天后出现，第2～3周达高峰，可持续2～5个月。

3. EBV特异性诊断

①抗原诊断：取患儿口腔分泌物、唾液、鼻咽漱液可分离出EBV，

●实验室诊断：
1. 血异型淋巴细胞>10%；
2. 嗜异凝集试验阳性（>1∶56）；
3. EBV特异性抗体阳性（VCA-IgM阳性对急性感染最有意义）。

还可做EBV基因检测（原位杂交或PCR方法）。

②抗体测定：EBV感染人体后，B淋巴细胞被激活转化为浆细胞而产生各种特异性抗体：抗壳抗原抗体（抗VCA）（又分IgM和IgG两型）、抗早期抗原抗体（抗EA）[分弥漫性（D）和限制性（R）两种]、抗膜抗原抗体（抗MA）、抗核心抗原抗体（抗EBNA）。其中，抗VCA-IgM≥1∶10，抗EA-D≥1∶10为急性感染的指征，而抗VCA-IgG和抗EBNA出现在恢复期。（图10-2）

【诊断与鉴别诊断】

IM的拟诊通常基于典型的临床表现，血液学异常（异型淋巴细胞>10%）及血清嗜异凝集反应阳性，EBV特异性抗体可用以确诊。

如临床表现典型而血清嗜异凝集反应阴性，应注意与巨细胞病毒感染、弓形体病、甲型肝炎、病毒性脑炎、结核病、淋巴细胞白血病、霍奇金病等鉴别。

【治疗】

IM为自限性疾病，无特效治疗。

急性期应卧床休息至少2～3周，避免剧烈运动，防止脾破裂。加强护理，注意营养，积极预防并发症。对症可给予退热、镇静、止咳及保肝等措施。

抗生素对IM无效，只用于伴发细菌感染时。因应用氨苄青霉素（ampicillin）后90%以上小儿可出现皮疹，故不宜使用。

抗病毒药物的应用，如无环鸟苷（acyclovir）、干扰素（interferon，IFN）、或阿糖腺苷（arabinosyl Adenine，Ara-A）在急性期可收到一定效果，但不能改变病情的严重程度和病程，且在恢复期间，上述药物可降低免疫力而有诱发感染的危险，故主张不用或慎用。

肾上腺皮质激素，对严重病例伴有咽喉部梗阻、肺炎、心肌炎或心包炎、溶血性贫血、血小板减少性紫癜，或中枢神经系统并发症时，可用以减轻症状，促进病情恢复。

【预后】

IM急性发病如无并发症预后多良好，大多数能自愈，病程约2～4周。少数患者恢复缓慢，症状可达数周甚至数月之久。病死率仅1%～2%，因并发中枢或周围神经麻痹引起呼吸衰竭所致，或死于脾破裂等。

七、流行性腮腺炎

流行性腮腺炎（mumps，epidemic parotitis）是儿童期一种常见的由腮腺炎病毒引起的急性、全身性感染，以腮腺肿痛为主要特征，有时其他唾液腺亦可累及。常见的并发症为脑炎（encephalitis）、睾丸炎（testitis）或卵巢炎（ovaritis）。

【病原学】

腮腺炎病毒属副粘病毒（paramyxovirus）科，为直径100～200nm的不规则球形组成的负链RNA病毒，其包膜上有具神经氨酸酶、血凝素作用的HN蛋白和具有细胞融合作用的F蛋白。该病毒仅有一个血清型，但因与副流感病毒有共同抗原而有轻度交叉反应。从患儿唾液、脑脊液、血、尿、脑和其他组织中均可分离出病毒。

【流行病学】

流行性腮腺炎呈全球性分布，无性别差异，但男孩并发症多见。四季均有流行，但以冬春季多见。本病通过直接接触、飞沫、唾液污染物传播，在普遍开展预防接种前，85%的感染见于15岁以下的儿童，2岁以内婴幼儿少见。通常潜伏期为14～21天，自腮腺肿大前1天至消肿后3天均有传染性，感染后多可获终身免疫。

Mumps：
1. 冬春季多见。
2. 潜伏期14～21天，
- 前驱症状轻；
- 一侧、双侧腮腺（和/或颌下腺）肿痛，7～10天消退；
- 腮腺导管口红肿。

【发病机制和病理】

腮腺炎病毒经口、鼻侵入机体后，在上呼吸道上皮细胞内繁殖，引起局部炎症和免疫反应，如淋巴细胞浸润、血管通透性增加及IgA分泌等。然后，增殖后的病毒进入血循环，发生病毒血症，播散入不同器官，如腮腺、中枢神经系统等。病理变化特征是腮腺的非化脓性炎症，包括间质水肿、点状出血、淋巴细胞浸润和腺泡坏死等，因腺管上皮细胞水肿、坏死，腺管中充满坏死细胞和渗出物而常致阻塞，唾液淀粉酶排出受阻而使血和尿中淀粉酶增加。其他器官如胰腺、睾丸等亦可发生类似的病理改变。

【临床表现】

流行性腮腺炎前驱症状一般较轻，可有发热、肌痛（特别是颈部）、头痛、不适等，常以一侧或双侧的腮腺肿痛起病，一般1～3天达高峰，腮腺肿大的特点是以耳垂为中心，向前、后、下扩大，边缘不清，表面皮肤不红，触之有弹性感，有疼痛及触痛，张口、咀嚼特别是吃酸性食物时疼痛加重，还可有同侧耳痛，颌下腺肿大也常发生，可与腮腺同时或在其之后发生。约10%～15%的病人仅有颌下腺肿大。舌下腺感染最少见。常有腮腺导管口红肿，同侧咽及软腭可有肿胀，扁桃体向中线移位；喉水肿亦可发生；上胸部亦可出现水肿，少数病人躯干偶见红色斑丘疹或荨麻疹。全身症状如发热一般在3～5天内消失，7～10天内腮腺肿胀可消退。

【并发症】

一、脑膜脑炎　腮腺炎病毒是嗜神经组织病毒，脑膜脑炎是儿童期流行性腮腺炎最常见的并发症，男性较女性多3～5倍，其发病机制为：(1)神经元的原发感染；(2)感染后脱髓鞘脑炎。前者与腮腺炎同时或在其之前发生，后者在腮腺肿大后10天左右发生。腮腺炎脑炎与其他原因引起的脑膜脑炎不易鉴别，以头痛、颈项强直、呕吐等为常见症状，20%的患者发生惊厥；脑脊液蛋白正常或稍增高，细胞数大多$<500\times10^6/L$，偶有$>2000\times10^6/L$者，以淋巴细胞为主。在疾病早期脑脊液中可分离出病毒。

●Mumps并发症：
1. 脑膜脑炎；
2. 睾丸炎、附睾炎；
3. 卵巢炎；
4. 胰腺炎；
5. 其他：心肌炎、肾炎、甲状腺炎、血小板减少性紫癜等。

腮腺炎脑膜炎一般预后良好；脑炎则可能留有永久后遗症，包括共济失调、行为异常、大脑导水管阻塞而致脑积水、感觉神经性听力受损、瘫痪、球后神经炎，死亡率占脑炎病例的1.4%。

二、睾丸炎（testitis）、附睾炎（epididymitis） 青春发育期后的男性发病率高达14%～35%，青春期前少见。症状出现在腮腺肿胀4～8天后，也可发生在腮腺炎前或不伴腮腺炎。临床症状为发热、寒战、头痛、恶心、下腹疼痛，患侧睾丸有明显疼痛、肿胀、触痛，邻近皮肤水肿、发红，大多数病例同时有附睾受累。病程约3～7天。约30%发生睾丸萎缩，13%患者生育力受损，但绝对不育者少见。

三、卵巢炎（ovaritis） 7%青春期后女性患者可并发卵巢炎，有发热、呕吐、下腹疼痛及压痛，但不影响日后生育功能。

四、胰腺炎（pancreatitis） 严重的胰腺病变罕见，但轻度或亚临床型胰腺炎较常见，如不伴有腮腺肿大可误诊为胃肠炎。表现为上腹疼痛及压痛，伴发热、寒战、呕吐、或虚脱。流行性腮腺炎病人不论是否并发胰腺炎，血清淀粉酶均增高，故应同时测定血清脂肪酶以资鉴别。有报道腮腺炎后几周内出现糖尿病，但两者因果关系尚不明确。

五、其他 心肌炎表现为心前区疼痛、心动过缓及疲乏，心电图显示ST段下降，肾炎常在腮腺炎后10～14天出现症状。此外，尚可发生乳腺炎、甲状腺炎、关节炎、血小板减少性紫癜、听力丧失、泪腺炎、视神经乳头炎、角膜炎等，一般20天内恢复。少数患儿听力丧失为不可逆性。

【实验室检查】

一、血清和尿淀粉酶测定 血清及尿中淀粉酶活力与腮腺肿胀程度平行，一般2周左右恢复正常。

二、血清学检查 用补体结合试验或ELISA法检测抗V和抗S两种抗体：75%的患者在疾病早期即可检出S抗体，故可作为最近感染的证据，6～12个月后逐渐下降消失；V抗体在起病后1个月达高峰，维持6个月，以后逐渐下降，2年后达低水平并持续存在。在未明确诊断的急性脑膜炎患者，如S/V比值增高，应考虑为腮腺炎病毒感染，恢复期血清（14～21天后）V抗体4倍增高，而S抗体滴度改变不大则可以确诊。

三、病毒分离 患者唾液、脑脊液、尿或血中可分离出病毒。

【诊断与鉴别诊断】

●诊断依据：
1. 流行史；
2. 接触史；
3. 前驱症状、腮腺肿痛特点；
4. 必要时血清学检查、病毒分离。

依据流行史、接触史、症状和腮腺肿痛等特点，本病不难诊断。鉴别诊断应考虑：

一、化脓性腮腺炎 腮腺剧烈疼痛及触痛，腮腺导管口有脓液流出，血白细胞总数和中性粒细胞增高。

二、其他病毒性腮腺炎 流感病毒（influenza virus）、副流感病毒（parainfluenza virus）、巨细胞病毒（CMV）、AIDS病毒（HIV）等均可造成腮腺肿大，依靠病毒分离方可鉴别。

三、其他原因引起的腮腺肿大 干燥综合征（Sjögren syndrome）、白血病（leukemia）、镰状细胞贫血（sicklemia）、唾液结石阻塞腺管等均可引起腮腺肿大。

四、颈、耳前淋巴结炎　肿块边缘清楚，质地较坚硬，肿胀不以耳垂为中心。

【治疗】

本病是一种自限性疾病，目前尚缺乏抗腮腺炎病毒的特效药物，一般可用利巴韦林（ribavirin）。主要为对症治疗，患者应卧床休息，适当补充水分和营养，饮食须根据病人咀嚼能力决定，不给酸性食品。并发脑膜脑炎者给予镇静、降颅压等治疗，并发睾丸炎（testitis）者应局部冰敷并用阴囊托将睾丸抬高以减轻疼痛，可用泼尼松 0.5～1mg/（kg·d）口服或地塞米松 0.5mg/（kg·d）分 2 次静脉注射，并加用抗生素预防感染。并发胰腺炎（pancreatitis）应禁食，静脉补充液体和能量，注意水、电解质平衡，呕吐、腹痛剧烈者可用 654-2，每次 0.5～1mg/kg，静脉或肌注，每日 2～3 次。同时加用抗生素。

【预后】

一般预后良好，伴有脑炎、肾炎、心肌炎者偶有死亡，大多为成年人。

【预防】

一、被动免疫　可给予腮腺炎高价免疫球蛋白，效果较好。

二、主动免疫　儿童可在生后 14 个月常规给予减毒腮腺炎活疫苗或麻疹、风疹、腮腺炎三联疫苗（MMR），99％可产生抗体，保护性似可长期维持。接种后可出现一过性副反应如发热、热性惊厥等，偶有少数在接种后 7～10 天发生腮腺炎，还有报道在使用三联疫苗后，出现接种后脑膜脑炎，故此疫苗的推广仍需慎重。

三、隔离患儿　隔离至腮腺肿胀完全消退，有接触史的易感儿应检疫 3 周。

（刘东明）

八、严重急性呼吸综合征

Severe Acute Respiratory Syndrome，SARS

从 2002 年 11 月起，在我国广东首先报告一种不明原因的“非典型肺炎”，具有病情重、进展快、传染性强等特征，被称为传染性非典型肺炎。该病很快在当地以及东南亚、加拿大、香港、台湾、北京、山西等地引起爆发流行。2003 年 2 月底 WHO 的意大利籍传染病医生 Urbani 首先将其命名为严重急性呼吸综合征（severe acute respiratory syndrome，SARS）。Urbani 随后身染 SARS，于 2003 年 3 月 29 日不幸殉职。经 10 个国家 13 个实验室的通力协作，很快明确了 SARS 的病因，2003 年 4 月 WHO 正式宣布，引起 SARS 的病毒是冠状病毒的新变异株，并命名其为 SARS 病毒。

【流行病学】

SARS 的传染性很强，主要表现为聚集性，特别是家庭聚集性和医院聚集性特征。病毒感染 2～3 代后，传染力及感染的严重程度下降。

传染源为病人，其传染性与病情轻重有关。重症患者，尤其是需气管切开、插管行机械通气者传染性最强。

传播途径主要为近距离直接飞沫传播。也可通过病人污染物经手、衣物、食物、水等途径传播。例如香港淘大花园（约有居民15 000人）的疫情爆发即为被 SARS 污染的污水系统所致。

由于 SARS 病毒是一种从未在人类疾病中见过的新病毒，人群中普遍缺乏保护性抗体，所有人均对本病易感。SARS 病毒是否引起其他动物发病或传播，迄今尚无定论。

【病原学】

SARS 病毒是冠状病毒的新变异株，是 RNA 病毒。冠状病毒属（Coronavirus）是冠状病毒科（Coronaviridae）的一个属，其成员包括三组病毒。第一组有犬冠状病毒、猫冠状病毒、猫传染性腹膜炎病毒、人冠状病毒 229E、可传播性胃肠炎病毒等；第二组有牛冠状病毒、人冠状病毒 OC43、小鼠肝炎病毒等；第三组包括传染性支气管炎病毒、火鸡冠状病毒和大鼠冠状病毒。

冠状病毒多数呈圆形或椭圆形，直径 60～220nm，表面有多个稀疏的棒状突起，长约 20nm。电镜下病毒颗粒形似王冠，因而得名。病毒颗粒内有 RNA 和蛋白质组成的核心，外部有脂质双层膜。此病毒抵抗力不强，56℃ 10 分钟即丧失感染性；用乙醚、氯仿或紫外线处理，均可使其灭活。

冠状病毒在世界各地普遍存在。引起人类感染的冠状病毒主要有人冠状病毒 229E 和 OC43。这些病毒主要引起普通感冒（尤其儿童），潜伏期为 2～5 天，病程持续 6～7 天。主要临床表现包括全身不适、鼻炎、头痛、咽痛及咳嗽，可有发热、声音嘶哑、胸腹痛等。偶可引起小儿哮喘发作，或造成成人慢性支气管炎加重。部分病例无明显症状（隐性感染）。同时，冠状病毒也可在各年龄组引起严重下呼吸道感染及其他系统疾病。在美国，冠状病毒 OC43 和 229E 两个病毒株每 2～3 年引起一次大的流行，主要通过呼吸道飞沫传播，其中 229E 株的感染常波及全美国。感染者约半数出现症状，易出现再感染（可能系抗体水平快速降低所致）。

冠状病毒感染的实验室诊断方法较多，包括病毒分离、血凝抑制试验、间接 ELISA、放射免疫法以及逆转录聚合酶链反应（RT-PCR）等。据 WHO 和美国 CDC 的最新报道，香港和美国学者都已经开发出检测针对 SARS 病毒这一新冠状病毒新成员的抗体检测方法。中国科学院和军事医学科学院也研制成功 SARS 病毒抗体快速检测试剂盒。用 PCR 方法也可扩增该病毒特异的核酸序列。

【临床表现】

1. 发热：所有病例均有发热，多数为高热，半数以上伴寒战或其他流感症状。抗生素治疗无效。

2. 呼吸道症状：多数有咳嗽、咳痰，但早期常不明显。病程中多数出现呼吸困难，程度与病变轻重与预后密切相关。

3. 其他表现：部分病例早期出现肌痛，少数伴腹泻。

4. 严重病例出现休克、成人型呼吸窘迫综合征（adult respiratory distress syndrome，ARDS）或多脏器功能衰竭综合征（multiple organ dysfunction syndrome，MODS）。

【辅助检查】

一、胸部 X 线片

发病 1～3 天（但可晚至 1 周）即有异常表现，较呼吸系统症状出现早，呈间质性肺炎特征，多见双肺片状或团块状浸润灶，表现为边缘模糊的网状阴影。伴 ARDS 者，胸片有相应典型表现。

二、实验室检查

外周血白细胞计数大多降低，但早期或合并细菌感染者可正常或升高。绝大多数病例淋巴细胞降低，对于早期白细胞下降不明显的患者，尤其具有提示诊断的意义。少数病例血小板降低，为死亡相关的危险因素之一。可见心肌酶（CK-MB、LDH 等）升高，与病情严重程度相关。

血清学检查：目前已经研制成功免疫荧光法等血清 SARS 病毒抗体的快速诊断方法，可在 1～2 小时内得出检测结果，准确率高达 95%以上，已完成部分临床试验，很快将投入临床应用。

【诊断标准】

本病诊断主要依据流行病史、临床表现及辅助检查特点。应注意排除上呼吸道感染、流感、细菌性或真菌性肺炎、艾滋病合并肺部感染、军团病、肺结核、流行性出血热、肺部肿瘤、非感染性间质性疾病、肺水肿、肺不张、肺栓塞、肺嗜酸性粒细胞浸润症、肺血管炎等临床类似的呼吸系统疾患。以下列举我国卫生部、WHO 和美国 CDC 的诊断标准。

一、传染性非典型肺炎临床诊断标准（中国卫生部，2003 年 4 月 14 日）

1. 流行病学史

1.1　与发病者有密切接触史，或属受传染的群体发病者之一，或有明确传染他人的证据；

1.2　发病前 2 周内曾到过或居住于报告有传染性非典型肺炎病人并出现继发感染病人的城市。

2. 症状与体征

起病急，以发热为首发症状，体温一般>38℃，偶有畏寒；可伴有头痛、关节酸痛、肌肉酸痛、乏力、腹泻；常无上呼吸道卡它症状；可有咳嗽，多为干咳、少痰，偶有血丝痰；可有胸闷，严重者出现呼吸加速，气促，或明显呼吸窘迫。肺部体征不明显，部分病人可闻少许湿啰音，或有肺实变体征。

3. 实验室检查

外周血白细胞计数一般不升高，或降低；常有淋巴细胞计数减少。

4. 胸部 X 线检查

肺部有不同程度的片状、斑片状浸润性阴影或呈网状改变，部分病人进展迅速，呈大片状阴影；常为双侧改变，阴影吸收消散较慢。肺部阴影与症状体征可不一致。若检查结果阴性，1～2 天后应予复查。

5. 抗菌药物治疗无明显效果。

疑似诊断标准：符合上述 1+2+3 条或 2+3+4 条。

临床诊断标准：符合上述 1.1+2+4 条及以上，或 1.2+2+3+4 或 1.2+2+4+5 条。

二、WHO 有关 SARS 诊断条件

1. 疑似病例：

在 2003 年 2 月 1 日之后出现：高热（≥38℃）；一种或多种呼吸症状，包括咳嗽、气短和呼吸困难；与诊断为 SARS 的病人有过密切接触，或近期有 SARS 疫区旅行史。

2. 很可能病例：

可疑病例加胸部 X 光片出现肺炎或呼吸窘迫综合征表现，或病人死于不能解释的呼吸疾病，尸检证实无其他明确原因的呼吸窘迫综合征。

三、美国 CDC 建议的 SARS 诊断标准

根据下列标准将分为可疑或很可能 2 类。

1. 可疑病例

2003 年 2 月 1 日以后出现原因不明的呼吸道疾病症状，且符合下列标准：

体温高于 38℃；临床上有一或多项呼吸道症状（如咳嗽，气短，呼吸困难，或缺氧）；发病前 10 天内曾赴肯定本病儿童发病率较低，病情大多较轻，症状可能不典型。儿童病例参考上述标准诊断，目前尚无专门针对儿童的 SARS 诊断标准。

2. 很可能病例

可疑病例具有下列标准之一者：X 线片示肺炎特点或有呼吸窘迫综合征；病理解剖结果与呼吸窘迫综合征相符，但病因不明；到过公认或可疑的 SARS 疫区旅游，包括在该区机场的短暂停留。

【儿童特点与诊断】

发病年龄广东报告的最小为 3 个月，我们曾诊断一例 4 个月婴儿。高峰发病年龄为 7 岁左右，绝大多数在 3 岁以上。临床表现与成人类似，起病急，主要症状为发热和咳嗽，发热持续时间多数 1 周左右（3～15 天），最短 3 天，最长 15 天，以不规则高热为多。多数发热同时或稍后出现咳嗽，少数患儿无咳嗽。大多无咽痛、鼻塞或流涕等上呼吸道病毒感染症状，个别年长儿诉胸痛和头痛，大多无肌肉酸痛和寒战。多数患儿肺部可闻及啰音，啰音可出现在疾病早期或中期，多为细湿啰音，啰音出现部位一般与肺实变部位一致，少数患儿始终无啰音。较少侵犯呼吸系统以外系统，个别患儿伴有窦性心动过缓、ALT 或 CK-MB 升高。预后较好，迄今尚无因重症缺氧而需呼吸机辅助通气者，与成人重症多、死亡率高的特点明显不同。

胸部X线片均有肺实变阴影，多为不对称性局灶性浸润性阴影，可为单侧或双侧，随病程进展而加重，可由单侧发展为双侧，肺部阴影吸收较慢，病程2周左右（最长1个月以上）明显吸收好转，最终肺部阴影吸收完全，未见并发肺纤维化者。

外周血WBC总数一般低于5.0×10^9/L，血小板计数正常，与成人易并发血小板减少不同。

本病儿童发病率较低，病情大多较轻，症状可能不典型。儿童病例参考上述标准诊断，尚无专门针对儿童的SARS诊断标准。

【治疗】

1. 一般治疗：注意休息，适当补充液体、热量及维生素。避免用力和剧烈咳嗽。密切观察病情变化，尤其是发病后2周内（进展期）。定期复查胸片，早期间隔不应超过3天。注意心肝肾等重要脏器功能。一般均给予持续鼻导管吸氧，监测血氧饱和度。

2. 抗病毒：迄今尚无特异性抗病毒疗法。干扰素和利巴韦林可能有一定疗效。可给予胸腺肽等免疫调节剂。

3. 肾上腺皮质激素：适用于重症患者，适应证：高热>3天；有严重中毒症状；胸片呈现多叶病变或快速进展（48小时内进展超过50%）；呼吸频率>30次（成人），吸氧情况下动脉血氧饱和度<93%；出现休克、ARDS或MODS。一般用甲基泼尼松龙，剂量80～240mg/d，对危重患者可用500～1000mg/天。病情缓解或胸片吸收后减量停用。

3. 辅助机械通气：及时使用面罩无创持续气道正压通气（CPAP），保持正压水平为5～10 cmH_2O，以促进供氧，预防肺泡萎陷。指征：在吸氧3～5L/min条件下SaO_2<93%；呼吸频率≥30次/分；有明显胸闷和呼吸困难，或胸片呈进行性恶化。如病情仍无改善，或不能耐受无创正压通气治疗，可改用气管插管机械通气治疗。

4. 防治并发症：首先要防治继发感染，对白细胞计数（尤其是中性粒细胞增高）进行性升高者应高度警惕。应积极发现并防治其他器官损害，尤其是心跳骤停及肾功能障碍。

5. 其他疗法：危重患者可给予免疫球蛋白M（pentaglobin），有较强的抗细菌和抗毒素作用。5mg/（kg·d），用3天。配合使用中药治疗。

【预后】

该病为自限性疾病，大部分病人预后良好。但如治疗不及时或不充分，出现呼吸衰竭、继发败血症或肾功能障碍、心搏骤停等并发症，则预后不良。总体死亡率约5%～10%。死亡相关危险因素：年龄>50岁；有冠心病、糖尿病、慢性阻塞性肺病等基础疾病；血小板较低。初步观察表明，60岁以上，有上述基础疾病者，死亡率高达50%以上。

【预防】

1. 尽量避免接触感染源，必须接触者（如医务人员）应认真做好防护准备。

2. 流行期间不要到人群密集，特别是通风不畅的环境中活动。

3. 保持室内良好通风。

4. 注意个人卫生，如外出回家后洗手、洗澡、勤换衣服。

（秦　炯）

第二节　细菌感染

一、猩红热

●流行病学特点

流行季节：冬春季。传染源：病人及带菌者传播途径：呼吸道。

易感人群：3～7岁。

猩红热（scarlet fever）是由A族溶血性链球菌引起的急性呼吸道传染病。其临床以发热、咽炎、草莓舌、全身弥漫性鲜红色皮疹和疹后片状脱皮为特征。少数患儿在病后2～3周发生急性肾小球肾炎或风湿热。

【病因】

根据产生溶血与否，链球菌分为甲（α）型半溶血性、乙（β）型完全溶血性、丙（γ）型不溶血性三种。其中乙型溶血性链球菌致病力强，常引起人和动物多种疾病；根据其细胞壁多糖抗原的不同，又可分为A～H和K～V等不同的族。A族乙型链球菌是对人类的主要致病菌株，有较强的侵袭力，能产生致热性外毒素（pyrogenic exotoxin），又称红疹毒素（erythrogenic toxin），是本病的致病菌。

【流行病学】

全年均可发病，但以冬、春季多见。传染源为病人和带菌者，主要通过呼吸道飞沫传播，亦可经破损的皮肤传播，引起“外科型”猩红热；此外，偶可见细菌污染玩具、食物、生活用具等经口传播。人对猩红热有普遍易感性，但以3～7岁为主要的易感人群，感染后可获得较长久的抗菌和抗红疹毒素免疫。由于红疹毒素有型特异性，型间无交叉免疫，故可见到再次罹患本病者。婴儿通过胎盘从母体获得的被动免疫可持续到1岁半，而来自感染的主动免疫则可持续终身。

【发病机制】

链球菌侵入人体后，凭籍其表面的纤丝和胞壁分泌的脂性胞壁酸粘附在呼吸道上皮细胞表面，其纤丝含有的M蛋白能抵抗机体白细胞的吞噬作用；其释出的链球菌溶血素（streptolysin）、脱氧核糖核酸酶、透明质酸酶和蛋白酶等多种毒素和酶则可导致血栓形成和化脓过程，使感染进一步扩散到附近组织，引致扁桃体周围脓肿、咽后壁脓肿、中耳炎、鼻窦炎，甚至肺炎、败血症和骨髓炎等严重感染。链球菌产生的多种致热性外毒素（A～C）具有发热作用和细胞毒性，可导致发热，并使皮肤充血、水肿、上皮细胞增生、白细胞浸润，以毛囊周围最为明显，形成典型的猩红热皮疹；这类毒素还可增强内毒素的作用引致中毒性休克。少数患儿在病程2～3周时发生心、肾和关节滑膜等处的胶原纤维变性和坏死、小血管内皮细胞肿胀和单核细胞浸润等变态反应性病变。

【临床表现】

潜伏期一般2～4天，最短1天，最长7天（外科型1～2天）。

（一）普通型　典型病例可分以下3期。

1. 前驱期　起病较急、发热、头痛、咽痛、全身不适。体温一般在38～39℃，重者可达40℃以上。有的患儿因肠系膜淋巴结炎可出现腹痛。咽部及扁桃体充血水肿明显，扁桃体腺窝处可有点状或片状白色脓性分泌物。软腭处可见针尖大小出血点或红疹。病初舌被白苔，红肿的乳头突出于白苔之外，称为白草莓舌（white strawberry tongue)；以后白苔脱落，舌面光滑鲜红，舌乳头红肿突起，称为红草莓舌。颈及颌下淋巴结常肿大并有压痛。

2. 出疹期　皮疹于发病后24小时左右迅速出现，始于颈部、腋下和腹股沟等处，24小时内布满全身。其特点为全身皮肤在弥漫性充血潮红的基础上，有均匀、密集的红色细小皮疹广泛分布，呈鸡皮样，压之暂呈苍白，触之似砂纸感。面颊部皮肤潮红而无皮疹，口鼻周围皮肤发白，形成口周苍白圈。于皮肤皱褶处如腋窝、肘窝、腹股沟等处，皮疹密集并伴有出血点，形成紫红色的横纹线，称为帕氏线（Pastia lines)。

3. 恢复期　一般情况好转，体温降至正常，皮疹按出疹顺序开始消退，3～4天内退净，疹退1周后开始脱皮；脱皮程度与出疹轻重有关，轻者呈糠屑样，重者则大片状脱皮，一般2～4周脱净，不遗留色素沉着。

（二）轻型　近年多见，表现为轻至中度发热，咽痛轻微，皮疹亦轻且极不典型，仅见于躯干及皮肤皱褶处，易被漏诊，常因脱屑或并发肾炎等症时才被回顾诊断。

（三）重型　又称中毒型，本型现已罕见。骤起高热，全身感染中毒症状严重，可有嗜睡、烦躁、谵妄、惊厥或意识障碍，皮疹很快出现，可呈片状红斑，伴有瘀点、出血点。咽痛明显，可并发咽部周围脓肿、颈部蜂窝组织炎。甚至可发生中毒性休克、中毒性肝炎、中毒性心肌炎、脑膜炎、肺炎、败血症等。

（四）外科型　病原菌经伤口侵入而致病，故无咽炎及草莓舌，而有局部急性化脓性病灶。皮疹始于伤口，然后蔓延至全身。

●临床特点：
发热、咽痛、草莓舌；
口周苍白圈；
皮肤潮红密集鸡皮疹；
帕氏线；
脱皮。

【实验室检查】

（一）血像　白细胞总数可达（10～20）$\times 10^9$/L或更高，中性粒细胞常在80%以上，严重病人可出现中毒颗粒。

（二）病原学检查　咽拭子或伤口细菌培养有A族乙型溶血性链球菌生长。亦可用免疫荧光法检测咽拭涂片进行快速诊断。

（三）血清学检查　85%～90%患者于感染后1～3周至病愈后数月可检出链球菌溶血素“O”抗体，一般其效价在1∶400以上，并发风湿热患者的血清滴度明显增高。

【诊断和鉴别诊断】

典型病例依据发热、咽炎、草莓舌及皮疹即可诊断；轻或不典型患儿应根据病原学、血清学检查以助诊。需注意与下列疾病鉴别：

●鉴别诊断：
金葡菌感染；
其他出疹性传染病；
药疹；
川崎病。

（一）金黄色葡萄球菌感染　某些金黄色葡萄球菌菌株的内毒素分子结构有部分与红疹毒素相同，也可引起猩红热样皮疹。但皮疹消退快，且无脱皮表现，并常伴有迁徙性病灶，病原学检查为金黄色葡萄球菌。

（二）出疹性传染病　见本章第二节表10－1小儿出疹性疾病的鉴别诊断。

（三）药疹　有些药物（如颠茄、莨菪类等）有时可呈猩红热样皮疹。除有用药史外，常无咽峡炎等其他表现，皮疹分布亦不均匀，病原菌培养阴性，停药后病情迅速缓解。

（四）川崎病　发热持续时间较长，可有草莓舌、猩红热皮疹，同时伴有眼结膜充血，口唇皲裂，手足硬肿，指趾末端膜状或套状脱皮，可引起冠状动脉病变，病原学检查阴性，抗感染治疗无效。

【治疗】

●治疗：首选青霉素。

（一）一般治疗　呼吸道隔离，急性期应卧床休息，较大儿童用温淡盐水含漱；供给充足水分和营养；皮肤保持清洁，防止继发感染。

（二）抗菌治疗　首选青霉素，3万～5万IU/（kg·d），分2次肌注，疗程7～10天；重症病人加大青霉素用量，并予静脉注射。对青霉素过敏或耐药者，可选用红霉素、头孢菌素等药物。

【预后】

早发现、早用青霉素治疗能很快痊愈。重症病人及伴有严重化脓病灶者已很少见到，但在疾病恢复后变态反应性的急性肾炎或风湿热仍有发生。

【预防】

目前尚无有效的自动免疫制剂，重在控制感染的传播。隔离患儿，至咽拭子培养阴性。对密切接触者，可口服复方新诺明或肌注青霉素，一般3～5天。

二、百日咳

百日咳（pertussis）是由百日咳杆菌所引起的急性呼吸道传染病，其临床以阵发性痉挛性咳嗽及阵咳终末出现鸡鸣样吸气性吼声为特征。病程长达2～3个月，故名“百日咳”。自从广泛接种百日咳疫苗以来，其发病率已明显降低。

【病因】

病原菌为鲍特菌属（*Bordetella*）的百日咳杆菌，为革兰阴性短小杆菌，需氧，无鞭毛及芽胞；该菌须在含有血液的培养基上生长，故又称之为百日咳嗜血杆菌，简称百日咳杆菌。百日咳杆菌在外环境中生存能力较弱，在干燥尘埃中仅生存3日，在体外、室温下能生存2小时，日光照射下1小时；经加热56℃、30分钟即可灭活，一般消毒剂多能杀灭。根据其菌落形态、毒力和抗原性强弱以及侵袭力的不同，可分为四相：Ⅰ相，菌落光滑，能溶血，有荚膜，毒力强，抗原性亦强；Ⅱ、Ⅲ相为过渡型，

Ⅳ相菌落大而粗糙，没有荚膜，毒力和抗原性消失，没有致病力，故只有Ⅰ相菌适于制备百日咳全细胞菌苗。副百日咳杆菌（B. parapertussis）形态与百日咳杆菌极为相似，亦可引起类似百日咳的呼吸道感染症状，但与百日咳杆菌无交叉免疫。

【流行病学】

百日咳是世界性疾病，多见于温带和寒带。一般为散发，亦可引起流行。

本病传染性很强，冬春季节发病较多。可为散发，或在托幼机构中爆发流行。病人是主要传染源，带菌者及不典型病人亦有传染性。本病主要通过飞沫经呼吸道直接传播，传播范围一般在患者周围2.5米以内，很少通过其他物体间接传播。发病前1～2天至病程3周内传染性最强，但恢复期也有传染性。人群对百日咳普遍易感，以婴幼儿最易感染，因本病抗体不能通过胎盘，故新生儿亦可发病。预防接种和自然感染后均不能建立终身免疫；6岁前接受过被动免疫的成人，由于体内抗体逐渐消失，可成为带菌者或轻症病人。

●流行特点

发病季节：冬春季；

传染源：病人；

传播途径：呼吸道。

【发病机制】

百日咳杆菌侵入易感者呼吸道后，细菌分泌丝状血凝素（filamentous hemagglutinin，FHA）、促淋巴细胞增多因子（lymphocytosis promoting factor，LPF）亦称百日咳毒素（pertussis toxin，PT）、腺苷酸环化酶、FIM2和FIM3凝聚原、非菌毛表面蛋白（pertactin）等的作用，使细菌粘附在呼吸道的上皮细胞的纤毛上，不断繁殖和释放多种毒素。其中最主要为百日咳毒素，该毒素具有增强组胺敏感性、损伤淋巴细胞并调动淋巴细胞进入血循环和促进胰岛素分泌等作用，还参与其他毒素导致局部病灶；而其他气管细胞毒素、腺苷酸环化酶和表皮坏死因子等则造成呼吸道上皮细胞坏死、黏膜广泛炎症、黏膜上皮细胞纤毛运动失调，使呼吸道的细菌和分泌物排出障碍，潴留的分泌物不断刺激呼吸道神经末梢，反射性地引起连续性痉咳，直至分泌物排出为止；随后支气管内的分泌物又开始积聚，阵咳再现，如此反复，表现为发作性痉咳。久之，咳嗽中枢形成持续性兴奋灶，当遇冷、烟尘、检查咽部、进食、甚至注射等刺激，均可引起痉咳发作。

●百日咳杆菌分泌的生物活性因子：PT、FHA、adenylate cyclase、pertactin。

【临床表现】

潜伏期一般7～14天（3～21天）。年龄越小，症状越重。典型患儿病程6～8周，可分为3期。

（一）卡它期　从起病到出现痉咳约1～2周。此期患儿出现感冒症状，可有低热或中度发热、流涕、打喷嚏、咳嗽、眼结膜充血等。咳嗽开始为单声干咳，约3～4日后热退、卡它症状好转，但咳嗽日渐加重，尤以夜晚为甚，逐渐发展为痉咳。由于本期缺乏特征性症状，如不询问接触史常易漏诊。此期传染性最强，若能及时治疗效果很好。

（二）痉咳期　约2～4周或更长，阵发性痉咳为本期特征。在原有单声咳嗽基础上，演变为连续十几声或几十声咳嗽，在咳嗽末深长吸气，发

●临床表现与分期：

1. 潜伏期；
2. 卡它期；
3. 痉咳期；
4. 恢复期。

出高音调的鸡鸣样吼声，如此次反复多次，直到咳出粘稠痰液或将胃内容物吐出为止。痉咳时患儿两眼圆睁，面红耳赤，舌伸齿外，屈肘握拳，弯腰屈背，缩成一团，痛苦万状。咳嗽久者，因胸腔内压力增高，可出现眼睑和颜面浮肿、球结膜下出血、面部瘀点、瘀斑，也可发生鼻衄、咳血、甚至引起颅内出血。由于痉咳时舌向外伸与下切齿反复摩擦可引起舌系带溃疡。无痉咳时患儿嬉戏如常，但强迫进食、哭闹、奔跑、吸入烟尘、刺激咽部等均可诱发阵咳。此期无并发症时肺部多无阳性体征或仅有不固定的啰音。病程长者因痉咳反复发作，患儿易倦怠，不喜活动，食欲减退，加上经常呕吐，故可导致营养不良。新生儿与小婴儿常无典型痉咳，往往咳嗽几声后即出现屏气、紫绀、窒息，甚至惊厥，如不及时抢救，可造成死亡。

（三）恢复期　约2～3周。痉咳发作次数逐渐减少，咳嗽减轻，其他症状亦随之好转，逐渐痊愈。如遇冷空气、烟尘等刺激或上感可再次出现痉咳，但强度减弱，持续时间缩短。如并发肺炎、肺不张等，可迁延不愈，持续数月。

【并发症】

●并发症
1. 肺炎、肺气肿、肺不张。
2. 百日咳脑病。
3. 结核病恶化。
4. 其他。

一、肺部并发症　百日咳在痉咳期常并发肺炎。百日咳杆菌可引起肺炎，但通常有其他细菌或病毒感染引起。如有持续高热、呼吸急促、两肺可闻及中细湿啰音时，即可诊断。粘稠的分泌物可导致肺气肿、肺不张；剧烈咳嗽可使肺泡破裂引起气胸、纵隔气肿、皮下气肿等。

二、百日咳脑病　为最严重的并发症，主要发生于痉咳期，由于痉咳导致脑组织缺氧、缺血、出血或颅内高压等，表现为反复抽搐、意识障碍、甚至昏迷、可伴有脑膜刺激征或病理反射阳性等体征，若处理不及时常危及生命。

三、结核病恶化　百日咳可使原有结核病灶恶化甚至引起血行播散。

四、其他　因剧烈咳嗽，腹腔内压力增高可引起脐疝、腹股沟斜疝或直肠脱垂等。

【实验室检查】

一、外周血象　在卡它期末和痉咳期白细胞总数常升高，可达$20\times10^9/L$～$50\times10^9/L$，分类以淋巴细胞为主，约占60%～80%，但无幼稚淋巴细胞。

二、细菌培养　病程早期培养阳性率最高。目前认为鼻咽拭子培养法优于咳碟法，亦有人认为鼻咽吸出物培养优于鼻咽试培养。

三、免疫学检查　取鼻咽腔分泌物检测直接荧光抗体（direct fluorescent antibody，DFA）可以快速诊断本病。此方法开展不易，故临床甚少用。目前已开展鼻咽拭子或鼻咽吸出物的PCR检查百日咳杆菌DNA，认为是快速、敏感的诊断方法。

【诊断与鉴别诊断】

痉咳期易诊断。卡它期应注意询问接触史，若热退后咳嗽加重，尤以夜间为甚且无明显肺部体征者应考虑百日咳的诊断。结合外周血白细胞计数和淋巴细胞分类明显升高即可做出临床诊断。确诊需靠细菌学或血清学检查。痉咳期患者诊断一般无困难，但需与以下疾病鉴别。

●鉴别诊断：
1. 气管、支气管异物。
2. 支气管炎、肺炎。
3. 肺门淋巴结核。
4. 百日咳综合征。

一、气管、支气管异物　有异物吸入史，起病突然，虽有阵咳，但以呛咳为主，且无鸡鸣样吸气声。

二、支气管炎、肺炎　也有痉咳，但较轻、消失快，且咳后无鸡鸣样吸气声。常伴有发热，外周血无淋巴细胞升高，肺部听诊有干、湿性啰音，胸部X线片有炎症改变。

三、肺门淋巴结核　由于肿大的淋巴结压迫气管或支气管，尤其是气管分叉处，可引起阵咳，但无鸡鸣样吸入声，应根据结核接触史、血沉、结核菌素试验和胸部X线检查等进行鉴别。

四、百日咳综合征　由副百日咳杆菌、腺病毒等引起，临床症状与百日咳相似，一般较轻，主要依靠病原菌分离或血清检查进行鉴别。

【治疗】

一、一般治疗　呼吸道隔离，保持室内空气新鲜，注意温度和湿度；小婴儿应加强夜间护理，避免发生窒息；对频繁呕吐者应少食多餐，注意补充营养。避免诱发痉咳因素。

二、抗菌治疗　首选红霉素每天30～50mg/kg，分次口服或静滴，疗程14天。红霉素不能耐受者可选用氨苄青霉素或头孢菌素等。

三、对症治疗　痰液粘稠不易咳出者可服用氯化铵、吐根糖浆或用α糜蛋白酶与5%碳酸氢钠混合液雾化吸入。对夜间咳重者可适当使用苯巴比妥等镇静药以利睡眠。沙丁胺醇（舒喘灵）每日0.3～0.5mg/kg，分3～4次口服；或肌注维生素K_1减轻痉咳。

重症婴幼儿可使用肾上腺皮质激素，能减轻症状，缩短病程，疗程3～5日。亦可应用高价免疫球蛋白，有报告应用含百日咳外毒素和丝状血凝素抗体的高价免疫球蛋白，能减少痉咳次数和缩短痉咳期。

四、并发症治疗　针对不同的并发症给予相应的病因和对症治疗。

【预防】

（一）控制传染源　及早隔离患儿，一般3～4周。对密切接触者检疫3周。

（二）保护易感人群　①自动免疫：按时接种三联疫苗（百日咳菌苗、白喉类毒素、破伤风类毒素，PDT），若百日咳流行时，可提前至出生后1个月接种。②药物预防：对密切接触的易感者，可服红霉素，每日30～50mg/kg，分次口服，疗程10～14天。

三、中毒型细菌性痢疾

中毒型细菌性痢疾（bacillary dysentery，toxic type）是急性细菌性痢疾的危重型。发病急骤，病势凶险。临床以突发高热、精神萎靡、嗜睡、惊厥、昏迷或迅速出现休克和（或）呼吸衰竭为特征。本型多见于2～7岁儿童，病死率高。

【病因】

●病因：
志贺菌属，分为4群和47血清型。
A群，痢疾志贺菌；
B群，福氏志贺菌；
C群，鲍氏志贺菌；
D群，宋氏志贺菌。

病原为志贺菌属（Shigella）革兰阴性杆菌，简称痢疾杆菌。无荚膜和鞭毛、有菌毛。按其抗原结构和生化反应的不同，目前本菌分为4群和47个血清型：A群，痢疾志贺菌（S. dysenteriae，12血清型）；B群，福氏志贺菌（S. flexneri，16血清型）；C群，鲍氏志贺菌（S. boydii，18血清型）；D群，宋氏志贺菌（S. sonnei，1血清型）。本病原菌流行菌型不断变迁，欧美国家以D群为主，我国多数地区以B群福氏志贺菌为主，其次为D群宋氏志贺菌。该菌耐寒、耐湿，在37℃水中可存活20天，冰块中存活3个月，粪便中存活半月；但在阳光照射下30分钟灭活，加热56℃10分钟即可杀死，一般消毒剂均可将其灭活。

【发病机制】

●发病机制：
痢疾杆菌裂解→释放内毒素→进入血循环→微血管痉挛→缺氧、缺血、肾上腺皮质出血→休克、DIC、脑水肿、颅内高压。

痢疾杆菌进入人体后依靠其毒力质粒所编码的一组多肽毒素侵入结肠上皮细胞并生长繁殖；痢疾杆菌裂解后释放出大量内毒素与少量外毒素，大量内毒素进入血循环，致全身微血管痉挛，引起缺氧、缺血、肾上腺皮质出血或萎缩，从而导致休克、DIC、脑水肿和颅内压增高。

本病多见于体格健壮、营养状况较好的小儿，故认为该病与患儿的特异性体质有关。

【临床表现】

潜伏期1～2天，短者数小时。发病急骤，突然高热，体温可高达40℃以上，少数患儿可体温不升。全身中毒症状重，轻者嗜睡、谵语或烦躁不安，重者反复惊厥、休克、昏迷或发生呼吸衰竭。肠道症状多不明显甚至无腹痛与腹泻，但发病后24小时内出现腹泻及痢疾样大便；少数病例开始为普通型急性细菌性痢疾，1～2天内转为中毒型。按其临床表现不同可分为以下三型：

●临床分型：
休克型；
脑型；
混合型。

一、休克型　早期可见精神萎靡、面色苍白、皮肤发花、四肢肢端厥冷或紫绀，脉搏细数，呼吸加快，血压正常或偏低，脉压差小；继之血压下降甚至测不出，可伴多器官、多系统功能障碍和DIC。

二、脑型（呼吸衰竭型）　主要表现为颅内压增高，早期表现为嗜睡、呕吐、头痛、血压偏高，心率相对缓慢；很快出现反复惊厥、昏迷、呼吸衰竭。表现呼吸节律不整、呼吸暂停，叹息样呼吸，下颌呼吸等。瞳孔忽大忽小，或两侧大小不等，对光反应迟钝或消失。

三、混合型　具有以上两型表现，病情凶险，预后差。

【实验室检查】

（一）大便常规　病初可正常，以后出现黏液脓血便，镜检可见大量脓细胞、红细胞，如有巨噬细胞更有助于诊断。

（二）病原学检查　病初尽早取粪便培养，同时做药物敏感实验以指导临床合理选用抗生素治疗。采样应在用抗生素之前，标本必须新鲜且为粪便脓血部分及时送检，早期多次送检可提高细菌培养阳性率。

（三）免疫学检查　与细菌培养比较具有早期快速诊断的优点，但由于粪便中抗原成分复杂，特异性较差，故目前临床上尚未广泛应用。

（四）血常规　白细胞总数增高至 $10\times10^9\sim20\times10^9/L$，分类中以中性粒细胞为主，并可见核左移和中毒颗粒，DIC 时血小板明显减少。

【诊断和鉴别诊断】

2～7 岁小儿在夏秋季节突然高热，伴有反复惊厥、休克和（或）脑病者，均应考虑中毒性菌痢的可能，应立即用冷盐水灌肠，取粪便镜检可帮助诊断，有时需要多次送检大便常规才能确诊。需与以下疾病鉴别。

（一）高热惊厥　多见于 6 个月～3 岁小儿，任何季节均可发生，常在上感体温突然升高时出现惊厥，一般一次病程中仅惊厥 1 次，少数患儿可发生 2 次，惊厥时间短，止惊后一般情况良好，既往多有高热惊厥史，粪便检查正常。

（二）流行性乙型脑炎　夏秋季发病（7～9 月份），惊厥、意识障碍多见于病程的 2～5 天，休克极少见。脑脊液检查多异常，乙脑病毒特异性 IgM 阳性，粪便检查正常。

（三）流行性脑脊髓膜炎　冬春季多见，爆发型流行性脑脊髓膜炎可发生休克，但常伴有头痛、呕吐、皮肤瘀点、瘀斑和脑膜刺激征，脑脊液检查异常。

【治疗】

对病情危重者，必须分秒必争，积极进行抢救。

●治疗原则：
一般治疗；
抗休克治疗；
降低颅内压；
抗菌治疗。

（一）降温止惊　高热易引起惊厥，加重脑缺氧和脑水肿，应迅速降温，可给予药物降温、物理降温，必要时采用亚冬眠疗法，争取短时间内将体温降至 36～37℃。常用药物有安乃近、阿司匹林、百服宁等；物理降温可用冷盐水灌肠，或用 50％酒精擦浴，冰袋置于枕部、颈侧、腋窝及腹股沟等处。冬眠疗法用氯丙嗪、异丙嗪各 1～2mg/kg 肌注，或稀释后静注。根据患儿体温、睡眠和呼吸情况调整用药次数和剂量，每 2～5 小时 1 次，一般 3～4 次，冬眠时间不超过 12～24 小时。惊厥不止者，可静脉注射安定每次 0.3～0.5mg/kg（最大剂量不超过 10mg）；苯巴比妥钠每次 10～15mg/kg 肌注或静注；50％水合氯醛溶液灌肠等。

（二）防治循环衰竭　出现循环衰竭表现者应：①扩充血容量，纠正酸中毒和维持水与电解质平衡；②调整血管舒缩功能，应在充分扩容的基础上应用血管活性药物以改善微循环，常用的药物有东莨菪碱、酚妥拉明、多巴胺和间羟胺等；③其他药物，如肾上腺皮质激素，目前主张早期、大剂量、短疗程应用，常用地塞米松，国外用每次 2～6mg/kg，每 4～7 小时 1 次，总疗程不超过 3 天。国内用量偏小，一般每次 0.2～0.6mg/kg，每 6 小时 1 次；纳洛酮能有效地提高血压和心肌收缩力，每次用量为 0.01～0.02mg/kg，肌注或静注，必要时可重复使用。

（三）防治脑水肿和呼吸衰竭　对有脑水肿者，应立即使用降低颅内压药物，首选 20％甘露醇，每次 0.5～1g/kg，快速静脉注入，每 6～8 小时 1 次，可与利尿剂交替使用。严重病例可短期加用地塞米松静脉治疗。如有早期呼吸衰竭表现者应及早使用呼吸机。

（四）抗菌治疗　痢疾杆菌耐药菌株日益增多，多选用 2 种有效抗生素联合应用，应静脉用药，病情好转后改口服用药。

四、非伤寒沙门菌感染

非伤寒沙门菌感染（nontyphoidal salmonellosis）是指伤寒、副伤寒以外的其他沙门菌感染，简称沙门菌感染。近几年来沙门菌感染有增加趋势，尤以婴幼儿多见。

【病因】

●病因：
鼠伤寒沙门菌；
肠炎沙门菌；
鸭沙门菌；
猪霍乱沙门菌等。

沙门菌为革兰阴性杆菌，其分型主要以抗原结构为依据，可分为2 000余个血清型，其中与人类关系密切的有鼠伤寒沙门菌、肠炎沙门菌、病牛沙门菌、鸭沙门菌、猪霍乱沙门菌等十余种，尤以鼠伤寒沙门菌感染最常见，约占25%～35%。

沙门菌广泛存在于家禽（鸡、鸭、鸽等）、家畜（猪、牛、羊、狗、猫、兔等）、鼠类的肠道、内脏与肌肉中。主要通过被污染的肉类、蛋品、乳类及其制品等食物或水传播给人；可在集体食堂、托幼机构、引起食物中毒型爆发；医院通过被患者粪便污染的食物、被服、医疗用具、工作人员的手、玩具、公用的水管、门把柄等媒介，可导致医院内交叉感染，严重时可造成新生儿病房内爆发流行。任何年龄皆可发病，一年四季均可发生，但以夏秋季多见。

本菌在自然界的抵抗力较强，能在水、牛奶、蛋及肉类食品中存活数月，在适宜温度下（22～30℃）能大量繁殖，但不耐热，60℃ 15～30 分钟即可杀灭。

【发病机制】

●发病机制：
沙门菌→内毒素、肠毒素→肠黏膜充血、水肿、出血等炎症反应、溃疡→腹泻、化脓病灶。

沙门菌进入胃肠道后产生内毒素，该毒素对吞噬作用具有抵抗力；此菌在空肠远端、回肠、结肠侵入肠黏膜上皮细胞并繁殖，并引起肠黏膜充血、水肿、出血等炎症反应，亦可形成溃疡，但较伤寒轻。有些沙门菌，如鼠伤寒沙门菌可产生肠毒素，刺激腺苷酸环化酶系统，使肠分泌增加而导致腹泻。毒力强的菌株如鼠伤寒和猪霍乱沙门菌，可侵入局部淋巴结，甚至血循环导致败血症或发生迁徙性化脓病灶，如肺炎、脓胸、化脓性脑膜炎、肾盂肾炎、骨髓炎等，严重者可导致死亡。

【临床表现】

根据临床表现可分以下3型。

●临床表现：
胃肠炎型；
伤寒型；
败血症型。

一、胃肠炎型　最为常见，多见于小婴儿，以鼠伤寒沙门菌为主要病原，潜伏期约6～72h（平均24h）；常突然起病，中度发热，恶心、呕吐、腹痛、腹泻，腹泻每日数次至数10次不等；粪便性状易变，多呈水样、蛋花汤样、黄绿黏液便或黏液脓血便。严重感染时可引起脱水、酸中毒、电解质紊乱或循环衰竭。病程一般1～2周。

二、伤寒型　以猪霍乱沙门菌感染为主，临床表现类似伤寒，但病情较轻，并发症少，病程较短（1～3周）。常急性发热、体温多呈稽留热型，可伴有惊厥、腹泻、脾大，皮疹少见。血培养、便培养以确诊。

三、败血症型　多见于3个月以内的小婴儿和新生儿，以鼠伤寒沙门菌和猪霍乱沙门菌引起的败血症最多见。潜伏期3～10天。起病急，多数先有胃肠道症状，亦有以败血症症状起病；寒战、高热等中毒症状较重，持续高热或弛张热或不规则发热，患儿有嗜睡、精神萎靡，或烦躁、惊厥甚至意识障碍，新生儿多有腹胀、黄疸、肝、脾肿大及皮肤出血。并发症多为局限性化脓性病变，如肺炎、脓胸、骨髓炎、脑膜炎等。本型预后较差，病死率亦高。

【诊断】

由于沙门菌的菌型繁多，临床表现亦多种多样，故诊断较困难。但凡具有下列情况之一者应警惕沙门菌感染的可能，并做相应的检查：①有明显或可疑非伤寒沙门菌患者接触史；②2岁以下的婴幼儿腹泻时间较长、治疗效果不佳者；③患儿粪便性状多变者；④营养不良、长期应用抗生素、肾上腺皮质激素或免疫抑制剂的患儿突然发热、腹泻。确诊依靠粪便、血、脑脊液、骨髓或脓液的细菌培养。

【治疗】

（一）对症和支持治疗　给予易消化、富营养的流质或半流质饮食；积极治疗原有疾病。对伴有高热、惊厥、腹痛、呕吐的病人给予相应的积极处理。有脱水时应及时补液、纠正电解质紊乱。对轻型胃肠炎型患儿一般不需使用抗生素，以防其抑制肠道正常菌群、促使沙门菌生长，延长恢复期，并导致耐药菌的产生；可适当使用微生态疗法，或肠道黏膜保护剂口服。对于小婴儿应加强支持疗法，包括给予多种维生素、输给血浆或复方氨基酸等。

（二）病原治疗　对重型，或＜3个月婴儿，或有免疫缺陷者，应给予高效、敏感的抗菌药物；在未获得细菌药物敏感试验结果前，可选用丁胺卡那霉素，4～8mg/kg·d，分1～2次注射；或头孢噻肟钠，50～100mg/（kg·d)，分2～3次静注；或头孢哌酮钠，50～150mg/（kg·d)，分2～4次静注；或头孢曲松钠，100mg/（kg·d)，分2次静注。在获得细菌药物敏感试验结果后应根据药敏选药。疗程7～10天。如合并有败血症、脑膜炎时应延长治疗时间。

【预防】

注意饮食卫生，加强各种食品的卫生管理。尤其应防止医院内交叉感染，新生儿病房应严格执行消毒隔离制度。

（王太梅）

第三节　小儿结核病

一、总　论

结核病（tuberculosis）是由结核杆菌引起的慢性感染性疾病。全身各个脏器均可受累，但以肺结核（pulmonary tuberculosis）最常见。近十多年来，由于人类免疫缺陷病毒（human immunodeficiency virus，HIV）的流行和耐药结核菌株的产生，加之对结核病人的管理不善，防治措施不利，许多国家的结核发病率有所回升。据世界卫生组织（The World Health Organization，WHO）的统计，全世界每年有 800 万～1 000 万人发生结核病，在 15 岁以下儿童中每年有 130 万结核病病例，40 万例死亡与结核病有关。我国结核病疫情在全球属于高流行区，目前已有 3.3 亿人受到结核感染，因结核病死亡者居各种病因死亡的第 7 位。据 1990 年全国第 3 次结核病流行病学抽样调查，0～14 岁小儿平均感染率为 9.6%。属高感染水平，值得警惕。

【病因】

●结核病的传染途径：
呼吸道为主——吸入带菌的飞沫或尘埃。
消化道次之——饮用污染的牛奶或食物。

结核病的病原菌由 Koch 在 1882 年从病人的痰中发现，形如杆状，故称结核杆菌。因属于分枝杆菌属，又称结核分枝杆菌（Mycobacterium tuberculosis）。结核杆菌细长，微弯，两端钝圆，其长约 2～5μm。结核杆菌用苯胺类染色后，不易为酸性脱色剂脱色，故又称抗酸杆菌（Acid-Fast bacillus）。结核杆菌生长缓慢，其分裂繁殖周期为 14～22 小时，主要营养要求是甘油、天门冬氨酸或谷氨酸，以及无机盐类如磷、钾、硫、镁和少量的铁等。结核杆菌为需氧菌，最适合生长环境为 pH7.4、PO_2 13.3～18.7kPa（100～140mmHg），当 pH 不适宜及 PO_2 较低时，如闭合病灶及巨噬细胞内结核杆菌代谢不活跃，生长繁殖缓慢或停滞，但同时不易为抗痨药所杀灭而成为日后复发之根源。结核杆菌分为 4 型：人型、牛型、鸟型和鼠型。对人有致病力者主要为人型，其次为牛型。传染途径主要是呼吸道，健康儿吸入带菌的飞沫或尘埃后可引起感染。消化道传染，多饮用未消毒的污染牛型结核菌的牛奶或污染人型结核菌的食物而得病。

【发病机制】

●结核病的免疫与变态反应：
细胞免疫为主。当机体感染结核后，在产生免疫力的同时，也产生变态反应。结核变态反应和免疫是同一细胞免疫过程中的两种不同表现。

结核菌是一种细胞内寄生菌，结核病的免疫主要是细胞免疫。结核菌引起人体的发病不仅取决于细菌的数量、菌群和毒力，更重要的是与机体免疫功能有关，尤其是细胞免疫的强弱，主要是 T 淋巴细胞，T 辅助细胞（CD_4）的数量和功能。结核杆菌侵入人体后，最初在肺泡内和无活性的巨噬细胞中有一短暂的活跃生长期，感染后 4～8 周产生细胞免疫，同时出现组织高敏反应，通过细胞免疫应答使 T 淋巴细胞致敏；若再次接触结核菌或其代谢产物如结核杆菌素后，即释放一系列细胞因子（包括趋化因子、巨噬细胞移动抑制因子、巨噬细胞激活因子等）。这类细胞因子可使来自血液的巨噬细胞汇集于病灶处并激活巨噬细胞。激活了的巨噬细胞，具有细胞免疫能力，能产生足够的水解酶和杀菌素，吞噬和杀灭大部分结核菌。当细菌量少而组织敏感性高时，就形成由淋巴细胞、巨噬细胞和成纤维细胞组成的肉芽肿；当细菌量和组织敏感性都高时，则组织坏死不完全而产生干酪样物质；当细菌量多而组织敏感性低时，不能使感染很好局限，导致播散和局部组织破坏。

机体感染结核后，在产生免疫力的同时，也产生变态反应。结核变态反应和免疫是同一细胞免疫过程中的两种不同表现。一般认为适度变态反应时的机体抵抗力最强；变态反应过弱，说明机体反应性差、细胞免疫功能低下；当变态反应过强时，可加剧炎症反应，甚至干酪坏死，造成组织严重损伤或结核菌播散，对机体不利。故结核变态反应对免疫的影响有双重作用。

【分型】

Ⅰ型　原发性肺结核。

Ⅱ型　血行播散型肺结核：包括急性粟粒型肺结核及亚急性、慢性血行播散型肺结核。

Ⅲ型　浸润型肺结核：继发性肺结核的主要类型。干酪性肺炎和结核球也属本型。

Ⅳ型　慢性纤维空洞型肺结核：是继发性肺结核的慢性类型。

Ⅴ型　结核性胸膜炎。

Ⅰ型、Ⅴ型属原发性，Ⅲ型、Ⅳ型继发性（即成人型肺结核）。

【诊断】

力求早期诊断。包括发现病灶、决定其性质、范围和是否排菌，从而确定其活动性，以作为预防和治疗的根据。

●诊断要点：
病史：①结核中毒症状。②结核接触史。③卡介苗接种史。
体征：肺部物理征不明显。浅表淋巴结轻度或中等度肿大。
X线检查。
结核菌素试验。
实验室检查。
纤维支气管镜检查。
周围淋巴结穿刺液涂片检查。

一、病史　主要包括：

（一）结核中毒症状：长期不规则低热、轻咳、盗汗、乏力、食欲减退、消瘦等；

（二）结核接触史：应特别注意家庭病史，肯定的开放性结核接触史对诊断有重要意义，年龄愈小，意义愈大；

（三）卡介苗接种（BCG vaccination）史：接种卡介苗能提高对结核病的抵抗力，体检时应仔细检查患儿上臂有无卡介苗接种后瘢痕；

（四）发病前有无急性传染病史：特别是麻疹、百日咳等可使机体免疫功能暂时降低，致使体内隐伏的结核病灶活动、恶化，或成为感染结核病的诱因；

（五）既往有无结核过敏表现：如结节性红斑、疱疹性结膜炎等。

二、体格检查　肺部物理征不明显，与肺内病变不成比例。只有在病灶范围广泛弥漫或有空洞时，才有相应的体征。浅表淋巴结轻度或中等度肿大。肝脾可轻度肿大。

三、X线检查　能指出结核病的范围、性质、类型和病灶活动和进展情况。重复检查可以有助于结核与非结核疾患的鉴别，也可以作为治疗过程中疗效的判断指标。初染病灶往往因范围较小、吸收较快而不容易发现，且易被肋骨、胸骨、心脏等阴影所遮盖。病灶愈合后多遗留有钙化点。侧位或斜位摄片及断层摄片可以确定病灶或淋巴结的正确位置和范围。在诊断肺门附近的病灶时，如发现圆形点状阴影，应与正常的支气管或血管横断影像鉴别。如发现纵隔旁三角形或半圆形阴影，应与肿大的胸腺影鉴别。

四、结核菌素试验（tuberculin test）　小儿受结核感染4～8周后，其结核菌素试验即呈阳性反应，属于迟发型变态反应（cell mediated reaction），是由于致敏淋巴细胞（primed lymphocyte）和巨噬细胞积聚在真皮的血管周围，且血管通透性增高，在注射局部形成硬结所致。

（一）试验方法　常用的结核菌素试验为皮内注射 0.1ml（含 5 个结核菌素单位）的纯蛋白衍化物（protein purified derivative，PPD），因其不产生非特异性反应。一般注入左前臂掌侧面中、下 1/3 交界处皮内，使之形成直径为 6～10mm 的皮丘，48～72h 后观测反应结果，测定局部硬结的直径，取纵、横两者的平均直径来判断其反应强度。硬结直径不足 5mm 为阴性；硬结≥20mm 或除硬结外，还可见水疱和局部坏死者为强阳性反应。

若患儿变态反应强烈，如曾患疱疹性结膜炎，结节性红斑或一过性多发性结核过敏性关节炎等，则宜选用 1 个结核菌素单位的 PPD 试验，以防局部过度反应和可能的病灶反应。

（二）临床意义

●结核菌素试验（PPD）判断标准：硬结直径不足 5mm 为阴性；硬结≥20mm 或除硬结外，还可见水疱和局部坏死者为强阳性反应。

1. 阳性反应：

（1）接种卡介苗后；

（2）年长儿无明显临床症状仅呈一般阳性反应者，表示曾感染过结核；

（3）婴幼儿尤其是未接种卡介苗者的阳性反应多表示体内有新的结核病灶，年龄愈小，活动性结核的可能性愈大；

（4）强阳性反应者示体内有活动性结核病；

（5）由阴性反应转为阳性反应，或反应强度由原来＜10mm 增至＞10mm，且增幅＞6mm 时示新近有感染。

由于广泛推行卡介苗接种，结核菌素试验的诊断价值受到一定限制。接种卡介苗后的阳性反应与自然感染者的主要区别是：①自然感染反应较强，硬结质地较硬，颜色深红，边缘清楚，直径一般多在 10～15mm 以上，硬结消退后遗留色素沉着，甚至脱屑；接种卡介苗者反应较弱，硬结直径多为 5～9mm，少有≥15mm 者，质地较软，浅红色，边缘不整；②自然感染的阳性反应持续时间较长，可达 7～10 天以上；接种卡介苗后的阳性反应持续时间较短，2～3 天即消失；③自然感染阳性反应变化少，短时间内反应无减弱倾向，持续若干年，甚至终身；接种卡介苗后的反应有较明显的逐年减弱倾向，一般于 3～5 年内逐渐消失。

2. 阴性反应：

（1）未感染过结核；

（2）结核变态反应前期（初次感染后 4～8 周内）；

（3）假阴性反应，由于机体免疫功能低下或受抑制所致，如：部分危重结核病患者；急性传染病如麻疹、水痘、风疹、百日咳等；体质极度衰弱者如重症营养不良，严重脱水，重度水肿等；应用肾上腺皮质激素或其他免疫抑制剂治疗时；原发或继发免疫缺陷病等；

（4）技术误差或所用结核菌素已失效。

五、实验室检查

（一）结核菌检查　从痰、胃液（婴、幼儿可抽取空腹胃液）、脑脊液、浆膜腔液中找到结核菌是重要的确诊手段。采用厚涂片法或荧光染色法检查结核菌的阳性率较高。

（二）免疫学诊断及分子生物学诊断

1. 酶联免疫吸附试验（ELISA）　用于检测结核患者血清、浆膜腔液、脑脊液等的抗结核的抗体，可作为结核病辅助诊断指标之一。该项诊断的关键在于所用抗原应具有种特异性和强抗原性。近十多年来纯化抗原已有了较大进展，提高了诊断的可靠性。

2. 酶联免疫电泳技术（ELIEP）　是将 ELISA 与电泳结合起来的一项免疫技术，是用于诊断各种结核性疾病的较为可靠的方法。

3. DNA 探针　用基因探针技术能在不同水平上鉴定细菌，每种细菌均具有特异的 DNA 组成，用分枝杆菌 DNA 放大和杂交技术，能快速检测结核杆菌。

4. 聚合酶链式反应（polymerase chain reaction，PCR）　选择性地扩增对结核杆菌复合物有特异性的 $MP\text{-}B_{64}$ 蛋白质的编码基因片断，以快速诊断结核病。但目前其假阳性和假阴性问题尚未很好解决。

5. 线条 DNA 探针杂交试验　将不同寡聚核苷酸探针固定在硝酸纤维膜上与 PCR 扩增产物进行杂交反应，以诊断多耐药结核病（multidrug resistant tuberculosis，MDR-TB）。

（三）血沉　多增快。结合临床表现及 X 线检查可协助判断结核病的活动性。

六、纤维支气管镜检查（fiberoptic bronchoscopy）　有助于支气管内膜结核和支气管淋巴结结核的诊断。

七、周围淋巴结穿刺（lymph node puncture）液涂片检查　可发现特异性结核改变，如结核结节或干酪性坏死等。

【治疗】

一、一般治疗　注意营养，选用富含蛋白质和维生素的食物，应卧床休息。居住环境应阳光充足，空气流通。避免传染麻疹、百日咳等疾病。一般原发型结核病可在门诊治疗，但要填报疫情，治疗过程中应定期复查随诊。

二、抗结核药物治疗　治疗目的是：①杀灭病灶中的结核菌；②防止血行播散。治疗原则为：①早期治疗；②适宜剂量；③联合用药；④规律用药；⑤坚持全程；⑥分段治疗。

●治疗目的：
①杀灭病灶中的结核菌；
②防止血行播散。
治疗原则：
①早期治疗；
②适宜剂量；
③联合用药；
④规律用药；
⑤坚持全程；
⑥分段治疗。

（一）目前常用的抗结核药物　可分为两类：

1. 杀菌药物：①全杀菌药：如异烟肼（isoniazid，INH）和利福平（rifampin，RFP），对细胞内外处于生长繁殖期的细菌和干酪病灶内代谢缓慢的细菌均有杀灭作用，且在酸性和碱性环境中均能发挥作用；②半杀菌药：如链霉素（streptomycin，SM）和吡嗪酰胺（pyrazinamide，PZA），SM 能杀灭在碱性环境中生长、分裂、繁殖活跃的细胞外的结核菌，PZA能杀灭在酸性环境中细胞内结核菌和干酪病灶内代谢缓慢的结核菌。

2. 抑菌药物：常用者有乙胺丁醇（ethambutol，EMB）和乙硫异烟胺（ethionamide，ETH）。

（二）针对耐药菌株的几种新型抗结核药

1. 老药的衍生物：如利福喷丁（rifapentine）是一种半合成利福霉素类制剂，对耐药结核杆菌有较强的杀菌作用（对利福霉素耐药者除外）。

2. 新的化学药物：如力排肺疾（dipasic），是一种合成的新抗结核药，在INH类制品中，可延迟INH的抗药性。

（三）抗结核药的使用

1. INH：为小儿结核的首选药物。每日10～20mg/kg（<400mg/d），全日量清晨空腹顿服，因短时间的高峰浓度比在较长时间内维持较低浓度疗效更好。大剂量可致神经兴奋、多发性神经炎和肝损害。

2. RFP：是用于耐药菌感染和短程治疗的主要药物，宜与INH配合使用，每日10～15mg/kg（<450mg/d），睡前或清晨空腹顿服，有时可出现可逆性肝损害，与INH合用时两者剂量最好均不超过每日10mg/kg。

3. PZA：为短程化疗的主要药物之一。对预防结核复发有特殊作用。每日20～30mg/kg（<0.75g/d），疗程3个月，其作用主要在治疗开始后的3个月内，副作用为肝损害、关节痛。

4. SM：每日15～20mg/kg（<0.75g/d），分2次肌注，1～2个月后改为隔日1次，疗程一般为2～3个月。副作用为听神经损害，婴儿慎用。

5. EMB：适用于年长儿，与其他抗结核药物合用可延迟耐药性的产生。每日15～20mg/kg（<0.75g/d）。副作用为球后视神经炎，停药后可消失。

6. ETH：为异烟肼酸的衍生物，但不含肼基，80%可渗入脑脊液。每日10mg/kg，分次服，疗程6～9个月。副作用主要为消化道反应和肝功损害。

7. Rifapentine：对耐药的结核分枝杆菌有较强作用（耐利福平类者除外）。每周1次，10～20mg/kg，疗程6～9个月。

8. Dipasic：这种新药可预防和延缓INH的乙酰化，并可延迟INH的抗药性，其毒性只有INH的一半。每日20mg/kg，疗程6～12个月。

（四）化疗方案

1. 标准疗法：一般用于无明显自觉症状的原发型肺结核病。每日服用INH、RFP和（或）EMB，疗程9～12个月。

2. 两阶段疗法：用于活动性原发型肺结核病、急性粟粒性结核病和结核性脑膜炎。

（1）强化治疗阶段：联用3～4种杀菌药物，目的在于迅速杀灭敏感菌及生长繁殖活跃的细菌与代谢低下的细菌，防止或减少耐药菌株的产生，为化疗的关键阶段；在长程化疗时，此阶段一般需3～4个月；短程疗法时一般为2个月。

（2）巩固治疗阶段：联用2种抗结核药物，目的在于杀灭持续存在的细菌以巩固疗效、防止复发；在长程疗法时，此阶段可长达12～18个月；短程疗法时，一般为4个月。

3. 短程疗法：为结核病现代疗法的重大进展，短程督导化疗（DOTS，Directly Observed Treatment Short-course）直接监督下服药与短程化疗是WHO治愈结核病人的重要策略。短程化疗的作用机制是快速杀灭机体内处于不同繁殖速度的细胞内、外结核菌群，使痰菌早期转阴并持久阴性，且病变吸收、消散快，远期复发少。可选用以下几种6个月短程化疗方案：①2HRZ/4HR（2个月INH、RFP、PZA/4个月INH、RFP）；②2SHRZ/4HR（2个月SM、INH、RFP、PZA/4个月INH、RFP）；③2EHRZ/4HR（2个月EMB、INH、RFP、PZA/4个月INH、RFP）；④2HRZ/$4H_3R_3$（2个月INH、RFP、PZA/4个月每周3次INH、RFP）。若无PZA则将疗程延长至9个月。

【预防】

一、控制传染源　结核菌涂片阳性病人是小儿结核病的主要传染源，早期发现及合理治疗结核菌涂片阳性病人是预防小儿结核病的根本措施。

二、普及卡介苗接种　卡介苗接种是预防小儿结核病的有效措施。目前我国计划免疫要求在全国城乡普及新生儿卡介苗接种，并在7岁、12岁时各复种1次。下列情况禁止接种卡介苗：①先天性胸腺发育不全或严重联合免疫缺陷病患者；②急性传染病恢复期；③注射局部有湿疹或患全身性皮肤病；④结核菌素试验阳性。

三、预防性化疗　适应证：

（一）密切接触家庭内开放性肺结核者；

（二）＜3岁婴幼儿未接种卡介苗而结核菌素试验阳性者；

（三）结核菌试验新近由阴性转为阳性者；

（四）结核菌试验阳性伴结核中毒症状者；

（五）结核菌素试验阳性，新患麻疹或百日咳小儿；

（六）结核菌素试验阳性小儿需较长期使用肾上腺皮质激素或其他免疫抑制剂者。

方法：INH每日10mg/kg，疗程6～9个月。

二、原发型肺结核

原发型肺结核（primary pulmonary tuberculosis）是原发性结核病中最常见者，为结核菌初次侵入肺部后发生的原发感染，是小儿肺结核的主要类型，占儿童各型肺结核总数的85.3%。原发型肺结核包括原发综合征（primary complex）和支气管淋巴结结核。前者由肺原发病灶、局部淋巴结病变和两者相连的淋巴管炎组成；后者以胸腔内肿大的淋巴结为主，而肺部原发病灶或因其范围较小、或被纵隔影掩盖，X线片无法查出，或原发病灶已经吸收，仅遗留局部肿大的淋巴结，故在临床上诊断为支气管淋巴结结核。此两者并为一型，即原发型肺结核。

【病理】

肺部原发病灶多位于胸膜下、肺上叶底部和下叶的上部，右侧较多见。基本病变为渗出、增殖、坏死。渗出性病变以炎症细胞、单核细胞和纤维蛋白为主要成分；增殖性改变以结核结节和结核性肉芽肿为主；坏死的特征性改变为干酪样病变，常出现于渗出性病变中。结核性炎症的主要特征是上皮样细胞结节和 Langerhans 细胞浸润。

典型的原发综合征呈“双极”病变，即一端为原发病灶，一端为肿大的肺门淋巴结。由于小儿机体处于高度过敏状态，故其病灶周围炎症甚广泛，原发病灶范围可扩大到一个肺段、甚至一叶。小儿年龄愈小，此种大片性病变愈明显。引流淋巴结肿大多为单侧，但亦有对侧淋巴结受累者。

原发型肺结核的病理转归如下：

一、吸收好转　病变完全吸收，钙化或硬结（隐伏或痊愈）。此种转归最常见，出现钙化表示病变至少已有 6～12 个月。

二、进展　①原发病灶扩大，产生空洞；②支气管淋巴结周围炎，形成淋巴结支气管瘘，导致支气管内膜结核或干酪性肺炎；③支气管淋巴结肿大，造成肺不张或阻塞性肺气肿；④结核性胸膜炎。

三、恶化　血行播散，导致急性粟粒性肺结核或全身性粟粒性结核病。

【临床表现】

症状轻重不一。轻者可无症状；一般起病缓慢，可有低热、食欲不振、疲乏、盗汗等结核中毒症状，多见于年龄较大儿童。婴幼儿及重症患儿可急性起病，高热可达 39℃～40℃，但一般情况尚好，与发热不相称，持续 2～3 周后转为低热，并伴结核中毒症状，干咳和轻度呼吸困难最为常见。婴儿可表现为体重不增或生长发育障碍。部分高度过敏状态小儿可出现眼疱疹性结膜炎，皮肤结节性红斑和（或）多发性一过性关节炎。当胸内淋巴结高度肿大时，可产生一系列压迫症状；压迫气管分叉处者可出现类似百日咳样的痉挛性咳嗽（spasmodic cough）；压迫支气管使其部分阻塞时可引起喘鸣（wheeze）；压迫喉返神经可致声嘶；压迫静脉可致颈部一侧或双侧静脉怒张。

体检可见周围淋巴结有不同程度的肿大。肺部体征可不明显，与肺内病变不一致；在 X 线胸片显示中到重度肺结核病变的患儿中，50%以上可无体征。如原发病灶较大，则叩诊可呈浊音、听诊呼吸音减低或有少许干湿啰音。婴儿可伴肝肿大。

●诊断要点：
临床表现　可有结核中毒症状；婴幼儿急性起病，高热可达 39℃～40℃，体重不增或生长发育障碍。
体征　周围淋巴结不同程度的肿大；疱疹性结膜炎；皮肤结节性红斑。
实验室检查　结核菌素试验多强阳性；血沉快；TB-PCR 和 TB-Ab 阳性。
X 线检查及 CT 扫描。
纤维支气管镜检查。

【诊断和鉴别诊断】

早期诊断很重要，必须结合病史、临床表现和有关检查进行综合分析。

一、病史　应详细询问卡介苗接种史、结核接触史和有关麻疹或百日咳等传染病既往史。

二、临床表现　除上述症状、体征外，应注意检查双上臂有无卡介苗接种后瘢痕；若发现眼疱疹性结膜炎，皮肤结节性红斑者，活动性结核病的可能性较大。

三、结核菌素试验　为简便实用的诊断方法。结核菌素试验呈强阳性或由阴性转为阳性者，应作进一步检查。

四、X线检查　是诊断小儿肺结核的重要方法之一，对确定肺结核病灶的性质、部位、范围及其发展情况和决定治疗方案等具有重要作用。最好同时作出正、侧位胸片检查，侧位片对发现肿大的淋巴结或靠近肺门部位的原发病灶有不可忽视的作用。

（一）原发综合征　肺内原发灶大小不一。局部炎性淋巴结相对较大而肺部的原发灶相对较小是原发性肺结核的特征。婴幼儿病灶范围较广，可占据一个肺段甚至一个肺叶；年长儿病灶周围炎症较轻，阴影范围不大，多呈小圆形或小片状影；部分病例可见局部胸膜病变。目前小儿原发型肺结核在X线胸片上呈现由原发病灶、病灶周围炎、淋巴管炎和淋巴结炎所组成的典型哑铃状双极影者已少见。

（二）支气管淋巴结结核　是小儿原发型肺结核在X线胸片上最常见的改变者，分三种类型：

1. 炎症型：淋巴结周围肺组织的渗出性炎性浸润，呈现从肺门向外扩展的高密度阴影，边缘模糊，此为肺门部肿大淋巴结阴影；

2. 结节型：表现肺门区域圆形或卵圆形致密阴影，边缘清楚，突向肺野；

3. 微小型：是应予以重视的一型，其特点是肺纹理紊乱，肺门形态异常，肺门周围呈小结节状及小点片状模糊阴影，应结合病史、临床表现和其他有关检查等详细分析，以免漏诊。

CT扫描可显示纵隔和肺门部位肿大的淋巴结，有助于疑诊肺结核但胸部平片正常病例的诊断。

五、纤维支气管镜检查　纤维支气管镜可检查结核病变蔓延至支气管内造成的结核病变，可见到：

（一）肿大淋巴结压迫支气管致管腔狭窄，或与支气管壁粘连固定，以致活动受限；

（二）粘膜充血、水肿、炎性浸润、溃疡或肉芽肿；

（三）在淋巴结穿孔前期，可见突入支气管腔的肿块；

（四）淋巴结穿孔形成淋巴结支气管瘘，穿孔口呈火山样突起、色泽红，且有干酪样物质排出。

六、实验室检查　见本节总论部分。

本病在X线检查前，应与上呼吸道感染、支气管炎（bronchitis）、百日咳、风湿热、伤寒等相鉴别；在X线检查后应与各种肺炎、支气管扩张（bronchiectasis）相鉴别；胸内淋巴结肿大明显时，应与纵隔良性或恶性肿瘤相鉴别。X线表现为肺不张、肺实变或肺段性结核病者需与异物吸入鉴别。鉴别方法为寻找结核菌、结核菌素试验、实验室检查、X线摄片动态观察和淋巴结活检等。

●原发综合征典型X线表现：
由原发病灶、病灶周围炎、淋巴管炎和淋巴结炎所组成的典型哑铃状双极影。
支气管淋巴结结核X线表现：
①炎症型：从肺门向外扩展的高密度阴影，边缘模糊；
②结节型：表现为肺门区域圆形或卵圆形致密阴影，边缘清楚，突向肺野；
③微小型：肺纹理紊乱，肺门周围呈小结节状及小点片状模糊阴影。

●鉴别诊断：
①各种肺炎、支气管扩张；异物吸入。
②纵隔良性或恶性肿瘤。
③伤寒、风湿热、百日咳等。

【治疗】

治疗原则和一般治疗见总论。抗结核药物的应用如下。

一、无明显症状的原发型肺结核　选用标准疗法，每日服用 INH、RFP 和（或）EMB，疗程 9～12 个月。

二、活动性原发型肺结核　宜采用直接督导下短程化疗（DOTS）：强化治疗阶段宜用 3～4 种杀菌药，INH、RFP、PZA 或 SM；2～3 个月后以 INH，RFP 或 EMB 巩固维持治疗。常用方案为 2HRZ/4HR。

判断小儿结核病具有活动性的参考指标为：①结核菌素试验≥20mm；②<3 岁、尤其是<1 岁婴儿未接种卡介苗而结核菌素试验阳性者；③有发热及其他结核中毒症状者；④排出物中找到结核菌；⑤胸部 X 线检查显示活动性原发型肺结核改变者；⑥血沉加快而无其他原因解释者；⑦纤维支气管镜检查有明显支气管结核病变者。

三、急性粟粒型肺结核

急性粟粒型肺结核（acute military tuberculosis of the lung）或称急性血行播散型肺结核（acute hematogenous pulmonary tuberculosis）。是肺结核病中最严重的病型。是全身血行播散性结核病在肺部的表现，90%发生在原发感染 1 年内。其中多见于 3 岁以下的婴幼儿。春季发病较高。

【病因与发病机制】

当机体免疫力减弱时，主要是原发灶或气管支气管旁的干酪样淋巴结侵入血管，大量结核菌侵入血循环，并通过血管壁和血管内膜侵入肺间质和肺实质形成粟粒结节。此外在急性传染病后，机体免疫力降低或长期大量应用免疫抑制剂后，使结核病灶恶化、进展，增进病变侵蚀血管而增加大量结核杆菌进入血流的机会，均可导致本病。

【临床表现】

●诊断要点：
临床表现：①急性起病，高热伴中毒症状。②咳嗽、发憋或伴紫绀。③头痛、呕吐。
体征：全身淋巴结轻至中度肿大，肝、脾肿大。肺部可听到湿性啰音。皮肤粟粒疹，眼底可见结核结节。
X 线检查：两肺对称性、均匀一致粟粒状阴影。可见到原发病灶或肿大淋巴结征象。
实验室检查：①结核菌素试验多为阳性。②血白细胞可达 20×10^9/L 以上，中性粒细胞增多及核左移。③痰或胃液可找到结核杆菌。④半数病例脑脊液有改变。⑤痰、胃液、血及脑脊液的 TB-PCR 阳性，TB-Ab 阳性。

一、症状　多数起病较急，中毒症状重，一般以发热为首发症状，多为稽留热，少数起病缓慢。有的患儿除高热外兼有头痛、嗜睡，很快出现脑膜刺激症状等，即脑膜型，多见于婴幼儿，约占 53.9%；有的患儿呼吸系统症状较为突出，以咳嗽、发憋、紫绀等为特征，特别是肺部听诊出现湿性啰音时易误诊为肺炎，即肺型（lung form），约占 31.9%；有的患儿有高热和明显的中毒症状，肝脾肿大，皮肤可见瘀点样粟粒疹（milia），酷似玫瑰疹（roseola），脉细弱，很像伤寒，即伤寒型，多见于儿童，约占 5.5%。此外，还有以弛张热、严重中毒症状、紫癜或出血等表现为主，酷似败血症，即败血症型，约占 3.6%。

二、体格检查　往往缺乏明显的肺部体征，与 X 线片检查所见不一致是本病特点。当病变融合时或合并心力衰竭时，肺部可听到湿性啰音。部分患儿皮肤可见粟粒疹。眼底检查脉络膜可见粟粒结节。

三、化验检查

（一）血象中白细胞总数可以明显增高，中性粒细胞增高及核左移，淋巴细胞减少，单核细胞增多。少数病人白细胞减少，中性粒细胞增高。

（二）血沉可增快。

（三）痰或胃液中结核菌的检出率不高。

（四）结核菌素试验阳性。

（五）眼底检查应作为急性血行播散型肺结核的常规检查之一，有一定的诊断意义。

（六）腰椎穿刺检查脑脊液有助于发现结核性脑膜炎。

四、X线检查　一般在临床症状出现2周后X线片上才有发现。胸部透视检查往往容易漏诊。早期X线片不典型，可见肺透明度减低或纹理消失似有微粒感，心影模糊，肺门影可增大。当疑及本病时应重复摄肺部X线片。典型的X线所见为两肺散在均匀一致粟粒状阴影，肺纹理消失，粟粒灶周围呈炎性反应和病灶融合时则呈点片雪花样阴影。病变进程溶解可形成空洞或小泡性肺气肿，严重者可并发自发性气胸，纵隔气肿或皮下气肿。本病常同时存在原发性肺结核病灶。

【诊断和鉴别诊断】

典型的急性粟粒型肺结核诊断并不难。早期应密切随诊。在未作X线照片前应与流感、败血症、伤寒、肺炎及不典型化脓性脑膜炎相鉴别。照X线片后应与各种肺炎、组织细胞增生症、肺含铁血黄素沉着症、卡氏肺囊虫病（pneumocystis carinii）、恶性肿瘤肺转移相鉴别。

【治疗】

一、全身治疗　注意加强营养，合理地给予维生素和蛋白质，体质较差并伴有贫血者，可少量多次输入新鲜血，以增强机体抵抗力。

二、抗结核药物　一般可应用SM20～30mg/kg（总量＜0.75/d）＋INH10～15mg/kg(总量＜0.4/d)＋RFP10～15mg/kg(总量＜0.45/d)＋PZA20～30mg/kg(总量＜0.75/d),三个月后继用INH＋RFP9个月。

三、肾上腺皮质激素　改善一般状况及减轻中毒症状，促进病变的吸收。可应用泼尼松每日1～2mg/kg，＜20mg/d，4周后逐渐减量，疗程8～12周。

四、合并脑膜炎　应按结核性脑膜炎治疗。

五、合并心功能不全　酌情应用毛地黄制剂或用INH加地塞米松作雾化吸入，以改善心肺功能。

【预后】

本病如能早期诊断，积极给予合理、有效、持久的联合治疗，预后良好，可望治愈。如诊断治疗过晚合并肺外结核，则预后较差。

（鲍慧玲）

四、结核性脑膜炎

结膜性脑膜炎（tuberculous meningitis）是儿童最为严重的结核感染。在未经治疗的原发结核感染的患儿，0.3%～0.5%会发展为结核性脑膜炎，且多为结核感染后的3～6个月发病，麻疹（measles）、百日咳（pertussis）等常为结核性脑膜炎的诱因。最常见的发病年龄为6个月～4岁。未经治疗的结核性脑膜炎患者几乎全部死亡。自普及卡介苗接种和应用有效的抗结核药以来，发病率已大为降低，预后有所改善，但病死率和后遗症发生率仍较高。

【发病机理】

结核性脑膜炎为全身性粟粒性结核（miliary tuberculosis）的一部分，结核菌由原发感染灶（primary infection）经淋巴血行播散（lymphohematogenous dissemination）至大脑皮层或脑膜，形成干酪性病灶，在局部进一步繁殖并扩散至蛛网膜下腔（subarachnoid space），引起结核性脑膜炎。少数病例发生于原发感染多年后，因室管膜下的结核结节（subependymal tubercles）破裂，结核菌进入蛛网膜下腔而发病。偶见由脊椎、颅骨、中耳或乳突的结核灶直接侵犯脑膜，引起结核性脑膜炎。

【病理】

脑膜充血，水肿，浓稠的胶样分泌物充填于蛛网膜下腔，颅底脑膜病变最严重，常见第Ⅲ、Ⅵ、Ⅷ颅神经损伤，炎症可波及脊髓和脊神经，导致截瘫和括约肌功能障碍。脑血管周围有单核细胞和淋巴细胞浸润，可发生闭塞性血管内膜炎，导致脑梗死（cerebral infarction）、软化（cerebromalacia）和出血（hemorrhage）。少数病例脑实质内可见一个或数个结核瘤（tuberculoma）。炎性渗出物可阻塞脑脊液的循环系统，或影响脑脊液的回吸收，产生脑积水（hydrocephalus）。

【临床表现】

多数亚急性起病，经1～2周非特异性感染表现后，出现中枢神经系统感染的症状和体征，可分为早、中、晚三期。婴幼儿进展较迅速，可很快出现严重的神经系统表现，如脑积水、惊厥（seizure）、脑梗死、昏迷等。14%患儿眼底检查可见脉络膜粟粒结节，有助于临床诊断。

●结核性脑膜炎分期
第一期：早期（前驱期）；
第二期：中期（脑膜刺激期）；
第三期：晚期（昏迷期）。

第一期：早期（前驱期）。持续1～2周，表现为精神与性情改变，常见激惹（irritability），呆滞，嗜睡（lethargy），不适（malaise）。可伴发热（fever），头痛（headache），盗汗（night sweats），消瘦，便秘等（constipation）。无神经系统体征。

第二期：中期（脑膜刺激期）。大约1～2周，表现为剧烈头痛，呕吐，昏睡，惊厥，定向力障碍（disorientation），及语言、运动异常，Ⅲ、Ⅵ、Ⅷ颅神经受累。出现典型脑膜刺激征。

第三期：晚期（昏迷期）。大约1～3周，意识障碍进一步加重，进入昏迷期。颅压增高（intracranial hypertension）及脑积水更为明显，肢体松弛瘫痪，或呈去大脑强直状态（decerebrate posturing）。呼吸、脉搏节律不整，血压增高或下降。

●结核性脑膜炎的病理分型：
1. 浆液型；
2. 脑底脑膜炎型；
3. 脑膜脑炎型；
4. 脊髓型。

根据病理改变及临床特点，结核性脑膜炎分为4型：

1. 浆液型：为结核性脑膜炎的早期类型，多在粟粒性结核常规腰穿时发现。浆液渗出物限于颅底，脑膜刺激征及颅神经障碍不明显，脑脊液改变轻微。

2. 脑底脑膜炎型：炎性病变主要位于颅底，脑膜刺激征及颅神经障碍明显，但无其他局灶体征，脑脊液有典型改变。

3. 脑膜脑炎型：炎症自脑膜蔓延至脑实质。除脑膜刺激征外，尚有脑实质受累的体征，如肢体瘫痪，言语障碍，手足徐动等。脑脊液改变典型，但多较脑底脑膜炎轻。

4. 脊髓型（脑脊髓软、硬脑膜炎型）：炎症不仅限于脑膜和脑实质，还蔓延到脊髓膜和脊髓。除脑膜、脑实质受累的表现外，尚有截瘫（paraplegia），感觉异常，括约肌功能障碍等。脑脊液蛋白增高明显。

【诊断与鉴别诊断】

典型病例诊断不难，主要依据脑脊液检查。常见压力增高，外观清亮或呈毛玻璃样混浊，细胞数增高，约（10～500）$\times 10^6$/L，以淋巴细胞为主，早期病例可以中性粒细胞为主。糖和氯化物降低，蛋白增高。脑脊液留膜涂片抗酸染色找菌是临床常用的确诊方法，结核菌培养可阳性，PPD-IgG、PPD-IgM 抗体测定有助于诊断。

主要应与其他中枢神经系统感染鉴别。

1. 化脓性脑膜炎（purulent meningitis）：起病较急，感染中毒症状重。脑脊液外观混浊，细胞数达（数百～数千）$\times 10^6$/L，以中性粒细胞为主，涂片革兰染色及细菌培养可找到病原菌。

2. 病毒性脑炎（viral meningitis）：起病急，感染中毒症状轻。脑脊液外观清亮或稍混浊，细胞数正常或轻度增高，以淋巴细胞为主，蛋白正常或轻度增高，糖正常。病毒分离及病毒特异性抗体阳性可确诊。

3. 隐球菌脑膜炎（cryptococcal meningitis）：亚急性起病，临床表现和脑脊液改变与结核性脑膜炎相似。但颅压增高明显，脑脊液涂片墨汁染色可找到新型隐球菌，真菌培养可以阳性。

【并发症】

1. 脑积水（hydrocephalus）：炎性分泌物和结核肉芽肿形成可造成脑脊液循环的梗阻和回吸收障碍，炎性刺激使脑脊液分泌增多，以上因素均可导致脑积水。表现为剧烈的头痛，呕吐，甚至发生脑疝。

2. 脑性低钠：由于视上核与室旁核及神经垂体受炎症刺激，使抗利尿激素分泌增多，导致肾小管回吸收水分增加，产生稀释性低钠。另外，由于中脑与间脑的损伤，使醛固酮分泌减少，钠的排除增多，造成脑性失盐。低钠血症（hyponatremia）可以进一步加重脑水肿（cerebral edema），严重低钠血症可以引起惊厥，呕吐，甚至昏迷。需要与结核性脑膜炎本身症状相鉴别。

3. 其他：部分并发失明，耳聋，肢体瘫痪，智力低下，癫痫（epilepsy），尿崩（diabetes insipidus），生长迟缓等。

【治疗】

1. 监测生命体征，维持水电解质平衡，积极进行支持与对症治疗，如及时降温、止惊、降低颅高压等。

2. 抗结核药物治疗：治疗原则与抗痨药选择同急性粟粒型肺结核，总疗程1年～1年半，或脑脊液正常后半年。晚期重症病例可鞘注，异烟肼20～50mg/次，加地塞米松2mg，每日或隔日一次，逐渐延长间隔，2～4周为一个疗程。

3. 糖皮质激素：有效的抗结核治疗同时应用，可减轻炎症反应，降低颅内压，防止或减轻脑积水。用法同急性粟粒型肺结核。

4. 降低颅内高压：（1）脱水药：20%甘露醇0.5～2g/kg每4～8小时1次；50%葡萄糖0.5～2g/kg，每4～8小时1次；或二者交替使用。（2）醋氮酰胺20～40mg/（kg·d），分2～3次口服，可减少脑脊液生成。（3）侧脑室穿刺引流：对于急性梗阻性脑积水，积极治疗无效者，引流时间1～3周。（4）脑室、脑池分流术：适用于炎症基本控制，而梗阻性脑积水无改善者。

（包新华）

第四节 真菌感染

一、念珠菌病

念珠菌病（candidiasis）是由数种念珠菌引起的疾病。本病大多发生于体内平衡失调和各种因素导致的免疫功能低下状态，如AIDS、肿瘤、免疫抑制治疗和早产等患者，血管内导管、广谱抗生素和静脉高营养的广泛应用，也使念珠菌病更易发生。

【病原学】

●病原菌：以白色念珠菌最常见。

已公布的念珠菌中只有10种与人类疾病有关，最常见的是白色念珠菌（Candida albicans，C. albicans），占发病的60%～80%。白色念珠菌为酵母菌，菌体圆形或椭圆形，奶白色，直径3～6μm，在培养基上呈珍珠状，革兰染色阳性。以出芽方式繁殖。可寄生于正常人的消化道、阴道和皮肤，健康儿童带菌率为5%～30%。

【病理和发病机理】

白色念珠菌侵入组织后基本病理改变是以单核细胞为主的肉芽肿性炎症。不同器官和发病阶段病理改变不同，黏膜病变以坏死组织、纤维素及大量菌丝和芽孢构成假膜，假膜脱落后形成糜烂和出血性溃疡；内脏病变多呈肉芽肿改变；急性播散型病例显示微小脓肿形成。病灶内可找到孢子及假菌丝，外围为中性粒细胞和组织细胞浸润，血管也可受累，呈急性或慢性血管炎，易破裂出血。严重免疫功能低下者验证反应轻微。

念珠菌病可为原发性和继发性。新生儿、婴幼儿、营养不良儿、长期应用抗生素或免疫抑制剂、免疫功能受损、恶性肿瘤及使用血管内导管等人群，容易发生念珠菌病。

【临床表现】

一、浅表性皮肤黏膜感染：

1. 鹅口疮（thrush）：（见附图10—2）多见于新生儿、营养不良、腹泻病、长期应用抗生素或皮质激素的患儿，约2%～5%的正常新生儿，由于使用污染的哺乳器具或出生时吸入或咽下产道中定植的白色念珠菌而发病。本病特征是在口腔粘膜上出现白色或灰白色乳凝块样物，不易被擦去，病变可蔓延到咽、食道、气管而出现声音嘶哑、呼吸困难、呕吐和吞咽困难。

2. 念珠菌性尿布皮炎（diaper dermatitis）和念珠菌性擦烂（intertrigo）：多见于新生儿、肥胖多汗婴儿的皮肤皱褶处，特别是肛周、臀部、外阴及腹股沟等部位。表现皮肤潮红、糜烂有灰白色脱屑，周围皮肤有散在的红色丘疹、小水疱。

二、局部侵袭性感染

1. 消化道念珠菌病

(1) 念珠菌性食道炎（candida esophagitis）一般见于严重免疫受损患者，约30%的病例伴有鹅口疮，表现为咽下困难、哽噎感，胸骨后、脊柱旁或肩胛间疼痛，恶心呕吐少见。X线可见食道狭窄、蠕动改变。食道镜检可见白色厚膜。

(2) 念珠菌性胃肠炎 多见于免疫抑制、长期应用广谱抗生素和皮质激素的患儿，且常发生在腹泻病的基础上。表现为大便黄稀样、带粘液、多泡沫，有发酵气味，次数可多可少，病程迁延。

2. 念珠菌性肺炎（candida pneumonia），原发性念珠菌性肺炎少见，多继发于从口腔直接蔓延或经血行播散。表现为支气管肺炎的症状和体征，年长儿常咳出无色胶冻样痰，有时带血丝。病变融合部位扣诊呈浊音，可闻及中小湿啰音。X线表现无特征性，可显示单侧或双侧团块状影，亦可为支气管周围浸润和粟粒状阴影。抗生素治疗无效。

3. 泌尿道念珠菌病，为白色念珠菌经血行播散所致，全身性念珠菌病常伴有肾病灶，肾皮质和髓质均可发生小脓肿，轻者症状不明显，重者可出现尿频、尿急尿痛、肾功能改变。

三、播散性感染（syndromatic of disseminated candidiasis）和念珠菌菌血症（candidemia）主要表现为长期发热，在原发病的基础上体温增高，症状加重，全身病情恶化。念珠菌播散后常常累及多个器官，常有心肌炎、心内膜炎，心包炎，肾小脓肿，脑膜炎，骨髓炎，眼炎和肺部病灶。念珠菌性心内膜炎其赘生物较大易发生栓塞；经血行播散引起脑膜炎、脑脓肿，病死率极高。念珠菌性脑膜炎临床特征常为隐匿，尤其是婴儿室中发生的感染，可有脑膜刺激征，但视神经乳头水肿和颅内压增高可不明显。脑脊液检查细胞数增多不明显，以淋巴细胞为主，重复脑脊液检查、沉渣做革兰染色和使用敏感培养方法可提高确诊率。

【诊断】

浅表性皮肤黏膜感染可根据临床表现做出诊断。下列检查有助于诊断：

一、真菌检查　取表皮病变的刮取物、抽取液或活组织标本，用10%～20%的氢氧化钾染色，在显微镜下观察，发现厚膜孢子和假菌丝，提示白色念珠菌；取标本接种于Sabouraud-葡萄糖琼脂上，如有乳白色或珍珠白色菌落出现，为白色念珠菌。

二、病理检查　在病变组织中发现真菌和相应病理改变即可确诊。

三、眼底检查　念珠菌菌血症和播散性感染患者，视网膜可出现绒毛状或棉花样病变。

诊断血液以外部位的，但从皮肤、导管穿刺部位、导尿管及气管吸引物中分离出微生物，并不能作为感染的证据。

【治疗】

一、浅表性皮肤黏膜感染治疗　鹅口疮可用制霉菌素混悬液口服或涂抹口腔治疗。尿布皮炎可局部应用抗真菌软膏，但油性软膏因不透气不应应用。

二、局部侵袭性感染的治疗　肠道念珠菌病可给予制霉菌素（mycostatin）口服，新生儿20～40万IU/d，<2岁40～80万IU/d，>2岁100～120万IU/d，分三次。

三、全身性念珠菌病　应用两性霉素B静点，开始剂量0.1mg/（kg·d），逐渐增加1mg/（kg·d）；应注意静点浓度不能过高，用5%葡萄糖稀释浓度为5%～10%，滴注时间不小于6小时。或应用克霉唑20～60mg/（kg·d），分3次口服；或与两性霉素B合用治疗重症感染。

（王　军）

二、隐球菌病

隐球菌病（cryptococcosis）是由新型隐球菌引起的急性或慢性深部真菌性疾病。

【病原学和发病机理】

新型隐球菌（cryptococcus neoformans，*C.* neoformans）是隐球菌（cyptococcus）中惟一的人类致病性菌。新型隐球菌为球形或卵形酵母样菌，直径4～12μm，单个或多个出芽。其荚膜有5种血清型：A、B、C、D和AD。新型隐球菌分为2个变种（variety）。新型变种（var. neoformans）是人类主要的致病菌。新型隐球菌呈世界分布。在鸽子粪便中最常被发现，土壤、正常人的皮肤和粪便中也可发现新型隐球菌，其中干燥的鸽粪是主要传染源。新型隐球菌感染多数为散发病例，最常发生于细胞免疫缺陷的患者，如先天性或获得性免疫缺陷症，或与器官移植有关的免疫抑制，恶性肿瘤及应用免疫抑制药物的患者。目前未能证实新型隐球菌在人与人之间的接触传播。

新型隐球菌主要通过吸入感染，然后从肺部播散到其他部位，肺部可能不发生感染。皮肤黏膜入侵少见，80%的病例发生中枢神经系统病变，病菌可经肺部病灶血行播散至脑，或经鼻腔嗅神经纤维及淋巴管感染脑膜。脑膜脑炎则是脑膜感染沿血管周围扩散进入脑实质，或脑血管栓塞造成。

【病理】

早期为弥漫性浸润渗出性病变，病灶组织中含大量隐球菌。周围组织炎症反应不明显。晚期为肉芽肿形成，可见巨细胞、巨噬细胞及成纤维细胞增生，淋巴细胞和浆细胞浸润，偶见坏死灶和小空洞形成。脑组织内可有多数蜂窝样小空洞，脑膜增厚，部分有肉芽肿形成，以基底节和皮层灰质受累最重。肺部病变可有少量淋巴细胞浸润、或肉芽肿形成、或广泛纤维化，在纤维干酪性结节中可见坏死灶，化脓、出血或钙化少见。

【临床表现】

新型隐球菌可通过吸入尘雾中的真菌孢子而感染，经肺部播散到全身其他部位，而肺内可不发生感染。新型隐球菌感染症状常常隐匿且可能被忽视。

（一）隐球菌脑膜炎（cryptococcal meningitis）在真菌性中枢神经系统感染最常见。多数起病隐匿，病程缓慢，但也可急性发作；接受肾上腺皮质激素和化疗的肿瘤患者病情进展快。临床可表现脑膜炎、脑膜脑炎或占位病变的特点；常见症状有发热、头痛且逐渐加重，恶心和呕吐，可有精神症状：抑郁、淡漠、易激惹等，出现颅内压增高体征，眼球震颤及视神经乳头水肿，约15%病例发生惊厥，约1/3出现视力减退、复视、失明、眼肌麻痹、听力降低、面瘫等颅神经受累的表现。隐球菌性肉芽肿（cryptococcoma）可发生在脑和脊髓，出现相应的占位症状。

●隐球菌脑膜炎特点：
1. 起病隐匿；
2. 表现脑膜炎、脑膜脑炎病占位病变特点；
3. 颅压增高及颅神经受损；
4. 脑脊液墨汁染色可发现新型隐球菌。

（二）肺隐球菌病（pulmonary cryptococcosis）为亚急性或慢性病程，常无临床症状，偶然在胸部X线检查时发现。特征性症状可有咳嗽、咯血、胸痛及发热、体重下降、夜间多汗等全身症状，典型的肺炎体征少见。胸部X线可呈出现单个大小不一的孤立结节影，或局灶或弥漫性浸润影。肺门和纵隔淋巴结肿大少见。10%的病例可出现空洞，但钙化和纤维化罕见。多数病灶可自愈。

（三）皮肤黏膜隐球菌病（mucocutaneous cryptococcosis）为全身播散性病变的一部分，单独存在少见。皮损多见于面部和头部，主要表现为脓疱样皮疹、丘疹和硬结，边缘隆起、中心部坏死、形成溃疡；黏膜损害见于口腔、鼻咽部，表现为结节、溃疡和肉芽肿。

【诊断】

确诊新型隐球菌感染须从体液或组织中分离出病原菌。

对病原不明的脑膜炎，可取脑脊液3～5ml离心沉淀后，用印度墨水（india ink）染色法检测脑脊液的新型隐球菌，阳性率为50%。

乳胶凝集试验（latex agglutination test）可检测患者的脑脊液或血清中的可检测新型隐球菌的荚膜抗原，敏感性达90%以上。

对怀疑肺隐球菌病或皮肤黏膜隐球菌病者，可取痰液、肺泡灌洗液或病灶组织涂片，墨汁染色镜下找新型隐球菌，或用组织病理切片检测真菌。

【治疗】

药物治疗首选二性霉素 B，用药方法和剂量同念珠菌病的治疗，隐球菌脑膜炎的治程为 6～12 周。氟胞嘧啶，50～150mg/（kg・d），分 3 次口服。以上两药联合应用可降低用药剂量，减少毒性和耐药；对非 HIV 感染的隐球菌脑膜炎患者推荐联合用药。

（王 军）

第五节 寄生虫感染

一、蛔虫病

蛔虫病（ascariasis）是小儿最常见的肠道寄生虫病，往往影响小儿的食欲、肠道功能和生长发育，且并发症较多，严重者可危及生命，必须积极防治。

【病原和流行病学】

蛔虫是寄生在人体内最大的线虫之一，乳白色或淡红色，形似蚯蚓，雌雄异体。雌虫长约 20～25cm，雄虫长约 15～17cm，头部有唇瓣三片，排列呈品字形，体表有二条明显侧线。雄虫尾端卷曲，雌虫尾端挺直，寄生在小肠上端。雌虫生殖能力极强，每天可产卵 20 万个左右。虫卵分为受精卵和未受精卵，随粪便排除。后者不能发育；受精卵在适宜的温度和湿度下经 5～10 天发育成具有感染性的虫卵，人误食后，虫卵中的胚蚴破壳而出，侵入小肠黏膜和黏膜下层进入微血管，经门静脉→肝→下腔静脉→右心→肺，或经淋巴管沿胸导管→奇静脉→右心→肺，然后穿破肺毛细血管进入肺泡，沿小支气管向上移行至气管与会厌部，再被咽下，到小肠内发育为成虫。自感染虫卵至雌虫产卵约需 2 月余，成虫寿命 1～2 年。

●流行病学：
传染源：病人和被污染的环境。
传播途径：粪一口途径。

患者和被蛔虫卵污染的水、土壤、瓜果、蔬菜等是主要的传染源；经口吞入是主要的传播途径。亦可随灰尘飞扬被吸入咽下而感染。本病的发病率农村高于城市，儿童高于成人，尤以学龄期及学龄前期感染率最高。

【临床表现】

●临床表现：
1. 蚴虫移行症状；
2. 成虫引起的症状；
3. 并发症。

临床表现可分为三类。

（一）蚴虫移行期症状 见于短期内生食了被大量蛔虫卵污染的蔬菜、瓜果的患者。潜伏期为 7～9 日，临床上有以下表现：①全身过敏症状：由虫体的异种蛋白引起的过敏症状，可有低热、乏力，荨麻疹、皮肤瘙痒、鼻或咽喉部刺激等现象；②肺部：因幼虫穿破肺毛细血管进入肺泡所引起的炎症反应，轻者仅有轻咳，常被忽略，重者可有咳嗽、气喘、发热，甚至暴喘发憋，唇指发绀；肺部体征常不明显，但 X 线检查可见肺部有点状、片状或絮状阴影，病灶易变或很快消失，称为蛔蚴性肺炎或蛔虫性嗜酸性粒细胞性肺炎（Löffler 综合征）。血嗜酸性粒细胞明显增多，症状一般于 2 周内消失，实验室检查亦随之正常；③偶有蚴虫移行到身体其他器官，如肝、脑、眼等器官，可引起相应的症状，如肝大、右上腹痛、癫痫、结膜炎、眼睑浮肿等。

（二）成虫引起的症状　成虫寄生于肠道，大多数无症状：常见腹痛，位于脐周，痛无定时、反复发作，不剧烈，痛时喜按揉；多无压痛和肌紧张。常有食欲不振、偏食、异食癖（喜吃炉渣、土块等）；个别患儿多食易饥，有时还可出现精神萎靡、烦躁、磨牙等。蛔虫大量寄生时，常造成小儿营养不良、贫血甚至生长发育迟缓、智力发育低下等。

（三）并发症　蛔虫有游走钻孔的习性，当蛔虫过多或寄生的环境发生改变，如发热、消化不良、不适当的驱虫等可使蛔虫产生骚动，从而引起严重的并发症。

1. 胆道蛔虫症　最为常见，由于蛔虫钻入十二指肠壁上的壶腹孔引起 Oddi 括约肌与胆总管痉挛所致。突然起病，阵发性右上腹剧烈绞痛，痛时哭叫打滚，屈体弯腰、出冷汗、面色苍白，常伴有恶心与呕吐，可吐出胆汁或蛔虫；较大儿童诉有钻孔感，阵痛之后仍有微痛。蛔虫全部钻入胆管后腹痛可稍缓解；在胆管内死亡后腹痛消失，故腹痛与蛔虫活动有关。腹部体征与症状不相符，无腹肌紧张，仅在剑突下或稍偏右有限局性压痛。部分患儿可发生胆道感染，表现发热、甚至黄疸、外周血白细胞计数增高等。若蛔虫钻入肝内胆管、阑尾或胰管等可导致肝脓肿、蛔虫性阑尾炎、蛔虫性胰腺炎等。

●最常见的并发症：胆道蛔虫症；蛔虫性肠梗阻；蛔虫性阑尾炎；蛔虫性腹膜炎。

2. 蛔虫性肠梗阻　是常见的并发症，多见于重度感染的儿童。大量蛔虫在小肠内扭结成团引起机械性阻塞，或蛔虫毒素刺激肠壁引起痉挛所致，大多为不完全性肠梗阻。常起病急骤，阵发性剧痛，位于脐周，伴频繁呕吐，常吐出胆汁与蛔虫。腹胀明显，可见肠型和蠕动波。约 70% 患儿可扪及条索状肿块，有活动性绳索感，为本病的特征。腹部 X 线平片检查可见肠充气和多数液平面。

3. 蛔虫性阑尾炎　由于小儿阑尾根部口径较宽，故感染率较高。临床上表现为突发性全腹或脐周绞痛，随即转至右下腹持续性疼痛及压痛，多伴有呕吐。易发生坏死、穿孔，引起腹膜炎。

4. 蛔虫性腹膜炎　常继发于持续较久的蛔虫性肠梗阻或阑尾炎。主要由于肠壁循环障碍、缺血、坏死而致穿孔发生腹膜炎。患儿腹痛剧烈，伴有明显的腹膜刺激征，继而中毒症状明显加重，全身衰竭，此时腹痛常不明显，X 线检查可见膈下游离气体。

【诊断】

主要根据临床症状和体征，粪便中找到蛔虫卵，特别是有吐蛔虫史或排蛔虫史，是最好的诊断根据。若出现上述并发症时，需与其他外科急腹症相鉴别。

【治疗】

●常用驱虫药物：苯咪唑类；哌哔嗪；左旋咪唑；噻嘧啶等。

（一）驱虫治疗

1. 苯咪唑类药物　甲苯咪唑与阿苯达唑均为广谱驱虫药，能抑制线虫对葡萄糖的摄入，导致糖原耗竭和三磷酸腺苷生成减少，使虫体麻痹。

用于杀灭蛔、蛲、鞭、钩虫，对成虫、蚴虫及虫卵均有作用。该两药驱蛔虫作用较缓慢，于服药后2～4日才从粪便中排出。甲苯咪唑（安乐士，mebendazole）驱蛔虫剂量不分年龄、体重，均为200mg，一次顿服。最近有报道，顿服安乐士500mg，效果很好。该药副作用很轻，偶有轻微头昏、上腹不适、腹泻等。复方甲苯咪唑片（速效肠虫净）每片含甲苯咪唑100mg，左旋咪唑25mg，用于4岁以上儿童，2片顿服。服药期间无需忌食。阿苯达唑（肠虫清）用于2岁以上小儿，0.2g顿服。偶有轻微头昏、恶心、腹泻等，可自行消失。

2. 哌哔嗪（piperazine）　又名驱蛔灵，分磷酸哌哔嗪和枸橼酸哌哔嗪，能抑制胆碱作用，从而阻断神经冲动的传导，使虫体麻痹。对蛔虫、蛲虫均有效。剂量为100～169mg/(kg·d)(最大量不超过3.0g)，睡前顿服，连服2日。该药副作用较少，但过量可出现短暂的恶心、呕吐、腹痛、头晕、荨麻疹等。肝、肾功能不良和癫痫患者慎用。

3. 左旋咪唑（levamisole）又名驱钩蛔，为四咪唑的左旋异构体。能抑制虫体肌肉中琥珀酸脱氢酶的活性而影响虫体的无氧代谢，导致肌肉能量产生减少，使虫体麻痹。对蛔虫、钩虫、丝虫较好。剂量为2～3mg/(kg·d)睡前顿服。偶有胃肠道反应，可自行缓解。

4. 噻嘧啶（pyrantel pamoate）　又名噻咪唑、驱虫灵、抗虫灵，是广谱驱虫药。本药能抑制虫体的胆碱脂酶，从而阻断神经肌肉的传导，使虫体麻痹。对蛔虫、钩虫、蛲虫均有较好疗效。剂量为5～10mg/kg（基质），睡前一次顿服。副作用轻微，有头晕、恶心、腹痛等，有肝、肾、心脏疾患者慎用。

●并发症治疗原则：
解痉止痛；
驱虫；
控制感染；
必要时手术治疗。

（二）并发症治疗

1. 胆道蛔虫病　治疗原则主要是解痉止痛、驱虫和控制感染。可用阿托品、颠茄酊、东莨菪碱解痉止痛。肌肉注射或静脉点滴维生素K_1，可使平滑肌松弛，口服中药乌梅丸，有安虫作用，均有助于蛔虫退出胆道。并发感染时应尽早使用在肝胆中浓度高的抗生素，如氨苄青霉素、氧哌嗪青霉素、丁胺卡那霉素、红霉素、头孢哌酮钠等。驱虫治疗如上述。严重肝胆系统感染并发中毒性休克，或蛔虫性肝脓肿时可考虑外科手术治疗。

2. 蛔虫性肠梗阻　应及早治疗。大多数为不完全性肠梗阻，可采用禁食、胃肠减压、静脉输液、解痉止痛等处理，腹痛缓解后驱虫治疗。完全性肠梗阻应及时手术治疗。

3. 蛔虫性阑尾炎、腹膜炎、肠穿孔应及早手术治疗。

【预防】

普及卫生知识，搞好环境卫生，做好粪便管理。培养良好的个人卫生习惯，教育儿童保持手的清洁，不吸吮手指，不吃未洗净的瓜果，不随地大小便，必要时在托幼机构和学校应按期进行驱虫治疗，以减少传染源。

二、蛲虫病

蛲虫病（enterobiasis）是由蛲虫寄生于人体所致的一种常见寄生虫病。多见于幼儿。其临床特征为肛门周围和会阴部瘙痒、睡眠不安。易在家庭及集体儿童机构中造成流行。

【病原和流行病学】

蛲虫为乳白色小线虫，雄虫长约 2～5mm，雌虫长约 8～13mm，宽约 0.3～0.5mm，雌雄异体。成虫主要寄生在人体的盲肠、阑尾、结肠、回肠下段和直肠。雄虫交配后即死亡；雌虫沿结肠向下移行，在夜间自肛门爬出，在肛周、会阴部皮肤皱褶处排卵，然后死亡。一条雌虫每日产卵约 10 000个左右，虫卵在肛周经过约 6 小时的发育即成为感染性虫卵。感染性虫卵若被患儿再经口食入即形成自身感染。蛲虫不需中间宿主，自感染性虫卵至发育为成虫约需 2～4 周。虫卵抵抗力较强，一般消毒剂不易杀死，在自然环境中可存活 10～14 天。成虫在体内可存活 1～2 个月。

患者是惟一的传染源。感染方式主要通过肛门－手－口直接感染和人群之间接触感染，亦可吸入空气中被污染的尘埃等方式感染，偶尔，在肛周孵育的幼虫再爬回肛门内引起逆行感染。该病容易传播，常在托幼机构或家庭中造成流行。

●流行病学：
传染源：病人；
感染途径：手一口直接感染、接触感染、呼吸道感染、逆行感染。

【临床表现】

轻度感染者一般无症状。蛲虫病由于雌虫爬出肛门产卵而引起肛门周围和会阴部奇痒和虫爬行感，尤以夜间为甚，影响睡眠；由于搔伤，局部皮肤可发生皮炎和继发感染。患儿常有睡眠不安、夜惊、烦躁、遗尿、磨牙等，有时可出现食欲不振、腹痛、恶心等消化道症状。偶有因蛲虫钻入阑尾、尿道和阴道而造成局部炎症反应。

●临床表现：
肛周和会阴部奇痒；
睡眠不安；
消化道症状。

【诊断】

主要依靠临床特征，并检出虫卵或成虫以确定诊断。若女孩尿急、尿频而尿常规检查无异常者，也应疑为本病。可于夜间小儿入睡后 1～3 小时，观察肛周皮肤皱褶处有无乳白色的小线虫，或用市售透明胶纸，在清晨于肛周皮肤皱褶处粘取虫卵，或用棉签拭子法采取虫卵，然后置于滴有生理盐水的玻片上在显微镜下寻找虫卵；偶尔在粪便中可看到成虫。

【治疗】

驱蛲虫的药物较多，是肠道线虫中最易被驱除者。但必须采取综合措施，避免相互感染和自身反复感染。

（一）内服药 ①苯咪唑类药物 甲苯咪唑：驱蛲虫疗效最佳，治愈率为 90％～100％。剂量和服法与驱蛔虫治疗相同，必要时 2 周后重复一次；阿苯达唑：驱蛲虫卵阴转率为 90％以上，剂量与方法同驱蛔虫。②扑蛲灵（pyrvinium pamoate）：5 mg/kg（儿童最大剂量为 150mg），睡前顿服，必要时 2 周后重复一次。本药为红色矢车菊苷（cyanin）染料，服药后 1～2 天粪便染成红色，应事先告诉家长和患者，不必惊慌。副作用

●治疗和预防：
内服药：驱虫药；
外用药；
加强卫生宣传；
彻底治疗患者。

少，偶有恶心、呕吐、腹痛等。③噻嘧啶（pyrantel pamoate）：剂量和服法同驱蛔虫治疗，必要时 2 周后重复一次。

（二）外用药 每晚睡前与大便后用温水清洗会阴和肛周，局部涂擦蛲虫膏（含百部浸膏 30%，龙胆紫 0.2%）可杀虫止痒；或用噻嘧啶栓剂塞肛，每晚 1 粒，连用 3～5 日，亦可用 3%的噻嘧啶软膏每晚涂肛周，连用 7 日。

【预防】

由于蛲虫寿命短，如无重复感染，不治亦可自愈。故应强调预防为主。加强卫生宣教，培养良好的卫生习惯，饭前便后洗手，纠正吸吮手指的习惯，常剪指甲，勤换内衣裤，提倡小儿穿封裆裤睡觉，玩具、用具、被褥要经常清洗和消毒。彻底治疗患者，妥善处理患儿的衣物。集体儿童机构应定期普查、普治。家庭中所有患者也应同时治疗，减少再感染的机会。

三、钩虫病

钩虫病（ancylostomiasis；hookworm disease）是钩虫寄生于人体所引起的疾病。临床上以贫血、营养不良、胃肠功能紊乱为主要表现。轻者可无症状，重者可影响生长发育。

【病原和流行病学】

●流行病学：
传染源：病人传播途径：
1. 接触污染的土壤。
2. 食入被污染的食物。

寄生于人体的钩虫主要是十二指肠钩虫（ancylostoma duodenale）和美洲钩虫（nector americanus）。钩虫成虫是半透明状呈米黄色或淡红色（吸血后），体长约 10mm 左右，宽约 0.5mm 左右，雌雄异体。十二指肠钩虫虫体略弯曲，口囊有牙齿 2 对，雄虫交合囊呈折扇形；美洲钩虫较十二指肠钩虫小，头部后仰，略呈 S 形，口囊无牙齿而有切板一对，雄虫交合囊呈蒲扇形。两种钩虫均寄生于十二指肠及小肠内，由其口囊咬吸在肠黏膜上，摄取血液、组织液及肠液。成熟的十二指肠钩虫雌虫每日产卵平均约 3 万个左右，美洲钩虫约 9 千左右。两者虫卵相似，呈椭圆形，无色透明，卵壳薄，内含 2～8 个细胞。虫卵随粪便排出体外，在温暖（25～30℃）、潮湿（湿度 70%）、含氧充足的土壤中在 24～48 小时内孵育成杆状蚴，杆状蚴经 5～7 天，通过二次脱皮发育为具有感染性的丝状蚴。此蚴虫活动力强，可生存数周。丝状蚴接触皮肤黏膜时钻入皮肤→皮下组织→进入血管或淋巴管→右心→肺泡→支气管→会厌→吞咽入胃→小肠发育为成虫，历时约 4～5 周。此外，丝状蚴还可直接经口到胃，至小肠发育为成虫；钩蚴还可通过胎盘侵入胎儿体内发育为成虫，称为先天感染，亦可通过乳汁感染小儿，但均比较少见。成虫寿命可长达 5～7 年，但大多数成虫在 1～2 年内被排出体外。

钩虫感染者为主要传染源。皮肤接触污染的土壤为主要传染途径；亦可通过食入被污染的食物、蔬菜、瓜果，用被污染的奶瓶、食具等而感染。钩虫病的流行与自然条件、农业生产方式密切相关。我国南方气候温暖潮湿，土壤疏松，有利于钩虫卵的发育和生长，故该病的感染率南方高于北方，尤以黄河以南地区为著，且农村高于城市，成人高于儿童，小儿年龄越大，感染率和发病率越高。

【临床表现】

●临床表现：
皮疹；
肺部疾病；
贫血；
消化功能紊乱；
营养不良。

临床表现轻重不一，轻者可无明显临床症状，一般以贫血为主。

（一）钩蚴所致症状

1. 皮肤损害　钩蚴侵入皮肤后，局部皮肤可在1小时内出现瘙痒、红肿，继而形成小丘疹，1～2天内转为小疱疹，奇痒；由于抓痒可致继发感染，局部淋巴结肿大。

2. 肺部病变　钩蚴通过血循环侵入肺组织时，可引起肺间质和肺泡点状出血与炎症。出现咳嗽、咳痰、痰中带血，亦可出现阵发性哮喘、发热等。肺部检查可听到啰音，外周血嗜酸性粒细胞增多，X线检查可显示肺纹理增粗或点片状浸润阴影。这些症状、体征、X线改变大多数日或数周后自行消失。

（二）成虫所致症状　失血性低色素性贫血和便血为主要症状。由于成虫咬吸肠绒毛，且分泌抗凝酶，致使肠壁伤口血液凝固受阻，加之虫体不断更换部位，造成散在性出血点和小溃疡。由于长期慢性失血导致小细胞低色素性贫血。此外，患儿常伴有不同程度的腹部不适、食欲减退或多食易饥、腹胀、腹泻等胃肠功能紊乱和营养不良表现。重度感染者伴有异食癖，如喜食生米、泥土、煤渣等。严重时可影响小儿体格、体能和智力发育，甚至发生贫血性心脏病。

【诊断】

对有贫血、营养不良、胃肠功能紊乱、异食癖、生长发育缓慢等表现的小儿，结合在流行地区并有可疑皮炎史者，应疑诊钩虫病，应尽快做粪便检查以确诊。可采用直接涂片法、盐水漂浮法、钩蚴培养法。若有呼吸道症状，应做痰液检查。

【治疗】

●治疗：
纠正贫血、加强营养；
驱虫治疗；
局部治疗。

（一）一般治疗　以纠正贫血为主，补充铁剂（详见“缺铁性贫血”的治疗），改善患儿的营养状况，给予富含维生素和蛋白质的饮食。贫血严重者或出现贫血性心脏病合并心力衰竭时，宜少量多次输血，每次5～10ml/kg，速度宜慢，加强利尿，慎用强心药物。

（二）驱虫治疗　对有严重贫血的患儿，应先纠正贫血后再驱虫；选择高效低毒的药物联合应用，需反复多次治疗方可根治。

1. 甲苯咪唑（mebendazole）　每次100mg，每日2次，连服3天；如需重复，可于3周后进行。

2. 阿苯达唑（albendazole）　<12岁儿童每次200mg，一次顿服，10天后可重复一次；<2岁小儿不用。严重心功能不全、活动性溃疡者慎用。

3. 噻嘧啶（pyrantel pamoate）　剂量10mg/kg，睡前顿服，连服3天。副作用可有轻微恶心、头晕、腹痛等，一般不需处理。有严重心脏、肝肾疾病者应慎用。

（三）钩蚴性皮炎的治疗

1. 透热疗法　将手足皮肤感染的部位浸入 50℃热水中（若感太烫，可稍歇数秒再泡），持续 20～30 分钟，即可达到杀死蚴虫、止痒的目的。亦可用热毛巾（50℃左右）局部湿敷，每半分钟换一次，连续 10 分钟。

2. 局部涂 15%噻苯唑药膏或 2%～4%碘液局部涂。

【预防】

不随地大便，加强粪便无害化处理。在流行地区进行定期普查、普治，对中小学学生每年进行 1～2 次防治。疫区儿童尽量避免赤脚；加强饮食卫生，避免食物被钩蚴污染。

四、绦虫病

绦虫病（taeniasis）是由绦虫寄生于人体肠道引起的疾病。儿童较成人少见。有些少数民族地区感染率较高，可能与其饮食习惯有关。

【病原和流行病学】

●病原：猪绦虫和牛绦虫为主传染源。传播途径：经口传播易感人群：普遍易感，以青壮年为主。

在我国寄生于人体的绦虫以猪肉绦虫（taenia solium）和牛肉绦虫（taenia saginata）为主。成虫长约 2～4 米，扁长如带，乳白色，又称带虫雌雄同体。虫体分为头节、颈节与体节三部分：头节为其吸附器官，上有吸盘或小钩；颈节细而短为其生长部分，由此产生节片，近颈节部分为未成熟节，中间部分为成熟节，后部节片为孕节，且充满虫卵。成虫寄生于人小肠，虫卵或孕节随粪便排出体外，当虫卵或孕节被猪、牛等吞食后，卵内的六钩蚴虫在其小肠内逸出，钻进肠壁，随淋巴及血液到达全身，主要在运动较多的肌肉组织中，经 60～72 天发育为囊尾蚴。囊尾蚴如黄豆大，内有白色米粒大小的囊尾蚴头节，俗称“米猪肉”。人若食入未煮熟的或生的含囊尾蚴的肉，在人小肠内经 2～3 个月发育为成虫而致病。绦虫在人体内（终宿主）的寿命可长达 25 年以上。人亦可成为猪绦虫的中间宿主，即由于吞食的虫卵或孕节在人体内发育成囊尾蚴所造成，称为囊虫病（cysticercosis）。

人群对绦虫普遍易感，以青壮年为多。在我国各地均有发生，牛绦虫病主要流行于贵州、四川、新疆、广西、西藏、内蒙古、宁夏等少数民族地区，猪绦虫病则多见于东北、华北、河南、上海等地，且多为散发。

●临床表现：主要为消化道症状；常见三种类型——脑囊虫病、眼囊虫病、皮下及肌肉囊虫病。

【临床表现】

潜伏期 2～3 个月。临床症状与感染虫体数量有关，感染虫体少者可无症状，多者症状较明显，主要为消化道症状。最常见的症状为大便中排出白色的成虫节片和腹痛，腹痛常位于中上腹部或脐部，一般为隐痛，有时为烧灼感或剧烈绞痛，进食后腹痛缓解为其特点。患儿可伴有恶心、腹泻、便秘、食欲不振或亢进、体重减轻。少数患儿可有头晕、失眠、磨牙、荨麻疹等症状。个别患儿发生阑尾炎、肝脓肿，多虫感染时可能引起肠梗阻。

猪囊虫病的临床表现可因囊尾蚴数目的多少和寄生的部位而异，常见以下三种：

1. 脑囊虫病　临床表现轻重不一，以癫痫发作最为常见。其次为精神症状、颅内压增高。根据囊虫寄生部位及病理变化又分为皮质型、脑室型、蛛网膜下腔型或颅底型、混合型。另外也有囊虫寄生于椎管，压迫脊髓产生截瘫症状者。

2. 眼囊虫病　临床表现取决于囊虫寄生部位和数量。寄生于视网膜下可造成视力减退、视网膜剥离、失明；寄生于玻璃体及前房者，可感眼前黑点、黑影飘动；寄生于外眼可见结膜下、睑内包块。少数患者可发生虹膜睫状体炎、脉络膜炎等。一般单眼受累。

3. 皮下及肌肉囊虫病　囊尾蚴侵入皮下或肌肉组织，形成圆形或卵圆形结节，数目1～2个至数十个、数百个、数千个不等，头及躯干较多，四肢较少，手足罕见。结节硬而有弹性，与皮肤无粘连、无压痛、无色素沉着，常成批出现，并可自行消失。囊虫死后发生钙化，X线可见阴影。

【诊断】

有进食生或未熟的牛肉、猪肉史，粪便中有绦虫节片排出或检出虫卵即可确诊。囊虫病的诊断可依据：①粪便检查阳性或有绦虫节片排出史；②皮下结节病理检查见到囊尾蚴；③囊虫抗原皮内试验、间接免疫荧光抗体实验、补体结合试验阳性，或用囊尾蚴液纯化抗原与患者血清、脑脊液进行酶联免疫吸附试验（ELISA）；④X线检查可发现囊虫钙化阴影，脑CT或核磁共振检查诊断脑囊虫阳性率较高。

【治疗】

主要为驱虫治疗。

（一）氯硝柳胺（niclosamide，灭绦灵）　为首选药，本品口服不吸收，在肠中保持高浓度，可杀死绦虫的头节和体节前段，副作用甚微。剂量为<2岁0.5g/d，2～6岁1g/d，>6岁2g/d；均分2次空腹服用，间隔1小时，服药后2小时服泻药。服时将药片充分咬碎后吞下可提高疗效。

（二）吡喹酮（praziquantel）　治疗囊虫病及绦虫病均有效，驱绦虫的剂量为10～15mg/kg，顿服。治疗脑囊虫的剂量为20mg/（kg·d），分3次服，9日为一疗程，间隔3～4个月重复。服药后偶有头晕、乏力、心悸等。

（三）甲苯咪唑（mebendazole）　对成虫、幼虫、虫卵均有作用。小儿剂量为每次100mg，每日2次，连服3天。此药肠道内很少吸收，副作用少。

（四）槟榔（semen arecae）与南瓜子（semen cucrubitae）　其对绦虫有麻痹作用而达驱虫目的。驱猪绦虫，35%槟榔煎剂60～120ml清晨顿服；驱牛绦虫，先服炒熟去皮南瓜子30～60克，2小时后服上述剂量的槟榔煎剂。一般于服药后3小时内有完整的虫体排出。因槟榔有胃肠痉挛和剧烈腹痛的副作用，故小婴儿不宜应用。

（五）仙鹤草酚（agrimophol） 作用于绦虫的头、颈、体节，迅速穿透绦虫体壁，使虫体痉挛而致死。剂量为 25ml/kg，清晨空腹顿服，1.5 小时后服泻药。

（六）阿苯达唑（肠虫清） 可用于囊虫病，每日 15～20mg/kg，分二次服用，10 天为一疗程，间隔 15～20 天重复，一般 2～3 个疗程。

（七）手术治疗 眼囊虫病目前主张以手术摘除为宜。颅内、尤其脑室内单个囊虫也可行手术治疗。

●预防：
加强肉类检验；
不吃生和未煮熟的肉；
饮食器具生熟分开；
彻底治疗病人。

驱虫时应注意：①服药后患儿应坐在盛有温盐水的便盆上排便，以免虫体遇冷收缩而不能全部排出；②留集 24 小时粪便寻找头节；③治疗 3 个月内未发现虫卵和节片排出者为治愈。④驱除猪绦虫时，应尽量避免呕吐，否则妊娠节片因肠逆蠕动反流至胃、十二指肠而引起自身感染，造成囊虫病。

【预防】

加强卫生宣教，严格肉类检验，不吃生和未煮熟的猪、牛肉，蔬菜、水果仔细清洗。饮食器具应生熟分开。彻底治疗绦虫病患者。

五、卡氏肺囊虫病

●卡氏肺囊虫的四种形态：
滋养体；
包囊前期；
包囊；
囊内小体。

卡氏肺囊虫病（pneumocystosis）是由卡氏肺囊虫（pneumocystis carinii）引起的呼吸系统原虫感染。其病理和临床特点是间质性肺炎，故又称卡氏肺囊虫肺炎（pneumocystis carinii pneumonia，PCP）。本病多见于免疫功能低下或免疫缺陷者，可视为一种机会感染。病死率较高。

【病原和流行病学】

卡氏肺囊虫在生物学上是未分类的机会性寄生虫。它具有原虫的一些特征，但近来分子学研究发现较大 RNA 与真菌相似。卡氏肺囊虫的生活史不完全清楚，基本形态有四种，即滋养体、包囊前期、包囊和囊内小体。包囊直径约 5～7μm，内含 8 个多形性囊内小体（sporozoite），当囊壁出现小孔时，囊内小体脱囊成为滋养体。上述这些形式在肺泡上皮细胞内完成。包囊在室温下可存活 7～12 周。

卡氏肺囊虫在动物之间的传播是通过空气传播途径已被证实，已从周围空气样本检测中鉴定出卡氏肺囊虫的 DNA 序列。人与人之间的传播尚未证实，但在免疫功能受损的病人中已报道一组肺炎。动物与人之间的传播不可能，由于已很好确立的与宿主起源有关的这种病原体的基因和抗原多样性。自然栖息地尚未发现。感染呈世界性分布，通过大多数 4 岁儿童经检测发现卡氏肺囊虫的体液免疫抗体来证明。显然，无症状感染常见，而疾病以肺炎的形式却只见于免疫功能受损的宿主，既可通过潜伏的病原体活动，又可通过从环境获得的新病原体。卡氏肺囊虫肺炎的发生与免疫抑制的程度有关，尤其与细胞介导的免疫受损有关。例如：卡氏肺囊虫肺炎发生于大约 40%～50%的获得性免疫缺陷综合征（AIDS）或严重联合免疫缺陷综合征（SCIDS）的婴儿和儿童、12%的急性淋巴细胞白血病和

6%的器官移植者。

【临床表现】

有临床表现的卡氏肺囊虫感染，一般分两型。

一、流行型（经典型）亦称婴幼儿型。本型多见于营养不良、免疫低下或先天性免疫缺陷的婴幼儿。潜伏期约1～2个月（22～78天）。起病隐袭，症状渐明显。病初表现全身不适、呼吸增快，继之出现阵发性干咳，约1～4周出现呼吸困难，且进行性加重，有鼻翼扇动、口周发绀、心率增快。多数患儿体温正常或仅有低热，可伴有食欲不振、消化不良、腹泻、体重不增等症状。尽管临床症状明显，而肺部异常体征却很少。部分患儿可发生皮下气肿、纵隔气肿、气胸。病程10余日至2个月不等，死亡率较高（约50%），大多死于呼吸衰竭。

二、散发型（现代型）亦称儿童一成人型。本型多见于有免疫缺陷的儿童和成人。潜伏期与原有疾病有关，大多突然起病，发热，呼吸增快，持续性干咳，继而呼吸困难进行性加重，出现紫绀、心率增快，最终导致呼吸衰竭。此类患儿双肺呼吸音粗糙，可有捻发音，很少有湿啰音和肺实变体征，少数患儿并发肺气肿、气胸、胸腔积液。若不及时治疗，病情进行性加重，所有病人均于1个月内死亡。

伴有AIDS病人的临床表现范围可从婴儿型中的隐匿型至急性暴发型。若不及时治疗，几乎所有病人均以死亡告终。

胸部X线检查无特异性。早期可见一叶（或一侧）肺野有间质性炎性浸润阴影，阴影逐渐扩大，双肺呈弥漫性网状结节样间质浸润，或毛玻璃样浸润阴影，但常不累及肺尖。早期胸片正常者，通过肺镓扫描（galliumscan）显影可显示肺部病变，但这种病变不是卡氏肺囊虫肺炎所特有的。

●临床表现：
流行性（婴幼儿型）。
散发型（儿童一成人型）。

【实验室检查和诊断】

（一）病原学检查　为最可靠的诊断依据，可分别从患者的痰液、支气管肺泡灌洗液、肺活检等方法获取标本，其敏感性见表10-2。

表10-2　不同方法标本的敏感性比较

方法	敏感性	注释
诱导排痰	+	5岁和5岁以上
气管吸出物	++	试用于第1次插管的病人
纤维支气管镜		
支气管肺泡灌洗	+++	支气管肺泡灌洗和活检均是大多数病人首选的方法
经支气管活检	+++	
开胸肺活检	++++	敏感性最高

代号：+，20%～40%阳性；++，50%～60%阳性；+++，75%～95%阳性；++++，90%～100%阳性。

●实验室检查：
病原学；
血清学；
血气分析。

（二）血清学检查　抗体测定，一般于病程第2～3周以后抗体阳性。流行型患者阳性率约75%～90%，而散发型仅占30%～45%；用单克隆$2G_2$测定肺泡灌洗液中可溶性卡氏肺囊虫65 000U抗原，敏感性和特异性均较高；亦可用 PCR 法扩增肺卡氏肺囊虫线粒体中 5s rDNA和 16s rDNA,敏感性和特异性亦均较高，但目前尚不能用于临床常规检查。

（三）血气分析　卡氏肺囊虫肺炎的所有临床类型中，动脉血氧分压（PaO_2）均降低，反映该病的严重性。在中度严重病例，PaO_2＜9.3kPa（70mmHg），肺泡－动脉氧分压差＞4.7kPa（35mmHg）。

白细胞计数不受这种感染的影响。伴有 AIDS 病人的 $CD4^+$ T 淋巴细胞计数常低于正常范围，常＜200/μl。对于不伴有 AIDS 的卡氏肺囊虫肺炎的病人，目前尚无关于 $CD4^+$ T 淋巴细胞计数的资料。

典型的 X 线胸片显示双侧肺泡病变，从肺门周围开始，向外周扩展，常不累及肺尖。有些病例在症状初起无任何 X 线异常。这些病例通过肺镓扫描（galliumscan）显影可显示肺部病变，但这种病变不是卡氏肺囊虫肺炎所特有的。确诊需要在肺实质或下呼吸道分泌物中证实卡氏肺囊虫的存在。

【治疗】

（一）对症治疗　对有低氧血症和呼吸功能不全者，氧气治疗和（或）辅助通气治疗是改善呼吸功能，提高存活率的重要措施。一般以持续低流量给氧，否则易发生肺性氧中毒。对重症呼吸衰竭应采取辅助通气治疗。

（二）病原治疗

1. 复方新诺明（SMZ-TMP）　为首选药。该药使虫体的叶酸代谢受到双重阻断，故疗效较好。用法：SMZ100mg/（kg・d），TMP20mg/kg・d，分 2～4 次口服，疗程 14～21 天；重症静脉用药，剂量为 SMZ75～100mg/（kg・d）＋TMP15～20mg/（kg・d），疗程 1 周，病情好转后改为口服。用药时加用小苏打，防止结晶尿。副作用有皮疹、恶心、呕吐、静脉炎等。

2. 戊烷咪（pentamidine）　本药抑制核苷酸合成 DNA 及 RNA，同时抑制氧化磷酸化过程，能迅速杀死卡氏肺囊虫。剂量 4mg/（kg・d），每日 1 次，深部肌肉注射，疗程 14 天，重症者可适当延长疗程或静脉注射。副作用较大，主要为肝、肾功能损害、骨髓抑制、低血糖、一过性氮质血症，以及头晕、恶心、呕吐、低血压等反应。近来发现，用戊烷咪气雾剂吸入，肺内药物浓度提高，副作用减少。

3. 氨苯砜（dapsone）　该药抗虫机制与磺胺药相似，若与 TMP 合用可提高疗效。剂量为氨苯砜 100mg/（kg・d），TMP20mg/（kg・d），分次口服，疗程 14～21 天。不良反应有过敏性皮炎、厌食、恶心、头痛、眩晕、失眠或嗜睡等，偶有肝损害、溶血性贫血及粒细胞减少等。

4. 糖皮质激素　对中度和重度卡氏肺囊虫肺炎给予皮质类固醇可提高存活率。对于 PaO_2＜9.3kPa（70mmHg）或肺泡－动脉氧分压差≥4.7kPa（35mmHg）的病人在治疗开始就考虑给予皮质类固醇是合理的。甲基泼尼松龙（methylprednisolone）2mg/（kg・d）。在肺炎的恢复期甲基泼尼松龙的剂量应逐渐减少并停用。

【预防】

SMZ-TMP 口服和戊烷咪雾化吸入最常用。预防剂量为 TMP5mg/(kg·d) 和 SMZ25mg/(kg·d)，分 2 次服用。可每天服药或每周仅服 3 天（应连续服用）。

（王太梅）

第十一章 消化系统疾病

第一节 小儿消化系统解剖生理特点

●口腔

- ＜3 个月婴儿唾液淀粉酶和胰淀粉酶含量不足或活性较低，不宜喂淀粉类食物。
- 5～6 个月婴儿唾液分泌增多，常有生理性流涎。

一、口腔 正常足月新生儿出生时已具有较完善的吸吮及吞咽功能，两颊有较厚的脂肪垫，有利于吸吮；早产儿的吸吮及吞咽功能均不够成熟。新生儿和小婴儿口腔黏膜薄嫩，血管丰富；唾液腺发育不够完善，唾液分泌较少，口腔黏膜易受损伤和细菌感染。生后 3～4 个月唾液分泌开始增加，5～6 个月明显增多，但小婴儿口腔较小，不能及时吞咽所分泌的全部唾液，常出现生理性流涎。＜3 个月婴儿唾液淀粉酶含量不足，不宜喂淀粉类食物。

二、食管 食管有两个主要功能：一是推进食物和液体由口腔入胃；二是防止胃内容物反流。新生儿和婴儿的食管呈漏斗状；管壁黏膜中腺体较少，弹力组织及肌层发育尚不完善；食管下端贲门括约肌发育不成熟，易发生胃食管反流出现呕吐，绝大多数在生后 8～10 个月症状消失。婴儿吃奶时常吞咽过多空气，易出现溢奶。

●食管和胃肠

- 新生儿和小婴儿贲门括约肌发育较差，幽门括约肌发育较好，易发生胃食管反流或幽门痉挛，出现呕吐。
- 婴儿肠系膜柔软而长，系膜下组织松弛，易发生肠套叠。

三、胃 婴儿胃呈水平位，当开始行走时才变为垂直位。胃壁平滑肌发育尚不完善，易发生胃扩张。由于贲门括约肌发育较差，幽门括约肌发育较好，且自主神经调节功能较差，易发生幽门痉挛出现呕吐。婴儿胃黏膜有丰富的血管，但腺体和杯状细胞较少，盐酸和胃蛋白酶等各种消化酶的分泌均较少，且酶活性较低，消化功能较差。新生儿胃容量约为 30～60ml，以后逐渐增大，1～3 个月为 90～150ml，1 岁为 250～300ml，故年龄愈小，每日喂食的次数愈多。胃排空时间因食物种类不同而异，三种主要营养素中碳水化合物排空最快，其次是蛋白质，最慢的是脂肪；水的排空时间为 1～1.5 小时，母乳为 2～3 小时，牛乳为 3～4 小时，这是由于母乳含酪蛋白较少，又含脂肪酶容易对脂肪进行消化。早产儿胃排空更慢，易发生胃潴留。

四、肠 小儿肠管相对较长，一般为身长的 5～7 倍，或为坐高的 10 倍，有利于消化吸收；乙状结肠和直肠相对较长，是造成小儿习惯性便秘的原因之一。由于婴儿大脑皮质功能发育不够完善，进食常引起胃一结肠反射，产生便意，故大便次数较多。婴儿肠系膜柔软而长，系膜下组织松弛，尤其结肠无明显结肠带和脂肪垂，升结肠与后壁固定较差，易发生肠扭转或肠套叠。肠黏膜薄嫩，富有血管和淋巴管，通透性较高，屏障功能较差，肠内毒素、消化不全产物和过敏原等可经肠黏膜进入体内，引起全身感染和变态反应疾病。

五、肝 年龄愈小，肝相对愈大，但肝细胞发育尚不完善，肝功能亦不成熟。婴儿肝结缔组织发育较差，肝细胞再生能力强，不易发生肝硬化，但易受各种不利因素影响，如缺氧、感染、药物中毒等均可使肝细胞发生肿胀、脂肪浸润、变性坏死、纤维增生而肿大，影响其正常生理功能。婴儿胆汁分泌较少，对脂肪的消化、吸收功能较差。

六、胰腺

分为内分泌和外分泌两部分，前者分泌胰岛素控制糖代谢；后者分泌胰腺液，内含胰蛋白酶、胰脂肪酶和胰淀粉酶等各种消化酶，与胆汁及小肠分泌的小肠液相互作用，共同参与对蛋白质、脂肪和碳水化合物的消化。新生儿和小婴儿上述三种酶的活性均较低，对蛋白质和脂肪的消化、吸收功能均不够完善，易发生消化不良；＜3个月婴儿也不宜喂淀粉类食物。

七、肠道正常菌群　在母体内，胎儿肠道是无菌的。生后数小时细菌即从空气、奶头、用具等经口、鼻、肛门入侵至肠道。由于胃酸有灭菌作用以及小肠上部运动较强，正常情况下胃内几乎无菌，小肠上部也较少，而以结肠和直肠细菌最多，这些细菌称为正常菌群。正常菌群的细菌种类及其比例受食物成分影响，单纯母乳喂养儿以专性厌氧的双歧杆菌占绝对优势；人工喂养儿双歧杆菌较少，大肠杆菌及肠球菌等较多。双歧杆菌主要通过与肠黏膜上皮细胞紧密结合而产生占位性保护作用，并在肠道内产生具有重要生理作用的有机酸，降低肠道 pH 及氧化还原电势，抑制病菌及条件致病菌的入侵，维持肠道微生态平衡。双歧杆菌和大肠杆菌能合成B族维生素，大肠杆菌还能合成维生素K。肠道正常菌群对侵入肠道的致病菌有一定的拮抗作用。消化功能紊乱时，肠道细菌大量繁殖可进入小肠甚至胃内而致病。

●肠道正常菌群：

- 单纯母乳喂养儿以专性厌氧的双歧杆菌占绝对优势；
- 人工喂养儿双歧杆菌较少，大肠杆菌及肠球菌等较多。

八、正常婴儿大便

（一）胎便　正常新生儿生后24小时内排出胎便，呈墨绿色或深绿色，粘稠，不臭，是由胎儿肠道脱落的上皮细胞、浓缩的消化液及胎儿吞咽的羊水所组成。若喂乳充分，2～3日即转为正常婴儿大便。

（二）母乳喂养儿大便　多为黄色或金黄色，均匀糊状，或带少许大便颗粒，或略稀，呈绿色，不臭，呈酸性反应（pH4.7～5.1）。大便2～4次/日，一般在增加辅食后大便次数即减少，1岁后减为1～2次/日。

（三）人工喂养儿大便　牛乳或羊乳喂养的婴儿大便为淡黄色或灰黄色，较干稠，呈中性或碱性反应（pH6～8）。由于牛乳含蛋白质较多，大便有明显的蛋白质分解产物的臭味，大便1～2次/日，易发生便秘。

（四）混合喂养儿大便　母乳加牛乳喂养的婴儿大便与牛乳喂养的婴儿大便相似，但较软、呈黄色。添加淀粉类食物可使大便增多，略呈暗褐色，臭味加重。添加各类蔬菜、水果、蛋、肉等辅食后的大便外观、性状与成人相似，1～2次/日。

●正常婴儿大便：

- 正常新生儿生后24小时内排出胎便。
- 母乳喂养儿大便略稀，次数较多。
- 人工喂养儿大便较干，次数较少，易发生便秘。

（鲁　珊）

第二节　胃食管反流

胃食管反流（gastroesophageal reflux，GER）是指胃内容物，包括从十二指肠流入胃的胆盐和胰酶等反流入食管，分为生理性和病理性两种。前者是健康小儿偶然发生的生理现象，由于哭闹、咽下、吸吮、胃胀气等引起食管下括约肌（lower esophageal sphincter，LES）反射性松弛，而使食物进入食管内或胃内过多气体通过食管排出体外，往往发生在餐时或餐后。后者是由于LES的功能障碍和（或）与其功能有关的组织结构异常，以致LES压力低下而出现反流，可引起一系列临床症状，长期反流导致反流性食管炎，支气管、肺部并发症，营养不良等称为胃食管反流病（gastroesophageal reflux diseases，GERD）。

【病因与发病机制】

胃食管反流与多种因素有关，主要有以下几个方面。

一、LES抗反流屏障功能低下

●GER发病机制：
1. 抗反流屏障功能低下；
2. 食管廓清能力降低；
3. 食管黏膜的屏障功能破坏；
4. 胃、十二指肠功能失常。

（一）LES压力（lower esophageal sphincter pressure，LESP）低下：近年来，已明确人类不但在功能上且在解剖上存在LES，其位于食管下段横膈食管裂孔处，该处平滑肌层比较发达，即环行肌略厚，其肌束分别与食管及胃的相应肌层延续，呈斜行螺旋状走向，收缩期使食管变窄及胃食管角变锐，起着括约肌样作用，在食管下段形成长约1～4cm的高压区（high pressure zone，HPZ），在静息状态下，保持一定压力，并使下段食管关闭。当有吞咽动作时LES反射性松弛，压力下降，通过正常的食管蠕动推动食物进入胃内，然后压力又恢复到正常水平，并出现一个反应性的压力增高以防止食物反流；当胃内压和腹内压升高时，LES会发生反应性主动收缩使其压力超过增高的胃内压，起到抗反流作用。LES正常压力调节主要由3个因素决定：壁内平滑肌、神经支配、神经递质及肽类激素（还有某些药物、食物）调节。因某种因素使上述正常功能发生紊乱时即可引起胃内容物反流入食管。如LES肌肉数量减少或肌细胞有缺陷，使LESP降低，且不随胃内压改变而变化，可致GER。胃泌素、胃动素、胆囊收缩素、P物质、胰多肽、血管紧张素、脑啡肽等可使LESP增高，而血管活性肠肽、促胰液素、β肾上腺素能激动剂、α肾上腺素能拮抗剂、抗胆碱能制剂、多巴胺受体兴奋剂、钙通道拮抗剂、茶碱、一氧化氮、抑胃肽、前列腺素等及巧克力、烟碱、咖啡、高脂食物、酒精可使LESP降低，引起GER。

（二）LES周围组织作用减弱：缺少腹腔段食管，使腹压增高时不能传导腹压至LES，使其收缩达到抗反流作用；小婴儿食管角（由食管和胃贲门形成的夹角，又称His角）较大（正常为30°～50°）；横膈肌脚钳夹作用减弱；膈食管韧带和食管下段黏膜瓣解剖结构发生器质性或功能性病变等均可破坏LES正常的抗反流功能。

（三）LES短暂性松弛（transient lower esophageal sphincter relaxation，TLESR)：是指与吞咽过程无关的短时间 LES 松弛。意义尚未明了，有人认为是造成生理性和病理性反流的重要因素。而胃扩张是造成 TLESR 的最关键原因。

二、食管廓清能力降低　正常食管蠕动分为原发性和继发性两类，前者由咽下动作引起，始于咽食管连接处，蠕动波可产生一定压力，推动食团向下移动，上段食管蠕动快于下段。后者始于食管上括约肌（upper esophageal sphincter，UES）以下部分，可排除食管内原发性蠕动波未排尽的食物。正常情况下，食管的蠕动、唾液的冲洗及对酸的中和作用，食物的重力、和食管黏膜下分泌的碳酸氢盐等构成了食管廓清能力，对反流物进行清除，以缩短反流物和食管粘膜的接触时间。当食管蠕动振幅减弱、或消失、或出现病理性蠕动时，食管通过蠕动清除反流物的能力下降，延长了反流的有害物质在食管内的停留时间，增加了对黏膜的损伤。

以乳类为主食的婴儿，单纯吞咽液体时（湿咽）很少发生继发性蠕动，食管廓清能力降低，胃内容物可由逆蠕动波继续向上反流溢出，促进 GER 的发生。

三、食管黏膜的屏障功能破坏　屏障作用由黏液层、细胞内的缓冲液、细胞代谢及血液供应构成。反流物中的某些成分（主要是胃酸、胃蛋白酶；其次为十二指肠反流入胃的胆盐和胰酶）使食管黏膜屏障功能受损，粘膜抵抗力减弱，引起食管黏膜炎症。

四、胃、十二指肠功能失常

（一）胃排空功能低下，使胃内容物和压力增加，当胃内压增高超过 LES 压力时可诱发 LES 开放；胃容量增加又导致胃扩张，致使贲门食管段缩短，使抗反流屏障功能降低。

（二）胃内高分泌状态，例如 Zollinger-Ellison 综合征，胃内分泌量增加，酸度也增高，引起食管黏膜损伤重，疗效差。

（三）十二指肠病变时，幽门括约肌关闭不全导致 GER。

【临床表现】

●GER 临床表现：呕吐、reflux esophagitis（烧灼感、胸骨后痛、咽下疼痛、呕血和便血）、Barrett 食管、其他全身症状（呼吸道疾病、营养不良、其他、精神、神经症状）先天性疾病 GER 表现。

一、呕吐　新生儿和婴幼儿以呕吐为主要表现。60%～80%患儿生后第一周即出现呕吐，轻重程度不一，多数发生在食后，有时在夜间或空腹时，严重者呈喷射状；呕吐物为胃内容物，有时含少量胆汁，也有表现为溢乳、反刍或吐泡沫。年长儿呕吐少见，而以反酸、反胃、嗳气等症状多见。

二、反流性食管炎（reflux esophagitis）　常见症状：①烧灼感、胸骨后痛只见于有语言表达能力的年长儿，烧灼感位于胸骨下端，饮用酸性饮料可使症状加重，服用抗酸剂症状减轻。②咽下疼痛：婴幼儿表现为喂食困难，患儿虽有食欲，但进食后因疼痛而表现出烦躁、流涎、拒食。年长儿诉咽下疼痛，若并发食管狭窄，早期出现间歇性咽下困难和呕吐，后期因食管瘢痕性狭窄出现严重呕吐和持续性咽下困难。③呕血和便血：食管炎严重者发生糜烂和溃疡，可出现呕血和黑便。

三、Barrett 食管　即食管下端的鳞状上皮被增生的柱状上皮所代替。

Barrett 食管主要合并症是食管溃疡、狭窄和腺癌。溃疡往往较深，有的可发生食管气管瘘。

四、其他系统症状

（一）呼吸道疾病　反流物直接或间接引发呼吸道疾病，如：反复呼吸道感染、难治性哮喘、慢性支气管炎、反复发作的吸入性肺炎、窒息、肺脓肿、早产儿呼吸暂停、婴儿猝死综合征等。机理如下：①吸入：GER时，胃内容物易吸入肺内，引起肺部症状。②反射性支气管痉挛：夜间因卧位睡眠、唾液分泌减少、食管蠕动减弱，使食管廓清能力下降，反流物停留于食管时间较长，刺激食管黏膜感受器反射性地引起支气管痉挛，可出现哮喘。③反射性喉痉挛：机理同②，可突然发生，并导致完全或不完全性上呼吸道梗阻。

（二）营养不良　见于80%左右患儿，主要表现为体重不增、生长发育迟缓和贫血。

（三）其他　如声音嘶哑、中耳炎、鼻窦炎、反复口腔溃疡、龋齿等。

（四）精神、神经症状　① Sandifer 综合征：指病理性 GER 患儿呈现类似斜颈样的一种特殊"公鸡头样"的姿势，同时伴有杵状指、蛋白丢失性肠病及贫血。②婴儿哭吵综合征：表现为易激惹、夜惊、进食时哭闹等，可能与食管炎有关。

五、先天性疾病与 GER：先天性食管闭锁（congenital esophageal atresia）、食管裂孔疝（hiatus hernia）、食管蹼、气管食管瘘、先天性膈疝（congenital diaphragmatic hernia）、先天性肥厚性幽门狭窄（congenital hypertrophic pyloric stenosis）、先天性小胃、肠旋转不良等消化道畸形，常并发 GER。在手术治疗这些疾病时，也应注意术后易出现 GER。神经系统有缺陷的患儿，如脑瘫、智力低下、脊柱畸形等，可因体位、肌张力偏高、躯体痉挛、神经调节紊乱等因素，易发生 GER。一些少见病，如先天性中枢性低通气综合征（Ondine 综合征），囊性纤维性变等疾病，临床表现 GER 较为突出。

【诊断】

GER 临床表现复杂且缺乏特异性，仅凭临床症状难以区分生理性或病理性 GER。目前，依靠任何一项辅助检查均很难确诊，必须采用综合诊断技术。凡临床发现不明原因反复呕吐、咽下困难、反复发作的慢性呼吸道感染、难治性哮喘、生长发育迟缓、营养不良、贫血、反复出现窒息、呼吸暂停等症状时应考虑到 GER 存在的可能性，必须针对不同情况，选择必要的辅助检查，以明确诊断。

●辅助检查：食管胃钡餐造影、食管内镜检查及黏膜活检、食管动力学检查、食管 pH 24 小时监测、超声波检查、胃一食管同位素闪烁扫描。

【辅助检查】

一、食管钡餐造影（barium meal examination of esophagus）方法简便易行，可以观察食管形态、食管动力改变和胃食管区解剖形态以及判断有无合并症存在。并对食管裂孔疝、食管蹼、食管狭窄、肠旋转不良等疾病做出明确诊断。虽然受哭闹等因素影响，且需放射性曝光显示，诊断阳性率在 75%左右，但目前临床上仍广泛采用。

二、食管内镜检查（esophagoscopy）及黏膜活检　是一种安全可靠的方法，直视下有助于食管炎、食管狭窄、Barrett 食管的诊断与分级。反流性食管炎镜下分级如下：Ⅰa：级：一处或多处贲门上方非融合性黏膜损害。Ⅰb 级：红斑伴有或不伴有渗出或表浅糜烂。Ⅱ级：融合性糜烂，渗出性病变，未完全累及食管环形圈壁。Ⅲ级：融合性糜烂，渗出性病变，完全累及食管环形圈壁。Ⅳ级：慢性黏膜病变，有狭窄、食管缩短、瘢痕化伴 Barrett 食管。

三、食管动力学检查　食管测压（intraesophageal manometry）是测定动力功能的重要方法。应用低顺应性灌注导管系统和腔内微型传感器导管系统等定形的测压设备可测定 LESP 及 LES 长度，了解 LES 的功能状况。

四、食管 pH 24 小时监测　24 小时连续监测食管下端 pH，可反映 GER 的发生频率、时间、反流物在食管内停留的状况和反流与临床症状之间的关系，有助于区分生理性和病理性反流，其敏感性和特异性为各种检查方法之首。是目前最可靠的诊断方法。

五、超声波检查　B 型超声波可检测食管腹腔段的长度、黏膜纹理状况、食管黏膜的抗反流作用，同时可探查有无食管裂孔疝。

六、胃－食管同位素闪烁扫描　口服或胃管内注入含有 ^{99m}Tc 标记的液体，应用γ线照相机测定食管反流量，可了解食管运动功能，明确呼吸道症状与胃食管反流的关系。

【鉴别诊断】

●鉴别诊断：排除消化道器质性病变、除外物理、化学、生物等因素引起的组织损伤、与贲门失弛缓症鉴别。

1. 以呕吐为主要表现的小婴儿应排除消化道器质性病变，如：肠旋转不良、先天性肥厚性幽门狭窄、肠梗阻、胃扭转等。

2. 反流性食管炎伴发症的患儿应除外物理、化学、生物等因素引起的组织损伤。

3. GER 的患儿应与贲门失弛缓症（achalasia）相鉴别。后者指 LES 松弛障碍导致的食管功能性梗阻。婴幼儿表现喂养困难、呕吐、重者有营养不良、生长发育迟缓；年长儿表现为胸痛、烧心、咽下困难。可通过食管钡餐造影、食管测压及食管内镜检查与 GER 鉴别。

【治疗】

●GER 治疗：体位治疗、饮食治疗、药物治疗（胃动力药、抗酸和抑酸药、黏膜保护剂）、外科手术。

一经诊断必须及时进行治疗。主要治疗方法为体位治疗、饮食治疗、药物治疗、外科手术治疗。

一、体位治疗　新生儿和小婴儿最好的体位是前倾俯卧 30°。儿童清醒状态下最有效体位为直立位和坐位，睡眠时保持右侧卧位，床头抬高 20～30cm，以促进胃排空，减少反流物吸入及反流频率。

二、饮食疗法　新生儿宜少量多餐，人工喂养的婴幼儿可在配方乳中加入米粉，使之增稠。年长儿亦应少量多餐，以高蛋白低脂肪食物为主。睡前 2 小时不予进食。平时避免应用刺激性调味品和使 LESP 降低的药物（如异丙肾上腺素、前列腺素、酚妥拉明、阿托品和喘定等）及食物（巧克力、咖啡和酒类）。

三、药物疗法　有三类：即促胃动力药、抗酸和抑酸药、黏膜保护剂。疗程为4～8周。

（一）促胃动力药　能提高LESP，增加食管和胃的蠕动，促进胃排空，提高食管廓清能力，减少反流及反流物在食管停留时间。

1. 多巴胺受体拮抗剂：甲氧氯普胺（metoclopramide，胃复安）为周围和中枢多巴胺受体拮抗剂，可增加节后神经末梢乙酰胆碱释放，对胃酸分泌无作用，增加食管收缩幅度，增加LESP，促进胃排空。小儿剂量每次0.1mg/kg，每日3～4次，该药有对中枢神经系统的副作用，出现锥体外系异常症状，故应慎重使用。多潘立酮（domperidone，吗叮啉）为选择性周围性多巴胺受体拮抗剂，可使上消化道蠕动增强，促进胃排空，协调幽门收缩，增加食管蠕动和LESP。常用剂量为每次0.2mg/kg～0.3mg/kg，每日3～4次，饭前半小时及睡前口服。

2. 通过乙酰胆碱起作用的药物：西沙必利（cisapride）本药主要作用于肠肌层神经丛运动神经元的5-羟色胺受体，增加乙酰胆碱释放，从而诱导和加强胃肠道的生理运动。是一种全胃肠道动力药。常用剂量为每次0.1mg/kg～0.2mg/kg，每日3～4次，饭前半小时及睡前口服。但本药有使心电图Q-T间期延长的副作用，应用时应注意心脏情况的监测。

3. 红霉素及其衍生物：是胃动素受体激动剂，能增加LESP，引起胃底、胃窦、小肠强烈收缩，促进胃肠排空。剂量和适用年龄在研究中。

（二）抗酸和抑酸药　主要作用为抑制酸分泌、中和胃酸以减少反流物对食管黏膜的损伤，提高LESP。

1. 抑酸药　H_2受体拮抗剂（H_2 receptor antagonist，H_2RA）西咪替丁（cimetidine），对LESP、食管蠕动及胃排空均无作用，但可抑制壁细胞分泌盐酸。常用剂量为10～20mg/（kg·d），每日4次，饭前半小时及睡前口服。或每次0.2～0.3g，5%～10%葡萄糖溶液稀释后静脉滴注。其副作用少，可对肝肾功能产生影响，偶有男性乳房发育、头痛、便秘、腹泻、药物热、皮疹。但停药后可恢复正常；雷尼替丁（ranitidine）作用强于西咪替丁，它能抑制胃酸分泌，降低胃液中胃蛋白酶和酸度。小儿剂量3～5mg/kg，每12小时一次，或每晚1次口服，或将上述剂量分2～3次，5%～10%葡萄糖溶液稀释后静脉滴注；上述两药疗程为4～8周。法莫替丁（famotidine）0.6～1mg/（kg·d），分2次口服。尼扎替丁（nizatidine）尚无儿科用药经验。质子泵抑制剂（proton pumping inhibitor，PPI）：奥美拉唑（omeprazole）作用于壁细胞，抑制壁细胞膜中的质子泵-H^+-K^+-ATP酶，从而阻断酸分泌的最后通道，产生强力的抑酸作用。剂量为0.4～0.8mg/（kg·d），清晨顿服。

2. 中和胃酸药：碳酸钙、氢氧化铝、氢氧化镁等，用于年长儿。

3. 黏膜保护剂：能保护食管黏膜免受盐酸、胆盐和胰蛋白酶的侵蚀。硫糖铝（sucralfate）：常用剂量为10～25mg/（kg·d），每日4次，口服。思密达（smecta）＜1岁1g/次，1～2岁1.5g/次，2～3岁2g/次，＞3岁3g/次。每日3次。

四、手术治疗

绝大多数GER患儿经体位、饮食、药物治疗后痊愈。具有下列指征可考虑外科手术治疗：内科治疗6～8周无效，有严重并发症（消化道出血、营养不良、生长发育迟缓）；严重食道炎伴溃疡、狭窄，或有食管裂孔疝；有呼吸道梗阻、反复发作吸入性肺炎或窒息、伴支气管肺发育不良者；合并严重神经系统疾病。目前多采用Nissen胃底折叠术。

第三节　胃炎和消化性溃疡病

一、胃炎

胃炎（gastritis）是指物理性、化学性或生物性有害因子作用于人体，引起胃黏膜发生炎症性改变的一种疾病。根据病程、组织学、内镜结果分急性、慢性、特殊型三种。根据病因又可分成原发性和继发性两大类。

【病因和发病机制】

一、急性胃炎（acute gastritis）　多为继发性，由严重感染（败血症）、休克、颅内损伤、严重烧伤、手术后、呼吸衰竭及其他危重疾病所致的应激反应；误服腐蚀剂或毒性物质；摄入由细菌及其毒素污染的食物；服用过量非甾体类抗炎药（non-steroidal anti-inflammatory drugs，NSAIDs）、皮质类固醇等；食物过敏；摄入酒精或刺激性食物；胃内异物；情绪影响和各种因素所致的变态反应等均能引起胃黏膜的急性炎症。

二、慢性胃炎（chronic gastritis）　是有害因子长期、反复作用于胃黏膜，引起损伤的结果。结合临床、内镜、病理组织学结果将慢性胃炎分为浅表性胃炎（superficial gastritis）、萎缩性胃炎（atrophic gastritis）。特殊性（化学性、放射性、克罗思病、肉芽肿性、嗜酸性粒细胞性、其它感染性等）胃炎。小儿以浅表性胃炎最常见，约占90%～95%以上。慢性胃炎病因迄今尚未完全明确，可能与以下因素有关。

●Chronic gastritis的病因最主要为Hp感染，其次为胆汁反流；长期服用刺激性食物和药物；全身性多系统损害性疾病；精神神经因素；Crohn's disease；及遗传、免疫、过敏、营养、环境等因素。

（一）感染　近20年来，已证实幽门螺旋杆菌（Helicobacter pylori，H. pylori）感染与慢性胃炎有相关性，在小儿慢性浅表性胃炎中H. pylori检出率达44%～58.8%。其它细菌、病毒、真菌感染也可致慢性胃炎，原因为患急性胃炎后一部分患儿胃黏膜病变经久不愈发展成慢性胃炎；某些患儿鼻窦、口腔等处有感染病灶，吞入细菌和毒素即引起胃黏膜炎症。

（二）胆汁反流　胆盐刺激减低了胃黏膜对离子通透的屏障功能，胃液中氢离子得以反弥散进入胃黏膜引起炎症。

（三）长期服用刺激性食物和药物　如：粗糙、过冷、过热、过咸的食品；经常暴饮、暴食、饮浓茶、咖啡及非甾体抗炎药、皮质类固醇等药。

（四）全身性多系统损害性疾病　如：慢性肾炎、尿毒症、重症糖尿病、肝胆胰疾病、类风湿性关节炎、系统性红斑狼疮、甲状腺炎等。

（五）Crohn's disease。

（六）食物过敏或其他过敏原所致嗜酸性粒细胞性胃炎。

（七）精神神经因素　持续精神紧张、压力过大。

（八）其他因素　如 X 线照射、胃窦内容物滞留、遗传、免疫、营养、环境等因素均与发病有关。

【病理】

一、急性胃炎　表现为上皮细胞变性、坏死，固有膜大量中性粒细胞浸润，无或极少有淋巴细胞、浆细胞，腺体细胞呈不同程度性坏死。

二、慢性胃炎　其主要病理变化局限于黏膜层，浅表性胃炎见黏膜明显水肿、上皮细胞变性、坏死，小凹上皮细胞增生，固有膜炎症细胞主要为淋巴细胞、浆细胞浸润，病变局限于黏膜上 1/3，即在腺窝层而不影响腺管部分。萎缩性胃炎主要为固有腺体萎缩，肠腺化生及炎症浸润波及黏膜全层。

●慢性胃炎主要临床表现：反复发作无规律性的腹痛出现于进食过程中或餐后，多数位于上腹部、脐周，腹痛程度不同。

【临床表现】

一、急性胃炎　发病急骤，轻者仅有食欲不振、腹痛、恶心、呕吐；严重者可出现呕血、黑便、脱水、电解质及酸碱平衡紊乱，有细菌感染者常伴有全身中毒症状。

二、慢性胃炎　常见症状为反复发作、无规律性的腹痛，疼痛经常出现于进食过程中或餐后，多数位于上腹部、脐周，部分患儿部位不固定；轻者为间歇性隐痛或钝痛，严重者为剧烈绞痛；常伴食欲不振、恶心、呕吐、腹胀，嗳气、反酸、烧心。继而影响营养状况及生长发育。胃黏膜糜烂出血者伴呕血、黑便。体征可有上腹及脐周轻压痛。也可无明显体征。

●胃镜是最有价值的诊断手段。

H. pylori 检测方法　胃黏膜组织切片染色与培养；活检组织尿素酶试验；核素标记尿素呼吸试验；^{15}N-尿素排出试验；血清学检测。

【辅助检查】

一、纤维胃镜（gastroscopy fibergastroscopy）和电子胃镜（electron gastroscopy）是最有价值的安全、可靠的诊断手段。可直接观察胃黏膜病变，根据病变程度不同，可见黏膜广泛充血、水肿、糜烂、出血，有时表面覆盖脓性分泌物；同时可取病变部位组织进行病理学检查。

二、钡餐检查　多数胃炎病变在黏膜表层，钡餐造影难有阳性发现，但胃部有浅表炎症者有时可呈现胃窦部激惹症，黏膜纹理增粗、紊乱、迂曲、锯齿状，幽门前区呈半收缩状态，可见不规则痉挛收缩。气、钡双重造影能辨别黏膜的细微结构，效果较好。

三、胃液分泌功能　应用五肽胃泌素或大剂量组织胺法测定时，其酸度一般正常，少数呈高酸或降低。

四、胃泌素测定　空腹血清胃泌素正常或增高。

五、测胃蛋白酶原和内因子。

六、前列腺素　有报道慢性胃炎胃黏膜中前列腺素 E 含量减低。

七、H. pylori 检测方法

（一）胃黏膜组织切片染色与培养　H. pylori 培养需在微氧环境下用特殊培养基进行，可作为验证其他检查方法的“金标准”，但易出现假阴性。组织切片常用的染色法有 HE，Gram，碳酸复红染色，WS（Warthin-starry）染色等。

（二）活检组织尿素酶试验　尿素酶试剂中含有尿素和酚红，H. pylori 产生的尿素酶可分解其中的尿素产生氨，后者使试剂中的 pH 值上升，从而使酚红由棕黄色变成红色。将活检胃黏膜放入上述试剂中，如胃黏膜含有 H. pylori 则试剂变为红色，此法快速、简单，特异性和敏感性可达 90%以上。

（三）核素标记尿素呼吸试验　让患儿口服同位素^{13}C 或^{14}C 标记的尿素，如果患儿胃内含有 H. pylori，则其产生的尿素酶可将尿素分解产生 CO_2，由肺呼出，通过测定呼出气体中^{13}C 或^{14}C 含量即可判断胃内 H. pylori 感染程度，其特异性和敏感性均较高，^{13}C 无放射性更适合小儿应用。

（四）^{15}N-尿素排出试验：口服^{15}N-尿素，在尿素酶作用下，分解释放出标记的$^{15}NH_3$，经胃肠吸收后，部分随尿排出，检测 2 小时内$^{15}NH_3$ 排出率。

（五）血清学检测　ELISA 法检测 H. pylori 的 IgG-IgA 抗体；PCR 法检测 H. pylori 的 DNA。

（六）粪便检测　双抗夹心法检测患儿粪便中的 H. pylori 抗原。

八、胃超声检查、胃电图检查　两者结果均缺乏特异性，仅有参考价值。

【诊断和鉴别诊断】

根据病史、临床表现、胃镜和病理学检查，基本可以确诊。慢性胃炎的诊断应包括病因、病变部位、组织形态学（炎症、活动性、萎缩、肠上皮化生以及 H. pylori 有无）、病变程度（轻、中、重）。与组织学平行，对胃镜诊断也应分类并分级。

由于引起小儿腹痛的病因很多，急性发作的腹痛必须注意与外科急腹症、肝、胆、胰、肠等腹部内脏器官的疾病鉴别，也要与肺部疾病（气胸、胸膜炎）、糖尿病酮症、脑瘤、过敏性紫癜腹型等腹外疾病鉴别。女性青春期患者应注意与妇科疾病器质性疾病鉴别。慢性反复发作的腹痛应与肠道寄生虫、肠痉挛、腹型癫痫、消化性溃疡、反流性食管炎等疾病鉴别。

【治疗】

●慢性胃炎药物治疗：黏膜保护剂；H_2RA；胃肠动力药；抗酸药；中药。

有消化道出血者：静滴 H_2RA 或 PPI；输血、血浆、监测生命体征。

一、急性胃炎积极治疗原发病，避免服用一切刺激性食物和药物，及时纠正水、电解质紊乱；有上消化道出血者应卧床休息，监测生命体征，静滴 H_2RA 如西米替丁（cimetidine）、雷尼替丁（ranitidine），或质子泵抑制剂（PPI）奥美拉唑（omeprazole），输血、血浆；细菌感染者应用有效抗生素。

二、慢性胃炎

（一）去除病因，积极治疗原发病。

（二）饮食治疗　养成良好的饮食习惯和生活规律。饮食定时定量，避免服用刺激性食物和对胃黏膜有损害的药物。

（三）药物治疗　①黏膜保护剂：如胶体次枸橼酸铋（colloidal bismuth subcitrate，CBS)、硫糖铝（sucralfate)、麦滋林-s 颗粒剂、蒙脱石粉剂（思密达）等。② H_2RA：西米替丁、雷尼替丁适用于胃黏膜糜烂、或以烧心、反酸、上腹饥饿痛等症状为主者。③胃肠动力药：腹胀、呕吐者加用吗叮啉。④有 H. pylori 感染者应进行规范的抗 H. pylori 治疗（见消化性溃疡病治疗)。⑤抗酸药：氢氧化铝，复方碳酸钙，铝碳酸镁。有消化道出血者治疗同急性胃炎。⑥中药。药物治疗时间视病情而定疗程，一般为 4～8 周。

二、消化性溃疡病

消化性溃疡病（peptic ulcer disease）是指溃疡的发生因胃液中胃酸和胃蛋白酶的刺激、消化作用所致。胃肠道与酸性胃液相接触的任何部位均可发生溃疡。但绝大部分位于胃和十二指肠。消化性溃疡病按发生部位可分为胃溃疡（gastric ulcer，GU)、十二指肠溃疡（duodenal ulcer，DU)、食管溃疡（esophageal ulcer)、吻合口溃疡（marginal ulcer）等；按病因可分为原发性溃疡病（primary ulcer disease）和继发性溃疡病（secondary ulcer disease)；按病程分为急性溃疡病（acute ulcer disease)、慢性溃疡病（chronic ulcer disease)。小儿各年龄均可发病，婴幼儿以继发性溃疡病多见，常有明确的原发疾病，GU 和 DU 发病率相近；学龄前和学龄期儿童多为原发性溃疡病，以 DU 多见，男孩多于女孩。

【病因和发病机制】

●消化性溃疡病的发病机制：多数人认为是侵袭因子与防御因子之间失去平衡的结果。

消化性溃疡病的病因与诸多因素有关，确切发病机制至今尚无明确结论。多数人认为溃疡的形成是由于对胃和十二指肠黏膜有损害作用的侵袭因子（胃酸、胃蛋白酶、胆盐、药物、微生物及其他有害物质）与黏膜自身的防御因子（黏膜屏障、黏液重碳酸盐屏障、黏膜血流量、细胞更新、前列腺素、表皮生长因子等）之间失去平衡的结果。

一、侵袭因子

1. 胃酸和胃蛋白酶　胃酸和胃蛋白酶是胃液的主要成分，也是对胃和十二指肠黏膜有侵袭作用的主要因子，两者分别由胃黏膜的壁细胞和主细胞分泌。壁细胞膜内含有组胺、乙酰胆碱和胃泌素 3 种受体，组胺在刺激壁细胞的酸分泌中起主导作用，迷走神经活动通过释放介质（乙酰胆碱）直接刺激壁细胞分泌酸并刺激胃窦部分泌胃泌素然后刺激酸分泌。DU 患者基础胃酸、壁细胞数量及壁细胞对刺激物质的敏感性均高于正常人，胃酸分泌的正常反馈抑制机制发生缺陷，故酸度增高是形成溃疡的重要因素。新生儿生后 1～2 天胃酸分泌高，与成人相同，10 天内下降，以后 3～4 周又逐渐升高，故生后 2～3 天亦可发生原发性溃疡，因胃酸分泌随年龄而增加，因此年长儿消化性溃疡发病率较婴幼儿为高。

胃蛋白酶是在胃酸或已活化的胃蛋白酶作用下，转化成具有活性的胃蛋白酶，不仅能水解食物蛋白质的肽链，也能裂解胃液中的糖蛋白、脂蛋白及结缔组织、破坏黏膜屏障。消化性溃疡患者胃液中胃蛋白酶及血清胃蛋白酶原水平均高于正常人。

2. H. pylori 感染　小儿 DU 患者中 H. pylori 检出率为 52.6%～76.6%，GU 患者中 *H. pylori* 检出率约为 20%～62.5%，H. pylori 被根除后溃疡复发率与仅用酸抑制剂治疗相比，明显下降。说明 H. pylori 与溃疡病有密切相关。

3. 胃泌素（gastrin）胃泌素由 G 细胞分泌，有刺激胃酸和胃蛋白酶分泌作用。胃运动障碍可使食物在胃窦部滞留，刺激胃泌素产生，这也是形成溃疡的原因之一。

4. 遗传因素　有文献报道，儿童患者 20%～60%有家族史，其中父亲有溃疡病史者占 32%，母亲有溃疡者占 8%，单卵双胎有 50%可患同一种消化性溃疡。O 型血不分泌 ABH 血型物质者的 DU 发病率较其他型的人高；2/3 的 DU 患者家族性血清胃蛋白酶原升高。

5. 药物　很多研究表明在长期应用 NSAIDs 治疗的患者中，发生消化性溃疡及其合并症的危险较对照高 1～10 倍。NSAIDs 和肾上腺皮质类固醇可以抑制胃黏膜前列腺素的合成，降低了胃黏膜的防御功能，引起胃黏膜损伤。

6. 其他　精神因素可以影响胃的分泌和运动功能，从而对胃黏膜造成损害。有人提出刺激性食物、含咖啡因的食物、高盐饮食、高浓度酒精等可能与溃疡发病有关。另外，膳食纤维水平偏低、食物中必需脂肪酸缺乏可能在消化性溃疡发生中起一定作用。少数疾病与消化性溃疡有显著相关性。如：反流性食管炎、Barrett 食管、甲状旁腺功能亢进、胃泌素瘤、肝硬化、肾功能不全和肾移植术后、胰腺外分泌功能减退等。还有一些少见病因如：病毒感染、先天性十二指肠梗阻、放射线、化疗等。

二、防御因子

正常情况下，胃和十二指肠黏膜由其上皮分泌的黏液所覆盖，黏液与完整的上皮细胞膜及细胞间连接形成一道防线，称黏液－黏膜屏障，能防止食物的机械摩擦，阻碍胃腔内 H^+ 反渗入黏膜，上皮细胞分泌的 HCO_3^- 可扩散入黏液，能中和胃腔反渗来的 H^+，使黏膜表面的 pH 保持 7 左右，并维持黏膜内外的电位差。黏膜良好的血运循环和上皮的旺盛更新可以保持黏膜完整。大量研究还发现前列腺素能促进上皮细胞分泌黏液和 HCO_3^-，加强黏膜血循环和蛋白的合成，抑制组胺刺激胃液分泌，防止各种有害因子对胃肠黏膜的损害。生长抑素，表皮生长因子，正常的胃十二指肠蠕动等因素对胃肠黏膜均有保护作用。在各种攻击因子的作用下，防御因子功能受损，可影响黏膜血循环及上皮细胞的更新，使黏膜缺血、坏死、而形成溃疡。

继发性溃疡分为各种危重疾病所致的应激性溃疡（stress ulcer disease）和药物性溃疡。严重烧伤可引起十二指肠溃疡，有报道 13%烧伤患儿发生十二指肠溃疡。中枢神经系统受到创伤、手术或患有严重疾病时 GU 或 DU 危险增加。而药物性溃疡是由于服用了 NSAIDs 和肾上腺皮质类固醇所致。

【病理】

DU 好发于球部，偶尔位于球后以下的部位称球后溃疡。单发为多，也可多发。GU 多发生在胃窦、胃体交界的弯侧，少数可发生在胃窦、胃体、幽门前方或幽门管内。溃疡大小不等，胃镜下观察呈圆形或不规则圆形，也有呈椭圆形或线形，底部有灰白苔，周围黏膜充血、水肿。球部因黏膜充血、水肿，或因多次复发后，纤维组织增生和收缩而导致球部变形；有时出现假憩室。消化性溃疡内镜下可分为活动期、愈合期和瘢痕期。胃和十二指肠同时有溃疡存在时称复合溃疡。

●各年龄小儿消化性溃疡的临床特点：新生儿期以继发性溃疡多见，易穿孔。婴儿期继发性溃疡多见，首发症状可为消化道出血和穿孔。幼儿期和学龄前及学龄期儿童中大多数患儿以腹痛、消化道出血就诊。

【临床表现】

由于溃疡在各年龄阶段的好发部位、类型和演变过程不同，临床症状和体征也有所不同，年龄愈小，症状愈不典型，不同年龄患者的临床表现有一定特点。

一、新生儿　继发性溃疡多见，GU 比 DU 常见。其原发病有：窒息缺氧、败血症、低血糖、呼吸窘迫综合征和中枢神经系统疾病等；先天性胃壁肌层缺陷、胃十二指肠先天结构异常等。常表现急性起病，呕血、黑便、腹胀。新生儿溃疡常可引起穿孔，表现为持续性进行性腹部膨隆，伴呕吐、呼吸困难，但发热等感染中毒症状常很重。查体肝浊音界消失、肠鸣音消失。腹部立位平片可发现膈下游离气体。

二、婴儿期　继发性溃疡多见，GU 和 DU 发病率相等，起病急，首发症状可为消化道出血和穿孔。原发性以 GU 为多，表现为呕吐、厌食、进食后啼哭、腹胀、生长发育迟缓，也可表现为呕血、黑便。

三、幼儿期　GU 和 DU 发病率相等，常见间歇发作脐周及上腹部疼痛、烧灼感，食后减轻，夜间及清晨痛醒，可发生呕血、黑便甚至幽门梗阻、穿孔。

四、学龄前及学龄期　以原发性 DU 多见，主要表现为反复发作脐周及上腹部胀痛、烧灼感，饥饿时或夜间多发；严重者可出现呕血、便血、贫血；部分有穿孔，穿孔时疼痛剧烈并放射至背部或左右上腹部；少数有幽门梗阻。大多数患儿以腹痛、消化道出血就诊。

【辅助检查】

一、胃镜是诊断消化性溃疡病准确率最高的方法。通过检查不仅能诊断溃疡病，而且可估计溃疡灶大小、溃疡表面有无血管暴露和评估药物治疗的效果，同时又可采取黏膜活检作病理组织学和细菌学检查。消化道出血时能够明确出血部位，及时进行相应治疗。

二、影像学检查（钡餐检查）

（一）直接征象　胃壁或十二指肠球部龛影。但在婴幼儿期较少见，学龄儿童较易发现。这是因为小儿童十二指肠球部位置较深而固定，溃疡位于球后壁时，正、侧位摄片和加压都很难显示龛影。

（二）间接征象　DU 时可发现幽门痉挛、梗阻、球部充盈欠佳、缩小、持续不张和变形等；GU 则可见胃蠕动加强或充气扩张。溃疡对侧切迹，十二指肠激惹征，对本病有诊断参考价值。因小儿溃疡浅表，钡餐通过快，检出率较成人为低，且假阳性率较高，气、钡双重对比造影效果较佳。

另外，腹部立位平片有助于穿孔的诊断，腹腔动脉造影有助于确定出血部位，CT等影像学检查可定位胃泌素瘤。

三、胃液分析　用五肽胃泌素法观察基础酸排量和酸的最大分泌量，DU患儿明显增高，有家族史和反复发作者也升高。DU患儿在标准蛋白饮食后1～2小时测血清胃泌素，均较GU患者高。

四、H. pylori检测（见慢性胃炎节）

五、其他实验室检查　便潜血试验，血常规、肝功、淀粉酶、血BUN等对观察出血情况及鉴别诊断有帮助。

【诊断和鉴别诊断】

●胃镜是诊断消化性溃疡病准确率最高的方法，并且也是治疗溃疡出血的手段之一。

根据病史，体检和结果，可诊断。但由于小儿消化性溃疡症状和体征不如成人典型，常易误诊和漏诊，故对出现剑突下有烧灼感或饥饿痛；反复发作、进食后缓解的上腹痛，夜间及清晨症状明显，而无寄生虫感染者；与饮食有关的呕吐；粪便潜血试验阳性的贫血患儿；反复胃肠不适，且有GU尤其是DU的家族史；原因不明的呕血、便血、穿孔者等，均应警惕消化性溃疡的可能性。应注意鉴别的疾病包括：

1. 腹痛　应与反流性食管炎、肠痉挛、蛔虫症、肝、胆、胰、腹腔淋巴结感染、胃结石、异物、泌尿系感染、结石，胸膜炎、糖尿病酮症、脑瘤、过敏性紫癜腹型等疾病鉴别。大儿童应与胃淋巴瘤或胃癌鉴别。女性青春期患者应注意与妇科疾病器质性疾病鉴别。

2. 呕血　新生儿和小婴儿呕血可见于新生儿自然出血症、食管裂孔疝、败血症及全身出血性疾病等；年长儿需与肝硬化致食管静脉曲张破裂、贲门黏膜撕裂综合征、反流性食管炎及全身出血性疾病鉴别。

3. 便血　消化性溃疡出血多为柏油样便；鲜红色便仅见于大量出血者；均应与肠套叠、憩室、息肉、肿瘤、腹型过敏性紫癜、遗传性毛细血管扩张症、溃疡性结肠炎、Crohn's disease病、Meckel憩室、肠道感染及血液病所致出血鉴别。

【治疗】

●治疗原则：
1. 一般治疗
良好的生活习惯。
2. 药物治疗
抑制胃酸分泌和中和胃酸，强化黏膜防御力，抗Hp治疗。

原则是缓解和消除症状，促进溃疡愈合，防止复发，并预防并发症。

一、一般治疗　培养良好的生活习惯，饮食定时定量，避免过度疲劳及精神紧张，避免食用具有刺激性、对胃黏膜有损害的食品与药物。

二、药物治疗　原则为抑制胃酸分泌和中和胃酸，强化黏膜防御力，抗H. pylori治疗。

（一）制胃酸分泌和抗酸药

1. H_2RA：可直接抑制组胺、阻滞乙酰胆碱和胃泌素分泌，达到抑酸和加速溃疡愈合的目的。常用西米替丁，每日10～15mg/kg，分4次于饭前10分钟至30分钟口服，或按每次0.2～0.3g，用5%～10%葡萄糖溶液稀释后静脉滴注；雷尼替丁，每日3～5mg/kg，每12小时一次，或每晚一次口服，或将上述剂量分2～3次，用5%～10%葡萄糖溶液稀释后静脉滴注，肾功能不全者剂量减半。疗程为4～8周。法莫替丁，每日0.9mg/kg，睡前一次服用，疗程2～4周。

2. PPI：作用于胃黏膜壁细胞，降低壁细胞中的H^+-K^+-ATP酶活性，阻抑H^+从细胞浆内转移到胃腔而抑制胃酸分泌。常用奥美拉唑，剂量为每日0.6～0.8mg/kg，清晨顿服。疗程2～4周。上述药物应用，需注意其副作用，定量查血象和肝功。

3. 中和胃酸和抗酸剂：常用复方碳酸钙、复方氢氧化铝片（胃舒平）、铝碳酸镁（胃达喜）等。饭后1小时服用。片剂嚼碎或研碎后服用。

（二）胃黏膜保护剂

1. 硫糖铝：在酸性胃液中与蛋白形成大分子复合物，凝聚成糊状物覆盖于溃疡表面起保护作用，防止酸侵入，并可吸附胃蛋白酶和胆汁酸、抑制其活性；尚可刺激局部前列腺素E2分泌和表皮生长因子释放聚集，促进溃疡愈合，疗效相当于H_2RA。常用剂量为每日10～25mg/kg，分4次口服，疗程4～8周。肾功能不全者禁用。

2. 胶体次枸橼酸铋：在酸性环境中沉淀，与溃疡面的蛋白质结合，覆盖其上，形成一层凝固的隔离屏障，阻止胃酸和胃蛋白酶的侵蚀；促进胃上皮细胞分泌粘液，抑制人体胃蛋白酶对黏液层的降解，促进前列腺素分泌；与表皮生长因子形成复合物，使生长因子聚集于溃疡部位，促进再上皮化和溃疡愈合，更具抗H. pylori的作用。剂量每日6～8mg/kg，分3次口服，疗程4～6周。本药有导致神经系统不可逆损害和急性肾功能衰竭等副作用，长期大剂量应用时应谨慎，最好有血铋监测。

3. 呋喃唑酮：能抑制体内单胺氧化酶活性，提高多巴胺活性从而抑制胃酸分泌、胃运动和扩张血管、维持胃黏膜完整性，并能减少胃酸分泌和抑制H. pylori生长。剂量每日5～10mg/kg，分3次口服，连用2周。常有恶心、呕吐、皮疹、末梢神经炎等副作用。

4. 柱状细胞稳定剂：麦滋林-s（marzulene-s）。

5. 其他：表皮生长因子、生长抑素等已在临床研究中。

（三）抗H. pylori治疗　须明确清除率（clearance rate）（指一个疗程结束时H. pylori的转阴率）和根除率（eradication rate）（指一个疗程结束，停药一个月仍保持阴性比率）两个概念。后者真正代表H. pylori被杀灭，临床观察和考核药物疗效时应以根除率为标准。常用的药物有：CBS每日6～8mg/kg；羟氨苄青霉素每日50mg/kg（4周）；克拉霉素（clarithromycin），每日15～30mg/kg（2周）；甲硝唑（metronidazole）每日25～30mg/kg（2周）。替硝唑（tinidazole）每日10mg/kg（2周），呋喃唑酮（furazolidone）每日3～5mg/kg（2周）。已证明奥美拉唑具有抑制H. pylori生长的作用。因H. pylori栖居部位的环境的特殊性，不易被根除，故多主张联合用药（二联或三联）。

（四）治疗实施

初期治疗　H_2受体拮抗剂及黏膜保护剂作为首选药物，疗程4～8周；奥美拉唑用于年长儿及难治性溃疡；H. pylori阳性患儿同时进行正规的抗 H. pylori 治疗。

维持治疗　对多次复发、症状严重伴有并发症、合并危险因素如胃酸高分泌、持续服用非甾体抗炎药、或 H. pylori 感染等的患儿，可予 H_2RA 或奥美拉唑维持治疗。

1. 正规每日维持治疗：小剂量 H_2 受体拮抗剂或奥美拉唑维持，疗程 1～2 年或更长。

2. 间歇全剂量治疗：患儿出现严重症状复发，或胃镜证实溃疡复发时，给予一疗程全剂量治疗。

3. 按症状需要自我监护治疗：即当症状复发时，给予短程治疗，症状消失后停药。消化性溃疡合并大出血时应积极采取内科抢救措施（包括药物止血、内镜下止血、输血等），以防止失血性休克。

（五）手术治疗　如有以下情况，应根据个体情况考虑手术治疗：失血量大，药物治疗无效；合并有溃疡穿孔；有幽门梗阻；或复发较频的难治性溃疡，药物疗效不佳者。

第四节　小儿腹泻病

小儿腹泻病（infantile diarrhea disease），是一组由多病原、多因素引起的以大便次数增多和大便性改变为特点的儿科常见病。每年世界死于腹泻病的 5 岁以下的儿童可达 150～510 万。小儿腹泻病是造成小儿营养不良、生长发育障碍和死亡的主要原因之一。在我国发病率仅次于呼吸道感染。6 个月～2 岁婴幼儿发病率最高。

【病因】

小儿腹泻病的病因可分为：①感染性：如病毒、细菌、真菌、寄生虫等感染；②非感染性：食饵性、症状性、过敏性及其他因素引起的腹泻。

●病因：感染性、非感染性。
感染性分肠道内、肠道外，前者多见。

一、小儿腹泻病的易感因素

（一）婴幼儿消化系统发育尚未成熟，胃酸及消化酶分泌少，酶活性较低，不能适应食物质和量的较大变化；生长发育快，所需营养物质相对较多，胃肠道负担重，容易发生消化道功能紊乱。

（二）机体防御功能差　①婴幼儿胃酸偏低，胃排空较快，对进入胃内的细菌杀灭能力较弱；②体液及细胞免疫功能差：血清免疫球蛋白（尤其是 IgM、IgA）和胃肠道分泌型 IgA 均较低；③正常肠道菌群建立不完善（新生儿生后尚未建立正常肠道菌群），对入侵的致病微生物的拮抗作用弱，或由于使用抗生素等引起肠道菌群失调。均易患肠道感染。

（三）人工喂养　家畜乳中缺乏母乳中含有的有很强的抗肠道感染作用的大量体液因子（SIgA、乳铁蛋白）、巨噬细胞和粒细胞，或虽有某些上述成分，但在加热过程中被破坏，而且人工喂养的食物和食具极易受污染，故人工喂养儿肠道感染发生率明显高于母乳喂养儿。

二、感染因素　分为肠道内与肠道外感染，以前者为主。

肠道内感染：致病微生物可通过污染的食物、水或食具进入小儿肠道，某些病毒可通过呼吸道感染小儿肠道。有肠道感染的医护人员和小患儿往往是院内感染的病原传播者。病原微生物能否引起肠道感染，决定于宿主防御机能的强弱、感染菌量的大小及微生物的毒力。主要病原有以下几种。

（一）病毒感染 80％ 小儿腹泻病由病毒感染引起。病毒性肠炎主要病原为轮状病毒（rota virus），其次肠道病毒（enterovirus），包括柯萨奇病毒（Coxsackie virus）、埃可病毒（enteric cytopathogenic human orphan virus）、肠道腺病毒（Enteric adenovirus）、星状病毒（astrovirus）、杯状病毒（calicivirus）、诺沃克病毒（Norwalk virus）、冠状病毒（coronavirus）、小圆形病毒（small round virus）等，也可有几种病毒混合感染。美国 Dennehy 等报道星状病毒是仅次于轮状病毒引起小儿腹泻的病原。近年来，在非洲少数国家发生埃博拉病毒（Ebola virus）暴发流行，此病毒感染也可引起腹泻。

（二）细菌感染

1. 致腹泻大肠杆菌（diarrheogenic E. coli）：根据能引起腹泻的大肠杆菌的不同致病毒性和发病机制，已知的菌株可分为 5 大组。国际公认的病原性大肠杆菌血清学分型是根据菌体抗原（O）和表面相关抗原（包括荚膜 K，鞭毛 H，和菌毛 F）来确定型别。

（1）致病性大肠杆菌（enteropathogenic E. coli，EPEC）：分布在 O_{18}～O_{158} 中的 16 个型为最早发现的致腹泻大肠杆菌。致病菌侵入肠道后，特异性地粘附在肠黏膜上皮细胞引起炎症反应，导致肠黏膜微绒毛破坏，皱襞萎缩变平，黏膜充血、水肿而致腹泻，可累及全肠道。

（2）产毒性大肠杆菌（enterotoxigenic E-coli，ETEC）：分布在 O_1～O_{163} 中的 39 个型中。致病菌粘附在小肠上皮刷状缘，在其表面定居、繁殖，这阶段主要由细菌的特殊菌毛完成，然后产生不耐热肠毒素和耐热肠毒素引起腹泻。

（3）侵袭性大肠杆菌（enteroinvasive E-coli，EIEC）：分布在 O_{25}～O_{164} 中的 11 个型中。致病菌直接侵入小肠、结肠黏膜引起炎症反应，导致肠上皮细胞炎症和坏死，引起痢疾样腹泻（脓血便）。

（4）出血性大肠杆菌（enterohemorrhagic E. coli，EGEC）：致病菌粘附于结肠产生与志贺杆菌相似的肠毒素，引起肠黏膜坏死和肠液分泌，致出血性肠炎。如：O_{157} ：H_7 可造成群体发病。

（5）粘附－聚集性大肠杆菌（enteroadherent aggregative E. coli，EAEC）致病菌以集聚方式粘附于下段小肠和结肠黏膜致病，不产生肠毒素，不引起组织损伤。

●肠道感染病原：病毒、细菌、真菌、寄生虫等。

2. 空肠弯曲菌（campylobacter jejuni）：与肠炎有关的弯曲菌有空肠型、结肠型和胎儿亚型 3 种，致病菌直接侵入空肠、回肠和结肠黏膜，引起炎症性、侵袭性腹泻，某些菌株也能产生肠毒素。血清学分型研究证明鸡和猪可能是宿主，人可有健康带菌者。

3. 沙门菌（salmonella）：伤寒、副伤寒甲、乙、丙及两者以外的沙门菌，常见的有鼠伤寒（B群）、猪霍乱（C群）、肠炎沙门菌（D群）及婴儿沙门菌（C群）。按菌体抗原可分为A、B、C、D等50个群，按鞭毛“H”抗原分型有2000多个血清型或变种。与人类密切相关的50个菌型。最常见的分属B、C、D、E群中的20来个菌型。

4. 耶尔森菌（Yersinia enterocolitica）：为革兰阴性杆菌，引起人类疾病的主要是O抗原型，O_3 和 O_8 在日本和欧美流行。除侵袭小肠、结肠壁细胞外，还产生肠毒素，引起侵袭性和分泌性腹泻。

5. 弧菌属（vibrio）霍乱弧菌（vibrio cholerase）及其他弧菌可引起暴发性水泻。（具体见有关章节）

6. 志贺杆菌属（shigella）已知有4种可引起典型急性细菌性痢疾（acute bacillary dysentery）。（具体见有关章节）

7. 结核杆菌（mycobacterium tuberculosis）：可以感染肠道引起肠结核，出现腹泻症状。（具体见有关章节）

8. 其他：嗜水产气单胞菌（aeromonas hydrophila）、难辨梭状芽孢杆菌（clostridium difficile）、金黄色葡萄球菌（staphylococcus aureus）、绿脓杆菌（pseudomonas aeruginosa）、变形杆菌（bacillus proteus）等均可引起腹泻。常发生在使用抗生素后或免疫力低下时。

（三）真菌(fungus)：致腹泻的真菌有念珠菌(candida)、曲菌(aspergillus)和毛霉菌(mucor)，小儿以白色念珠菌(candida albicans)感染多见。

（四）寄生虫：常见为蓝氏贾第鞭毛虫（giardia lamblia）、阿米巴原虫（entamoeba histolytica）和隐孢子虫（cryptosporidium）等。

肠道外感染：肠道外组织、器官受到感染也可引起腹泻，常见于中耳炎、上呼吸道感染、肺炎、泌尿系感染、皮肤感染等。腹泻多不严重，年龄越小越多见。一部分是因为肠道外感染引起消化功能紊乱，另一部分可能是肠道内外均为同一病原（主要是病毒）感染。也有人称此类腹泻为症状性腹泻。

三、非感染因素

（一）食饵性腹泻　多为人工喂养儿，常因喂养不定时，饮食量不当，突然改变食物品种，或过早喂大量淀粉或脂肪类食品引起。

（二）过敏性腹泻　如对牛奶、大豆（豆浆）、鸡蛋、药物（某些抗生素）等过敏而引起腹泻。对牛奶过敏者较多。

（三）药物其他影响：西沙必利、红霉素等促胃肠蠕动药物，一些中药可引起腹泻。

（四）原发或继发蛋白质、脂肪、糖消化吸收不良。如：原发性或继发肠道感染后双糖酶缺乏，活力降低（主要为乳糖酶），肠道对糖的消化吸收不良，使乳糖积滞引起腹泻、乳糜泻等。

（五）炎症性肠病：主要指Crohn病、溃疡性结肠炎（ulcerative colitis），随着肠镜在儿科广泛应用，在小年龄儿童中也有病例报道。

（六）其他：气候突然变化、腹部受凉肠蠕动增加、天气过热消化液分泌减少等都可能诱发消化功能紊乱致腹泻。

【发病机制】

导致腹泻的机制有："分泌性"、"渗透性"、"渗出性"和"肠道功能异常"等4种类型，分别是因为肠腔内存在大量不能吸收的具有渗透活性的物质；肠腔内电解质分泌过多；炎症所致的液体大量渗出；肠道运动功能异常。但在临床上不少腹泻并非由某种单一机制引起，而是在多种机制共同作用下发生的。

一、感染性腹泻：

（一）细菌性肠炎　肠道感染的病原菌不同，发病机制亦不同。

●发病机制：因病因不同而不同：
感染性：细菌性（肠毒素、侵袭性）病毒性。
非感染性。

1. 肠毒素性肠炎：各种产生肠毒素的细菌可引起分泌性腹泻，如霍乱弧菌、ETEC、空肠弯曲菌、金黄色葡萄球菌、产气荚膜杆菌（Bacillus perfringens）等。病原体侵入肠道后，先粘附在肠上皮细胞刷状缘，并在其表面定居、繁殖，不侵入肠黏膜，然后细菌在肠腔中释放肠毒素，一种为不耐热肠毒素（labile toxin，LT）与小肠细胞膜上的受体结合后激活腺苷酸环化酶，使三磷腺苷（ATP）转变为环磷酸腺苷（cAMP），使细胞内cAMP增多，抑制小肠绒毛上皮细胞吸收Na^+、Cl^-和水，并促进肠腺分泌Cl^-；另一种为耐热肠毒素（stable toxin，ST）它通过激活鸟苷酸环化酶，使三磷酸鸟苷（GTP）转变为环磷酸鸟苷（cGMP），cGMP增多后亦使肠上皮细胞减少Na^+、Cl^-和水的吸收、促进Cl^-分泌。两者均使小肠液总量增多，超过结肠的吸收限度而发生腹泻，排出大量无脓血的水样便，可导致患儿水、电解质紊乱。

2. 侵袭性肠炎：各种侵袭性细菌感染可引起渗出性腹泻，如志贺菌属菌、沙门菌、EIEC、空肠弯曲菌、耶尔森菌和金黄色葡萄球菌等均可直接侵袭小肠或结肠肠壁，穿入上皮细胞内，使细胞蛋白溶解并在其中生长繁殖，使黏膜充血、水肿，炎症细胞浸润引起渗出和溃疡等病变。患儿排出含有大量白细胞和红细胞的菌痢样粪便；结肠由于炎症而不能充分吸收来自小肠的液体，且某些致病菌还能产生肠毒素，故也可同时发生水泻。

（二）病毒性肠炎：各种病毒侵入肠道后，在小肠绒毛顶端的柱状上皮细胞上复制，使细胞发生空泡变性和坏死，其微绒毛肿胀，不规则和变短，受累的肠黏膜绒毛上皮细胞脱落，陷窝上皮迅速增生，自陷窝向外发展，覆盖小肠腔表面，这些增生上皮不能很快分化，无消化吸收功能，致使小肠黏膜回吸收水分和电解质的能力受到损害，肠液在肠腔内大量积聚而引起腹泻。同时，发生病变的肠黏膜细胞分泌双糖酶不足，活性降低，使食物中糖类消化不良而积滞在肠腔内，并被细菌分解成小分子的短链有机酸，使肠液的渗透压增高；双糖的分解不全导致微绒毛上皮细胞钠转运的功能障碍，两者均造成水和电解质的进一步丧失。

二、非感染性腹泻：主要由饮食不当引起，当进食过量或食物成分不恰当时，消化过程发生障碍，食物不能被充分消化和吸收而积滞在小肠上部，使肠腔内酸度降低，有利于肠道下部的细菌上移和繁殖，致使食物发酵和腐败（内源性感染），使消化功能更为紊乱。糖类消化不良被细菌分解产生的短链有机酸使肠腔内渗透压增高(渗透性腹泻),并协同腐败性毒性产物刺激肠壁使肠蠕动增加导致腹泻、脱水和电解质紊乱。过敏性腹泻主要是变态反应所致。炎症性肠病的发病可能与遗传、免疫有关,目前尚未明确。

【临床表现】

病因相同的腹泻常具有相似的临床表现，但各有特点。

一、急性腹泻（病程<2 周）

（一）腹泻的共同临床表现

1. 轻型：起病可急可缓，以胃肠道症状为主，食欲不振，偶有溢乳或呕吐，大便次数增多（3～10 次/天）及性状改变；无脱水及全身中毒症状，多在数日内痊愈，常由饮食因素及肠道外感染引起。在佝偻病或营养不良患儿，腹泻虽轻，但常迁延，可继发其他疾病。患儿可表现无力、苍白、食欲低下。大便镜检可见少量白细胞。

2. 重型：常急性起病，也可由轻型逐渐加重、转变而来，除有较重的胃肠道症状外，还有较明显的脱水、电解质紊乱和全身中毒症状（发热、烦躁、精神萎靡、嗜睡甚至昏迷、休克）。多由肠道内感染引起。

●临床表现：轻型、重型（除消化道症状外，还伴有脱水、电解质、酸碱平衡紊乱）。脱水程度及性质判断。

（1）胃肠道症状：常有呕吐，严重者可吐咖啡色液体，食欲低下；腹泻频繁，大便每日 10 至数 10 次，多为黄色水样或蛋花样便，含有少量黏液，少数患儿也可有少量血便。

（2）水、电解质及酸碱平衡紊乱：①脱水：由于吐泻丢失体液和摄入量不足，使体液总量尤其是细胞外液量减少，导致不同程度（轻、中、重）脱水（见表 11－1），由于腹泻患儿丧失的水和电解质的比例不同，可造成等渗、低渗或高渗性脱水（见表 11－2），以前两者多见。②代谢性酸中毒（metabolic acidosis）：发生的原因是由于：吐泻丢失大量碱性物质，进食少，热卡不足，肠吸收不良，机体得不到正常能量供应导致脂肪分解增加，产生大量酮体；脱水时血容量减少，血液浓缩，血流缓慢，组织缺氧致乳酸堆积；脱水使肾血流量亦不足，其排酸、保钠功能低下使酸性代谢产物滞留体内。表现为精神萎靡，呼吸深长，小婴儿可表现为嗜睡、苍白、拒食等。严重者可出现昏迷。③低钾血症（hypopotassemia）：胃肠液中含钾较多（腹泻时大便中含钾量约为 17.9±11.8mmol/L），呕吐和腹泻丢失大量钾盐；进食少，入量不足；肾脏保钾功能比保钠差，在缺钾时仍有一定量的钾继续排出，在脱水未纠正前，由于血液浓缩，酸中毒时钾由细胞内向细胞外转移以及尿少而致钾排出量减少等原因，钾总量虽然减少，但血清钾多数正常，随着脱水、酸中毒被纠正、排尿后钾排出增加以及大便继续失钾等因素使血钾迅速下降，出现不同程度的缺钾症状。肌张力下降，肠鸣音减弱、心电图出现 u 波等。④低钙血症（hypocalcemia）和低镁血症（hypomagnesemia）：腹泻患儿进食少，吸收不良，从大便丢失钙、镁，可使体内钙、镁减少，活动性佝偻病和营养不良患儿更多见，脱水、酸中毒纠正后易出现低钙症状（手足搐搦、喉痉挛和惊厥），Chvostek 征、腓反射、Trousseau 征阳性。极少数久泻和营养不良患儿输液后出现震颤、抽搐、哭闹、易激惹、不能入睡等表现，用钙治疗无效时应考虑低镁血症可能。

表 11—1　各型脱水的临床区别

	低渗脱水	等渗脱水	高渗脱水
病因	慢性腹泻、营养不良 使用利尿剂	腹泻、胃肠引流	高热、大汗、腹泻、输入高张液
体温	常低	与原发病有关	升高
口渴	早期不明显	一般	早期即有
尿量	早期不减少	减少	早期即明显减少
皮肤	弹性极差、湿冷	干燥、弹性差	明显干燥、弹性正常
精神	极度萎靡	萎靡、烦躁	兴奋、激惹、昏迷
循环衰竭	发生早而严重	重症有	一般无
实验室	血钠＜130mmol/L	血钠 130～150mmol/L	血钠＞150mmol/L

表 11-2　脱水程度的判断

临床表现	轻度脱水	中度脱水	重度脱水
失水量	＜5%	5%～10%	＞10%
一般状态	精神稍差	萎靡，烦躁	极度萎靡，嗜睡　昏迷，惊厥
皮肤黏膜	稍干燥，弹性尚好	干燥，弹性差	极度干燥，弹性极差
前囟、眼窝	稍凹陷	明显凹陷	深凹、眼睑不能闭合
泪水	有	少	无
尿量	略少	明显减少	极少或无尿
循环状态	无明显改变	四肢稍冷，心率增快	四肢厥冷，皮肤发花，心率快，血压下降

（二）几种常见类型肠炎的临床特点

1. 轮状病毒肠炎（rota-virus enteritis）：又称秋季腹泻，北京多发生在 10～11 月，呈散发或小流行，夏季也有散发病例。经粪、口传播，也可通过气溶胶形式经呼吸道感染而致病。潜伏期 1～3 天，多发生在 6 个月～2 岁婴幼儿，＞4 岁者少见。起病急，呕吐常先于腹泻，大便次数多、量多、水分多，黄色水样或蛋花样便带少量黏液，无腥臭味；常并发脱水和酸中毒。常伴有发热和上呼吸道感染症状，本病为自限性疾病，数日后呕吐渐停，腹泻减轻，不喂乳类的患儿恢复更快，病程约 3～8 天，少数病程较长。大便镜检无白细胞或偶有少量。感染后 1～3 天即有大量病毒自大便中排出，最长可达 6 天，用 ELISA 法检测病毒抗原，或 PCR 及核酸探针技术检测病毒抗原、抗体。血清抗体一般在感染后 3 周上升。病毒分离较难，有条件可直接用电镜或免疫电镜检测病毒。

2. 大肠杆菌肠炎（Escherichia coli enteritis）：多发生在气温较高的季节，以 5～8 月份为多。可在新生儿室、托儿所甚至病房内流行。营养不良儿、人工喂养儿或更换饮食时更易发病。

（1）致病性大肠杆菌肠炎（EPEC enteritis）：潜伏期 1～2 天，起病较缓，病情由轻到重。大便每日 5～10 余次，量中等，呈黄绿色或蛋花样稀便伴较多黏液，有腥臭味，常伴呕吐，轻症无发热及全身症状，严重者可伴发热、脱水及电解质紊乱。镜检有少量白细胞。病程约 1～2 周，体弱儿病程迁延。血清型不同，症状轻重不同，O_{111}、O_{126}、O_{127}、O_{128} 大便可有脓液，O_{26}、O_{44}、O_{55}、O_{66} 所致症状较轻。

（2）产毒性大肠杆菌肠炎（ETEC enteritis）：潜伏期 1～2 天，起病较急。轻症仅大便次数稍增，性状轻微改变，重症腹泻频繁，量多，呈水样或蛋花样混有黏液。伴呕吐，常发生脱水、电解质和酸碱平衡紊乱。镜检常无白细胞，病程5～10天，甚至更长。

（3）侵袭性大肠杆菌肠炎（EIEC enteritis）：潜伏期18～24小时。起病急，腹泻频繁，大便呈粘冻状，混有脓血。常伴恶心、呕吐、高热、腹痛和里急后重，可出现严重的中毒症状甚至休克。镜检可见大量红白细胞。

（4）出血性大肠杆菌肠炎（EGEC enteritis）：大便次数增多，开始为黄色水样便，后转为血水便，有特殊臭味，伴腹痛，个别病例可伴发溶血尿毒综合征和血小板减少性紫癜，大便镜检有大量红细胞，常无白细胞。

（5）粘附性大肠杆菌肠炎（EAEC enteritis）：多见于婴幼儿，发热、腹泻，大便为黄色稀水状。镜检常无白细胞或少量白细胞。

3. 鼠伤寒沙门菌小肠结肠炎（Salmonella typhimurium enterocolitis）：占沙门菌感染的40%～80%。传染源为病人、感染的家禽、家畜、鼠类、鸟类、爬虫类、鱼类。经接触、空气、食物、水源传播，全年均有发生，夏季发病率高（我国5～7月），绝大多数患儿为<2岁的婴幼儿（82.3%），新生儿和<1岁婴儿尤易感染，常引起爆发流行。临床表现轻重不一，发病较急，有恶心、呕吐、腹痛、腹泻、腹胀、发热；大便每天数次至数10次，性质多变，稀糊状、带有黏液甚至脓血，有特殊臭味；镜检有红、白细胞。严重者可出现脱水、酸中毒、全身中毒症状，甚至发生休克；还可引起败血症、脑脊髓膜炎，局部蜂窝组织炎，脐炎，肺部感染、心包炎、泌尿系感染等。病程迁延，有并发症者可长达数周。带菌率高，部分患儿病后排菌可达2个月以上。特别注意新生儿室或小婴儿病房的爆发流行。细菌培养要用增菌法。

4. 空肠弯曲菌肠炎（campylobacter jejuni enteritis）：为人畜共患的疾病，潜伏期约3～11天。全年均可发病，多见于夏季，可散发或爆发流行。6个月～3岁婴幼儿发病率高，以侵袭性感染为主。症状与细菌性痢疾相似，发病急，腹泻前有发热、恶心、呕吐、腹痛等前驱症状。大便为黏液、脓血便，有腥臭味，大便镜检可见有大量白细胞及数量不等的红细胞。产毒性菌株则引起水样便。重者可出现脱水、酸中毒。亦可并发严重的小肠结肠炎、败血症，肺炎，脑膜炎，心内膜炎，心包炎等。确诊需细菌学检查。

5. 耶尔森菌小肠结肠炎（Yersinia enterocolitica enterocolitis）：多发生在冬春季节，可散发或爆发流行；动物是重要的传染源，以粪一口途径传播为主，常累及婴儿和儿童。国内少见，症状因年龄而异，<5岁患儿以急性水泻起病，可有黏液便、脓血便，伴里急后重，大便镜检有红细胞、白细胞。>5岁患儿除腹泻外，可伴发热、头痛、呕吐、腹痛（多由肠系膜淋巴结炎所致），甚至与阑尾炎相似，亦可引起咽痛和淋巴结炎。严重病例可发生肠穿孔和腹膜炎。由产生肠毒素菌株引起者，可出现频繁水泻和脱水。病程一般1～3周，少数可迁延数月。

6. 抗生素诱发的肠炎：长期应用广谱抗生素可使肠道菌群失调，肠道内耐药的金黄色葡萄球菌、绿脓杆菌、变形杆菌、难辨梭状芽孢杆菌和白色念珠菌大量繁殖而引起肠炎。营养不良、先天性或获得性免疫功能低下，长期应用肾上腺皮质激素者更易发病。婴幼儿病情多较重。

(1) 金黄色葡萄球菌肠炎（Staphylococcus aureus enteritis）：原发性少见，多继发于使用大量抗生素后，症状与病程常与菌群失调的程度有关，有时于慢性疾病的基础上继发。临床表现为发热、呕吐、腹泻、不同程度中毒症状、脱水和电解质紊乱，甚至发生休克。典型大便为暗绿色，量多带黏液，少数为血便，有腥臭味，每日大便为10～20次。镜检有大量脓细胞和成簇的革兰阳性球菌，培养有葡萄球菌生长，凝固酶阳性。

(2) 伪膜性小肠结肠炎（pseudomembranous enterocolitis）：由难辨梭状芽孢杆菌引起。除胃肠道外用的氨基糖苷类抗生素和万古霉素外，几乎各种抗生素均可诱发本病。可在用药1周内或早到数小时迟至停药后4～6周发病。亦见于外科手术后、肠梗阻、肠套叠、巨结肠等体弱患者。本菌大量繁殖，产生毒素A（肠毒素）和毒素B（细胞毒素）2种毒素致病。主要症状为发热、腹泻，轻症大便每日数次，停用抗生素后很快痊愈；重症频泻，黄绿色水样便，可有伪膜排出，少数大便带血，可出现脱水、电解质紊乱和酸中毒、中毒性巨结肠，肠穿孔。外周血象增高。伴有腹痛、腹胀和全身中毒症状，甚至发生休克。对可疑病例可行纤维结肠镜、电子结肠镜检查。大便厌氧菌培养、组织培养法检测细胞毒素可帮助确诊。

(3) 真菌性肠炎（fungus enteritis）：多为白色念珠菌所致，常并发于其他感染。大便次数增多3～4次/日，黄色稀便，泡沫较多带粘便，偶见豆腐渣样细块（菌落）；大便镜检有真菌孢子体及菌丝，如芽孢数量不多，应进一步以沙氏培养基作真菌培养确诊。

7. 隐孢子虫性肠炎（Cryptosporidium enteritis）：常发生在HIV感染患儿。潜伏期4～12天，表现腹痛、低热、呕吐。大便为水样便、有时可有血性。腹泻持续时间长，可出现脱水、电解质紊乱和酸中毒、营养不良。用漂浮浓集直接镜检法和抗酸染色法协助诊断。

二、迁延性（病程2周～2个月）和慢性（病程>2个月）腹泻

感染、过敏、免疫缺陷、酶缺陷、药物因素、先天性畸形等均可引起慢性腹泻，病因复杂（见吸收不良综合征）。以急性感染性腹泻未彻底治疗、迁延不愈为最常见。营养不良儿患病率高，原因为：①重症营养不良时胃黏膜萎缩，胃液酸度降低，胃的杀菌屏障作用明显减弱，胃液和十二指肠液中的细菌和酵母菌大量繁殖，十二指肠、空肠黏膜变薄，肠绒毛萎缩、变性，细胞脱落增加，肠有效吸收面积减少，双糖酶尤其是乳糖酶和刷状缘肽酶活性降低从而引起各种营养物质的消化吸收不良。②重症营养不良儿腹泻时小肠上段细菌显著增多，十二指肠内厌氧菌和酵母菌过度繁殖，大量细菌对胆酸的降解作用增强，使游离胆酸浓度增高，损伤小肠细胞，同时阻碍脂肪微粒形成；③重症营养不良儿细胞免疫功能缺陷，分泌

型抗体、吞噬细胞功能和补体水平均降低，增加了对病原和食物蛋白抗原的易感性。所以营养不良儿患腹泻时容易迁延不愈，持续腹泻又加重了营养不良，两者互为因果，最终引起免疫功能低下，继发感染，形成恶性循环，导致多脏器功能异常。

为能尽早明确病因诊断，须详细询问病史，全面体格检查，正确选用有效的辅助检查方法，如：①粪便常规、酸度、还原糖和培养；②十二指肠液检查，分析pH值、胰蛋白酶、糜蛋白酶、肠激酶及血清胰蛋白酶原以判断蛋白质的消化吸收状况，测定十二指肠液的脂酶、胆盐浓度以了解脂肪的消化吸收状况，还可进行细菌培养、寄生虫卵和HIV的检测；③小肠黏膜活检是了解慢性腹泻病理生理变化的最可靠方法。必要时还可做蛋白质、碳水化合物和脂肪的吸收功能试验，消化道造影，纤维电子结肠镜等检查综合分析判断。

【诊断和鉴别诊断】

根据发病季节、病史（包括喂养史和流行病学资料）、临床表现和大便性状易于做出临床诊断。必须判定有无脱水（程度和性质）、电解质紊乱和酸碱失衡；注意寻找病因，肠道内感染的病原学诊断比较困难，从临床诊断和治疗需要考虑，可先根据大便常规有无白细胞将腹泻分为两组：

一、大便无或偶见少量白细胞者为侵袭性以外的病因（如病毒、非侵袭性细菌、寄生虫等肠道内、外感染或喂养不当）引起的腹泻，多为水泻，有时伴脱水症状，应与下列疾病鉴别。

（一）“生理性腹泻”多见于6个月以内婴儿，多为母乳喂养，外观虚胖，常有湿疹，生后不久即出现腹泻，除大便次数增多外，无其他症状，食欲好，不影响生长发育。近年来发现此类腹泻可能为乳糖不耐受的一种特殊类型，添加辅食后，大便即逐渐转为正常。

（二）导致小肠消化吸收功能障碍的各种疾病如乳糖酶缺乏，葡萄糖一半乳糖吸收不良，失氯性腹泻，原发性胆酸吸收不良，过敏性腹泻等，可根据各病特点进行鉴别。

二、大便有较多的白细胞者表明结肠和回肠末端有侵袭性炎症病变，常由各种侵袭性细菌感染所致（细菌性痢疾、伤寒沙门菌肠炎、EIEC肠炎、结核菌性肠炎等）。仅凭临床表现难以区别，必要时应进行大便细菌培养，细菌血清型和毒性检测，结核菌素实验、抗生素病史。还需与坏死性小肠结肠炎（enterocolitis necroticans）鉴别。本病中毒症状较严重，腹痛、腹胀、频繁呕吐、高热、逐渐出现血便，常伴休克，腹部立、卧位X线摄片呈小肠局限性充气扩张，肠间隙增宽，肠壁积气等。若抗生素治疗无效，腹泻时间较长者，尚需与下列疾病鉴别① Crohn病；②溃疡性结肠炎；③肠息肉（intestinal polyp）合并感染。

【治疗】

原则为：调整饮食，控制感染，预防和纠正脱水，合理用药，良好护理，预防并发症。

一、急性腹泻的治疗

（一）饮食疗法　腹泻时进食和吸收减少，但因肠黏膜损伤的恢复，发热时代谢旺盛，侵袭性肠炎丢失蛋白等原因而使营养需要量反而增加，如限制饮食过严或禁食过久常造成营养不良，并发酸中毒，导致病情迁延不愈，生长发育受影响。所以应强调继续饮食，满足生理需要，补充疾病消耗，以缩短腹泻后的康复时间，但应根据疾病的特殊病理生理状况、个体消化吸收功能和平时的饮食习惯进行合理调整。母乳喂养儿继续哺乳，暂停辅食；人工喂养儿可喂等量米汤或稀释的牛奶或其他代乳品，由米汤、粥、面条等逐渐过渡到正常饮食。有严重呕吐者可暂时禁食4～6小时（不禁水），待好转后继续喂食，由少到多，由稀到稠。病毒性肠炎多有双糖酶缺乏（主要是乳糖酶），对疑似病例可暂停乳类喂养，改为豆制代乳品或发酵奶，或去乳糖奶粉以减轻腹泻，缩短病程。腹泻停止后继续给予营养丰富的饮食，并每日加餐一次，共2周。

●液体治疗：分累积丢失、继续丢失、生理维持。需根据脱水程度与脱水性质确定补液量、液体张力、补液时间、速度。

（二）纠正水、电解质紊乱及酸碱失衡　脱水往往是急性腹泻死亡的主要原因，合理的液体疗法是降低病死率的关键（见液体治疗）。

1. 口服补液：世界卫生组织推荐的口服液（WHO ORS）适用于腹泻时预防脱水及轻、中度脱水而无明显周围循环障碍者。轻度脱水口服液量约50～80ml/kg，中度脱水约80～100ml/kg，于8～12小时内将累积损失量补足；脱水纠正后，将余量用等量水稀释按病情需要随意口服。如发现眼睑浮肿可改为白开水口服。新生儿和有明显呕吐、腹胀、休克、心肾功能不全或其他严重并发症的患儿不宜采用口服补液。

2. 静脉输液：适用于中度以上脱水或吐泻严重的患儿。输用溶液的成分、容量和滴注时间必须根据不同的脱水程度和性质决定，同时要结合年龄、营养状况、自身调节功能而灵活掌握。

（1）第一天补液：①总量：包括补充累积损失量、继续损失量和生理需要量；累积损失量应根据脱水的程度补充，轻度脱水为30～50ml/kg、中度脱水为50～100ml/kg、重度脱水为100～120mg/kg；补充继续损失量的原则是“丢多少补多少”，一般为10～40ml/（kg·d）。补液总量一般为轻度脱水约为90～120ml/kg、中度脱水约为120～150ml/kg、重度脱水约为150～180mg/kg。少数营养不良，心、肺、肾功能不全者等病儿尚应根据具体病情分别作较详细的计算。②溶液种类：溶液中电解质溶液与非电解质溶液的比例应根据脱水性质（等渗、低渗、高渗）分别选用，若临床判断脱水性质有困难时，可先按等渗性脱水处理。③输液速度：主要取决于脱水程度和继续损失的量和速度，对重度脱水有明显周围循环障碍者应先快速扩容；累积损失量（扣除扩容液量）一般在8～12小时内补完，约每小时8～10ml/kg；脱水纠正后，补充生理和异常的损失量时速度宜减慢，于12～16小时内补完，约每小时5ml/kg；若吐泻缓解，可酌情减少补液量或改为口服补液。④纠正酸中毒：因输入的混合溶液中已含有一部分碱性溶液，输液后循环和肾功能改善，酸中毒可随即纠正；对重度酸中毒可根据临床症状结合血气测定结果，另加碱性液（如碳酸氢钠）纠正。⑤纠正低钾、低钙、低镁：见尿后应及时补钾（静脉点滴浓度＜

0.3%），出现低钙症状时可用10%葡萄糖酸钙10ml加葡萄糖稀释后静注，低镁者用25%硫酸镁按每次0.1mg/kg深部肌肉注射，每6小时一次，每日3～4次，症状缓解后停用。

（2）第二天及以后的补液：经第一天补液后，脱水和电解质紊乱已基本纠正，主要是补充继续损失量（防止发生新的累积损失）和生理需要量，继续补钾，供热量。一般可改为口服补液。若腹泻仍频繁或口服量不足者，仍需静脉补液。补液量需根据吐泻和进食情况估算，一般生理需要量按每日60～80ml/kg，用1/5张含钠液补充；继续损失量是按"丢多少补多少"，用1/2～1/3张含钠溶液补充；将这两部分相加于12～24小时内均匀静滴。

（三）药物治疗

1. 控制感染

（1）水样便腹泻者为病毒及非侵袭性细菌所致，一般不用抗生素，应合理使用液体疗法，选用微生态制剂和黏膜保护剂。如伴有明显中毒症状不能用脱水解释者，尤其是对新生儿、婴幼儿、免疫功能低下的衰弱患儿和重症患儿亦可酌情选用抗生素治疗。

（2）黏液、脓血便者多为侵袭性细菌感染，应根据临床特点，针对病原菌选用抗生素，再根据大便细菌培养和药敏试验结果进行调整。可选氨基苷类、喹喏酮类、头孢菌素、氨苄青霉素。但要注意药物副作用。绿脓杆菌、变形杆菌、难辨梭状芽孢杆菌和白色念珠菌感染所致肠炎应立即停用原使用的抗生素，根据症状可选用万古霉素、新青霉素、利福平、甲硝唑或抗霉菌药物治疗。

2. 微生态疗法：有助于恢复肠道正常菌群的生态平衡，抑制病原菌定植和侵袭，有利于控制腹泻。常用双歧杆菌、嗜酸乳杆菌和粪链球菌制剂。

3. 肠黏膜保护剂：能吸附病原体和毒素，维持肠细胞的吸收和分泌功能；与肠道黏液糖蛋白相互作用可增强其屏障功能，阻止病原微生物的攻击，如蒙脱石粉。

二、迁延性和慢性腹泻治疗　因迁延性、慢性腹泻常伴有营养不良和其他并发症，病情较为复杂，必须采取综合治疗措施。

1. 病因治疗，切忌滥用抗生素，避免肠道菌群失调。

2. 预防和治疗脱水，纠正电解质及酸碱平衡紊乱。

3. 积极营养补给，禁食对机体有害。

（1）继续母乳喂养。

（2）人工喂养儿应调整饮食，<6个月婴幼儿用牛奶加等量米汤或水稀释，或用发酵奶（即酸奶），也可用奶一谷类混合物，每天喂6次，以保证足够热卡。>6个月以上的婴儿可用已习惯的平常饮食，如选用加有少量熟植物油、蔬菜、鱼肉末或肉末的稠粥、面条等，由少到多，由稀到稠。

（3）碳水化合物不耐受（也称糖原性腹泻）患儿双糖酶严重缺乏，食用富含双糖（包括蔗糖、乳糖、麦芽糖）的饮食可使腹泻加重，其中以乳糖不耐受最多见，治疗宜采用去双糖饮食，可采用豆浆（每100毫升鲜豆浆加5～10克葡萄糖），酸奶，或低乳糖或不含乳糖的奶粉。

(4) 过敏性腹泻：有些患儿在应用无双糖饮食后腹泻仍不改善时，需考虑对蛋白质过敏（如对牛奶或大豆蛋白过敏）的可能性，应改用其他饮食。

(5) 要素饮食：是肠黏膜受损伤患儿最理想的食物，由氨基酸、葡萄糖、中链甘油三酯、多种维生素和微量元素组合而成。即使在严重黏膜损害和消化酶缺乏情况下仍能吸收与耐受，应用浓度和量根据患儿临床状态而定。

(6) 静脉营养：少数严重病儿不能耐受口服营养物质者，可采用静脉高营养。推荐方案为：脂肪乳剂每日2～3g/kg，复方氨基酸每日2～2.5g/kg，葡萄糖每日12～15g/kg，电解质及多种微量元素适量，液体每日120～150ml/kg，热卡每日209～376J/kg（50～90cal/kg）。通过外周静脉输入（最好用输液泵控制速度），好转后改为口服。

4. 药物治疗

(1) 抗菌药物应慎用，仅用于分离出特异病原的感染患儿，并根据药物敏感试验选用。

(2) 补充微量元素和维生素如锌、铁、烟酸、维生素A、B_{12}、B_1、C和叶酸等，用助于肠黏膜的修复。

(3) 应用微生态调节剂和肠黏膜保护剂。

5. 中医辨证论治有良好疗效，并可配合推拿、捏脊、针灸和磁疗等。

【预防】

合理喂养，提倡母乳喂养，及时添加辅食品，每次限一种，逐步增加，避免夏季断奶。人工喂养者应根据具体情况选择合适的代乳品。养成良好的卫生习惯，注意乳品的保存和奶具、食具的定期消毒。发热初期和食欲不振应减少奶或其他食品摄入量，以水代替，最好用补液盐配成饮料口服。气候变化时，避免过热或受凉，居室要通风。感染性腹泻患儿，尤其是大肠杆菌性肠炎、轮状病毒性肠炎、沙门菌性肠炎的传染性强，集体机构如有流行，应积极治疗病儿，做好消毒隔离工作，防止交叉感染。接种轮状病毒疫苗为理想的预防方法，口服疫苗已见诸报道，保护率在80%以上，但其持久性尚待研究。

第五节　肠吸收不良综合征

●MAS的定义：消化不良和吸收不良常互为因果关系，故两者常被相提并论。

肠吸收不良综合征（malabsorption syndrome，MAS）是指营养物质的消化和（或）吸收功能障碍，营养物质不能顺利通过肠黏膜转运入组织内而从粪便中过量排泄，引起营养物质缺乏的一组疾病。

【病因】

以往MAS狭义地指原发性脂肪泻（即麸质性肠病，又称乳糜泻或非热带口炎性腹泻)。现在认为，只要消化吸收过程中(胃肠腔内溶解和水解，上皮细胞刷状缘进一步水解，跨膜吸收并在细胞内加工，从肠细胞转运入血液及淋巴液中)任何一个环节出现故障均能导致 MAS。临床上，消化不良和吸收不良常互为因果关系，故两者常被相提并论。MAS 的分类方法很多，按吸收障碍营养物质分类，如糖吸收不良、脂肪吸收不良；按病因分为原发性、继发性。按发病机制分类见表 11-3。MAS 的常见病因可因种族、地区、年龄而异。国外报道的 MAS 以麸质性肠病及胰腺纤维囊性变引起的多见。国内以感染性慢性腹泻及乳糖吸收不良引起的较为常见。

表 11-3　部分引起消化吸收不良综合征的疾病

部位	疾病	病理生理
胃	蛋白一热卡营养不良	胃酸产生减少，胰酶分泌障碍，
	Zollinger-Ellison 综合征	十二指肠 pH↓胰酶活性↓结合的胆盐离子化↓
	恶性贫血	内因子分泌↓，$VitB_{12}$吸收不良
	倾倒综合征	胃内容物迅速向小肠排空，酶被稀释
胰腺	囊性纤维病	胰酶和重碳酸盐分泌障碍
	Shwachman-Diamond 综合征	胰酶分泌障碍
	胰蛋白酶原、脂酶、淀粉酶缺乏	胰酶和重碳酸盐分泌障碍
	急、慢性胰腺炎	胰酶分泌障碍
肝脏	严重肝实质病变	胆盐合成减少
	胆汁郁积综合征	胆盐分泌障碍影响微胶粒形成
小肠	肠激酶缺乏	肠腔内胰酶激活障碍
	蛋白一热卡营养不良	肠黏膜结构改变　细菌过度繁殖，胆盐分解增加
	肠重复畸形	细菌过度繁殖，胆盐分解增加
	盲襻综合征	细菌过度繁殖，胆盐分解增加，吸收面积↓
	短肠综合征	细菌过度繁殖，胆盐分解增加，吸收面积↓
	假性小肠梗阻	细菌过度繁殖，胆盐分解增加，吸收面积↓
	先天性双糖酶缺乏(乳糖、蔗糖一异麦芽糖酶、海藻糖酶)	双糖消化障碍
	获得性双糖酶缺乏	肠黏膜损伤引起双糖酶活性丧失
	Hartnup 病	中性氨基酸的转运缺陷
	伴有赖氨酸尿的蛋白质不耐受症	小肠和肾脏双碱基氨基酸转运障碍
	葡萄糖-半乳糖吸收不良	葡萄糖-半乳糖-钠共转运系统缺陷
小肠	先天性失氯性腹泻	肠选择性氯离子缺陷
	无 β-脂蛋白血症	载脂蛋白 B 生成障碍
	乳糜泻	肠消化吸收面积受损
	黏膜损伤综合征(牛奶、蛋白不耐受，肠炎后综合征)	肠消化吸收面积受损

续表 11-3　部分引起消化吸收不良综合征的疾病

部位	疾病	病理生理
	细菌感染	
	痢疾杆菌、沙门菌 霍乱弧菌	肠消化吸收面积受损，肠动力学异常 水和电解质丢失
	贾氏鞭毛虫病	肠壁浸润，肠消化吸收面积受损
	Crohn's disease	肠壁浸润，肠消化吸收面积受损
	肠病性肢端皮炎	锌吸收不良
	肠淋巴管扩张、肠淋巴瘤	肠道菌群改变
	免疫缺陷	淋巴回流障碍，脂肪吸收不良
	过敏性、嗜酸性粒细胞增多性胃肠炎	机理不明
	药物	黏膜损伤及吸收障碍
	Whipple 病	淋巴管阻塞，脂肪运转障碍
	Menetrier 病	蛋白丢失
	蓝尿布综合征	色氨酸转运缺陷
	Lowe 综合征	性连遗传酪氨酸和精氨酸转运障碍

●MAS 共同临床表现：食欲不振、腹泻、腹部饱胀、胀痛、乏力、腹泻严重者出现水、电解质及酸碱平衡紊乱。

大便性状可因吸收不良的营养物质不同而各异。

【临床表现】

（一）直接由吸收不良引起的表现　MAS 的共同表现：患儿多是人工喂养的婴幼儿，发病缓，常发生在急性腹泻或呼吸道感染之后，病后消化功能恢复不好，食欲不振、腹泻、腹部饱胀、腹痛、乏力、腹泻严重者出现水、电解质及酸碱平衡紊乱。病程迁延者出现营养不良、生长发育障碍、贫血等表现。脂肪吸收不良者，大便呈灰白色，油质、泡沫样有恶臭。糖吸收不良者，婴幼儿期常以腹泻为主要症状，大便为稀水便，带泡沫及酸臭味。年长儿腹泻轻，以肠鸣、腹胀、腹部不适为主要表现。蛋白质吸收不良者，大便色浅，有臭皮蛋气味。常与脂肪及糖吸收不良同时发生。

（二）继发于吸收不良的各种缺乏症的表现：许多 MAS 患者因铁、叶酸、维生素 B_{12} 缺乏，出现贫血，可有神经系统症状如：坐立不安、睡眠不宁、易受刺激等。可有维生素 D 及钙缺乏，出现惊厥、手足搐搦及骨骼、牙齿发育迟缓。脂溶性维生素缺乏，引起皮肤紫癜和出血倾向，核黄素缺乏可致舌炎和口角炎。蛋白质吸收不良导致低蛋白性水肿、腹水。

（三）继发于某些疾病的吸收不良的原发病表现：如感染有感染中毒症状，胆道梗阻可有黄疸，肠切除有手术史。

【诊断】

详细追问病史，发病前有无感染，反复腹痛、腹泻，应用药物、禁食等。发病的症状及时间、大便性状、喂养史、腹泻与进食关系、生长发育指标。有无先天性疾病及腹部手术史，免疫缺陷、家族遗传病史。并观察是否存在上述临床表现。以下辅助检查有助诊断。有关诊断步骤可参考表11－4。

表 11－4　诊断步骤

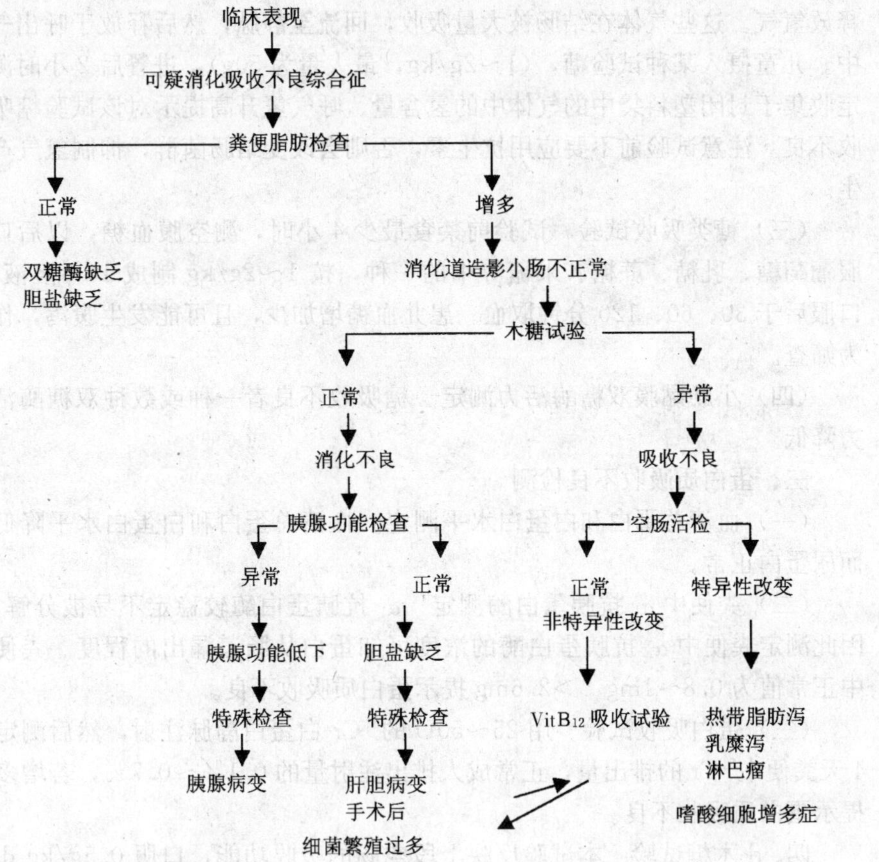

一、脂肪吸收不良的检测

（一）粪便检查　粪便外观呈糊状，灰白色，滑腻，恶臭。镜检可见脂肪滴和脂肪酸增加。

（二）脂肪吸收试验　口服碘油，试验前留尿 1 次作为对照，碘油剂量：体重＜10kg，用 5ml；10～20kg 用 0.5ml/kg；＞20kg 用 10ml。12～18 小时后测定用递增倍数法稀释的尿中碘排出量，尿碘＜1：8 提示脂肪吸收不良。

（三）脂肪吸收率测定　收集 3 天大便，

$$脂肪吸收率=\frac{摄入脂肪-排出脂肪（\%）}{摄入脂肪}$$

吸收率降低提示脂肪吸收不良。但早产儿只能吸收 65％～75％，足月儿吸收 90％，因此，新生儿及小婴儿大便发现脂肪球，不一定为异常。年长儿及成人至少吸收饮食中 95％的脂肪。

二、糖吸收不良的检测

（一）粪便检查　粪便糖及 pH 检测，用 Clinitest 试剂、改良班氏试剂或醋酸铅法可做还原糖测定，若结果为 2 个加号以上或 pH≤5.6 提示为糖吸收不良。

（二）糖一呼气试验　吸收不良的碳水化合物到达结肠，被细菌分解，释放氢气。这些气体在结肠被大量吸收，回流至静脉，然后释放于呼出气中。儿童摄入某种试验糖，（1～2g/kg，最大量为50g），进餐后2小时测定收集于封闭塑料袋中的气体中的氢含量、呼气氢升高提示对该试验糖吸收不良。注意试验前不要应用抗生素，否则会改变结肠菌群，抑制氢气产生。

（三）糖类吸收试验　试验前禁食最少4小时，测空腹血糖，以后口服葡萄糖、乳糖、蔗糖、果糖等中的一种，按1～2g/kg制成10%溶液，口服后于30、60、120分钟取血。患儿血糖增加少，且可能发生腹泻，作为筛查。

（四）小肠黏膜双糖酶活力测定　糖吸收不良者一种或数种双糖酶活力降低。

三、蛋白质吸收不良检测

（一）血清总蛋白和白蛋白水平测定　血清总蛋白和白蛋白水平降低而尿蛋白正常。

（二）粪便中 α_1 抗胰蛋白酶测定　α_1 抗胰蛋白酶较稳定不易被分解，因此测定粪便中 α_1 抗胰蛋白酶的浓度可知蛋白从肠道漏出的程度。粪便中正常值为0.8～1mg，＞2.6mg提示蛋白质吸收不良。

（三）蛋白吸收试验　用25～50U的 ^{51}Cr-白蛋白静脉注射，然后测定4天粪便中 ^{51}Cr 的排出量，正常成人排出注射量的0.1%～0.7%，若增多提示蛋白质吸收不良。

四、d-木糖试验　本试验反映上段空肠的吸收功能，口服0.5g/kg d-木糖，测定5小时后尿中木糖的排出量，婴儿为20%～30%，一岁后为20%～50%。但肾功能障碍可影响排泄。

五、维生素 B_{12} 吸收试验　口服维生素 B_{12} 在胃中与内因子结合，并在回肠被吸收。试验时先注射 B_{12} 1000μg使体内库存饱和，然后口服放射性 ^{60}Co 标记的维生素 B_{12}，一部分被吸收从尿中排出。正常人24小时尿中排出＞7%，＜2%提示有严重小肠吸收功能不良。2%～7%提示有轻～中度吸收不良。

六、肠渗透性试验　通过测定口服受试物后尿液中回吸收量及相对比值来确定肠黏膜渗透性大小，用以估计肠黏膜完整性。

七、其他检查

（一）汗中氯化物的测定　汗氯＞60mmol/L对胰腺囊性纤维变有诊断价值。

（二）血清胰蛋白酶原水平测定可以反映胰腺功能。

八、影像学检查

（一）肠道X线检查　用助于发现肠道形态上或功能上的改变，如肠腔扩张、肠道皱襞增厚、钡剂呈分节状及团块状分布、排泄时间改变等。

（二）腹部B超　可以探查胰腺肿块、胆结石及胆管系统其他异常。

（三）经内镜逆行胰胆管造影术（Endoscopic retrograde cholangiopancreatography，ERCP)。

九、内窥镜检查　通过胃镜或小肠镜取十二指肠或空肠黏膜作组织学检查。可协助麸质性肠病、β脂蛋白缺乏症、肠道淋巴扩张症、嗜酸性粒细胞性胃肠炎、感染性疾患和肠源性脂肪代谢障碍等病。还可测定肠黏膜双糖酶活力来判断糖吸收不良属原发或继发性。

十、病原学检查　大便可检出贾第虫胞囊、十二指肠液、十二指肠黏膜内可检出其滋养体。也可做各种病原的培养或血清抗体检测。慢性腹泻伴生长停滞需注意有无HIV感染。

十一、血常规　血涂片可鉴别缺铁性贫血和叶酸、维生素 B_{12} 的吸收不良所致的巨幼红细胞性贫血。红细胞棘状变形发生于β-脂蛋白缺乏症。

【治疗】

一、病因治疗　诊断明确者给予针对病因的治疗如：停用不耐受的饮食，乳糖吸收不良者停止哺乳；补充缺乏的消化酶，乳糖吸收不良者用乳糖酶，胰腺功能不全者用胰酶；抗感染治疗肠炎或小肠细菌过度繁殖应用抗生素及微生态制剂，贾第虫病应用灭滴灵。

二、支持疗法　肠道外高营养，临床症状缓解改用要素饮食口服如脂肪用中链甘油三酯，糖用葡萄糖或麦糊精，蛋白质用水解蛋白或氨基酸制剂。少食多餐。循序渐进。

三、及时纠正水、电解质及酸、碱平衡紊乱。

四、补充必需维生素、无机盐和微量元素。

（李在玲）

第六节　先天性肥厚性幽门狭窄

先天性肥厚性幽门狭窄（congenital hypertrophic pyloristenosis）是晚期新生儿呕吐常见的原因。由于幽门的环肌肥厚、增生使幽门管腔狭窄发生上消化道不全梗阻。发病率依地区及人种不同，国外统计在活产儿中约占1.5‰～4‰，居消化道畸形首位，国内统计数字略低，约为0.3‰～1‰，占消化道畸形第三位，男性多见，男女之比约4～8：1，少数病例有家族史。

【病因】

本病病因至今尚无定论，一般认为与下列因素有关：

一、幽门肌肥厚　有学者认为是由于幽门肌肉在胎儿期功能失调，而导致生后肌肉肥厚，但生后早期梗阻不明显，随奶量增加，奶块刺激幽门部黏膜，造成黏膜水肿，同时可导致中枢对内脏功能调节失调，使幽门发生痉挛，两种因素使幽门狭窄形成梗阻。

二、遗传因素　本病为多基因遗传病，男性高于女性，父或母有本病史者，其子代发病率可高达7%左右；母亲有本病史的子代发病机会比父亲有本病史者高4倍。也有同胞兄弟或孪生儿同时患病者。18-三体、Turner综合征等也可并发幽门狭窄。

●病因：
病因不明，可能因素：
1. 幽门肌肥厚；
2. 遗传因素；
3. 内分泌紊乱；
4. 幽门肌间神经丛异常。

三、内分泌紊乱学说　有学者发现血清前列腺素增加及高胃泌素血症对本病发病有一定作用。

四、幽门肌间神经丛异常学说　幽门肌间神经节细胞数目少、发育不成熟或退行性变使幽门括约肌调节失常，出现持续收缩，久之使肌肉肥厚、增生。

【病理及病理生理】

幽门肌全层肥厚、增生，而以环肌更为显著。肥厚的肌层逐渐向正常胃壁移行，在十二指肠始端突然终止，或突入十二指肠内。肥厚的幽门变成橄榄形肿物，其色苍白，表面光滑，质地如硬橡皮。肿块可随日龄而逐渐增大，一般长约 2～3cm，直径约 1.5～2cm，肥厚的肌层约 0.4～0.6cm。肥厚的肌层挤压黏膜呈纵形皱襞，使管腔狭窄。幽门梗阻后，食物潴留致胃黏膜充血、水肿、糜烂。长期呕吐，入量不足致生长发育落后，大量胃液丢失，而引起慢性脱水、低氯性碱中毒。

【临床表现】

主要表现为高位消化道不全梗阻症状：进行性喷射性呕吐、胃蠕动波和右上腹肿块。

一、呕吐　为本病首发症状，于生后 2～4 周左右出现，少数于生后一周，也有迟至生后 2～3 个月甚至 5 个月发病。开始为溢乳或偶然呕吐，以后逐渐加重呈喷射性呕吐。呕吐多于奶后数分钟发生，呕吐物为带凝块的奶汁，不含胆汁，少数患儿因呕吐频繁使胃黏膜毛细血管破裂出血，呕吐物可呈咖啡色或带血。患儿食欲旺盛、呕吐后即饥饿欲食。

●临床表现：
1. 呕吐；
2. 胃蠕动波；
3. 腹部肿物；
4. 营养不良、脱水、电解质紊乱；
5. 黄疸。

二、胃蠕动波　体检时常见上腹部饱满，约 95％可见胃蠕动波，自左肋下向右上腹部移动。尤以奶后或用手轻拍上腹部容易见到。

三、腹部肿物　为本病特有体征，具有诊断意义。80％～90％病例于右季肋下腹直肌外缘处可触到 2cm×1cm×1cm 橄榄大小质较硬的幽门肿块，其表面光滑、可以移动。在患儿呕吐后，胃空虚且腹壁松弛时易于检查。

四、营养不良、脱水及电解质紊乱　因反复呕吐，长期营养物质摄入不足，初起即尿便减少、体重不增，以后下降，出现营养不良、脱水、低钾和低氯性碱中毒。在严重脱水病例，组织缺氧，产生乳酸血症，肾功能低下，酸性代谢产物潴留，可合并代谢性酸中毒。

五、黄疸　约 2％～5％患儿合并有黄疸，间接胆红素增高，目前研究认为可能与饥饿热能供给不足、肝功能不成熟，葡萄糖醛酸基转移酶活性不足有关。梗阻解除后黄疸很快即可消失。

【诊断】

根据典型的呕吐病史、便秘、体重不增、脱水、胃蠕动波、右上腹橄榄状肿物即可确诊。

对诊断可疑的病例可行下列辅助检查。

一、腹部 B 型超声波检查　近年来，腹部 B 超已逐渐替代了 X 线钡餐检查，为首选方法。B 超下肥厚的肌层显示为一环形低密度回声区，同时可测量肥厚肌层的厚度。幽门直径和幽门管长度。如幽门环肌厚＞4mm，幽门管长＞15mm，幽门直径＞15mm可诊断。

二、X线钡餐检查　可用于临床和B超诊断不明确的病例，吞服稀钡检查。其X线直接征象为幽门管变细变长呈线状，严重者呈鸟嘴状；间接征象为胃腔扩大、蠕动增强、胃排空时间延长、胃窦部受压呈肩样征、十二指肠底部受压呈蕈样征。

【鉴别诊断】

一、幽门痉挛（pyloric spasm）发病多较早，于生后最初几天即可出现呕吐，呈间歇性、非喷射性，量较少，一般不影响小儿的营养状况；查体腹部无肿块，胃蠕动波亦较少见，B超检查幽门肌层无肥厚；用解痉药、镇静剂治疗，症状可减轻。

二、胃扭转（volvulus of stomach）发病也较早，呕吐多在奶后，尤其在移动体位后，呕吐可呈喷射性，呕吐物不含胆汁，大多不影响生长发育，腹部无阳性体征。X线钡餐可明确诊断。注意喂养方法及奶后半卧或侧卧位，几个月后多可自行缓解。

三、先天性幽门前隔膜（congenital prepyloric diaphragm）临床症状与肥厚性幽门狭窄非常相似，但发病率较低。于幽门前1.5cm～3.0cm处或接近幽门处有一隔膜将胃与十二指肠隔开，隔膜中央常有孔，部分乳汁可通过。体检可见胃蠕动波，但触不到肿物。X线钡餐可鉴别。

四、胃食管反流（gastroesophageal reflux）呕吐为非喷射性，量不多。无胃蠕动波，腹部无肿物。采用体位（前倾俯卧位）和稠厚食物喂养治疗可减轻呕吐。X线钡餐检查、食管24小时pH监测和食管动力功能检查等可确诊。

五、其它　喂养不当、感染也常引起呕吐；贲门痉挛及其他消化道畸形如食道裂孔疝、肠扭转不全、肠狭窄、肠闭锁均可引起呕吐须注意鉴别。

●鉴别诊断：
1. 幽门痉挛；
2. 胃扭转；
3. 先天性幽门前瓣膜；
4. 胃食道反流；
5. 其他：喂养、感染、肠道畸形。

【治疗】

对诊断未能确定、症状轻、发病较晚的病例或无手术条件者可适用内科治疗。（1）阿托品奶前15～30分钟滴入。（2）适量减少奶量、增加浓稠度。（3）十二指肠管喂养。国外有报导认为环状肌于生后4～9周可逐渐变软变小，部分病例经内科治疗可治愈。

确诊病例应积极行幽门环肌切开术（Fredet-Ramstedt手术），手术方法简单，效果满意。术前应做好充分准备，纠正脱水及电解质紊乱，纠正贫血和低蛋白血症，加强支持疗法，改善营养状况，加强护理，预防继发感染。

（魏　玲）

第七节　先天性巨结肠

●HD

· 一种常见的先天性消化道发育畸形。

· 小儿低位肠梗阻最常见的原因。

先天性巨结肠（congenital megacolon）又称肠管无神经节细胞症（aganglionosis），是小儿低位肠梗阻（intestinal obstruction）最常见的原因。1887 年 Harald Hirschsprung 首次描述其临床症状，因此先天性巨结肠又称为 Hirschsprung's disease（HD）。HD 是一种常见的先天性消化道发育畸形，发病率为 1/5000，占消化道畸形的第 2 位，仅次于先天性直肠肛门畸形。男女之比为 2～4：1；病变肠管愈长，女婴发病比例愈高。

●HD 病因和病理生理

· 远端肠管

管壁缺乏神经节细胞→内括约肌收缩和肠管痉挛→低位肠梗阻。

· 近端肠管

继发性扩张、肥厚→巨结肠。

【病因和病理生理】

目前认为 HD 是一种多基因遗传病，是遗传因素和环境因素共同作用的结果。在胚胎第 6 周至第 12 周，由于遗传因素和环境因素的影响，神经嵴细胞没有沿迷走神经干由头侧向尾侧迁移，未能到达消化道远端而导致发育停顿，即形成先天性巨结肠；发育停顿时间愈早，病变部位愈高；直肠、乙状结肠在消化道最远端，受累机会最多（约占 85%）。

HD 最基本的病理变化是病变肠管壁的黏膜下神经丛和肌间神经丛内均缺乏神经节细胞，无髓鞘的副交感神经节前纤维增多、增粗，紧密交织成束；其轴突大量释放乙酰胆碱，使乙酰胆碱酯酶活性增高。由于神经节细胞缺乏，引起交感神经和副交感神经功能异常，致使内括约肌持续收缩和病变肠管壁的平滑肌痉挛，形成痉挛段，正常的推进式肠蠕动和直肠括约肌反射（即排便反射）均消失，大便不能排出，形成功能性肠梗阻；痉挛段的近端肠管由于大便长期淤积，逐渐扩张、肥厚而形成巨结肠（扩张段）。扩张段和痉挛段之间的肠管呈漏斗状，神经节细胞逐渐减少直至消失，为移行区。

在新生儿期，结肠壁很薄，远端肠管痉挛梗阻可使全部结肠扩张，而且回盲瓣作用不全，结肠内压力可传递到小肠，使小肠和结肠均扩张，全腹膨隆；随着年龄增长，肠壁平滑肌功能逐渐增强，由于对痉挛段的长期适应，靠近痉挛段的近端结肠所受阻力最大，逐渐高度扩张与肥厚，形成较局限的巨结肠。

●HD 主要临床表现：

· 不排胎便或胎便排出延迟；

· 顽固性便秘；

· 腹胀；

· 呕吐；

· 直肠指检诱发大量排气排便。

根据痉挛段的长度，HD 可分为 5 型：①超短段型：痉挛段局限于直肠末端 2cm 的内括约肌部分；②短段型：痉挛段位于直肠下段，约长 3～4cm；③常见型：痉挛段长达直肠、乙状结肠交界处，最常见；④长段型：痉挛段长达乙状结肠或降结肠；⑤全结肠型：痉挛段长达横结肠或升结肠，甚至回肠末端。

【临床表现】

不排胎便（failure to pass meconium）或胎便排出延迟（delayed passage of meconium）、顽固性便秘（constipation）、腹胀（abdominal distention）、呕吐。HD 因病变肠管的长度不同，出现症状的早晚也不同；痉挛段愈长，出现症状愈早，也愈严重。90%以上患儿在生后 48 小时内不排胎便或排出少量胎便，经直肠指检或盐水灌肠后可排出大量胎便和气体；以后即有顽固性便秘，必须使用开塞露或灌肠才能排便，严重者发展为不灌肠则不排便；腹胀逐渐加重，腹部高度膨隆，腹壁紧张发亮，显示静脉曲张，可见肠型及蠕动波，肠鸣音增强，膈肌上升可引起呼吸困难；由于存在低位部分性或完全性肠梗阻，可出现呕吐，呕吐物含少量胆汁。

1. 营养不良、生长发育迟缓　由于长期便秘、腹胀、呕吐，影响营养摄取和吸收，造成营养不良、生长发育迟缓、贫血或低蛋白血症。

2. 直肠指检（rectal touch）诱发大量排气排便　HD 内括约肌收缩，直肠壶腹部空虚，拔指后突然从肛门排出大量大便和气体。

【并发症】

●HD 并发症：
- 小肠结肠炎最常见。
- 肠穿孔。

一、小肠结肠炎（enterocolitis）　为最常见和最严重的并发症，是造成死亡的主要原因；手术前后均可发生；可见于任何年龄，尤其是新生儿。病因尚不明确，目前认为远端肠管长期痉挛梗阻，大量大便淤积在近端肠管内，引起肠管扩张，肠腔内压力增高，肠壁循环不良，肠黏膜缺血，降低了黏膜的屏障保护作用，使消化道局部免疫功能受损，导致细菌大量繁殖，细菌及其毒素进入肠壁和血液循环而发生小肠结肠炎。结肠为主要受累部位，黏膜水肿、溃疡、局限性坏死甚至穿孔；炎症侵犯肠壁肌层，可出现浆膜充血、水肿、增厚，腹腔内有渗出液，形成渗出性腹膜炎。患儿全身情况突然恶化，高度腹胀、高热、呕吐、腹泻、血便，迅速出现脱水、电解质紊乱，代谢性酸中毒甚至休克。

二、肠穿孔（intestinal perforation）多见于新生儿，穿孔部位常为乙状结肠或盲肠。

【诊断】

●HD 主要诊断方法：
- 腹部立位平片；
- 钡灌肠；
- 直肠肛门测压；
- 直肠黏膜组织化学检查；
- 必要时直肠活检。

HD 大多数能在新生儿期诊断，足月儿多见。凡新生儿生后不排胎便或胎便排出延迟，顽固性便秘伴有腹胀、呕吐；儿童长期便秘、腹胀均应考虑 HD。确诊需做以下检查：

一、X 线检查

1. 腹部立位平片　多显示低位肠梗阻，近端结肠扩张，盆腔无气体。

2. 钡灌肠（barium enema）　诊断准确率达 80%。可见典型的痉挛肠管与扩张肠管之间的漏斗状的移行区；排钡功能差，钡灌肠后 24～48 小时拍片，仍有钡剂残留。若黏膜皱襞变粗，呈锯齿状改变，提示并发小肠结肠炎。

二、直肠肛门测压（rectal manometry）　是一种简便、安全的诊断方法，诊断准确率达 90%以上。测压时将气囊管插入直肠内，气囊内注入 10～20ml 气体后，正常小儿内括约肌松弛，直肠内压力下降，出现松弛反射波（为阳性）。HD 内括约肌收缩，直肠内压力升高，无松弛反射波（为阴性）。由于正常的直肠括约肌反射于生后 12 天形成，故 2 周以内新生儿可出现假阴性。

三、直肠黏膜组织化学检查（rectal mucosa histochemistry examination）　吸取直肠黏膜进行乙酰胆碱酯酶染色，HD 直肠黏膜下层乙酰胆碱含量和乙酰胆碱酯酶活性均比正常增高 5～6 倍。诊断准确率达 90%。

四、直肠活检（rectal biopsy）取距肛门4cm以上的直肠壁黏膜下层和肌层组织，检查神经节细胞数量。HD缺乏神经节细胞，无髓鞘的神经纤维增生。本检查为创伤性，主要用于不能确诊的病例。

五、肌电图　正常小儿直肠和乙状结肠远端的肌电图可见慢波和峰波，而HD的波形低矮、频率低，不规则，峰波消失。但检查结果可受直肠内大便、小儿哭闹等因素的影响。

【鉴别诊断】

一、新生儿期

（一）胎粪栓塞综合征（meconium plug syndrome）或称胎粪性便秘（meconium constipation）　由于浓缩粘稠的胎粪在直肠内形成胶胨样胎粪栓而不能排出。出生后不排胎便，出现低位肠梗阻症状，经灌肠排出大量胎便后，即可正常排便。

（二）先天性肠闭锁（congenital intestinal atresia）　新生儿回肠闭锁（ileal atresia）或结肠闭锁（colonic atresia），表现为低位肠梗阻症状，直肠指检仅见少量灰绿色分泌物，用盐水灌肠也不能排便，腹部立位平片可见多个大液平面，整个下腹部无气，钡灌肠显示结肠直径仅5mm左右，称胎儿型结肠。

（三）新生儿坏死性小肠结肠炎（necrotizing enterocolitis，NEC）与HD并发小肠结肠炎很难鉴别。NEC多见于早产儿，出生后有窒息、缺氧或感染史。腹部平片显示肠壁积气或门静脉积气。

二、婴儿和儿童期

（一）继发性巨结肠（secondary megacolon）　见于直肠、肛门有器质性病变，如先天性直肠肛门畸形、术后瘢痕狭窄等使排便不畅，大便淤积，近端结肠继发性扩张。

（二）特发性巨结肠（idiopathic megacolon）　病因尚未明确，患儿直肠、结肠均有正常神经节细胞。生后胎便排出正常，多在2～4岁以后发病，主要表现为顽固性便秘，直肠甚至乙状结肠远端呈明显扩张，为内括约肌功能失调。应与短段型或超短段型HD鉴别，主要依据肛门直肠测压，特发性巨结肠直肠括约肌反射正常，有松弛反射波；而短段型或超短段型HD无松弛反射波。

●HD治疗：
· 保守治疗；
· 结肠造瘘术；
· 根治手术。

【治疗】

以手术治疗为主，治疗原则为保持肛门以上的肠管正常蠕动，切除收缩的内括约肌、痉挛段和部分扩张段。HD并发症多见于生后2个月内，故应重视新生儿期治疗。

一、保守治疗　①口服缓泻剂或润滑剂，帮助排便；②使用开塞露、甘油栓、扩肛（procteurysis）等刺激括约肌，诱发排便；③灌肠（enema）：肛管插入深度要超过痉挛段，用生理盐水灌肠，每日1次，每次注入量50～100ml，轻揉腹部，使灌肠液与大便排出，反复数次，使淤积的大便逐渐排出。注意注入量与排出量应基本相等，灌肠过程中应密切观察患儿生命体征。

二、结肠造瘘术（colostomy）　凡 HD 并发小肠结肠炎不能控制者；伴有发热、营养不良、贫血、低蛋白血症，不能耐受根治手术者；保守治疗无效，腹胀明显影响呼吸者，均应及时行结肠造瘘术，待以后再行根治手术。

三、根治手术　目前主张早期行根治手术。凡体重在 3kg 以上，全身情况良好即可行根治手术；儿童期均应行根治手术。术前应连续清洁灌肠 10～14 天；纠正脱水、电解质紊乱及酸碱平衡失调；加强支持疗法，改善全身情况。

【预后】

若能早期诊断、早期手术治疗，则术后近期、远期效果均较满意。少数患儿术后发生大便失禁或便秘，需较长时间进行排便训练。但并发小肠结肠炎，病情严重者，死亡率较高。

（鲁　珊）

第八节　肠套叠

肠套叠（intussusception）是指部分肠管及其相应的肠系膜套入邻近肠腔内所形成的一种特殊类型的肠梗阻，是婴幼儿时期最常见的一种急腹症，是婴幼儿肠梗阻之首位原因。发病年龄 2 岁以下占 85%，以 4～10 个月婴儿最为多见，2 岁以后逐减。男性多见，男女之比约为 3～4∶1。以春末夏初为发病高峰。

【病因和发病机理】

绝大多数婴儿肠套叠为原发性，病因迄今尚未完全清楚，在腹腔内发生肠套叠的肠段及其附近均无明显的器质性病变。约 2%～10%病例为继发性，是由于肠管上有某种器质性病变引起，如美克尔憩室翻入回肠腔内、肠息肉、肠肿瘤、肠重复症、腹型紫癜继发肠壁血肿等均可牵拉肠壁而发生肠套叠，多见于年长儿。

●病因
1. 原发性 90% 以上。
2. 继发性：
美克尔憩室；
肠息肉；
肠肿瘤；
肠重复症；
异位胰组织；
腹型紫癜；
腹腔手术后。

婴儿回盲部系膜固定不完善、活动度较大是引起肠套叠的主要解剖原因。其发病机理认为是由于肠蠕动节律性紊乱，肠环肌发生持续性痉挛，其近端肠蠕动亢进将痉挛的肠段推入邻近的远端肠腔内。有些促发因素可导致肠蠕动的节律发生紊乱，从而诱发肠套叠，如饮食改变、腹泻、高热、肠道病毒感染等。近来已注意到肠套叠与腺病毒感染有关，目前已分离出的多为腺病毒流行型 3、7 血清型和非流行型 1、2、5 血清型等。

【病理】

肠套叠一般多为顺行，随肠蠕动方向由近端肠管套入远端肠腔内，偶也可反之。肠套叠可发生于结肠或小肠任何部位，依据其套入部位不同分为：

一、回盲型：回盲瓣是肠套叠头部，带着回肠末端进入升结肠，盲肠、阑尾也随着套入结肠内。此型最常见。

二、回结型：在回肠末端，回肠套入回肠，并通过回盲瓣进入结肠，盲肠和阑尾不套入，此型较常见。

三、回回结（盲）型：回肠先套入远端回肠内，然后整个再套入结肠（盲肠）内，形成复套，占10%左右。

四、小肠型：小肠套入小肠，较少见。

五、结肠型：结肠套入结肠，少见。

六、多发型：回结肠套叠和小肠套叠合并存在，极罕见。

肠套叠时，肠上部即套入部嵌入下端即肠套叠鞘部，将其肠系膜带入鞘内，鞘部痉挛收缩，挤压套入的肠管，牵拉和压迫肠系膜，肠系膜受压收缩，使静脉和淋巴回流受阻，套入部肠管瘀血、水肿、肠壁增厚、并有黏膜出血及腺体分泌增加产生血便。少数病例套入部的顶端可伸达至乙状结肠并从肛门脱出。随着病程延长，影响动脉血运，套入肠管可发生缺血坏死并发肠穿孔和腹膜炎，严重者出现休克、昏迷。

●临床表现：
1. 阵发性腹疼；
2. 呕吐；
3. 血便；
4. 腹部肿块；
5. 全身状况恶化。

【临床表现】

多为平素健康婴儿，突然发病。年长儿发病较缓，症状不如婴儿典型。

一、阵发性腹疼　为肠套叠之首发症状。肠套叠时肠腔发生梗阻，近端肠管发生剧烈蠕动和痉挛性收缩，同时肠系膜受牵拉而产生剧烈的阵发性肠绞痛，患儿因腹疼而哭闹不安，屈膝缩腹、面色苍白、手足徐动、拒食、出汗，持续3～5分钟后，腹痛暂时缓解，患儿安静如常，间歇10～20分钟后又反复发作哭闹。较大儿童发作间隔时间较长。

二、呕吐　常在阵发性腹疼不久出现，由肠系膜受牵拉反射引起。呕吐物初为乳汁、乳块和食物残渣，次数不多，随梗阻加重以后可含胆汁甚至粪便样液体。

三、血便　为典型症状之一，对诊断很有帮助。多发生于发病后6～12小时，有时就诊时尚未自行排便，肛门指诊时发现血便，典型的血便为暗红色果酱样黏液血便，晚期可呈鲜红色。小肠型肠套叠和儿童肠套叠便血率较低，出现也较晚。

四、腹部肿块　在发病早期腹疼暂时缓解时，多数病例在右上腹或中腹部可触及套叠的肿块，呈腊肠样，表面光滑、质地中等、略带弹性、稍可移动，右下腹略空虚。随套叠进展，肿物可随结肠移至左腹部，少数套入部可达直肠并偶可从肛门脱出，类似直肠脱垂。晚期发生肠坏死或腹膜炎时，出现腹胀、腹水、腹肌紧张和压痛，不易触及肿块，腹部触诊和直肠指诊双合检查有时可触及肿块。

五、全身情况　患儿在早期一般情况尚可，体温正常，但可有精神不振、面色苍白；随着病程进展，病情加重，出现精神萎靡、表情淡漠、嗜睡，阵发性腹疼可较前减轻；如并发肠坏死或腹膜炎时，全身情况进一步恶化，常有严重脱水、高热、昏迷及休克等中毒症状。

年长儿肠腔较大，套叠一般较松，故仅引起不完全性肠梗阻、发生肠坏死也较晚。主要表现为阵发性腹痛，腹痛时上腹或脐周可触及横形肿块，不痛时腹部平坦柔软无块，呕吐少见，便血发生较晚，严重脱水及休克较少见。

【诊断】

依据患儿年龄以及阵发性哭闹、呕吐、便血和腹部腊肠样肿块等临床特点可确诊。肠套叠早期在未排出血便前应做肛门指诊检查。对可疑病例可选用作以下检查确诊。

一、X线检查　小儿肠套叠X线表现具有特征性，可用对比剂结肠造影显示造影剂在套叠处受阻，充盈缺损，套入肠管头端呈圆形、杯状或钳状阴影。对比剂可采用钡、水溶性碘液、空气及氧气均可。目前大多采用空气灌肠。若疑有小肠肠套叠，应拍立位腹平片及胃管注入泛影葡胺检查。

二、腹部B超检查　可显示近端肠管扩张、蠕动增强，在套叠部位显示同心圆或靶环状肿块图像。

【鉴别诊断】

●鉴别诊断：
1. 急性细菌性痢疾；
2. 急性坏死性小肠结肠炎；
3. 过敏性紫癜；
4. 其他：
蛔虫性肠梗阻；
急性胃肠炎；
婴儿腹泻；
结肠息肉出血；
美克尔憩室并发症。

一、细菌性痢疾（bacillary dysentery）　多见于夏季，不洁饮食史，早期即可出现高热；大便次数多，含黏液、脓血，里急后重；腹痛较肠套叠轻，腹部触诊无肿块。粪便检查可见白细胞成堆、细菌培养阳性。但菌痢偶尔亦可引起肠套叠，两种疾病可同时存在，应加以注意。

二、急性坏死性小肠结肠炎（acute necrotizing enterocolitis）　多数有腹泻病史，大便初起为水样，以后出现血便，呈暗红色糊状或红豆汤样血水便，有腥臭味，患儿早期即可出现高热、频繁呕吐及明显腹胀，全身症状较肠套叠发展快，中毒症状重。

三、过敏性紫癜（allergic purpure）　除阵发性腹痛，呕吐、便血外，绝大多数患儿还有出血性皮疹、膝关节肿痛，部分病例有血尿。由于肠管有水肿、出血、增厚，有时左右下腹也可触及肿块，由于肠功能紊乱和肠壁血肿，可并发肠套叠，须注意。

四、其他　蛔虫性肠梗阻（intestinal obstruction due to ascariasis）、急性胃肠炎（acute gastroenteritis）、婴儿腹泻（infantile diarrhea）、结肠息肉（polyps of colon）出血等须注意鉴别。

【治疗】

●治疗：
非手术治疗；
空气灌肠；
钡灌肠；
手术治疗。

肠套叠治疗主要有：结肠充气或钡剂灌肠复位、手术复位两种，依据症状出现时间及并发症情况选择其一。在复位治疗前，应禁食、迅速纠正休克、脱水、酸中毒情况，待病情稍稳定后，再行复位治疗，以防发生危险。

一、非手术疗法

（一）空气灌肠　凡发病在48小时内，全身情况良好，无严重脱水、酸中毒及休克表现，无高热，无腹胀、压疼及肌紧张者均可先行空气灌肠复位，即将空气注入结肠内，使用一定的压力将套入的肠管推出复位。此方法简单、经济、效果良好且避免了手术并发症；但小婴儿肠壁薄，易引起穿孔须特别注意。用空气灌肠时，如逐步加压而肠套叠阴影不移动无复位征象者应改为手术治疗。若肠套叠已超过48小时或全身情况差，有腹胀、腹膜刺激征者不宜空气灌肠，应积极手术治疗。若复位后症状未消失，应进一步检查是否有复位不全或复发。

（二）钡剂灌肠复位　如无空气灌肠复位器，可行钡剂灌肠，但一旦钡剂灌肠发生肠穿孔时，可引起严重的钡剂腹膜炎，故目前临床已很少使用。

灌肠主要并发症为肠穿孔，但只要严格掌握适应证，灌肠压力不要操之过急，穿孔已很少见，一旦穿孔应立即手术。

二、手术治疗　肠套叠超过 48～72 小时、病情严重疑有肠坏死者、灌肠复位失败者以及小肠型肠套叠均需手术治疗。依据患儿全身状况及套叠肠管的病变情况选择肠套叠手术复位、肠切除肠吻合术或肠造瘘术等。

（魏　玲）

第十二章　呼吸系统疾病

小儿呼吸系统疾病包括上、下呼吸道急、慢性炎症，呼吸道变态反应性疾病，胸膜疾病，呼吸道异物，肺部肿瘤和先天畸形等；小儿时期常见疾病中，呼吸系统感染占极重要地位，不仅发病率高，病情也常较严重。据联合国儿童基金会的统计，全世界每年约有350万左右<5岁儿童死于肺炎，占<5岁儿童总死亡率的28%；我国每年<5岁儿童因肺炎死亡者约35万人，占全世界儿童肺炎死亡的10%。因此积极采取措施、降低肺炎的死亡率，是21世纪世界儿童生存、保护和发展纲要规定的重要任务。

第一节　小儿呼吸系统解剖生理特点

呼吸系统分为上、下呼吸道。上呼吸道包括鼻及鼻窦、咽喉和气管上部等，下呼吸道则由气管下部、不断分支的支气管直至肺泡各部分组成。由于生后小儿呼吸系统各器官尚未完全发育成熟，因此较成人有许多特点。

（一）解剖特点

1. 鼻的特点　由于面部颅骨发育不足，小儿鼻腔相对短小。初生数月小儿几乎没有下鼻道，此后随面部颅骨的发育，鼻道逐渐加长加宽，4岁时下鼻道才完全形成。乳儿没有鼻毛，鼻黏膜柔嫩，血管丰富，易发生感染。鼻黏膜易充血、肿胀而发生鼻塞，出现呼吸及吃奶困难、呛咳等症状，致使肺部炎症加重或发生吸入性肺炎。婴儿期鼻黏膜下层缺乏海绵组织，以后逐渐发育，所以在婴幼儿期很少发生鼻衄，6～7岁以后鼻出血才多见。

●鼻黏膜柔嫩，血管丰富，易发生感染。鼻黏膜易充血、肿胀而发生鼻塞。

2. 鼻窦的特点　上颌窦出生时较大，15岁时接近成人的大小。筛窦出生时较小，但发育迅速。额窦与蝶窦则分别在2岁及4岁时才出现。随着年龄的增长，面部和上颌骨逐渐发育，鼻窦才逐渐发育完善。因此，婴幼儿很少发生鼻窦炎，6岁以后方可见到。不过小儿患急性鼻腔感染时，可伴有鼻窦的渗出性炎症。年幼儿的耳咽管较宽，短而呈水平位，因此患感冒后易并发中耳炎。在安静休息时耳咽管才闭合，若有粘稠分泌物或大量腺样组织增殖，可使其闭塞，中耳及乳突内产生负压，使鼓膜内陷影响听力。

3. 咽喉的特点　鼻咽部及咽部由软腭分隔，喉部则由几组关节软骨、声带的喉部及韧带组成。在婴儿期鼻咽部相对狭小，但富于集结的淋巴组织，最大的是扁桃体。早期其腺体及血管均不发达，直到1岁左右随着全身淋巴组织的发育而逐渐增大，检查咽部时方可见到。4～10岁时发育达高峰，至14～15岁时又逐渐退化。故扁桃体炎常见于学龄儿童。鼻咽部

●扁桃体4～10岁时发育达高峰，故扁桃体炎常见于学龄儿童。
喉腔相对较狭窄，软骨柔软，且富于血管及淋巴组织，轻微炎症即可引起喉头肿胀，喉腔狭窄而致呼吸困难。

集结的淋巴组织包括鼻咽部扁桃体、舌及腭扁桃体，它们呈环形排列，围绕咽部，故淋巴组织肿胀可引起气道部分阻塞。咽后壁淋巴组织感染可发生咽后壁脓肿。扁桃体具有一定的防御、免疫功能，故单纯肥大者不宜手术摘除，仅在反复发炎成为慢性感染病灶时或引起肾炎、风湿等疾患时，才考虑手术摘除。小儿喉腔相对较狭窄，软骨柔软，假声带及黏膜薄弱，且富于血管及淋巴组织。因此，轻微炎症即可引起喉头肿胀，喉腔狭窄而致呼吸困难。

●右侧支气管较直，似气管的直接延续，而左侧支气管则自气管的侧方分出，因此气管异物多见于右侧。

4. 气管和支气管的特点　支气管黏膜腺在胚胎第24周开始有功能。纤毛在第13周出现。弹力纤维一般在出生时尚未发育好，仅在较大的气管壁上出现。生后4～5个月内，气管位置较成人稍高。新生儿气管位置上端相当于第四颈椎水平，其分叉处相当于第三胸椎水平。此后随年龄的增长而逐渐下降，至12岁时气管分叉降至第5、6胸椎水平，右侧支气管较直，似气管的直接延续，而左侧支气管则自气管的侧方分出，因此气管异物多见于右侧。由于小儿气管和支气管的管腔相对狭窄，软骨柔软，肌肉发育不完善，缺乏弹力组织，粘膜柔嫩纤细，且血管丰富，纤毛运动较差，所以不但易受感染，且易引起阻塞。

气管分支为左右主支气管后，依次分为叶支气管、节段支气管、细支气管、毛细支气管、终末毛细支气管、呼吸性毛细支气管，最后连于肺泡囊。

气管与支气管壁由黏膜层、粘膜下层和外膜构成，黏膜层有多层的纤毛上皮细胞，其深部为固有膜，其间有杯状细胞分泌黏液，黏膜下层有黏膜腺分泌黏液与浆液。

气道有软骨支持，气管与主支气管软骨为马蹄形，小支气管软骨成分离的板状，毛细支气管软骨消失。气道肌肉为平滑肌，气管和主支气管肌肉主要在背侧联结马蹄形软骨的两端，小支气管壁围以平滑肌，毛细支气管肌肉成螺旋状，收缩时毛细支气管腔直径可缩小1/4，长度缩短。婴幼儿细支气管平滑肌较稀疏，故支气管喘息并非完全是支气管痉挛所致，多由于气道分泌物过多，气道阻塞所引起。

●肺的弹力纤维发育较差，血管丰富，肺泡数量较少，造成肺的含血量丰富而含气量相对较少，故容易感染肺炎

5. 肺的特点　左肺2叶、8段，右肺3叶、10段。肺泡壁上皮细胞主要有两型，Ⅰ型为扁平而较小的上皮细胞，约覆盖肺泡面积的95%；其间有Ⅱ型细胞，为立方形有颗粒的分泌细胞，能分泌肺泡表面活性物质。小儿肺的弹力纤维发育较差，血管丰富，毛细血管与淋巴组织间隙较成人为宽，间质发育旺盛，肺泡数量较少，造成肺的含血量丰富而含气量相对较少，故容易感染，并易引起间质性炎症、肺气肿或肺不张等。

●婴幼儿胸廓呈桶状，心脏呈横位，胸腔较小，肺不能充分地通气和换气，易缺氧、青紫。

6. 胸廓的特点　系脊柱、肋骨、肋软骨、胸骨及肋间肌等胸壁软组织共同围成的空腔。婴幼儿胸廓短、呈桶状；肋骨呈水平位，膈肌位置较高，使心脏呈横位；胸腔较小而肺相对较大，呼吸肌不发达，呼吸时胸廓活动范围小，肺不能充分地扩张、通气和换气，易因缺氧和二氧化碳潴留而出现青紫。小儿纵隔相对较大，占胸腔的体积较大；纵隔周围组织松软、富于弹力，故在胸腔积液或气胸时易致纵隔移位。

7. 胸膜的特点　为薄的浆膜。其脏层与壁层相连续构成胸膜腔。正常时胸膜腔内有少量浆液，呼吸时浆液起到减少两层胸膜之间摩擦的作用。小儿的胸膜对炎症的局限能力差，故炎症易于扩散而引起败血症、胸壁感染等。肋膈窦位置较低，深吸气时，亦不能完全被肺充盈。胸膜炎时，往往在此处发生积液，并形成胸膜粘连。

8. 纵隔的特点　为位于左右纵隔胸膜之间所有脏器及结构的总称。其内主要有心包、心脏及其大血管、气管、支气管、食管、胸导管、神经、胸腺及其周围的结缔组织。小儿纵隔较成人相对大，占胸腔体积大，故吸气时使肺的扩张受限；同时纵隔组织柔软，结构疏松，故胸腔积液、气胸或肺不张时，极易引起纵隔移位。

9. 呼吸肌的特点　完成肺通气的动力基础是呼吸肌的舒缩运动。呼吸肌主要包括膈肌和肋间肌。还有一部分辅助呼吸肌，如胸部和颈部的肌肉。膈肌是最主要的呼吸肌，吸气时膈肌收缩使胸廓上下径增大；呼气时膈肌松弛，胸廓上下径缩小。膈肌的舒缩引起腹壁的起伏，通常称之为腹式呼吸。肋间外肌收缩时，胸廓上抬，胸廓的前后径及横径增大；肋间外肌松弛时，胸廓复位，口径缩小，通常称之为胸式呼吸。小儿呼吸肌发育差，肌纤维较细，间质较多，而且肌肉组织中耐疲劳的肌纤维所占比例少，故小儿呼吸肌力弱，容易疲劳，故易发生呼吸衰竭。小儿膈肌较肋间肌相对发达，且肋骨呈水平位，肋间隙小，故婴幼儿为腹式呼吸。随着年龄的增长，至4～7岁时逐渐以胸式呼吸为主，7岁以后接近成人的胸式呼吸。

●呼吸肌发育差，婴幼儿为腹式呼吸，7岁以后接近成人的胸式呼吸。

（二）生理特点

1. 呼吸功能　有内外呼吸之分。外呼吸是指肺内气体交换，包括摄入O_2和排出CO_2；内呼吸是指细胞水平的O_2和CO_2的交换。外呼吸在呼吸系统由通气功能、换气功能、血液内气体的运输和呼吸的调节完成。

（1）通气功能　通气是指肺吸入和呼出气体的周期性的机械动作。肺通气量可分为生理死腔通气量（包括解剖死腔和肺泡死腔）与肺泡通气量。只有肺泡通气量才是真正参与肺内气体交换的。肺泡的气体交换面积，3个月时为6.5m^2，8岁为32m^2，成人为75m^2。可见小儿的气体交换面积小，借增加呼吸频率来补偿。新生儿和婴儿有相对大的通气量，但其需氧量相对大，故在患呼吸道疾病时，小儿比成人容易发生缺O_2和CO_2潴留而导致呼吸功能不全。小儿通气功能的主要生理特点有：①呼吸频率：呼吸频率快，节律不齐，尤以早产儿、新生儿最为明显；婴幼儿为腹式呼吸，年龄稍大者出现混合型呼吸。

●小儿的气体交换面积小，但其需氧量相对大，故在患呼吸道疾病时，比成人容易发生缺O_2和CO_2潴留而导致呼吸功能不全。

②肺活量：系指一次深吸气后的最大呼气量，小儿约为50～70ml/kg。安静时年长儿仅用肺活量的12.5%来呼吸，而婴儿则需用30%左右，说明婴幼儿的呼吸潜力小。

③潮气量：系指安静呼吸时每次吸入或呼出的气量。年龄越小，潮气量越小。

④每分钟通气量：即潮气量乘以呼吸频率。正常婴幼儿由于呼吸频率

较快，每分钟通气量如按体表面积计算与成人相似。

⑤功能残气量：为平静呼气后残留在肺内的气量。肺体积与肺弹性回缩力的改变是影响功能残气量的重要因素。

⑥气体弥散量：二氧化碳的排出主要靠弥散作用，CO_2 弥散速率较 O_2 大，故比 O_2 易于弥散。小儿肺小，肺泡毛细血管总面积与总容量均比成人小，故气体弥散量亦小。但以单位肺容积计算则与成人近似。

⑦气道阻力：气道阻力的大小取决于管径大小和气体流速等，管道气流阻力与管腔半径的 4 次方成正比。小儿气道阻力大于成人，随年龄增长而递减。婴幼儿肺炎时，气道管径更狭窄，阻力增大，故易发生呼吸衰竭。

（2）换气功能　换气功能是反映气体在肺泡和血液间的交换。正常的气体交换，需要吸入气体和相应的血液在肺泡均匀地分布，通气与血流灌注必须保持一定的比例。

（3）血内气体的运输　O_2 从肺泡进入血液和 CO_2 从血液进入肺泡，是整个呼吸过程的一部分，而且是机体保持酸碱平衡的重要因素。

（4）呼吸的调节　呼吸受灵敏的调节系统的调节和控制，主要是神经和化学调节。神经调节包括延髓呼吸中枢、脊髓、皮质下结构、大脑皮层和肺反射调节（Hering-Breuer 反射）。化学调节来自肺和大血管的化学感受器，后者的刺激来自血及体液的某些化学因子。

2. 血液气体分析　新生儿和婴儿的肺活量不易检查，通过血气分析可了解氧饱和度水平和血液酸碱平衡状态，为诊断治疗提供依据。小儿动脉血液气体分析正常值见表 12－1。

表 12-1　小儿血液气体分析正常值

项　目	新生儿	～2 岁	＞2 岁
氢离子浓度（mmol/L）	35～50	35～50	35～50
PaO_2（kPa）	8～12	10.6～13.3	10.6～13.3
$PaCO_2$（kPa）	4～4.67	4～4.67	4.67～6.0
HCO_3（mmol/L）	20～22	20～22	22～24
BE（mmol/L）	－6～＋2	－6～＋2	－4～＋2
SaO_2	0.90～0.965	0.95～0.97	0.955～0.977

（三）内分泌特点

1. 肺表面活性物质　由Ⅱ型肺泡上皮细胞合成和分泌，其成分为葡萄糖代谢产生的甘油和脂肪酸所合成的磷脂（二软脂酰卵磷脂）。表面活性物质能减小肺泡表面张力，保持肺泡容积的稳定性而防止塌陷。

2. 血管活性物质　肺泡巨噬细胞的溶酶体富含蛋白水解酶，可以水解细胞巨噬的异物颗粒；肥大细胞含嗜碱性颗粒，其中有肝素，慢反应物质，嗜酸粒细胞趋化因子，蛋白水解酶和多巴胺等，这些颗粒参与支气管哮喘和其他速发型变态反应。

（四）免疫功能特点　小儿呼吸道的非特异性和特异性免疫功能均较

差。新生儿和幼儿 SIgA 生成不足，易患呼吸道和肠道感染。新生儿血中无 IgA，1 岁时为成人的 13%，至青春期始达成人水平。IgG 可凝集各种异物颗粒、中和细菌外毒素和病毒，在补体协助下溶解革兰阴性细菌，IgG 主要在局部合成。IgM 有凝集颗粒抗原、溶解某些细菌的作用，IgM 有的来自血液，也可由支气管黏膜分泌细胞分泌。5～6 个月的小儿血中 IgG 和/或 IgM 很低，也是婴儿易患呼吸道等感染的重要原因。IgG 亚类缺陷在反复呼吸道感染中占有重要地位。

●新生儿和幼儿 SIgA 生成不足，易患呼吸道感染。5～6 个月的小儿血中 IgG 和/或 IgM 很低，易患呼吸道等感染。IgG 亚类缺陷在反复呼吸道感染中占有重要地位。

第二节　急性喉炎

急性感染性喉炎（acute infectious laryngitis）是婴幼儿常见的喉黏膜急性弥漫性炎症。冬春季尤为多见。由于小儿解剖生理特点，易发生喉头痉挛，甚至因黏膜高度充血、肿胀，致喉梗阻而引起窒息、急性呼吸衰竭及死亡，故应高度重视。

【病因】

由病毒或细菌感染引起，多为急性上呼吸道感染的一部分，或为麻疹、猩红热及肺炎等的前驱症状或并发症。如病变累及气管、支气管，则称为急性喉气管支气管炎（acute laryngotracheobronchitis）。常见病原体为副流感病毒 1～3 型（parainfluenzaviruses），其他病毒包括腺病毒（adenovirus）、呼吸道合胞病毒（respiratory syncytial virus）、鼻病毒（rhinovirus）等病毒及流感嗜血杆菌（Haemophilus influenzae）、肺炎链球菌（S. pneumoniae）、和金黄色葡萄球菌（S. aureus）等。

【临床表现】

初起时多有不同程度的发热、流涕、咳嗽等上呼吸道卡它症状，很快出现声音嘶哑，典型的“犬吠”样咳嗽，吸气性喉鸣和三凹征；严重时可出现紫绀，烦躁不安，面色苍白，大汗淋漓，心率加快，甚至因窒息死亡。一般白天症状轻，夜间入睡后因喉部肌肉松弛、分泌物阻塞导致症状加重。咽部充血，间接喉镜检查可见喉部、声带有轻度到明显的充血、水肿。按吸气性呼吸困难的轻重，将喉梗阻分为四度：Ⅰ度：患者仅于活动后出现吸气性喉鸣和呼吸困难，肺呼吸音清晰，心率无改变；Ⅱ度：患者于安静时亦出现喉鸣和吸气性呼吸困难，肺部听诊可闻喉传导音或管状呼吸音，心率增快；Ⅲ度：除上述喉梗阻症状外，患者因缺氧而出现烦躁不安，口唇及指趾发绀，双眼圆睁，惊恐万状，头面出汗，肺部呼吸音明显降低，心音低钝，心率增快；Ⅳ度：患者渐显衰竭，昏睡状态，由于无力呼吸，三凹征可不明显，面色苍白发灰，肺部听诊呼吸音几乎消失，仅有气管传导音，心音钝弱，心律不齐。

●喉炎典型临床表现：
上呼吸道卡它症状；
声音嘶哑；
犬吠样咳嗽；
吸气性喉鸣和三凹征；
烦躁不安；
面色苍白、大汗淋漓；
口唇及指趾发绀；
肺部闻喉传导音；
心率增快、心音低钝。

【诊断与鉴别诊断】

根据典型症状和体征，不难诊断。但应与咽喉部异物、支气管异物、喉头水肿、咽后壁脓肿、先天性喉喘鸣、急性喉气管支气管炎等鉴别。

【治疗】

●治疗原则：
保持呼吸道通畅、吸氧；
控制感染：广谱抗生素；
肾上腺皮质激素：
轻症口服泼尼松
重症静注地塞米松；
对症治疗：
镇静、降温、祛痰；
气管切开术。

一、保持呼吸道通畅　及早吸氧，防止缺氧加重；可用超声雾化吸入（生理盐水10ml，加地塞米松2mg，加糜蛋白酶5mg或沐舒坦7.5mg，加庆大霉素4万单位），每日3～4次；有利于粘膜水肿消退。

二、控制感染　由于起病急、病情进展快，难以判断病毒或细菌感染，一般给予全身足量广谱抗生素治疗，常用者为青霉素类、大环内酯类、氨基糖苷类或头孢菌素类等。有气急、呼吸困难时，应及时静脉输入抗生素。

三、肾上腺皮质激素　有抗炎、抗毒和抑制变态反应等作用，能及时减轻喉头水肿，缓解喉梗阻；应及早应用，并与抗生素合用。轻症可用泼尼松每日1～2mg/kg，分2～3次口服；重症可用地塞米松静脉推注，每次2～5mg，或氢化可的松每日5～10mg/kg，加入葡萄糖中静脉滴注；共2～3天，至症状缓解。

四、对症治疗　烦躁不安者宜用镇静剂，可肌肉注射鲁米那钠或静脉推注安定。高热者给予降温处理。痰液粘稠者可服祛痰剂。

五、气管切开术　经上述处理如有严重缺氧征象、或有Ⅲ度喉梗阻者，应及时作气管切开术。

（鲍慧玲）

第三节　肺　炎

●发热、咳嗽、气促、呼吸困难、肺部固定湿啰音为肺炎的共同临床表现。

肺炎（pneumonia）系由不同病原体或其他因素所致之肺部炎症。以发热、咳嗽、气促、呼吸困难以及肺部固定湿啰音为共同临床表现。肺炎是儿科常见病，在我国肺炎占儿科住院患者的24.5%～65.2%，5岁以下儿童中每年有105万人死亡，其中30万人死于肺炎，为此年龄组儿童第一位死因，故加强对本病的防治十分重要。

目前，小儿肺炎尚无统一的分类方法，常用者包括：

（一）病理分类：按解剖部位分为：支气管肺炎（bronchopneumonia）、大叶性肺炎（lobar pneumonia）、间质性肺炎（interstitial pneumonia）、毛细支气管炎（bronchiolitis）等。

（二）病因分类

1. 病毒性肺炎（viral pneumonia）：最常见者为呼吸道合胞病毒，其次为腺病毒3、7、11、21型，甲型流感病毒及副流感病毒1、2、3型，其他还有麻疹病毒，肠病毒，巨细胞病毒等。

2. 细菌性肺炎（bacterial pneumonia）：肺炎链球菌最多见、还有葡萄球菌、革兰阴性杆菌（流感杆菌、肺炎杆菌、大肠杆菌、绿脓杆菌）等，还有军团菌及厌氧菌等。

3. 支原体肺炎（mycoplasma pneumonia）：由肺炎支原体所致。

4. 衣原体肺炎（chlamydia pneumonia）：以沙眼衣原体为主。

5. 真菌性肺炎（fungal pneumonia）：念珠菌、曲菌、隐球菌、组织胞浆菌、毛霉菌、球孢子菌等。

6. 原虫性肺炎（protozoal pneumonia）：以卡氏肺囊虫为主。

7. 非感染病因引起的肺炎：吸入性肺炎、坠积性肺炎、嗜酸粒细胞性肺炎等。

按病原体分类的方法，对于临床诊断和治疗有重要指导意义。临床上如病原体明确，则按病因分类，否则按病理分类。

●临床上如病原体明确，则按病因分类，以便指导治疗否则按病理分类。

（三）病程分类：病程小于1个月者，称为急性肺炎；1～3个月为迁延性肺炎；大于3个月者称为慢性肺炎。

（四）病情分类

1. 轻症：呼吸系统症状为主，无全身中毒症状。

2. 重症：除呼吸系统受累外，其他系统亦受累，且全身中毒症状明显。

本节重点讨论支气管肺炎。

支气管肺炎

支气管肺炎（bronchopneumonia）是小儿时期最常见的肺炎，全年均可发病，以冬、春寒冷季节较多。在我国，肺炎患儿占住院儿童总人数的24.5%～56.2%，其中婴、幼儿肺炎住院数为学龄儿童的39.5倍。营养不良、维生素D缺乏性佝偻病、先天性心脏病、低出生体重儿等均易发生本病。

【病因】

肺炎的病原微生物为bacteria、virus、mycoplasma、chlamydia、fungi、protozoa等，发达国家中小儿肺炎病原以病毒为主，发展中国家则以细菌为主。病原微生物多由呼吸道侵入，少数经血行入肺。

【病理】

肺炎的病理变化为肺泡毛细血管扩张充血，肺泡内水肿和炎性渗出，渗出液内含大量中性粒细胞、红细胞和病原菌。肺泡内充满渗出物，经Kohn孔向周围肺组织蔓延，呈点状炎症灶。若病变融合成片，可累及多个肺小叶或更广泛。当小支气管、毛细支气管发生炎症时，可致管腔狭窄和/或阻塞，引起肺不张、肺气肿。肺炎恢复期肺泡内巨噬细胞增多，大量吞噬病原菌和细胞碎屑，致肺泡内纤维素性渗出物溶解吸收、炎症消散、肺泡重新充气。

不同的病原造成的肺炎病理改变亦有不同，bacterial pneumonia以肺实质受累为主；而viral pneumonia以肺间质受累为主。临床上bronchopneumonia与interstitial pneumonia常同时并存。

【病理生理】

●肺炎时hypoxemia和hypercapnemia及毒素的作用导致了多系统的损害。

当炎症蔓延到支气管、细支气管和肺泡时，支气管因黏膜炎症水肿而管腔变窄，肺泡壁因充血水肿而增厚，肺泡腔内充满炎症渗出物，影响了通气与气体交换。由于小儿呼吸系统的特点，当炎症进一步加重时，可使支气管管腔更窄、甚至堵塞，导致通气与换气功能障碍。通气不足引起低氧血症（hypoxemia）及高碳酸血症（hypercapnemia）；换气功能障碍主要引起低氧血症，严重时出现发绀（cyanosis）。为代偿缺氧（hypoxia），患儿呼吸心率加快，并增加呼吸深度，呼吸辅助肌亦参与活动，出现鼻扇和三凹征。Hypoxemia 和 hypercapnemia 可导致多器官功能障碍和代谢障碍。

（一）循环系统　常见心肌炎、心力衰竭及微循环障碍。病原体和毒素侵袭心肌，引起心肌炎；缺氧使肺小动脉反射性收缩，肺循环压力增高，形成肺动脉高压，使右心负担增加。肺动脉高压和中毒性心肌炎是诱发心衰的主要原因。重症患儿常出现微循环障碍、休克甚至弥散性血管内凝血。

（二）中枢神经系统　Hypoxemia 和 hypercapnemia 使血与脑脊液 pH 值降低，CO_2 向细胞内和中枢神经系统弥散，hypercapnemia 使脑血管扩张、血流减慢、血管通透性增加，致使颅内压升高。Hypoxemia 使脑细胞无氧代谢增加，造成乳酸堆积、ATP 生成减少和 Na-K 离子泵转运功能障碍，引起脑细胞内钠、水潴留，形成脑水肿。病原毒素作用亦可引起脑水肿。

（三）消化系统 hypoxemia 和毒血症（toxemia）时胃肠黏膜最易受累，可出现黏膜糜烂、出血、上皮细胞坏死脱落等应激性反应，导致粘膜屏障功能破坏，使胃肠功能紊乱，出现厌食、呕吐及腹泻症状，严重者可引起中毒性肠麻痹和消化道出血。

（四）体液代谢紊乱　重症 pneumonia 常可出现混合性酸中毒，这是因为严重 hypoxia 时体内需氧代谢障碍、酸性代谢产物增加，加上高热、饥饿、吐泻等因素，常可引起代谢性酸中毒；而 hypercapnemia 可导致呼吸性酸中毒。Hypoxemia 和 hypercapnemia 又会导致肾小动脉痉挛而引起水钠潴留，且重症肺炎 hypoxia 时常有 ADH 分泌增加，并且缺氧使细胞膜通透性改变、钠泵功能失调，使 Na^+ 进入细胞内，可造成稀释性低钠血症。如消化功能紊乱、吐泻严重时，可造成钠摄入不足和排钠增多，而致脱水和缺钠性低钠血症。因酸中毒、H^+ 进入细胞内和 K^+ 向细胞外转移，血钾通常增高或正常；但如伴吐泻及营养不良时，则血钾常偏低。血氯由于代偿呼吸性酸中毒，可能偏低。

【临床表现】

●呼吸加快是肺炎的主要表现。气促是指：年龄≤2个月，呼吸≥60次/分；年龄2～12个月，呼吸≥50次/分；年龄1～5岁，呼吸≥40次/分。

（一）呼吸系统　轻症仅以呼吸系统症状为主，大多起病较急，主要症状为发热、咳嗽、气促。

1. 发热：热型不定，多为不规则发热，亦可为弛张热、或稽留热，新生儿、重度营养不良儿可不发热或体温不升。

2. 咳嗽：较频，在早期为刺激性干咳，以后咳嗽有痰，新生儿早产儿则表现为口吐白沫。

3. 气促：多发生于发热、咳嗽之后，呼吸加快，每分钟可达 40～80 次，并有鼻翼扇动，重者呈点头状呼吸，三凹征、唇周 cyanosis。

4. 肺部体征：早期可不明显或仅呼吸音粗糙，以后可闻及固定的中、小水泡音，叩诊正常；但当病灶融合扩大累及部分或整个肺叶时，则出现相应的肺实变体征，语颤增强、叩诊浊音，听诊呼吸音减弱或出现支气管呼吸音。

重症 pneumonia 则除呼吸系统外，还可累及其他系统，出现相应的临床表现。

（二）循环系统

1. 心肌炎　表现为面色苍白、心动过速、心音低钝、心律不齐，心电图显示 ST 段下移和 T 波低平、倒置。

2. 心力衰竭　表现为：①呼吸突然加快，＞60 次/分。②心率突然＞180 次/分，③骤发极度烦躁不安，明显 cyanosis，面色发灰，指（趾）甲微血管充盈时间延长。④心音低钝，奔马律，颈静脉怒张。⑤肝脏迅速增大。⑥尿少或无尿，颜面眼睑或双下肢水肿，具有前 5 项者即可诊断为心力衰竭。

●肺炎合并心衰为急性心衰，病情变化快，满足前 5 项者即可诊断。

重症革兰阴性杆菌肺炎还可发生微循环衰竭。

（三）神经系统　轻度 hypoxia 表现为烦躁、嗜睡；脑水肿时出现意识障碍，惊厥，呼吸不规则，前囟隆起，脑膜刺激征，瞳孔对光反应迟钝或消失。

（四）消化系统　轻症常有纳差、吐泻、腹胀等；重症可引起中毒性肠麻痹，肠鸣音消失，腹胀严重时可加重呼吸困难。消化道出血时有呕吐咖啡渣样物，大便隐血阳性或排柏油样便。

【并发症】

早期合理治疗者并发症少见。若延误诊断或病原体致病力强者可引起并发症，若在肺炎治疗过程中，中毒症状呼吸困难突然加重，体温持续不退、或退而复升，均应考虑有并发症的可能。

（一）脓胸（empyema）常由葡萄球菌引起，革兰阴性杆菌次之。病变常累及一侧胸膜，表现为呼吸困难加重；患侧呼吸运动受限，语颤减弱，叩诊浊音，听诊呼吸音减弱或消失，当积液较多时，纵隔、气管移向对侧。

（二）脓气胸（pyopneumothorax）肺边缘的脓肿破裂与肺泡或小支气管相通即造成脓气胸。表现为患儿病情突然加重，咳嗽剧烈、烦躁不安呼吸困难、面色青紫；叩诊在积液的上方为鼓音，下方为浊音，呼吸音明显减弱或消失，若在支气管胸膜瘘的裂口处形成活瓣，空气只进不出，即形成张力性气胸。

（三）肺大疱（pneumatocele）多系金黄色葡萄球菌引起。由于细支气管管腔因炎性肿胀狭窄，渗出物粘稠，形成活瓣阻塞，空气能吸入而不易呼出，导致肺泡扩大、破裂而形成肺大疱，其大小取决于肺泡内压力和破裂肺泡的多少。体积小者，可无症状，体积大者可引起急性呼吸困难。

此外还可引起肺脓肿、化脓性心包炎、败血症等。

【实验室检查】

（一）病原学检查

1. 细菌培养　采取血液、痰液、气管吸出物、胸腔穿刺液、肺穿刺液、肺活检组织等进行细菌培养，可明确病原菌。

2. 病毒分离和鉴别　应于起病 7 日内取鼻咽或气管分泌物作病毒分离，阳性率高，但需时长，不能用作早期诊断。

3. 其他病原体的分离培养　肺炎支原体、沙眼衣原体、真菌等均可通过特殊分离培养方法获得相应病原诊断。

4. 病原特异性抗原检测　检测到某种病原体的特异抗原即可作为相应病原体感染的证据，对诊断价值很大，简单快速，提供早期诊断依据。常用的方法有对流免疫电泳（CIE）、协同凝集试验（COA）、乳胶凝集试验（LA）、免疫荧光技术、酶联免疫吸附试验（ELISA）和放射免疫测定（RIA）等。

5. 病原特异性抗体检测　早期血清中抗体产生不多，主要为 IgM，且持续时间较短；后期或恢复期抗体产生较多，以 IgG 为主，持续时间较长。因此急性期与恢复期双份血清特异性 IgG 检测有 4 倍升高，对诊断有重要意义。急性期特异性 IgM 测定有早期诊断价值，常用方法有 IgM 抗体捕获法及间接免疫荧光法。

6. 聚合酶链反应（PCR）或特异性基因探针检测病原体 DNA　此法特异、敏感。

7. 其他　①鲎珠溶解物试验有助于革兰阴性杆菌肺炎的诊断。②冷凝集试验可作为肺炎支原体感染的过筛试验，一般病后 1～2 周开始上升，滴度≥1∶32 为阳性，可持续数月，50％～76％的肺炎支原体肺炎患儿可呈阳性。

（二）外周血检查

1. 白细胞检查　细菌性肺炎的白细胞总数和中性粒细胞多增高，甚至可见核左移，胞浆中出现中毒颗粒。病毒性肺炎白细胞总数正常或降低，有时可见异型淋巴细胞。

2. 四氮唑蓝试验（NBT）　细菌性肺炎时中性粒细胞吞噬活力增加，用四氮唑蓝染色时阳性细胞增多。正常值小于 10％，如大于 10％即提示细菌感染；病毒感染时则不增加。

3. C 反应蛋白（CRP）细菌感染时，血清 CRP 浓度上升，而非细胞感染时则上升不明显。

【X 线检查】

早期见肺纹理增粗，以后出现小斑片状阴影，以双肺下野、中内带及心膈区居多，并可伴有肺不张或肺气肿。斑片状阴影亦可融合成大片，甚至波及节段。若并发脓胸，则有胸腔积液的改变。并发脓气胸时，患侧胸腔可见空气、液平面。肺大疱时则见完整的薄壁、多无液平面的大疱。

【诊断】

典型的 bronchopneumonia 一般有发热、咳嗽、气促或呼吸困难，肺部有较固定的中小水泡音，据此可诊断。确诊后，应进一步判断病情轻、重，有无并发症，并作病原学检查，以指导治疗。

【鉴别诊断】

（一）急性支气管炎（acute bronchitis） 以咳嗽为主，一般无发热或仅有低热，肺部呼吸音粗糙或有不固定的干啰音。婴幼儿全身症状重，因气管狭窄，易致呼吸困难，有时与肺炎不易区分，应按肺炎处理。

（二）肺结核（pulmonary tuberculosis） 婴幼儿活动性肺结核的症状及X线影像改变与bronchopneumonia有相似之处，但肺部啰音常不明显。应根据结核接触史、结核菌素试验、血清结核抗体检测和X线胸片随访观察等加以鉴别。

（三）支气管异物 吸入异物可致支气管部分或完全阻塞而导致肺气肿或肺不张，易继发感染，引起肺部炎症。但根据异物吸入史，突然出现呛咳以及胸部X线检查可予以鉴别，必要时可行支气管纤维镜检查术。

【治疗】

应采取综合措施，积极控制炎症，改善肺的通气功能，防止并发症。

（一）一般治疗 保持室内空气流通，室温以（18～20）℃为宜，相对湿度60%。保持呼吸道通畅，及时清除上呼吸道分泌物，变换体位，以利痰液排出。加强营养，饮食应富含蛋白质和维生素、少量多餐，重症不能进食者，可给予静脉营养。不同病原体肺炎患儿宜分室居住，以免交叉感染。

（二）病原治疗 按不同病原体选择药物。

1. 抗生素 经肺穿刺研究资料证明，绝大多数重症肺炎是由细菌感染引起，或在病毒感染的基础上合并细菌感染，故需采用抗生素治疗。使用原则：①根据病原菌选用敏感药物；②早期治疗；③联合用药；④选用渗入下呼吸道浓度高的药；⑤足量、足疗程，重症宜经静脉途径给药。

肺炎链球菌感染首选青霉素；葡萄球菌感染选用苯唑西林、邻氯青霉素、万古霉素、第一代头孢菌素等；流感嗜血杆菌感染选择氨苄青霉素、第二、三代头孢菌素；其他革兰阴性杆菌感染应用半合成青霉素、第二、三代头孢菌素、氨基苷类抗生素等；支原体、衣原体感染选用红霉素等大环内酯类抗生素。

用药时间应持续至体温正常后5～7天，临床症状基本消失后3天。支原体、衣原体肺炎至少用药2～3周，以免复发。葡萄球菌肺炎比较顽固，易复发及产生并发症，疗程宜长，体温正常后2周，总疗程6周。

2. 抗病毒治疗 目前尚无理想的抗病毒药物，用于临床的有：

①三氮唑核苷：可抑制多种RNA和DNA病毒，毒性小，每日10mg/kg肌注或静脉点滴，亦可超声雾化吸入，对合胞病毒、腺病毒有效。

②干扰素：能激活巨噬细胞和NK细胞，使病毒不能在细胞内复制，抑制其扩散。

（三）对症治疗

1. 氧疗凡具有低氧血症者，有呼吸困难、喘憋、口唇发绀，面色苍灰等时应立即给氧。一般采取鼻前庭给氧，氧流量为0.5～1L/min；氧浓度不超过40%；氧气应湿化，以免损伤气道纤毛上皮细胞和痰液变粘稠。缺氧明显者可用面罩给氧，氧流量为2～4L/min，氧浓度为50%～60%。若出现呼吸衰竭，则应使用人工呼吸器。

2. 保持呼吸道通畅包括：①祛痰剂：复方甘草合剂；②雾化吸入：α-糜蛋白酶可裂解痰液中的粘蛋白；③支气管解痉剂：对喘憋严重者可选用；④保证液体摄入量，有利于痰液排出。

3. 心力衰竭的治疗　除镇静、给氧外，要增强心肌的收缩力，减慢心率，增加每搏输出量；减轻体内水钠潴留，以减轻心脏负荷。

4. 腹胀的治疗　伴低钾血症者应及时补钾。如系中毒性肠麻痹，应禁食、胃肠减压，皮下注射新斯的明，每次0.04mg/kg；亦可联用酚妥拉明（0.5mg/kg）及阿拉明（0.25mg/kg），加入10%葡萄糖20～30ml静滴，2小时后可重复应用，一般2～4次可缓解。

5. 积极治疗感染性休克、脑水肿、呼吸衰竭。

6. 纠正水、电解质与酸碱平衡。

（四）糖皮质激素的应用　糖皮质激素可减少炎性渗出物，解除支气管痉挛，改善血管通透性，降低颅内压，改善微循环，适应证：①中毒症状明显；②严重喘憋；③伴有脑水肿、中毒性脑病、感染性休克、呼吸衰竭等；④胸膜有渗出的病例，常用地塞米松，每日2～3次，每次2～5mg，疗程3～5日。

（五）并存症和并发症的治疗　对并存佝偻病、营养不良者，应给予相应治疗。对并发脓胸、脓气胸者应及时抽脓、抽气。遇到下述情况宜考虑胸腔闭式引流：①年龄小，中毒症状重；②脓液粘稠，经反复穿刺抽脓不畅者；③张力性气胸。肺大疱一般可随炎症的控制而消失。

（六）其他　肺部理疗有促进炎症消散的作用；胸腺肽为细胞免疫调节剂，并能增强抗生素作用；维生素C、维生素E等氧自由基清除剂能清除氧自由基，有利于疾病康复。

几种不同病原体所致肺炎的特点

（一）病毒性肺炎

1. 呼吸道合胞病毒肺炎（respiratory syncytial virus pneumonia）由呼吸道合胞病毒（RSV）所致，其为RNA病毒，是引起小儿病毒性肺炎最常见的病原。多见于2岁以内，尤以2～6个月婴儿多见，发病季节随地理区域而异，病变特点为广泛毛细支气管炎症、渗出及黏膜水肿，导致气道狭窄引起喘憋、低氧血症，支气管和肺泡亦可受累。患儿初为上呼吸道感染症状，有流涕、打喷嚏等，2～3天后出现干咳、低～中度发热，呼吸困难，喘憋为突出表现，病情可逐渐加重，出现呼吸增快、三凹征和鼻扇，严重者可有发绀，肺部听诊可闻及多量哮鸣音、呼气性喘鸣，有时伴呼吸音减弱，肺基底部可听到细湿啰音。喘憋严重时可合并心力衰竭、呼吸衰竭，临床上有两种类型：①毛细支气管炎（bronchiolitis）：临床表现如上述，但中毒症状不严重，当毛细支气管接近于完全梗阻时，呼吸音可明显减低，在喘憋发作时，往往听不到湿啰音，胸部X线常有不同程度梗阻性肺气肿和支气管周围炎，有时可见小点片状阴影或肺不张；②间质性肺炎（interstitial pneumonia）：常在渗出性基础上发病，全身中毒症状较重，胸部X线呈线条状或单条状阴影增深，或相交叉成网状阴影，多伴有小点状致密阴影。

经随访观察，本病引起继发喘息的患病率较高，应引起重视。

2. 腺病毒肺炎（adenovirus pneumonia） 由腺病毒所致，其有41个血清型，为DNA病毒。其中3、7两型是引起腺病毒肺炎的主要病原体，11、21型次之。主要病理改变为支气管和肺泡间质炎，严重者病灶互相融合，气管、支气管上皮广泛坏死，引起支气管管腔闭塞，加上肺实质的严重炎性病变，致使病情严重、病程迁延，易引起肺功能损害和其他系统功能障碍。本病80%发生在7～24个月的小儿，急起稽留高热，萎靡嗜睡，面色苍白，咳嗽较剧，频咳或阵咳，可出现喘憋、呼吸困难、发绀等。肺部体征出现较晚，发热4～5日后始出现湿啰音，以后病变融合而呈现肺实变体征。少数患儿可并发渗出性胸膜炎。X线特点：①肺部体征不明显时，即可出现X线改变；②大小不等的片状阴影或融合成大病灶，肺气肿多见；③病灶吸收缓慢，需数周至数月。可并发细菌感染，使病情更加危重。

（二）细菌性肺炎

1. 葡萄球菌肺炎（staphylococcal pneumonia） 致病菌包括金黄色葡萄球菌和白色葡萄球菌。在冬、春季发病较多，多见于新生儿及婴幼儿，由呼吸道入侵或经血行播散入肺。金黄色葡萄球菌致病力强，能产生多种毒素与酶，包括外毒素、杀白细胞素、肠毒素、表皮剥脱素、血浆凝固酶和透明质酸酶等。病变以肺部广泛出血、坏死和多发性小脓肿为其特点。炎症易扩散至其他部位，如心包、脑、肝、皮下组织等处，引起迁徙化脓病变，患儿起病急，病情重，发展快；多呈弛张高热，婴儿可呈稽留热；中毒症状明显，面色苍白，咳嗽、呻吟、呼吸困难；肺部体征出现较早，双肺可闻及中、细湿性啰音，可合并循环、神经及胃肠功能障碍。皮肤常见猩红热样或荨麻疹样皮疹，患儿并发脓胸、脓气胸时呼吸困难加剧，并有相应体征。胸部X线常见浸润阴影，持续时间较一般细菌性肺炎为长；病程中可见多发性肺脓肿、肺大疱和脓胸、脓气胸等，易变性是金黄色葡萄球菌肺炎的另一X线特征。

2. 流感嗜血杆菌肺炎（hemophilus influenza pneumonia） 是由流感嗜血杆菌引起，此菌可分为非荚膜型及荚膜型，前者一般不致病，后者以B型致病力最强。病变可呈大叶性或小叶性，但多呈大叶分布。多见于

<4 岁小儿，常并发于流感病毒或葡萄球菌感染的病人。近年来，由于广泛使用广谱抗生素、免疫抑制剂以及院内感染等因素，流感嗜血杆菌感染有上升趋势。临床起病较缓，病程为亚急性，其特点为①痉挛性咳嗽，似百日咳，有时像毛细支气管炎；②病情较重，全身中毒症状重；③白细胞明显增高，可达（20～70）$\times 10^9/L$；④X 线胸片可呈粟粒状阴影，常于肺底部融合，小婴儿常有胸腔积液；⑤小婴儿多并发脓胸、脑膜炎、败血症、心包炎、化脓性关节炎、中耳炎等；⑥易后遗支气管扩张征。

(三) 肺炎支原体肺炎（mycoplasmal pneumoniae pneumonia）

病原为肺炎支原体（MP），这是介于细菌和病毒之间的一种微生物，含有 DNA 和 RNA，无细胞壁。常年皆可发病，流行周期为 4～6 年。MP 主要经呼吸道传染，可经血行播散至全身各器官组织。由于 MP 与人体某些组织存在着部分共同抗原，故感染后可形成相应组织的自身抗体，导致多系统的免疫损害，MP 的发病机制与直接毒性作用及免疫损害两者有关，本病不仅多见于年长儿，婴幼儿感染率也高达 25%～69%。临床常有发热、热型不定，热程 1～3 周；刺激性咳嗽为突出表现，有的酷似百日咳样咳嗽，咳出粘稠痰，甚至带血丝。年长儿还可伴咽痛、胸闷、胸痛等症状；肺部体征常不明显。婴幼儿则起病急，病程长、病情急，以呼吸困难、喘憋和双肺间及哮鸣音较突出，可闻及湿啰音。

部分患儿有多个系统病变表现，如：心肌炎、心包炎、溶血性贫血、血小板减少、脑膜炎、格林巴利综合征、肝炎、胰腺炎、脾肿大、消化道出血、各型皮疹，肾炎、血尿、蛋白尿等。肺外疾病可伴有呼吸道感染症状，也可直接以肺外表现起病，有人认为儿童如有发热、咳嗽，同时伴有其他器官受累、血沉增高而中毒症状不重者，应考虑 MP 感染，必须进一步作相应实验室检查。

X 线改变可分为 4 种：①以肺门阴影增浓为主；②支气管肺炎改变；③间质性肺炎改变；④均一的实变影。

(四) 衣原体肺炎（chlamydial pneumonia）

衣原体是一种介于病毒与细菌之间的微生物，寄生于细胞内，含有 DNA 和 RNA，有细胞膜，沙眼衣原体是引起<6 个月婴儿肺炎的重要病原，可于产时或产后感染，病理改变特征为间质性肺炎，患儿起病缓慢，先有鼻塞、流涕，而后出现气促和频繁咳嗽，可有百日咳样阵咳，但无回声。呼吸加快为典型症状，偶见呼吸暂停或呼气喘鸣。偶发胸膜渗出，半数病人可伴结膜炎。一般无发热，有人认为<6 个月的婴儿无热性支气管肺炎应考虑本病，肺部可闻及湿啰音，胸部 X 线检查呈弥漫性间质性和过度充气改变，或有片状阴影，肺部体征和 X 线所见可持续 1 个多月方消失。末梢血象出现嗜酸粒细胞增多，血 IgM、IgG、IgA 均增高。病程迁延，多可自愈。肺炎衣原体肺炎常见于≥5 岁小儿，大多为轻型。发病隐匿，体温不高，1～2 周后上感症状逐渐消退，咳嗽逐渐加重，可持续长

达1～2个月，两肺可听到干湿啰音，X线胸片显示单侧肺下叶浸润，少数呈广泛单侧或双侧肺浸润病灶。可伴有肺外表现，如红斑结节，甲状腺炎和格林-巴利综合征等。

第四节 支气管哮喘

支气管哮喘（bronchial asthma），简称哮喘（asthma），是一种由嗜酸性粒细胞、肥大细胞和T淋巴细胞等多种炎性细胞（inflammatory cells）参与的气道慢性炎症性疾病。对于易感者，这种炎症使之对各种激发因子具有气道高反应性（airway hyperresponsiveness），并可引起不同程度的，广泛的，可逆性的气道通气障碍，表现为反复发作的喘息，呼吸困难，胸闷和咳嗽，且常在夜间和（或）清晨发作，这些症状可自行缓解或经治疗迅速缓解。

●定义要点：

1. 肯定了“气道炎症学说”，指出气道炎症是 asthma 的本质。
2. 扼要说明了 asthma 的发病机理，以及气道反应性增高的病理学基础和临床特征。
3. 为制定抗炎治疗是第一线治疗的原则提供了重要依据。

儿童哮喘的发病度与种族、生活环境、自然条件、经济状况等多种因素有关，因此各国报告的发病率差异较大，在0.1%～12%之间。我国于1988年至1990年在全国27省市进行儿童哮喘的抽样调查结果福建省最高为2.03%，西藏最低为0.11%。城市高于农村，男女之比2∶1。发病率以1～6岁较高，于学龄期后逐渐下降。其发病年龄多数在3岁以内，占84.8%。总之，近年来儿童哮喘发病率有逐年增高的趋势是不容忽视的事实。

【病因】

支气管哮喘的病因复杂，除了患儿本身的过敏体质（atopy）、免疫状态、精神心理因素、内分泌等内因外，也与变应原、病毒感染、接触工业化学物质、气候、药物、运动和饮食等环境因素密切相关。目前主张将诸多因素分为致病因素（trigger）和诱发因素（contributor）两大类，trigger是指引起 asthma 首次发作的因素，是 asthma 的主要病因，无论在 asthma 的发生和发展中均起重要作用；contributor 是指已患 asthma 诱发急性发作的因素，与复发及病情进一步加重有关，有的因素即可是 trigger 又可是 contributor，兼有双重作用。

一、Asthma 的 trigger

（一）遗传因素

儿童哮喘有较明显的遗传倾向，国外调查表明62.6%的哮喘儿童有家族过敏疾病史，我国流行病调查结果62.6%患儿有个人过敏史，一、二级亲属有哮喘史者分别为25%及31.4%。

Asthma 是一种多基因遗传性疾病，发病受多种因素影响。患儿的 atopy、airway hyperresponsiveness 和血清总 IgE 水平均与遗传因素有关。近年来研究证明可能与第11号染色体上的哮喘基因有关。

●Asthma 的致病因素：

1. 遗传因素；
2. 吸入性变应原；
3. 呼吸道病毒感染；
4. 日常生活中的刺激性或有害气体；
5. 饮食因素；
6. 药物因素。

（二）吸入性变应原（allergen）

包括花粉类、尘螨、霉菌、室尘和动物皮毛等，这些 allergen 也是引起患儿气道变应性炎症和急性发作的主要诱因。

（三）呼吸道病毒感染

●呼吸道病毒感染是婴幼儿 asthma 的重要 trigger，它具有双重炎性刺激作用。

呼吸道病毒感染是儿童 asthma 特别是婴幼儿 asthma 的重要 trigger。呼吸道的病毒感染除可直接引起气道炎症（airway inflammation）造成黏膜损伤外，还可作为一种 allergen 引起气道变应性炎症，这种双重炎性刺激是引起 airway hyperresponsiveness 的主要机理。不同年龄常见的感染的病毒种类不同，婴幼儿以呼吸道合胞病毒、副流感病毒和腺病毒为主，学龄儿童则以鼻病毒、流感病毒、副流感病毒和肺炎支原体更为常见。

（四）日常生活中的刺激性或有害气体

油漆、杀虫剂、油烟、煤烟、蚊香、香烟烟雾、化妆品（发胶、香水）和煤气或天然气燃烧所产生的二氧化硫、家庭装修造成的室内空气污染和大气中的空气污染等。

（五）饮食因素

食物过敏或进食过甜、过咸的食物可引起 asthma，年龄越小发病几率就越大，但通常不是终身性的，随着对食物的不断接触对食物过敏的耐受力逐渐增强。可通过皮试、食物激发试验来确定过敏食物的种类。常见能引起 asthma 的食物包括牛奶、鸡蛋、鱼虾等海产品、面粉、蔬菜、水果、食品添加剂等。

（六）药物因素

因药物过敏引起 asthma 的如阿司匹林、青霉素、磺胺类药物、各种蛋白制剂和血清制剂等。因药物本身的药理作用所致的 asthma，如 β_2 受体阻断剂心得安、心得平等。

二、Asthma 的 contributor

●Asthma 的 contributor
除有些 trigger 亦可为 contributor 即有双重作用外其他的 contributor 有：
1. 剧烈运动；
2. 气候的改变；
3. 地理环境；
4. 精神因素；
5. 内分泌因素；
6. 社会和家庭因素。

上述 trigger 中有的因素亦可为 contributor 如吸入性 allergen、呼吸道感染、刺激性或有害气体、饮食因素、药物因素等，此外 asthma 的 contributor 还有：

（一）剧烈运动后可诱发 asthma：医学上称之为运动性哮喘（exercise-induced asthma，EIA）儿童发病率远高于成人。EIA 的发生推测与气道热量、水分丢失所致局部渗透压改变、炎症介质（inflammation mediators）释放引发 airway inflammation 有关。

（二）气候的改变：气温的骤变、温度高、气压低均可诱发 asthma。

（三）地理环境。

（四）精神因素：忧郁、生气、精神紧张和恐慌等情绪、心理因素。

（五）内分泌因素：女童 asthma 发作有的与月经周期有关。

（六）社会和家庭因素：学习压力、人际关系、父母离异等。

【发病机理】

asthma 的发现机理非常复杂，迄今仍未完全明了，目前学说很多，主要有 airway inflammation 学说、神经受体失衡学说、免疫变态反应学说等。

一、气道炎症学说

认为 asthma 是一种涉及多种 inflammatory cells and inflammation mediators 相互作用的一种慢性气道炎症疾病。①Airway inflammation 是各型各期 asthma 的共同病理学特征。表现为气道上皮损伤及脱落，以嗜酸性粒细胞为主的多种 inflammatory cells 浸润，气道毛细血管扩张，通透性增高和渗出物增多，气道腔内 inflammation mediators 如组胺、白三烯、血小板活化因子、前列腺素和多种炎性生物趋化因子等增多。②以嗜酸性粒细胞为主的多种 inflammatory cells 包括肥大细胞、嗜碱性粒细胞、中性粒细胞、淋巴细胞、巨噬细胞、血小板、血管内皮细胞和气道上皮细胞等介导了 airway inflammation 过程。肥大细胞和嗜碱性粒细胞是 airway inflammation 的始动细胞。③炎性细胞释放出的化学介质和趋化因子以及其他一些 inflammation mediators 引起支气管收缩、气道分泌亢进、血浆渗出、airway hyperresponsiveness 以及气道结构改变即气道平滑肌及胶原纤维增殖、气道重塑（airway remodeling）。④Airway inflammation 中各种细胞的功能、生长及分化、细胞间的相互作用受各种细胞因子（cytokines）的调控。Cytokines 是细胞间重要的信息传递者，并决定炎症反应的类型和持续时间。⑤Airway inflammation 是 airway hyperresponsiveness（哮喘病理生理学特征）的病理基础。

●发病机理：
1. 气道炎症（airway inflammation）学说；
2. 神经—受体失衡学说；
3. 免疫变态反应学说；
其中以气道炎症学说比较圆满，最为重要。

二、神经-受体失衡学说

气道的自主神经控制是复杂的，包括肾上腺素能神经、胆碱能神经、以及非肾上腺素能神经和非胆碱能神经（NANC），根据对气道平滑肌的收缩或松弛作用；气道自主神经分为兴奋性神经系统和抑制性神经系统，正常人体内不同作用的神经-受体功能处于一种动态平衡状态。β-肾上腺素能受体功能低下和迷走神经张力亢进，或同时伴有 α-肾上腺素能神经的反应性增加，可使支气管平滑肌收缩，腺体分泌增多，asthma 发作。NANC 的抑制神经系统是使支气管平滑肌松弛的主要神经系统，P 物质是 NANC 的兴奋神经系统的神经递质，它存在于气道迷走神经化学敏感性 C 类传入纤维中，当气道上皮损伤后使 C 纤维传入神经末梢暴露造成支气管平滑肌收缩。

三、免疫变态反应学说

（一）Asthma 的Ⅰ型变态反应

大多数患者存在这一免疫反应过程。过敏原（allergen）与特异性 IgE 结合，引起肥大细胞和嗜碱性细胞脱颗粒，释放白三烯 C，D 和 E 等介质，使平滑肌收缩、黏膜水肿、分泌物增加，导致支气管狭窄，发生 asthma。

（二）迟发性哮喘反应（late asthma reaction，LAR）

哮喘慢性气道炎症最显著的特征是嗜酸性粒细胞（EC）浸润，由 EC 和白介素（IL）介导 airway inflammation 在 asthma 的发展过程中起关键

●免疫变态反应学说：
1. Asthma 的Ⅰ型变态反应；
2. Late asthma reaction；
3. T 辅助细胞亚群功能失衡。

作用，也是 LAR 的病理学基础。IL 介导 EC 在气道的聚集。T 辅助细胞中 Th_2 亚群产生的 IL-5 是强有力的 EC 趋化因子。当哮喘发作时大量 EC 在气道全层及肺部聚集。这些 EC 已被激活，在气道释放大量颗粒及介质，参与慢性气道炎症，对气道上皮产生破坏作用。这些 inflammation mediators 包括蛋白类（主要碱基蛋白、EC 阳离子蛋白、EC 神经毒蛋白、EC 过氧化物酶、胶原酶），脂质类（前列腺 E、D、F，血栓素 A_2、白三烯、血小板激活因子）及氧自由基。

（三）T 辅助细胞亚群功能失衡

T 辅助细胞（免疫调节中的关键细胞）亚群（Th_1/Th_2）功能失衡在 asthma 的发病中有重要作用。Th_1 功能下降，Th_2 功能异常增高，导致大量炎性因子生成，包括 cytokines 分泌紊乱，如干扰素—γ（IFN-γ）生成不足，IL-4、IL-5 分泌增多，IgE、IgG_4 重链同型转换，促进肥大细胞、EC 生长和分化。Th_1/Th_2 功能失衡介导了 asthma 的 IgE 依赖和Ⅰ型变态反应及 EC 浸润为主的慢性气道炎症。而影响 Th_1/Th_2 分化失衡的因素有遗传、抗原特性和剂量、机体首次接触抗原的性质、抗原提呈细胞特性等。有人发现新生儿接种卡介苗后若结核菌素试验呈阳性反应者（提示其 Th_1 正常），以后 asthma 发病率明显低于阴性反应者（Th_1 下降）。

【病理】

病程较短者很少有不可逆的病理改变，反复发作病程较长，支气管病理改变明显，表现为柱状上皮细胞纤毛破坏，上皮细胞坏死脱落、黏膜上皮层杯状细胞增多，支气管黏膜层可见以嗜酸性粒细胞、淋巴细胞为主的大量 inflammatory cells 浸润、黏液腺增生、基底膜及平滑肌增厚以至支气管壁增厚，造成管腔狭窄，且常含有黏液栓子阻塞气道，肺泡萎陷或扩张，弹性消失导致不可逆性的病理改变。

【临床表现】

不同病因引起的 asthma，或者说不同类型的 asthma 发作规律、特点、症状有所不同。婴幼儿多为呼吸道病毒感染诱发，起病较缓慢，年长儿多在接触 allergen 后发作，呈急性过程，多为夜间突发。往往先有刺激性干咳，接着咳大量白粘痰，患儿表情焦躁，可有发绀，多数面色苍白，个别面红耳赤，自觉气短，呼气性呼吸困难和哮吼声，被迫坐位，婴幼儿则常要求抱坐，咳喘剧烈时可诉腹痛。查体示胸廓饱满，叩诊过清音，横膈下降 1～2cm，心缘不清。听诊呼吸音减弱，可闻哮鸣音，但重症患儿哮鸣音可消失。脉频数可有奇脉、肝大、眼睑浮肿、肺底湿啰音。在发作间歇期可无任何症状和体征。一般 asthma 可自行或用平喘药物后缓解。若经合理应用拟交感神经药物仍不见缓解，称作哮喘持续状态（危重状态，life threatening）。若病情进一步恶化，患儿由严重呼吸困难转为软弱无力，血压下降，紫绀，甚至死于急性呼吸衰竭。

患儿反复发作最终可发展成支气管扩张，肺源性心脏病。因慢性氧代谢障碍患儿可表现身材矮小，营养不良，驼背。一般患儿有 50% 到成年后症状体征完全消失，部分可有轻度肺功能减低。

【实验室检查】

一、血常规：一般正常，若在接受肾上腺皮质激素治疗后及合并细菌性感染时白细胞总数增加。

二、外周血嗜酸性粒细胞增高（$>300\times10^6/L$）。血清总 IgE 升高。

三、胸部 X 线检查：少数可正常，发作期有过度充气征，伴肺门阴影增加。

四、肺功能测定：显示换气流率和潮气量降低，残气容量增加。但肺功能的测定仅限于学龄儿童能充分合作的小儿。近年来使用微型峰流速仪来测量最大呼气流速（PEF），以随时监测病情变化，十分方便实用。每天清晨和入夜各测一次，计算 PEF 变异率，≥20%为阳性。

$$\text{PEF 变异率}=\frac{(\text{最高 PEF}-\text{最低 PEF})}{1/2\ (\text{最高 PEF}+\text{最低 PEF})}\times100\%$$

五、血气分析：用来判断病情指导治疗，一般 asthma 发作期呈 PaO_2 减低，$PaCO_2$ 降低；病情严重时血 $PaCO_2$ 上升，后期 pH 值下降，提示严重通气不足，多发生在 life threatening 需进行密切监护，积极抢救治疗。

六、皮肤变应原检测：为明确 allergen，选择特异性脱敏疗法。方法有斑贴试验、划痕试验、挑刺试验（常用）。注意试验前 24～48 小时停用皮质激素及抗组胺药物以免干扰结果的判断。此外还有一些体外试验的方法如放射免疫吸附试验、组胺释放试验等，临床尚未普遍开展。

【诊断】

根据 1998 年全国儿科哮喘防治协作组制定的儿童哮喘防治常规（简称“常规”）诊断标准如下：

一、婴幼儿哮喘诊断标准

（一）年龄<3 岁，喘息发作≥3 次。

（二）发作时双肺闻及呼气相哮鸣音，呼气相延长。

（三）具有特应性体质，如过敏性湿疹，过敏性鼻炎等。

（四）父母有哮喘病等过敏史。

（五）除外其他引起喘息的疾病。

凡是有以上第一、二、五条即可诊断哮喘。如喘息发作 2 次，并具有第二、五条，诊断为可疑哮喘或喘息性支气管炎。如同时具有第三和（或）第四条时，可考虑给予哮喘治疗性诊断。

二、儿童哮喘诊断标准

（一）年龄≥3 岁，喘息呈反复发作者（或可追溯与某种变应原或刺激因素有关）。

（二）发作时双肺闻及以呼气相为主的哮鸣音，呼气相延长。

（三）支气管舒张剂有明显疗效。

（四）除外其他引起喘息、胸闷和咳嗽的疾病。

对各年龄组疑似哮喘同时肺部有哮鸣音者，可做以下任何一项支气管舒张试验：

1. 用β_2受体激动剂（β_2激动剂）的气雾剂或溶液雾化吸入。

2. 0.1%肾上腺素 0.01ml/kg 皮下注射，每次最大量不超过 0.3ml。在作以上任何一项试验后 15 分钟，如果喘息明显缓解及肺部哮鸣音明显减少，或一秒钟用力呼气容积（FEV1）上升率≥15%，为支气管舒张试验阳性，可作哮喘诊断。

三、咳嗽变异性哮喘(cough variant asthma)诊断标准(儿童年龄不分大小)

（一）咳嗽持续或反复发作>1 个月，常在夜间和（或）清晨发作，运动后加重，痰少，临床无感染征象，或经较长期抗生素治疗无效。

（二）支气管舒张剂治疗可使咳嗽发作缓解（基本诊断条件）。

（三）有个人过敏史或家庭过敏史，变应原试验阳性可作辅助诊断。

（四）气道呈高反应性特征，支气管激发试验阳性可作辅助诊断。（采用抗原、组胺、乙酰胆碱、冷空气、高渗盐水等吸入或运动激发试验的方法 PEF 下降 20%以上为阳性）。

（五）除外其他原因引起的慢性咳嗽。

当前为了更有利于防治哮喘，“常规”内根据临床表现将 asthma 进行分期、病情评价。共分两期即发作期(急性发作期和非急性发作期)及缓解期。

急性发作期指喘息、咳嗽、胸闷等症状可在数小时或数天内出现，重症甚至可在数分钟内危及生命。非急性发作期指在相当长的时间内出现不同频度、不同程度的症状。发作期又可根据临床症状、体征、肺功能、血气等分为轻、中、重、极重度等。(见表 12-2)

●在《全球哮喘防治创议》中对于哮喘的治疗强调了以下观点：

1. 哮喘是一种慢性气道炎症性疾病，抗炎治疗十分重要。

2. 尽管多数患者无法根治，但能有效地控制。

3. 哮喘反复发作，甚至死亡的原因是误诊（漏诊）或治疗不当（特别是使用过量β_2受体激动剂或茶碱，过迟使用糖皮质激素）。

4. 设计分级药物治疗，总的原则是用最少的药物，达到完全控制哮喘的目的。

5. 除了偶发或轻度哮喘（每周仅发作1次）外，加用抗炎治疗较之单用解痉剂治疗有效得多。

表 12-2 哮喘急性发作期分度的诊断标准

临床特点	轻度	中度	重度	急性呼吸暂停
呼吸急促	走路时	稍事活动时	休息时	
体位	可平卧	喜坐位	前弓位	
谈话	能成句	成短语	单字	不能讲话
激惹状态	可能出现激惹	经常出现激惹	经常出现激惹	嗜睡、意识模糊
出汗	无	有	大汗淋漓	
呼吸频率	轻度增加	增加	明显增加	呼吸可暂停
辅助呼吸活动及三凹征	一般没有	通常有	通常有	胸腹矛盾运动
哮鸣音	散在、呼吸末期	响亮、弥漫	响亮、弥漫	减弱乃至无
脉率（次/分）(>12 岁)	<100	100~120	>120	>120 或脉率变慢，不规则
使用 β_2 激动剂后，PEF 占正常预计值或本人最佳值%	>80%	约 60%~80%	<60%或 β_2 激动剂作用可持续时间<2 小时	
PaO_2（非吸氧状态）(kPa)	正常，通常不需要检查	8~10.5	<8 可能有紫绀	
$PaCO_2$（kPa）	<6	≤6	>6 可能出现呼吸衰竭	
SaO_2（非吸氧状态）(%)	>95	91~95	≤90	
pH			降低	

缓解期系指经过治疗或未经治疗症状、体征消失，儿童肺功能恢复到 FEV_1 或最大呼气峰流速（PEF）≥80％预计值，并维持4周以上。

【防治】

一、治疗原则

坚持长期、持续、规范、个体化的治疗原则。发作期快速缓解症状、抗炎、平喘；缓解期缓解症状、抗炎、降低气道反应性，改善生活质量。保证儿童正常身心发育。

二、婴幼儿哮喘长期治疗方案（见表12-3）

表12-3 婴幼儿（＜3岁）哮喘长期治疗方案

分级	长期控制药物	快速缓解药物
第四级 严重发作	每日用药 · 吸入糖皮质激素 辅以储雾器和面罩的MDI，每日600～800μg或雾化吸入丁地去炎松＞0.5mg，每日2次，或 · 吸入色甘酸钠 雾化吸入色甘酸钠溶液20mg，每日4次 · 口服小剂量茶碱类 · 很少需要长期加用口服糖皮质激素，如必须则以最可能小的剂量，隔日1次，清晨服用	· 吸入短效支气管舒张剂 根据症状按需吸入 $β_2$ 激动剂或溴化异丙托品，或口服 $β_2$ 激动剂片剂或糖浆，每日不超过3～4次 · 口服茶碱类
第三级 中度发作	每日用药 · 吸入糖皮质激素 辅以储雾器和面罩的MDI，每日400～600μg或雾化吸入丁地去炎松≤0.5mg，每日1次，或 · 吸入色甘酸钠 雾化吸入色甘酸钠溶液20mg，每日3次或辅以储雾器和面罩的MDI，10mg，每日3次	· 吸入短效支气管舒张剂 根据症状按需吸入 $β_2$ 激动剂或溴化异丙托品，或口服 $β_2$ 激动剂片剂或糖浆，按需使用，每日不超过3～4次 · 口服茶碱类
第二级 轻度发作	每日用药 · 吸入糖皮质激素 辅以储雾器和面罩的MDI，每日200～400μg或 · 吸入色甘酸钠 雾化吸入色甘酸钠溶液20mg，每日3次或辅以储雾器和面罩的MDI，10mg，每日3次	· 吸入短效支气管舒张剂 根据症状按需吸入 $β_2$ 激动剂或溴化异丙托品，或口服 $β_2$ 激动剂片剂或糖浆，按需使用，每日不超过3～4次 · 口服茶碱类
第一级 间歇发作	· 部分患儿不需用药 · 部分患儿可辅以储雾器和面罩吸入小剂量的糖皮质激素MDI每日200μg或色甘酸钠MDI每日20mg · 服用酮替芬	· 吸入短效支气管舒张剂 根据症状按需吸入 $β_2$ 激动剂或溴化异丙托品，按需使用，但每日不超过3次 · 治疗的强度依据发作的严重度而定

三、儿童哮喘长期治疗方案（见表12-4）

表12-4 儿童（≥3岁）哮喘长期治疗方案

分级	长期控制药物	快速缓解药物
第四级 严重发作	每日用药 · 吸入糖皮质激素 每日300～600μg；可同时加用 · 吸入长效支气管舒张剂，或 · 口服缓释茶碱或长效支气管舒张剂 · 很少需要长期加用口服糖皮质激素，如必须则以最可能小的剂量，隔日1次，清晨服用	· 吸入短效支气管舒张剂 根据症状按需吸入 $β_2$ 激动剂1～2揿/次，3～4次/日；或 · 口服 $β_2$ 激动剂片剂或糖浆，每日不超过3～4次 · 口服茶碱类 · 口服泼尼松每日1～2mg/kg，1～7日，最大量每日＜40mg

续表 12—4 儿童（≥3 岁）哮喘长期治疗方案

分级	长期控制药物	快速缓解药物
第三级 中度发作	每日用药 · 吸入糖皮质激素每日 200～400μg；为控制夜间症状，可同时加用 · 吸入长效支气管舒张剂，或 · 口服缓释茶碱或长效支气管舒张剂	· 吸入短效支气管舒张剂 根据症状按需吸入 β_2 激动剂 1～2 揿/次，3～4 次/日；或 · 口服 β_2 激动剂片剂或糖浆，按需使用，每日不超过 3～4 次 · 口服茶碱类 · 口服泼尼松每日 1～2mg/kg，1～3 日，最大量每日<40mg
第二级 轻度发作	每日用药 · 吸入糖皮质激素每日 200～300μg，或 · 吸入色甘酸钠 色甘酸钠 MDI 10mg，每日 3～4 次；如有夜间症状可加用 · 吸入长效支气管舒张剂，或 · 口服缓释茶碱或长效支气管舒张剂	· 吸入短效支气管舒张剂 根据症状按需吸入 β_2 激动剂 1～2 揿/次，3～4 次/日；或 · 口服 β_2 激动剂片剂或糖浆，按需使用，每日不超过 3～4 次 · 口服茶碱类
第一级 间歇发作	· 部分患儿不需用药 · 部分患儿可吸入小剂量的糖皮质激素，每日 100～200μg；或色甘酸钠 MDI 5mg，每日 2～3 次预防 · 服用酮替芬	· 吸入短效支气管舒张剂 根据症状按需吸入 β_2 激动剂，1～2 揿/次，但每周不超过 3 次 · 在运动或暴露于抗原前，吸入 β_2 激动剂或色甘酸钠

治疗方案的选择要根据患儿病情轻重程度，以后根据病情变化及治疗反应随时进行调整。每隔 1～3 个月审核一次治疗方案，如哮喘控制至少达 3 个月时，就可逐步降级治疗，如哮喘仍未控制，要立即升级治疗，并认真查找原因。此即哮喘的阶梯治疗方案。

四、吸入疗法（inhale therapy）

具有起效快、用量小、副作用轻等优点，是当前最好的治疗方法。吸入方法依年龄而异。

<2 岁：用气流量≥6L/min 的氧气或压缩空气（空气压缩泵）作动力，通过雾化器吸入溶液；也可采用有活瓣的面罩储雾罐（spacer）吸入定量雾化吸入器的药物（MDI）。

2～5 岁：除应用雾化溶液吸入外亦可采用 spacer 辅助吸入 MDI。

5～7 岁：亦可用旋碟式吸入器（diskhaler）、涡流式吸入器（tuberhaler）或旋转式吸入器（spinhaler）吸入干粉剂。

>7 岁：已能使用 MDI，但常有技术错误，用时指导正确的吸入方法十分重要，也可用干粉剂或 spacer 吸入 MDI。

五、哮喘危重状态的治疗

Life threatening 时支气管呈严重阻塞，威胁生命，应积极治疗。首先要吸氧（用面罩），氧浓度 40%为宜，约 4～5 升/分。同时雾化吸入 β_2 激动剂，严重者第 1 小时可每隔 20 分钟吸入 1 次，以后每隔 4～6 小时可重复吸入。注意维持水电解质平衡，纠正酸碱紊乱，并发下呼吸道感染时用病原体敏感的抗菌药物，有指征时进行机械辅助通气。

关于支气管扩张剂的应用，由于气道阻塞，吸入用药效果较差，除了静脉滴注氨茶碱及糖皮质激素外，也可用 0.1%肾上腺素每次 0.01ml/kg 皮下注射，最大量不超过每次 0.3ml。由于采用以吸入治疗为主的综合治疗后，目前很少再需要静脉应用沙丁胺醇或异丙肾上腺素，因这种药物易发生严重的心律紊乱，甚至心跳骤停，故应慎用（在心电图、血气监测下)，尽量不用。

六、缓解期的治疗

（一）鼓励患儿坚持每日定时测量 PEF，监测病情变化，记录哮喘日记。

（二）注意有无哮喘发作先兆，一旦出现应及时用药以减轻哮喘发作症状。

（三）病情缓解后应坚持继续吸入维持量糖皮质激素，至少 6 个月～2 年或更长时间。

（四）Asthma 的教育与管理

在医生的帮助下，患儿及家长应学会如何来控制 asthma 预防发作，并与医生建立亲密的伙伴关系，参与制定及修订自己的防治方案，指导性的自我管理要求做到：

1. 正确使用药物。
2. 了解快速缓解药物与长期预防药物的不同。
3. 避免触发因素。
4. 根据症状和 PEF 进行自我病情监测。
5. 能够识别 asthma 加重的征象并采取相应的行动。
6. 根据个体化的治疗方案控制 asthma 发作。
7. 在适当的时候及时就医，以终止 asthma 严重发作。

教育的形式多种多样如举办家长会、学习班、夏令营、组织专家咨询及哮喘之家等。

七、Asthma 常用药物及治疗简介

（一）肾上腺皮质激素（corticosteroid hormones）

是目前认为针对 asthma 最有效的抗炎药物，除危重患儿和激素依赖者需全身用药外，一般采用吸入治疗即可。其作用机制为干扰花生四烯酸代谢，如白细胞三烯（LT）及前列腺素（PG）的合成；减少微血管渗漏；抑制 cytokines 生成；抑制炎症细胞迁移和活化；增加气道平滑肌对 β_2 激动剂的敏感性。

常用作吸入治疗的有两种——二丙酸倍氯米松（beclomethasone dipropionate，BDP）和丁地去炎松（布地奈德，budesonide，BUD)。需连续、规则吸入 1 周后方能奏效。急性发作时应与 β_2 激动剂或茶碱类合用，先吸入 β_2 激动剂，然后再吸入糖皮质激素。轻一中度以上的 asthma 就需要长期吸入糖皮质激素治疗。对于季节性哮喘发作者，可在预计发作前 2～4 周开始连续、规则地吸入糖皮质激素。吸入性糖皮质激素的副作用：①全身副作用：与吸入剂量及频率有关（儿童安全剂量为每日 200～400μg)，主要抑制下丘脑一垂体一肾上腺（HPA）功能，抑制骨的形成，减少骨质，影响骨代谢；使皮肤厚度减低，易发生紫癜；尚可影响代谢和行为。②局部副作用：以口咽部念珠菌病和声嘶最常见，还有反射性咳嗽和痉挛。如用 spacer 可减少局部副作用。

口服用药：急性发作病情严重的患儿应早期口服，防止病情恶化，使用半衰期短的糖皮质激素，可用泼尼松（prednisone，泼尼松），短程口服1～7日，每日1～2mg/kg，不超过每日30mg，分2～3次服用。尽可能避免长期口服用药，应以吸入治疗为主。对重症患儿或吸入 MDI 效果不佳的，可采用干粉类糖皮质激素吸入。

静脉用药：严重哮喘发作时应用琥珀酸氢化可的松或氯化可的松，每次5～10mg/kg，或甲基泼尼龙每次1～2mg/kg，每日2～3次，静脉注射用药4～6小时方奏效，因此应同时给予支气管舒张剂。静脉用药可维持3～5天，待病情缓解后改为口服及吸入治疗。

（二）β_2 激动剂：可选择性地刺激气道内的 β_2-肾上腺能受体，使气道平滑肌松弛，增加黏液纤毛清除功能，降低血管通透性，调节肥大细胞、嗜酸性粒细胞及嗜碱性细胞介质的释放。

吸入用药：短效 β_2 激动剂，如沙丁胺醇（salbutamol）和特不他林（terbutaline）。吸入后5～10分钟见效，疗效可维持4～6小时。全身不良反应（心悸、骨骼肌震颤、低血钾等）较轻，可用于急性发作或预防 EIA。但需注意切勿因病情重而盲目增加 β_2 激动剂的使用次数和剂量，因过量使用可引起心律紊乱甚至猝死。此时需配合应用糖皮质激素或加大糖皮质激素的用量。即强调在抗炎治疗的基础上按需应用 β_2 激动剂，不作为长期的预防用药。

新一代长效 β_2 激动剂（salmeterol 和 formoterol）吸入后作用可持续8～12小时，适用于防治夜间和清晨哮喘发作和加剧者。哮喘急性发作患儿因呼吸困难不能有效地使用 MDI 或干粉剂时，可用溶液通过氧气或空气压缩泵为动力，雾化吸入给药。

口服用药：口服短效 β_2 激动剂后15～30分钟起效，但心悸、骨骼肌震颤等不良反应相对吸入给药者为多，β_2 激动剂的缓释型及控释型制剂疗效维持时间较长，用于防治反复发作性哮喘和夜间哮喘。长期应用 β_2 激动剂（包括口服和吸入）可造成 β_2 受体功能下调，药物疗效下降。

（三）茶碱：抑制磷酰二脂酶活性，拮抗腺苷受体目前认为是其支气管舒张作用的主要机制，此外，它还有降低细胞内钙离子浓度，抑制肥大细胞释放 inflammation mediators 和拮抗 inflammation mediators，直接刺激内源性儿茶酚胺的释放等作用。茶碱为常用平喘药，近年研究认为小剂量茶碱具有抗炎和免疫调节作用。

口服用药：常用的有氨茶碱和控释型茶碱，后者昼夜血液浓度稳定，作用持久，适用于夜间发作的患儿。茶碱与糖皮质激素、抗胆碱药合用具有协同作用。但是茶碱与口服 β_2 激动剂联合应用时应适当减少剂量，否则较易诱发心律失常。

静脉用药：24小时内未用过氨茶碱者，首次剂量为3～5mg/kg，加入5%葡萄糖溶液30ml中，20～30分钟内静脉滴注，用于 asthma 急性发作。重症病例继之以每小时0.6～0.9mg/kg的速度维持；如不维持给药，每6小时可重复给原药量。对年龄在2岁以内，或6小时内用过茶碱者，静脉剂量应减半。务必注意药物浓度不能过高，滴注速度不能过快，以免引起不良反应（恶心、呕吐、心动过速、心律失常、血压下降等）。严重者可引起抽搐乃至突然死亡。由于茶碱的有效血药浓度与中毒血药浓度十分接近，且体内代谢个体差异较大，因此用药前须仔细询问近期是否用过茶碱，若此前应用过茶碱，应监测血药浓度，密切观察临床症状，以防茶碱过量中毒。有效安全的血药浓度应保持在5～15μg/ml，如>20μg/ml，则不良反应明显增多。最好在用药一开始即监测血药浓度，当患者应用常规剂量即出现不良反应，或疗效不明显，或有其他影响茶碱代谢因素时（如发热、肝疾患、心衰、合用甲氰咪胍、喹诺酮类、大环内酯类药物），更应监测血药浓度。

（四）抗胆碱药：吸入抗胆碱药物，如溴化异丙托品，可阻断节后迷走神经传出支，通过降低迷走神经张力而舒张支气管，其舒张支气管的作用较 β_2 激动剂弱，起效也较缓慢，但不良反应很少。可与 β_2 激动剂联合吸入治疗，使支气管舒张作用增强并持久。某些 asthma 患儿应用较大剂量 β_2 激动剂不良反应明显，可换用此类药物，尤其适用于夜间哮喘及痰多的 asthma 患儿。

（五）白三烯受体拮抗剂：是新一代非糖皮质激素抗炎药物如扎鲁司特和孟鲁司特其作用主要是阻断半胱氨酰。白三烯与其受体的相互作用，从而阻断器官对白三烯的反应。扎鲁司特10～20mg每日2次，用于12岁以上儿童；孟鲁司特5mg睡前服用，用于6岁以上儿童。此类药物用于 asthma 的预防和长期治疗，但不适用于 asthma 发作期的解痉治疗。服药时偶有头痛和胃肠道反应。

（六）肥大细胞膜稳定剂：色甘酸钠（sodium cromoglycate）可稳定肥大细胞膜和其他炎症细胞膜，抑制迷走神经和气道内感受器的兴奋性。因而可稳定肥大细胞膜和其他炎症细胞膜，抑制迷走神经和气道内感受器的兴奋性，因而可降低气道高反应性，抑制 late asthma reaction。采用 MDI 或雾化溶液方式吸入预防 asthma 发作，也可用于预防运动、冷空气等引起的急性发作，及季节性 asthma 发作。Asthma 发作时先吸入 β_2 激动剂，然后吸入本药。用法为 MDI 每次5～10mg，每日3～4次。本药在体内无蓄积作用，少数病例吸入后感咽喉不适，胸闷，偶见皮疹。也可应用作用更强的尼多酸钠（nedocromil sodium），用法为4mg/次，4次/日。

（七）其他抗过敏药物：如酮替芬（ketotifen）或氯雷他定等也可应用。

（八）特异性免疫治疗：目前通过正规应用各种药物及采取必要的预防措施基本上可以满意地控制 asthma，在无法避免接触 allergen 或药物治疗无效时，可以考虑针对 allergen 进行特异性免疫治疗。对花粉或尘螨过敏者可采用相应 allergen 提取物作脱敏治疗以缓解 asthma 发作，但应注意制剂的标准化，并注意可能出现的严重副反应，包括全身过敏反应和 asthma 严重发作。

（九）免疫调节剂：因反复呼吸道感染诱发喘息发作者可酌情加用免疫调节剂。

（十）中药：急性发作期辨证施治。缓解期采用健脾、补肾扶正等法进行预防治疗。

（李美珠）

第十三章　循环系统疾病

第一节　先天性心脏病

总　论

先天性心脏病是心血管在胎儿期发育异常所致的畸形，发病率为0.5%～0.8%。上海市曾在2个区进行过调查，2万余名活产婴儿中，出生后第一年先天性心脏病的发病率为0.69%。有资料显示，先天性心脏病各类畸形中，室间隔缺损发病率最高，占25%～30%，其余依次为房间隔缺损、动脉导管未闭、法洛四联症等。相对来说1岁以下婴儿各种复杂的心血管畸形多见。先天性心脏病仍然是目前儿童先天性畸形死亡的主要原因。近年来随着诊断、麻醉和手术技术的不断发展和完善，许多过去只能进行姑息手术的严重和复杂性先天性心脏病，已能得到彻底的根治。

【病因】

任何影响胎儿心脏发育的因素都可以使心脏的某一部分出现发育停滞和异常。虽然目前绝大多数先天性心脏病的病因尚不清楚，但基础研究和临床观察已明确证实许多因素都可以引起先天性心脏病。

首先是遗传因素。一级亲属中有先天性心脏病的患者，孩子患先天性心脏病的发生率会增加3倍。染色体异常如18-三体综合征90%、21-三体综合征50%、Turner综合征40%合并有先天性心脏病。近年来利用荧光原位杂交研究显示，部分动脉干畸形如DiGeorge综合征患儿第21q 11染色体部分区带出现缺失。单基因异常引起的先天性心脏病约占先天性心脏病的3%左右，如Marfan综合征和Noonan综合征。

其次为环境因素。2%～5%先天性心脏病与环境因素有明确的关系。母亲妊娠期间感染、用药、吸烟、饮酒、代谢性疾病（糖尿病、高钙血症等）和接触放射线及辐射（人工、天然）等均有可能引起先天性心脏病。怀孕后前3个月，是胎儿各脏器发育最快的阶段。感染风疹病毒，不仅会引起心脏畸形，还可引起全身多发畸形。许多药物对胎儿期心脏的形成和发育会产生影响。苯丙胺可引起室间隔缺损、房间隔缺损和大血管转位。个别抗癫痫药物如三甲双酮等可引起肺动脉狭窄、主动脉狭窄和缩窄、动脉导管未闭、法洛四联症和左心室发育不良。黄体酮等雌激素可引起室间隔缺损、法洛四联症和大血管转位。已证实酒精可造成多种胎儿心脏畸形，而吸烟虽不能肯定与先天性心脏病的发生有关，但其确能造成胎儿宫内生长发育迟缓。此外，近年来国内外皆有报道母亲妊娠期叶酸缺乏及高同型半胱氨酸血症与先天性心脏畸形的发生有关。

多数学者认为先天性心脏病是遗传和环境作用的结果。积极做好产前咨询、加强孕期保健、早期适量补充叶酸、防治病毒感染和慎用药物等，将会起到预防先天性心脏病的作用。

【诊断方法】

一、母亲妊娠情况

妊娠期间感染、用药、吸烟、饮酒和接触放射线及辐射等均有可能引起先天性心脏病。

值得注意的是随着科学技术的发展，电脑在人们的工作和生活中已广泛普及。虽然对电脑是否会引起先天性心脏病尚存在争议，但有学者认为怀孕后3个月孕妇应避免长时间接触电脑。

母亲妊娠期间疾病情况亦会对胎儿心脏产生影响。糖尿病母亲孩子发生扩张型心肌病的几率较高，而母亲患有红斑狼疮和其他混合性结缔组织疾病可引起胎儿和新生儿先天性房室传导阻滞。母亲患有先天性心脏病，其孩子患先天性心脏病的几率由普通人群的1%左右上升至15%。另外，母亲的年龄也对新生儿的先天性心脏病发生有一定的影响，40岁的妇女所生孩子先天性心脏病的发生率是25岁母亲的两倍。

二、生后健康状况

（一）发育、体重和喂养

病史中应询问患儿生长发育的情况，何时能抬头、独坐、爬行和站立行走。先天性心脏病左向右分流量较大和心力衰竭均会影响发育和体重的增加，且对体重增加的影响要大于身高增加的影响。婴儿出生2～3个月后出现呼吸急促和呼吸困难、苍白多汗、烦躁不安和生长发育迟缓，常提示先天性心脏病和心力衰竭的存在。喂养困难常常表现为吃奶时间延长、吸吮间断和吃奶量减少，这是左向右分流致体循环血流减少和心力衰竭致胃肠道淤血的结果。因此有文献报道吃奶量是诊断婴儿心力衰竭程度的重要指标。

（二）呼吸道感染

先天性心脏病左向右分流量大造成肺血流量增加，易导致下呼吸道感染，如多次患支气管肺炎。目前认为左向右分流型先天性心脏病频繁患下呼吸道感染不仅仅是因为肺血流量增多，与机体体液和细胞免疫功能低下亦有关。

（三）活动耐力

活动耐力可以反映患儿心功能的情况。应注意询问患儿与同龄健康儿活动的比较，如婴儿早期吸吮的能力，会抬头和翻身后的活动情况，会走后在平地行走的远近及有无蹲踞现象，上楼和爬坡有无明显的心悸、气促、紫绀等，能否与其他儿童游戏或活动。先天性心脏病常会使患儿的活动耐力下降。

三、家族史

许多心脏疾病与家族史有明确的关系。Marfan综合征常伴有主动脉瘤形成和主动脉瓣和二尖瓣关闭不全。Noonan 综合征常有继发于肺动脉瓣发育不良引起的肺动脉狭窄。

家族史与先天性心脏病有一定的关系。虽然有研究表明单基因缺陷和突变会导致先天性心脏病，但多数学者认为先天性心脏病是遗传和环境作用的结果。亲属中有先天性心脏病的患者，会增加孩子患先天性心脏病的几率。当家庭中有一个孩子患先天性心脏病，下一个孩子先天性心脏病发生率会增加 3 倍，但先天性心脏病最终发病率不会超过 3%～4%。

四、心血管系统常见症状

（一）呼吸急促和呼吸困难

呼吸急促表现为呼吸频率增加。安静和睡眠状态下呼吸频率＞40 次/分，应引起注意，＞60 次/分不论新生儿还是婴幼儿均应视为异常。呼吸困难除有频率的改变外，尚有强度和节律的改变，如鼻翼扇动、三凹征、点头呼吸和下颌呼吸等。呼吸急促和呼吸困难不仅可由心脏疾病引起，亦可由其他特别是呼吸系统疾病引起，应注意询问相关病史。左心衰竭引起呼吸急促，可伴有或不伴有呼吸困难。呼吸急促常在吃奶时加重，由此造成喂养困难和体重不增。

（二）紫绀

紫绀是由于血流灌流区域中还原血红蛋白增多或异常血红蛋白衍生物所致的皮肤和黏膜出现青紫现象。在皮肤较薄、色素较少和毛细血管较丰富的部位易于见到，如口唇、鼻尖和甲床等。紫绀分为中心性和外周性紫绀。中心性紫绀是由于动脉血液内还原血红蛋白增多或血液中异常血红蛋白所致，可由心脏疾病引起，亦可由肺部和神经系统疾病引起，临床上应注意鉴别（见第二十三章）。先天性心脏病右向左分流是心源性中心性紫绀的根本原因，临床表现为全身皮肤黏膜均有紫绀，尤其是舌黏膜出现青紫。外周性紫绀是由于静脉血液内还原血红蛋白增多引起，动脉血氧饱和度正常，紫绀常由休克、局部受凉等引起表皮血管收缩所致，常出现于肢端、耳垂和口唇，皮肤冰冷。

对紫绀病史的了解应注意询问紫绀出现的时间、程度、持续还是间歇出现和进展情况。完全性大动脉转位、三尖瓣闭锁和室间隔完整的肺动脉狭窄出生后或不久即有紫绀，而法洛四联症大多在生后 2～6 个月出现紫绀，且表现为进行性加重。左向右分流型先天性心脏病一般仅在吸吮和哭闹时出现口周青紫，安静和睡眠中青紫消失；但发展至晚期出现 Eisenmenger 综合征时可出现持续性紫绀。

（三）心脏杂音

以心脏杂音为主诉来就诊的患儿，应注意询问杂音出现的时间。生后几小时出现的杂音常提示主动脉狭窄、肺动脉狭窄或小型室间隔缺损等。而大型室间隔缺损和动脉导管未闭出现左向右分流需要肺血管阻力的逐渐下降，杂音出现的时间稍延后。

五、体格检查

（一）一般外貌和营养状况

通过患儿面部表情和精神状态，可以反映病情轻重。先天性心脏病左向右分流量较大和长期慢性心力衰竭，患儿常有烦躁不安、面色苍白、多汗、消瘦、营养不良和体重增长缓慢或不增。部分紫绀性心脏病患儿生长发育亦落后于同龄儿童。

有明确染色体异常的患儿常合并有先天性心脏病畸形，如 50% 的 Down 综合征有先天性心脏病，最常见的两种畸形是心内膜垫缺损和室间隔缺损。18-三体综合征亦常有先天性心脏病（见表 13-1）。

表 13-1 染色体畸形与先天性心脏病发病关系

染色体畸形	先天性心脏病发病率（%）	常见先天性心脏病
5p-（cri du chat 综合征）	25	VSD，PDA，ASD
13-三体综合征	90	VSD，PDA，右位心
18-三体综合征	99	VSD，PDA，PS
21-三体综合征（Down 综合征）	50	ECD，VSD
Turner 综合征（XO）	35	COA，AS，ASD
Klinefelter 变异型	15	PDA，ASD

注：VSD 室间隔缺损；PDA 动脉导管未闭；ASD 房间隔缺损；PS 肺动脉狭窄；AS 主动脉狭窄；COA 主动脉缩窄；ECD 心内膜垫缺损

大部分具有遗传性或非遗传性综合征和其他系统畸形的患儿，先天性心血管畸形发病率较高，如拇指缺如或上肢畸形的患儿可能有房间隔缺损（Holt-Oram 综合征、心肢综合征）。某些伴有先天性畸形患儿如腭裂、唇裂等亦有较高的先天性心脏病发病率。Marfan 综合征双上肢距离大于身高，身材瘦长，下半身大于上半身，手指细长，常出现胸廓畸形如鸡胸和脊柱后凸等。

皮肤黏膜颜色应注意紫绀、苍白和黄疸。紫绀为小儿先天性心脏病常见的体征，应在自然光线下观察，注意其部位和程度。苍白见于充血性心力衰竭、心源性休克、严重贫血患儿。黄疸消退时间延长可见于心力衰竭和先天性甲状腺功能低下，后者可出现动脉导管未闭和肺动脉狭窄。

杵状指（趾）是指远端指（趾）呈杵状膨大，特征为指甲和甲床之间的凹陷变浅，角度消失，指（趾）端增宽增厚。紫绀性先天性心脏病持续半年以上，即可形成杵状指（趾）。

周围血管征

周围血管征多见于动脉导管未闭、主动脉瓣关闭不全和主动脉和肺动脉间隔缺损。检查时有脉压差增大（收缩压与舒张压之差>40mmHg，正常为 30mmHg），毛细血管搏动，水冲脉和枪击音。

（二）心脏检查

1. 望诊与触诊

（1）心前区隆起　根据心脏在胸腔的解剖位置，接近胸壁的主要是右心室。因此，右心室肥厚扩大造成胸廓畸形，心前区隆起。正常儿童心前区与右侧相应部位是对称的。胸骨左缘 3、4、5 肋骨、肋间和肋骨下端局部隆起多见于紫绀性先天性心脏病的患儿，如法洛四联症、右心室双出口和大动脉转位等。左向右分流型先天性心脏病在3岁前形成肺动脉高压，亦可造成心前区隆起，且伴有心尖搏动向剑突下移位。

(2) 心尖搏动

心脏收缩时，沿着其长轴发生逆时针转动，未被肺遮盖的左心室部分撞击心前区左前下方的胸壁，形成局部胸壁的向外搏动。正常时，心尖搏动于左心室射血早期最强，然后减弱，随着血流的射出，胸壁出现内收。检查心尖搏动时，应注意心尖搏动的位置、强度、范围、节律和频率。一般通过望诊观察心尖搏动点，通过触诊加以定位。

(3) 震颤

震颤是医生用手在病人的胸部能感觉到一种细微的震动感觉，因类似于猫呼吸时在气管处触到的感觉，故又称之为“猫喘”。震颤是响亮和粗糙杂音的触诊表现，有临床诊断价值。

2. 叩诊

可采用间接叩诊法和直接叩诊法来判断心脏的大小。根据不同的年龄，心左界婴儿位于胸骨左缘第四肋间乳线外1～2cm，幼儿左乳线外1cm，儿童在左乳线上或左乳线内0.5～1cm。较小的小儿，由于胸骨的发育和构造影响叩诊的准确性，必要时应采用其他检查方法协助诊断。

3. 听诊

听诊时应注意①心率和心律：过快或过慢及节律不整应及时进行心电图检查；②心音：心音的强度和性质，特别是第二心音，有无第一心音异常、第三心音、奔马律和第四心音；③收缩期和舒张期心音：收缩早期和收缩中期喀喇音，开瓣音在小儿少见；④心脏杂音：杂音的部位、强度、时相、性质和传导。

【辅助检查】

一、心电图

应注意心率，心律，P波形态、时间和电压，P-R间期，QRS波电轴、时间和电压，S-T段和T波的改变，从而了解心脏的位置、心房和心室有无肥厚以及有无心律失常。

二、X线检查

小儿心血管疾病的常规X线检查包括透视、胸部摄片、记波摄影、体层摄影、食管（胃）钡餐检查等。透视和胸部摄片是最基本的常规检查，适用于所有的小儿心血管疾病。对于一些常见而典型的先天性心脏病如房间隔缺损、室间隔缺损、肺动脉瓣狭窄以及典型的法洛四联症等，X线检查结合临床可以做出初步诊断，对于复杂的和不典型的病例，X线检查虽然不能做出明确诊断，但可以为进一步检查提供重要资料。检查时应注意心胸比率，小儿不同年龄时期心胸比率不同，一岁以内可高达0.60，随着年龄的增大心胸比率逐渐缩小，至6～8岁接近成人，也就是小于0.50。另外，X线检查还可反映心脏和心房、心室是否有增大，肺血是否增多或减少，有无淤血、肺水肿和肺动脉高压，心脏位置是否正常。

三、超声心动图

超声心动图是一种应用超声回波的原理显示心脏的结构、功能和血流的无创伤性检查方法。目前，一般的超声心动图检查仪器都具有 M 型、二维及多普勒超声心动图检查技术。

1. M 型超声心动图

M 超声心动图是通过辉度调制扫描出体内位于扫描线上的结构随时间的运动曲线。M 型超声心动图只显示心脏在一条线上的结构随时间不同的变化轨迹，它具有两个优点：(1) 由于扫描时声束方向固定，单位时间内位于扫描线上的信息量大，如瓣膜因血流冲击产生的高速颤动等，M 型超声心动图较易观察；(2) 扫描图像以时间作为横轴，可以准确判断在某一具体时刻某一结构的运动状况、腔室的大小等，利于心血管测量的标准化。结合同时记录的心电图、心音图等可计算多项心功能参数。

2. 二维超声心动图

又称切面超声心动图。由于超声探头发出的超声束方向与位置按一定的规律不断地变化，声束扫描过的组织平面即显示成由光点组成的切面图像。当超声束重复扫描的频率在 16 次/秒以上时，即能实时地显示心脏在不同切面的活动情况，尤如对心脏的活体解剖切面，对心脏的结构和功能是一个更直接的显示。它改变了 M 型一维图像的局限性，实时、直观地显示心脏、大血管的结构及活动情况，对多数心血管疾病的诊断和病情判断有重要的意义。

3. 多普勒超声心动图

多普勒超声心动图是七十年代末开始应用于临床的超声心动图检查方法，有脉冲、连续和彩色多普勒超声心动图。它是基于多普勒效应的原理，用于检测心脏及血管内的血流的速度、方向和性质的超声检查，对心血管疾病的狭窄、分流、反流及心功能判断有重要意义。近年，随着超声技术及仪器的进步，利用多普勒超声心动图也可检测心肌组织的运动速度和方向，称“组织多普勒”。

随着心脏超声技术的发展，临床还开展了心脏超声声学造影、经食道超声心动图、心脏超声三维重建和胎儿超声心动图。

4. 心导管检查和心血管造影技术

心导管和造影检查是将特制的、有一定韧度的不透 X 线的导管，经周围血管送到心脏和大血管的指定部位。心导管检查是根据心导管的走行途径，各部压力及血氧含量测定作为基本资料，计算心排血量、分流量、血管阻力，分析压力曲线的数值和波形，进行诊断和鉴别诊断。心血管造影检查是将含有碘的造影剂经导管快速注入选定的心腔或血管，使心脏和大血管腔在 X 线照射下显影，同时进行连续摄影，观察心脏和血管腔的充盈及运动情况，了解心脏和大血管的生理和解剖变化。心导管和造影检查是一种很有价值的诊断心脏血管病的方法，是现代小儿心脏病学临床工作中的重要检查手段。近年来，在导管及造影基础上发展起来的心血管病介入性治疗，已在许多领域替代了外科手术。

四、心脏核素检查

心脏核素检查是将放射性核素及其标记化合物通过一定方式引入体内并经血循环通道或体腔实现并获得心血管核素影像，进而对心血管形态功能及生理生化变化的过程作出判断，供疾病诊断时参考，为疾病的诊断和治疗决策提供客观依据。心脏核素检查在心血管疾病的应用方面具有独特的临床价值，越来越受到人们的重视。

五、心脏 CT

现常用的心脏 CT 为螺旋 CT 和电子束 CT。由于这两种 CT 扫描速度快，较高的时间分辨率和空间分辨率，能够得到清晰的心脏大血管解剖结构图像。由于应用心电门控、多体位扫描、电影及血流序列扫描，可以对心血管作全面血流动力学及功能的评定，因此在小儿心脏病中有广泛的应用及前景。对一些常见的心脏简单畸形，如室间隔缺损、动脉导管未闭、房间隔缺损等的诊断及定量分析都有较高的价值。对于常规心血管造影与超声心动图难以检测的发育不良肺动脉、部分性肺静脉畸形引流等亦可达到满意的诊断效果。心脏 CT 不但能够精确显示心脏大血管解剖结构，也能清楚显示肺、肝、脾等内脏位置及变化，有助于先心病节段分析，对复杂先心病的诊断具有重要价值。

六、心脏核磁共振成像

核磁共振成像是利用一定频率的射频信号在一外加静磁场内，对人体的任何平面，产生高质量的切面成像。迄今 MRI 已应用于全身各系统的影像学诊断，也已成为心血管影像的重要组成部分。对一些常见的简单畸形，如室间隔缺损、动脉导管未闭、房间隔缺损等不但可以做出正确的诊断，亦可进行定量分析，对复杂先天性心脏病的诊断也有重要价值。心脏核磁共振成像心脏房室解剖、内脏一心房位置、心室袢类型以及大血管的空间位置关系均能得到准确诊断。

【先天性心脏病分类】

虽然对先天性心脏病临床有许多分类方法，但目前主要根据血流动力学和临床表现分类。根据血流动力学分类，可将先天性心脏病分为左向右分流、右向左分流和无分流型心脏病。根据临床表现分类，可分为潜在紫绀型、紫绀型和非紫绀型心脏病。

一、左向右分流（潜在紫绀型）

左向右分流型先天性心脏病正常情况下因左心室和体循环压力高于右心室和肺循环，血液由左向右分流，易造成肺循环充血而无紫绀出现。当在哭闹和屏气等情况下致右心室和肺动脉压力增高或肺动脉高压形成时，血液出现右向左的分流，临床出现紫绀。常见的左向右分流型先天性心脏病有室间隔缺损、房间隔缺损和动脉导管未闭等。

二、右向左分流型（紫绀型）

右向左分流型多见于复杂性先天性心脏病，由于右心系统发育的异常如肺动脉发育异常、肺动脉狭窄或闭锁、右心室流出道狭窄、三尖瓣闭锁以及大血管转位等，导致大量的回心静脉血液进入体循环，引起全身持续青紫。常见的右向左分流型先天性心脏病有法洛四联症、大血管转位等。

三、无分流型（非紫绀型）

无分流型先天性心脏病左心和右心系统以及体循环和肺循环之间没有异常分流和交通存在，因此临床亦无紫绀出现。常见的无分流型先天性心脏病有主动脉和肺动脉狭窄。

房间隔缺损

房间隔缺损（atrial septal defect，ASD）发病率占先天性心脏病的26%，可单独存在，也常与其他心血管畸形并存。包括原发孔缺损、继发孔缺损及卵圆孔未闭。卵圆孔未闭一般不引起血流动力学改变，故无临床意义。男女比例约1：2。

继发性房间隔缺损根据缺损部位的不同，可分为四型①中央型（卵圆孔型），最多见；②下腔型；③上腔型；④混合型。

【病理生理】

房间隔缺损左向右分流量取决于缺损的大小和左右心房在心动周期中两侧压力阶差，心房的压力与左右心室相对顺应性有关。由于左心房压力高于右心房，左右心室充盈阻力不同，左心室壁厚，心腔狭长，右心室壁薄，心腔宽阔，顺应性好，所以在心室舒张期左心房血液通过缺损向右心房右心室分流，右心容量负荷增加，肺动脉瓣相对狭窄，肺循环血流量增加。单纯性房间隔缺损在婴幼儿期和儿童期并不形成肺动脉高压，真正形成肺动脉高压一般在30～40岁之后的成年人。如果房间隔缺损在儿童期尤其是婴幼儿期出现肺动脉高压和充血性心力衰竭，临床需要注意有可能合并部分性肺静脉畸形引流、室间隔缺损、动脉导管未闭等，临床上需要仔细检查。病程晚期出现严重肺动脉高压，右向左分流，临床出现青紫，发展为Eisenmenger综合征。

【临床表现】

取决于房间隔缺损的大小。缺损小者无症状，缺损大者发育迟缓，活动后气急，乏力，易患呼吸道感染，合并重度肺动脉高压，可出现紫绀，右心衰竭。心脏检查一般无震颤，胸骨左缘第二肋间可闻Ⅱ～Ⅲ级收缩期喷射性杂音，为肺动脉瓣相对狭窄所致。因肺循环血流量增加，肺动脉瓣关闭延迟，肺动脉瓣第二心音亢进伴固定分裂。部分患儿在三尖瓣区可闻及舒张期低调杂音为三尖瓣相对狭窄引起。晚期病人出现青紫、杵状指趾、肝大、水肿等体征。

小型房间隔缺损在1岁内有自然闭合可能性，1岁以上自然闭合可能性很小，临床症状轻，很少发生细菌性心内膜炎。肺动脉高压出现较晚，但一般40岁以后肺动脉高压加重，活动受限，出现房扑、房颤及心力衰竭。

【辅助检查】

一、心电图

电轴右偏，不完全性右束支传导阻滞最多见，可合并右心房扩大，右心室肥厚。

二、X线检查

肺血增多，肺动脉段突出，透视下肺门舞蹈，主动脉结小，右心房右心室增大。

三、超声心动图

M型及二维超声心动图显示右心房右心室内径增大，主动脉内径小，室间隔及右心室前壁运动异常，多个切面均显示房间隔回声中断。彩色多普勒显示左向右分流束，连续多普勒测定三尖瓣收缩期最大反流速度，可估测肺动脉压力。

四、心导管检查

房间隔缺损合并重度肺动脉高压需进一步行右心导管检查，右心导管在右心房通过房间隔到达左心房，右心房平均血氧含量高出上腔静脉平均血氧含量2vol%，提示房间隔缺损，同时可测定肺动脉压力计算全肺阻力，吸氧试验可评价肺动脉高压性质。

【治疗】

一、介入性治疗

目前有Sideris纽扣式补片装置、Rashkind双面伞房闭合器和Amplazer蘑菇伞堵装置应用于临床，但操作简便、安全、应用广泛的是Amplazer蘑菇伞堵装置。

二、外科手术治疗

通常浅低温体外循环手术，目前大部分在心脏不停跳下修补房间隔缺损，缺损小者可直接缝合，缺损大者可补片修补。

室间隔缺损

室间隔缺损（ventricular septal defect，VSD）是最常见的先天性心脏病，发病率约占先天性心脏病的20%～50%。室间隔缺损是心脏胚胎发育异常而形成左右心室间异常交通，常单独存在，也可是复杂先天性心脏病重要组成部分。

根据缺损的部位，室间隔缺损可分为三型：①膜部缺损，占室间隔缺损的78%。可进一步分为单纯膜部缺损、嵴下型膜部缺损和瓣下型膜部缺损。②漏斗部缺损，占室间隔缺损的20%，可进一步分为干下型缺损和嵴内型缺损。③肌部缺损，占室间隔缺损的2%。根据缺损的大小，室间隔缺损可分为小型缺损（缺损直径＜0.5cm），中型缺损（缺损直径0.5～1cm），大型缺损（缺损直径＞1cm）。

【病理生理】

室间隔缺损左向右分流量的大小取决于缺损的大小和肺血管阻力。小型室间隔缺损，左向右分流量小，不引起明显血流动力学改变，临床无症状。中等或较大室间隔缺损产生大量左向右分流，肺循环血流量增多，左心室容量负荷明显增加，而右心室由于将左向右分流血液直接射向肺动脉，右心室容量负荷增加不明显，所以室间隔缺损左向右分流早期引起血流动力学改变是左心室容量负荷增加，而不是右心室容量负荷增加。左向右大分流量持续存在，可导致肺动脉壁中层肥厚，血管痉挛，内膜增生，产生肺动脉高压。肺动脉高压早期多表现为动力型，由血管痉挛所致；肺动脉高压继续进展，引起肺血管损伤，形成血管炎，导致弹性蛋白解离和胶原蛋白生成增加，血管内膜硬化，形成梗阻性肺动脉高压。若右心室压力超过或接近左室压力，可出现双向分流，最后形成右向左分流，致成 Eisenmenger 综合征，临床出现紫绀及右心衰竭。肺动脉高压为梗阻型，肺血管病变不可逆。

【临床表现】

临床表现取决于缺损大小。缺损小者，一般无症状，生长发育正常。缺损大者，有发育障碍、心悸、乏力、气喘，婴幼儿期易反复呼吸道感染并发肺炎、心力衰竭，剧烈哭闹后青紫，Eisenmenger 综合征临床出现紫绀，活动受限。

心脏检查胸骨左缘 3～4 肋间可闻及响亮、粗糙全收缩期杂音，常伴震颤，心前区广泛传导。左向右分流量大患儿，心尖部可听到舒张期杂音。肺动脉瓣区第二心音可增强或亢进。重度肺动脉高压时，肺动脉瓣区第二心音呈金属样亢进。漏斗部室间隔缺损合并主动脉瓣关闭不全，胸骨左缘 2～3 肋间听到收缩期、舒张期双期杂音。

新生儿和婴幼儿室间隔缺损可并发支气管肺炎、充血性心力衰竭，年长儿易并发感染性心内膜炎，漏斗部缺损易合并主动脉瓣关闭不全。

【辅助检查】

一、心电图

小型室间隔缺损心电图基本正常，中型室间隔缺损左心室高电压，大型室间隔缺损电轴左偏、左心室肥厚，伴有肺动脉高压，可出现右心室肥厚。

二、X 线胸片

小型室间隔缺损心脏大小基本正常，中大型室间隔缺损肺血增多，肺动脉段膨隆凸出，肺门动脉扩张搏动增强，甚至肺门舞蹈。心脏以左心室扩大为主，右心室也可扩大。伴有重度肺动脉高压，肺动脉瘤样扩张，右心室扩大为主，右心房扩大，肺门血管影粗大，搏动强而远端肺血管影细小，主动脉结小。

三、超声心动图

M 型超声心动图测定左心室增大，室壁运动增强，室壁增厚，右心室流出道增宽；二维超声准确测定室间隔连续中断，脉冲多普勒取样容积置于缺损的右心室侧记录到收缩期血流由左心室向右心室分流频谱信号。室间隔发生右向左分流，可记录到舒张中晚期至收缩早期右向左分流频谱。还可以对室间隔缺损的分流量进行定量诊断。连续多普勒通过测定跨隔血流速度可定量计算肺动脉压力。彩色多普勒可确定室间隔缺损的部位、直径及分流方向。

四、心导管检查

单纯室间隔缺损，通过临床资料及超声心动图便可确诊，不需心导管检查。但对于合并重度肺动脉高压患儿，需进一步进行右心导管检查。血氧资料分析右心室平均血氧含量超过右心房平均血氧含量 1vol％以上，提示心室水平左向右分流。右心导管经室间隔进入左心室有诊断意义。右心导管可测定肺动脉压力，计算全肺阻力。若明确肌部室间隔缺损须做左心室造影。

【治疗】

小型室间隔缺损尤其膜部缺损及肌部缺损有自然闭合可能，自然闭合率约 21％～63％，一般 5 岁内闭合率高，可不需手术。

对于中大型室间隔缺损婴幼儿期反复肺炎心衰，大分流量室间隔缺损肺循环血流量与体循环血流量比值≥2∶1 即有手术指征。

手术治疗可采用体外循环心内直视下经右心房、右心室流出道和主动脉切口，进行单纯直接缝合或补片修补法。

动脉导管未闭

动脉导管是胎儿时期肺动脉与主动脉间正常交通，位于降主动脉与左肺动脉根部之间，通常导管粗约 5～10mm，长约 4～10mm，是胎儿循环重要途径，但出生后大约 10～15h 发生功能性闭合，生后 3 个月内 80％解剖闭合。若持续开放会产生一系列病理生理变化。动脉导管未闭（patent ductus arteriosus，PDA）是常见的先天性心脏病，发病率占先天性心脏病的 20％，女比男多，约为 3∶1。

根据动脉导管的形态，可分为五型①管型：导管连接主动脉和肺动脉的两端口径一致，临床最常见。②漏斗型：导管近主动脉端粗，近肺动脉端细，整个导管呈漏斗状。③窗型：导管极短，口径较大，呈窗样结构，管壁极薄，临床少见。④哑铃型：导管中部细而两端粗，呈哑铃形。⑤瘤型：导管两端细而中部呈瘤样扩张，管壁薄而脆，临床少见。

【病理生理】

动脉导管未闭左向右分流量取决于三个因素：①导管直径的大小；②肺循环和体循环阻力；③导管两侧主动脉和肺动脉压力阶差。动脉导管直径小，对左向右分流形成较大的阻力，分流量小，左心房轻度增大。中等大小动脉导管，肺血流增多，心脏中度增大，以左心房和左心室较明显，主肺动脉和升主动脉增宽。大的动脉导管左向右分流量大，可出现明显心脏增大和肺血管纹理增多，发展至肺动脉高压则右心室增大和肥厚。

动脉导管未闭分流量大，可形成肺动脉高压，发展至 Eisenmenger 综合征，除有肺动脉明显增宽和右心室肥厚外，临床上常出现差异性青紫。原因在于心脏在解剖发育过程中，动脉导管常常出现在左肺动脉和降主动脉之间，并开口于头臂动脉与主动脉分叉之后，右向左分流经导管进入降主动脉。

肺动脉瓣闭锁不伴有室间隔缺损、主动脉瓣闭锁和主动脉弓离断等心脏病需要依赖动脉导管生存。

【临床表现】

临床表现取决于动脉导管的粗细。动脉导管细分流量小者一般无临床症状；动脉导管粗分流量大影响生长发育，体格瘦小，无力，疲乏，多汗，易合并呼吸道感染，如合并重度肺动脉高压，扩张肺动脉压迫喉返神经可引起声音嘶哑。

心脏检查心前区隆起，心尖搏动增强，胸骨左缘第 2～3 肋间触及连续性震颤，收缩期最强；胸骨左缘第 2～3 肋间连续性机器样杂音，收缩期为主，向颈背部传导，婴儿期及有心力衰竭者，杂音仅有收缩期杂音；并发重度肺动脉高压，肺动脉瓣区第二心音亢进，杂音失去连续性以收缩期为主；二尖瓣区听到舒张中期轻度隆隆杂音，是二尖瓣相对狭窄产生的杂音；由于肺动脉分流使主动脉舒张压降低，脉压差大，有水冲脉，甲床毛细血管搏动，股动脉闻及枪击音。重度肺动脉高压，出现差异性紫绀。

【辅助检查】

一、心电图

细小动脉导管未闭心电图大致正常。粗大动脉导管未闭，电轴左偏，左室肥厚。伴有肺动脉高压，可出现双室肥厚，甚至电轴右偏，右心室肥厚。

二、X 线胸片

心脏大小与分流量大小直接有关。分流量小，心脏无明显变化，分流量大，左心室扩大，左心房扩大，主动脉结增大，可有“漏斗征”，肺动脉段突出。

三、超声心动图

M 型及二维超声心动图在胸骨旁大动脉短轴切面显示：肺动脉分叉及其后方的降主动脉通过未闭的动脉导管相连，肺动脉及左右肺动脉扩张，搏动明显增强。左心房左心室扩大，左心室壁运动增强，二尖瓣运动幅度增大。脉冲多普勒探及持续整个心动周期的连续血流频谱，彩色多普勒直接显示经动脉导管的异常分流束。

四、心导管及造影

动脉导管未闭合并重度肺动脉高压患儿需进一步行导管造影检查，右心导管在主肺动脉经过动脉导管到达降主动脉提示动脉导管异常交通开放。若肺动脉平均血氧含量较右心室平均血氧含量增高 0.5vol%，提示肺动脉水平由左向右分流。右心导管测定肺动脉压力计算全肺阻力。主动脉弓降部造影明确显示动脉导管并可测量其大小。

【治疗】

可采用 Porsmann 法、Rashkind 双面伞和 Amplazer 伞堵器通过介入方法堵塞动脉导管。对于细小未闭（直径 1.7±0.8mm）的动脉导管，还可选择弹簧圈堵塞。介入性治疗已成为动脉导管未闭首选治疗方法。

手术治疗可采用非体外循环下动脉导管闭合法。对于婴幼儿及合并心内畸形需根治处理者、成人动脉导管合并重度肺动脉高压及肺动脉内开口大于1.5～2.0cm者，须在体外循环下进行结扎、缝合和补片缝合等。

法洛四联症

法洛四联症（tetralogy of Fallot，TOF）是先天性心脏病中一组常见的紫绀型复杂畸形。占先天性心脏病10%～14%，男女发病比例接近。其四种典型病理变化为肺动脉狭窄，室间隔缺损，主动脉骑跨和右心室肥厚，可有卵圆孔未闭。

肺动脉狭窄以漏斗部狭窄为多见，可同时合并肺动脉瓣或肺动脉远端狭窄及分支狭窄。部分病人肺动脉干及分支亦狭窄，可合并一侧肺动脉缺如（以左肺动脉缺如多见），极重度漏斗部狭窄合并肺动脉闭锁临床称为假性共干。

室间隔缺损大多为嵴下型，少数为干下型，缺损往往较大，与主动脉根部相近。

主动脉顺时针方向转位，多见右位主动脉弓，主动脉瓣环旋转右移，骑跨于室间隔缺损之上。

肺动脉狭窄，右心室压力负荷增加，心室肌肉日益肥厚，加重流出道梗阻。右心室表面冠状动脉增粗、迂曲、扩张，左右心室肌肉厚度相似，左心室相对发育不良。

【病理生理】

右心室流出道狭窄的程度决定室间隔缺损分流的方向和分流量。狭窄程度轻时，室间隔缺损为左向右分流，临床表现类似室间隔缺损。狭窄程度较重时，室间隔缺损为右向左分流，临床出现紫绀。法洛四联症时室间隔缺损的大小近乎与主动脉开口相等，因此不管室间隔缺损分流的方向如何，右心室的收缩压与左心室的收缩压是相等的。由于法洛四联症室间隔缺损较大，左右心室压力相等，两腔室作为一个单心室向外泵血，肺循环和体循环的血流量将取决于因肺动脉狭窄而造成的肺循环和体循环的相对阻力。体循环阻力升高和肺血管阻力下降，进入肺动脉血量增多。如果肺血管阻力升高和体循环阻力下降，就会增加右向左的分流和降低肺血流量，加重紫绀。

法洛四联症时慢性低氧血症可致机体代偿性建立肺部侧支循环以加强血氧交换，红细胞代偿增生，血红蛋白增加，血液粘稠度升高，易发生血栓。

【临床表现】

主要表现为紫绀。紫绀出现早晚及程度取决于肺动脉狭窄的程度。一般出生时紫绀多不明显，3～6个月后渐明显，并随年龄增长而加重。右心室流出道或/和肺动脉狭窄严重甚至闭锁时，紫绀可于出生后即出现且显著。

多数患儿有蹲踞症状，多在行走、游戏或站立过久时出现，为一种无意识的自我缓解缺氧及疲劳的体位。蹲踞时体循环压力升高，右向左分流减少，肺循环增加；蹲踞还可使回心静脉血减少，右心室压减低，右向左分流减少，从而使缺氧症状得到缓解。

气促和缺氧发作。患儿有时突然表现呼吸困难、紫绀加重，常在熟睡后初醒、晨起、用力哭闹、活动后出现。重者可昏厥、抽搐或脑血管意外。每次发作可持续数分钟至数小时，常能自行缓解。也有因严重低氧血症或脑血管并发症死亡。

体格检查全身皮肤黏膜紫绀，常表现在口唇、口腔黏膜、耳缘、眼结合膜以及甲床等毛细血管丰富部位。可有牙釉质钙化不全。长期缺氧末梢毛细血管扩张增生，局部软组织及骨组织增生肥大形成杵状指趾。

心脏查体心前区可微隆起，部分病人可于胸骨左缘触及震颤，典型法洛四联症患者心脏扩大不明显。胸骨左缘 2～4 肋间可闻及Ⅱ～Ⅳ级收缩期喷射性杂音。伴有肺动脉瓣发育不良时，可于胸骨左缘闻及双期来回样杂音。肺动脉第二音减弱或呈单一第二音。伴有动脉导管未闭或大型侧支循环时可于胸骨左缘第 2～3 肋间或背部闻及连续性杂音。

由于长期慢性缺氧，红细胞增多，血液粘滞度增高，血流变慢，极易形成脑血栓；若出现感染性栓塞，则易形成脑脓肿。常见并发症还有感染性心内膜炎。

【辅助检查】

一、心电图

电轴右偏，右心房、右心室肥厚。

二、X线检查

肺门细小，肺野清晰，右心房扩大，心尖上翘，肺动脉段凹陷，心影呈靴形。右位主动脉弓多见。

三、超声心动图

主动脉增宽前移骑跨于室间隔缺损之上，室间隔增厚，右心室流出道狭窄，肺动脉及其分支细小，肺动脉瓣狭窄或闭锁。多见右位主动脉弓。彩色多普勒显示右心室血流通过室间隔缺损直接进入主动脉。

四、心导管检查和心室造影

心导管检查时导管很容易由右心室进入主动脉，右心室压力明显增高，与左心室相当，心室水平有右向左的分流，右心室与肺动脉之间出现压力阶差。右心室造影可显示右心室流出道或/和肺动脉及其分支狭窄程度，以及左心室发育情况及确定心室与大血管的连接关系。股动脉血氧饱和度降低。

【治疗】

法洛四联症依赖外科手术根治。手术年龄既往为 3～6 岁，目前随着婴幼儿心脏手术的发展，在肺动脉条件允许的情况下年龄已不再是限制根治手术的条件。但肺动脉发育极差可先行减症手术。对于婴儿期反复缺氧发作危及生命，用药物难以控制，应及时手术。

对于缺氧发作需要采取多种措施阻断其恶性循环：(1) 胸膝位或压迫下肢静脉（常用前者）；(2) 吸氧提高血氧饱和度，同时应保持患儿安静；(3) 用硫酸吗啡（0.1～0.2mg/kg，皮下注射）抑制呼吸中枢和消除呼吸急促；(4) 用碳酸氢钠（$NaHCO_3$）纠正酸中毒，排除酸中毒对呼吸中枢的刺激；(5) 静脉注射β受体阻滞剂普萘洛尔或美托洛尔；(6) 必要时行气管插管，人工呼吸，以及应用血管收缩剂苯福林和氯胺酮，后者既可增加体循环阻力，又可以起到镇静作用。

完全型大动脉转位

完全型大动脉转位（complete transposition of great arteries）是新生儿和婴幼儿较为常见的紫绀型先天性心脏病，本症在先天性心脏病中约占5%，男女发病比例约为2～3∶1，是婴儿期紫绀型先心病死亡率最高的畸形。

完全型大动脉转位指主动脉与肺动脉位置对调，主动脉瓣位置在右前接右心室，肺动脉瓣在主动脉瓣左后接左心室，左右心房心室位置正常。依据并存心内畸形、血流动力学改变可将完全型大动脉转位分为四型：①单纯大动脉转位（占半数以上），即完全型大动脉转位伴室间隔完整仅通过未闭的动脉导管或卵圆孔实现体、肺循环间的交通而使患者得以存活。②完全型大动脉转位伴室间隔缺损或/和卵圆孔未闭，并以此实现体、肺循环间的沟通。此型病人肺血增多，会有肺血管病变。③完全型大动脉转位同时合并室间隔缺损和肺动脉瓣或瓣下狭窄即左心室流出道狭窄。此型肺血少，体肺循环通过室间隔缺损实现。④完全型大动脉转位同时合并室间隔缺损和肺动脉瓣及肺动脉发育不良。此型症状重，紫绀出现早。

【病理生理】

完全型大动脉转位为新生儿期常见的紫绀型先天性心脏病，其主动脉与右心房和右心室连接，肺动脉与左心房和左心室连接。体循环低氧饱和度的血流经右心房和右心室进入主动脉，造成全身所有脏器包括心脏和大脑血流灌注均为含氧量较低的血液；而肺静脉的血流经左心房和左心室进入肺动脉，在肺部进行气体交换，重新回流入左心房。体循环和肺循环相互分离，不能形成有效的整体循环。除非在体循环和肺循环之间存在分流，否则新生儿出生后很难存活。这种分流可以是心内分流（卵圆孔开放、房间隔缺损、室间隔缺损）和心外分流（动脉导管未闭、支气管肺动脉侧支循环）。

低氧血症和酸中毒会损害心脏的收缩和舒张功能，在生后第一周即可出现充血性心力衰竭。完全性大动脉转位合并大型室间隔缺损时，血氧饱和度下降不明显，紫绀常被忽视，一般也不出现酸中毒。但随着生后肺血管阻力下降，肺血流增多，出生后早期亦有可能发生左心室充血性心力衰竭。

【临床表现】

新生儿出生一周内即可出现症状，主要是青紫及缺氧。生后一月内即可出现气促，心力衰竭等。合并较大室间隔缺损时症状出现相对较晚，一般在2～3个月后青紫明显，并有心力衰竭。伴有大室间隔缺损及左心室流出道狭窄者，症状出现晚，临床表现类似法洛四联症。

体格检查患儿发育落后，生后6个月可渐出现杵状指趾，心脏查体见心脏扩大，胸骨左缘可闻及单一和亢进的第二音，是主动脉前移所致。无室间隔缺损时心前区可无杂音，合并室间隔缺损时，胸骨左缘第3～4肋间可闻及收缩期反流性杂音。出现心力衰竭时，可有肝脏肿大。

【辅助检查】

一、心电图

电轴右偏，右心室或左、右心室肥大。出生时心电图可正常，几天后即出现心室肥大。合并房间隔缺损者以右心室肥大为主，合并室间隔缺损者半数以上呈双心室肥大。

二、X线检查

心影扩大，呈特征斜卵形，心尖圆隆，双室增大，右心室增大显著。肺血多型肺门影增大增粗，甚至有肺动脉高压征象。肺血少型肺动脉段凹陷。

三、超声心动图

根据超声阶段分析法，可确定心房位置，房室关系，大动脉与心室间的连接关系及两支大动脉的相互位置关系，并可显示合并畸形。

四、心导管造影检查

右心导管检查可发现导管径路为右心房、右心室至主动脉。如有卵圆孔或房间隔缺损，导管径路可为右心房至左心房、左心室和肺动脉。测压和检查血氧发现，右心室压力与主动脉压力相等，左心室压力低于右心室，主动脉血氧含量下降，肺动脉血氧含量高于主动脉。右心室造影显现造影剂自右心室直接进入主动脉，合并室间隔缺损时，造影剂经室间隔缺损入左心室，进入肺动脉可帮助确诊。主动脉和左、右心室分别造影可显示冠状动脉的起源和分布，有无动脉导管未闭，主动脉缩窄和主动脉弓离断等。

【治疗】

必须手术治疗。对于出生3个月内青紫严重者，或伴有室间隔缺损同时有严重左心室流出道梗阻体循环血氧过低者，可实行球囊房间隔扩大术（Rashkind法）和体肺动脉分流术，以争取根治的机会。

根治手术可采用大动脉交换并冠状动脉移植术（Jatene手术）、心房内折流术（Mustard手术）、心室内血流改道术（Rastelli手术）和心房重新分隔术（Senning手术）进行治疗。

肺动脉瓣狭窄

肺动脉瓣狭窄（pulmonary valve stenosis，PS）是指室间隔完整的单纯狭窄，包括肺动脉瓣狭窄，肺动脉瓣上狭窄和肺动脉瓣下狭窄。肺动脉瓣狭窄在心内和心外无分流存在。单纯性肺动脉瓣狭窄无青紫，若合并房间隔或室间隔缺损，可出现青紫。肺动脉瓣狭窄发病率在先天性心脏病中占8%～10%。

【病理生理】

肺动脉瓣狭窄阻碍右心室射血，右心室压力增高。狭窄的程度决定右心室压力的高低。轻至中度狭窄，右心室肥厚，收缩力增强，以维持正常的心排血量；重度狭窄时，静止状态也会有心排血量的下降，运动时更显不足。病人可发生周围性紫绀和晕厥。部分患儿在心房水平可有右向左分流，临床更常见的是中央型紫绀。由于右心室压力持续过重，心腔扩大，出现心力衰竭。

单纯性肺动脉瓣狭窄时室间隔完整，右心室压力可以超过左心室压力。右心室压力持续增高，导致心肌肥厚，心室顺应性下降，舒张末期压力增高，引起右心室充盈受限。为保证正常的体循环回心血流和右心排血量，右心房舒张末期收缩增强，心房压力增高，右心房肥厚。右心房压力的增高，常会影响体循环回心血流，可引起颈静脉怒张和肝增大，临床上类似缩窄型心包炎。

【临床表现】

肺动脉瓣狭窄程度轻者临床可无症状，中至重度肺动脉瓣狭窄，体力活动受限，气促，重度肺动脉瓣狭窄可出现右心衰竭。

体格检查可见明显颈静脉搏动，心前区饱满，右心室抬举性搏动。一般胸骨左缘及胸骨上窝可触及震颤，胸骨左缘2～3肋间可闻及收缩期Ⅱ～Ⅲ级喷射性杂音，肺动脉第二心音减弱。狭窄程度越重，第二心音越弱。右心衰竭时可出现肝肿大，双下肢水肿。

【辅助检查】

一、心电图

轻度肺动脉瓣狭窄心电图可正常，中度以上狭窄可出现电轴右偏，右心室肥厚及右心房肥大和不完全右束支传导阻滞。重度狭窄心前导联T波倒置。右心发育不良可出现左心室肥厚。

二、X线检查

肺血减少，轻度和中度肺动脉瓣狭窄心脏大小可正常，重度狭窄右心室扩大，右心房扩大，肺动脉段可有狭窄后扩张。

三、超声心动图

M型超声心动图显示右心室肥厚，右心室扩大，右心房扩大，右心室流出道正常或继发性肌性狭窄。二维超声心动图可显示肺动脉瓣增厚，回声强，瓣尖增厚粘连，瓣尖开放受限。肺动脉根部正常，肺动脉主干可有狭窄后扩张。多普勒超声显示肺动脉瓣口高速射流频谱。

四、心导管及右心室造影

右心室至主肺动脉连续测压，有明显压力阶差。若存在房间隔缺损或卵圆孔未闭，心导管可由右心房通过房间隔到达左心房。

右心室造影显示肺动脉瓣增厚，开放受限，瓣膜呈幕顶状运动，瓣口射流明显，主肺动脉远端狭窄后扩张。右心室流出道继发肌性狭窄。

【治疗】

一、介入治疗

经皮球囊导管成形术目前在临床应用广泛，指征为肺动脉瓣瓣膜狭窄，尤其是瓣尖粘连，肺动脉瓣跨瓣压差>35mmHg。

二、外科手术治疗

对于不适于经皮球囊导管成形术者，可采用手术治疗。一般采用体外循环下直视肺动脉瓣切开术，适用于单纯肺动脉瓣狭窄，右心室漏斗部切口，适用于肺动脉瓣及漏斗部同时狭窄。

（曾和平）

第二节　病毒性心肌炎

病毒性心肌炎（viral myocarditis）是指由病毒引起的心肌炎症过程。炎症可累及心肌细胞、间质细胞、血管成分及心包。近年病毒性心肌炎与扩张型心肌病之间的关系引人注目。某些肠道病毒，不但能引起动物病毒性心肌炎，而且能导致动物扩张型心肌病样改变。

【病因和发病机理】

很多病毒都可以引起心肌炎，其中肠道病毒是最常见的病毒，尤其是柯萨奇病毒 $B_{1\sim6}$ 型（$CVB_{1\sim6}$ 型）多见，其次为腺病毒，埃可病毒。病毒性心肌炎的发病机制主要包括：病毒直接损伤心肌；细胞性和体液性免疫反应致自身免疫反应，从而损伤心肌细胞；可能与遗传有关。

【临床表现】

病毒性心肌炎患者多有上呼吸道感染或腹泻等先驱病毒感染史。病毒性心肌炎的临床表现常取决于病变的范围和严重程度。症状轻重相差悬殊。轻型可无自觉症状，或表现为乏力、多汗、心悸、气短、胸闷、头晕、面色苍白；体征：心动过速（或过缓）、第一心音低钝，时有舒张期奔马律和第三、四心音，心尖区轻度收缩期杂音及各种心律失常（以期前收缩多见）。重型起病较急，可表现为心力衰竭或/和心源性休克，严重心律失常，也可发生猝死。

【心电图改变】

急性期心电图异常改变，常见为ST-T改变，可见ST段偏移，T波平坦、双向或倒置。期前收缩，在各类期前收缩中以室性期前收缩最常见，可呈二、三联律，可为多源性；亦可见室上性及室性心动过速、心房扑动和颤动等。房室传导阻滞，其中以Ⅰ度房室传导阻滞最多见。尚可见

QRS 低电压，Q-T 间期延长及异常 Q 波等。

【实验室检查】

心肌酶学改变：目前主要用于诊断病毒性心肌炎的酶有肌酸激酶（CK）及其同工酶 CK-MB、乳酸脱氢酶（LDH）及其同工酶 LDH_1、LDH_2。

（一）肌酸激酶（CK）及其同工酶（CK-MB） CK 主要存在于骨骼肌、心肌及脑组织中。因此在多种情况下，如心肌炎、肌营养不良、皮肌炎、中枢神经系统疾病、新生儿窒息、心肌梗死等均可使 CK 升高。心肌受损时，一般在起病 3～6 小时即可出现升高，2～5 日达高峰，多数病例在 2 周内恢复正常。

现已知 CK 有 4 种同工酶，即 CK-MM（骨骼肌型）、CK-MB（心肌型）、CK-BB（脑型）和线粒体同工酶 Mt。CK-MB 主要来源于心肌，对早期诊断心肌炎价值较大。

正常人血清中 CK-MB 约在 5%以下（即 MB 占总活性的 5%以下），一般认为血清 CK-MB 活性≥6%是心肌损伤的特异性指标。

（二）乳酸脱氢酶（LDH）及其同工酶 LDH_1、LDH_2 LDH 是一种广泛分布的酶，在心肌、骨骼肌、肝、肾和血液中均含有，因此在多种疾病情况下均可升高，但特异性差。在心肌受损时，多在发病 24～48 小时开始上升，3～6 天达高峰，8～14 天逐步恢复，长者达 2 个月左右才恢复。同时测定 LDH 同工酶，可显著提高其对心肌炎诊断的特异性，因 LDH_1 主要存在于心肌中，病毒性心肌炎时 LDH_1、LDH_2 增高，尤以 LDH_1 增高为主，致使 $LDH_1 > LDH_2$。

血清心肌酶活性的评价：小儿不同年龄阶段，血清心肌酶活性正常值有所不同，如 CK、CK-MB、LDH 和 α-HBDH（α-羟丁酸脱氢酶），小儿正常值可较成人高。总 CK 活性值随年龄而有所不同：6～7 个月达最高点，1 岁以后逐渐减低至 15 岁接近成人水平。

CK-MB 的定量分析较活力分析的精确度更高。有资料显示 CK-MB 总量小儿正常参考值不受年龄因素的影响，＞4.0ng/ml 为阳性。

心肌肌钙蛋白（cardiac troponin，cTn）：心肌肌钙蛋白（cTn）是心肌收缩和舒张过程中的一种调节蛋白，由三种亚单位（cTnT、cTnI 和 cTnC）组成。当心肌细胞受损时，cTnT（或 cTcI）易透过细胞膜释放入血，使血中 cTnT（或 cTnI）明显升高。cTn 是评价心肌损伤具有高度特异性、高度敏感性的非酶类蛋白血清标志物，具有出现早，持续时间长为特点。

【心肌炎核素心肌显像】

核素心肌显像可显示心肌炎特征改变：炎症或坏死灶显像。

（一）炎症显像：镓-67 心肌显像，^{67}Ga 具有被心肌炎症细胞（T 淋巴细胞及巨噬细胞等）摄取的性能，^{67}Ga 以离子或转铁蛋白结合形式易聚集到炎症部位（血管通透性增强）而显影。^{67}Ga 心肌显像对心肌炎有较高的诊断价值。

（二）坏死灶显像：

^{99m}Tc-PYP 心肌坏死灶显像：心肌坏死时，心肌细胞内迅速有钙离子进入，形成羟基磷灰石结晶。^{99m}Tc-PYP（焦磷酸盐）是骨显像剂，静注后 2～3 小时被吸附在心肌羟基磷灰石结晶上，从而使心肌坏死灶显像。心肌炎时可呈心肌坏死灶显影，但欠灵敏。

^{III}铟抗肌球蛋白抗体心肌坏死灶显像：心肌细胞坏死时，肌球蛋白轻链释放于血循环中，而重链仍残留心肌细胞内。^{III}铟标记的单克隆抗肌球蛋白抗体可与重链特异性结合使心肌坏死灶显像。活动性心肌炎可见心肌内有弥散性^{III}铟－抗肌球蛋白摄取。检测对免疫组织学诊断心肌炎的特异性较高为 86％，敏感性为 66％。

（三）心肌灌注显像

^{99m}Tc-MIBI（甲氧基异丁基异腈）心肌灌注显像：^{99m}Tc-MIBI 静脉注射后能被正常心肌细胞摄取使心肌显影。心肌聚集放射性药物的量与该区冠状动脉血流灌注量呈正相关。

心肌炎时，由于炎性细胞浸润，间质纤维组织增生，退行性变等，致使心肌缺血，正常心肌细胞减少，故核素心肌显像呈正常与减淡相间的放射性分布（呈花斑样改变）可做出心肌炎倾向性诊断，但特异性差。

【心内膜心肌活检】

（一）病理组织学诊断

Dallas 病理组织学诊断标准（1984 年）拟定心肌炎形态学的定义：心肌炎性细胞浸润，并伴邻近心肌细胞坏死和/或退行性病变。

可分为：

1. 活动性心肌炎（active myocarditis）：必须具备炎性细胞浸润，同时，还必须有邻近心肌细胞不同程度的损害和坏死。

2. 临界心肌炎（borderline myocarditis）：具有炎性细胞浸润，但无心肌细胞损害或坏死。需要心内膜心肌活检复查确认。

3. 无心肌炎（no myocarditis）组织学正常。

（二）免疫组织学诊断

免疫组织学特征：各种标志的激活免疫细胞及主要组织相容复合体抗原和粘附分子表达增强。

【病毒学检查】

病毒分离　在急性期从心内膜心肌活检（病理材料）或心包穿刺液中可分离出病毒，但检出率极低。

分子杂交技术检测心肌活组织中病毒核酸　以^{3}H 标记特异性的核酸探针与感染过病毒的心肌组织中病毒核酸杂交后，进行病毒基因检测。

最近，多采用心内膜心肌活检的标本进行肠道病毒核酸的原位杂交及多聚酶链反应（PCR）法检测病毒基因。

血清学检查　可采用中和试验，取双份血清检查抗体效价 4 倍升高有意义。病程早期血清特异性病毒 IgM 抗体（CVB）滴度在 1∶128 以上，有诊断意义。但只能说明有该型病毒感染，而不能将其定位在心脏。

【病毒性心肌炎诊断】

病毒性心肌炎缺乏特异性诊断方法，主要依靠综合临床资料，并须排除其他心脏疾病。

心内膜心肌活检（EMB）的组织学及免疫组织学诊断，提供了可靠的病理诊断依据。但EMB系创伤性检查，一般不作为常规检查。

中华医学会儿科学分会心血管学组修订的病毒性心肌炎诊断标准供临床诊断参考。

病毒性心肌炎诊断标准（修订草案）

中华医学会儿科学会心血管学组　中华儿科杂志编辑委员会

1999年9月，昆明

一、临床诊断依据

（一）心功能不全、心源性休克或心脑综合征。

（二）心脏扩大（X线、超声心动图检查具有表现之一）。

（三）心电图改变：以R波为主的2个或2个以上主要导联（Ⅰ、Ⅱ、aVF、V_5）的ST-T改变持续4天以上伴动态变化，窦房传导阻滞、房室传导阻滞，完全性右或左束支阻滞，成联律、多形、多源、成对或并行性早搏，非房室结及房室折返引起的异位性心动过速，低电压（新生儿除外）及异常Q波。

（四）CK-MB升高或心肌肌钙蛋白（cTnI或cTnT）阳性。

二、病原学诊断依据

（一）确诊指标：自患儿心内膜、心肌、心包（活检、病理）或心包穿刺液检查，发现以下之一者可确诊心肌炎由病毒引起。

1. 分离到病毒。

2. 用病毒核酸探针查到病毒核酸。

3. 特异性病毒抗体阳性。

（二）参考依据：有以下之一者结合临床表现可考虑心肌炎系病毒引起。

1. 自患儿粪便、咽拭子或血液中分离到病毒，且恢复期血清同型抗体滴度较第一份血清升高或降低4倍以上。

2. 病程早期患儿血中特异性IgM抗体阳性。

3. 用病毒核酸探针自患儿血中查到病毒核酸。

三、确诊依据

（一）具备临床诊断依据2项，可临床诊断为心肌炎。发病同时或发病1～3周有病毒感染的证据支持诊断者。

（二）同时具备病原学确认依据之一，可确诊为病毒性心肌炎，具备病原学参考依据之一，可临床诊断为病毒性心肌炎。

（三）凡不具备确诊依据，应给予必要的治疗或随诊，根据病情变化，确诊或除外心肌炎。

（四）应除外风湿性心肌炎、中毒性心肌炎、先天性心脏病、结缔组织病以及代谢性疾病的心肌损害、甲状腺功能亢进症、原发性心肌病、原发性心内膜弹力纤维增生症、先天性房室传导阻滞、心脏自主神经功能异常、β受体功能亢进及药物引起的心电图改变。

四、分期

（一）急性期：新发病，症状及检查阳性发现明显且多变，一般病程在半年以内。

（二）迁延期：临床症状反复出现，客观检查指标迁延不愈，病程多在半年以上。

（三）慢性期：进行性心脏增大，反复心力衰竭或心律失常，病情时轻时重，病程在1年以上。

【慢性心肌炎的诊断】

急性心肌炎发病，炎症持续迁延3个月以上；不显性发病，呈现原因不明的慢性心力衰竭和心律不齐并证实有活动性心肌炎者（1996年，日本循环学会学术委员会）。

慢性心肌炎（或扩张型心肌病伴有炎症，dilated cardiomyopathy with inflammation，DCMI）的诊断：心内膜心肌活检—免疫组织学诊断标准（ISFC，即国际心脏病协会）：＞14个淋巴细胞或巨噬细胞/mm^2 并具有免疫分子学和病毒学诊断标准的确认。

【治疗】

本病目前尚无特效治疗，应结合患儿病情采取有效的综合措施，可使大部分患儿痊愈或好转。

一、休息　十分重要。在急性期至少应卧床休息3～4周。有心功能不全或心脏扩大者更应强调绝对卧床休息3个月，以减轻心脏负荷及减少心肌氧耗量。

二、免疫抑制剂　依据近年来对发病机制研究的进展，采用免疫抑制剂治疗的临床有效病例报道逐增。主要用波尼松龙或波尼松，少数病例加用硫唑嘌呤。主要用于有心力衰竭、心源性休克或高度房室传导阻滞的危重病儿。有人认为激素可抑制体内干扰素的形成，减低机体的抗病毒能力，故对一般病例不宜常规应用。危重病例可采用地塞米松或氢化可的松静脉滴注。

三、免疫调解剂

静脉注射免疫球蛋白（IVGG）　用于病毒性心肌炎可显示有良好疗效。

干扰素（interferon，IFN）　通过调节免疫反应和抑制心肌病毒复制等作用，对病毒性心肌炎有一定疗效。

胸腺素（thymic hormones）胸腺素能刺激T淋巴细胞成熟和增加免疫功能，并促进血清中干扰素浓度明显增高。

四、改善心肌代谢药物

（一）大剂量维生素C　缓慢静脉推注，对促进心肌病变的恢复，改善心肌代谢，减轻症状和纠正心源性休克有一定疗效。国内研究表明，大剂量维生素C治疗心肌炎的疗效机制可能与清除自由基有关。用法每次150mg/kg，浓度为0.1g/ml静脉注射，在5～10分钟内注射完毕，每日1次，疗程3～4周。

（二）1，6-二磷酸果糖（FDP）　可改善心肌细胞代谢，增加心肌能量；并可抑制中性粒细胞氧自由基生成。每日静脉单剂量为100～250mg/kg，静脉速度为10ml/min（75mg/ml）。疗程1～3周。

（三）辅酶Q_{10}　剂量为1mg/（kg·d）。

五、控制心力衰竭：心肌炎时心肌应激性增高，对洋地黄耐受性差，易出现中毒而发生心律失常。一般病例用地高辛口服，饱和量用常规的2/3量。心衰不重、发展不快者，可用每日口服维持量法，病重者用地高辛静脉快速滴注。

六、抢救心源性休克　快速静脉滴注大剂量肾上腺皮质激素或静脉推注大剂量维生素C常可获得较好效果。及时应用调节血管紧张度药物，如多巴胺、多巴酚丁胺等加强心肌收缩力，维持血压及改善微循环。

七、心律失常的治疗　快速型心律失常可选用抗心律失常药物。对心率缓慢的Ⅲ度房室传导阻滞，QRS宽或出现阿-斯综合征者需安装临时人工心脏起搏器。

八、中西医结合治疗　国内12家大型医院协作，在常规治疗基础上加用中药黄芪、牛磺酸等为主的中西医结合方法治疗病毒性心肌炎，结果临床症状改善，心电图改变的恢复及外周血肠道病毒阴转均优于对照组。

第三节　充血性心力衰竭

充血性心力衰竭（congestive heart failure）简称心衰。是指心脏工作能力下降，即心排血量绝对或相对不足，不能满足全身组织代谢需要，同时出现肺循环和/或体循环淤血的病理生理状态。

【病因】

小儿时期心衰以1岁以内发病率最高，其中尤以先天性心脏病引起者最多见，心内膜弹力纤维增生症，扩张型心肌病，病毒性心肌炎等亦为重要原因。其诱发心衰的原因常为支气管肺炎，重度贫血，电解质紊乱和缺氧等。

根据血流动力学及病理生理改变，心衰可大致分为：①心肌收缩功能障碍（心肌衰竭）：包括各种原因所致的心肌炎、扩张型心肌病、心内膜弹力纤维增生症等；②心室负荷过重，又分为：心室前负荷过重，包括左向右分流型先天性心脏病、瓣膜反流性疾病、输液过多过快等；心室后负荷过重，包括主动脉瓣狭窄、肺动脉瓣狭窄、主动脉缩窄等；③心室充盈障碍：包括缩窄性心包炎、限制性或肥厚性心肌病等。

【发病机理】

心衰时，交感神经的兴奋性增高，血中儿茶酚胺（CA）增高，藉以增强心肌收缩力，加快心率，外周血管收缩，维持血压起代偿作用。但这种交感神经兴奋性增高是有害的。其有害作用在于：直接心肌毒性作用；心肌细胞β肾上腺素能受体下调，降低心肌收缩力；交感神经兴奋并刺激肾素-血管紧张素及血管加压素系统，导致外周血管阻力增高，水钠潴留，心肌氧耗加大；损害舒张功能。

心衰时血中肾素、血管紧张素Ⅰ、Ⅱ及醛固酮水平均明显增高，导致外周血管阻力增加、水钠潴留及血容量增加，前后负荷增加。心衰时心脏局部组织肾素一血管紧张素一醛固酮系统活性增高，通过细胞自分泌、旁分泌产生的血管紧张素Ⅱ也参加心肌收缩性及血管收缩性的调节，并有促生长作用引起心室肥厚及血管平滑肌生长（结构重建）。

【临床表现】

年长儿心衰可表现为乏力、活动后气急、心率增快、呼吸增快、肝增大，肝颈反流试验阳性，颈静脉怒张，病情严重者有端坐呼吸，肺底部湿啰音，并出现水肿，尿少。心脏听诊可听到第一心音低钝和奔马律。

婴儿心衰突出表现常包括心动过速、喂养困难、体重不增、多汗、烦躁、哭声弱、呼吸困难、鼻扇三凹征、肝增大等。

【实验室及其他检查】

一、X线检查：心脏扩大，透视下可见心搏动减弱，肺淤血或肺水肿表现。

二、超声心动图检查：心衰时，射血分数 EF＜0.50。

三、肺小动脉楔压反映左心前负荷，中心静脉压反映右心前负荷。

【诊断】

临床诊断依据：①安静时心率增快，婴儿＞180次/分，幼儿＞160次/分，不能用发热或缺氧解释者。②呼吸困难，青紫突然加重，安静时呼吸达60次/分以上。③肝大达肋下3cm以上，或在密切观察下短时间内较前增大，而不能以横膈下移等原因解释者。④心音明显低钝或出现奔马律。⑤突然烦躁不安，面色苍白或发灰，而不能用原有疾病解释。⑥尿少、下肢水肿。

【治疗】

一、一般治疗

卧床休息可减轻心脏负担，可以平卧或取半卧位，应尽力避免患儿烦躁，必要时适当应用镇静剂。给予易消化和富有营养的食物，少量多餐，限制钠盐入量，限制入液量。对气急和紫绀的患儿应及时给予吸氧。

二、病因治疗

如心衰由重度贫血、甲亢或维生素 B_1 缺乏以及病毒性或中毒性心肌炎所引起，须及时治疗原发疾病。急性风湿热需用抗风湿药（肾上腺皮质激素、阿司匹林），如为先天性心脏病引起，则内科治疗往往是术前的准备。部分先心病或瓣膜疾病可考虑介入性导管或手术矫治。以感染为诱因者，应积极控制感染。积极防治心衰的诱发因素，如控制感染和心律失常，纠正电解质紊乱和酸碱平衡失调。

三、药物治疗

（一）洋地黄类药物

1. 洋地黄的作用机制

洋地黄具有正性肌力作用，负性传导作用，负性频率作用。地高辛对左心系瓣膜反流、心内膜弹力纤维增生症、扩张型心肌病和某些先天性心脏病等所致的心衰均甚有益。心衰时，洋地黄可改善压力感受器的敏感性和功能直接抑制过度的神经内分泌活性（主要抑制交感活性）。

2. 洋地黄的临床应用

儿科多采用地高辛，肾功能减低或发育不成熟者应相应减少地高辛用量。地高辛使用的负荷量（0.03～0.04mg/kg），维持量为负荷量的1/5，分为q 12h给予。在用药过程中应注意心率与心律变化，若出现任何心律紊乱应注意洋地黄中毒的可能。

（二）利尿剂的应用　目前常用的利尿剂通过抑制肾小管的不同部位，以阻止钠和水的再吸收产生利尿作用，从而直接减轻水肿，减轻前负荷。

噻嗪类利尿剂，包括氢氯噻嗪、氯噻酮，用于轻、中度心源性水肿病儿。袢利尿剂用于急性心衰伴有肺水肿或重症及难治性心衰患儿。此类药包括呋塞米（速尿）、利尿酸、布美他尼等。袢利尿剂合用卡托普利可加强利尿和纠正低血钾症。保钾性利尿剂包括螺内酯、氨苯蝶啶及阿米洛利等，前者有竞争性抑制醛固酮作用，适用于醛固酮增高的水肿，可抑制醛固酮引起的心肌间质纤维化。用药注意电解质紊乱。

（三）血管扩张药

1. 适应证　血管扩张药物儿科常用于原发性心肌病、心内膜弹力纤维增生症、房室瓣或主动脉瓣反流及左向右分流的先心病和手术后低心排血量综合征所致的心衰。

2. 选用原则　肺淤血症状严重，肺毛细血管楔压明显升高，而心排血量仅适度下降者，宜选用扩张静脉药；当心排血量明显降低，全身血管阻力增加，而肺毛细血管楔压正常或略升高时，宜选用扩张小动脉药；当心排血量明显降低，全身血管阻力增加，肺毛细血管楔压升高时，宜选用均衡扩张小动脉和静脉药。

3. 常用治疗心衰的血管扩张药

（1）硝基血管扩张药：硝基血管扩张药指能释放NO，使cGMP升高而松弛血管平滑肌的药物。①自发释放NO的硝基血管扩张药物：硝普钠：直接扩张小动脉、静脉的血管平滑肌，具有作用强、生效快和持续时间短的特点。硝普钠对急性心衰（尤其是左心衰竭、肺水肿）伴有周围血管阻力明显增加者效果显著，在婴幼儿心脏手术出现的低心排血量，常与多巴胺联合应用。②硝酸酯类：硝酸甘油有较强的直接扩张静脉血管平滑肌（通过硝酸盐的代谢在血管壁产生NO而激活鸟苷酸环化酶，升高细胞cGMP）作用。对心室充盈压增高及急性肺水肿者，宜选用硝酸甘油静脉滴注。本药治疗常可产生耐药性。为防止耐药性发生，可采用最小有效剂量、间歇用药，或补充巯基供体（如N-乙酰半胱氨酸或蛋氨酸）。加用卡托普利或利尿剂，可阻止硝酸酯的耐受性，增强硝酸酯的作用。

（2）酚妥拉明：主要阻滞α_1、α_2肾上腺素能受体，扩张小动脉，降低后负荷。

（3）目前研究显示新一代钙通道阻滞剂－氨氯地平，起效缓慢，药效持久，血管扩张作用强，可缓解心衰症状，提高运动耐量，负性肌力作用及神经内分泌激活不明显。

（四）非洋地黄类正性肌力药

1. β-肾上腺素能受体激动剂：

多巴胺（DP）：DP的生物学效应，与剂量大小有关，小剂量［2～

5μg/（kg·min）］主要兴奋多巴胺受体，能增加肾血流量，尿量增多；中等剂量［5～15μg/（kg·min）］主要兴奋β_1肾上腺素受体增加心肌收缩力及肾血流量；大剂量［>15μg/（kg·min）］主要兴奋α_1肾上腺素受体使肾血流量减少，可引起周围血管和肺血管阻力增加及心率加快，从而更增加心肌氧耗量。中等剂量对小儿较为适宜。急性心衰伴有心源性休克或低血压以及少尿者宜选用DP，但肺循环阻力升高者慎用。

多巴酚丁胺（DOB）：主要作用于β_1肾上腺素受体，亦作用于β_2肾上腺素受体。本药的特点是：①临床应用的血流动力学效应优于DP，但DOB的增加心排血量与剂量和年龄呈正相关；②某些情况下，能降低肺毛细血管楔压（尤其是严重心衰），但在新生儿肺毛细血管楔压却随剂量增加而升高；③易产生耐药性（β肾上腺素受体下调），一般用药不超过24～72小时；④不伴有低血压的急性心衰，尤其是手术后低心排血量综合征宜选用。

DP和DOB多用于急性心衰，危重难治心衰、心源性休克患儿。DP和DOB联合应用，常取得较好疗效。对心源性休克患者各7.5μg/（kg·min）；肺毛细血管楔压不升高，心排血量增高，血压上升。

2. 磷酸二酯酶抑制剂（PDEI）：氨力农或米力农，此类药物具有正性肌力及血管扩张作用，能明显改善心衰患者的血流动力学，不影响心率，也不影响心肌氧耗量，PDEI适用于心脏手术后右心衰竭或持续肺动脉高压者，常用于急性心衰的短期治疗。

（五）血管紧张素转换酶抑制剂（ACEI）为能使顽固性心衰患者延长寿命的少数药物之一。可进行长期治疗，疗效较好。

1. ACEI的作用机理　主要通过抑制ACE，减少循环中血管紧张素II（AII）而发挥其药理作用。①扩张小动脉和静脉，降低心脏前、后负荷，使心肌氧耗量减少及减少冠状血管阻力、增加冠状动脉血流、增加心肌供氧、保护心肌；②阻断循环或心脏局部AII的生物效应，防治心脏重构从而保护心肌；③含有巯基的ACEI具有清除氧自由基，防止脂质过氧化，保护心肌的作用；④加强内源性缓激肽作用，发挥保护细胞作用。

2. 临床应用

ACEI为心衰治疗的首选药物。目前临床上应用最多的两种ACEI是卡托普利和依那普利。口服卡托普利30分钟内，或依那普利1～2小时即可产生显著的血流动力学效应，即全身和肺血管阻力降低，肺毛细血管楔压降低，心脏指数和心排血量增加。长期服用血流动力学效应维持不变。血流动力学效应改善，常伴临床症状好转。

小儿先天性心脏病合并心力衰竭以及心内膜弹力纤维增生症、扩张型心肌病均常选用此药。

（六）β-肾上腺素受体（β-AR）阻滞剂　β-AR阻滞剂对一部分扩张型心肌病患者有效，能缓解症状，改善心脏功能，提高生活质量，可以使临床症状极其严重而考虑心脏移植者免于手术。作用机理：①保护心脏：阻止儿茶酚胺毒性对心肌损害，减少儿茶酚胺引起的心肌细胞内钙负荷过重，减少儿茶酚胺代谢过程中产生的氧自由基；②β-AR上调：可使β-AR数量及密度增加，恢复β-AR正常的敏感性；③减慢过快心率，减少氧的消耗及增加心肌能量的贮备；④降低前、后负荷：通过抑制儿茶酚胺直接对血管的收缩作用；间接改变肾素－血管紧张素－醛固酮系统，扩张血管，减轻水钠潴留；⑤改善心肌舒张功能。

目前，小儿β-AR阻滞剂治疗经验十分有限，使用时应注意以下几点：①目前仅限于扩张型心肌病引起的心衰；②部分患者使用β-AR阻滞剂后病情恶化或不能耐受而停止治疗，这些患者均具有明显心脏扩大、心率快和血浆去甲肾上腺素水平极高。可能由于重度心衰依靠交感神经系统激活以维持心排血量，使用β-AR阻滞剂后交感神经系统活性快速下降而心脏失代偿。故剂量宜从小量开始，严密观察下逐渐增加剂量；③宜用选择性β_1-AR阻滞剂，效果优于非选择性β-AR阻滞剂。④不适用于急性心衰，因其有益效应需2~6个月。

（七）心肌代谢赋活药　能量代谢障碍可作为引起心衰的原因，也可作为心衰的继发后果。近年来多推荐应用下列药物：

1. 辅酶Q_{10}　辅酶Q_{10}存在于人细胞线粒体内，作为辅酶因子，参与氧化磷酸化及能量的生成过程。辅酶Q_{10}能增强线粒体功能，改善心肌的能量代谢，改善心肌的收缩力；还具有保护缺血心肌（稳定细胞膜和抗氧自由基的能力）。

2. 1，6-二磷酸果糖（FDP）　FDP可调节葡萄糖代谢，促进磷酸果糖激酶活性，刺激无氧糖酵解。外源性FDP可作为代谢调节剂，并作为一种能量代谢底物，有助于修复糖酵解活性，增加心肌组织磷酸肌酸及ATP含量；改善心肌细胞线粒体能量代谢；FDP能稳定细胞膜和溶酶体膜，保持其完整性；FDP通过抑制中性粒细胞氧自由基生成，从而减轻心衰所致的组织损伤，起到保护心肌的作用。

（陈永红）

第四节　心内膜弹力纤维增生症

心内膜弹力纤维增生症（endocardial fibroelastosis）是小儿较为常见的一种心肌病，近年来发病率呈下降的趋势。病理改变以心内膜弥漫性增厚为主要特征，可以是原发性的，亦可是继发性的，后者主要见于主动脉瓣狭窄和主动脉缩窄等。

【病因】

（一）病毒感染

既往曾将心内膜弹力纤维增生症称为胎儿心内膜炎，认为与胎儿期病毒感染有关。病毒感染引起心内膜炎性反应。对心内膜弹力纤维增生症心肌组织检查亦发现有柯萨奇病毒和间质性心肌炎症的存在。流行病学调查显示，病毒尤其是柯萨奇B病毒流行与心内膜弹力纤维增生症发生率有一定的相关关系。

（二）遗传因素

心内膜弹力纤维增生症有家族遗传倾向，9%病例呈家族性发病，遗传方式可能为常染色体遗传，近来有研究显示亦可存在 X 性连锁遗传。Hodgson 等报道一个家系有 6 个男婴在出生后 8 个月因心内膜弹力纤维增生症相继死于充血性心力衰竭，心脏没有任何结构性病变。

（三）血流动力学异常

心腔内血流紊乱，心脏扩大，室壁应力增加，刺激心内膜纤维增生。

【病理和病理生理改变】

心内膜弹力纤维增生症主要累及左心室，其次为左心房，累及右心房和右心室相对较少。左心室腔增大，室间隔向右侧凸起，心脏成球形增大。心内膜弥漫性增厚，以流出道明显，心内膜肌小梁间隙消失，心室内壁平滑光亮。心内膜和内膜下纤维组织增生，心肌细胞肥大。

心内膜弹力纤维增生症，使心室壁僵硬度增加，顺应性下降，舒张期血流由心房进入心室充盈受阻，左心房增大，肺静脉淤血，肺动脉高压。大多数患儿心脏收缩功能减低，射血分数下降，心排血量减少。因心肌的收缩储备功能较差，遇有感染时，容易出现充血性心力衰竭。

【临床表现】

（一）症状

多数患儿在 1 岁内起病，主要表现为充血性心力衰竭症状。可出现喂养困难，呼吸急促，多汗，易激惹、苍白和生长发育落后等。起病可呈暴发性，亦可呈慢性过程。多因感染诱发心力衰竭，亦可无任何诱因突然出现充血性心力衰竭和心源性休克。

（二）体征

呼吸急促，心尖搏动减弱，心脏呈中、重度增大，第一心音低钝，心动过速，有奔马律，没有明显的杂音。如合并二尖瓣关闭不全，心前区可听到收缩期反流性杂音。心力衰竭时常有肝增大。

【辅助检查】

（一）胸片

心脏呈球形增大或普大形，肺血管纹理正常或增多。

（二）心电图

左心室肥厚是心内膜弹力纤维增生症的主要心电图改变，偶可出现心肌梗死图形、心律失常和不同程度的房室传导阻滞。

（三）超声心动图

左心室腔明显增大，心肌收缩力减弱，射血分数降低，没有心脏结构改变，左心房增大，心内膜回声增强。

【诊断和鉴别诊断】

1 岁以内小儿突然出现充血性心力衰竭，心脏增大，听诊无杂音，心电图左心室肥厚，临床应考虑心内膜弹力纤维增生症。注意与以下疾病进行鉴别：

（一）病毒性心肌炎

新生儿柯萨奇病毒性心肌炎死亡率可达70%，1岁以上儿童除了柯萨奇病毒感染外，其他病毒如腺病毒和腮腺炎病毒亦可引起心肌炎。急性病毒性心肌炎常有上呼吸道感染病史和充血性心力衰竭的临床表现，没有心脏杂音，心脏增大，心电图左心室QRS波呈低电压（心内膜弹力纤维增生症则为左心室肥厚表现）及ST-T改变，PR、QRS和QT间期延长。对于亚急性和慢性心肌炎，有时需行心内膜心肌活检进行鉴别。

表13-2　小儿心脏增大无心脏杂音常见疾病

一、心肌疾病
1. 心内膜弹力纤维增生症
2. 病毒性或特发性心肌炎
3. 糖原累积病
二、冠状动脉异常引起的收缩功能降低
1. 左冠状动脉起源于肺动脉
2. 结缔组织疾病（结节性动脉炎）
3. 皮肤黏膜淋巴结综合征（川崎病）
三、伴有严重心力衰竭的先天性心脏病
1. 婴儿型主动脉缩窄
2. Ebstein畸形
四、其他
1. 呼吸系统疾病引起的心力衰竭（上呼吸道梗阻，肺发育不良，严重的肺炎等）
2. 室上性心动过速引起的心力衰竭
3. 严重贫血
4. 心包积液
5. 心脏肿瘤
6. 营养不良（婴儿脚气病、热量和蛋白摄入不足、肉毒碱缺乏）
7. 毒性作用（药物、放射）

（二）糖原累积病

典型的累及心脏糖原累积病是Ⅱ型，又称Pompe病。常染色体隐性遗传病，有家族发病史。由糖酵解溶酶体酸性α-1，4-葡萄糖苷酶缺乏所致。临床表现全身肌肉无力，肌张力减低，肝肿大，巨舌，多在生后2～3个月内出现充血性心力衰竭，婴儿期死亡率较高。胸片心脏呈普大型，超声心动图示显著心肌肥厚，心电图表现为PR间期缩短、显著左心室肥大，偶可见双心室肥大。通过肌肉或肝活检，定量检测酸性葡萄糖苷酶活性可证实该病的存在。

（三）左冠状动脉开口于肺动脉

又称Bland-White-Garland综合征。临床表现为患儿出生后数月内出现心力衰竭，并常由呼吸道感染所诱发。反复发作的不适、烦躁、出汗、呼吸困难和伴有或不伴有轻度紫绀和苍白。心脏呈中至重度增大，心电图上有前壁心肌梗死的图型，在 I、aVL 及 V_5、V_6 导联有异常的 Q 波和 ST 段偏移、T 波倒置。超声心动图可检出左冠状动脉异常开口以及冠状动脉内双向血流和异常开口处的血流，右冠状动脉增宽。必要时可行超高速 CT 和逆行主动脉造影确定诊断。

（四）扩张型心肌病

扩张型心肌病不仅见于较大儿童，1 岁左右的小婴幼儿发生率亦较高。临床上以心脏扩大、充血性心力衰竭为特征。体检心界扩大，第一心音低钝，常有奔马律。X 线检查心脏增大，以左心室为主或普遍性增大。心电图示 ST 段下降，T 波平坦或倒置，心律紊乱及心室肥厚。超声心动图表现左心房、左心室扩大，左室壁及室间隔运动幅度降低，射血分数及短轴缩短率明显减低，但一般没有心内膜回声增强。

（五）皮肤黏膜淋巴结综合征　又称川崎病。

本病累及冠状动脉造成冠脉供血不足时，可使心脏扩大。川崎病多见于 4 岁以下小儿，有发热、皮疹、眼结膜充血和淋巴结肿大等一系列临床表现。

【预后】

一般认为心内膜弹力纤维增生症患儿，大约 1/3 可完全恢复，1/3 能够存活但心力衰竭症状持续存在，1/3 病情恶化死于顽固性充血性心力衰竭。但亦有文献对 127 例 2 岁以下发病的小儿进行 33 年追踪观察，发现 74％痊愈，13％持续心脏增大和左心室功能低下，13％死亡。预后因素与起病时年龄、性别、心胸比例、左心室短轴缩短率无关，但有家族史者和病情反复者预后差。

【治疗】

（一）洋地黄类药物

急性期可静脉给药，尽早控制病情。恢复后需长期服用地高辛维持量，至少应 2～3 年，至心脏大小和心电图恢复正常，可考虑停药。过早停药，可能导致疾病的复发。

（二）利尿剂

促进体内潴留的水钠排泄，减轻心脏前负荷。

（三）血管紧张素转换酶抑制剂

延缓心肌肥厚，使肥大心肌细胞向正常逆转，降低血管外周阻力，抑制醛固酮对水钠潴留的作用。

（四）血管扩张剂

肼苯达嗪每日 4mg/kg，分 4 次口服，有利于缓解病情。

（五）控制感染性心内膜炎发生

存在二尖瓣关闭不全时，可考虑预防用药。

（六）皮质激素等免疫抑制剂

临床使用存在争议。国内有作者认为心内膜弹力纤维增生症是一种自身免疫性疾病，主张用激素治疗。临床可根据病情慎用。

（曾和平）

第五节　心律失常

心脏传导系统由负责正常冲动形成与传导的特殊心肌组成。它分为窦房结、结间束、房室结、希氏束、左、右束支以及浦肯野纤维网等几个部分。心律失常（cardiac arrhythmia）是指心脏冲动的频率、节律、起源部位、传导速度与激动次序的异常。小儿心律失常可以是先天性的，也可以是获得性的。任何一种心律失常的主要危险是导致心排血量减少，或恶化成更严重的心律失常，从而导致晕厥或猝死。对心律失常的处理就是要确定这种心律失常是否易于恶化成有生命危险的快速性或缓慢性心律失常，而无器质性心脏病的过早搏动常可持续多年，远期预后良好。

过早搏动

过早搏动（早搏，extrasystoles）是最常见的心律失常，由位于心房、交界区或心室组织中的任何异位病灶所发冲动而产生。单纯性早搏并无临床或预后方面的意义，但早搏也可能由器质性心脏病或药物毒性引起。

【病因】

常见于无明显器质性改变的心脏病，可由于精神紧张、疲劳、自主神经功能不稳定等引起。也可见于器质性心脏病，如心肌炎、先天性心脏病、心肌病、心脏瓣膜病、心力衰竭等。另外如洋地黄中毒、缺氧、酸碱平衡失调或电解质紊乱、心导管检查或心脏手术均可引起早搏。

【临床表现】

常无明显症状，少数年长儿可有心悸、胸闷等不适。听诊心律不齐，心搏提前，其后常有一定时间的代偿间歇。观察运动前后早搏的变化非常重要，如果室性早搏在活动期间持续存在或更为频繁，就有较大的意义。

【心电图检查】

房性早搏（premature atrial contraction）的心电图特征（1）期前出现的P波，形态与窦性不同；（2）多数房早之P-R间期长于窦性P-R间期；（3）房早可未下传到心室，特征为异位P波过早发生，可重叠于T波上，其后无QRS波；（4）早搏后的代偿间期往往不完全。

交界性早搏（premature junctional contraction）的心电图特征（1）QRS-T波提前，形态、时限与正常窦性心电图基本相同；（2）期前出现的P波可表现为：ⓐ逆行P波出现在QRS波群之前，Ⅱ、Ⅲ、aVF导联P波倒置，aVR导联P波直立，P-R间期＜0.10秒；ⓑ逆行P波出现在QRS波之后，其P-R间期＜0.20秒；ⓒQRS波群前后均无P波。（3）交界性早搏后多伴有完全代偿间期。

室性早搏（premature ventricular contraction）的心电图特征：（1）期前出现的QRS波群，期前无相关P波；（2）期前出现的QRS波群形态异常、宽大，QRS波间期多＞0.10秒，T波与主波方向相反；（3）室早后多伴有完全代偿间期；（4）同一导联出现形态不一、配对时间不等的室性早搏，称为多源性室早。室早有时可为二联律、三联律、成对连发的室早或并行心律。室性早搏需要进一步检查或治疗的标准是：（1）在一行中有二个或更多的室性早搏；（2）多源性；（3）活动时室早增多；（4）R on T现象；（5）存在器质性心脏病。

【治疗】

一、室上性早搏的治疗　室上性早搏治疗应首先考虑去除引起早搏的原发病和诱因，无症状性室上性早搏，包括短阵房速，不需要治疗。室上性早搏出现不能耐受的症状，或者引起阵发性室上性心动过速，应考虑药物治疗。药物选择口服普罗帕酮、莫雷西嗪或β-阻滞剂。

二、室性早搏的治疗　治疗原则：通过心电图、Holter监测（24h动态心电图监测）、超声心动图、运动试验和胸部X线等检查，结合临床了解是否伴有与早搏相关的器质性心脏病，注意勿仅以早搏作为器质性心脏病（如心肌炎）的诊断根据。特别强调注重去除造成早搏的诱因，治疗基础心脏病。药物治疗的目的是减轻室早产生的症状，提高患儿生活质量，改善血流动力学障碍和预防严重心律失常的风险。

（一）抗心律失常药物治疗适应证

1. 无需药物治疗：①无症状良性室性早搏（单纯性室早），一般指无器质性心脏病，室早为单源性、偶发性者；②左室假腱索所致室早。

2. 不主张药物治疗：无器质性心脏病，无血流动力学改变的室早。但具有难以接受的自觉症状者或复杂性室早有发展成严重心律失常倾向时，可考虑药物治疗。

3. 可药物治疗：①无器质性心脏病的频发或复杂性室早导致血流动力学改变；②有预后意义的室性心律失常：ⓐ先天性心脏病术后室早；ⓑ急性心肌炎伴有多种类型早搏；ⓒ心肺复苏后或持续性室速复律后的室早；ⓓ先天性或获得性长Q-T综合征伴室早；ⓔ扩张型或肥厚型心肌病合并室早；ⓕ二尖瓣脱垂合并室早；ⓖ洋地黄所致频发及复杂性室早。

4. 必须治疗：恶性室性心律失常。

（二）药物选择　伴有难以接受的自觉症状的良性室早或有发展成严重心律失常倾向者可考虑选用普罗帕酮（心律平），β-阻滞剂或美西律。用药目的是暂时缓解症状，以利患者逐渐适应和耐受，不必长期服用。

洋地黄所致频发或复杂性室早及先天性心脏病术后发生的室早可选苯妥英钠或美西律。对其它有预后意义的室性心律失常，可选用β-阻滞剂，亦可谨慎选用胺碘酮。恶性室性心律失常常选用静脉注射利多卡因或胺碘酮。

（三）注重随访，定期24h心电图和超声心动图检查监测病情变化。

室上性阵发性心动过速

室上性阵发性心动过速（supraventricular tachycardia）绝大多数为旁

路参与的房室折返性心动过速及慢一快型房室交界区折返性心动过速。这些患者一般不伴有器质性心脏病，射频消融已成为有效的根治方法。

临床特点为阵发性发作，突发突止，心室率多超过230次/分（婴幼儿）或180次/分（儿童），室率较固定而规则，QRS波群形态多属正常。

【病因】

可在先天性心脏病（Ebstein畸形、矫正性大动脉转位），预激综合征，心肌炎，心内膜弹力纤维增生症等疾病基础上发生，但多数患儿无器质性心脏疾患。感染为常见诱因，也可由疲劳、心导管检查、心脏手术等诱发。

【发病机制】

折返是临床最常见的快速心律失常发生机制。形成折返的三个必备条件是①解剖上或功能上存在至少二条连接近端和远端而形成传导环路的潜在通道；②上述通道之一存在单向阻滞；③无阻滞的通道传导缓慢，允许阻滞的通道有足够的时间恢复应激。当两个通道的传导延缓和不应期适当时，一个持续向前的循环电激动便产生了，导致心动过速。折返最常发生的部位是房室结和房室旁路共同参与的房室折返；其次是房室结折返；心房内折返和窦房折返在小儿较少见。

预激综合征亦称房室折返性心动过速。预激的定义：激动全部或部分经异常旁路前传或逆传提前激动心室或心房。房室旁路是分布于房室纤维环周围任一部分的肌纤维束。可分为WPW综合征和隐匿性旁路两种。WPW综合征是指正常传导系统和具有前传和逆传功能的房室旁路构成折返环，窦性心律时心室激动经正常传导系统及旁路同时下传，心动过速时旁路可作为逆向支，也可为前向支。窦性心律时心电图表现①短P-R间期；②δ波；③宽QRS（>0.12秒）。隐匿性旁路，亦称隐匿性预激，指旁路只有逆传功能，不能前传。窦性心律时体表心电图正常。预激综合征合并快速心律失常，常见类型为：房室结顺传性心动过速和房室结逆传性心动过速。

房室结折返性心动过速机制为房室结内存在纵行分离的α和β径路。α径路（慢径路）传导慢，不应期短，β径路（快径路）传导快，不应期长，由于双径路之间传导性和不应期的不同，形成折返性心动过速。

【临床表现】

以突然发作和突然停止为特征，发作时心率突然增快，通常可超过180次/分，偶尔可以达300次/分，仅有的主诉可能是感到心率快，也可有突然烦躁不安，面色青灰，皮肤湿冷，呼吸增快，脉搏细弱，常伴有干咳，有时呕吐，年长儿可自述心悸，心前区不适，头晕等。发作可由急性感染所诱发，发作可能仅持续数秒也可能持续数小时，发作时心律较固定而规则。如果心率过快或持续时间过久，则可能并发心力衰竭。小婴儿发生心力衰竭的可能性更大，呼吸急促和肝肿大是心力衰竭的突出体征。

【心电图检查】

P波形态异常，往往较正常时小，常与前一心动周期的T波重叠，以致无法辨认，如能见到P波，则P-R间期常为0.08～0.13秒。QRS波形态同窦性。部分病人发作间期可有预激综合征表现。房室结顺传性心动过速心电图特点：①QRS波正常；②心动过速的频率多在200次/分以上；③多数为阵发性，常由房早或室早而诱发心动过速；④逆行P波在QRS波之后。房室结逆传性心动过速心电图特点：QRS波宽大，呈完全预激波，室率较快，类似室性心动过速。

【治疗】

一、物理方法

冰水毛巾敷面法：冰水毛巾敷面，可强烈兴奋迷走神经，每次10～15秒，无效者隔7～15分钟再用，一般不超过3次。可采用压迫颈动脉窦法或用压舌板刺激患儿咽部使之恶心、呕吐，以刺激迷走神经。对于较大的儿童，可做一些增加迷走神经张力的动作来终止发作，例如用力、Valsalva动作、屏气、饮冰水或采取特殊体位。

二、药物治疗

1. 腺苷或三磷腺苷：静脉快速推注：作用迅速，对心肌收缩力影响小。

2. 苯肾上腺（新福林）或腾喜龙：通过压力反射增加迷走张力。

3. 洋地黄类药物：对病情较重，发作持续24小时以上，有心衰表现者首选，增强迷走神经张力，减慢房室交界区传导，常用地高辛快速饱和法。缺点是起效缓慢。

4. β受体阻滞剂：可试用普萘洛尔。

5. 普罗帕酮：有明显延长传导作用，能抑制旁路传导。

6. 维拉帕米（异搏定）：在1岁以内婴儿，异搏定可能会减少心排血量并引起低血压和心脏停搏，因此禁用。

三、射频消融治疗

症状明显，发作频繁且药物治疗无效或不能耐受药物治疗者；心动过速导致血流动力学障碍及/或心功能不全者为射频消融的明确适应证。发作不频繁，发作时药物虽可终止但不能正常就学，影响生活质量者，病程长，病情呈逐渐加重趋势等为相对适应证。

【预防】

发作终止后可用地高辛或普萘洛尔预防，对于预激综合征患儿由于地高辛和钙阻滞剂增加旁路前传应禁用，这些病人常选用普萘洛尔，婴儿长期心动过速发生心衰，恢复窦性心律后心功能几天至几周恢复正常，维持治疗1年。

室性心动过速

室性心动过速（ventricular tachycardia）简称室速，是指有连续3次或3次以上的室性早搏发生。

【病因】

室速常发生于各种器质性心脏病患者。先天性心脏病、心肌病、心力衰竭、心脏手术或心导管检查、电解质紊乱、药物中毒等均可引起。先天性长 QT 综合征常出现扭转型室速，部分患者不合并有器质性心脏病，此类室速亦称特发性室速。

【临床表现】

非持续性室速患者通常无症状，持续性室速常伴随明显血流动力学障碍。小儿烦躁不安、苍白、呼吸急促。年长儿可诉心悸，心前区痛，严重病例可有晕厥、休克、心力衰竭等，甚至导致心脏性猝死。体检发现心率增快，常>150 次/分，节律整齐，心音可有强弱不等变化。

【心电图检查】

室速的心电图特征为①3 个或 3 个以上的室性早搏连续出现；②QRS 波群形态畸形，时限超过 0.12 秒，T 波和 QRS 波群主波方向相反；③心室率通常在 150～250 次/分之间，心律规则或略不规则；④P 波与 QRS 波之间无固定关系，形成房室分离，心房率较心室率缓慢；⑤有时可见到室性融合波或心室夺获现象；⑥通常发作突然开始。

【治疗】

一、持续性室速发作，无论有无器质性心脏病，均应给予治疗；有器质性心脏病的非持续性室速亦应考虑治疗。药物治疗可应用利多卡因 0.5～1.0mg/kg 静滴或缓慢静推，必要时可重复。其优点是半衰期短，数分钟药物作用即可消失，便可继续使用其他药物。心功能正常者也可以使用普鲁卡因胺或普罗帕酮，普罗帕酮可引起心功能不全，用药过程中要注意，胺碘酮静滴用药安全有效。药物治疗无效应予电复律。

二、应积极治疗基础心脏病，认真寻找室速的诱发因素，积极治疗心功能不全，纠正电解质紊乱，控制感染，如系洋地黄中毒引起者，应停用洋地黄，补钾，必要时应用苯妥英钠。

三、室速的预防，心功能正常患者可选用普罗帕酮。对有心功能不全患者，可用胺碘酮。持续性室速也可选择置入埋藏式心脏复律除颤器（ICD）。

四、特殊类型的室性心动过速的治疗

（一）无器质性心脏病基础的室速：此类室速亦称特发性室速，根据发作时心电图图形，可分为：起源于右室流出道（偶尔起源于左室流出道）的特发性室速和左室特发性室速。

1. 发作时的治疗：起源于右室流出道的特发性室速可选用维拉帕米、普罗帕酮、β受体阻滞剂，腺苷或利多卡因；对左室特发性室速，首选维拉帕米。

2. 预防复发的治疗：右室流出道室速，可用β受体阻滞剂、维拉帕米、普罗帕酮、胺碘酮等，左室特发性室速，可用维拉帕米，特发性室速可用射频消融根治。

（二）扭转型室速：发作时 QRS 波群的振幅与波峰呈周期性改变，宛如围绕等电线连续扭转。其发作常反复，也可能恶化为室颤。多见于 QT 延长者。

1. 对于先天性长 QT 综合征：避免使用延长 QT 间期的药物。使用β受体阻滞剂，且用至患者能够耐受的最大剂量。Ⅰ、Ⅱ型用钾通道开放剂，Ⅲ型用钠通道阻滞剂；可用 ICD；对已使用足量β受体阻滞剂仍有晕厥发作者，可考虑左侧第 4～5 交感神经节切除术。

2. 扭转型室速紧急治疗：寻找并处理 QT 延长的原因，纠正低钾、低镁血症，停用一切可能引起或加重 QT 延长的药物；药物治疗首选硫酸镁，也可用利多卡因、美西律或苯妥英钠；治疗无效者行心脏起搏。

3. Brugada 综合征：患者心电图表现为右束支阻滞并 $V_{1\sim3}$ST 段抬高，或仅有 $V_{1\sim3}$ST 段抬高，出现类似终末 R 波，并有室颤发作史。ICD 可预防心脏性猝死。

房室传导阻滞

房室传导阻滞（atrioventricular block）又称房室阻滞，是指房室交界区脱离了生理不应期后，心房冲动传导延迟或不能传导到心室。房室阻滞可以发生在房室结、希氏束以及束支等不同的部位。阻滞可以是部分性的（第一度或第二度），也可能为完全性的（第三度）。

一、第一度房室传导阻滞

传导速度减慢，激动通过房室传导延迟，但每个心房冲动都能传导到心室。在小儿中比较常见，部分正常小儿静卧后出现第一度房室阻滞，直立，运动或用阿托品后可使其 P-R 间期缩短至正常，说明阻滞与迷走神经张力增高有关。也可发生于心肌炎、风湿热、先天性心脏病、先心手术患儿及应用抗心律失常药物。第一度房室阻滞本身对血流动力学无影响，一般无自觉症状，临床听诊时，第一心音强度减弱。心电图检查对诊断十分重要，表现为 P-R 间期延长。希氏束电图记录可协助确定阻滞部位，传导延缓可位于房室结和（或）希氏束-浦肯野系统，但以房室结传导延缓多见。第一度房室传导阻滞，应着重病因治疗，其本身勿需治疗。

二、第二度房室传导阻滞

第二度房室传导阻滞分为莫氏Ⅰ型和Ⅱ型。Ⅰ型阻滞表现为传导时间进行性延长，直至一次冲动不能传导；Ⅱ型阻滞表现为间歇出现的传导阻滞，所有传导冲动的传导时间恒定不变。病因可以是心肌炎、风湿热、先天性心脏病手术后或先天性心脏病。莫氏Ⅰ型也可发生于正常小儿，由于迷走神经张力增高引起。可引起心悸、胸闷等症状，莫氏Ⅰ型听诊第一心音强度逐渐减弱并有心搏脱漏；莫氏Ⅱ型有间歇性心搏脱漏，但第一心音强度恒定。莫氏Ⅰ型房室阻滞心电图表现为：PR 间期进行性延长、直至一个 P 波受阻不能下传心室；相邻 RR 间期进行性缩短，直至一个 P 波不能下传心室，脱落前、后两个 P 波的距离小于最短的 R-R 间期的两倍。此型阻滞可发生在心脏任何部位，QRS 波群正常者，阻滞几乎均位于房室结，极少数可位于希氏束内；QRS 波群增宽，形态异常时，阻滞位于希氏束-浦肯野系统。临床Ⅰ型比Ⅱ型常见，Ⅱ型预后比较严重，易发展为完全性房室传导阻滞。

莫氏Ⅰ型房室阻滞心室率不慢者，不需要治疗。莫氏Ⅱ型房室阻滞如心室率减慢，心脏搏输出量减少，甚至阿-斯综合征发作者可用阿托品或异丙肾上腺素治疗。还应针对不同病因进行治疗。

三、第三度（完全性）房室传导阻滞

心房的激动完全不能下传到心室。病因可分为先天性和后天获得性。先天性完全性房室传导阻滞因房室结、房室束连接畸形和传导系统由于胎内感染、变性或发育不良所致。部分患儿合并先天性心脏病，母亲患有系统性红斑狼疮等结缔组织病者的新生儿发病率高，可能与母亲血清中抗 SS-A 抗体损害胎儿心脏传导系统有关。获得性完全性房室传导阻滞主要由心肌炎及心脏病手术损伤所致。临床表现取决于心室率的快慢与伴随病变，部分小儿并无主诉，后天获得性或伴有先天性心脏病者病情较重，症状包括头晕、乏力、活动后气短、最严重者表现为阿-斯综合征发作，意识丧失、抽搐、甚至死亡。心率缓慢而有规则，可在 40 次/分左右；先天性第三度房室传导阻滞者，心室率较快，常在 40～60 次/分。听诊第一心音强弱不一，心底部可听到Ⅰ～Ⅱ级喷射性杂音，为心脏每搏输出量增加引起的相对半月瓣狭窄，由于经过房室瓣的血量也增加，可闻及舒张中期杂音，可有心脏扩大，心力衰竭等体征。

心电图表现为：P-P 间期与 R-R 间期均各自相等，P 波与 QRS 波群无关；心室率慢于心房率；QRS 波群形态和心室率，视阻滞的部位不同而有所差异。QRS 波的形态、时限正常，逸搏心率 60 次/分或更快，表示阻滞部位在房室结；QRS 波群正常，心率＜60 次/分阻滞部位在希氏束；QRS 波群宽，心率更慢，阻滞部位在希氏束以下。

根据希氏束电图可确定阻滞部位，希氏束上阻滞多为先天性完全性房室传导阻滞引起，获得性者更易出现希氏束内阻滞和希氏束下阻滞。

治疗原则包括病因治疗，如新近发生的心肌炎，风湿热或手术损伤引起者，因给予肾上腺皮质激素，可消除传导阻滞局部水肿，恢复传导功能，心率在 45 次/分以下或有胸闷、乏力、头晕者可选用加快心率的药物，阿托品或异丙肾上腺素。对完全性房室传导阻滞可视病情采用临时性或永久性起搏，静息时心室率减慢；有阿-斯综合征发作；伴有心脏扩大或心力衰竭；阻滞部位在希氏束以下，伴有室性心律失常；对运动不耐受者均是安装起搏器的指征。

急性心肌炎、药物中毒、电解质紊乱或心脏手术后所致的完全性房室传导阻滞，可采用临时起搏治疗，若持续不恢复，则考虑安装永久起搏器。

（陈永红）

第十四章 泌尿系统疾病

第一节 泌尿系统的解剖生理特点

一、肾解剖和组织结构特点

(一) 一般解剖特点

肾(kidneys)位于腹膜后脊柱两侧,左右各一,形似蚕豆。Kidney上极约平第12胸椎,下极约平第3腰椎,右肾略低,kidney长度和重量足月儿6cm、24g至成人12cm、150g。新生儿kidney表面凹凸不平呈分叶状,到1岁以后始渐平。年龄越小,kidney相对愈重,婴儿kidney相对较成人大,位置亦低,下极可达髂嵴以下第4腰椎水平,2岁后才达髂嵴以上。

Kidney表面有三层被膜,即肾筋膜、肾脂肪囊和肾纤维膜。

肾实质由皮质(cortex)和髓质(medulla)组成。Cortex位于表层,包括肾小球(glomeruli)、近曲小管(proximal convoluted tubules,PCT)和远曲小管(distal convoluted tubules,DCT)、集合管(collecting ducts);Medulla位于深层,由8～18个肾锥体组成,包括肾小管直部、髓袢、直小血管和远端集合管,锥体的尖端钝圆朝向肾小盏,称肾乳头;部分肾皮质伸入肾锥体之间为肾柱。Kidney内缘中部凹陷,称为肾门。肾门以内是肾实质围成的腔隙,称为肾窦,包括肾盂、肾盏、肾动脉和肾静脉的主要分支及它们周围的疏松结缔组织和脂肪组织。

●肾实质由nephron和collecting ducts组成。

(二) 肾组织结构

肾实质由肾单位和集合管组成,肾间质为少量结缔组织,内有血管、淋巴管及神经。

1. 肾单位(nephron) 是肾的基本结构和功能单位,每个肾约有100万个nephrons。Nephron由肾小体和肾小管组成。

(1) 肾小体:似球形,由肾小球和肾小囊组成。血管出入肾小体的一侧称血管极,另一侧与肾小管相通称尿极。

●肾单位由肾小体和renal tubule组成。

①肾小囊:又称鲍曼囊,是肾小管盲端扩大并内陷所构成的双层球状囊,外层为壁层,内层为脏层,两层之间的腔隙为肾小球囊腔。

②肾小球(glomerulus):肾小球毛细血管壁的结构由内向外分为三层:内皮细胞(endothelial cell)、基底膜(glomerular basement membrane,GBM)和上皮细胞(epithelial cell)。Endothelial cell胞体有很多直径70～100nm的过滤孔或窗孔;Basement membrane由内疏松层、致密层和外疏松层组成,具有一定的通透性;Epithelial cell即足细胞

(podocyte) 伸出许多足突，足突之间有 40nm 的滤过裂隙，裂隙上覆有一层裂隙膜。

上述三层结构构成肾小球的滤过屏障或滤过膜（filtrated barrier），滤过膜对滤过的物质有严格的选择性（分子屏障，size barrier），只有分子量在 70 000D 以下的物质方能通过滤过膜到肾小囊腔，成为肾小球滤液或原尿。另外，肾小球毛细血管的 epithelial cell、endothelial cell 和足突表面被覆有富含唾液酸蛋白的多价阴离子表面糖蛋白，与 basement membrane 内的富含多价阴离子的硫酸类肝素糖蛋白共同构成了肾小球的电荷屏障（charge barrier）。

●肾小球滤过屏障包括：Size barrier 和 charge barrier。

球内血管系膜区：简称系膜（mesangium），位于肾小球毛细血管之间，由系膜细胞（mesangial cell）和系膜基质组成。

（2）肾小管（renal tubule）：分为近端小管（proximal tubule）、细段、远端小管（distal tubule）。Proximal tubule 又分为曲部（PCT）和直部（降支粗段）。Distal tubule 又分为直部（升支粗段）和曲部（DCT）。

2. Collecting ducts　分为弓状集合管、直集合管和乳头管。弓状集合管汇集数个远曲小管，呈弓状走行于皮质内，进入髓放线汇合为直集合管，经髓质下行至锥体乳头，形成乳头管。

3. 肾小球旁器（juxtaglomerular apparatus）：是远端肾小管与肾小体血管极相接触部位的一个具有内分泌功能的特殊结构，位于入球小动脉、出球小动脉及远端肾小管之间的区域，由球旁细胞、致密斑、球外系膜细胞组成。

（1）球旁细胞：入球小动脉的中层平滑肌在接近肾小球血管极处变为上皮细胞，称球旁细胞，是肾素合成和分泌的主要细胞。

（2）致密斑：远端肾小管起始部朝向血管极一侧的上皮细胞矮小且排列致密，称致密斑，是化学感受器，可感受尿液中钠离子浓度，从而调节球旁细胞的肾素的释放。

（3）球外系膜细胞：位于出、入球小动脉和致密斑三者之间的一组细胞群，与肾小球内的系膜细胞相连，可能与肾素的合成及分泌有一定关系。

二、肾生理特点

胚胎 12 周时已有尿液生成，胎儿尿液是羊水的主要来源。

生后 kidney 是维持机体内环境稳定的主要器官，其生理功能基本与成人相似，但尚未完全成熟，一般到 1～1.5 岁时达成人水平。新生儿及幼婴肾功能（renal function）特点如下：

●Glomerulus 的主要功能：滤过体液形成原尿。

1. 肾小球滤过率（glomerular filtration rate，GFR）　出生时平均为 20ml/（min · 1.73m^2）（早产儿更低），1 周时达成人的 1/4，3～6 个月为 1/2，6～12 个月为 3/4。GFR 降低使小儿不能排出过多的液体和溶质。GFR 降低的原因：①入球、出球小动脉阻力高，毛细血管内压低；②心每搏输出量小、血压低致肾灌注不足；③肾小球毛细血管通透性低；④滤过面积小，约为成人的 1/8。

2. 肾小管的重吸收（reabsorption）和排泌（excretion）功能 Renal tubule 回吸收原尿中的水、电解质及营养物质（葡萄糖及氨基酸），分泌 H^+、K^+ 及有机物质，排泄尿素、有机酸等废物。新生儿及婴幼儿：①葡萄糖肾阈低，易出现糖尿。同样氨基酸和磷的肾阈也较成人低。②钠：血浆中醛固酮浓度高，保证生长所需的正平衡；髓袢长的近髓 nephron（潴钠）较髓袢短的浅表 nephron（排钠）发育较早，排泄钠的负荷能力差；低体重儿肾保留钠能力差，入量不足易致低钠血症。③钾：生后 10 天内，排泄能力较差，有高钾血症倾向。

●Eenal tubule 的主要功能：① Eeabsorption 和 excretion；②Concentration 和 dilution；③调节酸碱平衡；④内分泌功能。

3. 肾小管浓缩（concentration）和稀释（dilution）功能 ①Concentration 功能差，其原因为：髓袢短、尿素形成量少（蛋白合成代谢旺盛）、抗利尿激素分泌不足所致。婴儿由尿中排出 1mmol 溶质需水 1.4～2.4ml，成人仅为 0.7ml，脱水时幼婴最高尿渗透压＜700mmol/L，而成人可达 1400mmol/L，故入量不足易脱水，甚至诱发急性肾功能不全。②Dilution 功能接近成人，可达 40mmol/L，但利尿速度慢，负荷过重易水肿。

4. 酸碱平衡 新生儿及婴幼儿因碳酸氢盐肾阈低至 19～21mmol/L，泌 H^+、产铵能力低，排内源性固定酸量少，故血浆碳酸氢钠水平低，易致酸中毒。

5. 肾脏内分泌功能 Kidney 能够产生和分泌肾素、前列腺素、激肽释放酶、内皮素、促红细胞生成素、1，25-$(OH)_2$-D_3 等。新生儿血浆肾素、血管紧张素、醛固酮高于成人，前列腺素合成速率较低，促红细胞生成素胎儿期合成较多，生后随血氧分压增高而合成减少，婴儿血清 1，25 $(OH)_2D_3$ 水平高于儿童期。

三、小儿排尿及尿液特点

1. 排尿次数 出生后不久即开始排尿，可迟至生后 36 小时左右。生后头几天摄入量少，仅 4～5 次/d；1 周后新陈代谢旺盛、入量多及膀胱容量小，20～25 次/d；1 岁 15～16 次/d，1 岁半左右可自动控制排尿；学龄前和学龄期 6～7 次/d。

2. 每日尿量 ①新生儿 1～3ml/（kg·h）。少尿（oliguria）：＜1.0ml/（kg·h）。无尿（anuria）：＜0.5ml/（kg·h）。②婴儿 400～500ml/d，幼儿 500～600ml/d，学龄前 600～800ml/d，学龄儿 800～1400ml/d。Oliguria：学龄儿＜400ml/d，学龄前＜300ml/d，婴幼儿＜200ml/d。Anuria：＜30～50ml/d。

3. 排尿控制：排尿机制婴儿由脊髓反射完成，以后建立脑干-大脑皮层控制。在 1.5～3 岁间，小儿主要通过控制尿道外括约肌和会阴肌而非逼尿肌来控制排尿，若 3 岁后仍保留这种排尿机制，不能控制膀胱逼尿肌收缩，则表现为白天尿频、尿急，或尿失禁和夜间遗尿，被称为不稳定膀胱。

4. 尿色 正常婴幼儿尿液淡黄透明。生后头几天尿色深稍浑，放置后可有红褐色沉淀（尿酸盐结晶）；寒冷季节放置后可有盐类结晶析出而混浊，尿酸盐加热、磷酸盐加酸后溶解。

5. 尿酸碱度 新生儿头几天因尿酸盐多，尿呈酸性，以后接近中性或弱酸性，pH 值 5～7。

6. 尿渗透压和尿比重 新生儿分别为 240mmol/L，1.006～1.008；婴儿尿渗透压 50～600mmol/L；儿童分别是 50～1400mmol/L（500～800mmol/L），1.003～1.030（1.011～1.025）。尿渗透压（mmol/L）大致相当于（尿比重－1.000）×40 000。

7. 尿蛋白（protein）①正常：尿 protein≤100，定性（－），一次尿 protein（mg/dl）/肌酐（mg/dl）＜0.2。2/3 为白蛋白，1/3 为 TH 蛋白和球蛋白，成人反之。②异常：尿 protein＞200mg/d。

8. 尿沉渣及 Addis 计数 ①新鲜离心尿沉渣：RBC＜3 个/HPF，WBC＜5 个/HPF，管型（cast）（－）。②12h Addis 计数：protein＜50mg，RBC＜50 万，WBC＜100 万，cast＜5000 个。

四、肾功能检查

小儿 renal function 检查与成人相同，但小儿生后 renal function 处于不断发育成熟的过程，故评价 renal function 时必须考虑年龄、身高、体重及性别等因素。

（一）肾小球功能

●Glomerulus 功能测定：血 BUN、Scr、β_2-MG 及 Ccr。

1. 血尿素氮（BUN）和血清肌酐（Scr）测定：BUN 和 Scr 均由机体产生，经 kidney 排出，测定两者在血中的水平来评价肾小球滤过功能。BUN 因受饮食蛋白和组织蛋白分解代谢等的影响较大，且部分 BUN 在 glomerulus 滤出后又会被 renal tubule 吸收，故仅在 GFR 低于正常的 50%～60%时才会升高。BUN 正常值：新生儿 1.8～6.4mmol/L（5～18mg/dl），婴幼儿及儿童 2.5～6.4mmol/L（7～18mg/dl），青春期后 2.9～7.5mmol/L（8～21mg/dl）。Scr 是骨骼肌的代谢产物，生成率受年龄、性别的影响。新生儿期稍高，2～4 周即下降，小儿 Scr 正常值为 27～62μmol/L（0.3～0.7mg/dl），2 岁以上儿童可用身高估算：Scr（μmol/L）＝0.004×身高（cm）×88.4。一般 GFR 降至正常 70%以下，Scr 才升高。

2. 肌酐清除率（Ccr）测定：方法与成人相同。因小儿留 24 小时尿液较困难，儿科常采用测定 4 小时或 12 小时尿肌酐来计算。精确留取尿量至关重要，计算出 Ccr 后，再用体表面积矫正：Ccr＝尿肌酐（μmol/L）×尿流量（ml/min）/Scr（μmol/L），矫正 Ccr＝Ccr×1.73（m^2）/小儿实测体表面积（m^2）。矫正 Ccr 正常值：新生儿 25～70ml/min；～3 岁 60～80 ml/min；儿童 80～120 ml/min。Ccr 也可由 Scr 和身高推算：K×身高（cm）/Scr（mg/dl）。式中 K 为常数，＜1 岁的低出生体重儿为 0.33，婴儿为 0.45，2～12 岁为 0.55。

当 Scr 升高（>170μmol/L）时，renal tubule 也能分泌一定量的肌酐，使 Ccr 与实际 GFR 不相符，此时可用甲氰咪胍阻断 renal tubule 分泌予以纠正。

能正确反映 GFR 的方法如菊糖（inulin）和同位素清除法 ^{99m}Tc-DTPA 肾图等因技术复杂尚不能作为临床常规检测。

3. β_2 微球蛋白（β_2-MG）测定：β_2-MG 为低分子量（11 800D）球蛋白，由体内有核细胞产生，经 glomerulus 滤出，99.9%被 renal tubule 再吸收分解。血中 β_2-MG 升高代表肾小球滤过功能降低，有人认为其反映 GFR 比 BUN、Scr 更敏感，正常值：新生儿<4.8μg/ml，～3 岁<4.2μg/ml，～14 岁<3.6μg/ml。

（二）肾小管功能

●Proximal tubule 功能测定：酚红排泄试验；尿糖、氨基酸、溶菌酶及 β_2-MG 测定。

●Distal tubule 功能测定：尿比重、尿渗透压及尿 concentration and dilution 试验。

1. 近端小管功能

（1）酚红排泄试验：用于检测 proximal tubule 的 excretion 功能及肾血流量，静脉注射 0.6%酚红（酚磺肽）1ml 后，仅 6%经 glomerulus 滤过，94%经 renal tubule 主动 excretion。正常人静脉注射酚红后，15 分钟应排出酚红总量的 25%～40%，2 小时内排出总量的 60%～85%。

（2）尿糖、氨基酸、溶菌酶及 β_2MG 测定：它们均经 glomerulus 滤过，renal tubule 重吸收，尿中含量极微。在 proximal tubule 绝大部分被吸收。血中含量正常时，尿中排出异常增多，则考虑为 proximal tubule 重吸收功能减退。正常值：尿溶菌酶<3μg/ml，β_2-MG<0.2μg/ml。

2. 远端小管功能：尿比重、尿 concentration and dilution 试验及尿渗透压测定等均反映 distal tubule 功能。

（三）肾早期损伤指标

1. 尿微量白蛋白（micro albumin）检测：尿中白蛋白（albumin）排出量在 30～200mg/g Cr 范围内，需要用免疫学方法来检出，主要监测早期 glomerulus 功能受损。

2. 尿酶测定：常用 N-乙酰-β-氨基葡萄糖苷酶（NAG）和 γ-谷氨酸转肽酶（γ-GT），分别存在于 proximal tubule 的上皮细胞溶酶体和刷状缘，故是一个早期诊断 renal tubule 损伤的好指标。

五、泌尿系的辅助检查

1. X 线检查　常用腹部平片、静脉肾盂造影（intravenous pyelography，IVP）、逆行肾盂造影、排尿性膀胱尿道造影，对泌尿系先天畸形、结石、钙化、肿瘤、积水、肾血管畸形等的诊断及鉴别诊断有重要意义。

2. B 型超声波（ultrasound）检查　是一种非创伤性及再现性良好的检查方法，适合于儿科应用。在小儿肾疾病中主要用于先天肾异常、肾内囊性病变、肾盂积水、无功能肾、肾肿瘤、肾结石、弥漫性肾疾病、肾血管病变、感染性肾疾病及肾外伤等。

3. 放射性核素（radionuclides）检查

（1）放射性核素肾图　是分别检查两侧 renal function 最简易的方法，

且了解上尿路有无梗阻、移植肾的监护等。

（2）肾动态显像（kidney dynamic imaging，KDI） 临床应用：①肾畸形的诊断、分肾功能测定及肾移植监测。②肾动脉狭窄的初筛。③膀胱输尿管反流的存在及程度。

（3）肾静态显像（kidney static imaging） 能够提供比 KDI 更清楚的肾实质影像，因此对肾畸形的诊断及尿路感染肾瘢痕的诊断有更突出的优点。

4. 肾活组织（renal biopsy）检查 用于肾脏病的诊断已 50 多年，目前临床广泛采用经皮 renal biopsy。该检查可明确诊断、确定病理类型、指导临床治疗及估计疾病预后。

（1）适应证 主要用于诊断不明的弥漫性肾疾病（表 14-1）

表 14-1 肾活组织检查适应证

临床诊断	穿刺适应证
原发性肾病	
孤立血尿	红细胞管型或变形红细胞提示肾小球性血尿
孤立蛋白尿	持续性蛋白尿
肾病综合征	婴儿或年长儿起病、肾炎型或激素治疗无效
急性肾炎	非链球菌感染后肾炎或尿异常持续存在
急进性肾小球肾炎	原则上应进行肾活检
急性肾功能衰竭	除外肾前性及肾后梗阻性病因，考虑肾实质性因素但无法确定者
慢性肾功能衰竭	不明病因者，特别是要肾移植时
继发性或遗传性肾病	明确诊断
	已明确者评价肾损伤程度、指导治疗和预后
随访	治疗效果评价
	药物毒副作用观察
肾移植	排异、肾功能下降原因不明、疾病复发、感染、药物毒性

（2）禁忌证（contraindications） 出血性疾病、抗凝治疗、肾血管异常、未控制的高血压、孤立肾、异位肾、马蹄肾。此外，肾内肿瘤、大囊肿、脓肿、肾盂肾炎也应禁忌，因为穿刺可能促进恶性肿瘤细胞或感染的播散。相对 contraindication 有过度肥胖、病人不合作、肾盂积水、腹水、小肾及所有危险性增加的合并症。

（黄建萍）

第二节 血尿

血尿（hematuria）是小儿泌尿系统疾病常见的临床症状之一，其病因多样，通常通过临床症状、体征和血、尿检查分析、影像学检查以及肾活检等检查手段即可做出病因诊断，但最终仍有部分血尿原因有待动态观察中进一步明确。正常儿童血尿的发生率约为 0.5%～1%，预后大多良

●病理性血尿
以镜检为准
沉渣尿 RBC＞5 个/Hp；
非离心尿 RBC＞1 个/Hp。

好，但也可是某种严重疾病的征象。因此，对血尿患儿制定合理的诊察计划和随访，尽早明确其病因、判断预后，采取相应的治疗方案十分重要。

【诊断标准】

取新鲜清洁中段晨尿 10ml，以 1800 转/分离心 5 分钟，取沉渣 0.2ml 镜检，若在 2 或 3 次检查中，红细胞均＞5 个/HP 即可定为病理性血尿；或非离心尿中红细胞≥1～2 个/HP 亦为病理性血尿。

正常健康人可有一过性尿红细胞出现。一项对 12 000 在校学生的尿筛查结果表明，4%的学生在 4 次尿检中有一次尿红细胞数＞5 个/HP。因此，动态尿检十分必要。多次尿红细胞数在 3～5 个/HP 应作血尿的相关检查。

目前常用的试纸法尿常规，利用血红蛋白的氧化特性与四甲基联苯胺试纸的呈色反应进行血尿的半定量测定，阳性显示尿中有相当于 5～20 个红细胞/mm^3。但该法遇尿中所含游离血红蛋白、肌红蛋白和其他氧化物质（如细菌过氧化酶、次氯酸盐）亦呈阳性反应；遇尿比重过高或还原物质过多（如维生素 C＞50mg/L），其敏感性降低，可呈假阴性；故判断血尿应以镜检为准。

在诊断血尿之前须排除便血、会阴出血及女性经血污染尿液所致的假性血尿。

【血尿分类】

●血尿分类：肉眼血尿/镜下血尿；症状性/无症状性；肾小球性/非肾小球性。

按尿外观，血尿可分为肉眼血尿和镜下血尿。当尿中血量超出 1ml/L，即可呈现肉眼血尿，酸性尿时呈深茶或可乐色，碱性尿时呈洗肉水色或鲜红色；镜下血尿是指以肉眼无法与正常尿液区分而显微镜下红细胞数超出正常者，多为无色或黄色。按有无临床症状可分为症状性和无症状性血尿两类，前者指除血尿外同时伴有其他泌尿系和/或全身症状；后者则指不伴其他症状者。按尿红细胞来源分为肾小球性血尿和非肾小球性血尿，前者指血尿来自肾小球，后者则指尿红细胞来自肾小球以下的泌尿系统。

孤立性血尿（isolated hematuria）属肾小球源性血尿，在肾小球疾病分类中占有独立一席。是指除尿中红细胞数超出正常外，既无任何临床症状又无其他尿常规异常，既无肾和泌尿系统疾病中亦无全身系统性病史。孤立性血尿是临床常见的血尿表现形式，其临床可表现为肉眼血尿或镜下血尿，最常见为持续性镜下血尿或伴间断发作性肉眼血尿。因此，孤立性血尿是症状诊断，是一组有着不同病因、病理、基因和预后的肾小球疾病。

【病因】

泌尿系统各部位因炎症、畸形、结石、外伤、肿瘤及药物等原因均可引起血尿。常见于肾小球基底膜（GBM）由于免疫炎性损伤或本身胶原纤维及组分的异常，造成 GBM 结构改变，出现穿孔、分层及断裂，毛细血管袢中的红细胞受到静水压力的挤压，自 GBM 破损处进入尿囊腔；肾血管受到肾内淤血、血栓形成、结石、肿瘤及血管本身和周围炎症的影响而扩张或直接破坏也常导致血尿；有全身凝血机制障碍、某些药物成分或泌尿系及周围炎症的直接破坏均可出现血尿。

表 14-2 Causes of Hematuria in Children

Glomerular Diseases
- Recurrent gross hematuria syndrome
  - IgA nephropathy
  - Idiopathic (benign familial) hematuria
  - Alport syndrome
- Acute poststreptococcal glomerulonephritis
- Membranous glomerulonephritis
- Systemic lupus erythematosus
- Membranoproliferative glomerulonephritis
- Nephritis of chronic infection
- Rapidly progressive glomerulonephritis
- Goodpasture disease
- Anaphylactoid purpura
- Hemolytic-uremic syndrome

Infection
- Bacterial
- Tuberculosis
- Viral

Hematologic
- Coagulopathies
- Thrombocytopenia
- Sickle cell disease
- Renal vein thrombosis

Stones and Hypercalciuria

Anatomic Abnormalities
- Congenital anomalies
- Trauma
- Polycystic kidneys
- Vascular abnormalities
- Tumors

Exercise

Drugs

(Nelson's Textbook of Pediatrics. 16th edition)

小儿血尿原因复杂，根据血尿来源判断有利于临床诊断。

1. 肾小球性血尿：

(1) 原发性肾小球疾病：如急、慢性肾小球肾炎，肾病综合征，急进性肾炎，IgA 肾病等。

(2) 继发性肾小球疾病：如狼疮性肾炎，紫癜性肾炎，乙肝病毒相关性肾炎，溶血尿毒综合征，肺出血-肾炎综合征及全身性血管炎的肾损害等。

(3) 遗传性肾小球疾病：如遗传性进行性肾炎（Alport 综合征），家族性良性血尿等。

(4) 其他：与发热和剧烈运动有关的一过性血尿。

2. 非肾小球性血尿

(1) 血尿来源于肾小球以下泌尿系统：

①间质性肾炎

②各种急、慢性泌尿系感染（含结核），如肾盂肾炎，膀胱炎等。

③特发性高钙尿症及泌尿系结石。

④特发性肾出血（左肾静脉压迫综合征或胡桃夹现象）

⑤先天性肾及尿路畸形，如多囊肾、肾盂积水、膀胱憩室等。

⑥血管性病变，如肾静脉血栓、动静脉瘘、血管瘤。

⑦肾肿瘤（Wilm瘤、肾母细胞瘤）、外伤及尿道异物。

⑧药物性血尿，如环磷酰胺、磺胺类、氨基糖苷类抗生素等。

（2）泌尿系周围因素所致血尿（如急性阑尾炎）。

（3）全身性疾病所引起的出血，如血小板减少性紫癜、血友病、镰状细胞性贫血等。

●血尿诊断步骤：①确定真性血尿；②血尿来源定位；③临床综合分析；④常规及特殊检查。

●真性血尿：①尿镜检可见RBC；②除外假性血尿；

●肾小球源性血尿：伴有蛋白尿的血尿；伴有管型（RBC管型）；多形性尿RBC或严重变形率>30%；尿RBC平均容积<72fl或小细胞性分布曲线；尿RBC Tamm-Horsfall蛋白阳性率>75%。

【诊断步骤】

一般小儿血尿诊断遵循以下步骤进行：①确定真性血尿；②血尿来源定位；③临床综合分析；④常规及特殊检查。

一、确定真性血尿：

首先应除外假性血尿：包括：①污染性血尿：即邻近器官出血混入尿液，如阴道、肛门、包皮等；②血红蛋白尿和肌红蛋白尿：隐血试验阳性，而镜检无红细胞；③色素尿：因机体某些代谢产物（卟啉）、某些药物（酚红、利福平、氨基比林等）、以及某些食物和蔬菜（甜菜、红辣椒等）中的色素可使尿液呈粉/橘红色，但隐血试验阴性，镜检无红细胞。

二、血尿来源定位

1. 肉眼观察：暗红色或洗肉水样尿多来自肾实质，鲜红色或带有血凝块多来自下尿道，滴血多来自尿道。

2. 尿常规及沉渣：伴有明显蛋白尿（24小时尿蛋白定量肉眼血尿者>1g，镜下血尿者>0.5g，则诊断肾小球性血尿的特异性和敏感性均>90%）；伴有管型，尤其是红细胞管型，说明来自肾实质。

3. 尿三杯试验：在患儿持续排尿过程中，分别接取初、中、末段尿样（初、中段尿样不得少于20ml）。初段血尿示病变在前尿道；终段血尿示病变在膀胱颈部和三角区、后尿道及前列腺等处；全程血尿则见于膀胱颈以上病变。

4. 尿红细胞形态检查：1979年由Fairly和Brich率先通过相差显微镜研究尿中红细胞形态判断血尿来源，1982年此项技术应用于临床，1983年开始在儿科应用。当尿中红细胞形态呈现≥3种以上形态时，即认为是肾小球性血尿。其机制目前认为，当红细胞受到挤压，通过病变肾小球基底膜破损处进入尿囊腔会产生机械变形，并在通过肾小管时受到管腔内变化的渗透压、pH以及代谢产物（如脂肪酸、胆酸及溶血卵磷脂等）的影响进一步变形，尿红细胞呈现多形性。而非肾小球性血尿多因尿路血管破裂出血，少经过肾小管的影响，尿红细胞形态基本正常或均一。此法鉴定血尿来源的敏感性和特异性均在90%以上。1988年开始以普通光镜油镜头代替相差显微镜观察尿红细胞形态，其结果一致，且使此法简易、普及，在临床广为应用。北京大学第一医院儿肾科进一步研究发现，变形红细胞近 10 种形态中主要有 4 种与肾小球性血尿密切相关，即环状、芽孢、穿孔和残骸，被称之为“严重变形红细胞”，当严重变形红细胞率＞30％时，提示为肾小球性血尿，当该率＜15％时示为非肾小球性血尿，此标准的敏感性和特异性均＞90％。

5. 尿红细胞平均容积及容积分布曲线检查：用微粒容积自动分析仪观察尿红细胞平均容积和分布曲线，若平均容积＜72fl 且分布曲线呈小细胞分布，则提示血尿来源于肾小球。此法诊断肾小球性血尿的敏感性可达 94％，特异性可达 96％，且避免了检验者的主观误差，但受到仪器局限，不利普及。

6. 尿红细胞 Tamm-Horsfall 蛋白免疫染色检查：通过肾 GBM 的红细胞较非肾小球来源的红细胞其表面附着更多的 Tamm-Horsfall 蛋白。北京大学第一医院泌尿科和儿肾科应用免疫组化染色技术观察发现，当尿红细胞 Tamm-Horsfall 蛋白染色阳性率＞75％时，多提示肾小球性血尿；阳性率＜30％时，提示非肾小球性血尿。此法肾小球性血尿的符合率在 75％～80％，与尿红细胞形态检查相结合可降低因尿红细胞形态假阳性所致的漏诊率。

7. 其他：尿中 mAlb、IgG、β_2-MG、α_1-MG 及 NAG 酶等的检测，其结果明显升高者，常提示肾实质病变，有助于血尿来源的判断。

三、临床综合分析

临床全面的病史采集和系统的体检十分重要。结合患儿的年龄特点，可初步确定血尿的原因或进一步检查的方向。

1. 病史：①发病前有无前驱感染或诱因（外伤、长跑等剧烈运动），肾炎综合征前常有前驱感染史，如急性链球菌感染后肾小球肾炎，血尿常在感染后 10～14 天出现，而 IgA 肾病几乎与感染同时出现；②血尿的形状及表现形式，如儿童 IgA 肾病常表现为发作性肉眼血尿伴持续性镜下血尿，无痛性持续肉眼血尿尚可见于镰状细胞贫血和肾乳头坏死；③有高钙饮食史及近期特殊用药史（如氨基糖苷类抗生素、磺胺类、环磷酰胺或可疑中药等），则应考虑高钙尿症以及药物肾损害；④既往有无血尿、肾疾病史或尿常规检查结果不容忽视；⑤有过敏性紫癜史、乙型肝炎病史时，应考虑紫癜性肾炎或乙肝病毒相关性肾炎的可能；⑥鼠类接触史对流行性出血热诊断有价值；⑦家族中的血尿患者、尿毒症患者、耳聋、眼疾或泌尿系结石患者以及出血性疾病史为家族性良性血尿、遗传性进行性肾炎和血友病提供线索。

2. 伴随症状及相关体征：①伴有浮肿、高血压：可见于各种肾小球肾炎；当伴有进行性少尿、肾功能急剧恶化时应考虑急进性肾炎可能；当同时有生长发育落后时应考虑慢性肾炎；突出的高血压应注意（肾）血管病变和恶性高血压。②伴有大量蛋白尿：应考虑肾炎性肾病，微小病变时约 23％可有镜下血尿。③贫血：应引起重视，持续性肉眼血尿通常可出现轻度贫血；若短期严重贫血伴有溶血现象时应注意 HUS，伴有咯血则应警惕肺出血-肾炎综合征；贫血伴尿浓缩功能障碍时注意镰状细胞贫血所致的肾损害；长期贫血提示慢性肾功能不全可能。④伴有尿路刺激症状：多见于泌尿系感染（但小婴儿可仅有发热、拒食、哭闹及体重不增等）；其次，注意除外肾结核累及下尿路和高钙尿症等。⑤腹部包块：应考虑肾肿瘤、多囊肾和肾盂积水。⑥腹痛：突发腹痛伴肉眼血尿或血尿加重，应考虑肾静脉血栓形成；腹部绞痛应考虑肾及输尿管结石或急性尿路梗阻；肾肿大、肾周血肿和肾盂肾炎可出现腰痛和肾区叩痛，瘦长体型者腰痛要注意特发性肾出血；部分急性阑尾炎可出现血尿。⑦皮疹：有双下肢紫癜时考虑紫癜性肾炎；女性皮疹，尤其是面部蝶形红斑，应考虑狼疮肾炎；皮肤出血点和瘀斑应考虑全身出血性疾病，如血小板减少性紫癜、血友病；当伴发热、酒醉貌，要考虑流行性出血热；当伴溶血性贫血、肾功能异常时首先考虑 HUS，典型 HUS 常有胃肠道症状。⑧其他：有全身多系统损害时应考虑系统性红斑狼疮及其他结缔组织病；肝脾肿大伴 K-F 环者考虑肝豆状核变性；左精索静脉曲张注意胡桃夹现象；神经性耳聋或眼疾注意家族性肾炎。

3. 血尿的年龄分布：新生儿期血尿常见于自然出血症、严重缺氧窒息、肾静脉血栓及急性肾乳头坏死；婴幼儿期最常见于泌尿系感染和先天性尿路畸形，其次为溶血尿毒综合征（HUS）、遗传性肾炎、良性家族性血尿及肾胚胎瘤等；儿童期最常见是各种原发和继发性肾小球肾炎、IgA 肾病、肾炎性肾病，其次是泌尿系感染、高钙尿症、胡桃夹现象以及家族性良性血尿和家族性进行性肾炎等。

4. 与血尿有关的感染：急性肾炎（综合征）前常有前驱感染史，尤其呼吸道感染，婴幼儿 HUS 常有肠道感染史，儿童感染后表现为发作性肉眼血尿，应考虑 IgA 肾病；EB 病毒、腺病毒（出血性膀胱炎）和支原体感染均可致血尿；有发热、出血、肾功能衰竭时则应考虑流行性出血热；肾及泌尿系结核可仅有血尿；泌尿系感染时可见到血尿。

四、实验室常规及特殊检查

1. 血尿的常规检查项目：凡血尿病人均需做①尿常规，尤其尿沉渣镜检；②尿红细胞形态检查；③血补体 C3；④尿钙/肌酐比值；⑤腹平片；⑥肾及输尿管、膀胱 B 超。对于后三项检查，即使已确诊为肾小球性血尿，亦应常规除外高钙尿症、泌尿系结石、肾盂积水和肿瘤，尤其对有反复血尿、泌尿系结石家族史者；而 B 超可了解肾形态、大小、内部结构和血流灌注及肾动、静脉情况，有无肾盂积水、畸形和泌尿系结石、肿瘤等，易动态观察，无损伤，对血尿的诊断和鉴别诊断十分重要。

2. 血尿的特殊检查

(1) 确诊为肾小球性血尿者：①查血尿素氮（BUN）、肌酐（SCr）、内生肌酐清除率（CCr）以及尿酶、尿 β_2-微球蛋白（β_2-MG）和尿浓缩试验以了解肾小球和肾小管功能状态；②肾彩色 B 超，可了解双肾形态、大小和内部结构以及血流灌注、肾动脉狭窄和肾静脉血栓等；③查血 ASO、抗核抗体谱（ANA）、乙肝病毒相关抗原可帮助鉴别肾炎性质；④伴有蛋白尿时应做 24 小时尿蛋白定量、血白蛋白和血脂检测；⑤肾活检对明确肾小球性血尿病因、指导治疗和评价预后很有帮助，有如下指征可考虑：凡半年以上持续性镜下血尿，尤其尿红细胞数较高者；或同时伴有a. 反复性肉眼血尿；b. 尿蛋白定量>1g/24h；c. 肾功能减退或高血压；d. 持续性低补体血症；e. 有明确相关家族史。⑥其他特殊检查：如抗GBM抗体、抗中性粒细胞胞浆抗体（ANCA）、肾核素扫描及肾动脉造影等。

（2）确诊为非肾小球性血尿者：①尿钙/肌酐比值>0.21者做24小时尿钙定量；②有尿路刺激征者，做清洁中段尿培养；③彩色B超可诊断左肾静脉扩张症（胡桃夹现象）；④怀疑尿路畸形可做静脉肾盂造影（IVP）；⑤怀疑结核可做PPD、胸片及血沉；⑥CT或MRI有助于发现肿瘤及肾实质微小的囊性改变；⑦肾动、静脉造影可明确有无肾动静脉瘘、血管瘤和血栓；⑧排泄性尿路造影和膀胱镜检查，因较痛苦且增加感染机会要慎重；⑨尿细胞学检查有助于泌尿系肿瘤的检出；⑩怀疑全身出血性疾病时可做相关检查，如血小板计数、凝血酶原时间等。

（3）尽管经过综合分析和上述诸多检查，仍有约5%的血尿原因不清楚，需长期随访动态观察。

【小儿几种常见疾病的血尿特点】

一、IgA肾病（IgA nephropathy）本病是指共同具有系膜区以IgA沉积为主的肾组织免疫病理特征的一组原发性肾小球肾炎，1968年首先由Berger和Hinglais提出，故又称为Berger病。本病多见于年长儿和青年，男性为多，发病前常有诱因，以病毒性上呼吸道感染最为多见。临床表现多样，其中以发作性肉眼血尿多见（约占30%～80%），通常在感染后1～3天突发肉眼血尿，持续1～3天后消失，转为暂时或持续性镜下血尿；一般不伴浮肿、高血压，部分患儿有不同程度的蛋白尿；2/3患儿可再发。其他临床表现类型有持续镜下血尿型、急性肾炎型、肾病综合征型以及急进性肾炎型等。约1/3～1/2本病患儿血清IgA水平升高，主要是由IgA亚群组成的多聚体。尿RBC形态检查多数支持为肾小球源性血尿。

●IgA肾病特点：
年长儿多见；
前驱感染诱因；
多种临床类型；
再发性血尿多见；
病理类型多样；
系膜增生为主；
系膜区IgA沉积突出。

本病病理类型亦呈多样性变化，在不同程度的系膜细胞和基质增生基础上，可有节段/球性硬化、新月体形成、内皮细胞增生、肾小管萎缩、间质纤维化等，预示病变严重。1982年WHO将IgA肾病的组织学改变分为五级。免疫病理与临床有着一定的关系。本病时肾组织除有突出IgA沉积外，尚可伴有C3、IgM、IgG的沉积。有报道发作性肉眼血尿者以单纯IgA沉积为主，肾病综合征则以IgA+IgM或IgA+IgM+IgG多见。

本病临床呈现慢性进展过程，目前尚无特效治疗，应积极防止，随访监测。临床血尿型应积极防治感染、清除病灶，扁桃体切除可减少发作次数；注意休息，避免劳累以及某些食物抗原有益于本病。伴蛋白尿时，可酌情应用ACEI类药或糖皮质激素及免疫抑制剂。

二、薄基膜病（thin membrane disease，TMD）又称良性家族性血尿（benign familiar hematuria），属常染色体显性遗传病。临床多隐匿起病，常在体检或尿常规检查时发现，90%表现为持续性镜下血尿，部分患儿在感染或剧烈运动后出现一过性肉眼血尿。临床多无伴随症状，尿RBC形

●薄基底膜病：
常染色体显性遗传，
无症状性血尿为主，
弥漫性GBM变薄，
预后相对良好。

态多提示肾小球性血尿，尿蛋白定量多数正常或轻度增加。多可发现阳性家族史。本病确诊依据肾组织电镜检查，可见 GBM 弥漫性变薄，其厚度<265nm，是正常人的 1/3～2/3。目前尚无特效治疗，长期随访肾功能多数正常，预后良好。

●Alport 综合征：X-连锁遗传多见；COL4A5 基因突变；男性病重，预后差；女性轻症或携带者；进行性肾功能衰竭；高频听力障碍；眼部异常；GBM 弥漫厚薄不均致密层分层断裂。

三、家族性进行性肾炎（familiar progressive glomerulonephritis）即 Alport 综合征，属遗传性肾疾病，临床以 X-连锁显性遗传形式多见，因 COL4A5 基因突变导致 GBM 主要成分 IV 型胶原 α_5 链缺陷所致。血尿是本病常见的临床表现，以持续性镜下血尿为多，半数以上有过一次以上的发作性肉眼血尿史。国内调查显示近 70％患儿伴有不同程度的蛋白尿，部分患者伴有神经性高频听力障碍和眼部异常。本病男性发病症状严重，儿童即可出现进行性肾功能异常，常在 20～30 岁进入终末期肾衰竭，病死率高；女性多为轻症或基因携带者，肾功能衰竭出现较晚或不出现，预后相对较好。临床发现的母系阳性家族史有助于诊断，确诊则主要依据肾组织电镜检查，可见弥漫性 GBM 增厚或厚薄不均，致密层有分层、撕裂的特征性表现。本院开展的皮肤基膜胶原（IV）α 链的免疫荧光检查，具有操作简捷、创伤性小、特异性高等优点，为 Alport 综合征的临床诊断、家系调查提供又一检查手段。本病无特异性治疗。对伴有大量蛋白尿者，CsA 和 ACEI 类药物对减少尿蛋白的排出及延缓肾功能恶化有一定裨益。

●胡桃夹现象：左肾静脉受压扩张；儿童发病；无症状性血尿（非肾小球源性）或体位性蛋白尿；慎重诊断。

四、左肾静脉扩张症（left renal vein entrapment syndrome）又称胡桃夹现象（nut cracker phenomenon），1972 年由 Schepper 首先报道，是指因从腹主动脉和肠系膜上动脉夹角之间通过的左肾静脉受到挤压而引发的系列临床现象，多见于 5 岁以上儿童，常见的表现为无症状性血尿（发作性肉眼血尿或镜下血尿），尿 RBC 形态提示为非肾小球源性血尿。部分患儿表现为体位性蛋白尿或仅有腰痛、腹部不适；男性患者可有左侧精索静脉曲张。本病的诊断主要依据影像学检查证实左肾静脉扩张的存在，如：肾静脉造影、数字减影血管造影、CT、超声波检查等。彩色 B 超声波检查简便、无创，便于动态观察，是目前国内普遍采用的诊断手段。应特别指出：必须在除外了相关肾小球疾病和其他引发非肾小球源性血尿的病因之后慎重诊断胡桃夹现象；当临床表现为血尿合并蛋白尿时，通常存在左肾静脉扩张以外的病因。本病一般无须治疗。通常肾功能正常，随年龄增长，部分患者症状可缓解，长期预后尚未见报道。因此，动态随访十分必要，且可避免遗漏伴随的肾疾病。

●特发性高钙尿症：UCa/Cr>0.21 UCa/24h>4mg/kg；无症状性血尿（非肾小球源性）；双氢克尿噻治疗。

五、特发性高钙尿症（idiopathic hypercalciuria）当儿童 24 小时尿中钙含量>4mg/kg 时即为高钙尿症，临床分为特发性和继发性。高尿钙致血尿的机制尚不确定，可能与微小钙结晶导致尿路损伤有关。特发性高钙尿症临床一般分为二型：①肾型：因滤过钙重吸收障碍所致，此型血钙水平正常；②吸收型：因空肠对钙吸收过多，滤过钙超出重吸收能力所致，此型血钙水平暂时性增高；钙负荷试验有助于二型的鉴别。特发性高钙尿症的临床主要表现是镜下血尿，亦可见发作性肉眼血尿、尿路刺激症状以及遗尿等。本病是儿童单纯性血尿常见的原因之一，在 2～12 岁儿童中多见；发病率约 2.9%～6.2%。其尿 RBC 形态示非肾小球源性血尿；尿 Ca/Cr 比值是临床常用的过筛性检查。当尿 Ca/Cr 比值>0.21，则提示高钙尿可能，应进一步测定 24 小时尿钙定量；当 2 次以上 24 小时尿钙定量>4mg/kg 时，可确诊高钙尿症；只有排除了甲状旁腺功能亢进、VitD 中毒等各种已知引起高钙尿症的病因后方可诊断本病。本病治疗应适量限制饮水和食盐；钙的摄入应以适于生长发育需要为宜，吸收型应避免钙的过量摄入，一般为每日 400mg。肾型可用噻嗪类利尿剂治疗，通常选用双氢克尿噻 1～2mg/（kg·d），疗程一般 6 周；疗效肯定，但应注意低钾血症等副作用。

第三节　蛋白尿

蛋白尿（proteinuria）是儿科泌尿系统疾病时最常见的尿改变之一，因其与肾病关系密切，临床上倍受儿肾医师的重视。临床上对蛋白尿的定量及成分检测，为各种肾有关疾病的诊断、治疗、预后和转归提供了重要依据。

【定义与检测】

一、蛋白尿的定义：尿中蛋白含量超出正常范围时即可称为蛋白尿。正常人的尿中含有微量的蛋白，只是不为一般检查所检出。

目前国内外公认指标为：当尿蛋白>150mg/24h 或>100mg/（m^2·d）时为异常。

●病理性蛋白尿：24 小时尿蛋白定量>150mg 或>100mg/m^2。

二、尿蛋白的检测方法

1. 定性检查

试纸法：其原理是当尿中含有的蛋白与试纸中 pH 显示剂反应而改变其原有的颜色，根据与不含蛋白时 pH 显示剂的色差，以＋/－表示尿中有无蛋白且粗分其蛋白浓度：－表示阴性，±表示微量（15mg/dl），＋（30mg/dl），＋＋（100mg/dl），＋＋＋（300mg/dl），＋＋＋＋（>2000mg/dl）。其敏感性尿蛋白浓度为>20mg/dl，且主要对白蛋白敏感，对球蛋白和本-周蛋白（Bence Jones protein）不敏感。

试剂法：如醋酸加热法或硫柳酸法，其原理为试剂与溶于尿中的蛋白在加热或强酸的条件下会发生凝集或沉淀现象，根据凝集或沉淀程度，以＋/－表示尿中有无蛋白且粗分其蛋白浓度［除±表示微量（10mg/dl）外，余同试纸法］。其尿蛋白的敏感浓度为>10mg/dl，且对尿中所有的蛋白起反应。

应当指出：在蛋白尿的定性检查时要注意尿的浓缩程度，即尿量和尿比重。浓缩尿时，可出现假阳性；反之，稀释尿时，可出现假阴性。如：对于一正常儿童，尿流率 20ml/h，其尿蛋白排出为 3mg/h，其尿蛋白浓度为 15mg/dl，试纸检测±，其结果与尿流率 200ml/h，尿蛋白排出 30mg/h 相同，但后者尿蛋白排出异常。另外，肉眼血尿、防腐剂（洗必泰）污染、安替比林治疗等可使试纸法出现假阳性；造影剂和使用青霉素、头孢菌素、甲糖宁、磺胺等可使试剂法出现假阳性。试纸法和试剂法评价蛋白尿时虽与尿蛋白的浓度有关，但因不能准确反映尿蛋白的排出，故临床不能以此作为半定量检查或用此法测定 24 小时尿以代替蛋白定量。

2. 半定量检查：

尿蛋白/肌酐比值（Upro/Ucr）：尽管尿肌酐排出受到一些因素的影响，如：①营养状况：血、尿肌酐浓度取决于肌肉组织的容积大小；②肾小球滤过率（GFR）水平：当 GFR 极低时，尿中肌酐主要来源于肾小管分泌；③24 小时尿肌酐的排泄有波动性等。但对于肾功能正常儿童，尿肌酐的排出相对稳定，以此矫正任意新鲜尿中的蛋白能较好地反映尿蛋白的排出，Upro/Ucr不失为一项临床简便、有效的蛋白尿半定量检测方法。研究表明，晨尿 Upro/Ucr比值与 24 小时尿蛋白的排出有较好的相关性，且以体表面积矫正更为准确。当＜ 2 岁，Upro/Ucr＜0.5；＞2 岁，Upro/Ucr＜0.2 时，尿蛋白排出在正常范围。反之，则示为蛋白尿；当 Upro/Ucr＞3 时，提示为肾病水平蛋白尿。

3. 定量检测

临床通常采用双缩脲法测定 12 或 24 小时尿蛋白定量。正常成年人 24 小时尿蛋白的排出量不超过 150mg，而小儿 24 小时尿蛋白的上限值因年龄不同有所差异，有研究证实 2 个月至 16 岁儿童 24 小时尿蛋白的上限值（95％可信限）随年龄增长而有所增加，波动范围在 68～238mg/24h（平均 38～83 mg/24h）。24 小时尿蛋白的排出量与肾小球滤过率有关（而不是尿流率），而肾小球滤过面积随儿童生长有所增加，当以体表面积矫正 24 小时尿蛋白定量时，其上限值随年龄增长呈减少趋势，波动在 309～181mg/（m^2 ·24h）（平均 109～63mg/（m^2 ·24h）。现已证实女孩尿蛋白排出量稍高于男孩，尤其青春期前后；且昼夜尿蛋白排出量亦有差异，因白天体位和身体运动的影响，白天尿蛋白的排出高于夜间。青春期（男 12～18 岁，女 10～16 岁）尿蛋白的排出量有时可高达 300mg/d。

基于尿蛋白的排泄有昼夜差别，个体间在白天的体位和运动量变数较大。因此，有学者主张测定睡前至次日晨起间 12 小时的尿蛋白定量；此法尤其有助于评估体位性蛋白尿和其他一些良性临时性蛋白尿。其正常上限值为 4mg/（m^2 ·h）或 48mg/（m^2 ·h），新生儿则为 150mg/（m^2 ·12h）。

不论正常人或肾小球疾病患者，其尿中滤过的蛋白多数以白蛋白为主。有学者主张检测 24 小时尿白蛋白定量，此法排除了肾小管及尿路来源的蛋白影响，对于肾小球疾病的诊断有帮助，尤其对糖尿病肾损害的早期诊断意义重大。Davies 等采用敏感的 ELISA 技术对健康学龄儿童 24 小时尿白蛋白检测结果表明，男生的正常上限为 15mg/（m^2 ·24h），女生为 23mg/（m^2 ·24h），此上限值随年龄增加轻微升高，且 2/3 以上的白蛋白在白天排出。

【尿蛋白成分】

通过一些特殊的实验室技术（如凝胶过滤、免疫化学、放射性核素及酶联技术等）目前已测知正常成人尿中所含蛋白中60%来自血浆蛋白。其中白蛋白40%；免疫球蛋白15%，包括IgG及其片段5%～10%，IgA占3%（其90%为分泌型IgA），轻链占5%；尚有5%的其他血浆蛋白，如转铁蛋白、β_2-微球蛋白等。其余40%来自肾脏和其他泌尿生殖组织，其中2/3是由髓袢升支粗段及远曲小管起始部所分泌的Tamm-Horsfall蛋白，它是构成管形的主要基质；另1/3为一些酶类和激素蛋白。正常尿中无IgM、IgD。

●尿蛋白成分：
血浆蛋白（60%）
白蛋白
免疫球蛋白及片段
其他血浆蛋白。
肾组织分泌蛋白（40%
Tamm-Horsfall蛋白
酶类
激素。

小儿尿中蛋白的成分和比例大致同成人，但转铁蛋白、IgA、免疫轻链的排出较成人为少。新生儿由于肾小管尚不能有效地回吸收而低分子蛋白排出高于年长儿和成人；生后第一天白蛋白的排出也有轻度升高。

无论生理或病理的因素均可改变尿蛋白的成分和比例，因此对尿蛋白成分的测定有重要的临床意义。

表 14-3 Table: Protein composition of normal urine in children

Protein from the Urinary Tract	Percentage of total
Tamm-Horsfall protein	50
Large Plasma Proteins	
Albumin	20
IgG (including some fragments)	10
IgA	1
IgM	0.5
α_1-Acid-glycoprotein	2
Transferrin	2
Haptoglobin	0.3
Small Plasma Proteins	
Light chains	7
Lysozyme	0.5
β_2-Microglobulin	0.07

【蛋白尿的产生机制】

不论正常人尿中的蛋白或蛋白尿的产生均由于肾小球对血浆蛋白滤过增加，或肾小管对滤过蛋白的重吸收减少，或小管-间质及泌尿生殖道的蛋白分泌、渗漏增加。

一、由于肾小球对血浆蛋白滤过增加而产生蛋白尿。

肾小球对水及小分子溶质可自由渗透，但对大、中分子蛋白存在滤过屏障，即滤过膜。它包括三层结构，由内向外分别为毛细血管内皮层、基底膜和上皮细胞层。内皮细胞层散布着70～100nm的内皮窗孔，其面积占内皮细胞层的60%，它可阻止血细胞及一些大分子物质的滤过；基底膜是有一定孔隙的可变凝胶，滤过物质在一定的压力下可以变形通过；上皮细胞足突间存有直径40nm的裂孔（slit pore），裂孔接近于基底膜处有一层栅栏状薄膜被称为裂孔膜（slit membrane）。

1. 孔径屏障（又称分子大小选择性 molecular size selectivity）：1951年Pappenimer首先提出蛋白滤过的分子筛学说，即蛋白滤过量和分子半径成反比。1966年Groham采用示踪法研究提出双重屏障（double barrier）学说，即GBM作为“粗滤器”可阻止高分子蛋白（一般指分子量＞

15 万 Da 的蛋白质）滤过，如 IgM90 万 Da、β_2-脂蛋白 19.5 万 Da、IgG16 万 Da；裂孔膜作为"细滤器"可阻止中分子蛋白（分子量在 5 万～15 万 Da）通过，如白蛋白 6.8 万 Da，转铁蛋白 8.9 万 Da，而对分子量<5 万 Da 的蛋白（如 β_2-微球蛋白 1.18 万 Da、溶菌酶 1.5 万 Da）二者无屏障作用。20 世纪 80 年代 Deen 等通过对不同病理类型的肾病病人不同蛋白尿的排出与中性右旋糖酐清除分数的比较提出蛋白滤过的第二类孔理论，即 GBM 还有第二类孔，又称大孔或旁路途径，其数量虽少，但对 r<6nm 的分子半径大小不等的蛋白质（如 IgG、白蛋白、转铁蛋白等）均可无选择性地从第二孔滤过。这种"等孔加旁路"模型的建立，解释了临床非选择性蛋白尿的存在。1994 年 Myer 等在此基础上进一步研究发现（第三种孔理论），蛋白滤过是按对数正态分布加旁路进行，肾病活动期旁路滤过较正常对照明显增加（5 倍）。说明病理状态下尿蛋白排泄率增加（包括大量白蛋白在内）主要是通过第二孔滤过完成，更好地说明各种范围的蛋白尿。近年对肾小球滤过屏障的分子成分及功能的研究取得突破性进展，发现由于是细胞及裂隙隔膜相关的一些分子（如 nephrin、podocin、α-actinin 等）的基因（如 NPHS1、NPHS2、ACTN4 基因等）突变，使得裂隙隔膜上关键结构分子表达点减少或分布异常，导致裂隙隔膜结构和功能改变，产生蛋白尿。

2. 电荷屏障（又称电荷选择性 charge selectivity） 1975 年 Chang 等对与白蛋白相同分子半径（r=3.6nm）而分别带有正电荷（二乙氨乙基右旋糖酐）、负电荷（硫酸右旋糖酐）和中性的右旋糖酐的清除分数（FC）测定，结果白蛋白和硫酸右旋糖酐有相同的 FC（0.01），中性右旋糖酐 FC 为 0.15，DEAE 右旋糖酐 FC 为 0.42。证实肾小球滤过膜存在固有的负电荷且对带有负电荷的蛋白具有屏障作用。构成电荷屏障的主要成分是富含多价阴离子的涎酸蛋白（sialoprotein）、硫酸类肝素糖蛋白（HSPG），前者主要分布在上皮细胞及足突表面，后者主要分布在 GBM 的内、外疏松层。

血浆蛋白的滤过除受到孔径屏障、电荷屏障的影响外，蛋白本身的构型、超滤系数、肾小球血流动力学参数（包括肾小球血浆流量 QA、毛细血管静水压差△P、肾小球毛细血管血浆蛋白浓度）以及血管活性物质（血管紧张素、去甲肾上腺素）均为不容忽视的影响因素，尤其对病理性蛋白尿。

因此，当肾小球病变造成 GBM 损伤，孔径屏障和/或电荷屏障受到破坏或肾小球血流动力学改变时，肾小球滤过膜对蛋白的通透性增加，临床产生蛋白尿。

二、由于肾小管重吸收障碍而产生的蛋白尿

通过微穿刺技术现已证实，肾小球滤出的蛋白中 99%以上被肾小管重吸收。肾小管对蛋白质的重吸收主要是通过近端肾小管上皮细胞刷状缘上微绒毛的摄粒作用（或称吞饮作用 endocytosis）来完成的：原尿中的蛋白质（包括白蛋白及 β_2-MG、α_1-MG、视网膜结合蛋白（RBP）、轻链、多种酶类和蛋白类激素等分子量＜4万Da的低分子蛋白）流经近端小管时，与刷状缘上微绒毛的摄粒点结合，经吞饮作用进入顶浆小泡，再融合成顶浆大泡，后者与胞浆内溶酶体结合形成吞噬溶酶体，其中所富含的蛋白激酶、蛋白水解酶及碱性磷酸酶等将蛋白分解和消化，产生的氨基酸和肽类经弥散穿过细胞基底膜到膜外间隙，再返回血液循环。

肾小管对蛋白的重吸收能力是有限度的。通过对白蛋白吸收率和灌注浓度关系的研究（发现：当白蛋白浓度从0.0012mg/ml逐渐增加到10mg/ml时，不同浓度条件下测得不同的白蛋白吸收曲线）证实：在肾小管中对白蛋白的吸收存在双重转输系统（dual transport system)，即低能力系统（low-capacity system）和高能力系统（high-capacity system)。前者适合于生理状态下对白蛋白的吸收，当滤过负荷增加很容易饱和，则需启动高能力系统，但该系统为低亲和力系统，因而当滤过负荷增加较多时尿中即出现过量白蛋白。此外，白蛋白的负电荷对肾小管的重吸收也有一定影响。

尚有部分小分子蛋白（如：血管紧张素Ⅱ、甲状旁腺素、胰岛素等）是与肾小管上皮细胞上的特殊受体结合，并在结合点处为蛋白酶所水解。

总之，当疾病导致肾小球毛细血管壁结构完整性受到破坏、电荷减少、血流动力学改变，或肾小管-间质病变均可出现蛋白尿。

表14-4 小儿常见的蛋白尿的病因

肾小球性蛋白尿
原发性肾小球损伤
急、慢性肾小球肾炎
急进性肾炎
原发性肾病综合征（尤其微小病变、局灶节段性硬化）
原发性IgA肾病
肺出血-肾炎综合征（Goodpasture disease)
继发性肾小球损伤
紫癜性肾炎
HBV相关性肾炎
结缔组织病肾损害（系统性红斑狼疮、类风湿、系统性血管炎等）
溶血尿毒综合征
高血压肾损伤
糖尿病肾损伤
反流性肾病
肿瘤（淋巴瘤、白血病等）
先天/遗传性肾小球疾病
先天性肾病（芬兰型、法国型）
Alport综合征
肾发育不良
肾小球血流动力学改变
剧烈运动
高热
直立性蛋白尿

续表

肾小管性蛋白尿
各种肾小管疾病
特发性肾小管蛋白尿
Fanconi综合征
肾小管酸中毒
间质性肾炎
肾盂肾炎
梗阻性肾病
肝豆状核变性（Wilson's disease）
眼-脑-肾综合征（Lowe's syndrome）
Batter's syndrome
髓质囊性变
多囊肾
低钾性肾病
肾小管中毒
药物（氨基糖苷类、青霉素、头孢菌素、硫唑嘌呤等）
重金属（汞、铅等）
尿酸
肾小管缺血
新生儿窒息
低血容量/心源性休克
开心手术
内毒素
溢出性蛋白尿
多发性骨髓瘤（本-周蛋白）
血红蛋白尿
肌红蛋白尿
大量血浆/白蛋白输入
组织蛋白尿
急性尿路炎症
尿路上皮肿瘤

【蛋白尿的分类】

蛋白尿的分类方法有很多种。

一、按蛋白尿的来源分类

●蛋白尿的来源分类：肾小球性蛋白尿；肾小管性蛋白尿；溢出性蛋白尿；组织蛋白尿。

1. 肾小球性蛋白尿（glomerular proteinuria）：是临床最多见的蛋白尿类型，指由于肾小球滤过膜通透性改变和/或电荷减少以及血流动力学异常，导致血浆蛋白滤出量超过了肾小管重吸收能力而产生的蛋白尿。主要见于各种原发和继发性肾小球肾炎、肾病综合征、糖尿病和高血压时肾损伤等，其尿蛋白定量范围可波动在0.2～20g/24h，常以白蛋白为主。肾小球性蛋白尿在临床进一步又可分为选择性和非选择性蛋白尿，前者是指尿蛋白中主要成分为白蛋白和转铁蛋白，基本不含IgG等大分子蛋白；后者则除白蛋白外，含有一定量的大分子蛋白。选择性蛋白尿的典型例子就是微小病变。

2. 肾小管性蛋白尿（tubular proteinuria）：是由于肾小管功能损伤，使经正常肾小球滤过的蛋白回吸收减少所致。临床主要见于 Fanconi 综合征、肾小管酸中毒、Wilson 病、间质性肾炎、肾盂肾炎以及药物和重金属所导致的肾损害等。其尿蛋白成分主要为低分子蛋白（LMWP），定量通常＜1g/24h。因此，临床常通过对尿中 LMWP（如 β_2-MG、α_1-MG、RBP 和溶菌酶等）的检测评价肾小管损伤。

3. 分泌性及组织性蛋白尿（secretory proteinuria and histonuria）：由肾组织分泌的蛋白（如远端肾小管分泌的 Tamm-Horsfall 蛋白、尿路上皮分泌的分泌型 IgA 等）以及病态时释放入尿中的肾和尿路组织结构蛋白（如 GBM 样物质、微绒毛、刷状缘抗原及各种酶）组成，尿中上述组织蛋白增多常能提示相应的组织病变。临床可见于肾和尿路组织存在缺血、中毒、炎症以及肿瘤时。

4. 溢出性蛋白尿（overflow proteinuria）：血浆中某些 LMWP 生成过多，经正常肾小球滤过后超出肾小管重吸收能力所致。最常见于多发性骨髓瘤的病人，其产生大量的免疫球蛋白轻链（即本-周蛋白）通过肾小球进入尿中，形成蛋白尿。

二、按临床分类

1. 暂时性蛋白尿（temporary proteinuria）：指临床出现的一过性蛋白尿。此类蛋白尿的产生多与肾小球内血流动力学改变有关，如与发热有关的热性蛋白尿（febrile proteinuria）、与运动有关的运动性蛋白尿（exercise proteinuria）。有学者将体位性蛋白尿或直立性蛋白尿（postural or orthostatic proteinuria）也归于此类，常见于青少年，在直立位时出现蛋白尿，而卧位时尿蛋白消失。目前认为体位性蛋白尿的产生除血流动力学因素外，还与内分泌素调节有关。应指出的是，在肾小球肾炎及其恢复期也可呈现体位性蛋白尿或直立位时尿蛋白量较平卧位明显增加的现象。

2. 持续性蛋白尿（persistent proteinuria）：指不受体位影响的，一段时间内几乎每日尿常规蛋白均阳性者。持续性蛋白尿均为病理性的，包括持续性无症状性蛋白尿（又称为孤立性蛋白尿 isolated proteinuria）以及由于各种肾小球性、肾小管-间质性和肾血循环异常疾病所引起的，伴有血尿、水肿、高血压、肾功能异常等症状的症状性蛋白尿（symptomatic proteinuria）。

三、按有无肾实质病理改变分类

1. 非病理性蛋白尿（non-pathologic proteinuria）：也称为功能性蛋白尿，是指并非由疾病导致的，无肾脏实质病理改变基础的蛋白尿。通常尿蛋白定量＜1g/24h，临床包括体位性蛋白尿、发热性蛋白尿和运动性蛋白尿。

2. 病理性蛋白尿（pathologic proteinuria）：指由于肾小球、肾小管异常导致的蛋白尿，主要见于各种原发性、继发性和遗传性肾小球、肾小管疾病（如：肾小球肾炎、肾病、间质性肾炎、家族性肾炎、反流性肾病、肿瘤、药物或毒物的肾损害等）或各种原因所致的肾血循环异常

（如：肾静脉血栓、心力衰竭、心包积液等）。

（姚　勇）

第四节　肾小球疾病

● Glomerular diseases 分类：
①Primary；
②Secondary；
③ Hereditary 或 congenital。

肾小球疾病（glomerular diseases）是指两侧肾的非化脓性疾病，病理变化主要在肾小球，其发病与免疫、遗传和凝血机制等因素密切相关。Glomerular diseases 的临床表现为蛋白尿（proteinuria）、血尿（hematuria）、管型尿（cylindruria）、水肿（edema）、高血压（hypertension）和 renal function 损害等，不同疾病的症状不尽相同。

一、肾小球疾病分类

（一）临床分类：按全国儿科肾病协作组 2000 年制定的分类方案

1. 原发性（primary）肾小球疾病

●Primary glomerular diseases 分类：
① Glomerulonephritis；
②NS；
③Isolated hematuria 或 proteinuria。

（1）肾小球肾炎（glomerulonephritis）

①急性肾小球肾炎（acute glomerulonephritis，AGN）：急性起病，多有前期感染，以 hematuria 为主，伴不同程度的 proteinuria，可有 edema、hypertension 或 renal function 异常，病程多在 1 年内。又分为急性链球菌和非链球菌感染后肾小球肾炎。

②急进性肾小球肾炎（rapidly progressive glomerulonephritis，RPGN）：起病急，有 hematuria、proteinuria、cylindruria、hypertension、edema 等肾损伤表现，并有进行性 renal function 减退，oliguria 或 anuria，若缺乏积极有效治疗，预后严重。

③迁延性肾小球肾炎（persistent glomerulonephritis）：有明确 AGN 病史，hematuria 和/或 proteinuria 迁延达 1 年以上，或没有明确 AGN 病史，但 hematuria 和 proteinuria 超过半年，不伴 renal insufficiency 或 hypertension。

④慢性肾小球肾炎（chronic glomerulonephritis，CGN）：病程超过 1 年，或隐匿起病，有不同程度的 renal insufficiency 的肾小球肾炎。

（2）肾病综合征（nephrotic syndrome，NS）：参见肾病综合征节

（3）孤立性血尿或蛋白尿（isolated hematuria，isolated proteinuria）：①Isolated hematuria：指肾小球源性 hematuria，分为持续性（persistent）和复发性（recurrent）；②Isolated proteinuria：分为体位性（orthostatic）和非体位性（non-orthostatic）。

2. 继发性（secondary）肾小球疾病：继发于全身性疾病，如紫癜性肾炎（purpura nephritis）、狼疮性肾炎（lupus nephritis）、乙肝病毒相关性肾炎（HBV-associated glomerulonephritis）、药物中毒等。

3. 遗传性（hereditary）肾小球疾病：指先天性肾病综合征（congenital NS）、遗传性进行性肾炎（Alport syndrome）、家族性再发性血尿

(familiar recurrent hematuria) 及甲-膑综合征等。

（二）病理分类

明确 glomerular diseases 的病理形态，使临床上对疾病性质有进一步的认识，指导治疗。但应注意一种临床表现其肾组织活检病理类型可多种多样，反之，一种病理类型可有多种临床表现。WHO 1995 年制定的 primary glomerular disease 的病理分类如下：

Table 14-5 Pathological classification of primary glomerular diseases

1. 轻微肾小球异常
2. 局灶/节段损伤，包括局灶性肾炎
3. 弥漫性肾小球肾炎：
   (1) 膜性肾病
   (2) 增生性肾小球肾炎
   系膜增生性肾炎
   内皮毛细血管增生性肾炎
   系膜毛细血管性肾炎（膜增生性肾炎）
   新月体（毛细血管外）和坏死性肾炎
   未分类的肾小球肾炎

二、肾小球肾炎的免疫发病机制

Glomerular disease 的发生和许多因素有关，如免疫、遗传、代谢、凝血机制紊乱等，其中免疫损伤是大多数 glomerular diseases 发病机制的主要环节，其证据有以下几点：①已用免疫学方法制备出一系列在形态及免疫病理上与人类 glomerular disease 相似的实验模型；②在病变肾有免疫球蛋白（immunoglobulin）及补体（complement）成分的沉积；③glomerular disease 过程中血清 complement 或 complement 成分的异常；④某些 glomerular disease 存在抗 GBM 或其他肾结构的自身抗体。

目前将 glomerular disease 的免疫学发病机制分为四种：

1. 循环免疫复合物（immune complexes）在肾小球沉积致病者：是指血循环中某些内源性或外源性抗原（antigen）与相应抗体（antibody）在血循环中形成 immune complexes，后者随血流至 kidneys，停滞于肾小球而导致肾小球免疫损伤。

2. 原位 immune complexes 形成致病者：是指血循环中游离 antibody（或 antigen）与肾小球固有 antigen 或已植入于肾小球的外源性 antibody（或 antigen）相结合，在肾局部形成 immune complexes 而致病。

3. 与细胞免疫相关者：许多研究提示细胞免疫在 glomerulonephritis 中起重要作用，如小儿常见的微小病变肾病等。

4. Antibody 不依赖性 complement 活化致病者：本型不通过 antigen-antibody complexes 激活 complement，而是血中出现了一些能直接激活 complement 第三成分的物质，使 C3 及其后的 C5～C9 被激活而致病。其特点为：①血中 C3 因持续消耗而经常降低，在血中可测得 C3 碎片增多，表明有 C3 破坏增多；②肾小球内有 C3 而无或极少 immunoglobulin 沉积。

三、急性肾小球肾炎

●APSGN 是 A 族 β 溶血链球菌的致肾炎菌株感染后的免疫复合物性肾脏疾病

是一组不同病因所致的感染后免疫反应引起的急性弥漫性肾小球炎性病变，临床以 hematuria、oliguria、edema、hypertension 为主要临床表现。在小儿，绝大多数为急性链球菌感染后肾炎（acute poststreptococcal glomerulonephritis，APSGN），其他少见的病因为葡萄球菌、肺炎链球菌、柯萨奇病毒 4 型、埃可病毒 9 型、流感病毒、腮腺炎病毒、肺炎支原体、白色念珠菌、梅素螺旋体等。本节主要介绍 APSGN。

1827 年 Bright 描述了猩红热引起的 glomerulonephritis，并被命名为 Bright 病，随后人们进行了大量的临床及实验室研究，证明了 A 族 β 溶血链球菌的致肾炎菌株是引起本病的病因。本病世界各地均有报道，发病率为 1%～3%，一般为 10%～12%，但因其亚临床病例较多，实际发病率可能高于此数字 3～4 倍。随着卫生条件的改善、保健及有效抗生素的出现，其发病率于近 20 多年已明显下降。本病多见于 5～14 岁儿童，特别是 6～7 岁小儿，小于 2 岁者少见，男女比例为 2∶1。临床主要表现为 hematuria（常伴 proteinuria）、edema、hypertension 及 GFR 下降。病理为毛细血管内增生性肾小球肾炎（endocapillary proliferative glomerulonephritis，EPGN），以电镜下可见上皮下电子致密物呈驼峰（humps）状沉积为特征。

【病因与发病机制】

本病为 A 族 β 溶血链球菌引起的上呼吸道感染或皮肤感染后的一种免疫反应。根据其菌体细胞壁的 M 蛋白，将其分为若干型，呼吸道感染而致肾炎者，最常见的致病型为 12、4、1、3、25、49 型，而脓皮病或脓包病致肾炎者多见于 49、55、2、57 或 60 型。此外，尚有链球菌 C 族或 G 族感染后发生 AGN 的报道。

本病属于 immune complexes 性肾疾病，但确切的发病机制目前尚未完全清楚，可能为：

1. 循环 immune complexes 致病　家兔急性血清病的可溶性 immune complexes 肾损伤动物模型类似于人的 APSGN，且在人的 APSGN 病人血中确实检测到循环 immune complexes 明显升高。

2. 原位 immune complexes 致病　某些链球菌 antigen 带阳电荷，或对 GBM 有高度亲和性，可种植于肾小球毛细血管壁，然后再结合 antibody 形成 immune complexes 而致病。如内链菌素 ESS（一种细菌胞浆成分）、肾炎菌株协同蛋白 NSAP（一种链球菌胞体提取物）。此外，链球菌菌膜 antigen 与 GBM 有交叉抗原性，链球菌感染引起的 antibody 可与肾小球 antigen 有交叉反应，引起抗 GBM 肾炎。

3. 自身免疫　致病链球菌的神经氨酸酶可使唾液酸从血液 immuno-

globulin 或组织（包括肾小球）中释放，导致自身免疫，或使正常 IgG 抗原决定簇暴露，进而形成抗自身 IgG 抗体；某些超级 antigen 的存在引起多克隆 B 细胞活化产生自身 antibody。此外，有作者报道 APSGN 中 9％抗中性粒细胞胞浆抗体（antineutrophil cytoplasmic antibody，ANCA）阳性。

总之，APSGN 的 immune complexes 形成可能是多种形式，且 antigen 成分也是多样的，近年还发现的 antigen 成分有“前吸收抗原 PA-antigen，SIC 蛋白及链球菌致热外毒素 SPEB”。一旦 immune complexes 形成，可通过经典或旁路途径激活 complement，引起一系列炎症反应。

4. Antibody 不依赖性 complement 活化　研究发现 PA-antigen（ESS 进一步纯化获得）和 NSAP 均可直接激活 complement 旁路途径，不需要 immune complexes 的存在。

5. 细胞免疫的参与　APSGN 的 glomerular mesangium 常见单核细胞浸润，提示有细胞免疫反应存在。此外，链球菌 M 蛋白及致热外毒素能够作为超级 antigen，可引起 T 细胞功能改变，并激活 T 细胞，释放淋巴因子如 IL-1、IL-6、TNF-α 等。

【病理】

●病理：Endocapillary proliferative glomerulonephritis。

光镜：肾小球肿大，弥漫 endothelial cells 及 mesangial cells 增生，伴中性粒细胞、单核细胞及少数嗜酸粒细胞渗出，增生及渗出可使肾小球毛细血管腔闭塞，GBM 为正常。严重病例可使肾小球呈分叶状，可有新月体（crescents）形成。肾间质可有水肿和局灶细胞浸润。

免疫荧光：IgG 和（或）C3 为主的颗粒状沉积。常有备解素及纤维蛋白相关抗原节段状沉着，偶见 IgM、IgA、C1q、C4 等轻微沉着。

电镜：证实光镜所见，并于上皮下可见特征性的 humps 样电子致密物沉积，于起病 6～8 周后消失。

【临床表现】

每年秋、冬是 APSGN 的发病高峰，发病年龄以 5～10 岁为多见，＜2 岁者少见，男∶女为 2∶1。临床表现轻重不一，从无症状镜下（microscopic）hematuria 到严重循环充血（circulatory congestion）、高血压脑病（hypertensive encephalopathy）、及肾功能衰竭（renal failure）而危及生命。

1. 潜伏期　大部分病人有前驱感染史（咽部或皮肤）。呼吸道感染潜伏期为 6～21 天，平均 10 天，而皮肤感染则相对较长，一般 3 周。

2. 一般病例　起病初可有疲乏、厌食、恶心、呕吐、头晕及腰部钝痛等非特异性症状。主要表现为：①Hematuria：多为 microscopic，但 30％～50％表现为肉眼（gross）血尿。②Proteinuria：轻～中度。③Oliguria、edema：轻者晨起眼睑浮肿，重者可延及全身，非可凹性。④Hypertension：1/3～2/3 有轻～中度。

3. 严重病例　起病 2 周以内可出现：

1）严重 circulatory congestion：GFR 降低，致水钠潴留、血浆容量

增加，而出现 circulatory congestion。表现为呼吸急促，甚至呼吸困难，端坐呼吸，频咳，咳粉红色泡沫痰，肺底湿啰音；心率加快，心脏扩大，奔马律；肝增大，颈静脉怒张。酷似心力衰竭，但每搏输出量正常或增高，循环时间正常，动静脉血氧差不增加，仅静脉压增高，说明心肌泵功能正常。

●严重病例包括：①Severe circulatory congestion；②Hypertensive encephalopathy；③Acute renal failure。

(2) Hypertensive encephalopathy：血压（BP）急剧增高，引起脑血管痉挛或高度充血扩张，致脑水肿。表现为剧烈头痛、恶心、呕吐、复视或一过性失明，甚至惊厥、昏迷。BP 控制后，症状缓解。

(3) 急性肾功能衰竭(acute renal failure)：肾实质损伤严重，出现 oliguria 或 anuria、氮质血症(azotemia)、电解质紊乱及代谢性酸中毒(metabolic acidosis)。一般持续 3～5 日，随尿量增多，病情好转。

4. 非典型病例　根据前驱感染史及血 complement 规律性变化明确诊断。

(1) 肾外症状性肾炎：患儿有 hypertension 和（或）edema，甚至 hypertensive encephalopathy、circulatory congestion，但尿改变轻微或尿检正常。

(2) 肾病表现的 AGN：以 AGN 起病，但 edema、proteinuria 突出达肾病水平。

(3) 亚临床型：临床无明显表现，仅尿检有轻度改变。

【实验室检查】

1. 尿常规　除有 RBC 和 protein 外，尚可有颗粒 cast、RBC cast。疾病早期尚可见 WBC 和上皮细胞。

2. 血液检查　可见轻度～中度贫血（anemia），血沉轻度加快。

3. 肾功能检查　BUN 和 Scr 一般在正常范围，Ccr 下降。

4. 病灶培养及血清学检查：细菌培养一般阳性率低，特别是已用抗生素者。血清学检查可作为判断近期有链球菌感染的证据，包括：①抗链球菌溶菌素“O”（ASO）：感染后 3～5 周滴度上升（>1：200），持续数月。早期应用抗生素和皮肤感染者可不升高（ASO 增高率为 70%左右，其中呼吸道感染时阳性率 70%～80%，皮肤感染时仅为 50%左右）。②抗链球菌激酶、抗透明质酸梅、抗 DNA 酶 B 及抗二磷酸吡啶核苷酸酶。其中抗 DNA 酶 B 阳性率在 90%以上，抗二磷酸吡啶核苷酸酶在咽部感染时阳性率较高，而抗 DNA 酶 B 及抗透明质酸酶抗体在皮肤感染时阳性率明显升高。

此外，近年有报道应用酶联免疫吸附方法测定抗链球菌 M 蛋白 C 区 IgG，APSGN 病人比无并发症的链球菌性咽炎、CGN 及健康对照均明显升高，且在 ASO 及抗链激酶恢复正常后持续高水平数月。因此，认为可作为一个 APSGN 的诊断指标。

●APSGN 临床诊断条件之一：血 complement 3 起病后下降，6～8 周恢复正常。

5. 血清 complement 测定　起病 4～6 周之内 90%以上的病人 CH50 和 C3 下降，C1q、C2 和 C4 正常或轻度下降，备解素明显下降。8 周内恢复正常。

【诊断与鉴别诊断】

1. 诊断本病要点：①病前 1～3 周有前驱感染史；②急性起病，以 hematuria、proteinuria、oliguria、edema 及 hypertension 为主要表现；③血清 C3 规律性变化（起病后下降，6～8 周恢复正常）；④伴或不伴链球菌感染的血清学证据；⑤必要时 renal biopsy，病理为 EPGN，上皮下 humps 样电子致密物沉积。

2. 本病需与其他引起 AGN 综合征的疾病鉴别

（1）其他 primary glomerulonephritis：IgA 肾病首次发作：常于呼吸道感染后发病，但潜伏期短（数小时～数天），血 complement 正常，常无链球菌感染证据，30％病人血 IgA 升高，随访中常有复发等可与 APSGN 鉴别。膜增殖性肾小球肾炎（membranoproliferative glomerulonephritis，MPGN）：本病与 APSGN 极为相似，也可是链球菌感染后发病，但本病无自愈倾向，低补体血症持续 8 周以上，确诊需 renal biopsy。

（2）Secondary glomerulonephritis：因 purpura nephritis、lupus nephritis、HBV-associated glomerulonephritis 等一些 secondary glomerulonephritis 也可以急性起病，故应注意排除。

（3）CGN 急性发作：既往肾炎史往往不详，继发于感染后急性发作时，前驱期短，一般 1～2 天，anemia、hypertension、renal insufficiency 持续不好转，尿比重常低或固定。

（4）RPGN：起病似 AGN，2～3 周后病情无好转，反而急剧恶化，进行性 renal insufficiency，病理以大量 crescents 形成为特点，预后恶劣。

（5）Primary NS：有 2％～5％的 AGN 临床表现为 NS，需与 primary NS 鉴别。前者一般急性起病，有链球菌感染证据，血 C3 降低后又恢复正常均有助于诊断。

【治疗】

本病为一自限性疾病，因此基本上是对症治疗，加强护理，观察严重症状的出现并及时治疗。

●治疗原则：休息、限盐、利尿、降压及清除残存病灶。

1. 休息　起病两周内卧床至 edema 消退、BP 正常、gross hematuria 消失后下床轻微活动或户外散步。尿常规仅能检出少量 protein 和 RBC、血沉接近正常时恢复上学，但避免剧烈运动。尿常规正常 3 个月后可恢复正常活动。

2. 饮食　尿少、水肿期限制钠盐摄入，严重病例钠盐限制于 60～120mg/（kg・d）。Azotemia 者，限制 protein 入量 0.5g/（kg・d），renal function 正常后，尽早恢复蛋白供应，以保证小儿生长发育。严重 oliguria 或 circulatory congestion 者，限制水入量。

3. 抗生素的应用　可用青霉素（penicillin）每日 5 万 U/kg，连用 7 天～10 天，彻底清除残存病灶。Penicillin 过敏者改用红霉素（erythromycin）。

4. 利尿　是治疗本病的关键。轻度水肿病人可给予双氢克尿噻（dihydrochlorothiazide）2～3mg/kg，分 2～3 次口服，重者给予速尿（呋塞米，furosemide）每次1～2mg/kg肌注。

5. 降压　轻度BP高者经上述处理多可恢复。BP明显高者（舒张压大于90mmHg）应给予降压药：首选硝苯地平（心痛定，nifedipine），0.25～0.5mg/（kg·d），最大<1mg/（kg·d），分次口服或舌下含服；或肼苯哒嗪（hydralazine）1～2mg/（kg·d）口服，每千克体重每次肌注0.1～0.15mg。严重hypertension者可利血平（reserpine）肌注，每次0.07mg/kg，总量小于2mg，口服0.02mg～0.03mg/kg，分2～3次。

6. 严重病例的治疗

（1）Hypertensive encephalopathy：①积极降压：首选硝普钠（sodium nitroprusside），5～10mg加10%葡萄糖100ml，1μg/（kg·min）开始静脉滴注，滴入后即起降压效果，应严密监测BP，随时调节速度，最大<8μg/（kg·min），溶液要新鲜配制，放置4小时后即不能再用，整个输液系统用黑纸或铝箔包裹遮光，sodium nitroprusside副作用：恶心、呕吐、情绪不稳、头痛及肌肉痉挛等；或二氮嗪（diazoxide），3～5mg/（kg·次），1/2～1分钟快速静脉推入。②止惊、吸氧、脱水。

（2）严重circulatory congestion：①严格限制水、钠入量；②利尿（强力利尿剂）、降压；③明显肺水肿者，用sodium nitroprusside，剂量同前；④必要时辅以速效洋地黄类制剂，量宜偏小，症状好转即停药；⑤难治病例，给予腹膜透析或血液滤过。

（3）Acute renal failure：静脉推注furosemide，1～2mg/（kg·次），至3～5mg/（kg·次），重复2～3次无效，按acute renal failure处理：限制水、钠入量，保持水、电解质及酸碱平衡，等待renal function恢复：如azotemia、电解质紊乱及acidosis严重，可尽早透析治疗。

【预后】

本病一般病程2周左右，随尿量增加，edema消退，BP正常，gross hematuria消失，但microscopic hematuria可持续1年，proteinuria有时可持续2年。近期预后良好，早期死亡率小于1%，长期预后尚有争议，一般认为急性期后完全恢复者，长期预后是好的，有作者报告534例随访11～17年，尿异常仅3.6%，Scr升高2.5%，死于慢性renal failure 0.3%；104例随访10～17年，Scr均正常，6.8%有hypertension和（或）proteinuria和（或）microscopic hematuria。

【预防】

改善居住环境，提高卫生水平，及时治疗化脓性感染等可显著降低发病率，预防流行发生。目前在发达国家中，发病率已显著降低，我国大城市中也呈下降趋势。

四、肾病综合征（nephrotic syndrome）

是由于肾小球滤过膜的通透性增加，导致大量血浆albumin自尿中丢失而引起的一种临床综合征。具有①大量蛋白尿（heavy proteinuria）（定性＞＋＋＋，24h 定量＞50mg/kg)；②低白蛋白血症（hypoalbuminemia）（血浆 albumin＜30g/L)；③高胆固醇血症（hypercholesterolemia）（血胆固醇 cholesterol≥5.72mmol/L)；④不同程度 edema，四大特征。

● Nephrotic syndrome 四大特征：①Heavy proteinuria；②Hypoalbuminemia；③Hypercholesterolemia；④Edema。

本征为儿科常见的 glomerular disease，据全国协作调查资料显示：1982 年本病占儿科泌尿系住院病例的 21%，1992 年则占 31%，似有增多趋势。

各种 primary、secondary、congenital 或 hereditary glomerular diseases 均可引起本病，但小儿时期绝大多数（90%以上）为 primary，故本节重点介绍 primary NS。

【分型】

1. 临床分型

(1) 单纯型（simple）只具有上述四大特征者。

(2) 肾炎型（nephritic）除具备上述条件外，还具有以下四项中一项或多项者：①Hematuria：2 周内 3 次离心尿检查，RBC＞10 个/HPF；②反复出现或持续 hypertension，学龄儿童≥17.3/12.0kPa，学龄前儿童＞16.0/10.7kPa，并排除皮质激素所致者；③持续性 azotemia，BUN＞10.7mmol/L，并排除血容量不足所致者；④血总 complement 或 C3 反复降低。

2. 病理分型

常见的病理类型有微小病变（minimal change NS，MCNS）和非 MCNS，后者包括局灶节段肾小球硬化（focal segmental glomerulosclerosis，FSGS)、系膜增生性肾炎（mesangial proliferative glomerulonephritis，MsPGN)、膜性肾病（membranous nephropathy，MN）和 MPGN。儿童中以 MCNS 为常见，其次为 FSGS 和轻、中度 MsPGN。因 3 型之间可相互转变，故有认为此 3 型很可能代表了同一疾病的不同发展时期。MN 在儿科 primary 者少见，仅占 1%～2%，绝大多数为 secondary，特别是 HBV-associated glomerulonephritis. MPGN 是较严重的病理类型，预后相对较差。

●病理分型：①MCNS；②非 MCNS：FSGS、MsPGN、MN、MPGN。

【病因及发病机制】

目前病因尚未明确。

MCNS 主要表现为肾小球滤过膜 charge barrier 紊乱，目前认为与 T 细胞免疫功能紊乱有关，如①对已知引起迟发超敏反应的 antigen 皮肤试验反应减弱，缓解后反应恢复正常；②总 T 淋巴细胞及辅助 T 淋巴细胞下降，而抑制 T 淋巴细胞上升，活动期有 IL-2 受体、CD69、转铁蛋白受体表达增加等 T 细胞被激活的征象；③MCNS 病人的 T 淋巴细胞在有丝分裂原刺激下，其母细胞转化功能降低，且病人血清也能抑制正常人有丝分裂原刺激下的淋巴细胞转化试验；④对皮质激素治疗有反应的 MCNS 病人血清和尿液中含有一种可溶性免疫反应抑制物，由 $CD8^{+}$ 细胞产生，分子量 100kDa～150kDa，能抑制 T 细胞对抗原的反应及 B 细胞介导的 immunoglobulin 产生；⑤部分 MCNS 病人干扰素、TNF 水平增高；⑥病

●MCNS：由于 T 细胞免疫功能紊乱有关，导致 glomerulus 的 charge barrier 减弱，引起 selective proteinuria。

人单核细胞经刀豆素刺激后能产生血管通透因子，可增强血管通透性、肾小球 epithelial cell 足突融合和阴离子位点减少及含硫化合物代谢异常。另发现病人 T 淋巴细胞产生肾小球通透因子，可引起受试动物明显 proteinuria。以上均说明细胞免疫在 MCNS 发病机制中具有重要作用。此外，MCNS 常有较高的变态反应伴发率，血清 IgE 升高，临床上也常见变态反应引发本病复发的现象。又鉴于有同一家族中发病及单卵双胞胎同时发病，显示本病有遗传基础，有报道 $HLAB_{12}$、DR_7 等与本病有关。

非 MCNS 主要为肾小球滤过膜 size barrier 破坏，属免疫复合物性肾炎。

【病理生理】

●非 MCNS：由于免疫复合物性损伤，导致 size barrier 破坏，引起 non－selective proteinuria。

1. Heavy proteinuria：为本征最基本的病理生理改变，是导致其他三大临床特点的基本原因。MCNS 时，因 charge barrier 减弱，使生理 pH 时带负电荷的偏低分子量的 protein（主要是 albumin）由尿中丢失，构成选择性（selective）proteinuria。而非 MCNS 时 size barrier 受累，故大分子 protein 也从尿中漏出，造成非选择性（nonselective）proteinuria。

2. Hypoalbuminemia：是本征病理生理改变的中心环节。Hypoalbuminemia 是血浆蛋白自尿中大量丢失的直接结果，也与血浆蛋白从 glomerulus 滤出后被 renal tubule 吸收分解增高密切相关。此外，尚与肝合成 protein 速度及胃肠道少量 protein 丢失有关。

3. 高脂血症（hyperlipidemia）：本征血清总 cholesterol、低密度脂蛋白（low-density lipoprotein，LDL）和极低密度脂蛋白（VLDL）增高，高密度脂蛋白（HDL）正常或降低。Hyperlipidemia 主要是由于 hypoalbuminemia 引起肝合成 protein 增加，且其中合成的大分子 lipoprotein 又难以从肾排出。此外，与脂蛋白酶等活性下降而致 lipoprotein 清除率降低有关。Hyperlipidemia 对机体不利的影响包括促进肾小球硬化、促发高凝及血栓栓塞合并症和产生动脉粥样硬化性冠心病的可能。

4. Edema：其发生机制复杂，目前有两种理论：传统的经典的理论认为 heavy proteinuria 致血浆蛋白下降、血浆胶体渗透压降低，血浆内水分自血管内转入组织间隙，造成 edema；液体转移引起血容量下降，通过容量和压力感受器使机体保留水钠有关的神经体液因子活化，如抗利尿激素、肾素-血管紧张素-醛固酮分泌增加，交感神经活动增加，导致水钠潴留。另一种理论认为肾有原发的水钠潴留，并不以血容量下降为前提，且由于原发水钠潴留甚至可见血容量扩张。

【临床表现】

男性发病率显著高于女性（2～4：1）。Edema 常为主诉，轻者仅为晨起眼睑 edema，重者全身可凹性（pitting）edema，阴囊 edema，并伴有体腔积液即胸水、腹水（ascites）、心包积液。患儿常有疲惫、厌食、苍白和精神萎靡等症状。肾炎型患者可有 gross hematuria、hypertension 症状。

【并发症】

1. 感染　是本征最常见的合并症，易感基因：IgG 和 complement 成分尿中丢失、IgG 合成下降至免疫功能低下；细胞免疫功能紊乱；蛋白质营养不良；Edema；免疫抑制剂应用。呼吸道感染最为常见，其次为皮肤、泌尿道感染和原发性腹膜炎等。腹膜炎常见于有 ascites 的患儿，致病菌以荚膜菌（如肺炎链球菌）和大肠杆菌为多见，临床表现为发热、腹痛和腹胀，腹肌紧张和反跳痛可不显著。

2. 电解质紊乱　①低钠血症：长期禁盐、过多应用利尿剂、感染(应激性抗利尿激素分泌增多)、腹泻、呕吐所致，表现为厌食、乏力、懒言、嗜睡、血压下降、休克、惊厥。②低钾血症：利尿剂应用或激素利尿、纳差、吐泻而忽略补钾所致。③低钙血症和骨质疏松：维生素 D 结合蛋白由尿中丢失，Vit D 水平减低，肠钙吸收不良、骨骼对甲状旁腺激素调节作用的敏感性降低、甲状旁腺功能亢进等，加上激素的应用所致。

3. 高凝状态、血栓形成：原因：肝脏合成凝血因子增加；尿中丢失抗凝血因子Ⅲ；hyperlipidemia 血液粘稠、血流缓慢、血小板聚集增加；感染或血管壁损伤激活内源性凝血系统；利尿剂的应用、血容量减少、血液浓缩；激素应用促进高凝等。肾静脉血栓最常见：突然腰痛或腹痛、非肾小球性 hematuria、oliguria、甚至 acute renal failure，B 超可见一侧或双侧肾增大，大血管内的血栓可看到。近年来报道肺栓塞并不少见，也有下肢血栓、脑栓塞的报道。

4. 肾上腺危象　长期应用较大剂量的激素，垂体-肾上腺皮质轴受抑制，如撤药过快、突然中断用药、发生应激状况而未及时加量等，患儿可突然出现休克表现，如不及时救治易致死亡。

5. Acute renal failure：其可能的原因有：低血容量所致的肾前性 renal failure；肾小球病变严重，增生显著，GFR 明显下降；肾间质严重水肿、蛋白管型阻塞肾小管致近端小管和肾小囊内静水压增高，导致肾小球有效滤过率下降等。

●NS 常见并发症：
①感染；
②高凝状态、血栓形成；
③电解质紊乱；
④肾上腺危象；
⑤Acute renal failure。

【实验室检查】

1. 血常规：血小板常见增加，有时可见血红蛋白和血细胞比容增加。

2. 尿常规：Proteinuria ＋＋＋～＋＋＋＋，尿沉渣可见透明管型、脂肪体。肾炎型者还有 RBC、肾上皮细胞、颗粒管型等。

3. 血液检查：血浆总蛋白下降，albumin、球蛋白比值倒置，α_2、β 球蛋白及纤维蛋白原增高，γ 球蛋白下降；血脂增高；无并发症时电解质测定一般正常；血沉多增快；IgG、IgA 一般降低，IgM 有时增高；renal function 及 complement 因临床类型而异。

【诊断】

凡具有前述四大特征，其中 heavy proteinuria 和 hypoalbuminemia 为必备条件，排除 purpura nephritis、lupus nephritis、HBV-associated glomerulonephritis 等后，即可诊断为 primary NS；而后进行临床分型：

(1) 单纯型：占小儿肾病的 80％左右。多见于 2～7 岁小儿，男：女为2∶1，全身pitting edema，水肿严重者可有oliguria，一般无hematuria及hypertension，血C3、renal failure正常，病理多为MCNS，激素敏感，预后良好。

●Primary NS分型：
①Simple；
②nephritic。

（2）肾炎型：占小儿肾病的20%左右。多见于学龄儿童，四大特征不如单纯型显著，可出现hematuria、hypertension、renal function减退或C3降低，病理多为非MCNS，激素疗效欠佳或较差，预后则根据病变程度而不同。

对激素治疗不敏感者应进行肾活检以明确病理类型，指导诊断和治疗。

【治疗】

1. 一般治疗

（1）休息：一般无需严格限制活动，严重edema、hypertension者卧床，但应经常变换体位，预防血管栓塞并发症；

（2）饮食：水肿患儿要低盐（2g/d），严重edema、hypertension时应予无盐饮食；严重水肿时适当限水；适量优质蛋白2g/（kg·d）；注意补充维生素D（500～1000IU/d）及钙剂。

（3）防治感染：加强皮肤护理；避免到公共场所；预防接种需待症状缓解停药后3个月后进行；接触麻疹、水痘者，暂时减激素并注射丙种球蛋白。

（4）利尿剂的应用：激素敏感者用药7～10天可利尿，一般无需给利尿剂；水肿严重有胸、腹水而呼吸困难、因其他原因暂不能服用激素、或激素不敏感者，可给利尿剂以改善全身情况。常用dihydrochlorothiazide［2～5mg/（kg·d）］、螺内酯（spironolactone，3～5mg/（kg·d））；对水肿明显、血容量相对不足者，可先给予低分子右旋糖酐（dextran）10ml/（kg·次），快速静滴（1小时左右）后静推frusemide；尽量不用无盐白蛋白或血浆。在大量利尿时必须注意防止发生低血容量休克和体位性低血压。

2. 激素疗法　是目前nephrotic syndrome诱导缓解的首选药。

●激素疗效判断：
① Steroid-responsive；
② Steroid-resistant；
③ Steroid-dependent；
④Relapse；
⑤Frequent relapse。

（1）中长程疗法：国内常用。泼尼松（prednisone）2mg/(kg·d)（最大剂量60mg/d），分次给药，proteinuria阴转后2周（最短4周，最长一般不超过8周），改为2mg/kg隔日早餐后顿服，继服4周，以后每2～4周减2.5～5mg，直至停药。总疗程：中程疗法6个月，长程疗法9个月。

（2）短程疗法：国外常用。Prednisone 2mg/(kg·d)，最大量60mg/d，分次口服，proteinuria阴转后2周，改为1.5mg/kg隔日晨顿服，4～6周后骤然停药，总疗程8～12周。

（3）激素疗效的判断：Prednisone 1.5～2mg/kg治疗8周评价，①激素敏感（steroid-responsive）：8周内尿蛋白阴转、edema消退；②激素耐药（steroid-resistant）：治疗满8周，尿蛋白仍阳性；③激素依赖（steroid-dependent）：对激素敏感，但减量或停药2周内复发，恢复用量或再次用药又缓解，重复2～3次者；④复发或反复（relapse）：尿蛋白阴转、停激素4周以上，尿蛋白又＞++为复发；如在激素用药过程中出现上述变化为反复；⑤频繁复发或反复（frequent relapses）：指复发或反复2次/半年，3次/1年。

3. 复发或反复的治疗：

（1）延长激素治疗时间：在疗程结束后继续用 prednisone 2.5～5mg（或按0.25mg/kg）隔日口服来预防复发，用药时间可长达1.5～2年。

（2）免疫抑制剂：①环磷酰胺（cyclophosphamide）：在经 prednisone 治疗、尿蛋白阴转后，即加用 cyclophosphamide，2～2.5mg/（kg·d），分2～3次口服，8～12周；副作用：恶心、呕吐、脱发、白细胞减少、肝损害、出血性膀胱炎及性腺损害。故药物宜饭后服用以减少胃肠反应，多饮水，每1～2周查血象，白细胞总数＜4×10^9/L时应减量，＜3×10^9/L时停药。cyclophosphamide 累积量＜200～250mg/kg。②苯丁酸氮芥（chlorambucil）：0.2mg/(kg·d)，分次服用，6～8周，总量＜10mg/kg，副作用类似 cyclophosphamide。③其他：环孢霉素A、氮芥、雷公藤多苷等。

（3）左旋咪唑（levamisole）：2.5mg/kg，隔日口服，共1～1.5年。

4. 皮质激素耐药的治疗

（1）继续诱导缓解：①延长 prednisone 诱导期：即泼尼松1.5～2mg/（kg·d）用至10～12周，然后才改隔日顿服，部分病例在8周后可获缓解。②甲基泼尼松龙（methylprednisolone）冲击疗法：15～30mg/（kg·次）（最大＜1g/d），溶于10％葡萄糖100～250ml中，静滴1～2小时，每日或隔日1次，3次为1个疗程。可重复1～2个疗程。③Cyclophosphamide 口服或冲击治疗：8～10mg/（kg·次），加入适量生理盐水或葡萄糖溶液静脉滴注1小时，1次/d，连用2天，每间隔半月重复上述2天的冲击，累积量＜150mg/kg。④环孢霉素A（cyclosporine）：5～7mg/（kg·d），分3次口服，维持血浓度在200～300ng/ml，疗程3～6个月；副作用：肾损害、高血压、高尿酸血症、高钾和低镁血症、钠潴留、多毛及牙龈增生等。⑤近年来开始试用霉酚酸酯治疗，取得一定疗效。

（2）降蛋白尿治疗：因大量 proteinuria 致肾小球高滤过会促进肾小球硬化，故降蛋白尿有预防肾小球硬化和肾功能恶化的作用，常用血管紧张素转换酶抑制剂（angiotensin converting enzyme inhibitor，ACEI）：依那普利、贝那普利、氯沙坦等。

5. 其他 ①抗凝：肝素、潘生丁、尿激酶等可防治血栓、减轻蛋白尿。②降脂：藻酸双酯钠，洛伐他汀等。

【预后】

小儿 primary NS 预后取决于病理类型，90％以上 MCNS 对皮质激素治疗敏感，FSGS 则为10％～20％，轻度 MsPGN 为50％。激素治疗敏感儿中约30％不 relapse，40％有1～3次 relapse，30％有 frequent relapses。Frequent relapses 与下列因素有关：初发年龄＜4岁；初治疗程结束后3

个月内复发；HLA-DR9、DR7 型；病理类型属非 MCNS 者。

五、急进性肾小球肾炎

急进性肾小球肾炎（rapidly progressive glomerulonephritis）简称急进性肾炎（RPGN），是一种综合征，可由多种病因引起。1942 年 Ellis 根据他的少数肾炎病人呈急性起病，临床过程发展急剧，renal function 进行性恶化，多在数月内死亡而提出。其主要病理改变为肾小球囊内有广泛 crescents 形成。故有新月体肾炎或毛细血管外肾炎之称。

【病因及发病机制】

●RPGN 免疫病理分型：①抗肾抗体型肾炎；②免疫复合物型肾炎；③Pauci-immune type。

目前将发病原因不明，而其他组织无特异病理变化的称为 primary；病因明确或属于全身性疾病的局部表现者称为 secondary，如 lupus nephritis、purpura nephritis、Goodpasture 综合征、IgA 肾病等。

根据免疫荧光技术可分为以下三种类型：

1. 抗肾抗体型肾炎：血中或肾洗脱液中可检出抗肾抗体，并与基底膜结合，直接使其损伤、断裂。免疫荧光检查发现沿基底膜内皮细胞侧有线状沉积。主要是 IgG 沉积。半数到 2/3 病人可有补体 C3 沉积。

2. 免疫复合物型肾炎：血中可测出免疫复合物。免疫荧光检查沿肾小球基底膜上皮细胞侧呈颗粒状沉积，抗体多为 IgG，IgM，亦可见 C3 沉积。

3. 荧光抗体阴性或仅有微弱沉积（pauci-immune type）：血中查不出抗肾抗体及免疫复合物，C3 不低。肾组织免疫荧光检查阴性。近年发现此部分病人血中抗中性粒细胞胞浆抗体（ANCA）阳性，可能与发病有关。

以上三种类型肾炎的发生频度：抗基底膜抗体型约占 20%，免疫复合物型约占 40%，无荧光沉积型约占 40%。

【肾病理】

●主要病理改变：新月体肾炎（crescent glomerulonephritis）。

肾肿大、表面光滑、苍白、可见多数出血点。镜下可见肾小囊壁层上皮细胞增生，形成 crescents。有 crescent 形成的肾小球约占全部肾小球的 60%～80%，且 crescent 占肾小球面积的 50%以上。严重者肾小囊被完全阻塞，毛细血管袢被压缩，但血管袢本身病变较少。可在短时间内（数周），出现严重肾小球硬化，使肾小球功能丧失。同时可见肾小管萎缩、间质纤维化及淋巴细胞浸润。

电镜可见 crescent 内除增生的上皮细胞外，尚可见较多的纤维素及红细胞等。毛细血管袢呈屈曲萎缩状态。有的显示毛细血管基底膜变性、断裂及纤维素沉积。内皮细胞下有电子致密物沉积，有时亦可见上皮细胞下或基底膜内沉积。

【临床表现】

本病常见于较大儿童，或青春期。年龄最小者 5 岁。男多于女。病前 2～3 周内可有疲乏、无力、发热、关节痛等症状。约 1/3～1/2 病人可有上呼吸道前驱感染。起病多与 acute glomerulonephritis 相似，一般多在起病数天至2～3个月内发生oliguria（即尿量少于每日250ml/m²）或anuria（每日少于50ml/m²）及肾功能不全表现。多数病人有hematuria，约1/3病人表现为gross hematuria。Proteinuria多为中度，少数病人表现为大量proteinuria，甚至达肾病水平proteinuria或nephrotic syndrome表现。血压初期可不高，随着病程进展逐渐升高，但不少病人病初即有明显hypertension。Edema从病初就多较明显，并逐渐加重，且多较顽固，可有胸水和/或腹水。部分病人如能渡过少尿期则进入多尿期，持续时间不等。

【实验室检查】

1. 尿常规检查：Proteinuria、hematuria。沉渣还可见白细胞、各种管型和/或肾小管上皮细胞。

2. 肾功能检查　血BUN及Scr明显升高，CCr明显降低，酚红排泄试验明显减少，尿比重恒定。

3. 其他检查　多数病人早期就有明显anemia，且与renal failure程度不平衡。血沉多较快，血小板可减少。少数病人血抗基底膜抗体、ANCA可呈阳性。

【诊断及鉴别诊断】

1. 诊断：目前较公认的诊断标准是：①发病3个月以内renal function急剧恶化；②Oliguria或anuria；③肾实质受累，表现为大量proteinuria和hematuria；④既往无肾病病史；⑤肾大小正常或轻度肿大；⑥肾活检显示50%以上肾小球有crescents形成。因此，在有条件单位对诊断有困难者，应尽早争取作肾活组织检查，以期早期明确诊断，估计病情及指导治疗。

●RPGN主要诊断标准：①起病3个月内renal function进行性下降；②有肾小球肾炎表现。

2. 鉴别诊断

(1) Acute poststreptococcal glomerulonephritis (APSGN)：起病和临床表现与RPGN相似，不易鉴别，但前者病初多有链球菌感染史，抗"O"升高，oliguria持续时间短，很少超过两周，肾功能不全多较轻，预后多良好，有助于鉴别。此外，APSGN极期补体C3多下降，且随病情好转逐渐恢复，而RPGN主要为毛细血管外上皮细胞增殖，crescent形成。

(2) 溶血尿毒综合征　多见于婴幼儿，主要表现为溶血性anemia，急速进展的肾功能不全，伴有oliguria、anuria（或血红蛋白），需与本病鉴别。但anemia多较严重，网织红细胞升高，周围血红细胞形态异常，可见较大量的破碎红细胞、盔状红细胞等异常红细胞。血小板及凝血因子减少，出血倾向明显，对鉴别有帮助。

(3) 继发于全身疾病：如系统性红斑狼疮、过敏性紫癜、Goodpasture综合征等，在表现为急进性肾功能减退的同时，注意原发病表现，多不难鉴别。

【治疗】

本病无特异治疗。近年由于皮质激素及细胞毒药物的广泛应用，疗效已明显提高，更由于早期透析治疗，预后已大为改善。

1. 一般治疗　绝对卧床休息、无盐或低盐低蛋白饮食。保护残存肾功能。注意维持和调整水与电解质紊乱，纠正 metabolic acidosis。Oliguria 早期可考虑使用利尿剂及血管扩张剂。有 hypertension 者，应积极控制血压。避免应用对肾脏有害药物，积极防治感染。

●近年 RPGN 治疗：早期应用 methylprednisolone 冲击，加大剂量 cyclophosphamide 冲击及抗凝治疗。

2. 肾上腺皮质激素与免疫抑制剂的应用：Prednisone 1～1.5mg/（kg·d），与 cyclophosphamide 2.5～3mg/（kg·d）联合应用持续至病情缓解，再减量维持治疗。

3. Methylprednisolone 冲击疗法：对病情进展迅速或较重者多采用此疗法。Methylprednisolone 15～30mg/（kg·d）（最大剂量不超过 1g/d）溶于 5%葡萄糖 100～200ml 内，1～2 小时静脉点滴，每日或隔日 1 次，3 次为一疗程。最多可用 3 个疗程，以后改为口服 prednisone 维持。少数病例冲击治疗后，可发生严重感染或 hypertensive encephalopathy，应引起注意。

4. 近年又提出在 methylprednisolone 冲击基础上，加上大剂量 cyclophosphamide 冲击疗法，cyclophosphamide 剂量为 0.5～1mg/m^2，每月 1 次，连用 3～6 次，以后每 3 个月 1 次静脉点滴，同时加用雷公藤 25mg/d，口服，继用 prednisone 口服维持治疗。

5. 抗凝治疗：可用肝素、潘生丁，并与 prednisone 及免疫抑制剂联合应用，称四联疗法，可取得一定疗效。

6. 其他：血浆置换疗法等。

7. 透析和肾移植：透析指征：①水血症伴心功能不全，肺水肿或高血压；②血 BUN＞29.5mmol/L（80mg/dl）；③血钾＞6.5mmol/L；④严重 acidosis，血 HCO_3^- 在 12mmol/L 以下者。有的作者主张早期透析，肾功能不恢复者待病情稳定后进行肾移植。但抗肾抗体阳性者，须等待其至阴性后再进行，否则可使移植肾再发生病变。

【预后】

本病预后严重，多数病人在数月至 1 年内发展为严重 renal failure 而死亡。有下列情况者多提示预后不良：①非链球菌感染后类型；②Oliguria 持续较久，超过 3～4 周以上；③Renal function 损害严重、血 BUN＞56.3mmol/L（150mg）；④肾组织早期有明显栓塞和坏死性病变；⑤肾小球 crescents 数目超过 70%以上。

六、乙型肝炎病毒相关肾炎（HBV-associated nephritis）

1971 年，Combes 等首先描述了第一例具有持续 HBsAg 抗原血症的病人，发生了膜性肾病（MN）。此后，陆续报道了膜增殖性肾炎、IgA 肾病、弥漫增殖性肾炎等。该病多见于 2～12 岁的儿童，男＞女，在乙型肝炎病毒（HBV）携带率高的地区如亚洲、非洲发病率高。临床主要表现为 nephrotic syndrome 或非肾病性 proteinuria、hematuria，病理以 MN

最常见。

【病因及发病机制】

HBV与DNA病毒，感染病人后可表现为无症状带病毒状态、急慢性肝炎及重性肝炎，并可由HBV抗原及抗体形成免疫复合物或HBV肝细胞外定位、复制，引起肝外组织病变，HBV-associated nephritis即是其中之一。

目前认为其发病机制为：

1. 免疫复合物致病

(1) 乙肝病毒感染后的膜性肾病（HBV-MN）是由HBeAg-HBeAb免疫复合物在上皮下沉积或原位形成所致。

(2) 乙肝病毒感染后的膜增殖性肾炎（HBV-MPGN）、系膜增生性肾炎是含HBsAg、HBcAg的循环免疫复合物系膜区和内皮下沉积所致。

2. HBV直接感染肾所致　一些作者应用分子生物学技术，发现病人肾活检标本上存在HBV-DNA，免疫荧光可见完整的HBV病毒颗粒，电镜发现病毒样颗粒。证实HBV可直接感染肾细胞而致病。

3. HBV感染导致自身免疫致病　HBV可直接侵犯淋巴细胞及单核细胞，从而引起免疫功能紊乱。HBV在肝细胞内繁殖，可改变自身抗原成分，随肝细胞破坏将其释入血中，导致多种自身抗体的产生，如：抗DNA抗体、抗中性粒细胞胞浆抗体、抗肾小管刷状缘抗体等。

● HBV－associated nephritis发病机制：①免疫复合物致病；②HBV直接感染肾；③导致自身免疫致病。

【肾病理】

各病理类型的HBV相关肾炎与相应类型的原发性肾炎表现相似，但也有不同。如HBV-MN：光镜可见轻度系膜细胞增生；免疫荧光示毛细血管壁IgG（可伴有C3、IgM、IgA）沉积，此外，常可测到HBeAg且与IgG、C3分布一致；电镜除上皮下免疫沉积物外，也可在系膜区及内皮下沉积，可见到病毒颗粒；免疫电镜可证实在免疫沉积物中有HBeAg和补体膜攻击复合物。

● HBV－associated nephritis病理：不典型MN最常见。

【临床表现】

多见于2～12岁的儿童，男：女为3～4：1。起病多隐袭，部分病人可以肾炎或肾病综合征起病。临床表现特点：非典型性、多变性及迁延性。

HBV－MN小儿常表现为nephrotic syndrome或非肾病proteinuria、microscopic hematuria，renal function正常或轻度下降，肝疾病通常是隐性表现。与小儿相比，成人HBV-MN常见高血压和肾功能障碍，肝炎病史也较明确。

HBV－MPGN多表现为nephrotic syndrome和microscopic hematuria，30％～60％伴hypertension，10％～30％伴轻－中度肾功能不全。

【实验室检查】

1. 尿常规；不同程度的proteinuria或（和）hematuria。

2. 血HBV感染标志的检测：一般HBsAg、HBcAg均阳性，HBeAg 60％～80％阳性，HBsAb、HBeAb一般阳性率不高。

3. 肾功能：多数正常，部分 HBV-MPGN 可有肾功能不全。

4. 血 complement 测定：20%～50%的病人 C3、C4 下降。

5. 肝检查：肝转氨酶可正常或轻度增高，肝活检可表现为慢性持续性肝炎、慢性活动性肝炎、肝硬化等。

【诊断及鉴别诊断】

目前国内诊断标准：①血清 HBV 抗原阳性；②有肾实质损害表现，hematuria 和（或）proteinuria，除外其他继发性肾炎；③肾组织切片中找到 HBV 抗原；④肾组织洗脱液具有抗 HBV 活性。

●小儿 HBV－associated nephritis 诊断条件：①血清 HBV 抗原阳性；②有肾实质损害表现，除外其他继发性肾炎；③肾病理为非典型 MN。

由于儿童 primary MN 极少见，且儿童 MN 中绝大多数为 HBV－associated nephritis，因此，儿科患者凡符合①、②两条，且肾活检病理诊断为非典型 MN，即可拟似诊断。

本病与 primaryMN 鉴别点：①临床化验有肝功能异常。②血 complement 下降，循环免疫复合物阳性。③病理上除上皮下沉积外，尚有系膜及内皮下沉积。

【治疗】

本病无特效治疗，以对症为主，对激素和免疫抑制剂的应用尚有争议。一般认为激素可延迟中和抗体的产生、促进病毒复制而加重病情，故必须慎用。

近年开始对有 nephrotic syndrome 或进展性肾功能不全表现的病人应用抗病毒治疗：①α-干扰素（α-interferon）：随着 HBeAg 阴转，大多数 HBV-MN 病人缓解，但 HBV-MPGN 病人对 α-interferon 的反应略差。剂量：有主张体重＜20kg 者 500 万 U，＞20kg 者 800 万 U，每周肌注 3 次；副作用：恶心、发热、头痛、寒战、关节痛、肌痛、疲倦和失眠等，但随用药次数增多而减轻。②阿糖腺苷和胸腺素联合治疗：阿糖腺苷-磷酸盐 15mg/（kg·d）加入葡萄糖液中，于 12～16 小时内缓慢静脉滴注，连用 2 周，然后用胸腺素每日 1 次肌注，连续 6 个月。

【预后】

小儿 HBV－MN 预后较好，大部分 5 年内可自发缓解，通常伴有 HBeAg 阴转，HBeAb 出现。HBV-MPGN 很少自发缓解，预后较差，常逐渐进展至肾功能不全。

【预防】

本病预防关键在于积极防治乙型肝炎，特别母子垂直感染。近年来，国内对乙肝疫苗研究取得很大成果，并已在人群中特别是在新生儿中广泛应用，为乙肝防治创造了条件。相信在不久的将来，随着乙型肝炎的控制，本病发病率必将下降。

七、丙型肝炎相关肾炎（HCV-associated nephritis）

1989 年 Choo 等发现了丙型肝炎病毒（HCV），属 RNA 病毒，是散发和输血相关的非甲非乙肝炎、慢性活动性肝炎、肝硬化等的主要病因。

1993年Johnson报道了8例HCV-associated nephritis，从而引起人们的重视。HCV-associated nephritis常见病理类型为膜增殖性肾炎(MPGN)，其他还有膜性肾病（MN)、急性增殖性肾炎、IgA肾病。

HCV－MPGN的发病机制可能是含HCV抗原、抗HCV-IgG和IgM类风湿因子的循环免疫复合物在内皮下及系膜区沉积所致，但也不除外自身免疫所致，因为慢性HCV感染常见自身抗体，如：抗DNA抗体(21%)、类风湿因子（70%)、抗平滑肌抗体（21%)、P-ANCA（37%)及抗肾小球抗原的抗体。

HCV-MN的发病机制主要是HCV-C22抗原在上皮下沉积（因为它是带阳电荷），然后再结合抗HCV-IgG，形成原位免疫复合物而致病，已报道2例HCV-MN病人毛细血管壁上有HCV-C22。

各病理类型与原发性肾炎相似，但也有不同。

HCV-MPGN临床表现常为nephrotic syndrome，少数为非肾病性proteinuria，轻到中度肾功能不全，1/2病人伴有混合冷球蛋白血症的症状，如：关节疼、紫癜、末梢性神经病等，常缺乏肝病的临床表现。

HCV-MN的临床表现类似特发性膜性肾病，但肝酶常轻度升高。

实验室检查常见血抗HCV-IgG阳性，血HCV-RNA阳性。2/3病人肝功能异常，肝活检常示慢性活动性肝炎。可有低补体血症（CH50、C4、C3下降)，类风湿因子阳性，在病初冷球蛋白阳性者占60%，另20%于病程中被检测到。

治疗尚未确定。有作者对HCV-MPGN病人试用α－interferon，每天3mU，每周3次，6个月后逐渐减量至最低抑制病毒血症（用PCR方法测定）的量；一般不用免疫抑制剂，但当病人表现为急进性肾炎样过程时，可用激素冲击加（或不加）血浆置换，随后快速减量，代之干扰素治疗。

八、过敏性紫癜性肾炎

过敏性紫癜肾炎（purpura nephritis）是指过敏性紫癜时肾实质受累者而言。本症是全身性疾患累及肾的常见原因之一。本症病程有迁延倾向，也是致慢性肾功能衰竭的病因之一。

【病因和发病机理】

过敏性紫癜为一由含IgA的免疫复合物致之过敏性血管炎，可累及皮肤、黏膜、内脏器官等多个部位。本症中IgA或其免疫复合物通过旁路途径激活补体，造成肾组织的免疫病理损伤。

● Purpura nephritis是由含IgA的免疫复合物所致的、累及肾脏的过敏性血管炎。

本病特异抗原迄今不明，发病前常有感染、食物、药物过敏史。

【肾病理】

基本改变为系膜增生，有时伴crescents形成。可分为六型。Ⅰ型者肾小球呈轻微改变，Ⅱ型单纯系膜增生改变，可为局灶性或弥漫性，Ⅲ型除系膜增生多伴crescents形成（<50%肾小球受累)，Ⅳ型除系膜增生外

有50%～75%肾小球有crescents改变，Ⅴ型有75%以上肾小球有crescents形成，Ⅵ型为系膜毛细血管性肾炎。

免疫荧光检查为系膜区IgA沉积，也可同时伴C3、IgG沉积。电镜检查除系膜细胞增生外，系膜基质中常有团块状电子致密物。

【临床表现】

以儿童期多见。

1. 肾外症状

(1) 皮肤：常为首发症状，典型表现为大小不等、微突于皮肤表面的紫癜，对称分布于下肢伸侧、踝关节周围，偶累及臀部、全身。年幼儿还可伴发手足背、眼周、头皮血管神经性水肿。严重者紫癜皮损中心出血性坏死或溃疡性改变。皮肤紫癜可成批反复发生。

(2) 消化道症状：约半数患者有胃肠症状，表现为腹痛，有时伴程度不等的胃肠出血，患者有黑便或血便。偶有引发肠套叠、穿孔坏死者。

(3) 关节症状：部分患者还有关节症状，多累及膝、踝关节，表现为关节疼痛或肿胀。

2. 肾受累表现：发生率各家报道不一（20%～90%），多发生于皮肤病变后1个月内，尤以第10～15天为发生高峰。临床表现为hematuria、伴程度不一的proteinuria。Edema一般不重，20%～40%有hypertension。

肾受累程度轻重不一，有几种临床类型，即①hematuria，②hematuria伴持续proteinuria，③acute glomerulonephritis，④nephrotic syndrome，偶见⑤RPGN或⑥chronic glomerulonephritis。

【实验室检查】

1. 血常规：可有中性粒细胞增加，但血小板计数及出、凝血时间正常。

2. 尿常规：程度不等的hematuria、proteinuria。

3. 血化验：血IgA可增高；补体C3、C1q、C4正常，但备解素及其转化酶可下降；肾功能视肾受累轻重而异。此外，可检出冷球蛋白血症、IgA免疫复合物。

【诊断】

根据典型皮肤紫癜病变，胃肠、关节表现及肾炎性尿改变即可作出purpura nephritis的临床诊断。至于极少数以肾受累为首发症状者在皮疹出现前常难于诊断。有时还需与兼有皮疹及肾炎性尿改变的疾患鉴别，如多种原发或继发性血管炎（如结节性多动脉炎、狼疮肾炎、冷球蛋白血症等）。

【治疗】

本症目前尚缺乏特异治疗，且病情轻重不一，故在无严格对照的情况下，一般文献报告的各种疗法其效果难于比较和评价。

1. 一般治疗：

急期应注意休息，尽可能找出可疑过敏原并予以清除，如清除和治疗感染灶、停用可疑的致过敏的药物食物等。胃肠症状可予解痉药，必要时禁食输液，并密切观察警惕胃肠道外科合并症（如肠套叠）。

近年有报告用 H_2 受体阻滞剂西咪替丁（cimetidine），对控制反复的皮肤紫癜及减轻肾损伤有一定疗效，20mg/kg 静脉滴注一周，后改 15～20mg/kg 分次口服，连用 1～2 周。

2. 肾上腺皮质激素：此对缓解关节炎及胃肠症状有效，一般用 prednisone 每日 1～2mg/kg 分二次口服，7～14 天。此类药物对皮肤紫癜的反复出现及防止肾的受累一般认为无效。对已发生的肾损害，其疗效也并不理想。但临床上对有明确肾损伤，呈急进性肾功能减退或 proteinuria 程度较重，尤其是呈 nephrotic syndrome 者仍给以肾上腺皮质激素治疗，其剂量及方法参见 nephrotic syndrome 治疗方案。对经激素诱导治疗 6～8 周无缓解、proteinuria＞2.0g/d 并伴明显 hematuria 或肾功能损害者目前也多主张加用 cyclophosphamide。

3. Methylprednisolone 联合 cyclophosphamide 静脉冲击治疗：临床表现为 RPGN 者，病理上多有不同程度 crescents 形成，应及时给予大剂量 methylprednisolone 静脉冲击治疗，并可同时给予 cyclophosphamide 静脉冲击。

病理上呈Ⅵ和Ⅴ级改变的重症患儿，有主张皮质激素、免疫抑制剂、抗凝（如肝素）及抗血小板聚集剂（潘生丁）的四联疗法。

此外，临床呈肾功能衰竭者，有时需行透析治疗，以度过急期；还有报告可应用血浆置换。

【预后】

过敏性紫癜一般呈自限过程，通常 1～6 周恢复。Purpura nephritis 因肾受累轻重不一而病程及预后各异，一般而言病程常较迁延。预后与下列因素有关：①成人逊于儿童；②起病急期有肾功能损伤、hypertension、重症 proteinuria 者预后差；③肾病理上增殖明显、crescents 多、有肾小管间质改变者预后差。有报告病理上呈Ⅰ、Ⅱ、Ⅲ、Ⅳ、Ⅴ级改变者发生进行性肾功能恶化者依次分别为 0、16%、24%、55%和 67%。此外还应注意一些患者急期已恢复甚或病初肾受累并不明显，但可于其后发生 hypertension、肾功能障碍、或妊娠时伴发 hypertension 及 proteinuria。

九、狼疮性肾炎（lupus nephritis，LN）

小儿系统性红斑狼疮（SLE）是一种典型的自身反应性疾病，其特征为患儿血中出现大量的抗核抗原的自身抗体，并表现为多系统损害。该病在亚洲地区女孩发病率最高，有报道白种女孩为 1.27～4.4/10 万，而亚洲女孩则为 6.16～31.14/10 万。

●Lupus nephritis 是一种自身免疫性疾病。

肾脏是 SLE 最常侵犯的脏器，病程早期 25%～50%出现尿检或肾功能减退，以后发展至 80%的患儿均出现明显肾损害，比成人多见，且相对较重，Ⅳ型（弥漫增殖型）占 54%，SLE 死亡原因中 1/3 是因为肾功能衰竭。

因此，小儿 LN 是一个严重威胁我国青少年的常见疾病。

【发病机理】

尚未完全明了，公认本病为自身免疫性疾病。目前研究认为本病患儿体内存在多种自身抗体，其产生与细胞凋亡（apoptosis）密切相关：主要是自身反应性 T、B 淋巴细胞逃脱 apoptosis 而处于活化增殖状态，引起机体对自身抗原的外周耐受缺陷，导致自身免疫异常而致病。促发因素包括：①遗传：小儿 SLE 有家族遗传倾向：13.8%小儿 SLE 患者的三代亲属中有一或更多亲属有结缔组织病，同卵双生一致发病的百分比高达70%。②病毒、感染、日光、药物等。

LN 发病机制较为复杂，自身抗体在 lupus nephritis 的发病机制中起重要作用：

（1）免疫复合物沉积导致肾脏损伤：①致肾炎性自身抗体与肾小球内抗原直接结合；②循环免疫复合物或原位免疫复合物沉积。

（2）调节 apoptosis：有作者观察到自身抗体能通过与细胞表面抗原直接相互作用进行核心定位，从而影响细胞的功能，调节 apoptosis。在 lupus nephritis 时，有报道肾小球细胞 apoptosis 存在异常：即在肾小球细胞异常增殖的同时，凋亡机制不能做出相应的反应，增殖和 apoptosis 不平衡，后者明显减低，致使增殖占绝对优势。

【肾病理】

按照 1995 年 WHO 诊断标准分类。对 LN 有诊断意义的病理改变："白金耳"和"苏木素小体"，免疫荧光"满堂亮"。

●LN 有诊断意义的病理改变：白金耳、苏木素小体、免疫荧光"满堂亮"。

Table 14-6 WHO Classification of Lupus Nephritis in 1995

Ⅰ正常肾小球
a. 光镜、免疫荧光和电镜均正常
b. 光镜正常，免疫荧光和/或电镜有少量沉积物
Ⅱ单纯系膜改变
a. 系膜区增宽和/或轻度细胞增多
b. 系膜细胞增生
Ⅲ局灶节段性肾小球肾炎（伴轻/中度系膜改变和/或节段上皮下沉积）
a. 活动性坏死性病变
b. 活动性和硬化性病变
c. 硬化性病变
Ⅳ弥漫性肾小球肾炎（重度系膜/系膜毛细血管伴广泛内皮下沉积，几乎都有系膜区沉积，上皮下沉积常见）
a. 伴节段性病变
b. 伴活动性坏死性病变
c. 伴活动性硬化性病变
d. 伴硬化性病变
Ⅴ弥漫膜性肾小球肾炎
a. 单纯膜性肾小球性肾炎
b. 伴Ⅱ型病变（a 或 b）
Ⅵ进行性硬化性肾小球肾炎肾病理改变

【临床表现】

1. 发病年龄及性别：多见于女性，约占80%～90%，儿童病例中以10～14岁最多见，5～10岁发病者占1/3，婴幼儿极少见。

2. 肾脏损害表现：病程早期25%～50%有尿检或肾功能减退，以后发展至80%的患儿出现明显肾损害表现，比成人多见。

(1) 临床表现：并无特征性，hematuria、proteinuria、hypertension较常见，伴不同程度edema。50%左右表现为nephrotic syndrome，50%有肾功能下降，偶可表现为acute renal failure。常有肾小管功能障碍。临床分型：isolated hematuria or proteinuria、acute glomerulonephritis、nephritic syndrome、RPGN、acute renal failure、慢性肾炎、急性肾小管酸中毒。

(2) 出现时间：①可与全身症状同时存在；②也可为首发症状；③或在全身症状出现若干年后出现，据统计60%的LN出现在起病3个月内，88%出现在3年内，而27%的肾受累发生在起病后5年或更长时间。

●Lupus nephritis 临床表现多种多样，并无特征性。

3. 肾外表现

(1) 皮疹：面部蝶疹多见，日晒加剧。

(2) 关节症状：关节肌肉疼痛，可累及四肢大小关节，呈急性炎症过程。

(3) 心血管异常：病变可累及心内膜、心肌及心包，少数可有脉管炎和雷诺现象。

(4) 呼吸系统：可表现为间质性肺炎、胸膜炎、胸腔积液。

(5) 神经系统：轻度受累常见，如判断力、短期记忆力减退，行为异常，头痛。此外尚可表现为精神病、舞蹈症，惊厥相对少见。

(6) 胃肠道：轻度胃肠道受累常见，如恶心、纳差、腹痛，肝大或脾大占30%～40%。

(7) 血液系统：贫血最常见，其次白细胞、血小板减少。

(8) 其他：发热、不适、体重下降、光敏、脱发及淋巴结肿大等。

【实验室检查】

1. 自身抗体：血清抗核抗体（ANA）多阳性，活动期滴度>1∶160，荧光图形有四种：膜型、均质型、斑点型和核仁型，其中膜型为急性期的特征。血清抗DNA抗体中的抗dsDNA抗体、抗ENA抗体中的抗Sm抗体对SLE的诊断较为特异。此外，LN中抗磷脂抗体29%～50%阳性，可帮助诊断，且与血栓形成、血小板减少有关。抗中性粒细胞胞浆抗体（ANCA）为P-ANCA阳性，与肾小球坏死性新月体和间质血管炎有关，临床表现重，代表一种特殊类型LN。

●重要的实验室检查：ANA阳性和血C3下降。

2. 血清补体：3/4有低补体血症，血C3下降，C4、C1q更低，也伴有备解素和B因子下降。

3. 其他：狼疮细胞70%～80%阳性；循环免疫复合物66%～69%阳性；高球蛋白血症（血浆α_2球蛋白、γ球蛋白及IgG增高）；血沉增快；类风湿因子阳性等。

【诊断】

凡符合 WHO 的 SLE 诊断标准，并有肾受累表现者即可诊断 LN：①24 小时 proteinuria＞0.15g 或＞4mg/（kg·h）；②持续 hematuria＞5 个/HP（离心尿）；③管型尿；④肾功能下降；⑤肾小管功能异常；⑥肾活检异常。

对以肾损害为主要表现者，如存在下列异常要除外 LN：①低补体血症，特别是 C1q、C4 下降为主者；②血清抗磷脂抗体阳性，冷球蛋白血症；③肾活检：为非典型膜性肾病、膜增殖性病变或系膜增殖，免疫荧光检查示满堂亮、小管基底膜见免疫复合物沉积，电镜有管网状包含物者。

SLE 诊断标准详见有关章节。

【治疗】

治疗原则：①控制狼疮活动，积极改善和阻止肾损害，②坚持长期治疗，并尽可能减少药物副作用，加强随访。

1. 一般治疗：与其他肾病的治疗原则相同，如高血压时限制盐的入量，高脂血症或肾病综合征时限制脂肪入量，肾功能受损＞40％时限制蛋白入量，补钙、利尿、抗凝等。

●LN 治疗关键：①早期、及时、正规的应用肾上腺皮质激素或联合应用免疫抑制剂。②长期坚持治疗。

2. 肾上腺皮质激素：Prednisone 1.5～2mg/（kg·d）（总量＜60mg），6～8 周，根据治疗反应减量，逐渐改为隔日用药（尽可能变为隔日），当减至相当于 10～15mg/d 或 20～30mg/qod 时维持数年。复发时或疾病暴发时给予 methylprednisolone 冲击 1g/（m^2·d），3 天为一个疗程，根据病情可重复 1～3 个疗程。在长期用药过程中应注意激素副作用。大剂量 methylprednisolone 冲击的副作用为高血压和心律紊乱。因此，需每隔 15 分钟监测血压和心率。

3. 细胞毒药物：与激素联合应用提高狼疮肾炎的存活率。1）Cyclophosphamide 静脉滴注 750mg/m^2，每月 1 次，共 6 次，减量至每 2～3 个月 1 次，至完全缓解 1 年；也可 cyclophosphamide 8～10mg/（kg·次），每 2 周连用 2 次，总量达到 150mg/kg 时逐渐减为每 3 个月连用 2 次，至临床完全缓解。2）也有用硫唑嘌呤（azathioprine）2mg/（kg·d）加 prednisone 治疗的报告。3）还可试用环孢霉素 A（cyclosporin）3～5mg/kg 治疗。4）试用霉酚酸酯（MMF）0.5～1.0g/d 治疗。5）甲氨蝶呤（MTX）5～10mg/m^2，每周 1 次。

4. 血浆置换：本疗法可有效去除血浆中抗原、抗体及免疫复合物，并改善网状内皮系统吞噬功能，对弥漫增殖性狼疮肾炎用激素和免疫抑制剂不能取得较好疗效时试用。

5. 透析或移植：适用于肾功能衰竭患者。

此外，目前还有一些新的疗法，如全身淋巴结照射、免疫球蛋白静脉注射、单克隆抗体等，有待于进一步的临床资料证实。

【预后】

近年来对本病的认识逐渐提高及治疗的进展，使本病 5～10 年存活率达 80％～90％左右。早期、及时、正规、长期坚持，是治疗 SLE 成功关键；早期应用 cyclophosphamide 冲击治疗，有助于及时缓解病情，更好地保护肾功能。

（黄建萍）

第五节 肾小管酸中毒

肾小管酸中毒（renal tubular acidosis，RTA）是指因近端小管重吸收 HCO_3^- 及/或远端小管排 H^+ 功能障碍引发的一组临床综合征。其临床特征为：高血氯性代谢性酸中毒、尿酸化障碍及阴离子间隙正常。RTA 可单独存在，或合并其他肾小管功能异常，早期时肾小球功能多正常。依有无全身性代谢性酸中毒分为：完全性 RTA 和不完全性 RTA。依发病部位和盐皮质激素缺陷分为：远端 RTA（Ⅰ型）、近端 RTA（Ⅱ型）、混合型 RTA（Ⅲ型）和高钾型 RTA（Ⅳ型）。目前国际上多采用综合临床和酸化功能缺陷的病理生理标准分型（见表 14-7）。本节介绍Ⅰ型和Ⅱ型 RTA。

表 14-7 肾小管酸中毒的分型

	肾小管酸中毒							
	Ⅰ型			Ⅱ型			Ⅳ型	尿毒症酸中毒
	典型	Ⅷ型	不完全Ⅰ型	典型	Ⅰ、Ⅱ混合型	不完全Ⅱ型		
酸中毒	+	+	−	+	+	−	+	+
无酸中毒时：								
尿净 H^+ 排泄量	↓	↓↓	—	↓↓↓	↓↓↓	—	↓↓	—～↓↓↓
尿 HCO_3^-（占滤液中%）	<3%～5%	5%～10%	<1%	>15%	>15%	<2%	<2%～15%	<3%～>30%
可滴定酸+铵盐	↓	不减/稍增	不减/稍增	↓	↓	不减/稍增	↓	↓
治疗所需碱量（$NaHCO_3$ mmol/kg）	1～3	5～10	—	2～>10	3～>10	—	1～2	1～3
酸中毒时：								
尿酸化能力	↓	↓	↓	正常	↓	正常	正常	正常
尿可滴定酸+NH_4^+ 排泄	↓	↓	正常/↓	正常/↓	↓	正常	正常/↓	↓
尿 HCO_3^- 量（占滤液中%）	<3%	5%～10%	<1%	—	<3%	—	—	—
尿 PCO_2－血 PCO_2（mmHg）	<20	<20	<20	>20	<20	>20		
血清 K^+	正常/↓	常↓	正常/↓	正常/↓	常↓	正常/↓	↑	正常/↑
GFR	正常/↓	正常	正常/↓	↓	常↓	↓	正常/↓↓	↓↓↓

（引自 Morris RC，Sebastian A：Clin. Nephron. 1977；216）

一、近端肾小管酸中毒

近端肾小管酸中毒（proximal renal tubular acidosis，pRTA），又称Ⅱ型 RTA，主要是由于近端小管碳酸氢盐阈值降低而导致其对 HCO_3^- 重吸收不足所致。

【病因及分类】

本病分为原发性和继发性两大类。原发性者病因尚不明确，可能与 HCO_3^- 重吸收功能不成熟或成熟延迟有关，其又可分为散发性 pRTA（一过性发病）和遗传性 pRTA（持续性发病）。继发性者常见于 Fanconi 综合征、肾病综合征、间质性肾炎、肾囊性病等肾脏疾病和全身性疾病（如：胱氨酸尿症、肝豆状核变性、线粒体细胞病等）以及药物（如：6-巯基嘌呤、丙戊酸）和重金属（如：铅、汞、镉）中毒等。

【发病机制】

近端小管通过泌 H^+ 机制完成对 HCO_3^- 的重吸收：在 Na^+-H^+-ATP 酶的作用下，近端小管通过 Na^+-H^+ 交换排出 H^+，进入小管腔的 H^+ 与 HCO_3^- 结合成 H_2CO_3，在近端小管细胞刷状缘上碳酸酐酶（Ⅳ型 CA）的作用下 H_2CO_3 分解为 CO_2 和 H_2O；CO_2 自由弥散进入上皮细胞内，在胞浆内Ⅱ型 CA 的作用下，与 OH^- 结合成 HCO_3^-，经上皮细胞基底膜被吸收入血循环。正常情况下，经肾小球所滤过 HCO_3^- 的 85%～90%被近端小管重吸收。

pRTA 发病机制未完全阐明，认为因 CA 活性低下或 Na^+-H^+-ATP 酶缺乏，导致 HCO_3^- 重吸收障碍，近端小管对 HCO_3^- 的重吸收率只为 60%。当血浆 HCO_3^- 正常或轻度酸中毒时，尿中仍可排出 HCO_3^-，呈现中性或弱碱性尿；但当严重酸中毒时，血浆 HCO_3^- 低于其肾阈值，HCO_3^- 完全被重吸收而不从尿中排出，此时，因远端小管酸化功能正常而呈酸性尿（pH<5.5）——这是与远端肾小管酸中毒的重要区别之一。

●近端肾小管酸中毒 HCO_3^- 重吸收障碍 高血氯性代谢性酸中毒；阴离子间隙正常；<1 岁半发病，男性多，低钾、低钠、生长落后，无明显骨病、肾钙化，尿酸化、尿钙正常，HCO_3^- 肾阈值降低；FE HCO_3^- >15%；氯化铵负荷试验尿 pH<5.5。

pRTA 时 HCO_3^- 重吸收障碍，导致 Cl^- 重吸收增加，呈现高血氯性代谢性酸中毒；同时，Na^+-H^+ 交换减少，Na^+-K^+ 交换增加，大量 Na^+、K^+ 从尿中丢失，导致临床低钠、低钾血症或脱水。由于机体排 H^+ 功能正常，体内无 H^+ 蓄积，PRTA 较少出现肾钙化、肾结石及肾性骨病。

【临床表现】

原发性 pRTA 以男孩多见，继发性者无性别差异。原发性 pRTA 常婴幼儿期起病，主要表现为酸中毒症状（纳差、呕吐、疲劳气急等）和低钠、低钾症状（肌无力、多尿、脱水、便秘等）；长期酸中毒可致生长发育迟缓。本病尿钙不高，临床无明显骨骼改变及肾钙化、肾结石。部分患儿随年龄增长可自愈。

【诊断与鉴别诊断】

1 岁半以内发病，尤其男婴，表现为纳差、呕吐、易脱水、肢体软弱、肌无力或生长迟缓时应考虑本病，如血生化提示高血氯性代谢性酸中毒、阴离子间隙正常，且血 HCO_3^-<16mmol/L 时尿 pH 可<5.5，则支持 PTRA 诊断。进一步测定 HCO_3^- 肾阈值和 HCO_3^- 滤过分数，必要时作氯化铵负荷试验与远端 RTA 相鉴别。

1. HCO_3^- 肾阈值测定：口服 $NaHCO_3$ 渐增量，同时测定尿 pH 值。当尿 pH >6.1 时，血中 HCO_3^- 水平即为肾阈值。正常成人为 25～

26mmol/L，儿童为 23～24mmol/L，婴儿约 22mmol/L，PRTA 时肾阈值＜18～20mmol/L。

2. HCO_3^- 滤过分数（FE HCO_3^-）：指尿排出的 HCO_3^- 占其总滤过量的百分比。给予 $NaHCO_3$（口服法：每日 1～10mmol/kg，逐渐增加剂量；静脉法：5%$NaHCO_3$，以 3mmol/h 速度滴注）至酸中毒纠正，测定血浆与尿中 HCO_3^- 和肌酐（Cr），按如下公式计算：

$$\text{FE } HCO_3^- = \frac{\text{尿 } HCO_3^- \times \text{血 Cr}}{\text{血 } HCO_3^- \times \text{尿 Cr}} \times 100$$

当 FE HCO_3^-＞15%时，为 PRTA；＜5%时，为远端小管 RTA。

3. 氯化铵负荷试验：口服氯化铵 0.1g/kg，其后 3～8 小时的尿液，每小时收集一次，测定尿 pH。若尿 pH＜5.5 为阴性，支持 pRTA；反之为阳性，提示尿酸化功能障碍。

前述多种肾脏或全身性疾病可致 PRTA，应注意有无其他近端/远端小管功能障碍和全身疾病表现，以鉴别原发性与继发性 pRTA。还应与临床非肾小管性代谢性酸中毒（如肾小球性酸中毒、酮症酸中毒等）相鉴别。

【治疗】

目的是纠正酸中毒及电解质紊乱，稳定内环境。

1. 纠正酸中毒：应用碱性药物补充尿中丢失的 HCO_3^- 及对抗内源性酸。碱性药物剂量应大，一般初始量为 5～10mmol/（kg.d），根据血气分析监测调整。临床通常选用①$NaHCO_3$：5%$NaHCO_3$ 1mmol/kg 可提高 HCO_3^- 1mmol/L；②枸橼酸缓冲液：配方为枸橼酸 140g，枸橼酸钠 90g，加水至 1000ml；或用枸橼酸钠钾合剂（配方：枸橼酸钠、钾各 100g，加水至 1000ml）用于纠酸补钾，可以长期服用。

2. 应用利尿剂：噻嗪类利尿药双氢克尿噻通过减少细胞外液容量和尿钙排出，可提高 HCO_3^- 肾阈值、减少碱性药物用量，常与碱性药物合用治疗重症 pRTA。用法为每日 1.5～2mg/kg，分次口服，酸中毒纠正后渐减量。

3. 纠正电解质紊乱：仅有低钾血症时，可选用 Albright 液（配方：枸橼酸 140g，枸橼酸钾 90g，加水至 1000ml）；同时有低钠、低钾血症时，可选用枸橼酸钠钾合剂，1ml 含 Na^+、K^+ 各 1mmol。

【预后】

原发性 pRTA 多随年龄增长而自发缓解，一般预后良好。治疗不及时者可因严重酸中毒或低钾血症死亡，故及早诊断、有效治疗十分重要。继发性 pRTA 的预后因其病因不同而异。

二、远端肾小管酸中毒

远端肾小管酸中毒（distal renal tubular acidosis，dRTA），又称Ⅰ型 RTA，主要缺陷在远端肾小管泌 H^+ 功能障碍，致使体内 H^+ 蓄积产生酸中毒的同时尿液酸化障碍，呈现碱性尿。

【病因及分类】

本病分为原发性和继发性两大类，原发性 dRTA 属常染色体显性或隐性遗传，只有肾脏酸化缺陷，病因不清。继发性 dRTA 则病因繁多，可见于原发性甲状旁腺功能亢进、特发性高钙尿症、肾髓质囊性病、尿路梗阻、移植肾排异反应、高丙种球蛋白血症、VitD 及两性霉素 B 中毒等。

●远端肾小管酸中毒泌 H^+ 障碍，碱性尿高血氯性代谢性酸中毒阴离子间隙正常。

>2 岁发病，女性多低钾、多尿、生长落后高尿钙症，骨病肾钙化尿枸橼酸、NH_4^+ 减少，氯化铵负荷试验尿 pH>5.5。

FE HCO_3^-<5%。

【发病机制】

目前有三种学说：①分泌缺陷学说：近端小管上皮细胞膜上 H^+ 泵数量减少或功能障碍致泌 H^+ 减少；②交换缺陷学说：远端小管 Na^+ 转运障碍，不能产生或维持管腔内的负电位压；③梯度缺陷学说：远端小管上皮细胞膜对 H^+ 的通透性增加，使已排泌入管腔的 H^+ 扩散回细胞内。

dRTA 时由于泌 H^+ 障碍，体内 H^+ 蓄积引发代谢性酸中毒，导致呕吐、厌食、生长发育迟缓，同时刺激骨缓冲系统释放钙、磷，造成骨质疏松、佝偻病；此外酸中毒可抑制肾小管对钙的重吸收和 VitD 的羟化，致使血钙降低、尿钙增高，继发甲状旁腺功能亢进，促进骨病形成。因尿酸化障碍，尿中可滴定酸、NH_4^+ 减少，而近端小管 HCO_3^- 重吸收正常，故呈现碱性尿。由于 H^+-Na^+ 交换减少，致使 Na^+-K^+ 交换增加，K^+ 和 $NaHCO_3$ 自尿排出增加，导致低钾血症以及细胞外液容量减少，后者产生继发性醛固酮增多，增加 Na^+、Cl^- 的重吸收，引发高氯血症。在酸中毒和缺钾的作用下，尿枸橼酸（是尿钙溶解的重要因素）重吸收增加，出现低枸橼酸尿，加之尿液碱性和尿钙增多，使磷酸钙易于沉积造成肾钙化和肾结石。

【临床表现】

原发性 dRTA（又称作成人型），虽有婴儿期发病，但以 2 岁后为多。男女均有，以女性稍多。大多为散发，部分呈常染色体显性遗传。开始常为厌食、呕吐、烦渴、多饮多尿等，本病患儿易于脱水，骨龄落后，生长发育迟缓有时是惟一的症状。晚些表现出顽固性佝偻病，呈现鸭步态，可有骨痛，甚至病理性骨折。常见低钾血症表现，如全身无力、周期性麻痹，严重时可心律失常、呼吸困难、昏迷，危及生命。本病肾钙化者常见，尤在治疗延误患儿中，有时生后 1 个月 X 线即可发现；以髓质钙化为多，易引起继发性肾盂肾炎，长期肾钙化可导致肾功能异常。小儿肾结石少于成人，可致肾绞痛、血尿。临床有少数病儿无全身酸中毒表现，常因肾钙化、肾结石、泌尿系感染等被发现尿酸化功能障碍，属不完全性 dRTA，氯化铵负荷试验和尿枸橼酸测定有助于此型诊断。

【诊断及鉴别诊断】

当患儿表现有烦渴多尿、纳差呕吐、生长发育落后、顽固性佝偻病、肾钙化或结石以及低钾血症或周期性麻痹时，应警惕本病，进一步做相关检查以及早明确诊断。若①血气分析和血生化检查提示高血氯性代谢性酸中毒，阴离子间隙正常；②严重酸中毒时，尿 pH>5.5；③轻度酸中毒或怀疑不完全性 dRTA 时，氯化铵负荷试验中尿 pH 始终大于 5.5；④24 小时尿枸橼酸测定提示定量减少；⑤FE HCO_3^-<5%，则可确诊 dRTA。

在除外了各种继发性 dRTA 后可诊断为原发性 dRTA。对于 1 岁内发病的原发性 dRTA 应随访观察以区别于婴儿型 dRTA（即 Lightwood's 综合征：一过性 dRTA，男婴为主；多在生后数月内发病，表现为恶心、呕吐、肌无力、生长落后等，通常无肾钙化和佝偻病；大剂量碱性药和钾盐有效，2 岁左右自愈）。临床上还应与能引起顽固性佝偻病、肾钙化或多尿等症状的疾病相鉴别，如：家族性低磷抗 VitD 性佝偻病、原发性甲状旁腺功能亢进、Bartter 综合征、尿崩症等。

【治疗】

目的是纠酸、补钾、稳定内环境，治疗骨病，促进生长。

1. 碱性药物：dRTA 纠正酸中毒所需碱性药物的剂量较 pRTA 为小，初为 2～4mmol/（kg·d），渐增至 HCO_3^- 正常。常用 10% 枸橼酸钠钾合剂（配方同 pRTA）分次口服；急性重症酸中毒时宜先选用 $NaHCO_3$ 静脉输注。应定期监测血 pH 和 HCO_3^- 指导剂量调整。

2. 补充钾盐：不论血钾水平如何均应补充钾盐，尤其在严重低钾血症时，应在纠正酸中毒前补钾，以防诱发低钾危象。临床以 10% 枸橼酸钠钾合剂最为常用，一般不用氯化钾，以免加重高氯性酸中毒。

3. VitD 和利尿剂的应用：对于有骨病的患儿可服用 VitD，对于服用碱性药而尿钙仍高的患儿，可用双氢克尿噻纠正高钙尿症。VitD 和利尿剂的剂量要注意个体化，监测血钙正常且不超过 2.5mmol/L、24 小时尿钙＜2mg/kg 为宜，谨防因过量出现 VitD 中毒。

【预后】

原发性 dRTA 无法自愈，须长期服用碱性药物。早期诊断和长期坚持治疗者，其酸中毒可纠正，骨病可治愈，生长发育改善；反之，可出现严重肾钙化、肾盂肾炎或间质性肾炎，最终肾小球滤过功能损害，预后不良。

第六节　泌尿系统感染

泌尿系统感染（urinary tract infections，UTIs）是小儿泌尿系统常见的疾病之一，通常是指细菌直接侵入所引起的尿路炎症，感染可累及尿道、膀胱、肾盂和肾实质，临床以脓尿和/或菌尿为特征，可有尿路刺激症状以及发热、腰痛等全身症状。小儿 UTIs 经积极合理的治疗，大多预后良好，反复感染者多伴有泌尿系统结构异常，可导致肾瘢痕形成，最终产生高血压、肾功能衰竭。反复 UTIs 是导致小儿慢性肾功能衰竭和终末肾状态的重要危险因素之一，临床应予重视。

【发病率】

小儿 UTIs 的发病率一般女孩 3%～5%，男孩 1%，但具体因年龄、性别不同而有差异。国外资料显示：新生儿期 UTIs 的发病率为 1.0%～1.4%，男女比例为 2.8～5.4：1；菌尿阳性率：＜1 岁时，男婴 3.7%，女婴 2.0%；学龄前后，男童 0.02%～0.04%，女童 0.7%～1.9%，明显高于男童。1982 年全国住院儿童泌尿系统疾病调查结果表明：UTIs 占泌尿系疾病的 8.5%，居第 4 位；2～7 岁男童发病率为 0.04%，女童为 0.17%；8～12 岁男童为 0.02%，女童为 0.11%。由此可见男孩 UTIs 的发生主要在生后第一年，通常是未做包皮环切术者，随着年龄的增长以女孩发病为主。

【病原及发病机制】

一、儿童易感因素：取决于泌尿系统解剖生理特点和防御机制缺陷以及致病菌的毒力。

1. 小儿尿道相对较短，以女婴为著且外阴防御力低，是<6 个月女婴患 UTIs 的主要原因；男孩包皮较长甚至包茎，易于纳垢。小儿自控排便能力差加之尿布使用，尿道口易于受到粪便、包皮垢甚至蛲虫的污染，上行致病。

2. 小儿机体抗菌能力差，尤其小婴儿，易于患菌血症，尿路可受到血行性感染；肾病综合征、营养不良、分泌性 IgA 缺乏等患儿，泌尿道局部抗感染能力下降，易于患 UTIs。人工喂养儿较母乳喂养儿更易出现 UTIs。

3. 小儿泌尿系统畸形相对多见，如后尿道瓣膜、双肾一双肾盂畸形、肾盂一输尿管连接处狭窄、各种原因所致的肾盂积水、肾囊肿等，均可因尿液引流不畅而继发感染。

特别应提出的是膀胱输尿管反流（vesicoureteral reflux，VUR）。正常情况下，输尿管在膀胱壁肌间斜行一段后开口膀胱腔。当膀胱充盈或排尿时，牵张或收缩的膀胱壁肌肉压迫壁内输尿管使其管腔关闭，这种单向活瓣结构使尿液不能反流。原发性 VUR 主要是先天性膀胱壁内输尿管过短，排尿时关闭不全所致，婴幼儿期不少见。近年来排尿功能紊乱与 VUR 的关系受到重视，如不稳定性膀胱、肌协同失衡性排尿（即随意括约肌持续性收缩）等表现为排空压力增高而膀胱容量低，增高的膀胱内压可引发继发性 VUR。正常儿童中 VUR 的确切发生率尚不清楚，一项对 535 名正常儿童的检查显示 VUR 者占 1.3%。

VUR 与 UTIs 关系密切，尤其是婴幼儿。国外报导在<1 岁的 UTIs 患儿中，有 VUR 者占 70%；<4 岁者中为 25%；<12 岁者中 15%。VUR 的危害不仅在于尿液潴留使输尿管和/或肾盂扩张，细菌随之上行引发感染，而且反流的尿液动力学改变可伤及肾实质，导致反流性肾病，4 岁以下儿童易形成肾瘢痕。反流程度与肾瘢痕形成直接相关，伴有严重 VUR 的小儿发生肾瘢痕形成的危险性较有轻度 VUR 者高 4～6 倍，是无 VUR 者的 8～10 倍。原发性 VUR 轻度者可随年龄增长而缓解，但重度 VUR 多需手术矫正。继发性 VUR 者常反流缓解延迟，即使缓解或经外科矫正，UTIs 仍持续。因此，对 UTIs 患儿查明有无 VUR 对指导治疗、减少复发和保护肾功能十分重要。

二、致病原　UTIs 绝大多数由细菌引起，少数由真菌、支原体或病毒致病者。

1. 致病菌种类：大多数是革兰阴性菌，以大肠杆菌最常见，占首次感染的80%～90%，其次是克雷伯杆菌和变形杆菌。革兰阳性菌少见，主要为葡萄球菌属（如表皮葡萄球菌、白色葡萄球菌）和肠球菌，多见于有尿路畸形或功能缺陷者。长期和反复应用抗生素可导致细菌转为变异型（即L型菌）。

2. 致病菌毒力：细菌的粘附能力是引起感染的最初步骤，继而导致组织的炎症及细胞损伤。小儿76%～94%的肾盂肾炎和19%～23%的膀胱炎是由有P伞（Pili fimbriae）的大肠杆菌所引起。人类尿路上皮细胞表面具有与这种致肾盂肾炎大肠杆菌的P伞特异性结合的受体，因此带P伞的有毒菌株上行入上尿路，借P伞与尿路上皮特异性受体结合而粘附。致肾盂肾炎大肠杆菌借菌体、荚膜、鞭毛抗原（O：K：H antigen）以及释放的溶血素（Hemolysin 一种细胞毒性蛋白）和大肠杆菌素（colicin）产生的细胞毒性和对铁摄入系统的干扰，影响细胞的代谢生长并导致细胞损伤，引发尿路炎症。由于P伞大肠杆菌的受体结合特征，即便正常解剖尿路，无症状性菌尿的发生率可达14%～18%。

●UTIs的致病原
多数：细菌
革兰阴性菌（多）
革兰阳性菌
少数：真菌、支原体、病毒。

三、感染途径：上行感染是小儿UTIs的主要途径，最为常见。血源性感染通常是全身败血症的一部分，主要见于新生儿和小婴儿。泌尿系统周围的炎症（如阑尾脓肿、肾周脓肿、盆腔炎症）的直接蔓延或淋巴感染亦可引起UTIs。

【分类】

一、依有无临床症状可分为：症状性UTIs和无症状性菌尿。症状性UTIs又依感染部位不同分为：上尿路感染（肾盂炎、肾盂肾炎）和下尿路感染（膀胱炎、尿道炎）；两者在临床有时难于区别，仅有10%～20%的病人凭病史、临床症状和简单化验可确定肾盂肾炎和膀胱炎。无症状性菌尿（asymptomatic bacteriuria，ABU）是指无任何临床症状，仅有真性菌尿（1周内隔数日≥2次培养出同一细菌且菌落计数≥10万/ml）。ABU通常预后良好，一般为体检或健康调查时发现，几乎均为女性。

二、依病程不同分为：急性UTIs和慢性UTIs。

【临床表现】

因发病年龄和急、慢性感染不同，临床表现有所差异。

一、急性UTIs：病程<6个月

1. 新生儿期：多由血源性感染所致，男女发病相当。均以全身症状为主，常见发热，可有烦躁或嗜睡、发灰或苍白、呕吐、腹泻及黄疸等，严重时体温不升、惊厥。因尿路刺激症状多不明显，对于新生儿不明原因的发热，应及早查尿常规及血、尿培养以明确诊断。

2. 婴幼儿期：仍以全身症状为主，发热、腹痛、腹泻、呕吐。随年龄增长，部分患儿可有尿路刺激症状，如排尿时哭闹、尿线中断、尿频、尿臭及夜间遗尿等。因尿频可引发顽固性尿布皮炎。

3. 儿童期：与成人相似。下尿路感染时膀胱刺激症状明显，表现为尿频、尿急、尿痛，有时尿臭、遗尿，不发热；出血性膀胱炎时有终末血尿。上尿路感染多有发热、寒战、腰痛、肾区叩击痛，可有尿路刺激症状，部分有血尿，肾功能正常。

4. 急性 UTIs 初治后可出现复发和再感染。复发指经治疗菌尿阴转，停药后<6 周内原致病菌尿再现，同时出现临床症状。可能与疗程过短、L 型耐药菌产生或小儿存在泌尿系统畸形有关。1 年内复发≥3 次被称之为频复发，多见有泌尿系统解剖异常的小儿。再感染是指初次感染治愈，停药后≥6 周出现另一种致病菌引起的 UTIs。

二、慢性 UTIs：病程迁延>6 个月者。病情轻重不一，轻症者症状不明显；反复发作者可有发热、乏力、消瘦、腰痛、贫血、生长发育迟缓，尿路刺激症状或有或无，菌尿或隐或现；重症者肾实质受损，出现肾功能不全，尿浓缩功能受损为其早期表现，血压升高提示可能有肾瘢痕形成。

【实验室检查】

一、尿液检查：送检可靠的尿液标本是尿液检查的前提和基础。临床尿标本采集有以下几种方法：①对于可自控排尿的小儿，收集清洁中段尿是最常用的方法；②小婴儿可采用外阴粘贴消毒塑料袋法留取，此法有较高的污染可能，10%正常儿尿标本的菌落计数>5 万/ml（注意：如 30 分钟未留到尿液应再次消毒）；③无菌消毒后耻骨联合上膀胱穿刺留得的尿液结果最为可靠，但因检查有创，临床多在中段尿结果可疑时采用（注意：在膀胱充盈状态下操作）；④插管导尿法，检查过程痛苦，有带入细菌的危险，尽量不采用。

●真性菌尿：
①抗炎治疗之前送检；
②尿培养及菌落计数同标本送检；
③菌落计数清洁中段尿≥10 万/ml；
男孩≥1 万/ml；
导尿标本≥1 千/ml。
膀胱穿刺尿阳性。

1. 尿常规：清洁中段尿沉渣镜检 WBC≥5 个/Hp，应考虑 UTIs，WBC 成堆或有 WBC 管型意义更大。部分 UTIs 时有血尿，尿蛋白阴性或少量（<2 个++）；若持续尿蛋白>2 个++，则提示肾实质损伤。

2. 尿培养及菌落计数：是诊断 UTIs 的重要证据，两者须在抗生素应用之前同标本送检。不同的留尿方法真性菌尿的菌落计数标准不同。清洁中段尿标本培养阳性时，若菌落计数≥10 万/ml，提示为真性菌尿；若菌落计数为 1～10 万/ml，男孩有诊断价值，女孩为可疑；当菌落计数<1 万/ml 或多种杂菌生长时，则以尿液污染可能大，污染可来自外阴、前尿道、容器及接种过程。而导尿标本菌落计数≥1 千/ml 或膀胱穿刺尿样培养阳性即为真性菌尿。对于尿液污染的病例，应再消毒复查或更换采集方法；高度可疑 UTIs 而普通尿培养阴性者，应做 L 型菌高渗培养或厌氧培养。

近年来通过导尿留尿对发热儿童的脓尿、菌尿调查，有学者提出真性菌尿的菌落计数的临界值为 5 万/ml。因为，尿培养的阳性率有限（一般为 70%～80%），对于有发热、腰痛、菌尿者或有尿路刺激症状和脓尿者，在留尿前已采用抗炎治疗而使尿培养细菌数不足 10 万/ml。

3. 尿涂片找菌：混匀新鲜尿液一滴涂片烘干，革兰或美蓝染色，置油镜下观察：若细菌数≥1 个/Hp 有诊断意义（与尿中菌落计数>10 万/ml 相当），此法简单快捷，较为可靠。

4. 菌尿的辅助检查：亚硝酸盐还原试纸条可作为 UTIs 的过筛检查，此法简便可靠，阳性率可达 80%～90%。但粪球菌和结核杆菌阴性，当尿中缺乏亚硝酸盐、利尿或抗菌治疗后可影响结果。

二、影像学检查

1. X 线检查：一般初诊 UTIs 后（尤其<3 岁或男童）都应做静脉肾盂造影（IVP），必要时还可做排泄性膀胱造影、断层摄片或肾 CT，以了解肾形态大小，有无尿路畸形、梗阻、结石以及 VUR 和肾瘢痕形成。

2. B 型超声检查：可准确测定肾大小，了解肾外形，有无肾内囊肿、肾盂积水、肾和输尿管结石以及膀胱异常。

3. 核素检查：肾动态扫描有助于了解分肾功能，判断尿路梗阻；二巯基琥珀酸扫描（DMSA）则对肾瘢痕形成有诊断价值。

三、其他检查

1. 肾实质损伤指标：包括反映肾小球滤过功能的血尿素氮、肌酐和内生肌酐清除率，反映远端小管功能的尿浓缩试验以及反映近端小管重吸收功能的尿 β_2-微球蛋白（β_2-MG）、α_1-微球蛋白（α_1-MG）测定。尿微白蛋白（mAlb）和尿酶（如 NAG 酶）的测定，既有助于肾实质受累的判断，又可辅助 UTIs 的感染定位。

2. 新生儿和小婴儿 UTIs 应做血培养。

【诊断】

UTIs 的诊断应从如下方面考虑评价：

①尿路感染症状（如尿频、尿急、尿痛或高热、腰痛等）；

②离心尿 WBC≥5 个/Hp 或成堆；

③中段尿培养菌落计数≥10^5/ml；

④膀胱穿刺尿培养阳性；

⑤离心尿沉渣涂片革兰染色，细菌>1 个/油镜视野。

具有典型的尿路感染症状＋WBC 尿/脓尿＋一次真性菌尿检出即可确诊 UTIs。具有①和/或②时，临床高度怀疑 UTIs，尚不足以诊断，需同时具备③、④、⑤中一项以上的菌尿证据方可确诊；③或④可作为 UTIs 诊断的独立条件。亚硝酸盐还原试纸检查作为菌尿的过筛检查，只是有参考价值。对于无发热或急性尿路感染症状者，若 1 周内相隔数日重复相同真性菌尿检出可诊断 ABU。

尿培养结果受到采样方法和时机的影响，应做好消毒防污染措施，力争在抗炎治疗前送检尿培养和药物敏感试验，指导诊治。小婴儿因排尿症状多不明显而易于误诊，应注意相关尿检查以防漏诊。

UTIs 一经确诊应①判定感染部位（见表 14-8　上、下尿路感染的鉴别）。但因患儿的年龄、机体反应以及检查时机不同，临床上都做出准确定位是困难的。②进一步明确是初次感染或复发、有无 VUR 或泌尿系统畸形以及肾功能评价。

【鉴别诊断】

1. 急性肾小球肾炎：急性肾炎的初期可有尿路刺激症状，且尿中

WBC 有时>5 个/Hp，但主要是以血尿为主，伴浮肿、高血压，可有管型、蛋白尿，尿培养阴性有助鉴别。

2. 肾结核：有结核病接触史和结核感染中毒症状，结核菌素试验阳性，尿中可检出结核杆菌，IVP 可见肾盂、肾盏出现破坏性病变。当累及膀胱时，可出现脓尿、尿路刺激症状。

3. 其他：如阴道炎、包皮炎、尿中成分增高（高钙尿症）、精神因素（白天尿频综合征）、尿道口周围炎症或化学刺激以及蛲虫症等均可引发尿路刺激症状或排尿困难，但均无真性菌尿。

表 14-8 上、下尿路感染的鉴别

		上尿路感染	下尿路感染
宿主对炎症反应			
尿路	排尿异常症状	可不明显	较明显
全身反应	发热	有	无
	全身症状	有	无
	血沉	增快	正常
	C－反应蛋白	增高	正常
肾反应	肾大小	增大（71%）	正常（99.7%）
肾损伤	尿（WBC）管型	阳性	阴性
	尿浓缩功能	可降低	正常
	尿酶学改变	可增高	正常
	尿 β_2－MG	可增高	正常
	肾瘢痕形成	可有	无
宿主对细菌反应			
	抗体包裹细菌试验	阳性	阴性
	闪光细胞	+++	+

【治疗】

本症的治疗原则是积极控制感染、杀灭致病菌、防止复发、保护肾功能。

一、一般治疗：急性期应注意卧床休息，多饮水，勤排尿，以利于细菌和炎性分泌物的排出。女童应注意外阴清洁。

二、抗菌疗法：应及早开始抗菌药物治疗，一般留尿送检尿培养后即可用药。

1. 用药原则：首先根据药物敏感试验结果选择。在无药敏试验结果前，对上尿路感染应选择血浓度高的广谱抗生素；下尿路感染则选用尿浓度高的抗生素。应注意抗生素的毒副作用，尤其是肾毒性作用。通常治疗有效则 24 小时后菌尿消失，2～3 天内症状好转。若 2～3 天症状无改善或菌尿持续存在，提示细菌耐药或存在尿路畸形，应及时调换药物，必要时联合用药。

2. 用药方案：急性上尿路感染可选择一种静脉用药，或同时加用口服药，一般疗程 10～14 天。新生儿及有全身症状的婴幼儿的 UTIs 均按上尿路感染治疗。急性下尿路感染通常选用一种敏感药口服即可，疗程 5

～7天。偶然复发或再感染者按急性感染处理。慢性 UTIs 或频复发（发作≥3 次/年）者，常有各种诱因（如：神经源性膀胱、不稳定性膀胱、严重便秘、习惯性憋尿等）或存在尿路结构异常，急性症状控制应足量用药，疗程相对延长 2～4 周；待尿培养正常后采用小剂量长疗程预防治疗，以防止复发和减少肾瘢痕形成。具体方法是从 2～3 种口服药（如：呋喃坦啶、阿莫西林、复方新诺明）中选择一种，以 1/3 治疗剂量，每日 1 次，睡前服用，1～2 周；几种药物如是交替循环使用，总疗程 3～6 个月。有肾实质损害者，疗程延长至 1～2 年。同时应积极去除诱因，矫正尿路结构异常。

三、常用药物

1. 青霉素类：如 ampicillin、amoxycillin，有较强的抗菌作用，可口服或静脉给药治疗 UTIs，但耐药性高。剂量 100mg/（kg. d），bid，注意过敏反应。

2. 头孢菌素类：如二代头孢菌素 cefaclor、三代头孢菌素 ceftriaxone、cefoperazone，抗菌谱广，抗菌作用强，尤其是三代头孢菌素抗革兰阴性菌的作用突出，且经肝、肾双通道排泄，毒副作用小，轻度肾功能不全时仍可原量使用。剂量范围 20～80mg/（kg·d），Qd～Bid。长时间应用注意菌群失调。

3. 磺胺类：如 sulfamethoxazole（SMZ），该类药尿中浓度高，对大多数大肠杆菌有较强的抑菌作用，不易产生耐药，与增效剂甲氧苄氨嘧啶（trimethoprin，TMP）联用（即复方新诺明 SMZco）可提高疗效。剂量 50mg/（kg·d），bid。该类药可产生过敏反应，尿中浓度过高可形成磺胺结晶，损伤肾小管及尿路上皮细胞，严重阻塞可导致急性肾衰，故用药后应多饮水，必要时可服用碳酸氢钠。肾功能不全时慎用。

4. 呋喃坦啶（furadantin）：该药抗菌谱广，对大肠杆菌效果好，较少耐药性且与 SMZco 无交叉耐药，可联用或交替服用，是长疗程预防治疗常选药物之一。剂量 5～10mg/（kg·d），Tid～Qid。因小婴儿服用可出现肝细胞损伤和胆汁郁积性黄疸，肾衰者可导致过敏性肺炎和周围神经炎，故肾功能衰竭和 3 个月以下婴儿禁用。餐后服用可减轻胃肠反应。

5. 喹诺酮类：如 norfloxacin、pipemidic acid，该类药对革兰阴性、阳性菌均有较强抗菌作用。剂量 5～10mg/（kg·d），Tid。注意肠道菌群失调，一般不用于婴幼儿。

【预后】

急性感染经合理抗菌治疗多可迅速恢复。约 50%的小儿 UTIs 可复发或再感染，尤其伴尿路畸形或梗阻者；如不及时纠正，易于频复发或慢性感染，最终发展成肾功能不全，预后不良。

【预防】

注意个人卫生，尤其是会阴部清洁。小婴儿应勤换洗尿布、训练排尿、大便后清洁臀部。儿童期应注意加强个人卫生教育，经常清洗会阴，内裤不宜过紧且要勤换，便后擦拭应自前向后；常饮水，不憋尿；积极治疗蛲虫症，纠正习惯性便秘。

（姚　勇）

第七节　遗传性肾疾病

先天性肾病综合征

先天性肾病综合征（congenital nephrotic syndrome）通常指在出生时、或生后3个月内发生的肾病综合征；而婴儿型肾病综合征（infantile nephrotic syndrome）发病相对晚些，通常指在生后一年内出现肾病综合征的表现。这类肾病综合征多有遗传学基础，而且预后差。其中包括典型的芬兰型肾病综合征（Finnish-type nephrotic syndrome）以及因新生儿感染等因素（表14-9）所致的肾病综合征。此节将主要介绍芬兰型肾病综合征。

Table14-9　Classification of congenital nephrotic syndrome and early—onset infantile nephrotic syndrome

特发型
芬兰型肾病综合征
弥漫性系膜硬化
其他肾小球病变
获得型
先天性梅毒
其他围生期感染
肾静脉血栓
伴发其他先天异常的先天性肾病综合征
脑畸形
Drash综合征
甲膑综合征

芬兰型肾病综合征于1959年由芬兰学者Hallman和Hjelt首先观察和描述，在芬兰比较常见，估计其发生率约为1.2/10 000至某些高发地区达1/2 600。但不仅仅发生于芬兰人，也见于世界各地非芬兰血统的其他种族的人群罹患家庭性的或单发的先天性肾病综合征。

●Nephrin
位于肾小球滤过屏障的裂孔隔膜上，编码基因为NPHS1。已证实芬兰型先天性肾病综合征患儿有NPHS1基因突变。

【病因及发病机制】

本病为常染色体隐性遗传性疾病，以往对此病的致病基因多有研究，但直至1998年以来通过研究芬兰型先天性肾病综合征家系和患者，瑞典学者Tryggvason等证实芬兰型先天性肾病综合征存在编码nephrin的NPHS1基因突变，包括缺失、插入、无义和错义突变以及剪切位点的突变。

Nephrin 是肾小球滤过屏障中裂孔隔膜上第一个被确定的蛋白分子，其作用为防止蛋白质由尿液漏出，并因发现 nephrin 只在肾组织表达而得其名。Nephrin 分子是一种新的免疫球蛋白超家族的跨膜成分，此跨膜分子的氨基端位于细胞外，羧基端位于细胞内。Nephrin 的细胞外部分为 8 个免疫球蛋白基序和一个Ⅲ型纤连蛋白区域组成的长度近裂孔隔膜宽度（35～45nm）的链状分子。分别来自于相邻的两个足突的 nephrin 分子在第 1 至第 6 个免疫球蛋白基序间以交错对叉（interdigitation）形式相结合，并通过分子间二硫键的形成，以强化裂孔隔膜。此推测可能正是 70 年代应用透射电子显微镜观察到的裂孔隔膜的“拉链样”（zipper like）结构的分子基础。编码 nephrin 的基因被称作 NPHS1，位于染色体 19q13.1。至 1999 年已确定全部 NPHS1 基因序列，NPHS1 基因长 26kb，含 29 个外显子。

【病理】

芬兰型肾病综合征的胎儿和出生后患儿肾大小及重量是正常肾的 2～3 倍，肾单位也明显增多。

光镜：没有特异性的病变。孕 16～24 周胎儿，仅见近曲小管轻度扩张；生后 1 个月肾可出现皮质小管囊性改变和增殖性肾损害；最终小囊中的上皮变薄，小管萎缩。但小管的囊性改变会持续存在，并随年龄增长而增多。因为 67％～75％的芬兰型肾病综合征患儿有肾小管囊性改变，所以没有这种囊性改变时，不能除外本病。

免疫荧光学检查：无特异性变化。

电镜：病理所见几乎与年长儿肾病综合征无异，即肾小球上皮细胞足突广泛融合，这一病变甚至见于 16～22 周龄胎儿。

【临床表现】

多数患儿生后 3 个月已表现出典型的肾病综合征：大量蛋白尿、水肿、低蛋白血症和高胆固醇血症。约一半患儿甚至在出生时或生后 1 周内即出现明显水肿，至 3 个月时多已出现全部肾病表现和腹水。患儿血压正常，多有特殊面容、塌鼻梁，但不伴明显畸形。芬兰型肾病综合征患儿常有早产史或胎儿窘迫史，常见臀位，大胎盘（胎盘重量＞胎儿体重的 25％）。

【诊断】

诊断本病主要依据阳性家庭史，大量蛋白尿（开始于宫内，出生时已可检测到），巨大胎盘，出生 6 个月内肾功能正常，必要时应结合肾穿刺活组织检查。本病发病早（3 个月内）这一特点有助于诊断。检查孕妇血中或羊水中 α-胎儿蛋白浓度增高，尤其对有阳性家族史的孕妇很有诊断意义。此外，有条件的单位也可应用分子生物学技术检测患儿及其家系，甚至胎儿的 NPHS1 基因，以做出此病的基因诊断甚至产前诊断。

●诊断：
早发（＜生后 3 个月）肾病；
早产；
大胎盘；
激素治疗无效。

【治疗和预后】

皮质醇激素和免疫抑制剂治疗无效，多数患儿因严重肾病综合征于生后 6 个月内死于感染、伴电解质紊乱的严重腹泻及静脉血栓等合并症。但也有报道有些患儿经恰当支持疗法延长了存活期，但多于3～8岁将出现终末期肾功能衰竭。肾移植是最佳选择。但移植前，应尽可能改善一般营养状况，控制水肿，防治感染，治疗高凝状态等，以提高肾移植成功率。有些作者提出如下治疗策略：(1) 早期诊断并及时予以支持治疗；(2) 患儿体重达8～9kg时行双侧肾切除，继之开始持续性腹膜透析（CCPD）；(3) 经3～6个月CCPD、营养状况改善、患儿体重达10kg，可进行肾移植。仅有个别报道有移植后肾病复发的病例。

Alport综合征

Alport综合征（Alport syndrome）是以血尿、感音神经性耳聋以及眼部疾病为主要临床表现的进行性的遗传性肾脏疾病。此病并不罕见，虽然目前尚无全人口中流行病学的系统调查，但来自欧美的资料表明其发生率大约为1/5 000～1/10 000。Alport综合征约占儿童慢性肾功能衰竭患者的3%，占各年龄接受肾移植患者的2.3%。迄今，尚未确定Alport综合征的发病在人种、种族和地域分布上的不同，但在美国黑人中相对少见。

●遗传方式：X连锁显性遗传（约占85%）；常染色体隐性遗传（约占15%）；常染色体显性遗传（少见）。

【遗传方式及发病机制】

Alport综合征的遗传方式主要为X连锁显性遗传，约占85%；常染色体隐性遗传型和常染色体显性遗传型较少见。此外大约18%的Alport综合征患者没有家庭史，可能代表一类新的突变。

90年代揭示了Alport综合征的疾病本质为编码基底膜Ⅳ型胶原的基因突变，因而有些学者认为Alport综合征的疾病分类也许该归属为胶原疾病类，甚至更名为“遗传性Ⅳ型胶原病”。

●Alport综合征已证实的突变基因：编码Ⅳ型胶原α_5，链的基因COL4A5，编码Ⅳ型胶原α_6链的基因COL4A6，编码Ⅳ型胶原α_3链的基因COL4A3，编码Ⅳ型胶原α_4链的基因COL4A4。

构成Ⅳ型胶原三股螺旋结构的α链共有6种，即α_1～α_6链，可以表示为α_1（Ⅳ）～α_6（Ⅳ）链。编码Ⅳ型胶原6个α链的基因均已被克隆出来，同时也已确定了这些基因的染色体位置：编码Ⅳ型胶原α_1和α_2的基因COL4A1和COL4A2位于染色体13q34；编码Ⅳ型胶原α_3和α_4链的基因COL4A3和COL4A4位于染色体2q35～37；而编码Ⅳ型胶原α_5和α_6链的基因COL4A5和COL4A6位于X染色体q22。当COL4A基因突变或缺失，其编码的Ⅳ型胶原α链蛋白异常、甚至完全没有编码蛋白产物；或突变基因编码的α（Ⅳ）链变短，易于被降解；而这些异常的α（Ⅳ）链不能与其他α链组成三股螺旋分子、构建Ⅳ型胶原的网状结构，导致GBM致密层结构异常，即Alport综合征典型的超微病理变化：基膜薄厚不均，甚至出现分层、断裂。

迄今，已证实Alport综合征至少存在3或4个编码Ⅳ型胶原α链的基因突变，其中最常见的X连锁型Alport综合征欧美国家已有不少报道，但几乎所有AS的COL4A5基因突变在不同家系间彼此均不同，表现为：(1) 突变类型多，基因的重大重排在欧美国家的报道中约占5.5%～

16%，平均8%～10%；其他突变类型还有小或点缺失，点突变，替换，插入和重复等；(2) 突变部位：几乎遍及全基因（由5′端至3′端均有报道）；(3) 可能存在地域或种族特点：日本基因大的突变或重排明显少于欧美国家的报道。我国1999年首次分析中国内地Alport综合征患者COL4A5基因突变的报道，也提示少有大片段缺失及重组突变。总之在长约140kb的COL4A5基因上未发现“热点（hot spot）突变”，这无疑增加了对确定各AS家系基因突变的难度，另外也表明有必要确定各个AS家系的突变基因，这不但可具体地对该家系进行遗传学指导（如已报道的产前诊断），并对认识COL4A5基因突变全貌也是极大贡献。

【肾脏病理】

●电镜所见典型肾脏病理表现：
肾小球基底膜弥漫性变薄、增厚，致密层分层断裂。

光学显微镜检查：Alport综合征患者肾组织在光镜下无特殊病变。有些作者报道可见肾间质泡沫细胞，或其他的肾小球病变，如灶状毛细血管壁硬化，系膜区轻度不规则增宽，局灶性包氏囊增厚，局灶性内膜和/或系膜细胞增多等，但均不是Alport综合征的特异病理改变。

免疫荧光学检查：常规免疫荧光学检查无特异性变化，有时甚至完全阴性。

电子显微镜检查：特征性的病理改变只有在电子显微镜下才可以观察到，典型病变为肾小球基底膜（glomerular basement membrane，GBM）弥漫性的增厚、变薄以及致密层的分裂。尤以GBM超微结构最突出的异常是致密层不规则的外观为突出，还可见到致密层中直径约为20～90nm的电子致密颗粒。

【临床表现和分型】

一、临床表现

●典型临床表现：
血尿，可伴有蛋白尿；
进行性肾功能减退；
感音神经性耳聋；
前圆锥形晶状体；
肾衰家庭史。

1. 肾表现：以血尿最常见，多为肾小球性血尿。受累男性患者表现为持续性镜下血尿，其中许多人在10～15岁前可因上呼吸道感染或劳累后出现阵发性肉眼血尿。受累女性患者因多为杂合子，可表现为间歇性血尿，但也有约10%～15%的女性基因携带者从无血尿。蛋白尿在小儿或疾病早期不出现或极微量，但随年龄增长或血尿的持续而出现，甚至发展至肾病水平。肾病综合征的发生率大约为30%～40%，并预示预后不佳。

受累男性患者几乎全部发展至终末期肾病（end stage renal disease，ESRD）。携带Alport综合征基因的女性少有ESRD发生。若Alport综合征的小女孩发生ESRD，提示常染色体遗传型。

2. 听力障碍：约50%伴有双侧感音神经性耳聋（sensorineural hearing loss），耳聋为进行性，可以不完全对称，但尚无报道耳聋为先天性。

3. 眼部病变：Alport综合征伴有眼部异常者约占15%～30%，多为男性患者。最具特征性的眼部异常为眼科裂隙灯检查所见的前圆锥形晶状体（anterior lenticonus）。前圆锥形晶状体并非出生时即有，病变可为进行性。其他常见的眼部异常为黄斑周围色素改变、角膜内皮囊等。

4. 血液系统异常：巨血小板减少症（macrothrombocytopenia）、粒细胞或巨噬细胞内包涵体等。

5. 弥漫性平滑肌瘤（diffuse leiomyomatosis）：平滑肌显著肥大，常见受累部位为食管、气管和女性生殖道。

二、分型

1988 年 Atkin 等根据遗传方式、家系中男性患者终末期肾病（ESRD）出现的年龄和有无肾外症状等，将 Alport 综合征分为六型（表 14-10）。

近年来由于分子生物学技术的应用和对 Alport 综合征突变基因的分析，提高了对于 Alport 综合征遗传型、相关突变基因的认识水平，因此有学者建议应将以往对 Alport 综合征进行的临床综合征的分型改进为分子分型，即：

（1）编码Ⅳ型胶原 α_5 链的基因 COL4A5 突变的 X 连锁显性遗传型

（2）编码Ⅳ型胶原 α_5 链的基因 COL4A5 和编码Ⅳ型胶原 α_6 链的基因 COL4A6 均突变的 X 连锁显性遗传型

（3）编码Ⅳ型胶原 α_3 链的基因 COL4A3 或编码Ⅳ型胶原 α_4 链的基因 COL4A4 突变的常染色体隐性遗传型

（4）尚未确定突变基因类型的常染色体显性遗传型

Table14-10 Clinical classification of Alport syndrome

类型	ESRD 年龄（岁）	遗传方式	其他肾外表现
Ⅰ	<31	无法定型	耳聋±眼部病变
Ⅱ	<31	X 连锁显性遗传	耳聋±眼部病变
Ⅲ	≥31	X 连锁显性遗传	耳聋
Ⅳ	≥31	X 连锁显性遗传	
Ⅴ	?	常染色体显性遗传	巨血小板减少症耳聋±粒细胞包涵体
Ⅵ	<31	常染色体显性遗传	耳聋±眼部病变

●诊断 Alport 综合征应包括：
临床症状综合征的诊断；
肾病理诊断；
遗传型的诊断；
基因诊断。

●皮肤、肾组织、基底膜上 α（Ⅳ）链表达：诊断 X 连锁型 Alport 综合征男性患者；
筛查携带 X 连锁型 Alport 综合征突变基因的女性判断遗传型。

【诊断】

对于 Alport 综合征这样一种遗传性肾病，早期、正确的诊断十分必要，不但能针对性地判断先证者的预后，尽早在该家系发现并诊断基因携带者，甚至其他患者，同时早期正确的诊断也是该家系进行遗传、生育咨询的客观依据和基础。典型的 Alport 综合征根据临床表现、阳性家族史以及电镜下肾组织的特殊病理变化可做出诊断，其中肾组织的电镜检查一直被认为是确诊该病的重要依据。Flinter 等认为不明原因的血尿患者，家系成员中出现如下四项中的三种表现，便可诊断为典型的 Alport 综合征：（1）血尿或慢性肾衰家族史；（2）肾活检电镜检查有典型病变；（3）感音神经性耳聋；（4）眼部病变：如圆锥形晶状体，等。

近年来应用抗Ⅳ型胶原不同 α 链的单克隆抗体，在肾活检以及简单易行的皮肤活检组织进行免疫荧光学检查，也越来越被用于诊断 X 连锁型 Alport 综合征的患者、筛查基因携带者，同时还可以用于判断 Alport 综合征的常染色体隐性遗传型（表 14-11）。

Table14-11 Immunofluorescent staining of α (Ⅳ) chains on basement membranes in Alport syndrome

	肾小球基底膜	包代囊	远曲小管基底膜	皮肤基底膜
正常对照				
抗 α_3（Ⅳ）单抗	＋	－	部分＋	正常无表达
抗 α_4（Ⅳ）单抗	＋	－	部分＋	正常无表达
抗 α_5（Ⅳ）单抗	＋	＋	部分＋	＋
X 连锁显性遗传型（男性）				
抗 α_3（Ⅳ）单抗	－	－	－	正常无表达
抗 α_4（Ⅳ）单抗	－	－	－	正常无表达
抗 α_5（Ⅳ）单抗	－	－	－	－
X 连锁显性遗传型（女性）				
抗 α_3（Ⅳ）单抗	节段＋	－	节段＋	正常无表达
抗 α_4（Ⅳ）单抗	节段＋	－	节段＋	正常无表达
抗 α_5（Ⅳ）单抗	节段＋	节段＋	节段＋	节段＋
常染色体隐性遗传型				
抗 α_3（Ⅳ）单抗	－	－	－	正常无表达
抗 α_4（Ⅳ）单抗	－	－	－	正常无表达
抗 α_5（Ⅳ）单抗	－	＋	＋	＋

在应用基底膜中 α（Ⅳ）链染色诊断 Alport 综合征时应注意：（1）若皮肤基底膜 α_5（Ⅳ）链染色完全阴性，可以确诊为 X 连锁型 Alport 综合征。（2）由于某些确诊的 X 连锁型 Alport 综合征患者或基因携带者，可有基底膜 α_5（Ⅳ）链的正常表达，因而基底膜 α_5（Ⅳ）链染色呈阳性时，并不能除外 Alport 综合征的诊断。（3）无症状的基因携带者，通常皮肤基底膜中 α（Ⅳ）链染色显示可以正常。

另外，随着当前对于人类遗传性疾病基因认识的提高和先进检测方法的应用，对于 Alport 综合征以及其他的遗传性疾病的诊断可能不应再停留或满足于临床症状综合征的诊断，还应尽可能地检测基因，进行基因诊断。目前许多有条件的中心/单位已成功地应用 PCR-SSCP 或 PCR 直接 DNA 测序等方法，检测 X 连锁型 Alport 综合征先证者及其家系成员的基因组 DNA 中 COL4A5 基因的突变，不但明确了基因突变性质、具体位置，也为进一步可能进行的产前诊断奠定了基础。

【治疗】

迄今，对于 Alport 综合征出现终末期肾病的患者，有效治疗措施之一是施行肾移植术。尽管有各种试图延缓或阻止 Alport 综合征患者终末期肾病的发生和发展的尝试，如应用环孢霉素 A（Cyclosporin A）、血管紧张素转换酶抑制剂（angiotensin-converting enzyme inhibition，ACEI）等，但因缺少严格的实验对照，对其疗效尚无定论。

此外，国外报道约3%～4%的Alport综合征患者在肾移植后，患者体内对被移植的正常肾基底膜产生抗体，发生抗肾基底膜肾炎，致使移植失败。

薄基底膜肾病

薄基底膜肾病（thin basement membrane nephropathy，TBMN）指临床表现为家族性血尿、疾病不呈进行性进展、病理以肾小球基底膜弥漫性变薄为特征的遗传性肾脏病。以往依临床症状诊为"良性家族性血尿"的患者，肾活检电镜超微结构多显示为肾小球基底膜变薄，因而有些作者认为两者实质上为一种疾病。估计TBMN的疾病频率为1/10 000；此外，发现用于移植的供体肾中，约5.2%～9.2%的肾表现为TBMN；TBMN在持续性镜下血尿患者中约占26%～51%，在发作性肉眼血尿患者中约占10%。

【遗传方式和发病机制】

多数学者认为薄基底膜肾病为常染色体显性遗传。近来基因连锁分析又进一步定位薄基底膜肾病的遗传学图谱于第二号常染色体COL4A3/COL4A4基因区域，而COL4A3和COL4A4基因为编码基底膜Ⅳ型胶原α_3和α_4链的基因。然而其他的研究并未表明患者肾小球基底膜Ⅳ型胶原α_3、α_4和α_5链蛋白质的表达异常、或有缺失。因此目前还不清楚该病全部的遗传方式、致病基因以及确切的发病机制。

【病理】

光镜检查没有特异性的病理变化。但确有报道可见到系膜区轻度扩张和系膜细胞的轻度增生，甚至伴有肾小管和间质的小灶状萎缩和硬化。

直接免疫荧光学检查常为阴性，偶有沿肾小球基底膜少量的IgG、IgM、IgA和C3的沉积，或系膜区有微弱的IgM沉积、肾小动脉和系膜区极弱的C3沉积。

电镜观察到肾小球基底膜弥漫性变薄是薄基底膜肾病特征性的病理变化。但在超微病理诊断中应注意：

1. 肾小球基底膜的正常厚度因年龄而异：1岁平均为220nm（100～340nm），以后随年龄而增长直至7岁左右，平均厚度达到310nm（180～440nm）；也有些作者报道1岁男孩平均厚度为261nm，女孩为220nm，以后随年龄增长直至40岁。

2. 方法学问题：如肾组织标本的固定、处理过程、测量方法、被测部位的选择等。

尽管如此，各家报道基底膜厚度在薄基底膜肾病组均明显低于各自的对照组（范围186～405nm）。

【临床表现】

持续性镜下血尿是本病普遍和典型的临床表现，但也有报道约9%～38%的儿童和成人有发作性的肉眼血尿，并可能与上呼吸道感染或剧烈运动有关。多数报道认为血尿以肾小球性为主，但也有作者报道仅一半患者（55.6%）为肾小球性血尿。除血尿外极少数薄基底膜肾病患者还可伴有蛋白尿、高血压。绝大多数薄基底膜肾病患者肾功能正常，因而预后良好，但也有极个别患者出现肾功能不全的报道。

薄基底膜肾病患者除肾脏病表现外，多无其他肾外症状。有些作者报道少数患者可有耳聋（约10%），听力检查显示为高频区听力障碍。但不同于Alport综合征，薄基底膜肾病患者的耳聋多较轻，不进行性加重。

【诊断及鉴别诊断】

临床表现为持续性镜下血尿、有血尿家族史，可以怀疑为本病，但确诊必须经肾活检电镜检查，并测量到肾小球基底膜弥漫性变薄。Cosio等还强调薄基底膜肾病的诊断还应注意：(1) 没有耳聋或肾衰家族史；(2) 如果病理检查显示除基底膜变薄以外还伴有其他肾小球病变，则患者的第一级亲属中要有镜下血尿者，才可以诊断为此病。

另外，由于薄基底膜肾病的诊断是建立在许多“阴性所见”基础上的，如无蛋白尿、无高血压、无肾功能减退、无肾外表现等，因此肾超微病理显示基底膜变薄还应尽可能除外Alport综合征，因为后者在年幼儿及女性患者肾病理可以仅表现为基底膜薄；还应除外其他肾小球疾病，如IgA肾病和系膜增生性肾小球肾炎，因确有报道此类肾疾病伴有基底膜变薄，或许与薄基底膜肾病患者再罹患、甚至可能更易患其他肾小球疾病有关。

【治疗及预后】

尽管薄基底膜肾病为遗传性疾病，但其预后好，极少发生肾衰，因而不必进行治疗。

（丁 洁）

第十五章 内分泌疾病

第一节 概论

一、激素和内分泌系统

●激素是内分泌系统的化学信使。

机体各器官和组织主要通过神经和内分泌系统（endocrine system）的共同调节来保持内环境稳定。内分泌系统的主要功能是促进和协调人体生长、发育、生殖等生命过程，激素（hormone）是内分泌系统的化学信使，由内分泌细胞（endocrine cell）合成、释放后，与靶细胞的受体结合传递信息，进行代谢调节。

根据激素的化学特点，可分为蛋白质和非蛋白质两大类，其传导信息的方式有所不同。蛋白质类激素包括蛋白、肽、多肽类，如下丘脑、垂体所分泌的各类激素、胰岛素、胰高血糖素、降钙素、甲状旁腺素等。蛋白质类激素作为第一信使抵达靶细胞后，首先与靶细胞膜上的特异性受体结合形成配体一受体复合物，改变其构象使信息传递至细胞内，进一步激活细胞内的第二信使系统，通过一系列酶的作用使细胞发生功能性应答。非蛋白质类激素多为脂溶性小分子物质，包括类固醇激素和氨基酸衍生物激素，如肾上腺皮质激素、性激素、甲状腺素、儿茶酚胺、维生素 D_3 等，可自由穿过细胞膜结合于细胞浆的非特异性位点，进一步与细胞核和细胞浆内的相应受体上的激素结合区结合，调节细胞功能。

●内分泌系统包括内分泌腺和分散存在的内分泌细胞两部分。

●激素分泌方式：内分泌；邻分泌；自分泌。

内分泌系统包括：①内分泌腺，如：垂体、松果体、甲状腺、甲状旁腺、肾上腺、胰腺、性腺；②分散存在于某些组织的内分泌细胞，如：神经系统的脑神经元（分泌脑啡肽、内啡肽等），下丘脑的肽能神经元（分泌促甲状腺素释放激素、促生长激素释放激素等），胃肠道粘膜的内分泌细胞（分泌胃泌素、胆囊收缩素），肾的近球小体（分泌红细胞生成素、肾素），心肌细胞（分泌心钠素）。

内分泌腺或细胞合成的各类激素多以内分泌（endocrine）的方式释放到血液循环，被转运到相应靶细胞发挥生理作用。另有部分激素以邻分泌（paracrine）方式直接弥散到邻近细胞，或以对分泌细胞自身产生效应的自分泌（autocrine）方式。

二、内分泌系统的调节

正常状态下，内分泌系统的调节因子包括：①内分泌腺－靶器官之间的负反馈机制；②神经体液调节；③其他激素的影响。另外，血液中的激素结合蛋白和靶细胞受体也参与了激素的分泌调节，多种因素共同作用形成动态平衡，维持机体各器官正常生理活动。

内分泌系统的调节复杂，一种激素常有多种生理作用，一种代谢又常由多种激素参与协调。比如，生长激素不仅促进骨骼增长，同时促进蛋白合成，升高血糖。而维持血糖稳定需要胰岛素、胰高血糖素、肾上腺素、糖皮质激素、生长激素共同作用。

●一种激素常有多种生理作用，一种代谢又常用多种激素参与协调。

三、激素与儿童发育

激素与儿童的生长发育关系密切，如：生长激素和甲状腺素对于骨骼发育、甲状腺素对于智能发育、性腺激素对于生殖系统发育有决定性影响。在不同的年龄阶段，各类激素的作用有所不同。

●在不同年龄阶段，各类激素作用不同。

①胎儿期

胎儿7周左右形成下垂体，10周左右出现生长激素（growth hormone）分泌细胞，此后胎儿体内生长激素浓度维持高水平，20～24周最高，妊娠末期胎儿血清生长激素浓度平均为33.5mg/ml，远高于幼儿期。

胎儿甲状腺自16～17天起发生，31～32天形成左右两叶，并下降在甲状软骨前下方，10周出现甲状腺滤泡，开始分泌甲状腺激素，并建立独自的下丘脑－垂体－甲状腺反馈机制。

胎儿下垂体于7周左右开始分泌促肾上腺皮质激素（adrenocorticotropic hormone，ACTH），20周左右达高峰，26周左右达到与新生儿同等水平，高于年长儿和成年人。肾上腺皮质原基于35～39天出现，43～50天分化为胎儿皮质和永久皮质，妊娠末期肾上腺约为肾的1/3大小，其中大部分为胎儿皮质。胎儿皮质主要利用胎盘的雌激素合成脱氢表雄酮（dehydroepiandrosterone，DHEA）和硫酸盐脱氢表雄酮（dehydroepiandrosterone-sulfate，DHEA-S）胎儿皮质醇。氢化可的松（hydrocortisone）由永久皮质合成。胎儿8周左右血清中可检出氢化可的松，此后逐渐增加。除睾酮（testosterone）外，胎儿期的皮质醇主要由肾上腺皮质和胎盘合成。

胎儿垂体于10周左右出现促性腺激素（gonadotropin），妊娠中期达高峰。胎儿期女性促性腺激素水平明显高于男性，卵泡刺激素（follicle stimulating hormone，FSH）尤为显著。

在性分化过程中,女性化发育不依赖卵巢,但男性化发育则依赖于睾丸。性染色体为XY的胎儿,于7～8周性腺出现精索间质细胞(Leydig细胞),合成睾酮和二氢睾酮(dihydrotestosterone),开始内生殖器和外生殖器的男性化发育。女性胎儿自13周起开始卵巢分化,17周左右出现原始卵泡,但胎儿期卵巢缺乏性腺激素的分泌能力,不能产生睾酮和雌激素。

②新生儿期～婴儿期

新生儿生后2天血清生长激素最高，此后逐渐降低，但动态变化明显，并且与年长儿和成人不同，血糖增高时生长激素分泌增加。出生8周以后安静空腹时血清生长激素接近成人水平。

出生后新生儿血清促甲状腺素（thyroid stimulating hormone，

TSH）、甲状腺素（thyroxine，T_4）和三碘甲状腺原氨酸（triiodothyronine，T_3）水平迅速升高，24 小时达最高值，此后逐渐下降，于生后 1 周左右稳定。

肾上腺胎儿皮质于生后迅速萎缩，永久皮质增生。脐带血氢化可的松浓度最高，24 小时后降至与年长儿、成人相同水平。

血清绒毛膜促性腺激素（human chorionic gonadotropin，HCG）亦于出生后迅速下降，黄体生成素（luteinizing hormone，LH）和 FSH 于 1～3 个月升高，此后缓慢下降，1 岁以内男女婴儿均维持在较青春前期儿童稍高的水平。男婴 1～3 个月血清睾酮一过性增高，7 个月以后至青春前期相对稳定。出生后雌激素浓度激素下降，直到青春前期两性之间无明显差别。

③幼儿期一学龄期

婴儿期至青春前期，各类激素分泌无明显变化，24 小时节律于 1 岁左右出现，3 岁左右稳定。

④青春期

从第二性征开始出现到生殖器官发育成熟的阶段为青春期。青春前期起最早出现的内分泌变化为肾上腺由来的 DHEA 和 DHEA-S 的分泌增加，随后性腺系统负反馈阈值增高，促性腺激素释放激素（luteinizing hormone releasing hormone，LH-RH）和 LH、FSH 增高，性腺发育，性激素分泌增加。青春期儿童不仅男女两性之间性激素水平差别很大，相同性别间个体差异也很大。男童一般于 10 岁左右开始 LH 上升，11 岁左右 FSH 分泌增高，而睾酮于 10～13 岁开始上升，3～4 年后达到成人水平。女性 9 岁左右 LH、FSH 开始增高，10 岁左右乳房发育，2～3 年后出现月经初潮。

进入青春期后生长激素间断分泌振幅增大，生长素介质 C（somatomedin C）等胰岛素样生长因子（insulin-like growth factor，IGF）也分泌增加，骨骼、肌肉和各系统的发育加快。

四、内分泌疾病的种类与病因

●内分泌疾病种类：
1. 功能亢进，
2. 功能低下。

内分泌疾病包括两大类，①内分泌功能亢进，即激素分泌过多，例如：甲状腺功能亢进，性早熟；②内分泌功能低下，即激素分泌不足，如：甲状腺功能减低，生长激素缺乏。内分泌疾病病因复杂（表 15-1），从激素的合成、释放与调节到靶细胞的反应各环节的异常，均可导致疾病的发生。

表 15-1　内分泌疾病的原因

1. 激素产生异常
a. 内分泌腺原发性疾病
内分泌腺缺如、发育不良、萎缩、肥大
激素合成障碍
激素结构异常

续表

b. 内分泌调节异常
神经调节障碍
干涉物质
2. 激素转运异常
激素结合蛋白异常
抗激素抗体
3. 靶细胞反应异常（激素不应症）
受体前异常
受体异常
受体后异常
4. 炎症
5. 肿瘤

内分泌疾病对儿童的生长发育影响严重，可造成智力低下、矮小、骨骼畸形、死亡，早期发现、合理治疗是挽救患儿的关键。近年来，随着生物化学和分子生物学的广泛应用，内分泌疾病的筛查、诊断、治疗、遗传学研究等方面均进展迅速。

第二节　先天性甲状腺功能减低症

一、甲状腺疾病

甲状腺（thyroid）是机体重要的内分泌器官，甲状腺位于气管前方，外形呈蝶形，左右两叶分别位于气管两侧，中间为蚓部。甲状腺的主要功能是合成甲状腺素（thyroxine，T_4）和三碘甲状腺原氨酸（triiodothyronine，T_3）。食物中的无机碘经胃肠摄入体内，被甲状腺滤泡上皮细胞选择性吸收，经甲状腺过氧化物酶氧化为活性碘，与甲状腺球蛋白（thyroglobulin）的酪氨酸基结合后生成单碘酪氨酸和二碘酪氨酸，进一步偶联生成 T_3、T_4。

●甲状腺的主要功能：合成、储存、释放 T_3、T_4。

甲状腺素的合成与释放受垂体促甲状腺激素（thyroid stimulating hormone，TSH）的调节，TSH 的分泌进一步由下丘脑促甲状腺素释放激素（thyrotropin releasing hormone，TRH）控制，三者形成负反馈轴。血液中的 T_4、T_3 约 70%与甲状腺结合球蛋白（thyroxine binding globulin，TBG）结合，少量与甲状腺结合前白蛋白（transthyretin，TTR）和白蛋白结合，仅 0.03%的 T_4 和 0.3%的 T_3 为游离状态。T_3 的活性约为 T_4 的 4 倍，机体所需的 T_3 约 80%是在周围组织中经 5′-脱碘酶的作用由 T_4 转化生成。在末梢组织中游离 T_4 发挥作用，因此，血清游离 T_4 最能反应甲状腺功能。

●甲状腺素的合成与释放受垂体和下丘脑控制，三者形成负反馈轴。

甲状腺素几乎参与机体所有组织的代谢，其主要生理作用为：①加速细胞内氧化，促进新陈代谢；②促进蛋白质合成；③促进糖的吸收、糖原分解和组织对糖的利用；④促进脂肪分解和利用。甲状腺素对儿童生长发育影响重大，尤其在神经系统、骨骼、肌肉发育方面极为重要。

二、甲状腺功能减低症

●甲低的病因 原发性 中枢性

甲状腺功能减低症（hypothyroidism，甲低）是由于多种原因导致的甲状腺功能障碍，引起甲状腺素分泌不足或甲状腺素受体功能缺陷。根据病因可分为先天性和后天性两类，儿童多为先天性。

三、先天性甲状腺功能减低症

●先天性甲低又称克汀病、呆小病。

先天性甲状腺功能减低症（congenital hypothyroidism，CH）又称克汀病、呆小病，是儿童先天性内分泌疾患中最常见的病种。患儿自胎儿期便处于甲状腺素缺乏状态，如果不能早期发现、早期治疗，将会出现生长发育落后、智力低下等严重残疾。据国际筛查学会的统计，世界各国的发病率为 1/2 600～1/4 000，由于此症发病率较高、治疗费用低、疗效好，很多国家将此症列为新生儿筛查重点疾患。

【先天性甲低的病因与分类】

●先天性甲低的病因：原发性；继发性；第三性。

按照病变的位置可分为：①原发性（primary）甲低，即甲状腺自身的异常，如：甲状腺异位、甲状腺缺损、甲状腺素合成障碍。约占先天性甲低的 99%；②继发性（或第二性，secondary）甲低，即垂体 TSH 分泌不足；③第三性（tertiary）甲低，即下丘脑 TRH 分泌障碍。后两者合称为中枢性甲低，常与其他下丘脑－垂体功能异常并存，约占先天性甲低的 1%。

表 15-2　先天性甲状腺功能减低症的病因

原发性	1.	甲状腺发育异常 ①甲状腺缺如 ②甲状腺发育不全 ③甲状腺异位
	2.	甲状腺激素合成障碍 ①碘浓缩障碍 ②碘有机化障碍 ③碘化酪氨酸脱碘障碍 ④甲状腺球蛋白或碘化甲状腺氨酸合成障碍 a. 碘化酪氨酸缩合障碍 b. 甲状腺球蛋白缺乏 c. 甲状腺球蛋白结构异常
	3.	地方性碘缺乏
	4.	其他 ①TSH 不应症 ②甲状腺素不应症 ③医源性
中枢性	1.	垂体性（第二性） TSH 缺乏
	2.	下丘脑性（第三性） TRH 缺乏

另外，母亲患自身免疫性甲状腺疾患、孕期使用抗甲状腺药物或接受放射碘剂治疗，也可能造成胎儿甲状腺发育障碍。

【临床表现】

甲低患儿的症状出现早晚和轻重与病因和程度有关。先天性甲状腺缺如或酶缺陷的患儿常于新生儿期发病，甲状腺异位或发育不良的患儿于婴儿期发病，少数患儿可晚至生后数年发病。

患儿常为过期产、巨大儿，约 40%的患儿新生儿期有黄疸消退延迟、喂养困难、腹胀、便秘、脐疝、皮肤干燥、哭声细弱、活动少、反应差、循环差、体重增加不良、浮肿等异常。但因上述症状均为非特异性症状，易被误诊为巨结肠、消化不良等疾患。

●甲低患儿新生儿期仅 40%有一些非特异性症状与体征。

未经治疗的患儿自婴幼儿期起便会出现智力低下、生长发育落后。典型患儿呈黏液性水肿样面容，鼻梁低、眼距宽、唇厚、舌大且厚常伸出口外，表情淡漠，严重时可有心肌、肝肾功能损害。并且，患儿多表现毛发枯黄、稀疏，皮肤干燥粗糙，蛙腹、贫血等。随着年龄的增加，矮小、四肢短小、智力落后逐渐明显。

●未经治疗的甲低患儿常于生后数月出现智力、体格发育落后等异常。

【诊断与鉴别诊断】

1. 临床表现

典型患儿可有上述临床表现，但多数患儿新生儿期、婴幼儿早期仅有一些非特异性症状，应提高警惕。

2. 实验室检查

由于机体的负反馈调节，原发性甲低患儿血中 TSH 浓度常明显增高，即使在早期或轻症患儿，TSH 的上升也往往早于 T_4 水平的下降。如果患儿血中 TSH 增高、T_3、T_4 下降，则可确诊并开始治疗。约 30%的患者早期只有 TSH 增高，而 T_3、T_4 正常，应密切随访。而中枢性甲低患儿血中 TSH 浓度正常或偏低，T_4 浓度下降，需依赖血清 TRH 测定、TRH 试验等进行病因诊断。

●原发性甲低患儿血中 TSH 浓度增高常早于 T_4 的下降。

一般检查可见贫血、心肌酶谱增高、胆固醇增高、心电图异常、骨龄落后等异常。重症患儿可合并肝肾功能损害。

甲低的病型诊断需进行甲状腺扫描、血清 TBG 测定、TSH 刺激试验和 TRH 刺激试验。但为保证患儿神经系统发育，明确甲低后应尽快开始治疗，病型诊断最好推迟在 3 岁以后进行。

●明确甲低后应尽快开始治疗，病型诊断推迟在 3 岁以后进行，以保证患儿神经系统发育。

对于非典型病例，应注意与一过性甲低、一过性高 TSH 血症、先天性巨结肠等鉴别。

【治疗与预后】

首选左旋甲状腺素（L-T_4），新生儿期起始剂量为 8～15μg/（kg·d)，应争取将 TSH 降至正常水平，使血清 T_4 浓度维持在正常值高限。患儿需要终生治疗，应密切监测智力及体格发育情况、骨龄、血中 TSH、T_4，及时调整剂量（表 15-3)，谨防剂量不足或过量。

●甲低治疗首选 L-T_4，将 TSH 尽快降至正常水平，使血清 T_4 浓度维持在正常值高限。

表 15-3　各年龄时期所需治疗剂量

年龄	L-T_4μg/（kg·d)
0～6 个月	8～15
6～12 个月	5～8
1～5 岁	5～6
6～12 岁	4～5
>12 岁	2～3

●新生儿筛查是挽救甲低患儿的根本措施。

甲状腺素补充治疗对于甲低患儿疗效显著。国内外的经验显示，经新生儿筛查发现、生后 3 个月之内开始治疗的患儿，绝大多数体格及智力发育正常。而非筛查发现的患儿则多有中至重度、甚至极重度智力低下伴体格发育落后，即使治疗也难以恢复正常。由此证明，新生儿筛查是挽救患儿的根本措施。

第三节 先天性肾上腺皮质增生症

●CAH 包括 9 种酶缺陷所致肾上腺皮质激素合成障碍。

先天性肾上腺皮质增生症（Congenital adrenal hyperplasia，CAH）是一组先天性酶缺陷所引起的肾上腺皮质激素合成障碍，为常染色体隐性遗传。肾上腺皮质激素为维持机体水盐代谢的重要物质，大部分患儿在新生儿期即出现脱水、高钾、低钠等严重水电解质紊乱，如果不能早期诊断、及时治疗，可能造成新生儿猝死或严重脑损害。

根据酶缺陷的类型，CAH 可分为 9 种(图 15-1、表 15-4、表 15-5)，

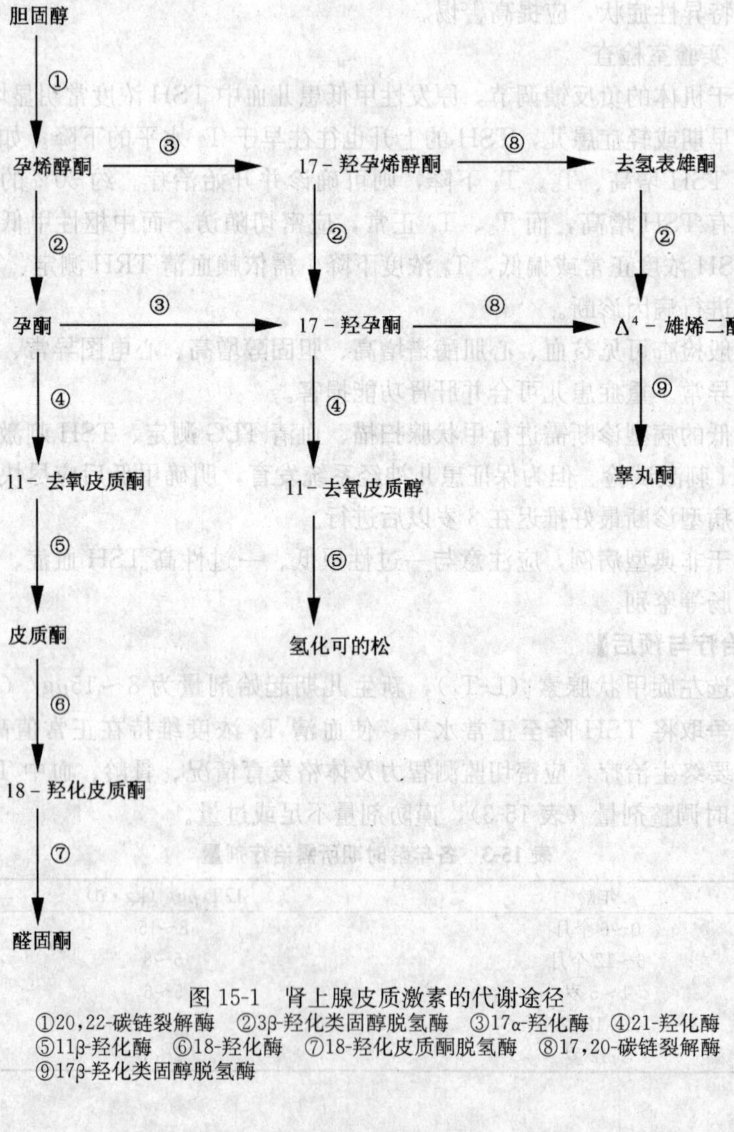

图 15-1 肾上腺皮质激素的代谢途径

①20,22-碳链裂解酶 ②3β-羟化类固醇脱氢酶 ③17α-羟化酶 ④21-羟化酶 ⑤11β-羟化酶 ⑥18-羟化酶 ⑦18-羟化皮质酮脱氢酶 ⑧17,20-碳链裂解酶 ⑨17β-羟化类固醇脱氢酶

各有其临床与生化特点，发生率也不相同，其中21-羟化酶缺陷（21-hydroxylase deficiency，21-OHD）约占90%。

如表15-4所示，①～⑤五型患者由于皮质醇合成障碍，垂体促肾上腺皮质激素（adrenocorticotropic hormone，ACTH）反馈性分泌增高，肾上腺皮质增生、肥大。其中②、④、⑤型患儿由于雄激素分泌增加，伴随男性化异常。

表15-4 肾上腺皮质激素合成缺陷的种类与病型

导致肾上腺皮质增生的病型
① 20，22-裂链酶缺乏症
② 3β-羟化类固醇脱氢酶
③ 21-羟化酶缺乏
④ 17α-羟化酶
⑤ 11β-羟化酶
不导致肾上腺皮质增生的病型
⑥ 18-羟化酶缺乏
⑦ 18-羟化皮质酮脱氢酶缺乏
⑧ 17β-羟化类固醇脱氢酶缺乏
⑨ 17，20-碳链酶缺乏

由于醛固酮分泌障碍，①、②、④～⑦型患儿常有失盐表现。而③、⑤～⑦型患儿由于醛固酮生成障碍，反馈性刺激ACTH分泌亢进，产生大量的去氧皮质酮，临床表现为高血压、低血钾。

①～③型患者除肾上腺皮质功能障碍外，伴有性腺激素生成不足。其中③型由于肾上腺源雄激素分泌障碍，导致患儿性腺发育不良，男性患儿可出现女性化畸形。

21-羟化酶缺陷

一、发病与遗传特点

据有关统计，美国的阿拉斯加和爱斯基摩21-OHD发病率最高，约在1/492～1/282，其他国家和地区为1/20 000～1/5 000，我国尚无有关统计学资料。

● 21-OHD占CAH的90%以上。

21-OHD为常染色体隐性遗传性疾患，现已发现90%以上的患者为21-羧化酶基因（CYP21）缺陷所致。CYP21位于第6号染色体短臂，由A、B两个基因组成，各含10个外显子和9个内显子，不同的基因缺陷引起不同的酶缺陷，导致临床表现的个体差异。

二、病生理改变

从肾上腺皮质激素的代谢过程可以看到，由于21-羟化酶缺陷，患儿体内将产生下列改变（表 15-5）。

●21-OHD 的主要病生理特点：
1. 糖皮质激素和盐皮质激素合成减少；
2. 男性激素分泌亢进；
3. ACTH 分泌亢进。

1. 糖皮质激素（氢化可的松）和盐皮质激素（醛固酮）合成减少，机体保钠排钾能力下降；而其前身物 17-羟孕酮（17-hydroxyprogesterone，17-OHP）、孕酮蓄积，二者均有排钠作用，机体将出现一系列水电解质紊乱：脱水、高钾低钠血症、低血糖等。

2. 旁路代谢增加，雄烯二酮、睾等男性激素异常分泌，临床上出现男性化改变，如女婴阴蒂肥大、阴唇融合、尿道下裂样改变，男婴阴茎增大，并出现骨龄提前、性早熟等异常。

3. 垂体 ACTH 反馈性分泌增加，临床表现为色素沉着，尤以乳晕、腋下、外生殖器明显，超声检查可见双侧肾上腺肥大。

表 15-5　先天性肾上腺皮质增生症各型临床与生化特点

酶缺陷	症状与体征 外生殖器 男	女	性腺功能低下	色素沉着	生化特点 钠丢失	血压	血醛固酮	血 ACTH	尿 17-OHCS	尿 17-KS	尿睾丸酮
①20，22～裂链酶 Prader 综合征	女性型	女性型	—	—	++	↓	↓	↑	↓	↓	↓
②3β-羟化类固醇脱氢醇 Bongiovanni 综合征	假两性畸形	假两性畸形	—	—	++	↓	↓	↑	→/↓	→/↓	↓
③17α-羟化酶 糖皮质激素反应性高血压型	女性型	正常	—	±	—	↑	↓	↑	↓/→	↓	↓
④21-羟化酶 单纯男性化型	性早熟	男性化	—	—	—	→	→/↑	↑	↓	↑	↑
失盐型	性早熟	男性化	—	—	++	↓	↓	↑	↓	↑	↑
⑤11β-羟化酶 高血压型	性早熟	男性化	—	—	—	↑	↓	↑	↑	↑	↑
⑥18-羟化酶 醛固酮单纯缺乏型	正常	正常	—	—	—	↓	↓	→	→	→	→
⑦18-羟化皮质酮脱氢酶	正常	正常	—	—	—	↓	↓	→	→	→	→
⑧17，20-裂链解酶	女性型	女性型	—	—	—	→	→/↑	→	↑	↑	↓
⑨17β-羟化类固醇脱氢酶	女性型	女性型	—	—	—	→	→/↑	→	↑	↑	↓

三、临床表现与分类

●21-OHD 的临床分型：
1. 经典型。
①失盐型；
②单纯男性化型。
2. 非经典型。

由于酶缺陷程度的不同，患儿症状各异，根据临床特点可分为下列几型：

1. 经典型（classical form）

（1）失盐型（salt losing form）：为本症中最严重的一型，约占为 21-OHD 的 2/3，除色素沉着与男性化表现外，患儿多于新生儿早期出现脱水、高钾低钠血症、低血糖、喂养困难、顽固性呕吐、腹泻，严重时惊厥甚至猝死。

(2) 单纯男性化型 (simple virilizing form)：约占 21-OHD 的 1/3，患儿无失盐症状，有男性化体征。女婴常见阴蒂肥大、阴唇融合、阴唇阴囊样变，许多患儿甚至被误认为男婴。如不进行治疗，患儿自 2～3 岁起可能出现阴毛萌出、声调改变等性早熟表现，进入青春期后月经来迟或无月经。男婴出生时多正常或表现为阴茎增大、阴囊色素沉着，随年龄增加出现骨龄提前、性发育提前、性格及行为异常。男女患者均有多毛及内生殖器发育异常，成年后多合并不育症。

2. 非经典型 (non-classical form)：分迟发型及潜在型两种。出生时无明显异常，青春期前后逐渐出现多毛等男性化表现，生化学检查有血 17-OHP 与男性激素增高。有的学者认为部分患者可能表现为多囊卵巢综合征及不育症。

四、诊断与鉴别诊断

除参考临床症状与体征外，患儿的确诊主要依靠实验室检查。

1. 普通生化：失盐型患儿多于新生儿早期出现明显的高钾低钠血症及低血糖症，感染、外伤等应急状态时加重。

2. 特殊检查：血清 17-OHP、睾酮、血浆 ACTH、血浆肾素活性增高，尿 17-KS、孕三醇增高，并且失盐型患儿血皮质醇、醛固酮下降。

3. B 超：双侧肾上腺肥大。

对于典型病例诊断并不困难，但对于非典型病例应注意与特发性性早熟、肾上腺男性化肿瘤、性腺肿瘤、特发性多毛症等疾病鉴别。

五、治疗

●21-OHD 的治疗：糖皮质激素；盐皮质激素；食盐。

本症总的治疗原则为：(1) 预防肾上腺皮质功能不全的发生，保证生命安全；(2) 保证患儿正常发育。基本药物为糖皮质激素、盐皮质激素和食盐。根据病型和个体差异，治疗方法有所差别，一般失盐型需要三者联用、单纯男性化型只给糖皮质激素即可。

糖皮质激素首选氢化可的松，初期治疗应以改善生命体征为主，起始剂量为 50～100mg/ (m^2 ·d)，静脉点滴或分次口服，逐渐减量，约 3～4 周后移行至维持量。长期维持剂量个体差异很大，应根据患儿的生理需要，使尿中孕三醇的分泌控制在正常范围。一般氢化可的松的维持量约需 20～40mg/ (m^2 ·d)。

盐皮质激素首选氟氢可的松 (florinef)，婴幼儿期剂量稍大，随年龄递减。根据个体情况，每日剂量在 0.025～0.1mg/d 之间，分次服用。失盐型患儿需补充食盐，0.1～0.2g/ (kg·d)，1～2 岁逐渐停用。

本症需终生治疗，为保证患儿的生长发育，长期治疗中应严密监测，根据个体情况调节剂量。监测指标除血生化改变外，还要注意血压、身长、体重、身长增长率、体重增长率、肥胖指数、骨龄等，使这些指标维持在同年龄正常范围内。药物剂量不足或过量均将影响预后，如糖皮质激素不足时会出现病情控制不良、骨龄提前，过量则可能出现高血压、浮肿、肥胖、生长发育迟缓等副作用。

●应激状态时氢化可的松剂量应加倍。

在发热、腹泻、呕吐、外伤或手术等应激状态时，肾上腺皮质激素需要量增加，失盐型患儿很容易出现急性肾上腺皮质功能不全，甚至猝死。因此，应急状态下，应增加氢化可的松剂量至平时的2～3倍，口服困难者应及时静脉补液，并静点氢化可的松，以防意外。

为保证患儿心理、生理的正常发育，女患儿的外生殖器畸形的矫正术应尽早进行，以6岁以内为宜。

六、新生儿筛查

●通过新生儿筛查可有效地改善21-OHD患儿预后。

21-OHD失盐型是新生儿猝死的原因之一，男性化型则会造成生殖系统残疾、性早熟、不育症、矮小症及人格行为异常，给患儿生理、心理带来极大痛苦。早期诊断、早期治疗是改善预后的关键。八十年代起，很多国家和地区即开始进行此症筛查、诊断及治疗学研究，并逐步将此症列为新生儿筛查的重点症患之一，取得了很大成绩。目前，我国也有一些地区开展了有关调查与研究。

（杨艳玲）

第四节 儿童糖尿病

●DM是由于insulin缺乏导致的代谢性疾病。

糖尿病（diabetes mellitus，DM）是一种由于多种原因引起的内源性胰岛素（insulin）缺乏或作用不足所导致的能量代谢疾病。其特征性的空腹及饭后高血糖（hyperglycemia）状态伴脂肪和蛋白质代谢异常，在临床常常表现为多饮（polydipsia）、多尿（polyuria）、多食（polyphagia）和消瘦（weight loss）。其急性合并症糖尿病酮症酸中毒（diabetic ketoacidosis DKA）和慢性合并症血管病变导致的器官损害均可以危及生命。美国学龄期儿童糖尿病发病率为万分之19，我国儿童糖尿病发病率约为十万分之0.6，男女无显著差别，发病高峰常在5～7岁和青春期。

【病因】

一、遗传因素

对同卵孪生子的研究表明，孪生子患糖尿病的一致率胰岛素依赖型糖尿病（insulin dependent diabetes mellitus，IDDM）为50%，非胰岛素依赖型糖尿病（none insulin dependent diabetes mellitus，NIDDM）为90%，两者均表现出很强的遗传影响。研究发现，胰岛素依赖型患者白细胞第6号染色体短臂上组织相容性抗原（HLA）在A、B、C、D等位点上增减出现的频率与发病有相关性，HLA基因复合体中等位点上易感性增高者，有HLA-B_8或HLA-B_{15}发生糖尿病的相对危险率高2～3倍，兼有HLA-B_8和HLA-B_{15}时，发生糖尿病的相对危险率高7～10倍；90%以上的胰岛素依赖型糖尿病患儿有HLA-DR_3和/或HLA-DR_4的表达；另外，HLA-DQβ链的第57位氨基酸如为非门冬氨酸的人群易患糖尿病。

二、自身免疫因素

研究证实，体液免疫和细胞免疫均与糖尿病的发病密切相关。胰岛素依赖型糖尿病发病的主要原因就是免疫诱导（immune mediated）的胰岛β细胞损伤。在胰岛素依赖型糖尿病患者体内可以测出如甲状腺、肾上腺、壁细胞等多种脏器的特异性抗体；可发现胰岛细胞胞浆抗体和细胞表面免疫复合物，70%～80%初发的糖尿病患者可测出胰岛细胞抗体（islet cell antibodies，ICAb）；32%～37%患者在未注射外源性胰岛素前，血中就可以测出胰岛素抗体（insulin autoantibody）；谷氨酸脱羟酶（GAD）是使谷氨酸转化为γ氨基丁酸（GABA）的一种酶，多数胰岛素依赖型糖尿病患者体内可以测出GAD抗体阳性；部分患儿还可测出胰岛素受体自身抗体（insulin receptor antibody，IRAb）和胰岛β细胞膜抗体（islet cell surface antibody，ICSAb）。在细胞免疫异常方面表现为糖尿病患者 OKT_8 细胞百分比明显低于对照组，OKT_4/OKT_8 比率高于对照组，说明淋巴细胞毒效应增强。

三、病毒感染

初发糖尿病患者的血清学研究表明，柯萨奇病毒 B_4 抗体在患糖尿病组和对照组之间有显著性差异，另外EB病毒、流行性腮腺炎病毒、巨细胞病毒及风疹病毒感染也与糖尿病发病有关。

四、其他因素

任何引起胰岛β细胞损伤的因素均可以导致糖尿病，如：药物和化学因素，胰腺创伤或手术，腹部电离辐射等。

总之，糖尿病是在遗传因素的基础上，由于某些HLA型赋予了机体对自身免疫疾病的易感性，使病毒感染或其他因素触发易感者，引起自身免疫反应，导致胰岛β细胞损伤而发病。

●遗传、病毒感染、自身免疫反应或理化因素均可导致胰岛β细胞损伤

【分型分期】

一、分型

糖尿病按病因分为原发性糖尿病和继发性糖尿病两大类。原发性糖尿病分为胰岛素依赖型糖尿病(IDDM)又称为Ⅰ型糖尿病和非胰岛素依赖型糖尿病(NIDDM)又称为Ⅱ型糖尿病。两型糖尿病在发病机理、临床表现和治疗方面有很大差别。儿童糖尿病约占总糖尿病发病人数的10%，主要为胰岛素依赖型即Ⅰ型糖尿病，Ⅰ型糖尿病约占儿童糖尿病的90%。成人糖尿病以非胰岛素依赖型即Ⅱ型糖尿病为主。现将两者对比如下：

●IDDM胰岛素绝对缺乏，需要终生注射胰岛素；NIDDM可通过药物和饮食控制。

●儿童IDDM占大多数；成人NIDDM较多。

	IDDM	NIDDM
占总糖尿病发病率	<10%	>80%
发病年龄	青少年为主	成年为主
起病形式	急	缓
酮症酸中毒的发生	易、较早	不易、较晚
血胰岛素	明显减少	正常或轻度减少
胰岛细胞抗体	阳性率60%～70%	阳性率<5%
胰岛素抵抗性	少	明显
胰岛素治疗	必须	部分

继发性糖尿病主要见于胰腺疾病，如：胰腺炎、胰腺创伤、胰腺囊性纤维病等；激素源性疾病，如：库欣综合征（Cushing's syndrome）、甲状腺机能亢进症（hyperthyroidism）、分泌生长激素的垂体肿瘤、肾上腺肿瘤等；药物或化学因素，如：尼克酸、糖皮质激素、甲状腺素、苯妥英钠、干扰素等诱导的糖尿病；激素受体异常和某些遗传综合征，如：Down's syndrome，Turner's syndrome，Prader-Willi syndrome 等。

二、糖耐量减低（impaired glucose tolerance，IGT）

IGT 是介于正常的糖代谢和糖尿病之间的一种代谢状态。凡空腹血糖＜7.0mmol/L，口服糖耐量试验 2 小时血糖＜11.1mmol/L 但≥7.8mmol/L 者均属于糖耐量减低范畴。此类人群有发展成为糖尿病的危险性，并且容易产生胰岛素抵抗。

三、分期

患糖尿病的儿童发病过程可分为如下阶段：

1. 糖尿病倾向：父母患糖尿病之子女或同卵孪生子之一患糖尿病时，其他未患病者即属于糖尿病倾向。

2. 隐性糖尿病：此类病人平时无症状，属于亚临床糖尿病，当应激状态时出现临床症状和糖耐量异常。

3. 糖尿病隐匿期：又称为化学性糖尿病，平时临床症状不明显，但化验有糖代谢异常，饭后血糖升高。

4. 临床糖尿病：出现典型的糖尿病症状和实验室检查异常。

【病理和病理生理】

●Pancreatic islet 中只有 β 细胞分泌胰岛素。

胰腺具有分泌消化酶的外分泌功能和分泌胰岛素、胰高血糖素等激素的内分泌功能。其内分泌功能由胰腺含有的几十万个微小的内分泌腺体胰岛（pancreatic islet）来完成。人体胰岛由 α、β、δ 和 F 细胞组成，其中大多数是 β 细胞，约占胰岛细胞总数的 75%。胰岛素是由含有胰岛素和胰岛素原颗粒的 β 细胞合成、储存和分泌的。糖尿病早期胰岛 β 细胞周围出现淋巴细胞和单核细胞浸润，进而 β 细胞内含颗粒和数量减少，晚期呈现胰岛萎缩，胰腺纤维化。

●C-peptide 和 insulin 是等克分子分泌，通过测定 C-peptide 可以了解内源性 insulin 的分泌状态。

●Insulin 对脂肪、蛋白质和碳水化合物的代谢起着关键的作用，是体内惟一的降血糖激素

β 细胞分泌的胰岛素是一种对机体有广泛影响、生物活性很强的激素。其分子量为 5734，由含有 51 个氨基酸的 2 个多肽链，即含 21 个氨基酸的 A 链和含 30 个氨基酸的 B 链构成。胰岛 β 细胞分泌的胰岛素原，经降解成为胰岛素和 C-肽（C-peptide），二者等克分子分泌入血，正常人可维持稳定的基础分泌（essential secretion）和进食后释放（postprandial release）。胰岛素可促进肝糖原合成，抑制糖原分解，抑制糖异生，促进葡萄糖转运入脂肪和肌肉细胞，增加葡萄糖在周围组织的利用；胰岛素还有促进甘油三酯和脂肪酸合成、抑制脂肪分解的作用；同时对于蛋白质也有促进氨基酸合成蛋白质、抑制蛋白质分解的作用。可以说胰岛素是促进合成代谢、保证能量储存的重要激素，也是体内惟一具有降血糖作用的激素。相反，胰高血糖素（glucagon）、肾上腺素（epinephrine）、去甲肾上腺素、皮质醇（cortisol）和生长激素（growth hormone）均有升高血糖

的作用，又称为血糖的反调节激素或胰岛素的拮抗激素（antagonist）。

IDDM 患者出现临床症状前，血中胰岛素及 C-肽水平已经降低，当诊断为临床糖尿病时，其血中胰岛素及 C-肽的水平已经显著低下，空腹时胰岛素水平已经接近分泌极限，当进食刺激后几乎没有代偿分泌的反应，因此临床表现为慢性高血糖状态，即：空腹血糖升高，进食后血糖更高；因为高血糖引起血渗透压升高导致口渴多饮，多饮引起循环血容量增加，肾处于高灌注状态形成多尿；当尿量过多时，大量的电解质随尿排出体外，引起电解质紊乱出现低血钠，低血钾更为突出；当血糖浓度超过肾阈值 10mmol/L 时，临床出现糖尿（glucosuria）；由于大量葡萄糖随尿排出体外，造成热卡丢失，引起饥饿多食，当进食仍不能满足机体热卡需要时，便造成体内蛋白质和脂肪分解，临床出现消瘦，生长发育受到影响。脂肪分解产生过多的脂肪酸进入肝，在胰高血糖素等激素的作用下加速氧化，产生过多的乙酰辅酶 A，当其增加程度超过三羧酸循环的氧化代谢能力，便导致乙酰乙酸、β-羟丁酸和丙酮酸在体内累积，形成酮症酸中毒。糖尿病时免疫功能也受影响，因此较易感染。

● Glucagon、growth hormone、cortisol、和 epinephrine 是 insulin 的 antagonist。

●高血糖是引起多饮、多尿、糖尿、消瘦的原因。

●酮体是乙酰乙酸、β-羟丁酸、和丙酮酸的总称。

因为儿童糖尿病以胰岛素依赖型为主，在此作为主要介绍。

【临床表现】

儿童糖尿病可见于各年龄阶段，以学龄期和青春期发病较多见，可能与学龄期儿童暴露于各种病毒感染机会较多，青春期儿童促性腺激素分泌高峰有关。患病率在男女无性别差异。

临床常以突然发生的烦渴多饮、多尿、多食和消瘦为主要表现，简称为“三多一少”。多饮表现为夜间口渴，常常需要夜间喝水；很多患病儿童除白天多尿外，常伴有夜尿增多，部分患儿伴有夜遗尿（enuresis）的现象；多食程度不等，多食不明显的儿童消瘦和乏力（weakness）更为突出。80％的病例在一个月内可以确诊得到及时治疗，值得注意的是，部分糖尿病儿童由于发病急未能及时诊断，常常在短期内发展成为酮症酸中毒，甚至以酮症酸中毒为首发表现。表现为食欲减退，精神萎靡，乏力，腹痛，烦渴明显，呼吸伴有酮味，严重者出现昏迷、脱水、电解质紊乱和酸中毒，如不能及时诊断和正确治疗将会危及患儿生命。

●“三多一少”是 DM 的典型表现。

●部分 DM 是以 DKA 为首发表现。DKA 是 DM 严重并发症之一，需及时诊治。

由于糖尿病患者的免疫力下降，常常易患各种感染，如：呼吸道、消化道、泌尿道感染，反复的皮肤疖肿和甲沟炎等。

【自然病程】

一、急性代谢紊乱期：从出现临床症状到确诊，一般不超过一个月，除血糖高、尿糖高、酮体高等糖尿病的一般表现外，约 40％的患儿伴随不同程度的酮症酸中毒，需积极治疗。

二、缓解期：经适当治疗后，约 3/4 的患儿临床症状消失，血糖、尿糖正常，部分胰岛功能暂时恢复，可分泌少量的胰岛素，对外源性胰岛素需求减少，每天需要量减至 0.5U/kg 以下，进入缓解期，又称蜜月期（honey moon period），一般可持续数周或半年以上，通常因感染、饮食不当、青春期发育等因素而终止。

三、强化期：此时胰岛萎缩伴有纤维化，胰岛功能进行性减退，胰岛素分泌进一步减少，患者对胰岛素的需求加大，血糖、尿糖不容易控制，需要随时调节胰岛素剂量，尤其在青春期阶段更应该注意。

四、永久期：一般在发病五年左右进入糖尿病永久期，此时胰岛萎缩纤维化，基本丧失了分泌胰岛素功能，患者几乎完全依赖外源性胰岛素生存，对胰岛素的需要量相对稳定，当停用胰岛素即使在非应激状态下，也会发展为酮症酸中毒。

【实验室检查】

一、血液

1. 血糖

糖尿病时患者的空腹静脉血浆葡萄糖≥126mg/dl（7.0mmol/L）或任意时间血浆葡萄糖≥200mg/dl（11.1mmol/L）或口服葡萄糖耐量试验2小时血浆葡萄糖≥200mg/dl（11.1mmol/L）。

2. 糖化血红蛋白（glycosylated hemoglobin）

●检测 HBA_{1c} 或 HBA_1 可了解8～12周内血糖的平均综合水平。

●HBA_{1c} 或 HBA_1 可反映糖尿病人血糖的控制情况。

生理状态下，红细胞的血红蛋白可与血糖在不需要酶的作用下相结合，即葡萄糖或磷酸化葡萄糖与血红蛋白中2个β链的N端氨基酸发生反应的产物，称为糖化血红蛋白 HBA_1。糖化血红蛋白是 HBA_{1a}、HBA_{1b} 和 HBA_{1c} 的总和，其中主要是 HBA_{1c} 结合葡萄糖，约占血红蛋白总量的4%～6%，HBA_{1a} 和 HBA_{1b} 主要结合磷酸化葡萄糖和果糖，共约占血红蛋白总量的2%～4%。由于 HBA_{1c} 与 HBA_1 密切相关，检测 HBA_{1c} 和 HBA_1 均可以满足糖尿病诊断的需要。HBA_1 和 HBA_{1c} 与葡萄糖的结合是缓慢而不可逆的，而且在红细胞的寿命中是持续的，即 HBA_1 和 HBA_{1c} 水平与红细胞接触血糖水平的高低和持续时间的长短呈正相关，因此糖化血红蛋白反映了红细胞半衰期即8～12周内血糖的综合平均水平，可用于了解较长时间内血糖的状况，对于判断糖尿病病人血糖的控制情况是一个可靠、客观、稳定的指标。正常人 HBA_1＜8%，HBA_{1c}＜6%。糖尿病病人 HBA_1＜10%，HBA_{1c} 6%～7%表示控制良好；HBA_1 10%～12%，HBA_{1c} 8～9%时为控制尚可；HBA_1 13%～14%，HBA_{1c} 11%～13%为控制较差，HBA_1＞15%为控制不良。

3. 糖化血清蛋白（glycosylated serum protein）和血红蛋白一样，血清蛋白也可以发生非酶糖化反应。糖化血清蛋白的主要部分是糖化白蛋白(glycosylated albumin)。由于白蛋白的半衰期是17～20天，因此糖化血清蛋白可以反映检测前2周内的平均血糖水平。糖尿病人的糖化血清蛋白是正常人的2～3倍。

4. 血胰岛素和C-肽

初次就诊的患者需要检测血液中的胰岛素水平，血胰岛素降低有助于糖尿病分型，IDDM患者如果已经注射过外源性胰岛素，可通过测定血中C-肽的水平反映胰岛β细胞分泌胰岛素的功能。

5. 血酮体

糖尿病时血酮体升高称为酮血症（ketonemia）。用硝普盐反应、酶法和气相色谱法等不同方法检测的酮体值不尽相同，气相色谱法敏感而精确。糖尿病病人伴酮症酸中毒时，血酮体比健康人的血酮体增加几十倍甚至百倍。

6. 血气分析

当怀疑糖尿病患者伴有酮症酸中毒时，需进行血气分析。当血气分析显示 pH 值<7.30，HCO_3^-<15mmol/L，证实存在代谢性酸中毒。

7. 血电解质

及时检测血钠、钾、氯、磷、镁，有助于了解糖尿病患者的电解质水平。发生酮症酸中毒时，以上电解质丢失依次为 6、5、4、1.67、0.25mmol/kg。水的丢失约为 60～100ml/kg。

8. 血脂

糖尿病治疗前或治疗不当，会出现血清胆固醇、甘油三酯和游离脂肪酸增加。定期检测血脂水平，有助于判断疾病控制情况。

二、β 细胞的功能测定

无论是葡萄糖耐量试验（oral glucose tolerance test OGTT）还是标准早餐试验，均根据进食后胰岛素分泌增多的原理，通过检测进食前后血糖、血胰岛素或 C 肽的水平，以了解胰岛 β 细胞的分泌功能。

1. 口服葡萄糖耐量试验（OGTT）：适用于怀疑糖尿病、尿糖偶尔阳性，但空腹血糖正常或稍高者，目的是帮助确诊糖尿病。儿童按每公斤体重 1.75 克葡萄糖，总量不超过 75 克，每克加水 2.5ml，清晨空腹于五分钟内服完，于口服葡萄糖前（0 分钟）和口服葡萄糖后 60 分钟、120 分钟和 180 分钟取血，分别查血糖和血胰岛素。

●OGTT 目的是帮助确诊糖尿病。

2. 标准早餐试验：适用于已诊断糖尿病经胰岛素治疗血糖得到控制者，目的是了解残存胰岛 β 细胞的分泌功能。原理同 OGTT，方法以馒头代替葡萄糖口服，分别于进食前（0 分钟）和进食后 60 分钟、120 分钟和 180 分钟取血，查血糖、血胰岛素和 C-肽。

●标准早餐试验目的是了解残存胰岛 β 细胞的分泌功能。

健康儿童口服葡萄糖前血糖<6.2mmol/L，口服葡萄糖后 60 分钟和 120 分钟时血糖分别<10.0mmol/L 和<7.8mmol/L；IDDM 患儿口服葡萄糖后血糖明显升高，120 分钟时血糖仍>11.1mmol/L。正常儿童口服葡萄糖或进食后 60 分钟血胰岛素和 C-肽达到高峰，胰岛素峰值为空腹的 6 倍，C-肽峰值为空腹的 3 倍；IDDM 患儿口服葡萄糖或进食馒头后两者均不能达到高峰，甚至无反应。

三、尿液检查

1. 尿糖：通过尿糖定性可粗略判断血糖水平，但由于肾糖阈的关系当血糖低于 10mmol/L 时检测尿糖不能准确反映血糖水平。因此，收集一段时间内的尿液进行定量检测可以反映血糖在这一段时间内的综合水平。

●当血糖水平低于肾糖阈时，一次尿糖不能准确反映血糖水平。

2. 尿酮体：糖尿病合并酮症时，尿酮体呈阳性，称为酮尿症（ketonuria）。

3. 尿蛋白：尿的微量白蛋白和微量白蛋白排泄率可以反映早期肾的受损程度。

四、其他检查

1. X线片检查：拍胸片了解有无结核；拍腕骨片了解骨龄以监测儿童的生长发育状态。

2. B超：腹部超声了解肝脏大小和胰腺情况。

3. 眼科检查：眼底检查了解血管改变，晶体检查及时发现白内障的发生。

【诊断和鉴别诊断】

临床上出现“三多一少”症状者均应考虑糖尿病的可能性。结合空腹静脉血浆葡萄糖≥126mg/dl（7.0mmol/L）或任意时间血浆葡萄糖≥200mg/dl（11.1mmol/L）或口服葡萄糖耐量试验2小时血浆葡萄糖≥200mg/dl（11.1mmol/L）者，可诊断为糖尿病。家族糖尿病史有助于糖尿病的诊断。确诊本病应与以下情况鉴别。

一、其他原因导致的尿糖阳性：

1. 非糖尿病性葡萄糖尿症：Fanconi syndrome，肾小管酸中毒（RTA），肝豆状核变性（Wilson disease）等影响肾小管对葡萄糖的回吸收，均可导致尿糖阳性，测空腹血糖不高可鉴别。

2. 其他还原糖尿症：尿液中果糖和戊糖等其他还原糖在班氏法检测时会出现变色，用葡萄糖氧化酶法可以鉴别。

二、其他原因导致的昏迷：如神经系统疾病所致昏迷，一般不伴有血糖升高，低血糖症（hypoglycemia）导致的昏迷可测出血糖明显低于正常。

三、其他原因导致的酸中毒：尿毒症酸中毒（uremic acidosis）不伴血糖升高，但却伴有贫血、高血压等症状，化验肾功能异常。严重脱水导致的酸中毒一般不伴随血糖和血酮体的升高。

四、多食、消瘦：应和甲状腺机能亢进症区别。甲亢常伴随基础代谢率增高的表现，同时伴有颈部增粗、眼部体征等表现，一般情况下空腹血糖不高，OGTT正常，血胰岛素和C-肽正常。

【治疗】

儿童IDDM的治疗目的为：一经诊断立即治疗，应以消除临床症状，纠正代谢紊乱，维持血糖稳定，保证正常生长发育和预防合并症发生为最终目的。

一、饮食治疗（nutritional management）：

1. 热能供给：合理的饮食治疗是所有糖尿病人治疗的基础，摄入的热量要适应患儿的年龄、体重、日常活动、以往食量和满足生长发育的需要。年龄偏低、体重较轻、活动量较大和以往食量较多的儿童每日热卡需要相对较高，年龄较长、体重正常、活动较少儿童每日热卡需要相对减低。1岁儿童每日所需热量约为1 000千卡，1岁以上儿童热卡为1 000＋年龄×（80～100）千卡/d。男孩18岁以内适应此公式，女孩总热卡超过2 000千卡/d时应适当减少，尤其青春期的女孩更应注意。应用过程中根据血糖至少每3个月进行一次热卡再评估，随时调整以保证血糖稳定。

2. 饮食成分的组成和选择：碳水化合物占摄入热卡的55%，脂肪不超过30%，蛋白质约占15%，3岁以下儿童蛋白质成分应适当增加，一半以上应为动物蛋白；碳水化合物以大米等谷类为主，尽量避免富含淀粉、蔗糖或葡萄糖的食品摄入；脂肪应以植物油为主；每日食物应保证一定量的纤维素和维生素。

●碳水化合物占55%，脂肪占30%，蛋白质约占15%。

3. 热卡的分配：热卡分配原则为少量多餐，保证血糖高峰维持在相对稳定的状态，避免出现低血糖。全天热卡分为三餐，按1/5、2/5、2/5的比例供给，可于每餐中分出不超过1/3的热卡作为餐间点心，进食时间要相对固定。

●少量多餐，全天按1/5、2/5、2/5的比例分配热卡。

二、胰岛素治疗（insulin therapy）：

按胰岛素作用的快慢和持续时间的长短将其分为速效型（正规胰岛素RI）、中效型（珠蛋白胰岛素NPH）和中长效型（鱼精蛋白锌胰岛素PZI）。

1. 胰岛素的用法：胰岛素依赖型糖尿病患儿一经诊断应该立即开始治疗，一般胰岛素的用量为每日0.5～1.0U/kg。目前通常采用每日二次皮下注射的方案：将全天需要胰岛素总量的2/3于早餐前30分钟注射，1/3于晚餐前30分钟注射。注射时速效胰岛素应占胰岛素全天需要量的2/3，中效或中长效胰岛素应占胰岛素全天需要量的1/3，先抽取速效胰岛素，再抽取中效或中长效胰岛素混匀后皮下注射，也有混合胰岛素制剂可直接使用。

●胰岛素总量的1/3早餐前、2/3晚餐前注射；中长效胰岛素占1/3速效胰岛素占2/3。

2. 胰岛素注射部位：有计划地按顺序在上臂、大腿、腹部等位置轮换进行注射，进针点之间需间隔2厘米，避免一个月内在同一个部位注射两次，以防止注射部位皮下组织萎缩，影响胰岛素的吸收。

3. 胰岛素的调节：不同年龄患儿对胰岛素需要量不同，一般婴幼儿需要量小，随年龄增长逐渐增多，至青春期前需要量最大；糖尿病的不同阶段胰岛素的用量也有变化，轻症和初治的患儿胰岛素用量较少，治疗的“蜜月期”用量最少，当进入强化期和伴随酮症酸中毒时用量最大；另外，胰岛素抗体的产生、进食量的改变、运动量的多少等因素都会对胰岛素的疗效产生影响。在保证饮食和运动量相对固定的基础上，可根据血糖测定值调节胰岛素的剂量以维持每日血糖稳定，一般2～3天调节一次，每次增减2U，一天当中调节一个时段的胰岛素，尽量避免大幅度变动。

●根据血糖调节胰岛素；年龄、病程、饮食、运动等都会影响胰岛素的用量。

●必要时胰岛素2～3天调节一次；幅度2U；调节一个时段，稳定后再调其他时段。

4. 胰岛素应用中的注意事项：

(1) 低血糖反应（insulin shock）：胰岛素应用过程中由于用量过多、运动剧烈、饮食摄入不足等因素，均可以引起低血糖（hypoglycemia）发生。表现为面色苍白、出冷汗、心动过速、腹痛、饥饿感、头昏、惊厥甚至昏迷。当出现低血糖症状时，可给予适量含碳水化合物的饮食；如症状严重可给予少量的蔗糖或葡萄糖水；当出现惊厥或昏迷时，可静脉给予5%～10%的葡萄糖，也可皮下注射胰高血糖素，剂量＜3岁0.5毫克，＞3岁1毫克；避免静脉注射高渗葡萄糖。

●低血糖可引起生命危险，需要及时预防和诊治。

(2) Somogyi现象（Somogyi phenomenon）：慢性胰岛素过量造成病

人低血糖，通常发生在凌晨，容易被漏诊，表现为多汗、噩梦、睡眠多动不安、清晨头疼。由于糖尿病人对反调节激素的高度敏感，致使血糖在午夜后陡升，清晨血糖、尿糖升高，尿酮体阳性，加大胰岛素用量反而使症状加重。分别测餐前和凌晨的血糖，如果凌晨低血糖而清晨高血糖即可确定 Somogyi 现象，处理只需逐渐减少胰岛素的剂量，一般每 2～3 天减 10%。

●Somogyi 现象血糖清晨高于凌晨，减少胰岛素用量症状缓解。

(3) 黎明现象（dawn phenomenon）：由于晚间胰岛素不足引起。清晨 5～9 时发生血糖和尿糖升高，处理需要加大晚间胰岛素的剂量或将注射时间稍向后移。

(4) 胰岛素不足：慢性胰岛素用量不足致使患儿长期处于高血糖状态，出现生长迟缓，肝脾肿大，高血糖，高血脂，易发生酮症酸中毒。此时需增加胰岛素的用量。

(5) 胰岛素抵抗（insulin resistance）：当每日胰岛素用量大于 2U/kg 仍不能控制病情时，应该考虑胰岛素抵抗，测胰岛素抗体会明显升高。更换纯的胰岛素制剂可改善疗效。

三、运动：糖尿病人经过胰岛素治疗后通过运动可以增加糖的利用，促进胰岛素的吸收。所以适当的运动对降低血糖、降低血脂、增强体质是有帮助的，但应注意避免运动低血糖发生。

四、教育和随访：对糖尿病患者及其家庭的教育非常重要，应使他们认识到糖尿病治疗的长期性、治疗方式的特殊性和坚持治疗的重要性。帮助他们树立信心，定期随访指导治疗。

五、糖尿病合并症的治疗

1. 酮症酸中毒的治疗：治疗分为三个阶段：酮症酸中毒期、酸中毒后期或建立代谢控制期、糖尿病持续期。治疗原则是：快速纠正水、电解质、酸碱平衡紊乱；降低血糖、血酮体，纠正代谢紊乱；查找并祛除引起酸中毒的诱因；密切监测临床和实验室指标，避免医源性损害。

(1) 病情评估：了解有无感染、暴饮暴食、骤减或停用胰岛素、应激刺激等诱发 DKA 的因素，密切观察病情变化，监测记录血压、脉搏、出入量、血糖、血电解质、血渗透压、血气分析、尿糖、尿酮体等结果。

(2) 液体治疗：酮症酸中毒时为细胞外液容量减少，通常按等渗脱水丢失 10%（100ml/kg）估算累积丢失量，对于酮症酸中毒时的高渗状态即使是生理盐水也属于低渗液体，因此要避免渗透压快速降低发生脑水肿。确诊酮症酸中毒后应立即开始静脉补液，扩容阶段的第 1 小时按 20ml/kg 静脉快速输入 0.9%生理盐水，第二批液体可改为 0.45%的盐水输入，累积丢失的一半量应在 12 小时内给入，另一半在 24 小时内补足。生理维持量根据患者丢失的多少按实际量补充 1/3～1/2 张的含钾液体。生理维持量按每日 1500ml/m^2 补充 1/3 张的液体，如意识清醒可口服。

●DKA 时补液按等渗中一重度脱水估计；要及时、快速、足量。

糖尿病酮症酸中毒时血钾丢失较严重，补液扩容后血钾降低，特别是注射胰岛素后大量的钾离子进入细胞内，使低血钾更加明显。除非无尿或血钾高于 5mmol/L 时暂缓补钾，一般主张排尿后尽早补充。按每日 2～

●DKA 时补钾要早期、足量、维持。

3mmol/kg 补给，浓度不超过 40mmol/L（3‰），酮症酸中毒纠正后仍应注意补充血钾。

酮症酸中毒时碱性液体的使用要非常慎重。一方面 HCO_3^- 与 H^+ 结合生成二氧化碳和水，二氧化碳可弥散通过血脑屏障加重脑细胞酸中毒，引起颅内高压；另外过多的钠离子易造成血钠升高。为了避免脑细胞酸中毒和高钠血症，酮症酸中毒时，只有当血 pH＜7.1，HCO_3^-＜12mmol/L 时，才按 2mmol/kg 给予补充 1.4%的碳酸氢钠。一般先补 1/2 量，测血 pH＞7.1 后停止。

●DKA 时慎用碳酸氢钠纠酸、禁用乳酸钠。

（3）胰岛素的应用：在密切监测血糖的基础上，另外开放静脉通道，先按 0.1U/kg 静脉推入普通胰岛素，然后按每小时 0.1U/kg 持续小剂量静脉点滴胰岛素，可将普通胰岛素加生理盐水配成 0.1U/ml 用静脉输液泵输入。输入过程中要每 1～2 小时监测血糖以随时调整胰岛素用量。当血糖低于 17mmol/L 时，应将液体换成含 0.2%氯化钠的 5%葡萄糖液（每 5 克葡萄糖加 1 单位胰岛素），并减少静脉点滴胰岛素浓度；如仍出现血糖持续下降可停止静脉点滴胰岛素，改为皮下注射普通胰岛素，用法为 0.2～0.4U/kg，每 4～6 小时一次，直至患儿病情稳定。

●根据每小时血糖监测随时调节小剂量静脉点滴胰岛素的剂量。

（4）祛除诱因：多数酮症酸中毒是由于感染引起，积极寻找感染灶及时应用抗生素控制感染至关重要。

2. 高渗非酮症昏迷的治疗：血糖非常高但酮体阴性，患儿处于严重的高渗性脱水状态，常出现神经系统症状。治疗时注意不要使血糖下降过快，以免造成脑水肿。采用 0.45%的氯化钠，于前 12 小时补充累积损失的一半，余量在 24 小时内补充。静脉点滴胰岛素的剂量更小，每小时 0.05U/kg，并根据血糖下降的情况调整，血糖正常后停用。

在糖尿病的治疗过程中，胰岛素应用是治疗的根本；饮食和运动治疗是维持病情稳定的重要因素；教育和管理是不可缺少的部分；合并症的预防是决定预后的关键。

（王　倩）

第十六章　小儿血液系统疾病及肿瘤

第一节　小儿血液系统特点

●胚胎期造血与生后造血明显不同，部位不同：
1. 中胚层造血；
2. 肝造血；
3. 骨髓造血。
造血器官功能及调节过程与生后造血不同。

【小儿造血特点】

小儿造血可以分为胚胎期造血和生后造血两个阶段。在胚胎期和出生后的各个不同的发育阶段，主要造血器官及器官的造血功能存在差别。

一、胚胎期造血

造血系统的发育过程从解剖学上可以分为3个时期：中胚层、肝及骨髓造血期。这几个不同部位的造血相继出现，且相互交错存在。

（一）中胚层造血期（mesoblastic hemopoiesis）：妊娠第10～14天在胚胎外（extra embryonic）的卵黄囊（york sac）内出现造血细胞团，称为血岛，主要为不成熟的红系细胞，同时出现血管内皮细胞。胚胎第6周以后，中胚层造血开始退化，至10～12周消失。

（二）肝造血期（hepatic hemopoiesis）：肝造血始于妊娠第6～8周，自10～12周中胚层造血停止，肝成为造血的主要部位并持续至出生，而在妊娠20～24周时造血功能最为活跃，以后随骨髓造血的增加肝造血渐减弱。妊娠18～20周的肝内85%的细胞是红系细胞，无粒细胞存在，此后有粒细胞（neutrophil）和巨核细胞（megakaryocyte）产生。

（三）骨髓造血期（bone marrow hemopoiesis）：胚胎第6周时骨髓腔已发育并初具规模，妊娠4个月起骨髓造血逐渐增加，6个月以后渐成为主要的造血器官，其中红系、粒系及巨核系细胞均增生活跃。出生时所有骨髓都充满造血组织。出生2～5周后骨髓成为惟一的造血场所。

胚胎期造血成分中粒细胞生成量很少，至妊娠4～5月胎儿血液中才出现中性粒细胞，且数量很少。而在胎儿肝、骨髓及血液内却有丰富的粒单系祖细胞（CFU-GM），可能由于胎儿体内的粒细胞集落刺激因子（G-CSF）水平很低而使粒单系祖细胞不能发育成熟。

二、生后造血

生后造血主要是骨髓造血，产生各种血细胞，淋巴组织产生淋巴细胞，在特定条件下可出现髓外造血（extramedullary hemopoiesis）。

●小儿骨髓造血与成人不同在于其骨髓缺少代偿能力，因而以骨髓外造血作为代偿，主要表现为肝、脾、淋巴结肿大及外周血中出现有核红细胞及幼稚中性粒细胞。

（一）骨髓造血：为生后造血的主要部位。骨髓可以生成红细胞、粒细胞和巨核细胞，也可以生成淋巴细胞和单核细胞。婴儿期所有的骨髓为红骨髓，全部参与造血以满足生长发育的需要。随年龄的增长，部分红髓逐渐为黄髓（脂肪组织为主）代替，5～7岁后长骨中出现黄髓，至18岁时红髓仅分布于椎骨、胸骨、肋骨、颅骨、骨盆骨、锁骨和肩胛骨等扁骨以及长骨的近端。黄髓是潜在的造血组织，当造血需要时可以转变为红髓而恢复造血功能。小儿出生后前几年全部骨髓为红髓，缺少造血代偿能力，当造血需求量增大时则出现骨髓外造血。

（二）骨髓外造血：出生后1～2个月，除淋巴组织生成淋巴细胞以外，骨髓外造血完全停止。当婴幼儿处于感染、急性失血、溶血等需要造血代偿时，肝、脾、淋巴结适应造血的需要恢复胎儿期的造血功能，临床表现为肝、脾、淋巴结肿大，外周血中出现有核红细胞及幼稚中性粒细胞。病因去除后又恢复至病前状态。因此骨髓外造血是小儿时期造血器官的一种特殊反应。

【小儿血象及骨髓象特点】

小儿各年龄期血象及骨髓象不同。

●小儿各年龄期的红细胞、血红蛋白、白细胞、白细胞分类及血红蛋白种类不同。

（一）红细胞计数及血红蛋白量：由于胎儿在子宫内处于相对缺氧状态，故红细胞计数及血红蛋白均较高，出生时血红蛋白为150～220g/L，红细胞计数为(5.0～7.0)$\times 10^{12}$/L,未成熟儿稍低。生后血红蛋白及红细胞计数下降，10天时下降约20%，至2～3个月时达最低水平，血红蛋白110g/L以下，红细胞计数约3.0$\times 10^{12}$/L，称为“生理性贫血”，未成熟儿降低更为明显。以后两者逐渐上升，婴儿期血红蛋白110g/L左右，红细胞计数约4.0$\times 10^{12}$/L，以后逐渐趋向于成人水平。初生1～2周内外周血中可以见到有核红细胞。网织红细胞（reticulocyte）初生时较高，约为0.04～0.06，5～7天时明显下降，以后维持于低水平，婴儿期达到成人水平（0.005～0.015）。

（二）白细胞计数及分类：初生时白细胞计数为（15～20）$\times 10^{9}$/L，生后6～12小时达高峰，然后逐渐下降，1周时平均为12$\times 10^{9}$/L左右，此数值维持于整个婴儿期，至学龄期维持于8$\times 10^{9}$/L左右，以后为成人水平7$\times 10^{9}$/L左右。白细胞分类主要是中性粒细胞与淋巴细胞比例的变化。出生时中性粒细胞约占0.65，淋巴细胞约占0.30。生后4～6天时两者比例相等，称为第一次交叉；以后淋巴细胞占0.60，中性粒细胞占0.30～0.35，至4～6岁再次两者比例相等，称为第二次交叉。7岁以后中性粒细胞增多达到成人值，即中性粒细胞0.65左右。

（三）血小板计数：血小板计数与成人相似，为（150～350）$\times 10^{9}$/L。

（四）血红蛋白的种类：血红蛋白分子由2对肽链组成，每一条肽链与一个血红素（heme）分子结合。构成血红蛋白分子的肽链有5种，分别为α、β、γ、δ、ε链。不同的血红蛋白分子由不同的多肽链组成。在胚胎期、胎儿期、儿童期及成人不同阶段可以发现6种血红蛋白：胚胎期的血红蛋白为Gower 1（$\delta_2\varepsilon_2$）、Gower 2（$\alpha_2\varepsilon_2$）、Porland（$\delta_2\gamma_2$）；胎儿期的血红蛋白为HbF（$\alpha_2\gamma_2$）；成人血红蛋白为HbA（$\alpha_2\beta_2$）和HbA_2（$\alpha_2\delta_2$）。血红蛋白Gower 1，Gower 2和Porland在胚胎3个月时消失，并为HbF所代替。胎儿6个月时HbF占90%，HbA占5%～10%。出生时HbF占70%，HbA占30%，HbA_2<1%。出生后HbA增多，HbF减少，1岁时HbF不超过5%，至2岁时不超过2%。成人HbA占95%，

HbA_2 占 2%～3%，HbF 占 2%以下。

（五）骨髓象：各年龄组小儿骨髓象正常值见表 16-1。

Table16-1　Reference values of bone marrow in infancy and childhood（%）

年龄	原始粒细胞	早幼粒细胞	中幼粒及晚幼粒细胞	杆状核及分叶核细胞	嗜酸性粒细胞	淋巴细胞	有核红细胞	粒细胞/红细胞
初生	1	2	5	40	1	10	40	1.2/1
7天	1	2	10	40	1	20	25	2.1/1
6个月～2岁	0.5	0.5	8	30	1	40	20	2.0/1
6岁	1	2	15	35	1	25	20	2.7/1
12岁	1	2	20	40	1	15	20	3.2/1
成人	1	2	21	44	2	10	20	3.6/1

摘自 Nelson Text Book of Pediatrics. 14th. edition. 1991. P1229

第二节　小儿贫血概论

【定义】

●小儿贫血是独立的疾病，也是多种疾病的一种临床症状。

贫血是指外周血中红细胞数或血红蛋白量低于正常。贫血是一种症状的描述，也作为独立疾病的名称。

小儿贫血的诊断标准：根据世界卫生组织的资料，血红蛋白值的低限：6 个月～6 岁小儿为 110g/L，6～14 岁为 120g/L，低于此值为贫血。6 个月以内的婴儿由于生理性贫血（physiologic anemia）等因素，血红蛋白值变化较大，目前尚无统一标准。中华儿科学会血液学组暂定 6 个月以下小儿贫血诊断标准：血红蛋白值在出生后 10 天内的新生儿＜145g/L、10 天～3 个月时＜100g/L、3 个月～不足 6 岁＜110g/L 者为贫血。

【分类】

●按照红细胞形态及引起贫血的原因对贫血进行分类有助于贫血的诊断。按红细胞形态贫血分为：小细胞性、正细胞性及大细胞性。

一、形态分类：根据红细胞平均容积（MCV）可将贫血分为三大类，小细胞性，正细胞性及大细胞性。形态分类可为确定贫血的病因和临床诊断提供依据（表 16-2）。

二、病因分类：根据引起贫血的原因分类，为临床常采用的分类方法。贫血的病因很多，表 16－2 是在形态学分类的基础上对病因进一步的分类，表 16-2 中所列是小儿主要的贫血。

Table16-2 Classification of Anemia

- 小细胞性 microcytic
  - 缺铁性贫血
  - 地中海贫血
  - 铅中毒
  - 慢性病
    - 感染
    - 恶性肿瘤
    - 炎症
    - 肾脏病
  - 维生素 B_6 反应性
  - 铜缺乏
  - 铁粒幼细胞性*
- 正细胞性 normocytic
  - 红细胞生成减少
    - 再生障碍性贫血
      - 先天性
      - 获得性
    - 纯红细胞再生障碍性
      - 先天性
      - 获得性
    - 骨髓病性
      - 白血病
      - 肿瘤
      - 贮积病
      - 石骨症
      - 骨髓纤维化
  - 失血
    - 体内失血或体外失血
    - 死骨形成
  - 溶血
    - 红细胞内在异常
      - 血红蛋白病
      - 红细胞酶异常
        - 红细胞-6-磷酸脱氢酶缺乏症
      - 红细胞膜异常
        - 遗传性球形红细胞增多症
        - 获得性：阵发性睡眠性血红蛋白尿（PNH）
    - 红细胞外异常
      - 免疫性
        - 被动性：新生儿溶血病
        - 自动性：自身免疫性
      - 毒素
      - 感染
      - 微血管病性溶血性
      - 弥散性血管内溶血（DIC）
      - 溶血尿毒综合征
      - 高血压
      - 心脏病
- 大细胞性 macrocytic
  - 正常新生儿
  - 网织红细胞增多症
  - 维生素 B_{12} 缺乏
  - 叶酸缺乏
  - 乳清酸尿症
  - 骨髓增生异常综合征
  - 肝脏病
  - 甲状腺功能低下*
  - 维生素 B_6 缺乏*
  - 维生素 B_1 缺乏

*部分病例　　摘自 Nelson Text Book of Pediatrics. 16th edition. 2000. p1462

【临床表现】

贫血的主诉与贫血发生的急缓及贫血的程度有关，贫血程度重或贫血发生快则症状重，如慢性贫血，虽贫血已达重度，患儿常无不适主诉，而由家长或医生发现。而急性失血或急性溶血时患儿的不适感明显，并易出现器官功能失代偿，如休克或心功能不全。红细胞的主要功能是运输氧气，贫血时因器官组织缺氧而产生一系列症状：

（一）一般表现　皮肤黏膜苍白为主要表现，苍白的观察受皮肤色泽的影响，可观察口唇黏膜、结膜及甲床是否有苍白。年长儿可以自诉头晕、乏力，长期贫血小儿可有毛发干枯、营养低下、体格发育落后等表现。

（二）造血器官反应　小儿贫血易出现骨髓外造血反应，表现肝、脾、淋巴结肿大，但有的贫血，如再生障碍性贫血则不出现骨髓外造血反应。

（三）贫血对其他系统的影响及表现　（1）循环系统和呼吸系统：贫血时红细胞运输氧气的能力下降，引起循环及呼吸系统对缺氧的代偿，表现为心跳加快、呼吸加速、活动后气短、心脏扩大等，重度贫血或贫血发生迅速时可出现充血性心力衰竭。(2) 消化系统：胃肠蠕动及消化酶的分泌功能受到影响，出现食欲下降、恶心、腹胀或便秘等，偶有舌炎或舌乳头萎缩等。(3) 神经系统：表现精神不振、注意力不集中、情绪易激动等。年长儿出现头痛、头晕、眼前有黑点或耳鸣等。

【诊断】

根据血红蛋白及红细胞计数可以确定贫血诊断，此外还应进一步做出病因诊断。查找病因要根据病史、体检及必要的实验室检查作出判断。

一、病因和体检　应注意以下各项。

●贫血诊断中的重要内容是病因诊断。查找病因要根据病史、体征、血常规选择有关的实验室检查，最后进行综合分析做出诊断。

(一) 起病年龄　出生后即已存在的贫血可能为分娩过程中的失血所致；生后48小时内出现贫血黄疸可能为新生儿溶血病；婴幼儿期出现的贫血多为营养性贫血、感染性贫血或遗传性溶血性贫血等，而学龄前及学龄期则要更多地结合其他方面的表现以确定病因。

(二) 病程及伴随症状、体征　起病急的可为急性溶血或急性失血；起病缓慢或亚急性起病者可能为营养性贫血、慢性溶血性贫血、慢性再生障碍性贫血、血液系统或非血液系统疾病引起的贫血。伴有黄疸、血红蛋白尿、肝、脾肿大者可能为溶血性贫血，伴有发热、出血、肝、脾、淋巴结肿大者考虑肿瘤，如白血病、恶性淋巴瘤等，伴有出血或发热等可考虑再生障碍性贫血等其他血液系统疾病或其他系统疾病。

(三) 营养情况　婴幼儿的喂养方法、年长儿的饮食习惯及饮食的质量对诊断营养性贫血有很大帮助，未及时添加辅食的婴儿最可能患营养性贫血，年长儿挑食也是造成营养性贫血的因素之一。

(四) 既往史　消化系统疾病、慢性感染、慢性肝、肾疾病、结缔组织病等均可伴有贫血。注意环境因素在贫血发病中的作用：理化因素如药物（磺胺类、氯霉素类、解热镇痛类等）、毒性物质（苯、杀虫剂、农药、化工原料、铅、砷等）、电离射线等。

(五) 家族史　遗传性球形红细胞增多症、地中海贫血等家族中常有相同患者。

二、实验室检查　血液常规检查是贫血必不可少的基本检查，对于查找病因亦有帮助。骨髓涂片检查是贫血的基本检查，必要时还可考虑骨髓活检。其他检查应当根据病史及体检的分析进行选择。

(一) 血液常规

1. 红细胞形态：可根据血红蛋白、红细胞计数及血细胞比容计算出MCV、MCH及MCHC做出贫血的形态分类。而仔细观察血涂片中红细胞体积大小、形态及染色情况，亦可对贫血的病因诊断有启示，如遗传性球形红细胞增多症的血涂片中有较多的小球形、无中心淡染的红细胞；缺铁性贫血常为小细胞低色素性贫血，红细胞体积小，染色浅，且中央淡染区扩大；巨幼细胞性贫血为大细胞贫血，红细胞体积增大且中央淡染区不明显。此外，在观察红细胞形态的同时可观察白细胞及血小板的形态。

2. 网织红细胞计数：降低表明骨髓造血功能衰竭，多见于再生障碍性贫血；增多表明骨髓造血活跃，见于溶血性贫血及失血性贫血。

3. 白细胞计数及白细胞分类：对于贫血的病因诊断有助，如白血病可有白细胞计数的改变，亦可在分类过程中发现白血病细胞，巨幼细胞性贫血可以有白细胞计数降低，血涂片中也可发现分叶过多的中性粒细胞数量增多。

4. 血小板计数：贫血作为其他疾病的表现之一时，血小板也会出现数量的改变，伴血小板降低的有急性白血病、再生障碍性贫血、骨髓增生异常综合征等。

（二）骨髓涂片

可直接观察骨髓造血细胞及非造血细胞的形态及数量的改变，对很多血液系统疾病有决定性的诊断价值，如白血病、再生障碍性贫血、骨髓增生异常综合征、巨幼细胞性贫血等。

（三）其他检查

为确定贫血的病因可选择的辅助检查种类很多，如血清胆红素，溶血性贫血血清胆红素增高，并以间接胆红素增高为；红细胞渗透脆性试验，遗传性球形红细胞增多症红细胞脆性增高；红细胞酶活力测定，如红细胞葡萄糖-6-磷酸脱氢酶等红细胞酶；血红蛋白分析，如高铁血红蛋白还原试验、血红蛋白电泳等可确定地中海贫血及异常血红蛋白病等；抗人球蛋白试验，用于免疫性溶血性贫血的诊断；铁的生化检查，血清铁蛋白、血清铁、总铁结合力、红细胞游离原卟啉用于缺铁的诊断。在此不能完全列举。

（卢新天）

第三节　营养性缺铁性贫血

缺铁性贫血（iron deficiency anemia，IDA）是由于体内铁缺乏致使血红蛋白合成减少而引起的一种小细胞低色素性贫血，是小儿的常见病，主要发生在6个月至3岁的婴幼儿，对小儿健康危害较大。全世界约11.2亿人患病，21.5亿人患有不同程度的铁缺乏，我国最新调查结果显示学龄前儿童患病率约为23.35％。

【铁的代谢】

一、人体总铁量及其分布

正常成人男性约为50mg/kg，女性约为35mg/kg，而新生儿约为75mg/kg。总铁量的60％～70％存于血红蛋白和肌红蛋白中，约30％以铁蛋白及含铁血黄素形式储存于肝脾及骨髓中。极少量存在于含铁酶及血中。

二、铁的来源

1. 自食物中摄取铁，每天约1～1.5mg。

2. 衰老的红细胞释铁几乎全部被再利用。

三、铁的吸收和转运

食物中的铁主要在十二指肠及空肠上部被吸收。铁进入肠黏膜细胞后一部分与细胞内的去铁蛋白（apoferritin）结合成铁蛋白（ferritin），另一部分通过肠黏膜入血，与血浆中的转铁蛋白（transferrin）结合，随血循环运送到骨髓等需铁及储铁组织。食物中铁吸收率的高低与铁的摄入量密切相关。动物性食物中的铁属于血红素铁，吸收率高（约10%～25%）。植物性食物中的铁属于非血红素铁，吸收率甚低（约1%），且易受肠腔内其他因素的影响。无论是从肠道吸收的铁或是红细胞破坏释放的铁均通过转铁蛋白进行转运。在正常情况下，血浆中的运铁蛋白仅以其总量的1/3与铁结合，此结合的铁称为血清铁。其余2/3具有与铁结合的能力，在体外加入一定量的铁可使其成饱和状态，其所加的铁量即为未饱和铁结合力，血清铁与未饱和铁结合力之和称为血清总铁结合力（total iron binding capacity，TIBC），血清铁在总铁结合力中所占百分比称转铁蛋白饱和度（transferrin saturation，TS）

四、铁的储存与利用

铁在体内以铁蛋白及含铁血黄素形式储存。当体内需要铁时通过还原酶的作用，使铁蛋白中的Fe^{2+}释出，然后经氧化酶作用氧化成Fe^{3+}，再与转铁蛋白结合，转运至需铁组织，如到达骨髓造血组织时，铁即进入幼红细胞，在线粒体中与原卟啉结合形成血红素，后者再与珠蛋白结合形成血红蛋白。

五、铁的排泄

正常人每日铁的排泄量相对恒定，约为1mg，主要由胆汁、尿、汗和脱落的黏膜细胞排出。

六、胎儿及儿童期铁代谢的特点

1. 胎儿期铁代谢特点　此期胎儿主要通过胎盘从母体获取铁，以孕期后3个月获铁量最多，平均每日可从母体获铁4mg，足月新生儿从母体获铁足够生后4～5个月用，故未成熟儿更易发生缺铁。传统观念认为，人类胎儿能从母体主动获取铁，且不论母亲铁营养状况如何，近年来的研究结果对上述观念提出了挑战。认为孕母严重缺铁时，孕母骨髓幼红细胞膜上转铁蛋白受体（TFR）明显增加与胎儿竞争可利用铁，而胎盘TFR数目不再增加，摄铁能力相应减弱，故对胎儿铁供给造成一定影响。

2. 婴儿和儿童铁代谢的特点　足月新生儿体内总铁平均为75mg/kg，其中25%为储存铁。生后1周内由于“生理性溶血”释放的铁较多，故“节余铁”较多，暂时用于储存。从食物中吸收的铁较低。在生后6～8周时，Hb降至最低点（平均约110g/L）。第二阶段（约2个月龄时），造血又恢复活跃，骨髓幼红细胞增加，网织红细胞上升至成人水平以上。Hb上升并维持在125g/L水平，肝黄嘌呤氧化酶活动而动用储存铁，加之适量吸收外源铁，故此期不易出现缺铁。第三阶段（约4个月龄以后）的特点是由于生长发育快对膳食铁的需要量增加，成熟儿自生后4个月至3岁每天约需铁1mg/kg，早产儿需铁量较多，约为2mg/kg。而婴儿的主食人乳和牛乳含铁量均很低，难以满足需要，储存铁耗竭后即发生IDA，故

6个月至3岁小儿缺铁的发病率高。未成熟儿更易且更早发生IDA。

【病因与发病机制】

一、缺铁的原因

1. 先天储铁不足　足月新生儿自母体获铁量可维持生后4～5个月造血所需，如母亲患严重IDA，低出生体重儿，双胎，早产，围生期失血等可使储存铁减少。

2. 后天补铁不足　铁摄入量不足是导致缺铁性贫血的主要原因。人乳牛乳谷类中含铁量均低，因此过多延长哺乳期，未及时添加辅食，动物性食品进食不足可引起缺铁。婴幼儿期生长发育快，需要合成更多的血红蛋白，不注意饮食更易发生缺铁。

3. 铁吸收障碍　食物搭配不合理可影响铁的吸收。研究表明可促进铁吸收的因素有：柠檬，菜花，土豆，肉类，果糖，氨基酸，脂肪，维生素C等；可抑制铁吸收的因素有：植物酸，茶叶，咖啡，蛋，鞣酸，含纤维素较多的麦麸等。长期腹泻和呕吐，肠炎，脂肪痢等均可影响营养素的吸收。

4. 铁的丢失过多　正常婴儿每天排泄铁相对比成人多。以不经加热处理的鲜牛奶喂养的婴儿可能因对蛋白过敏而发生小量肠出血，每天失血约0.7ml，每失血1ml损失铁0.5mg，故长期小量失血可致缺铁。此外肠息肉，美克尔憩室，膈疝，钩虫病，炎症性肠病，消化道畸形，溃疡病，肺含铁血黄素沉着症等也可导致缺铁性贫血。

●缺铁的原因：
1. 先天储铁不足；
2. 后天补铁不足；
3. 铁吸收障碍；
4. 铁丢失过多。

二、缺铁对各系统的影响

1. 血液　缺铁时血红蛋白合成减少，而缺铁对细胞的分裂、增殖影响较小，故红细胞数量减少的程度不如血红蛋白减少明显，从而形成小细胞低色素型贫血。应该指出，不是体内一有缺铁即很快出现贫血，而是要经过三个阶段：①铁减少期（ID）：这阶段体内贮存铁减少，但是供红细胞制造血红蛋白的铁尚未减少；②红细胞生成缺铁期（IDE）：此期贮存铁进一步耗竭，红细胞生成所需的铁亦不足，但循环中血红蛋白量尚不减少；③缺铁性贫血期（IDA）：此期出现低色素小细胞贫血和一些非血液系统症状。

●缺铁性贫血的三个阶段：
1. 铁减少期；
2. 红细胞生成减少期；
3. 缺铁性贫血期。

2. 其他　缺铁可影响肌红蛋白的合成。可使某些酶（如细胞色素C、单胺氧化酶、核糖核苷酸还原酶、琥珀酸脱氢酶等）的活性降低，这些酶与生物氧化、组织呼吸、神经介质的合成和分解有关，酶活性降低时，细胞功能发生紊乱，因而出现一些非血液系统症状，如影响小儿的神经精神行为、消化吸收、免疫、肌肉运动等功能。

【临床表现】

发病多在6个月至3岁，大多起病缓慢，开始多不为家长所注意，致就诊时多数病儿已为中度贫血。症状的轻重取决于贫血的程度和贫血发生进展的速度。

一、一般表现

起病缓慢，皮肤黏膜逐渐苍白，以唇、口腔黏膜及甲床最为明显，常有烦躁不安或精神不振，不活泼、厌食、体重不增或增加缓慢。

二、髓外造血反应

年龄愈小，病程愈久，贫血愈重，肝脾肿大愈明显，但肿大程度少有超过中度者，淋巴结肿大较轻。

三、非造血系统症状

消化系统可出现口腔炎、舌炎、呕吐、腹泻，少数可有异食癖（如喜食泥土、煤渣）；神经系统可出现注意力不集中，易激惹，多动，智力发育迟滞，感觉异常；心血管系统在严重贫血时可心率增快，心脏扩大，心功能不全。其他可有细胞免疫功能低下易合并感染、皮肤干燥、毛发易脱落、反甲等。

【实验室检查】

一、血象

呈小细胞低色素型贫血。血涂片可见红细胞大小不等，以小细胞为多，中心淡染区扩大。平均红细胞容积（MCV）＜80fl；平均红细胞血红蛋白含量（MCH）＜26pg；平均红细胞血红蛋白浓度（MCHC）＜0.31；红细胞分布宽度（RDW）＞0.14。网织红细胞数正常或轻度减少。白细胞、血小板一般无特殊改变。

二、骨髓象

幼红细胞增生活跃，以中、晚幼红细胞增生为主。各期红细胞体积均较小，胞浆量少，边缘不规则，染色偏蓝，显示胞浆成熟程度落后于胞核。粒细胞系和巨核细胞系一般无明显异常。骨髓铁染色检查细胞外铁减少或消失，铁粒幼细胞数＜15%，这是反映体内贮铁敏感而可靠的指标。

三、有关铁代谢的检查：

1. 血清铁蛋白（serum ferritin，SF）：SF 值在缺铁的 ID 期即已降低，是反映缺铁较敏感的指标。放免法测定的正常值为：＜3 个月婴儿为 194～238μg/L；3 个月以后为 18～91μg/L。低于 12μg/L 为贮铁耗尽。但 SF 值易受感染、结缔组织病、肿瘤和肝脏疾病的影响而升高，此时可测定较少受这些因素影响的红细胞碱性铁蛋白帮助诊断。红细胞碱性铁蛋白＜6.5ag/细胞为缺铁指标（$1ag=1\times10^{-18}g$）。

2. 红细胞游离原卟啉（free erythrocyte protoporphyrin，FEP）：红细胞内缺铁时，原卟啉不能完全与铁结合成血红素，血红素减少又反馈性地使原卟啉增多，因而未被利用的原卟啉在红细胞内堆积，使 FEP 值增高。SF 值降低、FEP 值增高＞0.9μmol/L 而尚未出现贫血，即为缺铁 IDE 期的典型表现。FEP 增高也见于铅中毒、慢性炎症和先天性原卟啉增多症等，应予鉴别。原卟啉在铁络合酶作用下形成锌原卟啉，最近用国产血锌原卟啉（ZPP）测定仪检测 ZPP，其值能反映贫血及缺铁程序，方法简便、快速。

3. 血清铁（SI）、总铁结合力（TIBC）和转铁蛋白饱和度（TS）：SI＜10.7μmol/L；TS＜15%有意义。IDA 时 SI 降低，TIBC 增高。SI 生理变异大，炎症性疾病、结缔组织病和恶性肿瘤可使其降低。TIB 测定值较稳定，在病毒性肝炎时可增高。

【诊断和鉴别诊断】

一、诊断

符合下列第一条和2～8条中任两条者，可确诊为缺铁性贫血：

1. 小细胞低色素性贫血　红细胞形态有明显低色素表现，MCHC＜30%，MCV＜80fl，MCH＜27pg。

2. 有明确的缺铁病因和表现。

3. 血清铁＜10.7μmol/L（60μg/dl）。

4. 转铁蛋白饱合度＜15%，总铁结合力＞62.7μmol/L（350μg/dl）。

5. 骨髓细胞外铁明显减少或消失（0～＋），铁粒幼细胞＜15%。

6. 红细胞内游离原卟啉＞0.9μmol/L（50μg/dl）全血。

7. 血清铁蛋白＜16μg/L。

8. 铁剂治疗有效。

二、鉴别诊断

除缺铁外，引起低色素小细胞性贫血的疾病尚有数种，现简述其鉴别要点：

1. 地中海贫血　有家族史，地区性比较明显，呈特殊面容，肝、脾明显肿大。血涂片中可见靶型红细胞及有核红细胞。血红蛋白电泳 A_2 及F增高，血红蛋白F定量升高。血清铁正常或增加，FEP正常，总铁结合力正常或减少，运铁蛋白饱和度几乎达100%。骨髓细胞外铁和骨髓铁幼粒细胞常增加，无骨髓环形铁粒幼细胞。

2. 铁粒幼细胞性贫血　骨髓涂片中细胞外铁明显增加；中、晚幼红细胞的核周围可见铁颗粒，呈环状排列。血清铁增高、总铁结合力减少。ALA（α-氨基-γ-酮戊酸）合成酶减少。铁剂治疗无效。

3. 肺含铁血黄素沉着症　以阵发性发作的呼吸困难、青紫、发热、咳嗽、咳血丝痰、苍白无力及贫血为特征。痰和胃液中可找到含铁血黄素细胞。网织红细胞增高。X线胸片中肺野可见网点状阴影。

4. 慢性病贫血（anemia of chronic disease，ACD）：有慢性病病史。多呈小细胞正色素性贫血，偶呈低色素性。血清铁和总铁结合力均降低，骨髓中铁粒幼细胞增多或正常。铁剂治疗无效。最近有文献报道血清转铁蛋白受体（serum transferring receptor，sTfR）有较高的鉴别诊断价值，sTfR＞26.5nmol/L作为缺铁诊断的临界值，敏感度和特异度均为80%。

5. 铅中毒　有铅接触史，24小时尿铅定量＞0.08mg/L，血清中铅含量增加。红细胞和尿中原卟啉明显增加，FEP/Hb显著增高，可达17.5μg/L以上。总铁结合力减少。

6. 无转铁蛋白血症　SI及TIBC均减少。血清蛋白电泳示转铁蛋白缺乏。血浆治疗有效。

【预防】

主要是做好卫生宣教工作，使家长认识到本病对小儿的危害性和做好预防工作的重要性。主要预防措施包括：①做好喂养指导，提倡母乳喂养，及时添加含铁丰富且铁吸收率高的辅助食品，如肝、瘦肉、鱼等，并注意合理搭配膳食，婴儿如以牛乳喂养，必须经加热处理，以减少因过敏引起肠道失血；②婴幼儿食品（牛奶制品、谷类制品等）可加入适量铁剂进行强化；③对早产儿、低体重儿生后结扎脐带时间延长，宜自2个月左右即给予铁剂预防。

【治疗】

主要原则为去除病因及给予铁剂

一、一般治疗　对重症患者应加强护理，避免感染，注意休息，保护心脏功能。

二、去因治疗　对铁含量不高者应合理安排饮食，纠正不合理的饮食习惯和食物组成。此外，如驱除钩虫、手术治疗肠道畸形、控制慢性失血等。

三、铁剂治疗

1. 口服铁剂：口服铁剂疗效肯定、价格便宜为首选补铁途径。常用制剂有硫酸亚铁（含铁20%）、富马酸亚铁（含铁30%）、葡萄糖酸亚铁（含铁11%）等。口服剂量以元素铁计算，一般为6mg/（kg·d），分三次口服。没有证据表明任何微量金属、维生素或糖原物质可以促进铁剂吸收。近年来关于贫血补铁治疗的一些较新观念介绍如下：①补铁方法改变——间隙补铁：部分动物及人体试验均证明间隙补铁即每三天或每周补充一次铁剂治疗有效，可以减少胃肠道副作用，避免铁吸收阻隔状态。②铁剂剂型改进——胃肠道释放系统（GDS）的作用：GDS不但降低了胃肠道的副作用，提高了服药的依从性，也增加了铁的吸收，减少了服药剂量与次数，造价亦不昂贵，值得进一步推广。③铁的剂量：长期临床观察发现6mg/（kg·d）胃肠道副作用大，患者依从性差，治疗不易坚持，有人提出低剂量补铁有实验证明补铁有效，但尚缺乏临床证据。

2. 注射铁剂　因较易出现不良反应，故较少应用，常在不能口服铁的情况下使用。常用的注射铁剂有右旋糖酐铁、山梨醇枸橼酸铁复合物（均含铁50mg/ml，可作肌肉注射，前者还可作静脉注射）；专供静脉注射用者有含糖氧化铁，葡聚糖铁等。能用肌肉注射者应尽量不用静脉注射。

3. 疗效判断及疗程：

表16-3　缺铁性贫血的铁剂治疗反应

铁剂治疗时间	治疗反应
12～24小时	细胞内含铁酶恢复；自觉症状改善；精神症状减轻，食欲增加
36～48小时	骨髓出现反应：红系增生
48～72小时	网织红细胞计数上升，5～7天达高峰
4～30天	血红蛋白水平上升
1～3个月	贮存铁补足

铁剂治疗有效者于3～4天网织细胞即见升高，5～7天达高峰，2～3

周后下降至正常，上升程度与贫血严重程度成反比。治疗约2周后，血红蛋白相应增加，大约每天0.5g/L，临床症状亦随之好转。铁剂继续服用至血红蛋白达正常水平后2个月左右停药，以补足贮存铁。最近有观点认为从某种意义上说补铁过多的后果比缺铁更严重，故认为疗程应个体化，监测铁相关性指标尤为重要。以贮存铁补足作为停药指标。

四、输血治疗　一般病例无须输血，重症贫血并发心功能不全或明显感染者可输给浓缩红细胞，以尽快改善贫血状态。贫血愈重，一次输血量应愈小、速度应愈慢，以免加重心功能不全，血红蛋白＜30g/L者每次输血5～10ml/kg，合并心功能不全者用西地兰，同时用快速利尿剂。极重患者可用浓缩红细胞换血。

五、其他辅助治疗：缺铁性贫血治疗以铁剂补充为主，但近年来，许多人尝试许多新的辅助疗法。如低压氧、人类重组促红细胞生成素，补充维生素等。新疗法虽在某种程度上有效，但均只适合轻症患者，患病人群也有特殊要求，故只能作为辅助疗法。

（刘桂兰）

第四节　营养性巨幼细胞性贫血

巨幼细胞性贫血（megaloblastic anemia）是以骨髓中出现多数巨幼红细胞为突出表现的一类贫血，又称大细胞贫血。巨幼红细胞出现的主要原因是叶酸或维生素B_{12}缺乏，导致骨髓造血细胞DNA合成障碍，红细胞成熟停滞，生成减少。

●缺少维生素B_{12}与缺少叶酸均引起巨幼细胞性贫血，二者具有共同的血液学表现。

【实验室检查】

一、血液学表现　缺少维生素B_{12}或缺少叶酸引起的贫血具有相同的血液学表现，即均为大细胞性贫血。

（一）血象　巨幼细胞性贫血早期红细胞数减少，血红蛋白可以在正常范围内。当红细胞及血红蛋白均减少时，红细胞的减少比血红蛋白更为明显。因此，MCV＞96～100fl，典型病人＞120fl，MCH增高，但MCHC正常。血涂片上红细胞大小不等，出现体积较大的红细胞，其中心淡染区不明显，甚至消失。网织红细胞多在正常范围内。白细胞计数正常或减低，分类计数正常或粒细胞百分比减低，血涂片上粒细胞也表现为体积增大，分叶多于5叶的粒细胞增多。血小板计数正常或减低，在血涂片上血小板体积增大。

（二）骨髓象　骨髓增生活跃，以红细胞系增生为主要表现。骨髓中出现较多巨幼红细胞是诊断本病的重要依据。各期红细胞体积增大，细胞核染色质疏松，晚期阶段细胞核固缩不明显，细胞核发育落后于细胞浆。骨髓分类计数表现早幼红及中幼红细胞百分比增加。幼稚粒细胞也出现巨幼变，细胞体积明显增大，细胞核染色质疏松，分叶核细胞也有分叶过多现象。巨核细胞也出现核分叶过多及细胞核发育落后的表现，巨核细胞数量也可以减少。

二、有关的实验室检查

（一）血清维生素 B_{12} 浓度　维生素 B_{12} 缺乏引起的巨幼细胞贫血病人血清维生素 B_{12} 水平多低于 100ng/L（74pmol/L）。

（二）血清及红细胞叶酸浓度　多数叶酸缺乏病人血清及红细胞内叶酸浓度低于正常受试者。血清叶酸正常范围为 4～20μg/L（8.8～44.0nmol/L），病人应低于 3μg/L（6.6nmol/L）。

（三）生物化学表现　血或尿中同型胱氨酸（homocysteine）升高是维生素 B_{12} 或叶酸缺乏的直接证据。维生素 B_{12} 缺乏时出现甲基丙二酸尿症，为体内组织缺少维生素 B_{12} 的生物化学表现及证据。

（四）其他检查　可能由于成熟过程中的巨幼红细胞比正常者更易破坏，这种"无效的红细胞生成"可引起血清间接胆红素轻度升高，血清乳酸脱氢酶（LDH）增高，血清铁和转铁蛋白饱和度也增高。

维生素 B_{12} 缺乏性巨幼细胞性贫血

【病因】

摄取不足：胎儿可以通过胎盘从母体获得维生素 B_{12}，正常新生儿出生时肝脏内贮存量为 20～25μg，母亲缺乏维生素 B_{12} 可使新生儿体内贮备减少至 2～4μg，如生后没有注意补充，则可引起本病。母亲如果缺乏维生素 B_{12} 则其乳汁中的含量明显减少，如果此时单纯以母乳喂养而没有及时添加辅食，可出现维生素 B_{12} 缺乏。长期偏食，仅进食植物性食物也可以引起维生素 B_{12} 缺乏，多见于年长儿。其他可以引起维生素 B_{12} 缺乏的原因还有：胃内缺少内因子，小肠病变，转钴蛋白缺乏。

【发病机理】

●维生素 B_{12} 缺乏性巨幼细胞性贫血最常见病因为摄入量不足。维生素 B_{12} 在体内参与多种生化反应，主要影响血液系统及神经系统。

维生素 B_{12} 又称钴胺（cobalamin），属于水溶性 B 族维生素。水果、蔬菜及谷物中不含维生素 B_{12}，其主要存在于动物蛋白质中，肝、肾、瘦肉中含量较多。人类和动物都不能合成维生素 B_{12}，动物蛋白为主要的获取来源。成人每日需求量为 1～2μg，生后第一年每日需要量为 0.1μg 即可满足造血所需。维生素 B_{12} 在体内的吸收需有 R 结合蛋白（R-binder）及内因子存在。其在体内的转运通过转运蛋白——转钴蛋白Ⅱ（transcobalamin Ⅱ）和转钴蛋白Ⅰ完成。

在人体内维生素 B_{12} 作为辅酶主要参与两个代谢反应：①同型胱氨酸转变为甲硫氨酸，同时也需要 5-甲基四氢叶酸的参与。在叶酸或维生素 B_{12} 缺乏时，甲硫氨酸合成减少，而同型胱氨酸积聚，引起血浆甲硫氨酸浓度下降，出现同型胱氨酸血症及同型胱氨酸尿症。此反应过程中 5-甲基四氢叶酸转变为四氢叶酸参与 DNA 及蛋白质合成，缺乏维生素 B_{12} 则出现细胞 DNA 合成障碍，细胞不能分裂，细胞成熟障碍。②甲基丙二酰辅酶 A 转变为琥珀酰辅酶 A，缺少维生素 B_{12} 会引起反应底物甲基丙二酰辅酶 A 的积聚，进而转变为甲基丙二酸，而甲基丙二酰辅酶 A 的前体丙酰基辅酶 A 也会积聚，干扰生理性脂肪酸的合成，使得与神经髓鞘生成有关的脂肪酸合成障碍，而仅合成单链脂肪酸，这种单链脂肪酸参与神经髓鞘的合成，使神经髓鞘出现脱髓鞘改变。维生素 B_{12} 缺乏对神经系统及体内的代谢过程有不同程度的直接影响。

【临床表现】

体内维生素 B_{12} 贮存量正常的新生儿，多在生后 6 个月至 2 岁发病。起病缓慢，在没有出现神经系统症状以前常不引起家长的注意。婴儿巨幼细胞性贫血皮肤多为蜡黄色，毛发稀疏，色黄，虚胖外观，有时颜面稍显浮肿。甲床、结膜、口唇黏膜苍白较明显。皮肤出血点见于血小板降低患儿。淋巴结肿大不显著，可有肝脾轻度肿大。缺少维生素 B_{12} 的母亲所生新生儿体内维生素 B_{12} 的贮存量明显减少，在生后几周之内即可有严重的缺乏表现。

●缺少维生素 B_{12} 所致的巨幼细胞贫血的主要临床表现：
1. 贫血；
2. 消化道症状；
3. 神经系统表现。

病人还可有消化道症状，如食欲不振、恶心、呕吐、腹胀、大便稀等，体检见舌面光、色红如生牛肉，乳头萎缩。消化道症状可能继发于肠细胞的“巨幼变”。

维生素 B_{12} 缺乏的婴儿可伴有神经系统表现，其出现与否与贫血的严重程度不成比例。主要症状有表情呆滞，淡漠，反应迟钝，眼神不灵活，很少哭笑，哭时泪少，不易出汗，嗜睡，条件反射不易形成。运动功能发育落后或倒退，坐立、爬行、站立或行走均晚于正常小儿，或者已会以上动作而倒退至不会。重症病人可发生神经器质性病变，出现不规则震颤，手足无意识运动。部分病儿体检发现神经系统阳性体征，肌力及肌张力改变，膝腱反射亢进，腹壁反射及提睾反射消失，也有出现踝阵挛的。如果没有及时处理，则会对婴儿造成永久性的神经系统损伤。

【诊断及鉴别诊断】

具有以下特点可以诊断维生素 B_{12} 缺乏性巨幼细胞性贫血：①有上述临床表现；②巨幼细胞贫血的血象及骨髓象；③血清维生素 B_{12} 浓度＜100ng/L（74pmol/L），红细胞叶酸＜100μg/L（227nmol/L），血清叶酸正常；④诊断性治疗有效；⑤血和尿的同型胱氨酸增多，甲硫氨酸减少。⑥血或尿甲基丙二酸增高。

●根据临床表现、血液学表现及生化表现可以确诊维生素 B_{12} 缺乏所致的巨幼细胞性贫血，但有神经系统表现者应与有关疾病鉴别。

由于本病有神经系统受累，需与神经系统疾病鉴别。婴儿期应与脑发育不全及其他有神经系统表现的遗传代谢病进行鉴别。较大儿童应与神经脱髓鞘及变性疾病鉴别。

【治疗】

一、维生素 B_{12} 的补充治疗

最常用的维生素 B_{12} 制剂为氰钴胺，一般每周 2～3 次，每次 100μg，连续注射。治疗时间应在 1 个月以上，以使体内维生素 B_{12} 的贮存量达到正常。维生素 B_{12} 严重缺乏的病人在治疗开始的几日内，因细胞增殖很快可引起血钾向细胞内的大量转移，应注意低钾血症的出现，可口服钾盐进行预防。

●维生素 B_{12} 缺乏所致的巨幼细胞贫血最重要的治疗是维生素 B_{12} 的补充，其次是去除病因及对症治疗。

二、改善饮食

因营养缺乏引起维生素 B_{12} 缺乏的婴儿，在维生素 B_{12} 补充治疗的同时

应改善喂养，添加辅食。对因偏食引起维生素 B_{12} 缺乏的小儿应当纠正不良的饮食习惯。

三、对症治疗

严重贫血病人，伴心功能不全或重症感染等合并症时，可以考虑输血，并积极控制心功能不全及治疗感染。

四、神经病变的恢复

神经病变发生时间短的病人，治疗以后恢复较快，而神经受累时间长者，恢复较慢，甚至需要几个月的时间。如果神经症状出现 6 个月以上才开始治疗，则恢复较为困难。治疗持续 6～12 个月神经系统症状无改善者，则可能留有永久性的损伤。

叶酸缺乏性巨幼细胞性贫血

【病因】

●叶酸缺乏性巨幼细胞性贫血最常见病因为摄入量不足。叶酸在体内参与多种生化反应，对体内的影响是广泛的，贫血是其中主要的表现。

饮食摄取不足是叶酸缺乏的主要原因。有研究提出，妊娠早期（3 个月）缺乏叶酸与婴儿的神经管畸形发生有关，服用叶酸或多种维生素可以减少神经管畸形的发生率。新生儿需要更多的叶酸以满足生长的需要，这些叶酸要从饮食中得到。早产儿因生长所需的量相对较多，容易发生叶酸缺乏。羊奶中几乎没有叶酸，羊奶喂养容易致叶酸缺乏。较大儿童及青春期叶酸缺乏的最常见原因是摄取不足。

叶酸缺乏也可以由小肠疾病引起的吸收障碍引起。慢性腹泻使叶酸吸收减少。感染可以增加叶酸的需要量。其他如小肠手术，药物、酒精或肝病引起的叶酸代谢障碍，最为人熟知的是甲氨蝶呤。

【发病机理】

叶酸是一大类化合物，统称为叶酸盐（folate）。叶酸盐广泛存在于多种生物中，菠菜、青菜、莴苣、扁豆、瓜、豆、香蕉、瘦肉、肝、肾、酵母、蘑菇等均含有丰富的叶酸。主要的食物来源是绿叶蔬菜。成人每日叶酸需求量为 3.1μg/kg，小儿为 3.4～3.6μg/kg。叶酸易被光和热分解破坏。食物中的叶酸以多谷氨酸盐的形式存在。在空肠内降解成为单谷氨酸盐并很快被吸收。吸收后在空肠黏膜细胞内还原成为四氢叶酸，然后甲基化为 5-甲基四氢叶酸并进入血浆。人工合成供治疗用的叶酸进入体内后也要还原为四氢叶酸，才具有生物活性。此步骤有二氢叶酸还原酶和还原型辅酶Ⅱ（NADPH）的参与。

四氢叶酸是一碳单位的载体，将一碳单位转移至其他的中间代谢产物上，参与核酸等重要化学物质的合成。叶酸参与体内许多生化反应过程，其中主要的如下：①脱氧尿嘧啶核苷酸（dUMP）转变为脱氧胸腺嘧啶核苷酸（dTMP）；②内源性嘌呤的生物合成；③某些氨基酸的生物合成，以上反应是体内核酸、嘌呤、嘧啶及氨基酸转化、生成的必要过程。体内缺乏叶酸的结果是细胞的 DNA 复制及蛋白质合成受阻，造成细胞周期的停滞。这种影响在体内是广泛的，受影响最明显的组织是骨髓、肠黏膜及肝细胞。

【临床表现】

缺乏叶酸所致临床表现与缺乏维生素 B_{12} 引起相同，并有相同的血象及骨髓象，所不同的是叶酸缺乏无神经系统的症状及体征。

●缺少叶酸所致的巨幼细胞贫血临床表现：
1. 贫血。

营养不良患儿常伴有叶酸缺乏，蛋白质一热卡营养不良的表现可以掩盖叶酸缺乏的表现。平日偏食的学龄期或青春期小儿有可能缺乏叶酸。

【诊断及鉴别诊断】

具有以下特点可以诊断叶酸缺乏性巨幼细胞贫血：①有上述临床表现；②巨幼细胞贫血的血象和骨髓象；③血清叶酸浓度 $<3\mu g/L$（6.91nmol/L），红细胞叶酸 $<100\mu g/L$（227nmol/L）；④诊断性治疗有效；⑤血和尿同型胱氨酸增多。

确定叶酸缺乏的诊断以后，应注意病因诊断。

【治疗】

一、叶酸的补充治疗

每日口服叶酸 1～5mg，治疗 3～4 周即可，对长期腹泻及肠道吸收不良的病人，以上剂量也有效，也可适当加大剂量至每日 5～15mg。对因胃肠疾病所致叶酸完全不能吸收者，则应非肠道用药，常用甲酰四氢叶酸钙 3～6mg 每日肌肉注射。因药物引起的叶酸吸收不良或利用障碍，除肿瘤病人以外，也采用甲酰四氢叶酸钙治疗。严重缺乏病人在治疗开始的几日内口服钾盐预防低钾血症。

●缺少叶酸所致的巨幼细胞贫血的治疗主要为补充叶酸，其次为去除病因及对症治疗。

二、病因治疗及对症治疗

因摄取不足所致者应多食含叶酸丰富的食物，如新鲜蔬菜及水果，纠正不适当的烹调习惯。羊奶喂养儿可给叶酸进行预防治疗。对症治疗同维生素 B_{12} 缺乏。

第五节　遗传性球形红细胞增多症

遗传性球形红细胞增多症（hereditary spherocytosis）是一种遗传性溶血性疾病，为红细胞膜异常所致的溶血性贫血中最常见的类型。病人多有贫血、黄疸、脾肿大，血液中球形红细胞增多，红细胞渗透脆性增高，脾切除治疗本病有明显疗效。

【病因和发病机理】

本病多数病例为常染色体显性遗传，很少数为常染色体隐性遗传；少数病例可无阳性家族史，可能是因新出现的基因突变而致或为常染色体隐性遗传。正常红细胞膜是由双层脂质和膜蛋白构成，膜蛋白组成网状的细胞骨架（cytoskeleton）以维持红细胞膜的形状。组成细胞骨架的膜蛋白主要有：膜收缩蛋白（spectrin），锚蛋白（ankyrin），4.2 蛋白（pallidin/protein 4.2），带 3 蛋白（band 3）等，编码这些蛋白质的基因的突变导致这些蛋白质的缺陷或功能异常，其结果是：细胞膜脂质的不稳定，细胞膜的丢失，红细胞膜表面积减少；同时红细胞膜对阳离子的通透性增强，阳

●遗传性球形红细胞增多症多数是常染色体显性遗传病，为组成细胞骨架的膜蛋白的缺陷引起细胞膜异常而发病。

离子进入细胞内增多，ATP 利用及无氧酵解的增多，最终红细胞的容积增加。红细胞表面积/细胞容积比的减低使红细胞的变形能力下降，这样红细胞的形态由双面凹陷的盘形变为球形。当球形红细胞经过脾脏时，红细胞膜的丢失更多，使红细胞的变形能力更为下降，终被破坏，因此脾脏是球形红细胞破坏的主要器官。

【临床表现】

●本病临床表现为慢性溶血过程，实验室检查可以发现外周血片中有多数小球形红细胞，红细胞渗透脆性试验显示病人的红细胞脆性增加。

轻型病人因没有贫血直至青春期或成人期才被发现，一般有网织红细胞增高，血红蛋白维持在正常水平是由于骨髓加速红细胞的生成以代偿红细胞的破坏。病程中因感染、劳累等因素可以引起溶血的加重，轻型病人表现很似急性溶血的发作。

典型病人呈慢性溶血的过程，表现苍白、黄疸、乏力、运动能力下降、脾肿大，多在婴儿期或儿童期即诊断。严重患儿需要定期输血以维持血红蛋白水平。部分患儿在疾病过程中可出现色素性胆结石。

新生儿期起病的患儿多比较严重。可表现为急性溶血及明显的高胆红素血症，外周血涂片中的球形红细胞数量及网织红细胞的增高都不明显，此点在诊断时应予注意。患儿随年龄增长，骨髓造血功能的增强，贫血可减轻。

有遗传性溶血性贫血的过程中可出现再生障碍危象（aplastic crisis），表现血红蛋白迅速下降，骨髓造血功能暂时抑制，有时伴白细胞和血小板降低，持续数天或1～2周自行好转，研究认为与微小病毒（parvovirus）感染有关。

【实验室检查】

1. 溶血的证据：血红蛋白降低，但轻型病人也可以正常：网织红细胞增高，高胆红素血症；MCV 正常，MCHC 增高。

2. 球形红细胞增多的证据：在外周血涂片中，球形红细胞特点为细胞体积较正常红细胞小，细胞染色深，中心淡染区消失。本病外周血中球形红细胞一般达到15％～20％以上，多数病人达到20％～40％。红细胞渗透脆性试验可以肯定外周血中球形红细胞增多，红细胞多在0.68％的低渗盐水中开始溶血，至0.40％完全溶血。

3. 骨髓象：骨髓红系增生明显活跃，为溶血时骨髓造血代偿的表现。

【诊断和鉴别诊断】

根据贫血、黄疸、脾肿大表现的慢性溶血过程，实验室检查网织红细胞增高，外周血球形红细胞增多（＞10％），红细胞渗透脆性增高，加上阳性的家族史，可以做出诊断。

●脾切除是治疗遗传性球形红细胞增多症的有效方法。

球形红细胞的增多并非是球形红细胞增多症所特有的表现，其他溶血性贫血也可以出现多数球形红细胞，这种情况主要见于免疫性溶血性贫血，如新生儿同种免疫性溶血性贫血，特别是ABO血型不合所致者、自身免疫性溶血性贫血，Coombs 试验有重要的鉴别意义。

【治疗】

脾切除是治疗本病的有效方法。脾切除后外周血的球形红细胞并没有改变，但红细胞破坏减少，因此贫血、黄疸、脾肿大及网织红细胞增多均可以得到改善，不少病人血红蛋白可以维持在正常水平。手术应在5岁以上进行，过早切脾可以影响机体的免疫功能，易患严重感染，甚至威胁生命。但如属重症，可以考虑较早手术，但术后应给予抗生素预防感染。本病引起色素性胆结石的不少，切脾后发生率明显减低。也有认为如果患儿血红蛋白超过100g/L，网织红细胞低于10%，可以不行脾切除治疗。

第六节　红细胞葡萄糖-6-磷酸脱氢酶缺乏症

红细胞葡萄糖-6-磷酸脱氢酶（Glucose-6-phosphate dehydrogenase, G-6-PD）缺乏症是一种遗传性溶血性疾病。本病分布遍及世界各地，估计全世界约有2亿人口有G-6-PD缺陷，各地区、各民族间发病率差异很大。高发区为中部及西部非洲、中东和东南亚地区。我国主要见于长江以南各省，以四川、广西、广东、云南、福建、海南等省（自治区）发病率较高，北方地区少见。

●G-6-PD缺乏是最常见的遗传缺陷，因此引起的溶血性贫血是临床诊断的重点。本病多发生于男性，但女性亦有少数发病。

【病因及发病机制】

本病为X连锁不完全显性遗传病，男性发病率高于女性，杂合子具有不同的表现度，男性杂合子及女性纯合子G-6-PD活性为正常人的5%。女性杂合子酶活性居中等水平，根据X染色体随机灭活的假说（Lyon's hypothesis），体内有酶活性正常和酶活性降低的两群红细胞，是否出现溶血取决于体内缺乏G-6-PD的红细胞数量在细胞群中所占的比例。女性杂合子大多数不发病，仅很少数发病。

G-6-PD基因位于Xq28，已经发现400个以上的变异型，其中20多种能引起溶血，其余的酶活力正常，无临床症状。我国已发现的变异型达40种以上，如香港型、台湾型、广州型及广东客家型等。各种G-6-PD变异型根据酶活性的不同及临床表现分为5类（表16-4）

Table16-4　Classification of Glucose-6-phosphate Dehydrogenase Deficiency

类型	酶活性(为正常的%)	主要的变异型	临床表现
Ⅰ	严重缺乏(接近0)	圣地亚哥型，香港型	慢性非球形细胞性溶血性贫血
Ⅱ	严重缺乏(<10%)	地中海型，广东型	急性溶血性贫血，新生儿黄疸
Ⅲ	轻至中度缺乏(10%～60%)	A^-型	急性溶血性贫血，新生儿黄疸
Ⅳ	正常或轻度减低(60%～100%)	B型，A型	不溶血
Ⅴ	增高（>100%）	Verona型	不溶血

摘自JS Lilleyman et al，Pediatric Hematology. second edition，1999，Churchill Livingstone，p294

已知G-6-PD缺陷引起急性溶血的发病机制如下：G-6-PD是红细胞葡萄糖磷酸己糖旁路（hexose monophosphate pathway）代谢过程中的脱氢酶，反应过程中释放的H^+使辅酶Ⅱ（NADP）还原为还原型辅酶Ⅱ（NADPH）。红细胞所摄取的葡萄糖的10%通过这条途径提供NADPH使红细胞内的氧化型谷胱甘肽（GSSG）转化为还原型谷胱甘肽（GSH）。GSH的主要作用是：保护红细胞含巯基（-SH）的血红蛋白、酶蛋白和膜蛋白的完整性，避免过氧化氢对含－SH 物质的氧化，并维持过氧化氢酶的活性；GSH 与谷胱甘肽过氧化酶共同使 H_2O_2 还原成 H_2O，过氧化氢酶亦可将 H_2O_2 还原为 H_2O。

G-6-PD 缺乏时，NADPH 生成不足，GSH 生成减少，过氧化氢酶活性减低，此时机体若受到氧化性物质作用，过多的 H_2O_2 作用于血红蛋白的－SH 基，使血红蛋白氧化成为高铁血红蛋白的血红蛋白二硫化合物（Hb-SSG），引起血红蛋白变性沉淀，形成不溶性的变性珠蛋白小体（Heinz body）并沉积于红细胞膜上，过多的 H_2O_2 也使红细胞膜内含巯基的膜蛋白和酶蛋白发生变化，膜的性能改变。最终红细胞出现严重损伤及溶血。

服用氧化性药物是较多见的诱发溶血的因素，蚕豆也是常见的诱发因素。蚕豆中含有两种氧化性物质——蚕豆嘧啶葡萄糖苷（vicine）和伴蚕豆嘧啶核苷（convicine），两者水解成为蚕豆嘧啶（divicine）和异尿咪（isouramil），最终产生出过氧化氢等活性氧化产物。但是有些 G-6-PD 缺乏者在进食蚕豆后并不发病，可能与不同的 G-6-PD 变异类型有关，也可能存在其他的因素。在我国南方 G-6-PD 缺陷的高发地区，G-6-PD 缺陷是新生儿高胆红素血症的常见原因之一，黄疸发生的原因主要为感染和药物，也可因缺氧或代谢紊乱（酸中毒、低血糖等）引起。

多数 G-6-PD 造成的溶血呈自限性的过程，原因在于溶血发生后骨髓代偿造血产生大量的新生红细胞，其 G-6-PD 活性较衰老的红细胞高，对氧化性物质有较强的抗性，故溶血过程终止。

【临床表现】

一、急性溶血性贫血

●急性溶血性贫血是 G-6-PD 缺乏症最多见的表现之一，常见诱发因素有：氧化性物质、蚕豆及感染，临床表现为急性血管内溶血。

G-6-PD 缺陷的小儿平时没有什么异常，而在某些因素作用下可以突然发生急性溶血，一般在多在触发因素作用后 2～4 天出现急性血管内溶血。病人的全身症状包括：头晕、恶心、呕吐、疲乏、嗜睡、激惹等，继而很快出现黄疸、血红蛋白尿，贫血程度轻重不等，表现为苍白、心动过速，最严重者出现低血容量性休克。溶血严重者可出现少尿、无尿、酸中毒和急性肾功能不全。多数溶血过程呈自限性，持续 1～2 天或 1 周左右。

常见的触发因素分为 3 类：①氧化性物质引起的急性溶血称为伯氨喹啉型药物性溶血性贫血，肯定能引起溶血的药物有 20 种：抗疟药（伯氨喹啉、扑疟喹啉、戊喹），磺胺类（磺胺甲异噁唑、磺胺吡啶、对氨苯磺酰胺、磺醋酰胺），解热镇痛药（乙酰苯胺），砜类（噻唑砜），其他（呋喃妥因啶、萘啶酸、呋喃唑酮、硝咪唑、呋喃西林、消心痛、萘（樟脑）、美蓝、苯肼、川连、珍珠粉、三硝基甲苯），还有不少药物可能引起溶血，也应引起注意。②蚕豆引起的称为蚕豆病，南方蚕豆成熟季节发病较多，进食蚕豆或蚕豆制品均可触发。③感染也可以诱发溶血。细菌感染时，细菌吞噬过程中产生并释放出过氧化物触发了溶血。细菌、病毒感染均可触发，如细菌性肺炎、沙门菌感染、病毒性肝炎、传染性单核细胞增多症等。溶血程度多不严重。

二、新生儿黄疸

在我国的广东、香港及东南亚、非洲，G-6-PD 缺乏是引起新生儿黄疸的常见原因之一。常见的诱发因素有：感染、病理产、缺氧、氧化性药物、穿用樟脑处理过的衣物等，哺乳的母亲服用氧化性药物或蚕豆也可使哺乳的有 G-6-PD 缺乏的新生儿产生溶血。病儿黄疸多在生后第 2～3 天出现，发生时间晚于血型不合引起的溶血病。多数病人贫血不很严重，血清胆红素增高，肝脾肿大。重者可以引起胆红素脑病。并不是所有 G-6-PD 缺乏的新生儿都要出现病理性黄疸，其发生可能有其他的遗传或环境因素参与。

●G-6-PD 缺乏症是新生儿黄疸的原因之一，特别是在我国南方。慢性非球形细胞溶血性贫血是 G-6-PD 缺乏症的少见类型，表现为慢性溶血性贫血。

三、慢性非球形细胞性溶血性贫血（chronic non-spherocytic hemolytic anemia，CNSHA）

慢性非球形细胞性溶血性贫血是 G-6-PD 缺乏的少见类型，多为散发性，无其他类型所具有的地域分布及种族发病倾向。所有报告的病例均为男性。患儿自幼出现慢性溶血性贫血，程度轻重不等，溶血为血管外溶血，无血红蛋白尿。引起急性溶血的因素可以使原有的溶血加重。

【实验室检查】

一、红细胞 G-6-PD 缺乏的半定量测定

●G-6-PD 检测是诊断本病的重要环节，可根据条件选择半定量检测或定量检测的方法。诊断时应将临床资料与实验室检测结果结合分析。

1. 高铁血红蛋白还原试验：正常还原率＞75％，中间型 74％～31％，显著缺乏＜30％。敏感性较高，但有时会有假阳性。

2. 荧光斑点试验：NADPH 在波长 340nm 的紫外光激发下可见荧光，缺乏 G-6-PD 的细胞因 NADPH 减少，荧光减弱或不发光。正常 10 分钟内出现荧光，中间型 10～30 分钟出现荧光，严重缺乏 30 分钟不再现荧光。该试验的特异性高。

3. 硝基四氮唑蓝（NBT）纸片法：NBT 作为细胞内产生的 NADPH 的显色指示剂。正常滤纸片呈紫蓝色，中间型呈淡蓝色，显著缺乏呈红色。

二、红细胞 G-6-PD 活性测定

为定量测定方法。测定红细胞内存在 6-磷酸葡萄糖时 NADP 转化的 NADPH 量以反映 G-6-PD 活性。世界卫生组织推荐的 Zinkham 法的正常值为 12.1±2.09IU/gHb；国际血液学标准化委员会推荐的 Clock 与 Mclean 法为 8.34±1.59IU/gHb；NBT 定量法为 13.1～30.0NBT 单位。近年来采用 G-6-PD/6-PGD 比值测定，是检测 G-6-PD 活性较为准确的方法，并适用于杂合子的检出，正常＞1.30，杂合子 1.0～1.29，显著缺乏＜1.0。

三、变性珠蛋白小体（Heinz body）生成试验：血红蛋白分子中的珠蛋白的半胱氨酸侧链被氧化而产生变性珠蛋白链沉淀，形成细胞内的包涵体。溶血发生时阳性细胞＞0.05。除本病以外，其他情况亦可出现阳性，如不稳定血红蛋白病患者此试验亦可为阳性。溶血发作时可以检测到变性珠蛋白小体，但很快即被从血循环中清除。

【诊断】

阳性家族史或过去病史均有助于临床诊断。表现为急性溶血特征或新

生儿黄疸，并有上述触发因素，可以考虑本病，结合实验室检查可以确诊。自幼表现为慢性溶血，已除外其他引起慢性溶血的原因，结合可靠的实验室检查可以诊断慢性非球形细胞性溶血性贫血。

【治疗及预防】

●G-6-PD 缺乏症的溶血性贫血临床多为自限过程，治疗应以对症处理为主。

对急性溶血者，首先去除触发溶血的诱因。溶血期应有足够的液体入量，口服碳酸氢钠碱化尿液，维持电解质平衡，防止血红蛋白在肾小管内沉积。注意保护肾功能，如出现肾功能衰竭则应采取相应的措施。贫血重者（血红蛋白<70～80g/L）可以输血。急性溶血多为自限性过程，去除诱因后 1 周内溶血停止。新生儿黄疸要预防胆红素脑病的发生。

在 G-6-PD 缺陷高发区，应进行群体 G-6-PD 缺乏症的普查。对已确诊者应避免诱发因素，预防感染。

第七节　地中海贫血

地中海贫血（thalassemias）是一组异质性（heterogeneous）的血红蛋白合成异常的遗传性疾病，其原因是血红蛋白的一种或几种珠蛋白肽链合成减少或不能合成，导致血红蛋白的组成成分改变。本组疾病的临床症状轻重不一，大多表现为慢性进行性溶血性贫血。本病在国外以地中海沿岸、中东、南亚及东南亚各国多见，我国以广东、广西、海南、四川等省发病率较高，北方少见。

【病因及发病机理】

●地中海贫血主要类型为 β 地中海贫血及 α 地中海贫血，分别是由于珠蛋白 β 链及 α 链基因缺陷而致此两种肽链合成减少，珠蛋白合成不平衡。

人类的珠蛋白是由两对（4 条）肽链组成，其组成见本章第一节。4 种肽链分别由相应的基因编码，某一基因的缺失或突变可造成这一肽链的合成障碍，引起珠蛋白形成的不平衡。按照合成减少的肽链种类对地中海贫血进行分类，α 链合成减少的为 α 地中海贫血、β 链合成减少的为 β 地中海贫血、还有 δβ 型地中海贫血及 δ 型地中海贫血。临床以 β 地中海贫血和 α 地中海贫血最多见。

β 地中海贫血：人类 β 珠蛋白基因簇位于 11p15.5。已知有 150 种以上的突变，多数为在基因的关键点处单一碱基改变、小的缺失或 1～2 个碱基插入。完全不能生成 β 链的为 β^0 地中海贫血，β 链生成部分受到抑制的为 β^+ 地中海贫血。重型 β 地中海贫血 β 链生成几乎完全受到抑制，以致含有 β 链的 HbA 合成减少或消失，而多余的 α 链则与 γ 链结合而成为 HbF（$\alpha_2\gamma_2$），使 HbF 明显增多。由于 HbF 氧的亲和力高，其氧离曲线左移，而使组织缺氧，骨髓造红细胞增加而进行代偿；另一方面，过剩的 α 链沉积于幼红细胞和红细胞内，形成 α 链包涵体附着于红细胞膜上而使膜变得僵硬，在骨髓内破坏而形成“无效造血”，通过体内的微小血管时也容易破坏，临床上导致慢性溶血性贫血。轻型 β 地中海贫血病理生理改变轻微，中间型 β 地中海贫血改变介于重型和轻型之间。各型特点见表 16-5。

α 地中海贫血：人类 α 珠蛋白基因簇位于 16 号染色体短臂，每条 16 号染色体各有 2 个 α 珠蛋白基因，一对染色体共有 4 个 α 珠蛋白基因。大多

数 α 地中海贫血是由于 α 珠蛋白基因的缺失所致，少数由基因点突变造成。若仅是一条染色体上的一个 α 基因缺失或缺陷，则 α 链的合成部分受抑，称为 α^+ 地中海贫血；若每一条染色体上的 2 个 α 基因均缺失或缺陷，则无 α 链合成，称为 α° 地中海贫血。重型 α 地中海贫血 4 个 α 珠蛋白基因均缺失或缺陷，以致完全无 α 链生成，因而含有 α 链的 HbA、HbA_2、HbF 的合成均减少。胎儿期即出现大量 γ 链合成的 γ_4(Hb Bart's)。Hb Bart's 对氧亲和力极高，造成组织缺氧引起胎儿水肿综合征。中间型 α 地中海贫血是由 3 个 α 珠蛋白基因缺失或缺陷造成，患者仅能合成少量 α 链，多余的 β 链即合成 HbH(β_4)。HbH 对氧的亲和力亦较高，也是一种不稳定血红蛋白，在红细胞内变性沉淀而形成包涵体，致红细胞膜僵硬而易破坏。轻型和静止型 α 地中海贫血则表现轻微。各型特点见表 16-5。

Table 16-5 Clinical and Hematologic Features of the Principal Forms of Thalassemia

类型	珠蛋白基因型 *	血液学特点	临床表现	血红蛋白类型
β 地中海贫血				
β° 纯合子	β°/β°	严重贫血，幼红细胞正常	Cooley 贫血	HbF>90%，无 HbA
β^+ 纯合子	β^+/β^+	中、重度贫血，△	中间型	HbF60%～80% HbA20%～40%， HbA_2 增加
β° 杂合子	β/β°	轻、中度贫血，▲	可有脾大、黄疸	HbA_2 和 HbF 增加
β^+ 杂合子	β/β^+	轻度贫血，▲	正常	HbA_2 和 HbF 增加
β 静止型携带者，杂合子	β/β^+	正常	正常	正常
δβ 杂合子	$\delta\beta/(\delta\beta)^\circ$	轻度贫血，▲	一般正常	HbA_2 正常或降低 HbF5%～20%
γδβ 杂合子	$\gamma\delta\beta/(\gamma\delta\beta)^\circ$	新生儿小细胞性溶血性贫血，幼红细胞正常，成人与 δβ 杂合子相似	新生儿有伴脾大的溶血性贫血，成人与 δβ 杂合子相似	正常
α 地中海贫血				
α 静止型携带者	-,α/α,α	正常，少量小红细胞	正常	正常
α 体质	-,α/-,α 或-,-/α,α	轻度贫血，▲	一般正常	新生儿：Hb Bart's (γ_4)5%～10% 儿童及成人：正常
血红蛋白 H 病	-,α/-,-	中重度贫血，小细胞性，活体染色有包涵体	中间型	新生儿：Hb Bart's (γ_4)20%～30% 儿童及成人：Hb Bart's (γ_4)4%～20%
α-胎儿水肿	-,-/-,-	严重贫血，△	胎儿水肿：多为死产或新生儿死亡	Hb Bart's(γ_4) 80%～90% 无 HbA 或 HbF

*β：正常；β°：β 地贫基因：完全不能生成 β 链；β^+：β 地贫基因，β 链生成部分受到抑制。△红细胞大小不一，并有异型红细胞。▲小细胞低色素。

摘自 Nelson Text Book of Pediatrics. 16th edition. 2000. p1486

由于持续溶血，骨髓代偿性造血增加引起骨髓腔扩大，引起本病特征性的骨骼改变。贫血使肠道对铁的吸收增加，加上在治疗过程中的反复输血，使铁在组织中大量沉积，引起含铁血黄素沉着症，致器官功能障碍。

【临床表现】

●典型地中海贫血的表现为慢性溶血性贫血，可以特殊的骨骼改变，并可伴含铁血黄素沉着症。因珠蛋白基因型的不同，病情轻重不等。

一、β地中海贫血

（一）重型：又称为Cooley贫血。出生时无症状，多在1年内起病，婴儿期表现生长缓慢，喂养困难，反复感染及全身不适，体检所见为苍白及脾大，伴有血液学改变（见表16-5）。以后的临床表现与是否接受规则红细胞输注及应用铁螯合剂（iron-chelating）治疗有关，如若接受规则红细胞输注则发育是正常的，直到青春期才会出现症状，如若没有接受铁螯合剂治疗，则出现铁负荷过多的表现。没有接受红细胞输注治疗的病人为地中海贫血的典型表现：慢性进行性贫血，苍白，肝脾肿大，生长发育落后，有轻度黄疸；骨骼改变为额部隆起，高颧骨，鼻梁塌陷，眼距增宽，形成地中海贫血的特殊面容。含铁血黄素沉着症是因为过多的铁在脏器内广泛沉积，主要为心肌、肝、胰腺、脑垂体等，从而引起脏器的损害，如糖尿病、甲状腺功能亢进、甲状旁腺功能低下、肝功能衰竭等，其中心力衰竭是该病患儿死亡的主要原因。如不进行输血治疗患儿多在2～5岁内死亡。患儿反复感染，如支气管炎及肺炎，感染可使贫血明显加重。接受规则输血的患儿表现为：生长发育正常，轻度脾大和无脾大，如果铁螯合剂治疗有效，患儿青春期生长发育正常，可以顺利进入成人阶段。如果铁螯合剂治疗无效，患儿在儿童期逐渐出现上述各种含铁血黄素沉积的表现，影响青春期的快速生长。

（二）其他各型：①中间型：为β^+的纯合子或β^0的杂合子。多在儿童期出现症状，其临床表现介于轻型和重型之间，中度贫血，脾中度或重度肿大，黄疸可有可无，骨骼改变轻微。②轻型：为β^+的杂合子，病人无症状或有轻度贫血，无脾大或轻度脾大。病程经过良好，能存活至老年。各型特点见表16-5。

二、α地中海贫血

正常人有4个珠蛋白基因，α地中海贫血病人则可以缺少1个、2个、3个或4个珠蛋白基因，因此而导致不同轻重症的病例，见表16-5。①静止型；②轻型；③中间型；又称血红蛋白H病，出生时无明显症状，婴儿期逐渐出现贫血、黄疸、肝脾肿大、生长落后。年龄较大儿童可出现类似重型β地中海贫血的特殊面容。感染或服用氧化性药物可以使贫血加重。④重型：又称α-Bart's胎儿水肿（α-Bart's hydrops fetalis），胎儿常死于宫内，或流产或死胎，也可在娩出后很快死亡。胎儿表现重度贫血、明显水肿、肝脾肿大、黄疸、腹水、胸水，胎盘巨大且质脆。

【实验室检查】

●地中海贫血为小细胞低色素性贫血，红细胞脆性降低，各型可以出现相应的血红蛋白类型改变。

一、血红蛋白降低，程度不等，为小细胞低色素贫血。网织红细胞正常或增高。白细胞及血小板正常，如降低则存在脾功能亢进。

二、红细胞形态改变：血涂片上红细胞大小不等，中央浅染区扩大，出现靶形红细胞、碎片红细胞、点彩红细胞、嗜多染红细胞、豪一周小体、有核红细胞等。红细胞渗透试验明显减低。变性珠蛋白小体生成试验阳性。

三、骨髓红细胞系统增生明显活跃。

四、HbF的定量测定及血红蛋白电泳可以测得血红蛋白类型改变，各型地中海贫血血红蛋白类型的改变见表16-5。

五、血清间接胆红素增高。

六、血清铁蛋白、血清铁及铁饱和度增高反映的是体内铁负荷增高。

七、颅骨X线片：重型者颌骨过度生长，颅骨内外板变薄，板障腔增宽，骨皮质间出现垂直短发样骨刺，长骨及指骨则可表现为小梁样。

【诊断及鉴别诊断】

根据临床特点及实验室检查，结合阳性家庭史，一般可做出诊断。也可以进行基因诊断。本病应与下列疾病鉴别：缺铁性贫血，遗传性球形红细胞增多症，传染性肝炎及肝硬化（见有关章节）。

【治疗】

轻型病例无需特殊治疗。中间型及重型病例应进行治疗，主要的治疗手段如下：

一、一般治疗　适当注意休息和营养，积极预防感染。叶酸5～10mg/d，以供造血需要。可适当补充维生素E，以增加红细胞膜的抗氧化作用。

二、对症治疗

（一）红细胞输注　定期输注红细胞是治疗重型β地中海贫血的重要方法之一。单纯输注最终导致血色病，因而曾采用“中等量输血疗法”，使Hb维持于60～70g/L，虽然可以延长生命及减少铁负荷，但患儿生长发育障碍，生存质量随年龄增长越来越差。目前主张高量输血（hyper-transfusion），维持Hb100g/L以上和超高量输血（维持Hb140g/L）以上，同时配合铁螯合剂，可以使患儿的生存质量明显提高，达到正常人的生活能力。治疗应从确定诊断时开始，短期内使患儿的Hb达到正常水平，然后维持于正常水平。推荐的维持水平为120g/L（输注前95～100g/L，输注后120～140g/L）。每次输注浓缩红细胞量为10～15ml/kg。

●地中海贫血的治疗以对症治疗为主，目前主张高量输血并配合以铁螯合剂，以提高患儿的生活质量。造血干细胞移植为根治本病的方法。

（二）铁螯合剂　一般主张2～3岁后或患儿接受10～20次输注以后并有铁负荷过多的证据后开始除铁治疗。铁负荷过多的证据是：血清铁蛋白＞1000μg/L，肝组织铁浓度＞3.2mg/g干重或血清转铁蛋白完全饱和。常用去铁胺（deferoxamine，DFO）20～50mg/（kg·d），加生理盐水或注射用水用便携式输液泵每日（或每晚）腹壁皮下注射8～12小时，也可把每日量加入5%或10%葡萄糖溶液中静脉滴注维持6～12小时，每周连用5～6天。同时加服维生素C 100～200mg/d可增加除铁效果。

（三）脾切除　脾切除可改善贫血症状或减少输血量，对血红蛋白H病的疗效较重型β地中海贫血好。脾切除的指征：①输注红细胞量日渐增多，每年的红细胞输注量＞200ml/kg；②有脾功能亢进：红细胞破坏增加，持续的白细胞或血小板减少；③巨脾引起的压迫症状；④一般年龄应在5岁以上。也可以采用脾大部分栓塞（PSE）和脾动脉结扎（PDAS）的方法代替脾切除。

三、造血干细胞移植　异基因造血干细胞移植是目前临床根治本病的惟一方法，干细胞来源为骨髓、脐血、外周血等。如果有HLA相配的造血干细胞来源，干细胞移植应当作为治疗重型β地中海贫血的首选方法。

四、基因调控治疗　应用化学药物可改善β地中海贫血的症状，常用药物有5-氮杂胞苷、羟基脲、促红细胞生成素、丁酸盐、异烟肼等，其治疗作用机理、药物剂量、疗程、毒副作用及远期疗效都有待进一步研究。

五、基因替代治疗　目前正在研究之中。

【预防】

本病是遗传性疾病，开展人群普查和遗传咨询，进行婚前指导以防止地中海贫血基因相遇，对预防本病有重要意义。采用基因分析方法进行产前诊断，可以在妊娠早期对重型β和α地中海贫血胎儿作用诊断并及时中止妊娠，可以防止重型β地中海贫血患儿出生及发生胎儿水肿综合征。

（卢新天）

第八节　特发性血小板减少性紫癜

特发性血小板减少性紫癜（idiopathic thrombocytopenic purpura，ITP）是健康儿童最常见的出血性疾病，又称自身免疫性血小板减少性紫癜，年发病率为1/10万～8/10万，其主要临床特点是：前驱病毒感染史，皮肤、黏膜自发性出血，血小板减少，骨髓巨核细胞数正常或增多，出血时间延长，血块收缩不良，束臂实验阳性。本病分为急性与慢性型两种类型。小儿病例多为急性型，急性型患儿有10%～20%可转为慢性。

急性型特发性血小板减少性紫癜

【病因与发病机制】

●病因：免疫因素。

本型患儿在发病前1～4周常有急性病毒感染史，相关病毒有10余种，如细小病毒B19，巨细胞病毒，EB病毒等，发病机制中主要是免疫因素，也有病毒本身对骨髓造血、巨核细胞及血小板的直接破坏作用。病毒感染使机体产生相应的抗体，这类抗体可与血小板膜发生交叉反应，循环中附有抗体的血小板被单核巨噬细胞系统的Fc受体识别而被清除；本型患儿血小板相关抗体（PAIgG）比正常小儿明显增高，阳性率为90%～95%，血小板膜糖蛋白抗体（即血小板特异抗原的抗体GPⅡB/ⅢA）阳性率为30%～40%。PAIgG的含量与血小板数呈相关关系：即PAIgG愈高，血小板数愈低；但也有少数患者的PAIgG含量不增高，其原因尚有待研究。

【临床表现】

此型较为常见，多见于2～8岁小儿，男女发病数无差异。典型病例是健康儿童突然自发性的皮肤和黏膜出血，追问病史患儿于发病前1～4周常有急性病毒感染史，偶尔见于接种麻疹减毒活疫苗或皮内注射结核菌素之后发生。出血多为针尖大小的皮内或皮下出血点，或为瘀斑和紫癜，分布不均，通常以四肢为多，在易于碰撞的部位更多见，躯干则较少见，常伴有鼻衄或齿龈出血，胃肠道大出血少见，偶见肉眼血尿。青春期女性患者可有月经过多。少数患者可有结膜下和视网膜出血。颅内出血少见，如一旦发生，则预后不良。出血严重者可致贫血。淋巴结不肿大。肝脾偶见轻度肿大。

本病呈自限性经过，85%～90%患儿于发病后1～6个月内能自然痊愈。治疗并不能影响该病的自然病程。约有10%～20%患儿转变为慢性型。病死率约为1%，主要致死原因为颅内出血。

【实验室检查】

●实验室检查：
血象；
骨髓象；
PAIgG；
Coombs 试验。

（一）血象　血小板计数通常＜20×10/L。血红蛋白，白细胞数一般正常。如失血较多时，可有贫血。出血时间延长，凝血时间正常，血块收缩不良。血清凝血酶原消耗不良。

（二）骨髓象　骨髓巨核细胞正常或增多，成熟障碍。巨核细胞的胞体大小不一，以小型巨核细胞较为多见；幼稚巨核细胞增多，核分叶减少，且常有空泡形成、颗粒减少和胞浆少等现象。

（三）患儿血小板相关抗体（PAIgG）及血小板膜糖蛋白抗体（GPⅡB/ⅢA）测定　前者含量明显增高，阳性率80%～90%，可用荧光标记或酶联免疫等方法测定。后者阳性率只有为30%～40%。

（四）其他　束臂试验阳性。

（五）Coombs 试验：排除 Evans 综合征

【诊断】

该病的诊断应以病因，临床表现为主，结合必要的检验综合考虑，并注意排除其他可以引起血小板减少的原因，如感染，药物，毒物，系统性红斑狼疮，类风湿病，Evans 综合征，再生障碍性贫血，MDS，白血病，脾功能亢进，桥本甲状腺炎及先天性疾病等。4～6个月的婴儿和新生儿病例应排除同族免疫性血小板减少及新生儿暂时性血小板减少。

【治疗】

●治疗：
一般治疗；
药物治疗；
输血小板；
红细胞。

（一）一般治疗　在急性出血期间以住院治疗为宜，应避免外伤；明显出血时应卧床休息；避免应用影响血小板功能的药物，如阿司匹林等。

（二）药物治疗　早期药物治疗的目的是使血小板迅速升高，避免发生致命性大出血。它并不影响患者的自然病程，也不影响患者由急性转为慢性的可能性。

1. 肾上腺皮质激素　其主要药理作用是：降低毛细血管通透性；抑制血小板抗体产生；抑制巨噬细胞破坏有抗体吸附的血小板。用于皮肤出血点多，血小板＜3万/mm^3。常用泼尼松，剂量为每日1.5～2mg/kg，分 3 次服。视病情逐渐减量，疗程一般不超过 4 周。出血严重者，血小板 <1～1.5 万/mm^3 可用冲击疗法：地塞米松每日 1.5～2mg/kg，或甲基泼尼松每日 20～40mg/kg，静脉点滴，连用 3 天，症状缓解后改服泼尼松。用药至血小板数回升至接近正常水平时即可逐渐减量，疗程一般不超过 4～6 周。停药后如有复发，可再用泼尼松治疗。

●①封闭巨噬细胞抗体；②在血小板上形成保护膜抑制；③抑制自身免疫反应。

2. 大剂量丙种球蛋白　严重出血，血小板<1～1.5 万/mm^3 的初始患者采用。特别适用于将要行外科手术或拔牙手术和可能有威胁生命的严重出血者。单独应用大剂量静脉滴注精制丙种球蛋白的升血小板效果与激素相似，也可同时静滴激素。常用剂量为每日 0.4g/kg，连续 5 天静脉滴注；或每次 2g/kg，1 天静脉滴注，后改为泼尼松口服同前，每 3～4 周一次。起效快，但持续时间短，价格昂贵。副作用：头痛，恶心，过敏反应：无菌性脑炎。

3. 抗 D 免疫球蛋白（anti-D immunoglobulin）　又称抗 Rh 球蛋白，作用机制正处于研究中，主要作用是红细胞抗体复合物封闭巨噬细胞 Fc 受体，干扰血小板的破坏而使血小板数量上升。常用剂量为每日 25～50μg/kg，连续 5 天为一疗程；其升高血小板作用较激素和大剂量丙种球蛋白慢，但持续时间长。主要副作用是当用于 Rh（＋）的患儿，可产生轻度的溶血性贫血，Coombs 试验阳性。

（三）输血小板和红细胞　急性 ITP 病人血循环中有大量 PAIgG，输入的血小板会很快被破坏，故通常不予输血小板；只有在血小板<1 万/mm^3，发生颅内出血或急性内脏大出血、危及生命时才采用输注血小板，但需同时予以较大剂量的肾上腺皮质激素，以减少输入血小板被破坏。因出血而致贫血时，可输给浓缩红细胞。

慢性型原发性血小板减少性紫癜

【病因和发病机制】

●病因：病毒感染；免疫功能紊乱。

患儿发病前多有前驱感染史，CMV-DNA 检出率为 90%以上。其发病原因尚未完全明了，目前已知与以下因素有关。

（一）免疫因素　患者血清中含有抗血小板的抗体（IgG），具有破坏血小板的作用。此外，约 90%患者的血小板表面 PAIgG 增高，与血小板减少有关。

（二）脾、肝作用　脾是破坏血小板的主要器官，其次是肝，在正常情况下，75%的血小板在脾、肝中被破坏和清除。附有 PAIgG 的血小板在脾、肝内被阻滞而遭单核-巨噬细胞吞噬和清除，导致血小板减少。

【临床表现】

病程超过 6 个月者为慢性型，多见于学龄期儿童，男女发病数约 1∶3。起病缓慢，出血症状较急性型轻，主要为皮肤和黏膜出血，可为持续性出血或反复发作出血，每次发作可持续数月甚至数年，病程呈发作与间歇缓解交替出现。间歇期的长短不一，可自数周至数年，在间歇期可全无出血或仅有轻度鼻衄。约30%患儿于发病数年后自然缓解。反复发作者脾脏常轻度肿大。

【实验室检查】

实验室检查结果大致与急性型相同，但血小板数则较急性型略高，常在（30～80）$\times 10^9/L$时可无出血症状。骨髓巨核细胞显著增多，其核、浆发育不平衡，产生血小板的巨核细胞明显减少，其胞浆中出现空泡变性现象。PAIgG含量增高，但其增高程度不及急性型。

【诊断和鉴别诊断】

根据临床表现和实验室检查可做出诊断。本型应与继发性血小板减少性紫癜鉴别。本病伴有溶血性贫血者，称为Evans综合征。

【治疗】

●治疗：
一般治疗，
肾上腺皮质激素，
大量丙种球蛋白，
抗D免疫球蛋白，
免疫抑制剂，
脾切除，
输血小板红细胞，
其他。

（一）一般治疗　注意防止创伤出血；忌服具有抑制血小板功能的药物（如阿司匹林、非那西丁），以免加重出血；明显出血者，宜住院治疗。

（二）肾上腺皮质激素　口服泼尼松每日1～2mg/kg，出血减轻后减量，最后减至每日0.25mg/kg，隔日服1次，维持治疗2个月后，如血小板保持在有效止血水平，即$>50\times 10^9/L$时，即可停药。

（三）大剂量丙种球蛋白　同急性ITP。

（四）抗-D免疫球蛋白（anti-D immunoglobulin）　同急性ITP。

（五）免疫抑制剂　适用于长期应用上述治疗方法无效、或复发的难治性患者。常选用：长春新碱每次0.05～0.075mg/kg（总量<2mg），或小剂量每次0.02～0.03mg/kg，加等渗氯化钠20ml静脉注射，或加入250ml等渗氯化钠中静脉点滴（注意避光），每周一次，连用4～6周；环磷酰胺每日1.5～3.0mg/kg，分3次口服，连用8周无效者停药，有效者用8～12周；环孢素A每日4～9mg/kg，分3次口服，疗程2～3月。严重病例可用联合化疗，如COP方案。免疫抑制剂的副作用较多，用药期间应严密观察，定期检查血常规和肝、肾功能。

（六）脾切除　切脾术有效率约70%，适用于病程超过1年，血小板持续$<50\times 10^9/L$（尤其是$<20\times 10^9/L$）、有较重出血症状者，手术宜在6岁以后进行。10岁以下发病的患儿，其5年内自然缓解机会较大，尽可能不作脾切除。术前必须作骨髓检查，巨核细胞数减少者，不宜作脾切除。术前PAIgG极度增高者，脾切除的疗效亦较差。

（七）输血小板和红细胞　同急性ITP。

（八）其他　达那唑（danazol）是一种合成的雄性激素，对部分病例有效，剂量为每日10～15mg/kg，分3次口服，连用2～4月。大剂量维生素C对部分病例有效，每日0.2g/kg，加入等渗葡萄糖液中静滴，20天为一疗程。干扰素对部分顽固病例有效，剂量为每日1～5U/kg，皮下或肌肉注射，常用12天。

（张乐萍）

第九节　血友病甲和血友病乙

●血友病甲和血友病乙是性连锁隐性遗传疾病，男性发病，女性传递。

血友病甲（hemophilia A）和血友病乙（hemophilia B）是遗传性出血性疾病，是分别缺少因子Ⅷ（抗血友病球蛋白）和因子Ⅸ（血浆凝血活酶成分）所致。血友病甲是最常见的遗传性出血性疾病，约占血友病的80%～85%，而血友病乙则占15%～20%。临床的共同特点为轻微损伤后出血不止。

【病因和发病机理】

血友病甲和血友病乙为X连锁隐性遗传，由女性传递，男性发病，女性携带者体内的因子水平可低于正常水平。因子Ⅷ的基因位于Ⅹq28，因子Ⅸ基因位于Ⅹq27，基因的突变或倒位是引致本病的原因。约2/3的血友病甲患儿有阳性家族史，而1/3则无家族史。

因子Ⅷ、因子Ⅸ缺乏均可使内源性凝血过程的第一阶段中的凝血活酶生成减少，引起凝血障碍。因子Ⅷ是一种大分子复合物：由小分子量的具凝血活性的Ⅷ：C和大分子量的血管性假性血友病因子（von Willebrand factor，vWF）所组成，其中Ⅷ：C含量很低，仅占因子Ⅷ复合物的5%。Ⅷ：C是一种水溶性球蛋白，80%由肝合成，余20%由脾、肾和单核巨噬细胞等合成，其活性易破坏，在37℃储存24小时后活性丧失50%。vWF为因子Ⅷ的载体，具有使血小板粘附于血管壁的功能，当vWF缺乏时可引起出血和因子Ⅷ缺乏。因子Ⅸ是一种由肝脏合成的糖蛋白，属于维生素K依赖的凝血因子。

【临床表现】

●血友病主要表现为轻微外伤后出血不止或自发出血。多见的出血表现为关节腔出血，皮下或肌肉内血肿，内脏出血，鼻衄也可见到。

合并症：慢性关节病，输血传播疾病，产生因子抑制物。

因子Ⅷ和因子Ⅸ均不能通过胎盘，因此重型或中间型的血友病甲或血友病乙患儿在出生时血浆内Ⅷ因子或Ⅸ因子水平即很低。如果母亲产程延长或难产，或有产钳或胎吸助产均有可能出现头颅血肿或颅内出血。婴儿期多数血友病患儿很少有明显的出血发生。1岁左右开始学步以后外伤的机会增多，则会出现各个部位的出血表现。

出血是本组疾病的主要表现，轻微外伤后出血不止，也可表现自发出血。常见关节出血，肘关节、膝关节及踝关节最多受累，表现为关节肿胀、疼痛及活动受限；深部组织血肿，以肌肉或皮下软组织内的血肿多见，如髂腰肌（iliopsoas）、前臂肌肉、小腿肌肉等；可因口腔黏膜的微小裂伤而出血数小时或数天；此外也可出现内脏器官的出血，如消化道、泌尿道等，也可有鼻衄。颅内出血可位于硬膜下、蛛网膜下或脑实质等部位，也可同时存在。

合并症：由于反复关节出血，刺激关节滑膜的血管及组织增生进入关节腔内使滑膜更易出血，最终引致软骨及骨的侵蚀，致慢性关节病（chronic arthropathy），是本病最多见的合并症。由于需长期反复输注血浆来源的因子进行替代治疗，引起输血传播疾病的机会明显增多，其中以肝炎病毒（丙型、乙型）及人类免疫缺陷病毒（HIV）最多，随着血制品质量的不断提高及基因工程产品的应用，其发生率已明显下降。

按照血友病病人血浆因子水平可将血友病分为重型（因子活性为0～1%），常有自发出血及反复出血表现；中间型（2%～5%）出血程度及发生频率低于重型；轻型（6%～20%）多在轻微损伤或手术后有出血表现；亚临床型（20%～50%）仅在严重外伤或手术后有渗血现象。

【实验室检查】

血友病甲和血友病乙的凝血象表现：

1. 活化部分凝血活酶时间（APTT）延长；

2. 凝血时间（CT）延长，轻型者正常；

3. 血小板计数、出血时间（BT）、凝血酶原时间（PT）、纤维蛋白原均正常。

当患儿凝血象表现为以上特点时，可直接测定因子Ⅷ或因子Ⅸ以确定诊断，目前多用免疫学方法测定Ⅷ：C及Ⅸ：C活性，并可定量。也可以做纠正试验，其原理为：正常血浆经硫酸钡吸附后仍含有因子Ⅷ，但不含因子Ⅸ，正常血清含因子Ⅸ，不含因子Ⅷ，如果患儿血浆加前者可以得到纠正而不被后者纠正，则为血友病甲，反之为血友病乙。

●血友病须依据实验室检查确诊，依据为：APTT延长，因子Ⅷ或因子Ⅸ浓度下降或纠正试验符合此两种因子缺乏。

【诊断】

根据病史及出血表现可考虑为血友病，阳性家族史支持诊断，但阴性家族史尚不能除外本病，应进行有关的实验室检查以最后确定诊断。

【治疗】

目前尚无根治血友病的方法。治疗的目的是预防出血、出血发生后及时止血、尽可能地减少合并症的发生。

●血友病的治疗：
1. 预防出血；
2. 因子替代治疗；
3. 如发生出血则积极止血，主要措施为局部止血、止痛、补充因子等；
4. DDAVP只适用于轻型血友病甲患者；
5. 基因治疗。

一、预防出血　避免外伤，但患儿应当接受所有计划免疫，肌肉注射后压迫2～3分钟以上可防止肌肉出血。

二、局部止血　表现创伤或鼻衄可局部加压止血。关节出血应关节制动并卧床休息，局部冷敷，并用弹力绷带缠扎。关节出血停止，积血吸收过程中可适当体疗，以防止关节强直。

三、止痛　患儿关节等部位出血时常伴疼痛，可选择对乙酰氨基酚，而阿司匹林和其他非甾体类抗炎镇痛药有抑制血小板聚集的作用不宜应用。

四、替代疗法　补充所缺乏的凝血因子以达到治疗或预防出血。常用制剂有新鲜全血、血浆、冷沉淀物及浓缩因子制剂，其中以浓缩制剂为理想。因子Ⅸ尚无浓缩制剂，一般用凝血酶原复合物（含因子Ⅱ、Ⅶ、Ⅸ、Ⅹ）进行治疗。应用全血或血浆时注意血友病甲应采用新鲜血浆或全血(不超过6小时)，血友病乙可应用5天以内血浆。

凝血因子的浓度用单位（IU）计算，1单位相当于正常人1ml血浆的因子活性，每公斤体重1个单位因子Ⅷ可提高血浆因子Ⅷ活性约2%，而因子Ⅸ则为1%。因子Ⅷ的半衰期为8～12小时，需每12小时输1次，因子Ⅸ的半衰期为18～24小时，可24小时输1次。不同的出血情况因子用量及治疗时间见表16～6，表中剂量为首次剂量，首次给药后血友病甲需在 12 小时、血友病乙需在 24 小时继续给首剂剂量的一半进行继续治疗。

Table16-6 General dosage guidelines for treatment of bleeding in hemophilia A and B

出血部位	所需达到的因子水平（IU/dl）	因子Ⅷ剂量（IU/kg）	因子Ⅸ剂量（IU/kg）	治疗时间（天）	辅助治疗
急性关节积血	0.30～0.50	15～25	30～50	1～2	避免关节受力
肌肉出血	0.30～0.50	15～25	30～50	2～5	避免肌肉受力
舌、口腔破损	0.20～0.30	10～15	20～30	1～2	
持续血尿	0.30～0.50	15～25	30～50	1～2	增加口服或静脉液体入量
髂腰肌或后腹膜出血	0.30～0.50	15～25	30～50	3～10	卧床休息
咽后壁出血	0.4～0.5	20～25	40～50	3～4	
颅内出血	0.80～1.00	40～50	80～100	10～14	
外科手术	0.80～1.00	40～50	80～100	10～14	

摘自 Lilleyman J，Hann I and Blanchette V. Pediatric Hematology，2nd edition，Churchill Livingstone 1999. p592

每次输注全血或血浆量不宜过多，一般 10ml/kg，其治疗效果不如浓缩制剂。

部分血友病反复应用因子治疗以后血浆中会出现因子的抑制物（inhibitor），这是一种因子Ⅷ或因子Ⅸ的抗体，阻断因子的活性，导致无效输注。应当采取以下方法治疗：①将原剂量增加 1 倍；②大剂量丙种球蛋白静脉滴注；③应用免疫抑制剂如环磷酰胺。

五、脱氨-8-精氨酸加压素（desmopressin acetate，DDAVP）可以提高血浆内因子Ⅷ活性，减轻出血症状，用于轻型血友病患者，对中、重型病人效果不佳。应用剂量 0.2～0.3μg/kg（最大剂量 20μg），溶于 20ml 生理盐水中缓慢静注，必要时可每 12～24 小时给药 1 次。此外还有滴鼻剂（100μg/ml），0.25ml/次。副作用为面部发红、发热，该药为抗利尿剂，因此用药后 12 小时要限制液体入量，不要静脉给低张液，最好不要用于 2 岁以内患儿。DDAVP 对血友病乙无效。

六、基因治疗：血友病乙的基因治疗已用于临床。

【预防】

对患者的家族成员进行遗传咨询，了解本病的遗传方式，并可用基因分析的方法进行产前诊断，如胎儿为血友病患者可及时终止妊娠。

（卢新天）

第十节 白血病

白血病（leukemia）是造血系统的恶性疾病，其特点是造血组织中某一系统的细胞过度增生，进入血流并浸润到各组织与器官从而引起一系列临床表现。15 岁以下儿童发病率 4/10 万左右，约占该时期所有恶性肿瘤的 35%，好发年龄 10 岁以内，90%以上为急性白血病。

近年来，白血病的生物学研究有了许多新进展，对白血病的分型已从80年代MIC（形态学、免疫学、细胞遗传学）演进到今天的MICM（形态、免疫、细胞遗传和分子生物学）。白血病生物学的研究进展及诊断分型的精细化，为制定合理的治疗方案及判断预后提供了重要手段。白血病的治疗已从传统的化疗发展到诱导分化治疗，免疫治疗，骨髓或脐血造血干细胞移植治疗及基因治疗等，使小儿白血病的生存率大大提高，生活质量得到改善。

【病因和发病机制】

白血病是克隆性疾病，即白血病细胞有自已的干细胞、祖细胞、前体细胞，呈无限增殖和分化阻滞，失去原有的正常功能。不同型的白血病发生于骨髓任何一个系统，任何一个阶段的细胞，其染色体发生畸变，细胞不能分化成熟，而呈指数增殖，即肿瘤生长大于丢失，直至宿主死亡。人类白血病的病因与发病机制比较复杂，尚未完全明了。目前认为本病的病因可能是多因素相互作用的结果。

●白血病的病因：
1. 病毒因素；
2. 化学因素；
3. 物理因素；
4. 遗传因素；
5. 免疫因素。

（一）病毒因素：RNA肿瘤病毒在鼠、猫、鸡和牛等动物的致白血病作用已经肯定，这类病毒所致的白血病多属于T细胞型，近年从成人T细胞白血病和淋巴瘤患者分离出人类T细胞白血病病毒（HTLV），它是一种C型逆转录病毒，艾滋病的病原体人类免疫缺陷病毒（HIV）研究发现也属于逆转录病毒科。到目前尚未发现此类病毒和儿童白血病的关系。已经证明EB病毒与Burkitt淋巴瘤、鼻咽癌、多发性B细胞淋巴瘤的发病相关。

（二）化学因素：多种化学物质均可致骨髓损伤，苯及其衍生物、化学制剂（包括有机化合物、杀虫剂、汽油等）、抗肿瘤药物、致癌药物中最主要的一类为具有烷化作用的抗癌药，（如氮芥，环磷酰胺，塞替派）甲基苄肼、Vm_{26}公认有致白血病作用。化学物质其致病机理推测为，与DNA损伤导致基因突变有关。

（三）物理因素：有确实证据可以肯定各种电离辐射条件可以引起人类白血病。1945年，日本长崎和广岛原子弹爆炸后，受严重放射地区白血病的发病率是未受放射地区的17～30倍。爆炸后三年白血病发病率逐年上升。5～7年达高峰，其21年后才恢复到接近于整个日本的水平。

近几年采用放射治疗各种恶性疾病后，发生继发性白血病。进一步证明放射线引起白血病，一般认为小儿对放射线比成人敏感。而胎儿更敏感，电离辐射致白血病机理，Little等认为，放射线致癌过程中，射线充当肿瘤形成的启动因子，导致基因突变。

（四）体质因素：大量事实证明，血液系统恶性肿瘤的发生与基因的异常（染色体数量的增加或减少等数目异常，以及易位，倒置，缺失等结构异常）有密切关系。有染色体畸变的人群白血病发病率高于正常人，如21-三体综合征的患儿在10岁以内的白血病发病率为1/74，Fanconi综合征21岁以内发生率为1/12。约5%的人类肿瘤呈现家族遗传性，当家中有一个成员发生白血病时，其近亲发生白血病的几率比一般人高4倍，单卵双生子中如一个发生白血病，另一个发生率为 20%～25%。所有肿瘤发生都是体细胞突变的结果，肿瘤的进展也涉及多种基因的表达。如急性早幼粒细胞白血病。t（15；17）易位等致 PML-RARα 融合基因的表达。慢粒 90%有染色体 t（9；22）易位，形成 bcr-ab1 融合基因。基因表达和/或基因失活是细胞恶变的基础之一。

（五）免疫因素：有人认为白血病的发病与免疫功能异常有关。长期焦虑、紧张、睡眠不好、反复病毒感染，导致免疫功能紊乱，其推测与免疫监视机制异常、不能区别、捕获、消灭不正常细胞有关。有学者报道免疫缺陷者约有 10%并发肿瘤。

【病理特征】

（一）特异性改变：异常细胞增生和浸润，（原＋早幼细胞≥30%）淋巴组织、肝脾、中枢神经系统、睾丸等可浸润。

（二）非特异性改变：出血、坏死、继发感染、组织营养不良。

●白血病分类：急性，慢性。分型：急淋，急非淋。

【分类与分型】

按细胞分化程度分急性和慢性两大类。再根据细胞的类型分为若干型。急性白血病又分急性淋巴细胞白血病（acute lymphocytic leukemia，ALL）和急性非淋巴细胞白血病（acute nonlymphocytic leukemia，ANLL)，小儿以 ALL 为主，约占小儿白血病的 70%。ANLL 约占 20%～25%，慢性只占 3%左右。

（一）FAB 分型：根据细胞形态和细胞组化染色，我国参照法、美、英三国血液学家共同拟定的细胞形态学分型（FAB 分型）如下：

1. ALL 和 ANLL：

①ALL 分为 L_1，L_2，L_3 三个亚型。

②ANLL：分为 M_0，M_1，M_2，M_3，M_4，M_5，M_6，M_7 八个亚型。

③急性未分化性白血病（AUL）。

④急性混合性白血病（HAL）：同时或先后表达淋巴细胞和粒细胞特异性标志的白血病，可分为三个亚型：双标型、双系列型、转换型。

2. 慢性：粒细胞白血病。粒-单核细胞白血病、单核细胞白血病。红白血病、淋巴细胞白血病。

3. 特殊型：慢粒急变、淋巴瘤白血病、网状细胞白血病、MDS 转化的白血病等。

（二）MICM 分型即根据形态学（morphology)、免疫学（immunology)、细胞遗传学（cytogenetics）及分子生物学（molecular biology）分型，其与治疗及预后密切相关。

1. 急性淋巴细胞白血病　是小儿常见的类型。急性淋巴细胞 B 系细胞型发病高峰年龄 1～6 岁（过去 2～5 岁）。T 细胞型 10 岁以后多见。男孩略高于女孩。

(1) FAB 分型：将急淋分为三个亚型，见表 16-7。

表 16-7 ALL 的 FAB 分型

	L_1 型	L_2 型	L_3 型
细胞特征	小细胞为主	大细胞为主，大小不一致	大细胞为主，大小较一致
染色质	较粗，结构较一致	较疏松，结构较不一致	呈细点状，均匀，着色较浓
核型	规则，偶有凹陷或折叠	不规则，有折叠凹陷	较规则
核仁	一个或无	清楚，一个或多个	明显，一个或多个
胞浆量	少	不定，常较多	较多
胞浆嗜碱性	轻或中度	不定，有些细胞深染	深蓝
细胞空泡	不明显	不定	常明显，呈蜂窝状

（2）免疫学分型：国际上统一的 CD（细胞分化抗原）根据白血病形成的分化阻断学说，不同亚型的白血病是白细胞受阻于不同分化发育阶段。所以可以用相应的单抗来识别白血病细胞上的相应抗原。目前将 ALL 主要分为 T 细胞系和 B 细胞系两大类。

①B 细胞型 ALL：儿童 ALL 以 B 细胞系为主占 80%左右，见表 16-8。

表 16-8 B－ALL 免疫学分型

型别	HLA－DR	CD19	CD10	CD20	CyIg	SmIg
Ⅰ 早前 B 型	（+）	（+）	（－）	（－）	（－）	（－）
Ⅱ 普通型	（+）	（+）	（+）	（+）/（－）	（－）	（－）
Ⅲ 前 B 型	（+）	（+）	（+）	（+）	（+）	（－）
Ⅳ B 细胞型	（+）	（+）	（+）	（+）	（+）	（+）

说明：CyIg 示胞浆免疫球蛋白、SmIg 示细胞膜免疫球蛋白

②T 细胞型 ALL：具有阳性的 T 淋巴细胞标志，如：CD1、CD2、CD3、CD4、CD5、CD7、CD8 以及 TdT（末端脱氧核苷酸转移酶）等。

（3）细胞遗传学改变 急性淋巴细胞白血病的染色体畸变种类繁多，主要有①染色体数目异常，如≤45 条的亚二倍体，或≥47 条的超二倍体；②染色体核型异常，如 12 号和 21 号染色体易位，即 t（12；21），EFV6-CBFA2 融合基因；t（9；22），BCR-ABL 融合基因；及 t（4；11），MLL-AF4 融合基因等。

（4）临床分型 分型标准尚无统一意见；根据 1998 年全国小儿白血病会议提出的标准可分为两型。

●ALL 临床分型：
1. 高危型；
2. 标危型。

①高危型急性淋巴细胞白血病（HR-ALL）：凡具备下述 1 项或多项与小儿急淋预后密切相关的危险因素者为 HR-ALL：a. ＜12 个月的婴儿白血病；b. 诊断时已发生中枢神经系统白血病（CNSL）和（或）睾丸白血病（TL）者；c. 染色体核型为 t（4；11）或 t（9；22）异常者；d. 少于 45 条染色体的亚二倍体者；e. 诊断时外周血白细胞计数＞50×10^9/L 者；f. 泼尼松试验不良效应者（泼尼松每日 $60mg/m^2$ 诱导七天，第八天外周血白血病细胞＞1×10^9/L）；g. 标危型急淋经诱导化疗 6 周不能获完全缓解者。

②标危型淋巴细胞白血病（SR-ALL）：不具备上述任何一项危险因素，或 B 系 ALL 有 t（12；21）染色体核型者。

2. 急性非淋巴细胞白血病 发病率 1/10 万，可发生于任何年龄，男女发病无差异，其主要症状与急淋相似，但早幼粒细胞白血病常合并严重

出血和 DIC。

（1）FAB 分型：（M）

①微分化髓细胞型（M_0）：原始细胞＞30％，形态及组化分析不表现髓系分化特性。光镜检查 MPO（抗过氧化物酶）或 SB（苏丹黑）阳性细胞＜3％，见不到 Auer 小体。电镜 POX（过氧化物酶）为阳性。

②原粒细胞白血病未分化型（M_1）：骨髓中原粒细胞≥90％，早幼粒细胞很少，中幼粒以下各阶段细胞极少见，可见 Auer 小体。

③原粒细胞白血病部分分化型（M_2）：骨髓中原粒和早幼粒细胞共占 50％以上，可见多少不一的中幼粒、晚幼粒和成熟粒细胞，可见 Auer 小体；M_{2b} 型即以往命名的亚急性粒细胞白血病，骨髓中有较多的核、浆发育不平衡的中幼粒细胞。

④颗粒增多的早幼粒细胞白血病（M_3）：骨髓中颗粒增多的异常早幼粒细胞占 30％以上，胞浆多少不一，胞浆中的颗粒形态分为粗大密集和细小密集两类，据此又可分为两型，即粗颗粒型（M_{3a}）和细颗粒型（M_{3b}）。

⑤粒—单核细胞白血病（M_4）：骨髓中幼稚的粒细胞和单核细胞同时增生，原始及幼稚粒细胞＞20％；原始、幼稚单核和单核细胞≥20％；或原始、幼稚和成熟单核细胞＞30％，原粒和早幼粒细胞＞10％。除以上特点外，骨髓中异常嗜酸粒细胞增多。

⑥单核细胞白血病（M_5）：骨髓中以原始、幼稚单核细胞为主。可分为两型：a. 未分化型，原始单核细胞为主，＞80％；b. 部分分化型，骨髓中原始及幼稚单核细胞＞30％，原始单核细胞＜80％。

⑦红白血病（M_6）：骨髓中有核红细胞＞50％，以原始及早幼红细胞为主，且常有巨幼样变；原粒及早幼粒细胞＞30％。外周血可见幼红及幼粒细胞；粒细胞中可见 Auer 小体。

⑧急性巨核细胞白血病（M_7）：骨髓中原始巨核细胞＞30％；外周血有原始巨核细胞。

（2）免疫分型（I）

表 16-9　ANLL 各亚型的免疫学分型

型别	M_1	M_2	M_3	M_4	M_5	M_6	M_7
HLA－DR	＋	＋	－	＋	＋	＋/－	＋/－
CD34	＋	＋/－	－	＋/－	＋/－	－	－
CD33	＋	＋	＋	＋	＋	＋/－	＋/－
CD13	＋/－	＋	＋	＋	＋	＋/－	－
CD15	－	＋	＋/－	＋/－	＋/－	＋/－	－
CD14	－	＋/－	－	＋	＋	－	－
CD64	－	－	－	＋	＋	－	－
血型糖蛋白	－	－	－	－	－	＋	－
CD68	－	－	－	－	－	－	＋
CD41	－	－	－	－	－	－	＋

M_0 免疫表型多样，常涉及早期祖细胞抗原标志。如 CD34，HLA－DR，TdT 和 CD7 阳性，但至少表达一种粒单系特异性抗原，通常为 CD33，CD13，CD14 阳性，不表达淋巴系抗原。

（3）细胞遗传学（C） 常见的染色体核型及相应融合基因改变：t（9；22）BCR/ABL 融合基因见于 CML 和 3%～5%儿童 ALL。t（8；21）AML_1/ETO 见于 80%M_2 型。t（15；17）PML/RARα 见于 90%M_3 型。16 号染色体倒位见于 5%ANLL 和 20%的 M_4 型。

（4）分子生物学分型：

细胞遗传学是从染色体水平来检查白血病细胞的，而分子生物学是从基因分子水平着手。过去在细胞遗传学水平上发现的异常，几乎都已经明确所涉及的基因，以及基因突变的部位和性质。分子生物学检测的意义在于①是 MIC 分型的补充：有时染色体检查结果阴性，而聚合酶链法（PCR）法可以检测到有关的融合基因。②分子生物学检查有助于发现新的白血病亚型，例如 M_3 有 4 种亚型，其中两种亚型的 MIC 检查结果十分相似，但所累及的融合基因不同，体外对 ATRA 的敏感性也不同。已有研究表明，表达多药耐药基因、WT1 基因、肺耐药蛋白 BCL-2 的急性白血病对化疗疗效差，预后差。③利用分子生物学方法，可以定量检测微小残留白血病，有助于完善白血病分型、协助判断预后和指导治疗。

分子特征分型目前临床应用的主要有 ALL、AML 两类六种基因标志。ALL 采用两种标志：免疫球蛋白基因重排和 T 细胞受体基因重排，文章报道，有 IgH、TCRγ、TCRδ 基因重排的 B-ALL 分别占 95%，54%，33%，T-ALL 分别为 14%，68%，91%。AML 主要采用 4 种基因标志，为特异性染色体易位形成的断裂点融合基因，包括 M_2 的 AML_1/ETO；M_3 的 PML/RARa；M_4E_0 的 CBFB/MYH11；M_4M_5 的 MLL/AF。

【临床表现】

各型急性白血病的临床表现基本相同，起病可急可缓。其中 T 细胞白血病起病较急，进展较快。临床表现主要有以下特征：

●临床表现：
1. 发热；
2. 贫血；
3. 出血；
4. 浸润。

一、发热：为最常见症状。可以发生在疾病的任何阶段。发热的主要原因是继发感染，其次是疾病本身。

二、贫血：早期即出现进行性苍白，以皮肤口唇黏膜较明显。可伴轻、中、重、极重度贫血，贫血主要由于正常红系造血功能被异常增生的白血病细胞所抑制。此外无效红细胞的生成、红细胞寿命缩短及不同部位的出血等多种原因所致。

三、出血：出血程度轻重不一。部位可遍及全身，以齿龈出血，鼻衄，皮肤瘀点或瘀斑，女性月经过多为最常见症状。颅内出血、呼吸道或消化道大出血可致命。出血主要原因是血小板数量减少，功能障碍及凝血因子减少和毛细血管壁浸润等。在 APL 患者，大量肿瘤细胞破坏可诱发 DIC 发生。

四、浸润

1. 肝、脾淋巴结肿大：ALL 肝、脾淋巴结肿大较 ANLL 常见。淋巴结肿大占 75%，多数为全身淋巴结肿大。有的病例尚有纵隔淋巴结肿大，偶有胸腺肿大，肝肿大约占 75%，脾肿大约占 85%，其肿大程度与病情发展快慢无平行关系。肝、脾肿大一般为轻至中度，少数病例可见脾肿大超过肋下 6cm。

2. 骨、关节疼痛：ALL 较 ANLL 常见，白血病细胞浸润破坏骨皮质和骨膜时可引起疼痛，多为大关节疼痛，局部无红肿。常误诊为风湿性关节炎。亦可有脊柱压缩腰痛。

3. 神经系统：中枢神经系统白血病多见于 T 细胞白血病，可以发生在病程的任何阶段。但一般多发生在缓解期。仅 1%～2%的患者在确诊时已发生。临床因浸润的部位不同表现亦多样性。脑膜、脑实质浸润引起颅内压增高，病人出现头疼、呕吐、意识障碍及视神经乳头水肿。20%患者有颅神经麻痹，以面神经最多见。其次是外展神经、动眼神经。脊髓浸润可引起神经根刺激症状。最易误诊的是无症状型，诊断依靠腰穿。中枢神经系统白血病的发生，主要是由于多种治疗药物不易通过血脑屏障，致使中枢神经系统成为白血病细胞的“庇护所”。

4. 睾丸浸润：多在治疗缓解后 2～3 年发病。表现为睾丸无痛性肿大、硬而不红、多单侧发病而后累及对侧。这些症状均非特异性。

5. 绿色瘤：多见于 ANLL、好发部位为眼眶、骨膜，多为较大儿童，男多于女，约 3：1，肿瘤呈绿色，是由于瘤细胞含大量骨髓过氧化物所致，此种绿色在空气中或阳光下渐褪色。

6. 皮肤黏膜浸润：多见于单核细胞和粒单核细胞白血病，可因白血病细胞浸润引起各种皮疹、牙龈肿胀、口腔溃疡和咽颊炎。

7. 其他：AML 可使腮腺、唾液腺、颌下腺及泪腺呈对称性肿大，引起口腔干燥，咀嚼困难。白血病细胞亦可浸润肾、肺、心包、胸膜等器官，引起相应器官的功能障碍。

【实验室检查】

一、血象：典型病例常见血红蛋白低下、血小板减少，白细胞数增多到几万至几十万，亦可低于 1×10^9/L，部分可正常，分类可见数量不等幼稚细胞，早期可见不到幼稚细胞。

二、骨髓象：骨髓检查是确立诊断和评定疗效的重要依据。骨髓增生活跃或极度活跃。少数亦可表现增生低下。分类该类型原始加幼稚细胞≥30%可诊断为白血病。当骨髓出现“干抽”可做骨髓活检确诊。

三、组织化学染色：有助于区别不同原始细胞。见表 16-10。

表 16-10　各亚型白血病细胞组织化学染色

	急淋	急粒	急单
过氧化酶(POX)	(－)	(＋)	(＋)
苏丹黑(SB)	(－)	(＋)	(－)或(＋)颗粒细小分散
糖酶(PAS)	(＋)粗颗粒或块状	(－)或弥漫性红色	(＋)弥漫淡染或细小颗粒
氯醋酸萘酚酯酶(NASDA)	(－)	(＋)	(－)
非特异性酯酶(NSE)	(－)	(＋)	(＋)能被 NaF 抑制
中性粒细胞碱性磷酸酶	正常或增高	明显减低	不定
酸性磷酸酶	T 细胞白血病强阳(＋＋)	(－)/(＋)	(＋)

【诊断和鉴别诊断】

（一）诊断：

①主要根据临床表现和实验室检查，特别是根据血象和骨髓象，骨髓原始加幼稚细胞≥30%可诊断为白血病，但一般往往达50%以上。一旦形态学确诊为白血病者，在有条件的情况下一定要做免疫学及细胞遗传学检查，没有条件的地方可将病人转送到能检查的医院确诊，以便指导选择治疗方法及估计预后，使更多病人早期得到有效治疗（如急淋 Ph^1 阳性者在诱导缓解后，选择骨髓、脐血造血干细胞或单倍体骨髓移植）。

②中枢神经系统白血病的诊断

Ⅰ有中枢神经系统症状和体征

Ⅱ脑脊液异常：a. 压力＞1.96kPa（$200mmH_2O$）

b. 白细胞数＞10×10^6/L；

c. 蛋白＞4.5g/L；

d. 涂片找到原幼细胞

(3) 排除其他原因造成的中枢神经系统异常

（二）鉴别诊断：

1. 贫血白细胞低者，应与再生障碍性贫血、骨髓增生异常综合征（MDS）区别。再障一般无脾大，骨髓中无幼稚细胞。MDS分四型。其中原始细胞过多型（RAEB）和转化中的原始细胞过多型（RAEB－t）时骨髓原始加幼稚细胞＜30%。有人认为此期是白血病的过渡阶段，或偏早期。

2. 白细胞高者，应与下列疾病鉴别：

(1) 类白血病反应：碱性磷酸酶高，骨髓原始加早幼粒细胞增加不明显可鉴别。

(2) 传染性单核细胞增多症：血片可见异型淋巴细胞，易与急淋混淆，但骨髓中无幼稚淋巴细胞，EB病毒抗体阳性可鉴别。

(3) 雅克贫血：与营养不良感染有关。主要临床特征为：贫血、肝脾大、外周血白细胞增高，并出现幼稚粒细胞和有核细胞，易与慢粒混淆。可做血红蛋白电泳、婴儿型胎儿血红蛋白电泳高。

3. 发热、关节肿痛者应与风湿、类风湿病鉴别。

4. 发热、肝脾大及出血者，应与恶性肿瘤（恶性淋巴瘤、神经母细胞瘤、组织细胞增生症、恶网）等鉴别。

【儿童急性白血病治疗】

儿童急性白血病已不是不治之症，目前急性淋巴细胞白血病五年以上无病生存率已达70%～80%，急性非淋巴细胞白血病也已达50%～60%，故急性白血病治疗首先必须树立信心，坚持以化疗为主的规律治疗。治疗要遵循：早期、联合、足量、间歇、个体化、足疗程的原则。

一、支持治疗

（一）防治感染　化疗前尽可能清除各种急慢性感染灶，如：去除或填补龋齿、治疗慢性阑尾炎、中耳炎、甲沟炎等。化疗过程中用1∶1 000的碘伏或洗必泰漱口，以及高锰酸钾坐浴防止口腔及肛周感染；加强保护性环境隔离，防止院内交叉感染；注意饮食卫生，严重骨髓抑制期间须食用双蒸食物。并发细菌感染时，病原不明时须选择抗菌谱较广的杀菌药物，尽快做细菌培养及药敏试验，根据药敏结果选择有效抗生素。合并真菌感染选用制霉菌素、氟康唑、二性霉素 B 等治疗；预防性应用复方新诺明防治卡氏肺囊虫肺炎；并发巨细胞病毒、疱疹病毒感染可用更昔洛韦治疗。

（二）造血因子治疗　强烈化疗后可用粒细胞集落刺激因子（G-CSF）3～5μg/d 促进粒细胞增殖、分化、成熟，并增强粒细胞功能，为大剂量化疗提供了安全保障。其他还可应用红细胞生成素（EPO）、血小板生成素（TPO）等因子刺激红细胞及血小板增长。

（三）输血　尽量成分输血，以减少输血后感染及输血反应。当患者血红蛋白＜60g/L 时，可输红细胞；当血小板低于 20×10^9 或有大的脏器活动出血，可输浓缩血小板。严重感染可输丙种球蛋白。

（四）维持水电解质酸碱平衡　诱导化疗阶段，由于大量肿瘤细胞破坏易引起肿瘤溶解综合征，出现高钾血症、高尿酸血症，甚至急性肾衰，故需口服别嘌呤醇防止尿酸结晶堵塞肾小管，并给予大量输液及碳酸氢钠。巩固化疗阶段，由于化疗药引起的胃肠道反应，易引起脱水、低钾、低钠血症及代谢性酸中毒，须注意预防及及时对症治疗。

（五）其他　加强营养，化疗阶段尽量食用高蛋白饮食，不能进食可用肠道外静脉营养。有严重骨痛须及时给予止痛治疗，并须注意患者的心理治疗，树立治疗信心，使之积极配合治疗。

二、化学治疗

用化学药物尽快杀灭白血病细胞，降低瘤负荷，解除浸润症状，使病情缓解，争取长期存活。化疗是白血病治疗的主要手段，也是其他治疗的基础。

（一）急性淋巴细胞白血病治疗

1. 诱导缓解治疗　此阶段治疗是患儿能否长期存活的关键，故须根据类型及早足量给药，多药联合，以尽快、尽量减少残留白血病细胞，减少耐药性的发生。对诱导治疗的早期反应是重要的预后因素。

治疗方案　长春新碱（VCR）、泼尼松（Pred）、柔红霉素（DNR）、环磷酰胺（CTX）、左旋门冬酰胺酶（L-ASP）为国内外公认的诱导治疗药物，不同的协作组可能使用这些药的用药顺序或剂量略有不同。北京大学人民医院儿科用 VCR、CTX、DNR 治疗，一周骨髓缓解率 57％，四周缓解率为 97％。具体方案为：标危病人 Pred 40～60mg/（m^2·d）口服 1～28 天；VCR1.5～2mg/m^2（极量 2mg）静注第 1、8、15、22 天；CTX800～1 000mg/（m^2·d）静滴第 1 天、DNR40～60mg/（m^2·d）第 2、8 天静滴；L－ASP 10 000U/（m^2·d）静滴第 15 天开始，隔日一次，共 8～10 次。高危病人用：Pred40～60mg/（m^2·d）口服 1～28 天；阿糖胞苷（Ara-c）100～150mg/m^2 第 1～7 天，DNR40～60mg/（m^2·d）第 2、4 天静滴，VCR、L-ASP 用法同标危病人，由于地塞米松髓外渗透性好，现多数协作组倾向于用地塞米松取代泼尼松治疗。第 8、28 天骨穿评价疗效。

2. 巩固强化治疗　经诱导治疗后，体内白血病细胞由 10^{11}～10^{12} 降到 10^{9}～10^{10}，只有白血病细胞降到 10^{4} 以下才能依靠机体免疫机制清扫，因此缓解后须继续早期巩固强化治疗，消灭髓内、髓外残留白血病细胞。常用药物为：长春新碱、柔红霉素、阿糖胞苷、环磷酰胺、足叶乙甙、甲氨蝶呤、左旋门冬酰胺酶等。北大人民医院经验标危病人疗程 1 年半，大剂量甲氨蝶呤（HDMTX）＋大剂量阿糖胞苷（HDAra-C）累积 10～13 次，高危病人疗程两年，除 HDMTX 外重用 HDAra-C（Ara-C 2g/（m^2·d）第 1～4 天；DNR40～60mg/m^2 日第 2、4 天），柔红霉素累积剂量不超过 500mg/m^2 取得良好疗效。

3. 髓外白血病防治　①鞘内注射　常用药物为阿糖胞苷、甲氨蝶呤、地塞米松，剂量见表 16-11，从诱导治疗开始每两周一次，高危病人鞘注六次后，再予大剂量甲氨蝶呤（HDMTX）治疗同时进行，标危病人可直接与大剂量甲氨蝶呤治疗同时进行。②大剂量甲氨蝶呤治疗　大剂量甲氨蝶呤髓外渗透性好，可有效预防脑膜白血病及睾丸白血病的发生，由于此药大剂量应用，目前国际上已趋向于取消标危病人的预防性放射治疗，并减少高危病人的放疗剂量，HDMTX 每疗程 3g/m^2，先将 MTX 总量的 1/3 于 30～60 分钟内静脉滴入（总量不超过 500mg/次），余量于 24 小时内均匀滴入，首剂 MTX 滴入后腰穿一次，测脑脊液压力，并留脑脊液送常规、生化及涂片瘤细胞检查。鞘注 MTX 的量随年龄不同（见表 2），MTX 滴完后 12 小时用四氢叶酸钙解救 15mg/m^2，每 6 小时 1 次，首剂静脉注射，以后肌注或口服。大剂量 MTX 前后 3 天口服碳酸氢钠，当天静滴 5％碳酸氢钠使尿 pH＞7，并于用 MTX 前 3 天水化，3000ml/（m^2·d）。③大剂量阿糖胞苷治疗　大剂量阿糖胞苷全身用药 Ara-C 在 CSF 中浓度为血药浓度的 40％，而且分解缓慢，也可预防髓外白血病；④颅脑放疗：适应证：3 岁以上患儿，诊断时外周血 WBC100×10^{9}/L，有 t（4；11）或 t（9；22）异常，或有中枢系统白血病因种种原因不能用 HDMTX 治疗者，于缓解后 6 个月时进行，总剂量 18GY 或 12GY 于 2～3 周完成，可同时加鞘注治疗 1 次/周。北京大学人民医院儿科自用大剂量 MTX 治疗 10 多年以来，免疫分型为 B 细胞型未用预防性颅脑放疗，目前尚未有脑白发生。

4. 维持治疗　6-MP＋MTX　6-MP75mg/（m^2·d）睡前顿服×21 天；MTX20～30mg/m^2 次，肌注，1 次/周，连用 3 周。由于 6-MP 及小剂量 MTX 生物利用度较低，仅 1/3 患者能达到治疗血药浓度并且维持时间短，并都有不同程度的骨髓抑制及肝功损害，若早期用于化疗间歇期，往往影响早期强化巩固治疗，故建议用于有力的强化治疗后期。

表 16-11 不同年龄三联鞘注药物剂量（mg）

年龄（月）	MTX（mg）	Ara-C（mg）	Dex（mg）
＜12	5	12	2
～23	7.5	15	2
～35	10	25	5
＞36	12.5	30	5

（二）急性非淋巴细胞白血病治疗

1. 诱导缓解治疗：①DA 方案：DNR40～60mg/m^2 第 1～3 天、Ara-C 100～150mg/m^2 第 1～7 天；

②DAE 方案：DNR40～60mg/m^2 第 3、5 天、Ara-C 100～150mg/m^2 第 1～7 天前两天持续静滴、VP-16 100～150mg/m^2 第 6～8 天，由于 Ara-C 的半衰期较短，持续静滴可提高疗效。

2. 再诱导治疗：采用原诱导方案治疗。

3. 巩固强化治疗；大剂量 Ara-C 可提高细胞内药物浓度克服耐药，与蒽环类化疗药联合应用可显著提高长期存活率。具体方案为：HDAra-C 2g/（m^2·d）q^{12}h 第 1～4 天、加柔红霉素 40～60mg/（m^2·d）或 4 去甲氧基柔红霉素 12mg/（m^2·d）或米托蒽醌 10mg（m^2·d），第 2 4 天。HDAra-C 与 DAE 或 HA 交替治疗，前半年每 1 月一次，后半年 1～2 个月一次，总疗程 1～1 年半。

4. 中枢系统白血病防治：急非淋脑白发生率较低，除常规三联鞘注外，大剂量 Ara-C 渗透脑膜浓度高，也可有效地预防髓外白血病的发生。人民医院儿科 AML 除 M_5 外均未常规鞘注治疗，目前尚未有一例脑白发生。

5. 急性早幼粒细胞白血病治疗：诱导期用反维甲酸 20～40mg/（m^2·d）口服 1 个月，可于治疗半月左右同时加化疗，化疗可用 DA、DAE 或 HA 方案，巩固强化治疗同上述急非淋方案，还可运用砷剂治疗。由于反维甲酸的应用减少了早期 DIC 发生率，故 M_3 目前为急非淋中预后最好的类型。

三、造血干细胞移植：造血干细胞移植系通过各种途径收集足够数量造血干细胞，移植给患者，以重建造血和免疫功能。根据来源不同可分为：同种异基因造血干细胞移植、同基因造血干细胞移植和自体干细胞移植；根据采集干细胞的方式不同又可分为：骨髓移植、外周血造血干细胞移植和脐带血干细胞移植。异基因骨髓移植即将他人骨髓移植至患者体内，还有抗白血病的过继免疫作用；同基因骨髓移植指同卵孪生子女间移植，不易排斥，但无过继免疫作用。由于儿童急性淋巴细胞白血病及早幼粒细胞白血病化疗治愈率高，故不首选骨髓移植；但对高危急淋如：伴 t（9；22）或 t（4；11）急淋、M_3 以外的急非淋应在化疗缓解后早期移植。普危急淋复发再缓解后亦可作骨髓移植。

四、免疫治疗：在化疗杀灭大量白血病细胞的基础上，应用免疫治疗提高患者免疫功能，进一步消灭残留白血病。免疫治疗可分为主动免疫、被动免疫和继承免疫等疗法。主动免疫分为特异性和非特异性两大类。特异性免疫是以肿瘤抗原来刺激机体的免疫杀伤力，非特异性免疫是以药物或疫苗来激发机体的免疫系统来抵抗癌细胞。被动免疫和继承免疫是指抗体、免疫细胞或免疫因子的传输。目前常用的免疫制剂有卡介苗、短小棒状杆菌、干扰素、胸腺素、转移因子、“生物导弹”等。免疫治疗因不直接杀灭肿瘤细胞，因此大多被用于辅助治疗。北大人民医院利用CIK细胞（Cytokine－induced killer cells）治疗持续残留白血病阳性的患儿取得良好效果。

五、基因治疗：基因治疗是指在DNA（RNA）分子水平上对疾病的控制与治疗，即将外源性（目的）基因导入患者细胞后再回输体内，或将外源基因直接注入体内，使靶细胞表达正常基因产物或产生生物活性物质，从而治疗疾病。在白血病治疗中常用的有：细胞因子治疗、肿瘤相关抗原治疗、针对癌基因的治疗和肿瘤药物基因治疗等。

表16-12 儿童白血病化疗药物简介

药物	药理作用	细胞周期特异性	给药途径	主要毒副作用
泼尼松（Pred）	抑制RNA及蛋白质的合成使细胞溶解	$G_1 \rightarrow S$ G_0	口服	库欣综合征、高血压、骨质疏松
环磷酰胺（CTX）	烷化剂，抑制DNA合成，阻止细胞进入G_2期	非特异性	口服 静注	骨髓抑制、出血性膀胱炎、性腺损害
甲氨蝶呤（MTX）	叶酸拮抗剂抑制叶酸还原酶阻断四氢叶酸合成	S	口服 静注 静注	消化道黏膜损害、肝损害、骨髓抑制
巯嘌呤（6MP）	嘌呤拮抗剂阻止嘌呤合成	S	口服	骨髓抑制、肝损害
硫鸟嘌呤（6TG）	同上	S	口服	同上
阿糖胞苷（Ara-c）	抗嘧啶代谢，抑制DNA聚合	S	静注 皮下 鞘注	骨髓抑制、胃肠道反应
长春新碱（VCR）	抑制RNA合成，干扰纺锤体合成	M $G_0 \sim G_1$	静注	周围神经炎、脱发
三尖杉酯碱（H）	抑制蛋白合成	非特异性	静注	骨髓抑制、心脏损害
足叶乙苷（VP-16）	抑制DNA和RNA合成	5	静滴	骨髓抑制、肝肾损害
柔红霉素（DNR）	抑制DNA和RNA合成	S	静注	心脏损害、骨髓抑制
去甲氧柔红霉素（IDA）	抑制DNA合成	S	静注	心脏损害、骨髓抑制
阿霉素（ADM）	抑制DNA和RNA合成	S	静注	心脏损害、骨髓抑制
左旋门冬酰胺酶（Aase）	分解细胞内外门冬酰胺，溶解淋巴细胞		静滴	过敏反应、胰腺炎、糖尿病、出血
米托蒽醌（NVT）	抑制DNA合成	S	静注	心脏损害、骨髓抑制

【预后】

自然病程较短，若不治疗一般 6 个月内死亡，平均病程约 3 个月。目前白血病已不是不治之症，只要在确诊时用 MICM 分型，按型选择治疗方法，做到有的放矢，大部分可获长期无病生存。如标危型急性淋巴细胞白血病，北大人民医院儿科采用有效剂量，多种药物，短疗程个体化治疗，诱导化疗 8 天骨髓中幼稚细胞<5%者约 80%～90%。5 年长期无病生存。ANLL 中 M_2、M_3 也达 70%左右。而类型不好者诱导缓解后采用同种异体单倍体骨髓移植或脐血造血干细胞移植可获得 60%～70%的 CCR。除 T 细胞白血病和 T 细胞淋巴瘤白血病外，用化疗对残留白血病细胞清除困难的患者，北大人民医院儿科在化疗的基础上或停止化疗后加免疫细胞治疗已取得好的疗效。

（刘桂兰）

第十一节　小儿非霍奇金淋巴瘤

小儿非霍奇金淋巴瘤（non-Hodgkin lymphoma，NHL）是原发于淋巴结或淋巴组织的恶性肿瘤，临床特征为无痛性、进行性的淋巴组织增生，病变可以广泛累及全身各组织器官。小儿非霍奇金淋巴瘤发病居所有小儿恶性肿瘤的第三位。

小儿非霍奇金淋巴瘤在许多方面不同于成人 NHL，几乎所有儿童 NHL 属于进展迅速的高度恶性的弥漫性的类型，多为不成熟的 T 细胞或 B 细胞类型，淋巴结外淋巴组织的病变多见，特别是骨髓和中枢神经系统的受累较多见。

【病理类型】

●小儿非霍奇金淋巴瘤主要有三种病理类型：淋巴母细胞型、小无裂细胞型及大细胞型，三种类型在临床表现及生物学特性方面各有特征。

小儿非霍奇金淋巴瘤的组织学类型、免疫表型与肿瘤的原发部位等一系列临床表现有密切关系，主要有三个临床病理类型，其他类型不多见。

（一）淋巴母细胞型（lymphoblastic lymphoma）：与 T 细胞型急淋白血病（T-ALL）是密切相关的疾病，通过细胞学及组织学方法均不能将二者的瘤细胞相区别。组织细胞学表现为细胞形态均一，淋巴母细胞核浆比值大，细胞核弯曲、折叠、边缘不规则，染色质呈细点状，含有多个不易分辨的核仁，胞浆弱嗜碱。淋巴母细胞淋巴瘤来自不成熟的 T 细胞，表达胸腺内 T 细胞标志：CD7，CD3，CD5，CD1，CD4，CD8，CD2 等。在细胞遗传学方面，多见的染色体改变主要与 T 细胞受体（T cell receptor，TCR）基因的受累有关，如 14 号染色体上的 T_α 及 T_δ 基因及第 7 号染色体上的 T_β 基因。

（二）小无裂细胞型（small non-cleaved cell lymphoma）：又称未分化型，可以分为非洲淋巴瘤及非洲淋巴瘤样淋巴瘤两种类型，前者见于非洲热带地区，后者散在发病。两者在病理学上十分相近，共同特征为单一类型的细胞弥漫性增殖，核圆形或卵圆形，核染色质淡，有 2～5 个核仁，胞浆量少，嗜碱性强，含类脂质空泡，在病理片中常看到多数排列均一的瘤细胞中有巨噬细胞，即所谓“星空”现象。小无裂细胞淋巴瘤来自B细胞，表达B细胞表面标志：细胞膜免疫球蛋白（κ链或λ链），CD19，CD20等。细胞遗传学检查主要为t（8；14），t（8；22），t（2；8）易位，累及第8号染色体上的c-myc基因——一种与调节细胞增殖状态有关基因，也累及第14、22及8号染色体上的免疫球蛋白基因。

（三）大细胞型（large cell lymphoma）：是一组异质性的淋巴瘤，其中有间变型大细胞性淋巴瘤（anaplastic large cell lymphoma），突出的病理组织特点是瘤细胞侵犯淋巴结的一部分，细胞体积大，形态畸形，核不规则，胞浆丰富，染色淡或嗜碱，瘤细胞表现明显的多形性。细胞免疫表型为T、B或非T非B的类型，均有CD30表达。细胞遗传学主要有t（2；5）易位，引起酪氨酸激酶基因的改变或不适当地表达。此外还包括有外周T细胞型淋巴瘤（peripheral T cell lymphoma）及组织细胞起源的淋巴瘤等。

【临床表现】

病人常有发热、多汗、乏力、消瘦、食欲不振及衰竭等非特异症状。具特征性的临床表现与病理类型及疾病进展情况有关。

淋巴母细胞淋巴瘤大部分有纵隔肿块，可同时伴胸腔积液或心包积液，病人表现呼吸困难，胸痛，咳痰不畅，吞咽困难，若肿瘤阻塞上腔静脉出现颈部、面部及上肢浮肿、头皮静脉怒张；多数病人有颈部、锁骨上、腋窝淋巴结无痛性肿大；骨髓及中枢神经系统容易受累，表现为贫血、血小板降低、颅神经麻痹，颅内高压及脑脊液中出现原幼淋巴细胞。若骨髓中25%以上的细胞为肿瘤细胞所取代则诊断为急淋白血病。

小无裂细胞淋巴瘤中的非洲淋巴瘤及非洲淋巴瘤样淋巴瘤绝大多数病例有腹部肿块，表现为腹痛、腹部膨隆、恶心呕吐、排便习惯改变，偶见肠梗阻、肠穿孔或肠套叠；部分病例肿瘤原发于咽淋巴环，出现鼻咽部的肿块及局部阻塞的症状；病变可以广泛转移到全身各处，如肾、卵巢、胰、肝、肾上腺、乳腺、胸膜、心肌、心包、骨、骨髓及中枢神经系统等，也可有腹水及胸水。非洲淋巴瘤多数有颌部病变，经常伴有腹部的限局症状，其他常见受累部位还有眼眶、椎骨旁区及中枢神经系统。

大细胞淋巴瘤可以像淋巴母细胞淋巴瘤一样有纵隔肿块，也可以像小无裂细胞淋巴瘤一样有腹部受累，结外病变在间变型大细胞淋巴瘤则较多见，如皮肤、内脏、软组织、骨、关节、肺、胸膜、及乳腺等。

【诊断及分期】

由于小儿非霍奇金淋巴瘤进展迅速，诊断应当尽快进行，伴紧急情况时可在诊断的同时开始治疗。首先采集详尽的病史并进行细致的体检以了解肿瘤可能的范围，并确定采用何种方法取得病理材料或细胞学材料以确定诊断，同时进行分期。病理材料可以通过手术活检或粗针经皮穿刺取得组织块，可以采取胸水、心包液或腹水，若有骨髓或中枢神经系统侵犯可采取骨髓液或脑脊液，通过以上方法采集所得材料应当进行病理或细胞形态学检查，免疫组织化学检查或细胞免疫学检查，有条件时进行细胞遗传

●小儿NHL诊断要求：
1. 尽快进行；
2. 应采用组织活检或细胞学诊断；
3. 应进行免疫组织化学检查以确定免疫学类型；
4. 必须进行分期诊断。

学及分子生物学检查。

分期工作应当包括以下内容：个人史、家族史、体检（包括神经系统检查）、血象、血液生化［包括尿素氮（BUN）、肌酐、尿酸和乳酸脱氢酶（LDH）］、凝血方面的检查（有关DIC的检查）。影像学检查着重于胸部及腹部，可选择CT、MRI或B型超声，还应骨髓穿刺涂片检查及腰椎穿刺检查脑脊液。目前应用最广泛的分期系统为Murphy分期法（见表16-13），能够较客观地反映出疾病与治疗的相互关联性。

Table 16-13 Murphy Staging System for Non-Hodgkin's Lymphoma in Childhood

分期	病变范围
Ⅰ期	除纵隔或腹部病变（包括结外病变）以外的单发肿瘤（包括结外病变）或单一解剖部位的肿瘤（包括淋巴结）
Ⅱ期	单发肿瘤（包括结外病变）同时伴有引流区的淋巴结受累 横膈同侧两个或多个淋巴结区的病变 横膈同侧两个单发肿瘤（包括结外病变）同时伴有或不伴有引流区的淋巴结受累 原发的胃肠肿瘤（多发生于回盲部）同时只伴有或不伴有邻近的肠系膜淋巴结的受累
Ⅲ期	分别位于横膈两侧的两个单发肿瘤（包括结外病变） 横膈上下的两个或多个淋巴结区的病变 所有原发于胸腔内的肿瘤（纵隔、胸膜、胸腺）；所有原发于腹腔内的广泛病变；所有脊柱周围或硬膜外的肿瘤
Ⅳ期	以上情况同时伴有初诊时中枢神经系统或骨髓受累

【治疗】

●小儿NHL治疗效果明显改善，治疗原则如下：
1. 为全身疾病，治疗以化疗为主；
2. 按照病理类型、免疫学类型及临床分期进行选择治疗方案；
3. 应当进行中枢神经系统病变的预防或治疗。

80年代以来小儿非霍奇金淋巴瘤的治疗有了明显的进步，总的长期无病存活率（event free survival rate，EFS）达到60％～70％，高于成人高度恶性非霍奇金淋巴瘤中的相似病理类型的疗效。小儿非霍奇金淋巴瘤属全身性疾病，化疗为主要治疗，放疗仅用于中枢神经系统浸润或诱导治疗后残存病灶的清理。手术可用于单发病灶的切除。化疗方案的选择主要依据肿瘤的病理类型、免疫学类型和临床分期，而中枢神经系统病变的预防治疗占重要地位，必不可少。

淋巴母细胞淋巴瘤可应用高危急淋的治疗方案（参考小儿急淋白血病）。小无裂细胞淋巴瘤采用短程、强烈、冲击式的治疗，更多地应用含有大剂量环磷酰胺、大剂量甲氨蝶呤及大剂量阿糖胞苷的方案，其他药物有长春新碱、异环磷酰胺（IFO）、蒽环类抗生素（如阿霉素）、鬼臼类（如VP-16）等，此类方案多为短程冲击式的方案。

大细胞淋巴瘤则根据免疫学类型，T细胞表型的采用淋巴母细胞淋巴瘤的方案，B细胞表型的用小无裂细胞淋巴瘤的方案。

限局性非霍奇金淋巴瘤（Ⅰ、Ⅱ期）按以上类型选择治疗方案，但治疗时间短至一年以内。中枢神经系统及髓外浸润的预防可以参考急淋白血病所采用的方法，以鞘内注射化疗药物及大剂量甲氨蝶呤为主，有中枢神经系统浸润或原发于头颈部的可考虑进行颅脑放疗，剂量18～30Gy。

第十二节　朗格汉细胞组织细胞增生症

朗格汉细胞组织细胞增生症（Langerhans cell histiocytosis，LCH）过去称组织细胞增生症 X（Histiocytosis X，HX），为主要发生于小儿的一组较少见的疾病，共同的病理改变为朗格汉细胞异常增生、浸润，引起的多样化的临床表现。以往根据发病年龄及临床表现将本病分为三种类型：勒雪病（Letterer-Siwe disease），韩薛柯病（Hand-Schüller-Christain disease）及骨嗜酸性肉芽肿（eosinophilic granuloma of bone），各型可以互相转化出现中间型表现。

●朗格汉细胞组织细胞增生症是一组主要发生于小儿的疾病，主要的病理改变为朗格汉细胞的异常增生浸润，病因不清。

【病因、发病机理和病理改变】

病因不清，一般认为是免疫激活导致的一种反应性疾病，目前的研究尚未肯定是何种触发物质激活这类免疫反应而致本病。提出病毒作为本病的病因也未找到证据。但研究显示，病人体内有多种细胞因子水平增高，其中有粒、单细胞刺激因子（GM-CSF），IL-1，IL-8，肿瘤坏死因子（TNF），淋巴细胞抑制因子（LIF），这一现象与本病的发病的关系尚在研究之中。也有研究发现本病受累的细胞具有克隆源性，因而不能除外本病具有肿瘤特性的可能。

朗格汉细胞来源于骨髓多能干细胞，体内在特定条件下分化形成，属于单核-巨噬细胞系统，是树突状细胞（dendritic cell）的一种，在免疫系统中属抗原提呈细胞。形态上这种细胞为大的单个核细胞，核呈不规则折叠状，染色质细而分散，常含有一个小的核仁，胞浆嗜酸性。朗格汉细胞的细胞浆内有特殊的细胞器 Birbeck 小体，其末端可出现泡样扩张如球拍状。朗格汉细胞的细胞化学特点为 S-100、非特异性酯酶、酸性磷酸酶及 ATP 酶阳性。

LCH 的基本病理改变是朗格汉细胞在一个或多个器官的浸润，周围存在不同数量的组织细胞、淋巴细胞、嗜酸性粒细胞、中性粒细胞。病程长者可见到泡沫细胞。一些朗格汉细胞呈现多形性及染色质过多，细胞核的多形性程度可能与病变的范围有关。嗜酸性粒细胞的数量随年龄增大而增多，并伴坏死。

【临床表现】

LCH 的起病年龄可从新生儿至青春期。多种器官及组织受累而使本病临床表现多样化。

●LCH 临床表现多样化，起病年龄婴儿至青年期，常见受累部位为骨骼、皮肤、肺、肝、脾、淋巴结、血液系统、并还可表现尿崩症、突眼、发热、腹泻等。

（一）常见受累脏器及组织

1. 骨骼损害　单发或多发。常见的累及部位为颅顶骨、其他扁骨，或四肢管状骨，如股骨。在颅骨表现骨缺损，可触及骨的凹陷，由于周围软组织受累，缺损局部有软组织包块，骨 X 线表现为穿凿性骨破坏，圆形或不规则状，边缘整齐。如有齿龈肿胀、疼痛，牙齿松动或脱落则可能有下颌骨侵犯。耳流“脓”可由乳突受累引起。蝶鞍部受累导致尿崩症。眶骨受累引起突眼。发生于脊椎骨者可有神经压迫症状。

2. 皮肤损害 皮疹成批出现，一般为直径 2～3mm 的小丘疹，顶端有尖，可有出血，典型皮疹是重要的诊断线索，多见于躯干、腋窝部、头部及耳后区，四肢也可有。此外也可出现脂溢性皮炎或黄瘤样的皮疹。

3. 肺部损害 浸润明显者可有呼吸急促、咳嗽、紫绀、气胸，或胸腔积液。肺部可有啰音。胸部 X 线片表现为肺部网状结构或小结节所致的肺野透亮度减低，也可见大的结节或蜂窝状改变。肺部损害常为多灶损害的一部分。

4. 肝、脾、淋巴结肿大 肝损害常作为多灶损害的一部分，表现为肝大及肝酶的升高，其他肝功能异常表现有低蛋白血症、水肿、腹水及高胆红素血症。脾肿大明显者可有脾功能亢进。

5. 血液系统受累 病变广泛的 LCH 可累及造血，表现血红蛋白的降低（<100g/L），白细胞降低（$<4\times10^9$/L）或中性粒细胞降低（$<1.5\times10^9$/L）、血小板降低（$<100\times10^9$/L）。全血细胞减少可由于脾功能亢进，也可由于 LCH 细胞侵犯骨髓。

6. 内分泌异常 最多见的是尿崩症，有时颅骨 X 线片可见蝶鞍破坏。

7. 发热 多数病人在病程中可有发热。

8. 反复腹泻。

（二）常见类型的特点

1. 勒雪病 起病年龄多在 3 岁以下，70%为婴儿期起病。最多见的表现为发热、皮疹、肺部病变及肝、脾、淋巴结肿大等，其他表现也可出现。

2. 韩-薛-柯病 多见于 3～5 岁小儿，为慢性过程，表现多发的肉芽肿病变。颅骨缺损、尿崩症和突眼是具有特征性的三联征，但也可以伴有其他的表现。三个主要的临床表现不一定同时出现，可先后交替出现。

3. 骨嗜酸性肉芽肿 多发生于 4～7 岁小儿，也可发生于年龄较大的小儿及成人。病变局限于骨骼系统，呈良性经过。

【实验室检查】

1. 血象 贫血为正细胞正色素性。白细胞和血小板正常或降低。血沉可增快。

2. 骨髓象 可无特殊改变，也可有组织细胞增多。

3. 病理 淋巴结或浅表肿块可选择活检或穿刺进行病理检查，皮疹印片简便易行。切片或涂片中可找到较多的分化较好的朗格汉组织细胞，电镜下这种细胞浆内有 Birbeck 颗粒。

【诊断及分型】

如遇以上临床表现的小儿，应进行肺部及骨骼的 X 线检查进一步找出本病的依据，病理活检或皮疹印片找到特征性的朗格汉细胞可提供诊断依据，对于形态鉴别困难的细胞，可进行电镜检查确定 Birbeck 小体的存在，酸性磷酸酶、非特异性酯酶及 ATP 酶阳性可协助鉴别。LCH 的预后及临床经过与病变范围、起病年龄及脏器功能障碍有关，可据此进行临床分级以指导治疗（表 16-14）。有效治疗可改善预后。

Table 16-14 Criterion of Clinical Grades of Langerhans Cell Histiocytosis

项目	标准	评分
年龄	≥2 岁	0
	<2 岁	1
受累器官	<4 个	0
	≥4 个	1
受累器官功能障碍	无	0
	有	1
分级 *	Ⅰ级	0
	Ⅱ级	1
	Ⅲ级	2
	Ⅳ级	3

* 分级是以上 3 个项目评分相加作为总评分

●本病诊断依据是找到标本中特征性的朗格汉细胞。对于病情应当作出判断（分级），以指导治疗。

【治疗】

根据病变范围采用不同治疗，并应坚持治疗。

（一）局部治疗

1. 手术治疗　单一骨骼病变的可以手术切除，年龄大者即治愈，年龄小者为防止复发应加全身化疗。

2. 放疗　单纯骨骼病变或尿崩症者可局部放疗，病程半年内的尿崩症者可改善症状，半年以上者不能改善症状，但能控制局部病变。

●LCH 治疗主要为化疗，但放疗及手术也可酌情应用。化疗的选择是根据分级而定。恰当的治疗可以明显改善本病的预后。

（二）全身化疗　常用化疗药物有泼尼松、长春新碱、环磷酰胺、甲氨蝶呤（MTX）、6-MP 及 VP-16。对不同的级别采用不同强度的化疗。Ⅰ、Ⅱ级者可用 2 药或单药治疗 6～8 周后，选用其他 2 药或单药交替使用，总治疗时间 1～2 年。Ⅲ、Ⅳ级者可先用 3 药治疗 8～12 周或病情控制后改为 2 药治疗，并采用不同方案交替治疗，总治疗时间 2～3 年。

常用治疗方案：

1. VP 方案　长春新碱 1.5～2mg/m^2，iv，每周 1 次；
泼尼松 40～60mg/m^2，每日分次口服；
4 周为 1 疗程。

2. VCP 方案　长春新碱及泼尼松同 VP 方案；
环磷酰胺 200～400mg/m^2，iv，每周 1 次；
4 周为 1 疗程。

3. VP-16　50～150mg/m^2，iv，每 2 周连用 2～3 天。

4. MTX 20mg/m^2，口服或 iv，每周 1 次；4 周为 1 疗程。

5. 6-MP 或 6-TG 75mg/m^2，每日口服，4 周为 1 疗程。

2 药联用常用方案为 VP 方案，MTX＋6-MP；3 药联用常用为 VCP，VP＋MTX，VP＋6-MP；单药常用 VP-16，MTX，6-MP 及泼尼松。

（三）免疫治疗　本病患儿伴有胸腺的病理改变，可用胸腺肽治疗，每天 3～5mg，im，连用数月，可与化疗同时应用。

（四）支持治疗及对症治疗　加强护理，防治感染，保证营养。对于呼吸衰竭、气胸及尿崩症等可给予相应的治疗措施。

（卢新天）

第十七章 神经系统疾病

第一节 概 述

一、小儿神经系统解剖生理特点

1. 小儿脑和脊髓发育特点

神经系统的发育在胎儿期最早开始。在婴儿期，甚至整个小儿时期，神经精神发育一直十分活跃。出生时小儿脑重平均370g，占体重的10%～12%，为成人脑重（约1 500g）的25%左右。6个月婴儿脑重600～700g，1岁时达900g，2岁时达1 000g左右，4～6岁时脑重已达成人脑重的85%～90%。出生时大脑已有主要的沟回，但皮层较薄、沟裂较浅。新生儿神经细胞数目与成人相同，但其树突与轴突少而短。出生后脑重的增加主要由于神经细胞体积增大和树突的增多、加长，以及神经髓鞘的形成和发育；3岁时神经细胞分化已基本完成，8岁时接近成人。神经纤维的发育较晚，始于胚胎7个月，到4岁时完成髓鞘化。故婴儿期各种刺激引起的神经冲动传导缓慢，且易于泛化，不易形成兴奋灶，易于疲劳。出生时大脑皮质下中枢如丘脑、下丘脑、苍白球等发育已较成熟，初生婴儿的活动主要由皮质下系统调节。随着大脑皮层的发育成熟，运动逐渐转为由大脑皮层中枢调节，对皮质下中枢的抑制作用也趋明显。

●小儿脑重：
新生儿 370g；
6个月 600～700g；
1岁 900g；
2岁 1000g。

新生儿脊髓重2～6g，脊髓功能相对成熟。脊髓下端在胎儿时位于第2腰椎下缘，4岁时上移至第1腰椎，作腰椎穿刺时应注意。脊髓的髓鞘由上而下逐渐形成，约于3岁时完成髓鞘化。

2. 脑脊液的正常值

小儿时期脑脊液的正常值为：压力0.69～1.96（新生儿0.29～0.78）kPa，外观清亮透明，潘氏试验阴性，白细胞数（0～5）（新生儿或小婴儿0～20）$\times 10^6$/L，蛋白（0.2～0.4）（新生儿0.2～1.2）g/L，糖2.2～4.4mol/L。

3. 神经反射

出生时即具有觅食、吸吮、吞咽、拥抱、握持等一些先天性（原始）反射和对强光、寒冷、疼痛等的反应。其中有些无条件反射如吸吮、握持、拥抱等反射应随年龄增长而减弱，足月儿一般于生后3～4个月消失。如持续存在则影响动作发育，属异常现象。在新生儿或小婴儿时期，如先天性（原始）反射不出现，或表现不对称，或3～4个月以上仍持续存在，均提示可能存在神经系统异常。

出生后2周左右出现第一个条件反射，抱起准备喂奶时出现吸吮动作。出生2个月开始逐渐形成与视、听、味、嗅、触觉等感觉相关的条件反射；3～4个月开始出现兴奋性和抑制性条件反射。

新生儿和婴儿肌腱反射较弱，腹壁反射和提睾反射也不易引出，到1岁时才稳定。3～4个月前小儿肌张力较高，Kernig征可为阳性，2岁以下小儿Babinski征阳性（对称）亦可为生理现象。

●小儿神经系统检查：
·进食前1～1.5h进行；
·尽量减少不必要的刺激；
·不必按某一固定顺序。

二、小儿神经系统疾病的诊断思路与方法

（一）小儿神经系统体格检查的注意事项

诊断小儿神经系统疾病时，需进行详尽的病史和全面的体格检查。小儿神经系统检查的主要内容与成人大致相同，但判断体征的临床意义时一定要注意发育期小儿神经系统的解剖生理特点，不同年龄的特点和正常标准各不相同，检查方法也有其特点。检查小儿时要尽量取得患儿的合作，减少患儿的恐惧。有时为了避免患儿厌烦或过于疲劳，可分次检查。

小婴儿的神经系统检查容易受外界环境影响，入睡时肌张力松弛，原始反射减弱或消失，吃奶前、饥饿时常表现不安、多动，吃奶后又常常入睡，所以最好是在进食前1～1.5个小时进行。室内光线要充足、柔和，但不要使阳光直接照射到小儿面部，环境要安静，检查时从对小儿打扰最小的检查开始，不必按某一固定顺序进行。

（二）神经系统疾病的诊断思路

●神经系统疾病诊断步骤：
·定向诊断；
·定位诊断；
·定性诊断。

神经系统的构造和功能都非常复杂，不同部位的病变所表现的症状不同，而且常常同时累及几个部位，症状互相重叠，给分析和判断带来很大困难。因此对神经系统疾病的诊断特别需要一个系统和完整的思路。一般首先进行定向诊断，即确定病人所表现出来的临床症状是否神经系统疾病；然后是定位诊断，即通过对症状和体征的分析，确定病变在神经系统的哪一个部位；最后是定性诊断，确定疾病的病因和性质是什么，给进一步诊断方法的选择和治疗提供依据。

定向诊断主要根据病人的临床特点，特别是症状特征。一般而言，小儿神经系统疾病以惊厥、运动障碍、智力改变、颅压高或脑膜刺激征等为常见表现。但应注意，并非出现上述表现就一定是神经系统疾病。例如，惊厥可能是低钙血症或低血糖的表现；震颤、发育倒退可能因营养性巨幼红细胞性贫血所致。另一方面，某些神经系统疾病早期可能缺乏特征性的症状，而仅表现为轻微的行为失调。因此一定要仔细分析，并注意对不典型病例跟踪随访，以免误诊或漏诊。

定位诊断主要依据神经系统体征。例如上运动神经元性麻痹提示锥体束或皮质延髓束损害；肌张力不全、震颤提示锥体外系病变；小脑性共济失调提示小脑病变等。

定性诊断是在上述定向诊断和定位诊断的基础上，主要通过对患儿起病与病程转归特征的分析明确。例如：围生期脑损伤一般起病早，急性期后神经系统表现稳定，呈静止性病程；炎症、血管病等起病很急，早期进展快，经数日或数周后逐渐稳定好转，可完全康复，或出现瘫痪、癫痫发

作等后遗症；变性病（包括遗传代谢病）则起病一般较缓慢或隐匿，病情大多呈进行性发展。根据上述临床分析，结合必要的辅助检查，以最终明确疾病的诊断。

（秦　炯）

第二节　化脓性脑膜炎

化脓性脑膜炎（purulent meningitis）是由化脓性细菌引起的中枢神经系统急性感染性疾病。小儿时期常见，并且以婴幼儿居多。其病死率及神经系统后遗症较多，为小儿时期严重感染性疾病之一。

【流行病学和病原学】

化脓性脑膜炎的发病率在不同国家与地区差异很大，美国大约为5/10万～10/10万，其中年龄在1个月～5岁者占95%，尤其是1岁之内发病的危险性最高。

●化脓性脑膜炎常见致病菌：
肺炎链球菌；
流感嗜血杆菌；
脑膜炎双球菌。

常见的致病菌有肺炎链球菌（streptococcus pneumoniae），流感嗜血杆菌（haemophilus influenzae）和脑膜炎双球菌（neisseria meningitidis），占小儿化脓性脑膜炎的2/3。不同年龄阶段常见致病菌有所不同，0～2个月主要为B组溶血性链球菌（group B streptococcus），肠杆菌（大肠杆菌，克雷白杆菌），李氏单胞菌（L. monocytogenes）和金黄色葡萄球菌（staphylococcus aureus）；2个月～4岁为流感嗜血杆菌，肺炎链球菌和脑膜炎双球菌；>4岁为肺炎链球菌，脑膜炎双球菌。

B型流感嗜血杆菌的人群携带率为2%～5%，所引起的化脓性脑膜炎占总数的28.9%，常见于2个月～2岁的婴幼儿，1岁以内占50%。在美国对2个月的婴儿进行了广泛的预防接种，其发病率已明显下降。

肺炎链球菌脑膜炎发病率在国外为1/10万～3/10万，其好发因素一方面与血清型有关，另一方面与种族和机体状况有关，如黑人患镰状细胞贫血的发病率较高。

脑膜炎双球菌脑膜炎冬、春季好发，所有血清型均可致病。散发病例常由B、C、Y型引起，A、C型易于造成流行。有先证者的家庭，其儿童发病率为1%，较一般人群高1 000倍，日托儿童接触患者后，其发病的危险性为1/1 000。

【病理】

●化脓性脑膜炎的主要病理改变：
脑膜炎；
脑血管炎；
脑实质炎症（脑炎）；
脑积水；
硬膜下积液。

软脑膜充血，炎性渗出物充填于蛛网膜下腔（subarachnoid space），覆盖于脑组织和脊髓表面。脉络丛及室管膜充血，有炎性渗出。血管周围及内膜下中性粒细胞浸润，血管壁坏死、出血，血管痉挛，小静脉血栓形成，大静脉闭塞。脑血管的炎性改变引起脑实质缺血缺氧、脑水肿（cerebral edema）、脑软化和脑脓肿（brain abscess），颅神经可以受累。经脑膜间的桥静脉可以发生栓塞性静脉炎，其炎性坏死出血与通透性增加，及硬脑膜血管的炎性渗出，使硬膜下腔蛋白质含量增高，产生硬膜下积液（subdural effusions）；炎性渗出物可以阻塞脑脊液在脑室系统的流通，蛛网膜绒毛的炎性反应使脑脊液的吸收发生障碍，形成梗阻性和交通性脑积水（hydrocephalus）；脑水肿，脑脓肿，脑积水及硬膜下积液均可引起颅压高（intracranial hypertension），甚至发生脑疝（herniation）。

【发病机制】

多数化脓性脑膜炎的致病菌是由血行播散（hematogenous dissemination）而来的。细菌由体内感染灶如呼吸道、皮肤等入血，产生菌血症（bacteremia）或败血症（septicemia），随着血液循环到达脉络丛与脑膜，进入脑脊液。由于脑脊液中补体成分和免疫球蛋白较低，细菌得以迅速繁殖。革兰阴性菌的细胞壁成分脂多糖，肺炎球菌的细胞壁成分磷壁酸、肽聚糖以及细胞因子如肿瘤坏死因子（tumor necrosis factor）、白细胞介素-1（interleukin-1）、前列腺素 E（prostaglandin E）等参与了炎性反应，引起血脑屏障作用降低，中性粒细胞浸润，血管通透性增加，产生化脓性脑膜炎。

少数化脓性脑膜炎是由临近组织感染扩散所致，如颅面部软组织感染、鼻窦炎、中耳炎、乳突炎、皮毛窦感染等。部分由鼻漏、脑脊膜膨出（encephalomyelocele）和穿通性脑外伤等的继发感染所致。

【临床表现】

化脓性脑膜炎呈急性起病，常经过 1～3 天的非特异性感染过程后，出现典型的中枢神经系统感染的症状和体征。脑膜炎双球菌引起的爆发型流行性脑脊髓膜炎发病更加急骤，病人很快出现休克，皮肤瘀斑、紫癜，弥漫性血管内凝血和中枢神经系统受累的征候，如不及时治疗可以在 24 小时内死亡。化脓性脑膜炎的主要临床表现可以归纳为感染表现，脑膜刺激征和颅内压增高等。年长儿表现与成人相似，婴幼儿较为隐匿和不典型。

（一）非特异性感染中毒表现

高热，疲倦，关节肌肉疼痛，食欲不振，喂养困难，精神萎靡，皮疹，血压下降，皮肤出血点、瘀斑。婴幼儿可仅表现为易激惹，凝视，面色发灰，呼吸节律异常。

（二）中枢神经系统的表现

1. 脑膜刺激征（meningeal irritation）：颈强直（nuchal rigidity），Kernig 征和 Brudzinski 征阳性，为脑膜炎的重要体征，轻症合作的儿童可用吻膝试验来判断。在小婴儿可以查不出脑膜刺激征。

2. 颅内压增高：主要表现为头痛，呕吐，血压增高，心率减慢。急性期往往无视乳头水肿（papilledema），如发现视乳头水肿则提示可能合并脑脓肿（见图 17-1），硬膜下积液，静脉窦阻塞。严重病例可出现脑疝。婴幼儿由于囟门尚未闭合，颅压高的表现出现较晚，可有囟门膨隆（bulging fontanel）颅缝增宽（diastasis of the sutures），摇头，打头等。

3. 其他：意识障碍（consciousness disturbance）在化脓性脑膜炎较为常见，表现为谵妄、嗜睡、昏迷。部分患儿可有肢体瘫痪，Ⅱ、Ⅲ、Ⅵ、Ⅶ、Ⅷ颅神经受累等限局性神经系统症状体征，听力损害达 3.5%～

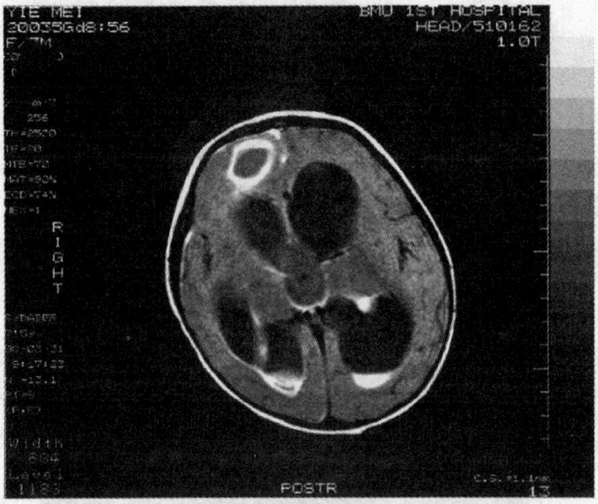

图 17-1　女，3 个月，化脓性脑膜炎合并脑脓肿。加强 MRI T_1W 像示右额低信号，周边环状加强，脑室扩大。

37%。20%～30%的患儿有部分性或全身性惊厥（seizure）发作。

新生儿化脓性脑膜炎起病隐匿，缺乏典型的症状体征，可有体温不稳（发热或体温不升），呼吸暂停，拒乳，易激惹或嗜睡，休克，囟门膨隆，部分患儿有颈抵抗或角弓反张（opisthotonus），但也可以无任何脑膜刺激征，易于误诊。

【并发症】

1. 硬膜下积液：化脓性脑膜炎患儿中 10%～30%有硬膜下积液，其中 85%～90%无临床症状，常发生于 1 岁以内的婴儿，1 岁半以上少见，肺炎链球菌与流感嗜血杆菌脑膜炎多发。其临床特点为①化脓性脑膜炎经有效治疗体温不退，病情无好转。②病情及脑脊液逐渐好转时，又出现发热，烦躁哭闹，意识障碍，头痛，呕吐，惊厥，前囟膨隆，颅缝裂开，头围进行性增大。③硬膜下穿刺液＞2ml，蛋白＞0.4g/L。部分患儿可以为硬膜下积血、积脓。首选的检查手段为颅骨透照试验，对可疑病例可以行颅脑超声、CT 或 MRI 检查。见图 17-2。硬膜下穿刺为最直接的确诊手段。

2. 脑室管膜炎（ependymitis）：多见于发病年龄小，诊治不及时的革兰阴性菌感染，是造成预后不良及严重合并症的重要原因。其临床特征为治疗效果不满意，持续高热，频繁惊厥，前囟饱满，影像学检查示脑室扩大。对可疑病例行脑室穿刺，脑脊液中糖＜1.6mmol/L，蛋白＞0.4g/L，白细胞＞50×10^6/L，以多形核白细胞为主，或穿刺脑脊液细菌培养、涂片阳性，即可诊断。

3. 脑性低钠血症：患儿可表现为昏睡，惊厥，昏迷，无力，肌张力低下等。造成低钠血症的原因是由于炎症累及下丘脑及神经垂体，导致抗利尿激素异常分泌（抗利尿激素不适当分泌综合征 the syndrome of inap-

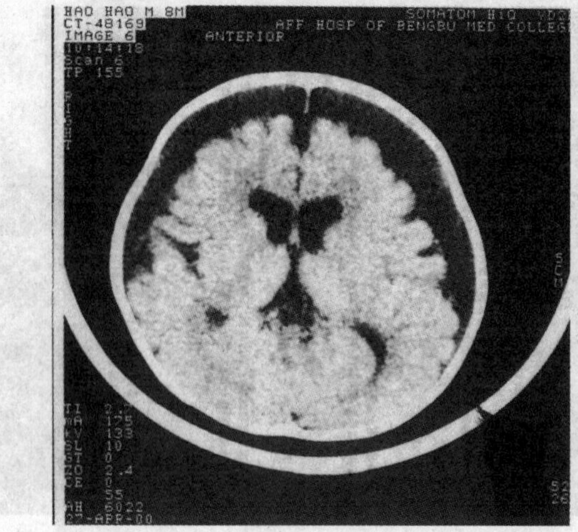

图 17-2　男，8 个月，化脓性脑膜炎。

CT 示双额区硬膜下积液

propriate secretion of antidiuretic hormone，SIADH），引起水潴留，产生稀释性低钠。少数患儿是由于中脑调节醛固酮的中枢失灵，使肾上腺分泌醛固酮减少，影响肾小管回吸收钠而致低钠血症。低钠血症的临床表现易与化脓性脑膜炎本身的症状相混淆。

4. 脑积水：常见于治疗不当或治疗过晚的病人，尤其是新生儿和婴幼儿。表现为烦躁不安或嗜睡，呕吐，惊厥，前囟膨隆，颅缝裂开，落日征。脑积水可以是梗阻性的，也可以是交通性的。

5. 其他：部分患儿有失明，耳聋，瘫痪，智力低下，继发性癫痫（secondary epilepsy）等。

【实验室检查】

（一）血象：白细胞总数升高，以中性粒细胞为主，可见中毒颗粒，核左移。重症患儿白细胞可减少。

（二）脑脊液常规、生化：脑脊液压力增高，外观混浊，白细胞增多，达（数百～数千）$\times 10^{6}$/L，以中性粒细胞为主，五管糖试验减弱或阴性，定量常小于 1.0mmol/L，蛋白定性试验常为强阳性，定量可＞1g/L。

（三）病原学检查

1. 血培养：在抗生素应用之前行血培养，阳性率高。

2. 脑脊液细菌培养与涂片染色：为提高阳性率，在使用抗生素之前采集脑脊液。标本在保温条件下迅速送检，应分别进行普通培养和厌氧培养。脑脊液离心后涂片、染色找菌，阳性率高，应给予足够的重视。

3. 瘀点涂片染色：将瘀点部位挑破，渗出液涂片、染色找菌。脑膜炎双球菌感染者，其阳性率达 50%。

4. 特异性抗原抗体检查：利用抗原抗体的特异性结合，用已知抗体检测脑脊液、血、尿中的抗原。常用的方法有①对流免疫电泳（CIE）：可以检测脑膜炎双球菌，流感嗜血杆菌，肺炎链球菌，阳性率 70%～80%。②乳胶凝集试验：检测脑膜炎双球菌，流感嗜血杆菌，B 族溶血性链球菌，对肺炎链球菌敏感性差。③免疫荧光。④酶联免疫吸附试验。

【诊断、鉴别诊断】

多种中枢神经系统感染的临床表现与化脓性脑膜炎相似，加之小婴儿的化脓性脑膜炎很不典型，单凭临床症状、体征很难做出化脓性脑膜炎的诊断，遇到可疑病例及早腰穿行脑脊液检查，对明确诊断非常重要。

值得注意的是疾病早期脑脊液常规、生化可以正常。而经过不规则治疗后，脑脊液可以不典型，即白细胞数不是很高，且以淋巴细胞为主。应进行综合分析，必要时重复腰穿。

对于大部分患儿腰穿是安全的，但对少数颅压过高的患儿，要首先降压处理，再行腰穿，以防脑疝的发生，危及生命。有心肺功能衰竭及休克的病人，要紧急抢救，待病情平稳后腰穿。腰穿部位皮肤有感染者，腰穿时要避开感染部位。有出血倾向者，可先输血小板、凝血因子等，待出血倾向改善后再行腰穿。

脑脊液的常规、生化及病原学检查，对于鉴别化脓菌、病毒、结核菌及真菌等引起的中枢神经系统感染，具有重要意义。

表 17-1　几种常见病原所致的脑膜炎的脑脊液改变

	压力	外观	潘氏试验	白细胞 $\times 10^6$/L	蛋白	糖	其它
化脓性脑膜炎	增高	混浊	＋＋～＋＋＋	数百～数千，多形核为主	明显增高	明显减低	涂片革兰染色及细菌培养阳性
结核性脑膜炎	增高	毛玻璃状	＋～＋＋	数十～数百，淋巴细胞为主	增高	减低	涂片抗酸染色及结核菌培养阳性
病毒性脑膜炎	正常或增高	清或稍混	±～++	正常～数百，淋巴细胞为主	正常或增高	正常	病毒抗体及病毒分离阳性
新型隐球菌脑膜炎	增高	混浊	＋～＋＋＋	数十～数百，淋巴细胞为主	增高	减低	涂片墨汁染色及真菌培养阳性

1. 病毒性脑膜炎（viral meningitis）：起病急，但感染中毒症状轻，血象不高，分类以淋巴细胞为主。脑脊液外观清亮，白细胞正常或轻度增高，分类以淋巴细胞为主，蛋白正常或轻度增高，糖正常，病毒抗体或病毒分离可阳性。

2. 结核性脑膜炎（tuberculous meningitis）：起病较化脓性脑膜炎缓慢，要经过 1～2 周非特异性感染的表现后，方出现脑膜刺激征，颅神经受累较化脓性脑膜炎常见，部分病人有结核接触史和其他部位的结核病灶。脑脊液外观呈毛玻璃状，白细胞（数十～数百）$\times 10^6$/L，分类以淋巴细胞为主，蛋白增高，糖减低，涂片抗酸染色及结核培养阳性。

3. 新型隐球菌脑膜炎（new cryptococcal meningitis）：亚急性起病，呈进行性颅压增高，眼底检查可见视乳头水肿。脑脊液改变与结核性脑膜炎相似，涂片墨汁染色可以找到新型隐球菌，真菌培养阳性。

【治疗】

（一）抗生素治疗

1. 早期治疗：对可疑患儿，在病原菌尚未明确时即应选择对常见致病菌肺炎链球菌、流感嗜血杆菌和脑膜炎双球菌敏感，且易通过血脑屏障的抗生素治疗。目前常用的抗生素有头孢三嗪，每天 100mg/kg，分 1～2 次给入；头孢噻肟，每天 200mg/kg，6 小时一次；若病人对头孢类抗生素过敏，可选用氯霉素每天 100mg/kg，6 小时一次。若怀疑李氏单胞菌感染，应选择氨苄青霉素与头孢三嗪或头孢噻肟联合应用，若怀疑革兰阴性菌感染，可选择头孢噻甲羧肟与氨基糖苷类抗生素联合应用。

2. 已知病原菌的治疗：对细菌培养阳性的病例，要结合细菌种类和药敏试验结果，调整抗生素。不同病原菌推荐应用的抗生素及疗程见表。

表 17-2　不同病原菌所致的化脓性脑膜炎抗生素的选择和疗程

病原	抗生素	疗程
流感嗜血杆菌	氨苄青霉素，氯霉素，头孢呋辛，头孢三嗪	2～3 周
肺炎链球菌	青霉素，头孢三嗪，头孢噻肟，氯霉素，万古霉素	2～3 周
脑膜炎双球菌	青霉素，头孢三嗪，头孢噻肟	7～10 天
大肠杆菌	氨苄青霉素，氨基糖苷类，头孢噻肟，头孢三嗪	3～4 周
金黄色葡萄球菌	乙氧奈青霉素，氨基糖苷类，头孢噻肟，万古霉素，利福平	4～12 周

治疗效果满意时，体温多在 3 天左右下降，症状减轻，脑脊液细菌消失，细胞数及生化指标均有好转，继续原治疗至症状消失，退热 1 周以上，脑脊液细胞数＜20×10^6/L，单核细胞为主，蛋白、糖恢复正常。如治疗反应欠佳，需及时复查脑脊液及检查有无合并症，如硬膜下积液、脑室管膜炎等，作相应的治疗调整。

（二）对症治疗

1. 纠正水电解质紊乱，维持内环境稳定。

2. 退热、止惊、抗休克。

3. 治疗脑水肿，颅压高：应用脱水剂，利尿剂。

4. 肾上腺皮质激素的应用：地塞米松 0.6mg/（kg·d），3～5 日。可减轻脑水肿及细胞因子引起的炎性反应，降低血管通透性。有报道肾上腺皮质激素的应用使耳聋的合并症减低。

（三）合并症的治疗

1. 硬膜下积液：少量的硬膜下积液可以自行吸收，积液量较多产生颅压高症状时，则需要硬膜下穿刺放液，开始时每日或隔日穿 1 次，每次每侧穿刺量不超过 30ml，1～2 周后延长穿刺间隔，至症状消失，积液性质好转，停止穿刺，数周后积液往往可自行吸收。有硬膜下积脓时，可行局部冲洗，并注入适当的抗生素，持续引流可获得较好效果。

2. 脑室管膜炎：行侧脑室引流，局部注入抗生素。

表 17-3 化脓性脑膜炎鞘内或脑室内注射抗生素的种类和剂量

抗生素	剂量	适应证
苯唑青霉素	50mg	葡萄球菌
庆大霉素	1000～3000IU	大肠杆菌，绿脓杆菌
丁胺卡那霉素	5～20mg	大肠杆菌，绿脓杆菌，变形杆菌，产气杆菌，金黄色葡萄球菌
羧苄青霉素	10～40mg	绿脓杆菌
青霉素	5000～20000IU	肺炎链球菌（脑室注射）
氨苄青霉素	50～100mg	流感嗜血杆菌，大肠杆菌
杆菌肽	500～3000u	金黄色葡萄球菌
多粘菌素 B	1～3 万 U	大肠杆菌

第三节 病毒性脑膜炎、脑炎

多种病毒可以引起中枢神经系统的急性感染。当感染仅累及脑膜或脑实质时，称之为病毒性脑膜炎（viral meningitis）或病毒性脑炎（viral encephalitis），而脑膜和脑实质同时受累时，称之为病毒性脑膜脑炎（viral meningioencephalitis）。大部分病例呈自限性病程，预后较好，但仍有部分病例病情严重，遗留精神神经方面的后遗症，甚至死亡。

【病原学】

80％以上的病例由肠道病毒（enteroviruses）引起的，包括埃可病毒（ECHO virus），柯萨奇病毒（Coxsackie virus），脊髓灰质炎病毒（poliovirus）等小 RNA 病毒，此类病毒引起的中枢神经系统感染可以仅累及脑膜，症状轻微，也可以累及脑实质，产生严重的症状体征，甚至死亡。脊髓灰质炎病毒以脊髓前角细胞受累为主，脑膜脑炎症状轻微。

其次为疱疹病毒（herpes virus），它包含了一组双链 DNA 病毒。其中单纯疱疹病毒Ⅰ型（herpes simplex virus type Ⅰ，HSV-Ⅰ）是引起严重病毒性脑炎的重要病原，未经治疗的病例大约 70％进入昏迷甚至死亡。单纯疱疹病毒Ⅱ型（herpes simplex virus type Ⅱ，HSV-Ⅱ）可以引起新生儿中枢神经系统感染，病原常来源于母亲的产道。水痘一带状疱疹病毒（varicella-zoster virus）脑炎常有小脑性共济失调（cerebellar ataxia），巨细胞病毒（cytomegalovirus，CMV）可以引起胎儿及免疫缺陷儿的中枢神经系统感染，EB 病毒（Epstein-Barr virus，EBV）脑炎常伴有淋巴结、肝脏肿大及皮疹。

引起中枢神经系统感染的病毒还有呼吸道病毒（respiratory virus），麻疹病毒（measles virus），风疹病毒（rubella virus），狂犬病病毒（rabies virus），腮腺炎病毒（mumps virus）和虫媒病毒等。

【发病机制】

病毒通过消化道、呼吸道黏膜或通过蚊虫等虫媒叮咬侵入人体，在淋巴系统繁殖，然后通过血液循环使中枢以外的靶器官受感染，病毒进一步复制，再次产生病毒血症，如果此时机体不能产生足够的抗体，或血脑屏障功能异常，病毒即通过脉络丛或血管内膜侵入中枢神经系统。单纯疱疹病毒Ⅰ型、狂犬病病毒可以沿神经通路进入脑组织。病毒进入中枢神经系统后，一方面通过大量繁殖，直接破坏神经组织，另一方面通过激发宿主的免疫反应，选择性地破坏髓鞘，造成感染后的脱髓鞘及血管与血管周围损害。

【病理】

脑膜充血，脑血管周围袖套样淋巴细胞、单核细胞浸润，内皮细胞增生坏死，部分血管周围脑组织坏死。大脑、脑干、小脑、脊髓和脑膜均可受累，呈弥漫性水肿，脱髓鞘（demyelination），软化和胶质细胞增生。单纯疱疹病毒感染常引起大脑皮层尤其是颞叶、额叶的坏死出血，也可侵犯枕叶、丘脑和基底节。虫媒病毒脑炎往往全脑受累。

【临床表现】

1. 前驱症状：中枢神经系统病毒感染常常以非特异性的全身症状起病，如发热，不适，恶心，呕吐，肌痛或头痛。某些特定的病毒感染会产生相应的皮疹，咳嗽，腹泻，关节痛等。这些前驱症状反映了病毒在神经系统以外组织的入侵，复制与病毒血症的过程。

2. 病毒性脑膜炎：患儿有剧烈头痛（headache），呕吐（vomiting），激惹（irritability），畏光（photophobia）和颈部、后背的疼痛，体检有颈强直（nuchal rigidity），Kernig 征和 Brudzinski 征阳性。婴儿缺乏典型的脑膜刺激征（meningeal irritation）。EB 病毒、巨细胞病毒、人类免疫缺陷病毒感染常有肝、脾及淋巴结肿大。腮腺炎病毒感染时可伴有腮腺肿大，而且腮腺肿大既可以发生在中枢神经系统症状出现之前，也可以发生在中枢神经系统症状出现之后。病毒性脑膜炎为一自限性疾病，常常完全恢复，不留后遗症。

3. 病毒性脑炎：虫媒病毒及疱疹病毒族在儿童可产生脑炎。其临床表现除脑膜炎时常见的头痛、呕吐及全身不适外，尚有意识改变和惊厥（convulsion）发作。意识改变包括嗜睡（lethargy）、激惹（irritability）甚至昏迷（coma）。惊厥发作占病毒性脑炎患儿的 15%～60%，其发生率依病原的不同而有差异。部分病人尚有局灶性神经系统异常。查体可有腱反射亢进，共济失调（ataxia），认知障碍，言语困难，偏瘫（hemiplegia）。伴有颅压高的病人可有瞳孔、呼吸、姿势异常。预后与病原、机体免疫力及特异性的抗病毒治疗有关。

4. 病毒性脑膜脑炎：同时兼有病毒性脑膜炎和病毒性脑炎的症状体征。

●病毒性脑膜炎脑脊液特点：外观清亮或微混，白细胞增高或正常，以淋巴细胞为主，蛋白增高或正常，糖、氯化物正常。

【实验室检查】

1. 血象：白细胞正常或轻度升高，以淋巴细胞为主。C 反应蛋白不增高。

2. 脑脊液：压力正常或增高，外观清亮或微混浊，细胞数（5～500）$\times 10^6$/L，起病 8～12 小时内以多核细胞为主，以后以淋巴细胞为主。蛋白正常或轻度增高，糖含量正常。

3. 病原学检查：脑脊液病毒分离，可找到相关病毒，血、鼻咽分泌物及尿便中分离出的病毒可作参考。此外还可行血、脑脊液特异性病毒抗体 IgG、IgM 的检查。抗体的形成需要数天时间，感染初期可以检测不到病毒抗体，或抗体滴度很低，以后逐渐增高。IgM 抗体阳性提示有近期感染，尤其是脑脊液中 IgM 阳性，有诊断意义。IgG 抗体在发病后的 3～5 周，也就是疾病的恢复期，其效价较急性期有 4 倍以上升高时，具有诊断意义。如果滴度无改变，只能表明既往有过病毒感染，可能并不是引起此次病毒性脑膜炎、脑炎的病原。

4. 脑电图：可有弥漫性或局限性慢波及痫样放电。单纯疱疹病毒Ⅰ型引起的脑炎其脑电图异常往往位于颞叶。

5. 神经影像学检查：颅脑 CT、MRI 检查，可以显示病变的部位和程度，还可以反应病变的性质，如脑出血（brain hemorrhage），脑水肿（cerebral edema），脑软化（cerebromalacia）及脱髓鞘（demyelination）病变等。

【诊断和鉴别诊断】

对病毒性脑炎的诊断主要依靠流行病学资料，临床表现，脑脊液检查和病毒学分析。

由于多种病原引起的中枢神经系统的感染，如化脓性脑膜炎（purulent meningitis），结核性脑膜炎（tuberculous meningitis），真菌性脑膜炎（fungal meningitis）等，其临床表现有很多相似之处，需要结合病史，脑脊液检查及病原学分析进行鉴别。尚有一些非感染性疾病如脑膜白血病，颅内出血（intracranial hemorrhage），高热惊厥（febrile convulsion）等需要加以鉴别。

【治疗】

1. 一般治疗：密切观察患儿的病情变化，监测生命体征，维持水、电解质平衡，提供足够的能量。

2. 对症治疗：(1) 止惊：有惊厥发作时，要及时进行止惊治疗，可选地西泮 0.3～0.5mg/（kg·次），稀释后缓慢静脉推注；氯硝西泮 0.02～0.06mg/（kg·次），稀释后缓慢静脉推注；还可选用苯巴比妥、苯妥英钠等。(2) 降低颅内高压，可选 20%甘露醇 0.5～2g/（kg·次）；50%葡萄糖 0.5～2g/（kg·次）；或 20%甘露醇与 50%葡萄糖交替使用，根据颅内压增高的程度选择药物，及调整用药间隔。另外尚需限制液体入量。过度通气对降低颅内高压有帮助。

3. 免疫抑制治疗：对有视神经炎（optic neuritis），脊髓炎（myelitis），急性播散性脑脊髓炎（acute disseminated myeloencephalitis）的患儿，应用激素治疗。开始可以选用大剂量甲基泼尼龙冲击治疗，15～25mg/（kg·次），每日或隔日一次，共三次。之后改为泼尼松口服，1.5～2mg/（kg·d），2 周后逐渐减量停用。还可以联合应用大剂量免疫球蛋白，400mg/（kg·d），5 天为一个疗程。

4. 抗病毒治疗：阿昔洛韦（acyclovir）可用于治疗疱疹病毒性脑炎，如单纯疱疹病毒、水痘－带状疱疹病毒脑炎。10mg/（kg·次），每8小时一次，疗程1～2周。更昔洛韦对巨细胞病毒脑炎有效，利巴韦林可用于麻疹病毒性脑炎。

5. 恢复期进行必要的康复治疗。

【预后】

大部分患儿可以完全恢复，不留任何后遗症。少数患儿病情严重，尤其是HSV感染者，可有脑实质的严重受累，预后较差，常常遗留精神运动异常，癫痫，视听功能障碍等。

（包新华）

第四节　癫痫

癫痫（epilepsy）是多种原因所致的慢性脑功能异常综合征，是小儿神经系统常见疾病之一。临床表现为反复惊厥发作。惊厥发作（seizures）是由于大脑神经元过度同步的异常放电引起的突发性、一过性脑功能障碍，表现为意识、运动、感觉、情感或认知等方面的短暂异常。我国人群癫痫患病率为3.3‰～5.8‰，其中半数以上在10岁以内起病。

【病因】

●癫痫的病因分类：原发性；继发性或症状性；隐原性。

分为三类：①原发性（primary）：即未能找到任何获得性致病因素的因素，病因与遗传因素密切相关；②继发性或症状性（symptomatic）：具有明确的继发性病因；③隐原性（cryptogenic）：指高度怀疑为症状性，但尚未找到确切病因。

一、遗传因素

通过对双胎及家系癫痫发病情况的分析和遗传学研究，发现癫痫有显著的遗传倾向。已知的单基因遗传病中，有不少伴有癫痫发作，染色体畸变综合征癫痫发生率也较高；癫痫也可继发于其他遗传病所导致的脑损伤。近年有关癫痫基因的研究已获得了一些进展，例如：少年肌阵挛癫痫（juvenile myoclonic epilepsy，JME）的JME基因位于染色体6p21.3；良性家族性新生儿惊厥（benign familial neonatal convulsion，BFNC）的BFNC基因定位于染色体20q及8q上，并已证实为钾离子通道蛋白基因，基因座分别为KCNQ2和KCNQ3等。

癫痫易感性与脑神经元的兴奋性密切相关，而神经元兴奋性则受脑内多种神经递质（如γ－氨基丁酸，GABA）、受体（如NMDA受体）、通道蛋白、膜蛋白、核内信使蛋白和细胞内、外离子浓度等多种因素调控。这些因素近年逐渐被分离、克隆，它们的编码基因也已得到明确定位。通过对这些与癫痫发病相关的基因研究，深入探讨各种与癫痫发病相关的因素对神经兴奋性的调控作用，了解癫痫发生的细胞、分子机制，将有助于进一步阐明其遗传本质和发病机制。

二、继发性病因

常见者包括：①先天性脑发育异常：如脑回畸形、胼胝体缺如、灰质异位等；②后天获得性脑损伤：包括围生期脑病、脑血管病、中枢神经系统感染、中毒，颅脑外伤或占位性病变、神经免疫或变性疾病、中毒和其他系统疾病所致的脑损伤等。

【分类】

一、癫痫发作的分类　由国际抗癫痫联盟（International League Against Epilepsy，ILAE）于 1981 年制定。主要基于癫痫发作（seizure）的临床表现及 EEG 改变，分为部分性发作（partial seizures）和全身性发作（generalized seizures）两大类（表 17-4）。部分性发作又称限局性或局灶性发作，异常放电起源于脑的某一部位，故临床发作和脑电图异常均有局灶性起源，发作时意识存在。其中简单部分性发作（simple partial seizures）时完全清醒，复杂部分性发作（complex partial seizures）有意识障碍。全身性发作又称全面性发作，异常发电起始于双侧大脑半球，脑电图为全脑异常放电，发作时意识丧失。

表 17-4　癫痫发作的分类

一、部分性（限局性或局灶性）发作	1. 简单部分性发作 运动性发作 感觉性发作 自主神经性发作 自主症状性发作 2. 复杂部分性发作 3. 部分性发作演变为全身性发作
二、全身性（全面性，广泛性，弥漫性）发作	1. 强直-阵挛发作 2. 强直性发作 3. 阵挛性发作 4. 失神发作 5. 肌阵挛发作 6. 失张力发作
三、分类不明的各种发作	

二、癫痫和癫痫综合征（epileptic syndrome）的分类

ILAE 于 1989 年提出这一分类方法。1995 年全国第 7 届小儿神经年会参考其分类原则，结合我国实际，进行简化，提出了相应的分类方案（表 17-5），目前国内临床尚未普遍采用这一分类方案。

表 17-5　癫痫与癫痫综合征分类

一、表现为部分性（限局性）发作的癫痫	
1. 原发性（特发性）	（1）伴中央颞部棘波的小儿良性癫痫 （2）伴枕区放电的小儿癫痫 （3）原发性阅读性癫痫
2. 继发性（症状性）或隐原性	（1）慢性进行性部分性持续性癫痫（Kojewnikow syndrome） （2）额、颞、顶或枕叶癫痫
二、表现为全身性发作的癫痫	
1. 原发性（特发性）	（1）良性家族性新生儿惊厥 （2）良性新生儿惊厥 （3）良性婴儿肌阵挛癫痫 （4）儿童失神癫痫 （5）少年失神癫痫 （6）少年肌阵挛癫痫 （7）觉醒时大发作性癫痫

续表

2. 继发性（症状性）或隐原性	（1）小婴儿癫痫性脑病伴爆发抑制（Ohtahara syndrome） （2）婴儿痉挛（West syndrome） （3）早发婴儿肌阵挛性脑病 （4）Lennox-Gastaut syndrome （5）肌阵挛起立不能性癫痫 （6）肌阵挛失神癫痫
三、不能确定部分性或全身性发作的癫痫	（1）新生儿惊厥 （2）婴儿严重肌阵挛癫痫 （3）癫痫伴慢波睡眠期持续棘慢波 （4）获得性失语性癫痫（Landau-Kleffner syndrome）
四、特殊综合征	（1）热性惊厥 （2）单次惊厥发作或单次癫痫持续状态。 （3）各种诱发因素促发的癫痫

【临床表现】

一、常见癫痫发作的临床表现

1. 简单部分运动性发作（simple partial motor seizures）　表现为癫痫灶对侧肢体或面部抽搐。口、唇、拇指、食指最常受累。发作时意识不丧失。若限局性癫痫灶的异常放电由一侧扩散至对侧大脑半球，则抽搐变为全身性，并有意识丧失，称为继发性泛化。限局性发作之后，受累部位可能出现一过性麻痹，持续几分钟至几小时，称为 Todd 麻痹。

2. 复杂部分性发作（complex partial seizures）　包括两种及两种以上简单部分性发作，并有程度不等的意识障碍及自动症。发作时常有精神、意识、运动、感觉及自主神经等方面的症状。可持续数分钟至数小时。常伴自动症，即在意识混浊情况下出现的无目的、无意义、不合时宜的不自主动作，发作后不能回忆。

3. 全身性强直-阵挛发作（generalized tonic-clonic seizures）　又称大发作。表现为突然意识丧失，随即全身强直阵挛性抽搐。伴呼吸暂停、紫绀、瞳孔散大，发作持续 1～5 分钟，发作后嗜睡。婴幼儿期典型的大发作少见。

4. 肌阵挛发作　表现为某个肌肉或肌群突然、快速、有力的收缩，引起一侧或双侧肢体抽动，抽动时手中物品落地或摔出。躯干肌肉受累表现为突然用力点头、弯腰或后仰。站立时发作常猛然倒地，可伤及头部、前额、下颌、嘴唇或牙齿。

二、常见癫痫综合征

1. 小儿良性癫痫伴中央颞部棘波（benign epilepsy of childhood with centro-temporal spike，BECCT）　是小儿时期常见的癫痫综合征之一，约占小儿癫痫的 1/5，有遗传倾向，发病年龄 2～14 岁，大多在 5～10 岁起病。癫痫发作与睡眠关系密切，呈简单部分性发作，可泛化成全身性发作。不影响智力发育。脑电图背景正常，有中央、中颞区高幅尖波或棘波，慢波睡眠期发放显著增多。预后良好，多于 15 岁前停止发作。

2. 儿童失神癫痫（childhood absence epilepsy）　有遗传倾向，多在

5～7 岁起病，发作频繁，但智力正常。典型失神发作时突然中止正在进行的活动而凝视，一般持续 5～15 秒恢复，可继续发作前的活动，患儿对发作不能回忆。发作时 EEG 呈典型的弥漫性对称、同步的每秒 3 次棘慢综合波。发作可由过度换气诱发。可伴全身性强直阵挛发作。

3. 婴儿痉挛（infantile spasms，又称 West 综合征）绝大多数为症状性，常见病因如遗传代谢病、脑发育异常、神经皮肤综合征等。多在 3～8 个月龄起病，发作时突然头与躯干前屈，似点头状，可连续出现数次至几十次痉挛发作；少数可突然头与躯干背屈，发作时可有尖叫或微笑，双臂前举，呈拥抱状。绝大多数病例智力显著迟滞。脑电图背景波正常节律完全消失，有持续高幅不同步不对称的慢波，杂以尖波、棘波或多棘波，称高度失律（hypsarrhythmia）。

4. Lennox-Gastaut 综合征　起病多在 2～5 岁，常见肌阵挛、强直、失张力及非典型失神等多种发作，也可有大发作。发作频繁，并常因跌倒而受伤。脑电图背景波异常，并有多灶性 1.5～2.5 次/秒棘慢综合波（慢棘慢综合波）。智力发育落后或倒退。半数以上有脑损伤的历史，部分可由婴儿痉挛演变而来。本型多数治疗困难，预后不良。

5. 获得性癫痫失语（acquired epileptic aphasia，也称 Landau-Kleffner 综合征）1.5～13 岁起病（4～9 岁多发），病前发育正常，可在短时期内发生听觉失认，逐渐失语。3/4 病例伴惊厥发作，可发生于失语之前、之后或同时，1/4 病例不伴惊厥发作。EEG 背景正常，有单或双侧多灶棘或棘慢波发放，慢波睡眠期痫样放电显著增多。有多动、暴躁等行为异常，智力一般正常。至青春期癫痫发作大多缓解，但常遗留不同程度的语言障碍，5 岁以内起病者语言障碍尤为严重。抗痫药物对癫痫发作有效，对失语和行为异常无明显影响。

6. 热性惊厥（febrile convulsions，febrile seizures）　属特发于小儿时期的特殊癫痫综合征。多在 6 个月至 5 岁发病，有显著遗传倾向，惊厥发作前后小儿情况良好。发作前均有发热，常 38.5～40℃或更高，多在发热初起温度上升时发作。以全身性发作为主。分为两型：①简单型：发作为全身性，持续不超过 10 分钟，发作时体温在 38.5℃以上，一次发热仅发作一次，发作前后神经系统无异常；②复杂型：发作形式可呈部分性，持续 15 分钟以上，一次发热可发作 2 次或更多，发作前可有神经系统异常。

首次热性惊厥后约 1/2 复发，尤其 1 岁以内婴儿、有癫痫家族史的复杂型热性惊厥更易复发。热性惊厥患儿约 2%～7%可转变为无热惊厥（癫痫），危险因素为：①原有神经系统异常；②有癫痫家族史；③首次发作为复杂型高热惊厥。具有 2 项以上危险因素转为癫痫的几率增高。

三、癫痫持续状态（status epilepticus）

指癫痫发作持续 30 分钟以上，或反复发作、发作间期意识不恢复者。突然停药、药物中毒或其他诱发因素（如高热等）是癫痫持续状态的常见诱因。在原无癫痫的病儿，则多因各种因素导致脑部病变所致，高热惊厥也可发生持续状态。

【诊断与鉴别诊断】

诊断小儿癫痫应尽可能明确：①发作性表现是否癫痫所致；②癫痫发作的类型；③癫痫综合征的类型；④明确病因。主要诊断方法如下。

1. 病史和体格检查　尤其是癫痫发作的详细描述，治疗情况，围生期和既往史，家族史及其相关问题，全面体格检查、神经系统检查及小儿智力发育等检查。

2. 脑电图（EEG）发作间期发现痫样放电（棘波、尖波等）是诊断癫痫最常用的依据，如能记录到发作期异常放电则诊断意义更大。

3. 神经影像学检查　常用 MRI 或 CT 检查。对明确癫痫的器质性病因具有重要意义。尤其对部分性发作、神经系统检查有局灶体征的病因诊断意义更大。

4. 其他辅助检查　为排除电解质紊乱、低血糖等常见的继发性惊厥，应作相应检查，如血糖、血钙等。怀疑遗传代谢病应作血、尿氨基酸或有机酸分析。疑为颅内感染者应作 CSF 检查。

小儿癫痫应与各种非癫痫性发作性疾病鉴别，主要包括两类：①急性代谢紊乱所致惊厥，如低血糖、低钙血症等；②其他非癫痫性发作性疾病，如晕厥、屏气发作、抽动症、睡眠障碍等。发作期 EEG 是否出现典型的痫样放电，以及其他发作性疾病的有关特点是鉴别诊断的主要依据。

【治疗】

一、治疗原则

1. 指导家长、学校及患儿正确认识癫痫，坚持长期规律治疗，并定期随访。

2. 安排正常合理的学习及生活，避免过度兴奋、睡眠不足、感染等诱发因素。

3. 有明确病因者尽可能给予针对性治疗。

4. 合理应用抗癫痫药物。

5. 难治性癫痫可考虑手术治疗。

二、抗癫痫药物的使用原则　①诊断明确后即应尽早给予抗痫药物。原则上有过两次或两次以上无其他原因的惊厥，均应治疗。首次发作为癫痫持续状态，也应开始抗癫痫治疗。②按照癫痫发作或癫痫综合征的类型选药（表 17-6、17-7）。③单药治疗为主，尽量避免多种药同时合用，以减少因药物相互作用而致中毒或影响疗效；④了解药物的代谢动力学特点、剂量范围及毒副作用（表 17-8），并注意个体差异。⑤从 1/2～1/3 维持量甚至更小剂量开始，逐渐加量，服药开始后经 5 个半衰期，其血浓度始达稳态，此时方可初步判断疗效，在此之前原则上不宜换药、加药，有条件者应检查血药浓度，并结合临床调整药量。⑥坚持服药至末次发作后 2～4 年，不过早停药。⑦服药过程中避免自行减量、加量、突然停药等，以免加重癫痫发作或诱发癫痫持续状态。若疗效欠佳或有中毒表现时，应监测血药浓度并调整药物与剂量。

表 17-6 不同癫痫发作类型选药

发作类型	可选用的抗癫痫药物
全身性	
典型失神	丙戊酸，乙琥胺，氯硝西泮，托吡酯
肌阵挛或失张力	丙戊酸，苯巴比妥，氯硝西泮，托吡酯
大发作	丙戊酸，苯巴比妥，卡马西平，苯妥英钠
部分性发作	卡马西平，苯巴比妥，丙戊酸，拉莫三嗪，托吡酯

表 17-7 不同癫痫综合征选药

癫痫综合征	可选用的抗癫痫药物
婴儿痉挛	ACTH 或泼尼松，吡哆醇，托吡酯，丙戊酸，氯硝西泮
Lennox—Gastaut	丙戊酸，托吡酯，苯巴比妥
Landau—Kleffner	泼尼松，甲基泼尼松龙，氯硝西泮，丙戊酸
热性惊厥预防	苯巴比妥，丙戊酸
额叶癫痫	卡马西平，苯巴比妥，拉莫三嗪
BECCT	丙戊酸，苯巴比妥，苯妥英钠
少年肌阵挛癫痫	丙戊酸，氯硝西泮，苯巴比妥

表 17-8 常用抗癫痫药物特点

药名	每日剂量 (mg/kg)	半衰期 (h)	最佳血浓度 (μmol/L)	主要毒副作用
苯巴比妥	3～5	50～60	50～130	多动，兴奋，过敏
苯妥英钠	3～6	7～60	40～80	齿龈肿胀，面容粗陋，过量可发生小脑受累征（共济失调，眼震，反应迟慢）并可使惊厥发作加重
卡马西平	10～30	8～20	15～45	嗜睡，步态不稳，过敏，白细胞下降，肝功受累，皮疹
丙戊酸钠	15～40	11～20	300～600	嗜睡，食欲增加；联合用药时，＜2 岁小儿应注意不可逆的特异质肝中毒
氯硝西泮	0.02～0.2	20～60	60～200	嗜睡，肌张力减低，呼吸道分泌物增多
ACTH	20～40IU/d			血压增高，激惹，面色苍白

三、外科治疗　多种抗癫痫药物正规治疗无效的难治性癫痫，可考虑手术治疗。

四、癫痫持续状态的治疗　①病因治疗；②保持呼吸道通畅；③止惊：首选劳拉西泮（0.05～0.1mg/kg 静注，总量＜4mg），或氯硝西泮（0.01～0.06mg/kg 静注）。也可给予地西泮（0.25～0.5mg/kg 静注，必要时 30 分钟重复 1 次），或苯妥英钠负荷量（15～20mg/kg 静注）。④防治脑水肿，保护脑功能；⑤纠正内环境紊乱。

（秦　炯）

第五节　脑性瘫痪

脑性瘫痪（cerebral palsy）简称脑瘫，是出生前到出生后一个月以内各种原因所致的非进行性脑损伤，主要表现为中枢性运动障碍及姿势异常。可伴有智力低下、癫痫、听觉与视力障碍等。其发病率在我国为1.8‰～4‰，国外报道为1.5‰～5‰。

【病理】

常有不同程度的大脑皮质萎缩和脑室扩大，可有神经细胞减少及胶质细胞增生。脑室周围白质软化、变性，可有多个坏死或变性区及囊腔形成。经内囊支配下肢的神经纤维区常受累，锥体束也可有变性。核黄疸后可有基底节对称性的异常髓鞘形成过多，称为大理石状态。近年已发现一些脑瘫伴有癫痫的小儿，其脑组织有脑沟回发育不良、神经元移行异常和灰质异位等早期脑发育缺陷。

【病因】

●引起脑瘫的病因：
1. 出生前因素；
2. 出生时因素；
3. 出生后因素。

引起脑瘫的病因有多种，有时为多种因素所造成，约有1/3病例，虽经追查，未能找到病因。一般可将致病因素分为出生前、出生时和出生后三类：

1. 出生前因素：主要是胎儿期的感染、出血、缺氧和发育畸形，以及母亲的妊娠高血压综合征、糖尿病、腹部外伤和接触放射线等。

2. 出生时因素：由于羊水或胎粪吸入、脐带绕颈等所致的窒息，或由于难产、产钳所致的产伤、颅内出血及缺氧等。

3. 出生后因素：新生儿发生脑缺氧、严重感染（如化脓性脑膜炎）、外伤、颅内出血、胆红素脑病等。

缺氧与出血在发病因素中占重要地位。脑组织对缺氧甚为敏感，脑缺氧对早产儿的影响远较足月儿为大。脑供血的局部距离心脏越远，越容易出现缺氧缺血性病变。动脉供血的边缘地带（又称动脉的分水岭区）也容易出现缺血缺氧性病变。当大脑发生缺氧缺血性病变时，容易受累的部位，依次为脑室周围白质、皮质下白质、大脑皮质背外侧部（顶枕区）、尾状核头部、尾状核丘脑沟、基底神经节、丘脑、下丘脑、桥脑、中脑、延髓。大脑出血和血管损害也是本病常见的原因。由于缺氧能增加血管内皮的渗透性和脆性，从而促成脑血管的损害，缺氧对脑组织损害起着双重的作用。出血是脑损伤的直接或间接结果，也可由于血液病、血压的急剧变化和血管痉挛所诱发。

【临床表现】

●脑瘫临床分型：
1. 痉挛型；
2. 手足徐动型；
3. 共济失调型；
4. 强直型；
5. 震颤型；
6. 肌张力低下型；
7. 混合型。

根据脑性瘫痪运动障碍的性质，临床上分痉挛型、手足徐动型、共济失调型、强直型、震颤型、肌张力低下型。脑瘫除运动障碍外，常合并其他功能异常，如智力低下（30%～50%）、癫痫（25%～50%）、视力异常（如斜视、弱视、眼球震颤等达50%）、听力减退（10%～15%）、语言障碍、认知和行为异常等。

（一）痉挛型（spasticity）：是脑瘫中最常见的类型，约占脑瘫的75%。病变波及锥体束系统。上肢常表现为屈肌张力增高，肩关节内收，肘关节屈曲，手指屈曲呈紧握拳状，拇指内收，紧握于掌心中。下肢大腿内收肌张力增高，髋关节内旋，大腿外展困难，踝关节跖屈（图 17-3）。卧位时膝关节、髋关节呈屈曲姿势，俯卧位时抬头困难，仰卧位时头后仰或低头。坐位时两腿伸直困难，脊柱后凸。站立时髋、膝略屈，足尖着地。行走时呈踮足、剪刀样步态。肌张力增高，肢体活动受限，腱反射亢进或活跃、踝阵挛阳性，2 岁以后巴氏征仍阳性。

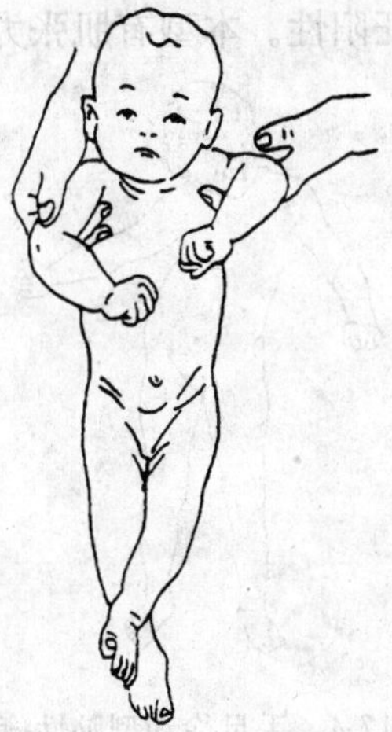

图 17-3　痉挛型脑性瘫痪

1. 痉挛性偏瘫（spastic hemiplegia）：瘫痪侧肢体随意运动减少，上肢受累多较下肢重，1 岁前即可发现患侧手运动功能异常，患儿迟至 18～24 个月时才能行走，且患侧呈环形步态。患侧手及拇指指甲生长迟滞，肢体显著痉挛，踝部跟腱挛缩导致马蹄内翻足畸形。由于肌张力增高，多呈足尖着地行走，膝腱反射亢进，可有踝阵挛及巴氏征。手、足部背屈力弱。约 1/3 病儿在 1～2 岁时有惊厥发作；25%的病儿有认知功能异常、智力低下。CT 检查可见偏瘫对侧大脑半球萎缩及侧脑室扩大。

2. 痉挛性双瘫（spastic diplegia）：大多是脑室周围白质软化，尤其是通过内囊的运动神经纤维受损所致，这种双下肢痉挛性瘫痪常在婴儿开始爬行时即被发现：在爬行时双臂呈正常相互交替姿势向前，但其双腿则被拖拉向前，髋部内收。患儿行走延迟，双足呈马蹄内翻状，步行时足尖着地。体检可见双下肢肌张力增高、腱反射亢进、踝阵挛和双侧巴氏征阳性，托起小儿双腋可见双下肢呈剪刀状交叉。严重者可有肢体废用性萎缩和下肢生长受累，与上半身正常生长发育不成比例。本型智力发育多正常，很少合并惊厥发作。

3. 痉挛性四肢瘫（spastic quadriplegia）：脑病理多有中央白质区坏死、变性和囊性变。是脑瘫中最严重的类型，四肢运动严重受累，合并智力低下和惊厥者最多；由于核上性球麻痹，可致吞咽困难和吸入性肺炎。

神经系统检查可见四肢肌张力增高、痉挛，自发运动减少，腱反射亢进，巴氏征阳性。年长儿膝和肘部常有屈曲性挛缩。本型患儿伴有语言发育障碍和视觉异常者甚多，有时也可伴有手足徐动。

（二）手足徐动型（athetosis）：约占脑瘫的20%，主要病变在锥体外系统，表现为难以用意志控制的不自主运动，当进行有意识运动时，不自主、不协调及无效的运动增多（图17-4）。紧张时不自主运动增多，安静时减少，入睡后消失。由于颜面肌肉、舌肌及发音器官肌肉运动受累，常伴有语言障碍。手足徐动型脑瘫智力障碍不严重，单纯手足徐动型脑瘫腱反射不亢进，不表现巴氏征阳性。本型有肌张力增高和肌张力降低两型。

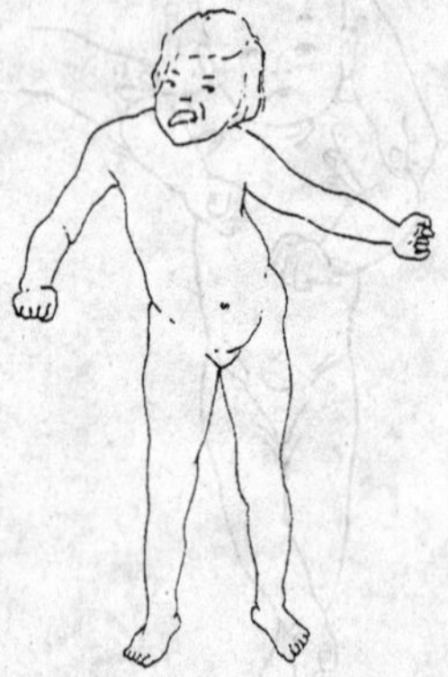

图17-4　手足徐动型脑性瘫痪

（三）共济失调型（ataxia）：约占脑瘫的1%～2%。主要病变在小脑，表现为步态不稳，走路时两足间距加宽，四肢动作不协调，上肢常有意向性震颤，肌张力低下，腱反射减弱。

（四）强直型（rigidity）：此型很少见，主要病变在锥体外系。由于全身肌张力显著增高，身体异常僵硬，运动减少，使其四肢做被动运动时，主动肌和拮抗肌有持续的阻力，肌张力增高呈铅管样或齿轮状，腱反射不亢进，常伴有严重智力低下。

（五）震颤型（tremor）：很罕见，主要以锥体外系病变为主，婴儿期肌张力降低和腱反射减弱，2岁后往往有震颤和步态不协调，不存在眼球震颤，而常伴有轻度智力低下。

（六）肌张力低下型（atonia）：表现为肌张力低下，四肢呈软瘫状，自主运动很少，仰卧位时四肢呈外展外旋位，状似仰翻的青蛙，俯卧位时，头不能抬起。常易与肌肉病所致的肌弛缓相混，但肌张力低下型可引出腱反射。本型常为婴幼儿脑瘫的暂时阶段，以后大多转为痉挛型或手足徐动型。

（七）混合型：为以上任何两型或三型并存，痉挛型和手足徐动型常同时存在。

【诊断】

脑瘫的诊断主要依靠病史及体格检查，影像学（CT、MRI）检查不能起主要作用，CT及MRI能了解颅脑结构有无异常，对探讨脑性瘫痪的病因及判断预后有帮助，但不能据此肯定或否定诊断。脑电图可以协助诊断是否合并癫痫，对指导治疗有参考价值。应注意检测视、听觉功能。需除外进行性疾病（如各种遗传代谢病或变性病、肿瘤等）所致的中枢性瘫痪及正常小儿一过性发育落后。

【治疗】

●脑瘫治疗原则：
1. 早期发现、早期治疗；
2. 促进正常运动发育、抑制异常运动和姿势；
3. 综合治疗；
4. 家庭训练和医生指导相结合。

（一）治疗原则

1. 早期发现、早期治疗：婴幼儿运动系统处于发育阶段。早期发现运动异常，尽早加以纠正，容易取得较好疗效。

2. 促进正常运动发育、抑制异常运动和姿势：按小儿运动发育规律，进行功能训练，循序渐进，促使小儿产生正确运动。

3. 综合治疗：利用各种有益的手段对患儿进行全面、多样化的治疗，除针对运动障碍进行治疗外，对合并的语言障碍、智力低下、癫痫、行为异常也需进行干预。还要培养患儿对日常生活、社会交往及将来从事某种职业的能力。

4. 家庭训练和医生指导相结合：脑瘫的康复是个长期的过程，短期住院治疗不能取得良好的效果，许多治疗需要在家庭里完成，家长和医生密切配合，共同制定训练计划，评估训练效果，在医生指导下纠正不合理的训练方法。

（二）功能训练

1. 躯体训练（physical therapy）主要训练粗大运动，特别是下肢的功能，利用机械的、物理的手段，针对脑瘫所致的各种运动障碍及异常姿势进行一系列的训练，目的在于改善残存的运动功能抑制不正常的姿势反射，诱导正常的运动发育。常用的有Vojta、Bobath等方法。

2. 技能训练（occupational therapy）训练上肢和手的功能，提高日常生活能力并为以后的职业培养工作能力。

3. 语言训练：包括发音训练、咀嚼吞咽功能训练，训练小儿听力及视力，如有听力障碍应尽早配置助听器，有视觉障碍时也应及时纠正。

（三）矫形器的应用

在功能训练中，常常需用一些辅助器和支具，矫正小儿异常姿势，例如行走矫形器等。

（四）手术治疗

主要适用于痉挛型脑瘫患儿，目的在于矫正畸形；改善肌张力；恢复或改善肌力平衡。手术包括：肌腱手术（如跟腱延长术）、神经手术（如闭孔神经前支切除术、选择性脊神经后根切断术）、骨关节手术等。

（五）物理疗法

包括水疗及各种电疗、患儿在水中能产生更多的自主运动，肌张力得到改善，对呼吸有调整作用，有助于改善语言障碍。

（六）药物治疗

目前尚未发现治疗脑瘫的特效药物。对手足徐动型脑瘫的多动，可试用小量安坦。对严重痉挛型脑瘫，可使用减低肌张力的药物，如巴氯芬(Baclofen)、妙纳（Myonal)、安定等。对强直型脑瘫的肌张力不全，可用左旋多巴或美多巴。

第六节　智力低下

智力低下（mental retardation，MR）是指在发育时期内，智力明显低于同龄水平，同时伴有适应性行为缺陷的一组疾病。在幼儿时期主要表现为大运动、语言、精细动作和应人能全面落后，学龄期主要表现为学业成绩差。据美国智力低下协会和 WHO 报道，儿童智力低下患病率为 1%～2%。1988 年我国进行儿童智力低下的抽样调查结果显示，全国智力低下总患病率为 1.20%，城市为 0.70%，农村为 1.41%。在我国某些地区尤其是边远穷困地区智力低下的患病率可能会更高。例如 1981 年陕西柞水（山区）儿童智力低下患病率为 3.84%；1985 年云南瑞丽（少数民族）儿童智力低下患病率为 3.6%，这与这些地区经济、文化、教育、医疗水平和某些地方病如克汀病流行有关。

【病因】

●智力低下病因分类：
1. 生物医学因素；
(1) 出生前因素；
(2) 出生时因素；
(3) 出生后因素；
2. 社会心理文化因素。

智力低下是多种原因引起的发育时期脑功能异常的一种症状，只有了解病因才能有效地进行预防，但由于当前医学发展水平所限，许多智力低下病因还不能明确。据国外报道，重度智力低下约 20%～30%原因不明，轻度智力低下约 40%～55%原因不明。除了原因不明智力低下以外，智力低下的病因很多，一般分为两大类：一类为生物医学因素，约占 90%；一类为社会心理文化因素，约占 10%。如果按病因的作用时间进行分类，可以分为出生前、出生时和出生后三大类。

一、生物医学因素：表现为器质性病变。

（一）出生前因素

1. 遗传性疾病（1）染色体畸变，如 21-三体综合征（Down 综合征）、18-三体综合征、$5P^-$综合征（猫叫综合征），先天性睾丸发育不全综合征(Klinefelter 综合征)，先天性卵巢发育不全综合征（Turner 综合征）等。(2）单基因突变疾病，如苯丙酮尿症，半乳糖血症，有机酸血症，粘多糖病等；(3）遗传性先天性多发畸形综合征，如 Prader-willi 综合征，Laurence-Moon-Biedl 综合征等，(4）脑的先天畸形，如头小畸形、先天性脑积水，脑穿通畸形、颅缝早闭等。

2. 宫内获得性疾病（1）感染，如风疹，单纯性疱疹，巨细胞包涵体病、弓形体病，先天梅毒等；(2）孕母严重营养不良，母服用抗甲亢药物，妊娠毒血症，胎盘早剥等；(3）母妊娠早期接受放射线或使用对胎儿有害的药物等。

（二）出生时因素：包括窒息、颅内出血、产伤等。

（三）出生后因素：(1）中枢神经系统感染（脑炎、脑膜炎等）、脑外伤、中毒、脑血管病、中毒性脑病，疫苗预防接种后脑炎等。(2）严重营养不良。(3) 有视、听、感觉等功能障碍。

二、社会心理文化因素

此类患儿没有脑的器质性病变，主要由社会心理和感觉剥夺等不良环境因素造成。小儿若缺乏"良性刺激"、缺乏良好教育，尤其在智力发育的关键期即"最佳期"(4～5 岁之前)，则小儿智力就得不到应有的发展，造成智力低下。严重的精神创伤、心理挫折及家庭环境不良均可影响小儿智力的发育。由社会因素影响所致者，一般为轻度智力低下，在特殊情况下，如生后与世隔绝也可造成重度智力低下。

【临床表现及分级】

一般依据智商 (intelligence quotient，IQ)、适应性行为缺陷将 MR 分为轻度、中度、重度和极重度四级。

●智力低下分级：
1. 轻度；
2. 中度；
3. 重度；
4. 极重度。

1. 轻度 MR　IQ 为 50～70，早年发育较正常儿略迟缓，且不像正常儿那样活泼，对周围事物缺乏兴趣。做事或循规蹈矩，或动作粗暴。言语发育略迟，抽象性词汇掌握少。分析能力差，认识问题肤浅。学习成绩较一般儿童差，能背诵课文，但不能正确运用，算术应用题完成困难。通过特殊教育可获得实践技巧和实用的阅读及计算能力。长大后可做一般性家务劳动和简单的具体工作。遇事缺乏主见，依赖性强，不善于应付外界的变化，易受他人的影响的支配。能在指导下适应社会。

2. 中度 MR　IQ 为 35～49，整个发育较正常儿迟缓。语言功能发育不全，吐词不清，词汇贫乏，只能进行简单的具体思维，抽象概念不易建立。对周围环境辨别能力差，只能认识事物的表面和片断现象。阅读和计算方面不能取得进步。经过长期教育和训练，可以学会简单的手工技巧。

3. 重度 MR　IQ 为 20～34，早年各方面发育迟缓。发音含糊，言语极少，自我表达能力极差。抽象概念缺乏，理解能力低下。情感幼稚。动作十分笨拙。有一定的防卫能力，能躲避明显的危险。经过系统的习惯训练，可养成简单的生活和卫生习惯，但生活需要他人照顾。长大以后，可在监督之下做些固定和最简单的体力劳动。

4. 极重度 MR　IQ 低于 20，对周围一切不理解。缺乏语言功能，最多会喊"爸"、"妈"等，但并不能真正辨认爸爸、妈妈，常为无意识的嚎叫。缺乏自我保护的本能，不知躲避明显的危险。情感反应原始。感觉和知觉明显减退。运动功能显著障碍，手脚不灵活或终生不能行走。常有多种残疾和癫痫反复发作。个人生活不能自理，多数早年夭折。幸存者对手脚的技巧训练可以有反应。

【诊断】

一、智力低下的诊断标准：应包括以下三条，缺一不可。

●智力低下诊断标准
1. 智力明显低于平均水平
2. 适应性行为缺陷
3. 表现在发育时期

1. 智力明显低于平均水平，即智商 (IQ) 低于人群均值 2 个标准差。人群的 IQ 均值定为 100，一个标准差的 IQ 值为 15，一般 IQ 在 70 (或 75) 以下即为智力明显低于平均水平；

2. 适应性行为缺陷 (adaptive behavior deficiency) 主要是指个人生活能力和履行社会职责有明显的缺陷；

3. 表现在发育时期，一般指18岁以下。

当智力功能和适应行为都有损害时，才能考虑为智力低下，单有智力功能损害或单有适应行为缺陷都不能诊断智力低下。

二、诊断步骤：首先收集各方面资料，然后作全面评定。根据智商、适应性行为及发病年龄判定有无智力低下，并确定智力低下的程度，再进一步寻找引起智力低下的病因。

1. 询问病史

(1) 出生史：母亲分娩年龄、顺产或难产、早产、过期产、生后有无窒息等。

(2) 母妊娠史：怀孕早期有无感染疾病，如风疹、流感等。是否使用药物或接触放射线，孕后期有无妊娠毒血症等。

(3) 既往史：有无惊厥、颅内出血、头颅外伤、脑炎、脑膜炎等病史。

(4) 家族史：父母是否为近亲结婚，有无家族性遗传病病史。

(5) 生长发育史：包括神经精神发育史，如抬头、坐、走路等大动作开始出现的时间；取物、用手指捡取细小物品等精细动作的完成情况；喊叫爸爸妈妈、听懂讲话、学话等语言功能的发育状态；控制大小便、认人、饮食、穿衣、与周围人的交往等其他智力行为表现。

调查患儿的周围环境、家庭和学校教育，家庭变迁、父母文化程度及教养方法等，对判定社会性影响的智力低下是必不可少的。

2. 体格检查　全面进行体格检查和神经精神检查，注意患儿有无特殊外貌和气味。

3. 实验室检查　主要用于诊断病因。根据病史及体格检查得出初步印象，选择有关的实验检查予以证明或排除：(1) 染色体检查；(2) 生化检查；(3) 脑电图和脑干诱发电位等检查；(4) 其他，如头颅影像学检查(CT、MRI)、脑脊液、脑血管造影等；

4. 智力测验　用于测验的量表分筛查性和诊断性的，根据年龄大小，选用不同的量表（见表17-9）。在测验过程中应注意排除各种可能影响检测结果的主、客观因素。

5. 确定智力低下程度　根据智力测验得出的智商（IQ）判定程度：轻度，IQ为50～70；中度，IQ为35～49；重度，IQ为20～34；极重度，IQ低于20。从临床角度出发，也可将智力落后程度大致分为两类；轻度，IQ50～70；重度，IQ50以下。

6. 病因诊断　首先分析智力落后的原因是生物性（器质性疾病），还是社会性影响（功能性障碍），然后进一步找出确切的病因。但有时病因不止一个，可互为因果或相互作用，使确定引起智力落后的基本病因有一定困难。

表 17-9 各年龄组智力测验量表

年　龄	筛查性量表	诊断性量表
1个月～4岁	DDST	Gesell婴幼儿发育量表
	DDST-R	
4～7岁	绘人试验	WPPSI
	50项测验	S-B智力量表
7～14岁	学习成绩（语文、数学为主）	WISC-R
	绘人试验	

注：DDST：丹佛发育筛选检查法；DDST-R：简化的DDST；WPPSI：韦克斯勒学前量表；WISC-R：韦克斯勒学龄量表；S-B智力量表：斯坦福-比奈智力量表

【鉴别诊断】

主要须与某些儿童精神病相鉴别

（一）儿童孤独症：孤独症儿童均有不同程度的智能缺陷，但病前智力发育正常，且伴有极度孤独、刻板和重复动作，强迫地重复同一动作等怪异行为。

（二）精神分裂症：多于7、8岁后起病，有思维飘忽、不连贯、妄想、幻觉、感情淡漠等。除衰退期以外，一般智力缺陷不明显。

（三）器质性精神病：有感染、中毒、外伤等病史或脑衰退器质性病史和体征，虽伴有智能缺陷，但不像精神发育迟滞那样全面性缺陷，而在生活技能等方面障碍轻微。

【治疗】

1. 病因治疗：对有治疗可能的病因应及早治疗，愈早效果愈好。例如，甲状腺功能低下者给予甲状腺素片；苯丙酮尿症给予低苯丙氨酸饮食；半乳糖血症应完全停用乳类及乳制品。

2. 训练和康复：应用医学、社会、教育和职业训练等措施，按年龄大小和智力低下的严重程度对患者进行训练，使其达到尽可能高的智力水平。尽早让患儿在有组织的机构（如幼儿园）里接受持久的综合性教育和训练。开办特殊班级或特殊学校，提高身体健康水平，训练日常生活技能和言语功能以及简单的文化学习。设立工作医疗站，一方面为青少年患者训练生产技能，另一方面保障就业。对中重度以上智力低下，尤其伴有躯体严重残疾者进入特殊康复医院或特殊疗养所，由专科医生或治疗师通过特殊的康复设备进行治疗与康复。

3. 社会教育：由社会心理文化原因造成的智力低下，应积极创造良好的教育环境，提高父母及教师的文化水平，采用科学的教育方法，加强良性环境刺激，则可使其智力取得较大进步。

【预防】

1981年联合国儿童基金会提出了智力低下三级预防的概念，三级预防的中心是将预防、治疗和服务紧密结合起来。三级预防的主要内容是：

1. 初级预防　消除智力低下的病因，预防疾病的发生，就是采取产前保健、婚前检查、避免近亲结婚、遗传咨询等措施以预防遗传性疾病；实行围生保健、提高产科技术等以预防产时脑损伤；加强卫生宣传教育，提高广大人民防病意识、预防接种、合理营养，在缺碘地区普遍食用碘盐，坚持特需人群补碘，预防中枢神经系统感染等以减少出生后的各种不良因素。加强和提高经济文化水平，避免心理挫伤，提高心理文化素质，努力促进生物医学模式向社会心理医学模式的转变，才能有效地预防智力低下。

2. 二级预防　早期发现伴有智力低下的疾病，尽可能在症状尚未明显之前就做出诊断，以早期干预，使不发生缺陷，这方面的措施有遗传病产前诊断、先天代谢病新生儿筛查、高危儿随访、出生缺陷监测、发育监测等。

3. 三级预防　已经有脑损伤以后应采取综合治疗措施，正确诊治脑部疾病，以预防发展为智力残疾。

（张月华）

第七节　多发性抽动症

抽动（tics）指身体任何部位肌肉或肌群出现固定或游走性不自主、无目的的突发性重复收缩。可以发生于身体某部位的一组肌肉，也可同时或先后累及多个部位的多组肌肉。每次抽动均急速完成，可重复出现，每次表现十分类似。抽动通常分为运动性抽动（motor tics）和发声性抽动（vocal tics）。运动性抽动指头面部、颈肩、躯干或四肢肌肉的不自主、突发、快速收缩运动。发声性抽动是累及呼吸肌、咽肌、喉肌、口腔肌和鼻肌的抽动，这些部位的肌肉收缩使通过口、鼻、和咽喉的气流发出声音。多发性抽动症（multiple tics）又称 Tourette 综合征、抽动秽语综合征或进行性抽搐，是一种慢性抽动障碍，既有运动性抽动，又有发声性抽动，症状轻重与部位波动不定，病程一年以上。多发性抽动症是小儿精神神经系统较常见的疾患之一，年发病率为 0.5～1/10 万，患病率估计为 1～5‰。男女之比为（3～4）：1。

【病因与发病机制】

病因不明，影响其发病的因素很多，主要与遗传、心理和环境因素有关，可能是多种因素在大脑发育过程中相互作用的结果。幼年、男性、抽动障碍家族史是本病的主要危险因素。

家系调查证实，本病家族成员中抽动障碍的发生率高达 40％～50％。同卵双生多发性抽动症的同病率为 53％～56％，而异卵双生仅为 8％，可见遗传因素有重要作用。但异卵双生多发性抽动症的同病率也显著高于家族其他成员之间，提示非遗传因素也起一定作用。

本病发病机制尚未完全明了，多数学者认为中枢神经递质失衡起重要作用。多巴胺、5-羟色胺和去甲肾上腺素共同参与调节机体平衡系统。本症患儿由于遗传缺陷导致多巴胺突触后受体系统超敏感，代偿性地降低突触前多巴胺释放，当这种代偿不足以维持多巴胺能系统平衡时，5-羟色胺和去甲肾上腺素能系统将参与调节以维持平衡，此时患儿可不表现症状，但可出现5-羟色胺和去甲肾上腺素失调所致的疾患，如焦虑症、抑郁症、强迫症等。当它们不能发挥其代偿功能或代偿不足时，则出现较为明显的抽动症状。

【临床表现】

临床表现复杂，主要包括运动性抽动、发声性抽动及伴随的心理行为异常。本病为慢性病程，病情波动，呈周期性缓解和复发。

●临床特征
- 运动性抽动
- 发声性抽动
- 心理行为障碍
- 慢性波动性病程

一、起病年龄

起病年龄1～21岁，平均6～7岁，2～15岁为高发年龄，90%在10岁前起病，以5～9岁最多。发声性抽动一般较运动性抽动出现晚，平均发病年龄11岁。而秽语的起病年龄通常又较简单发声性抽动晚，平均起病年龄为13～14.5岁，且病程中约1/3病人秽语症状可以自然消失。

二、首发症状

首发症状可为运动性抽动，也可为发声性抽动，或二者同时出现。通常以眼、面或头部抽动为首发症状，此后逐渐向颈、肩、肢体或躯干发展，可从简单的运动性抽动进展为复杂运动性抽动。眨眼是最常见的首发症状，其他依次为张口、点头、耸肩、摇头、撅嘴、耸鼻、眼球转动、伸手臂等。部分病例以发声性抽动为首发症状，少数以秽语起病。

三、运动性抽动

通常从面部开始，逐渐发展到头、颈、肩部肌肉，而后波及躯干及上、下肢。表现为眨眼、皱眉、歪嘴、咂舌、吸吮等动作及颈、肩、躯干及上下肢抽动。抽动频度和强度呈波动性特征。患儿可短暂自行控制其抽动症状。

四、发声性抽动

一般出现在运动性抽动发生1～2年后，个别病例先于运动性抽动出现。表现为反复发出干咳或清嗓声、哼叫声等，也可反复发出秽语、模仿或重复言语，多在交谈中发生，尤其在句子末尾或欲停顿时。

【辅助检查】

本症缺乏特异性辅助诊断方法。辅助检查的目的是排除其他疾病。

【诊断与鉴别诊断】

诊断主要根据临床特点。诊断要点包括：21岁前起病；多发性不自主运动或发声性抽动；慢性波动性病程等。

《中国精神疾病分类方案与诊断标准》（第2版修订本，CCMD-2-R）制定的诊断标准如下：

1. 起病于21岁前，多数于2～15岁；

2. 主要表现为多种抽动动作和一种或多种不自主发声，两者出现于病程某些时候，但不一定同时存在；

3. 抽动症状一天反复出现多次，几乎天天如此，但在数周或数月内症状的强度有变化，并能受意志克制数分钟至数小时，病程至少持续一年，且在一年之中症状缓解不超过两个月；

4. 不自主抽动或发声不能用其他疾病解释。

典型病例根据上述诊断要点和标准即可确诊。可视病情作脑电图、CT或MRI、遗传代谢病生化诊断试验等，以与肌阵挛癫痫以及其他累及锥体外系的变性病、遗传代谢病鉴别。

【治疗】

1. 一般治疗　合理安排日常生活和活动，避免过度兴奋、紧张和疲劳。引导患儿进行健康有益的文体活动。向家长、老师和同学进行有关本症特点和性质的宣传教育工作，努力为患儿创造良好的社会和家庭环境，以助消除患儿心理障碍，促进康复。

2. 药物治疗　可用于本病的药物很多，常用的有：①氟哌啶醇：控制抽动症状总有效率达60%～90%。一般治疗剂量每日2～8mg/d，分2～3次口服。常见副作用为肌张力不全，应从小量开始，并同时用等量安坦预防。②哌迷清：疗效与氟哌啶醇相近，起始剂量0.5～1mg/d，清晨顿服，视疗效每3～5天逐渐增大剂量，有效剂量一般3～6mg/d。③泰必利：疗效不及氟哌啶醇，但副作用轻微。剂量为每次50～100mg，每日2～3次。④可乐定：又称氯压定，对部分病例有效，除减少抽动外，对注意力不集中、多动及情绪障碍也有一定疗效。剂量为3μg/（kg·d），分2～3次服用。常见副作用有嗜睡、头晕、体位性低血压或心电图改变，服药期间应定期检查血压和心电图。

3. 其他治疗　心理、行为治疗，及生活习惯训练或主动注意力的训练等对本症康复有重要意义。严重病例，特别是伴严重精神、行为障碍及自伤、伤人行为者应加强监护或住院治疗。近年国外有研究认为链球菌感染与本病有关，用青霉素治疗有利于病情缓解，并可使复发减少。

第八节　儿童多动综合征

儿童多动综合征（hyperkinetic syndrome）简称多动症，又名多动性障碍，或注意力缺陷多动综合征（attention deficit hyperkinetic disorder, ADHD），是儿童时期较为常见的心理行为异常。自本症首次报道后的100多年，许多学者进行了大量研究，由于研究角度不同，结论也不尽一致，诊断名称较多，如儿童活动过多综合征、脑损伤综合征、轻微脑损伤综合征等。由于本症的多动不宁及注意力障碍十分突出，故目前应用最广的诊断名称为儿童多动综合征或注意缺陷多动综合征。

【流行病学】

由于诊断标准和研究方法不同，各国报道的患病率差异颇大。英国不到1%，美国一般占在校儿童的5%～10%，日本为4%，国内报道为1.5%～10%。男多于女，二者之比为2～9：1。

【病因与发病机制】

本症发病与多种因素有关。

一、遗传因素　家系调查发现，患儿父母童年期有多动史者较多；其同胞患病率高于一般人群3倍；单卵双生子同病率高于异卵双生子。这些均表明，多动症与遗传因素有关。

二、其他因素　生物因素、心理因素、环境因素及家庭、社会问题等多处原因均可能与多动症的发病有关。

发病机制尚未明了。较一致的观点认为，肾上腺素、多巴胺等神经递质功能紊乱（多巴胺能神经元活动减低）是多动症的重要发病基础。

【临床表现】

●主要临床表现：注意障碍；多动；冲动；学习障碍；行为异常；心理障碍。

一、注意障碍　是诊断本症的必备症状。表现为注意力涣散，生活或学习不分主次。听课不专心，做事虎头蛇尾。注意力缺陷主要累及高级注意形式即“主动注意”。患儿不能将注意力有意识地集中于某一目的及方向，如听课等，而对于无关刺激却给予较多关注，并频繁转移注意力。

二、多动　是本症另一主要症状。常在学龄前期或学龄早期被发现。在幼儿园或小学校不能自控，坐立不稳，无目的活动过多。不守纪律，不合群。行为常显得冲动、唐突、冒失、过分恶作剧，富于破坏性及冒险性。对于感兴趣的事情（如电视节目）可以安静片刻，但很快又开始多动或骚扰他人。上述表现随年龄增长而逐渐减少。

三、冲动性　情绪易波动，易激惹冲动、过度兴奋、不耐挫折。冲动性是本症较常见的症状，但不具特异性，尚可见于品行障碍、焦虑症等精神障碍性疾病。

四、学习障碍　持续或明显的多动症患儿常伴学习障碍。患儿智力大多正常。学习困难主要与注意力缺陷和缺少毅力有关。

五、行为异常及心理障碍　相当一部分患儿存在心理和行为问题。由于多动及学习差，易受歧视，致使患儿退缩、回避、自卑；或表现为暴躁易怒及攻击行为，社会适应障碍尤为突出。

六、其他　少数可同时有头面部、躯干或四肢不自主运动，表现挤眉弄眼、歪头斜颈、耸肩扭胯等。部分有咬或吸吮手指等不良习惯。可有精细运动协调障碍、动作笨拙，手眼协调运动差，空间位置觉障碍，方向辨认不能，视听协调困难等表现。

【诊断与鉴别诊断】

本病缺乏特异性实验室诊断指标，主要根据病史、临床特征和追踪观察。精神、行为评定对诊断有一定价值，常用的行为评定量表有 Conners 父母问卷及教师评定表，以及 Achenbach 儿童行为评定量表及教师报告表等。这些量表已经使用多年，有较好的常模和可信度，且可对症状严重程度进行量化评定。

主要依据：症状起始于学龄前；病程超过6个月；具有注意力障碍、多动及冲动行为。按照美国 DSM-IV（1991）标准，在注意力障碍和多动的有关项目中至少具备8项表现方能诊断，见表17-10。

表 17-10 多动症的诊断项目

注意力缺陷	多动
易受外来影响而激动	在教室常常离开座位
难于有始有终完成任务	常未加思考即开始行动
难于持久性集中注意	集体活动中常不按次序
听不进别人在说什么	常在问题尚未说完时即抢答
经常丢失生活及学习用品	难于安静地玩耍
课堂注意力分散，成绩不佳	做出过分行动如爬高，乱跑
不能组织达到一定目的的活动	参与危险活动
一事未完又作另一事	坐立不安，动手动脚
	常干扰别人
	说话过多

须与以下疾病鉴别：①智力低下；②正常小儿发育中的表现；③听力障碍；④孤独症；⑤多发性抽动症。

【治疗】

1. 一般治疗　根据临床特点，采取相应教育措施十分重要。尽可能寻找及去除诱因，严禁打骂、歧视患儿。合理安排健康有益的文体活动。订立简单规矩，逐步培养其办事认真、专心的性格。对于攻击性及破坏性行为应讲清道理、予以制止。

2. 药物治疗　可酌情采用以下药物：①哌醋甲酯（利他林）：起始量 0.3mg/（kg·d），可逐渐加量至 0.6mg/（kg·d），最大不超过 0.8mg/（kg·d）；②右旋苯丙胺：0.15～0.3mg/（kg·d）；③匹莫林（苯异妥因）：起始量 2.25mg/（kg·d），可每 5～7 天适当增大剂量，每日总量不超过 100mg；④丙咪嗪：起始剂量 25mg/d，酌情每 5～7 天增加 12.5mg/d，最大量不超过 50mg。

3. 心理治疗　如患儿本人或家庭存在某些社会心理问题，应予针对性的心理咨询、行为矫正。但对无明显心理因素的单纯多动症状，心理治疗无显效。

第九节　急性感染性多发性神经根神经炎

急性感染性多发性神经根神经炎（acute inflammatory polyradiculoneuritis）又称格林一巴利综合征（Guillain-Barré syndrome），系主要侵犯脊神经和/或颅神经的炎性脱髓鞘性周围神经病。主要临床特征是对称性多发性弛缓性脊神经麻痹，多伴有颅神经受累。严重病例可因呼吸肌瘫痪致死。

【流行病学】

本病多发生于农村，常见于儿童和青少年。男多于女，二者之比约

2∶1。全年均可发病，但以6～10个月为多。发病率约1.6/10万。根据临床、发病机制和电生理检查，本病可分为急性炎症性脱髓鞘性多神经病（acute inflammatory demyelinating polyneuropathy，AIDP）、急性运动轴索神经病（acute motor axonal neuropathy，AMAN）、急性运动感觉轴索神经病（acute motor sensory axonal neuropathy，AMSAN）以及Miller-Fisher综合征等类型。其中AIDP是最常见，也是认识最早的类型，我国儿童AMAN型相对较多。

●主要临床类型：
- AIDP；
- AMAN；
- AMSAN；
- Miller-Fisher 综合征。

【病因与发病机制】

本病的病因和发病机制仍在研究中，可能系细菌、病毒等前驱感染疾病诱发的脱髓鞘病变，与细胞和（或）体液免疫功能紊乱有关。血清学检查常见空肠弯曲菌（campylobacter jejuni，CJ）IgM、IgG抗体滴度增高，提示CJ感染可能与发病有关。CJ外膜某些脂多糖成分与神经纤维中神经节苷脂结构相似，因而可通过诱发分子模拟（molecular mimicry）性免疫反应，导致神经病变。

【病理】

脊神经根、外周神经及颅神经均可受累。主要病理改变为神经水肿、神经内膜淋巴细胞浸润、节段性髓鞘脱失等。

【临床表现】

多数起病前1～4周有上呼吸道感染或消化道感染史，或受凉、劳累等诱因，少数有预防接种史。

●主要临床特点：
- 前驱感染史；
- 急性起病；
- 上升性、对称性、弛缓性麻痹；
- 常伴颅神经麻痹；
- 1～2周症状达高峰。

绝大多数急性起病。出现全身不适或伴低热。主要症状是运动障碍，常从双下肢开始，行走无力，易摔跤，2～3天内发展到上肢及躯干，一般于1周左右达高峰。重症患儿可累及颈部肌肉、肋间肌和膈肌，表现为不能抬头、咳嗽无力、呼吸困难。部分病例呈下行性麻痹，由颅神经麻痹开始，逐渐向下发展。个别病例病情进展极快，数小时至数十小时即达高峰，可因呼吸肌瘫痪来不及救治而死亡。体检可见四肢弛缓性瘫痪，肌张力减低。膝反射明显减弱或消失（但在极早期可亢进，迅即减弱）。部分病例脑膜刺激征阳性。多数伴颅神经麻痹，面神经最常受累，其次为舌咽、迷走神经运动支，其他如第Ⅲ、Ⅳ、Ⅵ、Ⅻ对颅神经亦可受累。严重病例可见全部运动性颅神经麻痹。疾病初期可发生感觉障碍，主要为主观感觉障碍，如疼痛、麻木或其他异常感觉。体检可发现手套、袜套样分布的感觉障碍，个别可呈传导束型。急性期可有腓肠肌深压痛。部分病例发生自主神经功能障碍，如出汗异常、皮肤潮红、心率增快或心律紊乱，也可表现为直立性低血压或血压增高。括约肌功能一般无异常，极少数病人可有一过性尿潴留，迅即恢复。

Miller-Fisher综合征是格林—巴利综合征的变异型。起病相似，但主要表现为眼外肌麻痹、深反射减弱或消失、共济失调，骨骼肌麻痹程度较轻或不明显。

本病病情发展速度、神经受累严重程度和恢复早晚有显著个体差异。通常在数日至1～2周内进行性发展，2～3周后开始恢复。AIDP型多在3

～6个月内完全恢复。AMAN型恢复较慢，但多数仍可完全康复。AMSAN型大多病情严重，预后较差。本病预后很大程度取决于对呼吸麻痹的及时正确处理，随着治疗措施的改进，特别是大剂量人血免疫球蛋白的应用和机械通气设备与方法的完善，死亡率已从原来的20%降至5%以下。疾病高峰3周后仍无恢复迹象者一般预后不良。约7%数月、甚至数年后仍不恢复，或间歇性病情加重。

【辅助检查】

一、脑脊液：病初多无明显异常，发病2周后蛋白逐渐增高，第4～6周最明显，一般可达1～2g/L。而细胞计数正常，故称蛋白细胞分离现象。免疫球蛋白，特别是IgG及IgM升高，寡克隆区带可呈阳性。

二、肌电图（electromyography，EMG）与神经传导速度：受累神经支配的肌肉呈神经源性损害，运动和感觉神经传导速度明显减慢，一般在20～30m/s之间。

三、其他检查：半数病人外周血白细胞轻度增多，中性粒细胞比前增高，可伴血沉增快。血清免疫球蛋白增高。

【诊断与鉴别诊断】

根据进行性对称性弛缓性瘫痪，典型的病程特点，结合脑脊液蛋白细胞分离现象和肌电图特征，本病不难诊断。

需与下列疾病鉴别：①脊髓灰质炎：多见于未接种小儿麻痹疫苗的小儿，弛缓性瘫痪呈非对称性分布，近端严重，脑脊液细胞增多，病毒学检查可确诊；②急性脊髓炎（acute myelitis）：在脊髓休克期呈弛缓性麻痹，应与本病鉴别。脊髓炎多有典型感觉异常平面及括约肌障碍，脊髓休克期后呈上运动神经元性麻痹，腱反射亢进，出现病理反射；③急性脑干炎：有较多颅神经受累，同时有中枢神经系统感染征候，应与Mille-Fisher综合征鉴别。

【治疗】

一、一般治疗　急性期应卧床休息，瘫痪肢体需尽早进行按摩及被动运动，注意保持肢体功能位置。加强营养，有吞咽障碍者可予鼻饲喂养。可应用B族维生素及能量合剂，如维生素B_1、维生素B_6、维生素B_{12}、ATP、辅酶A等。

二、大剂量人血免疫球蛋白　早期（1周内）应用可明显延缓本病进展速度，减轻极期症状的严重程度，降低气管切开及机械通气的几率。每日400mg/（kg·d），静脉注射，连用5～7天。

三、对症治疗

1. 减轻神经根水肿：早期可给予甘露醇，或短期（一般不超过1周）应用肾上腺皮质激素。

2. 呼吸肌麻痹的治疗：①翻身、拍背、吸痰；②极度呼吸困难、紫绀明显，伴二氧化碳潴留、严重球麻痹征或合并肺炎、肺不张，经一般处理无明显改善，应及时行气管切开；③经上述处理呼吸状况仍未缓解，则应及时给予机械通气，指征是：有明显低氧血症及高碳酸血症的临床表现；鼻导管吸氧后动脉血氧分压低于 60mmHg，二氧化碳分压大于 45mmHg；呼吸肌极度疲劳，或伴有明显呼吸节律不整。

四、其他治疗 急性期可行血浆置换疗法，因需专门设备，技术操作也较复杂，且有血源性污染及发生其他并发症的可能，目前应用不多。

第十节 学习障碍

学习障碍（learning disabilities，LD）也称学校技能发育障碍，是指智力正常的儿童在阅读、书写、拼字、表达、计算等方面的基本心理过程存在一种或一种以上的特殊性障碍。学习障碍不是简单的缺乏学习机会的后果，也不是后天获得性脑损伤所致，而可能是某种特殊类型的生物功能失调引起的认知加工过程的紊乱。LD 属于特殊性发育障碍范畴，可分为言语型和非言语型两大类。言语型 LD 包括语言理解障碍、语言表达障碍、阅读障碍、书写障碍和计算障碍等类型，各型又有若干亚型；非言语型 LD 主要指社会认知障碍，有些品行障碍和违法犯罪青少年可能就存在这类障碍。常见临床类型包括阅读障碍、计算障碍、书写障碍等。各种障碍的共同特征包括：①发病系中枢神经系统功能失调所致；②大多起病于发育期儿童，可伴随终生，病情随年龄增长而逐渐减轻；③主要表现为在听或说方面的特殊困难，阅读、书写、计算、推理和思考等学习技能方面的特殊困难，以及其他方面表现特殊的困难，如空间关系、沟通技巧、动作协调等；④可并发存在自我行为控制、社会认知、社会交往等方面的问题；⑤病程稳定，无缓解与复发的病程变化。学龄儿童 LD 的患病率为 3%～8%，男明显多于女，约为 2～4∶1。据近年国内外有关报道，LD 的发病率似有增加趋势。

●学习障碍的主要类型：
(1) 言语型：
语言理解障碍；
语言表达障碍；
阅读障碍；
书写障碍；
计算障碍；
(2) 非言语型：
社会认知障碍。

【病因与发病机制】

LD 确切病因与发病机制尚未明确，可能是遗传、中枢神经系统损伤或功能失调等多种因素所致，不利的环境教育因素作用于易感儿童也是 LD 发病的因素之一。产前、产时或产后的轻度脑损伤是本病的主要原因之一。

在遗传方面，单卵双生子发病率明显高于双卵双生子或对照组，阅读或语言方面的障碍具有明显的家族性。许多 LD 儿童的父亲或母亲幼时也有过学习问题或其他行为问题。

对 LD 患儿的神经影像学研究发现，阅读障碍者大脑半球可见局部对称性改变。尤其是靠近额下回和颞上回部位，有些典型阅读障碍者可见两侧大脑外侧裂周围的损害和内侧膝状体病变，左前额叶发育不全等改变。此外还常见左右脑室不对称、左右额叶对称性异常、脑白质髓鞘化延迟等临床意义不确定的微小异常。单光子计算机断层扫描（SPECT）发现，发育性语言障碍伴注意障碍儿童的两侧大脑外侧裂周围和尾状核部位血流量偏低。对阅读障碍者施加视觉负荷进行 SPECT 检测时发现，在单词范畴分类负荷下患者左半球脑血流量较右侧明显增加；在划线和角度判断负荷下患者右脑半球前部和后部的血流量差异减少。研究还发现右半球为优势侧的阅读障碍患者右前额叶血流量减少，发育性失用者右前额叶血流量减少。上述研究提示，大脑结构、血流或代谢方面的异常可能与LD的发病有关，但其确切的发生机制尚待进一步阐明。

文字特性也可能与阅读困难的发生有关。研究发现，使用表音文字（如英语）儿童阅读障碍的发生率较使用表义文字（如汉字）儿童高。这可能与汉字等表义文字多具有形音义为一体的特点，音节单一，读音与书写一致性强，易于解码识记。而表音文字音素或音节多，有时口语与书面语言一致性差，增加了儿童学习和阅读识记时的困难。

环境因素对LD易感儿童的发病具有重要作用。儿童学习动机和兴趣一般由父母及教师培养形成，受教师的教学影响尤为突出。易感儿童入托或入学较易出现焦虑、注意困难和适应困难，从而导致初期的学习困难。并可使儿童产生挫败感，同时易引致父母及教师的负性情绪（如训斥、打骂、排斥等），亦可引起同学耻笑，直接影响患儿的学习兴趣，从而削弱其学习动机，产生厌学和恐惧学习。父母离异、争吵，经常打骂或过度干预、培养目标和期望过高、教师教学简单粗暴或教法不当等均可导致和（或）加重儿童的学习困难。近年有报道称，环境铅水平过高、食品中过多的添加剂、防腐剂、色素等也可影响儿童神经系统功能，使学习能力受损。

【临床表现】

一、早期表现

这类儿童往往较早就表现好动、好哭闹，对外刺激敏感和容易过激反应。好动和易兴奋会使许多母亲感到哺育棘手，因而容易导致母子语言和情感沟通减少，进一步影响儿童的语言发展和情绪变化。进入幼儿期有些发生不同程度的语言发育问题，说话偏迟、揪头发、啃咬指甲、扔东西、哭闹、攻击倾向、动作缺乏目的性、对刺激反应过激、交往不良、语言理解和表达缺欠等。这使LD儿童出现团体适应困难，并且认知发展不平衡或对某些狭窄领域的东西感兴趣，而对他人的活动缺乏关注。到了学龄前期出现更明显的认知偏异，如视觉认知不良、协调运动困难、精细动作笨拙、沟通和书写困难等。

二、语言理解与表达障碍

是本病最常见的表现之一。语言理解障碍与语言表达障碍可单独表现，也可同时存在。患儿说话较迟，开始说话常省略辅音，语句里少用关系词。有些可模仿说出单音，但不能模仿说出词组。有的患儿可自动反射性说出一两句词汇，但随意有目的地说话十分困难。有口吃样表现，节律混乱、语调缺乏抑扬、说话伴身体摇晃、形体语言偏多等。有的即使能说出少许单词，但构音困难。常表现"听而不闻"，不理睬父母、教师或其他人的讲话，易被视为不懂礼貌而招致斥责。有的机械记忆字句较好，可记住较复杂的词汇，但对文义理解力差，常常不合时宜地使用语词或文字，或“鹦鹉学舌”。常表现喋喋不休或多嘴多舌，用词联想奔逸，使人难懂其意。

三、阅读障碍

早期阶段可能表现为背诵字母、说出字母正确名称、词的分节，读音的分析或分类等障碍。之后为阅读障碍，表现为朗读时漏字、加字、漏行、念错字等。计算时位数混乱和颠倒；默读不专心，易用手指指行阅读；对英语或拼音可整体读出，但不能分读音节；对因果顺序表达欠佳、命名物体困难。有的阅读障碍儿童在学前即表现出一定程度的语言缺陷和认知功能障碍。如临摹图画时分不清主体与背景的关系，不能分析图形的组合，也不能将图形中各部分综合成一个整体。阅读理解方面也存在缺陷，不能回忆所读内容，不能从所读的资料中得出结论或推理，不能利用所阅读的信息。

四、视空间障碍

表现为手指触觉辨别困难，精细协调动作困难，顺序和左右认知障碍，计算和书写障碍。有明显的文字符号镜像处理现象，例如不能分辨“p、q”，“b、d”，“m、w”，“6、9”，“na、an”、“was、saw”，“部、陪”等。计算时忘记计算过程的进位或错位，抄错或抄漏题，数字顺序颠倒，数字记忆不良，从而导致量的概念困难和应用题计算困难。常见空间知觉不良，方位确认障碍，判断远近、长短、大小、高低、方向、轻重等的困难。

五、书写困难

患儿手的技巧笨拙，大多不会使用筷子，穿衣系扣笨拙，持笔困难，绘画不良。不主动书写，写字潦草难看，涂抹过多，丢偏旁部首或张冠李戴。

六、情绪和行为障碍

多伴有多动、冲动、注意力不集中。常继发不良“自我意识”等情绪障碍，以及焦虑或强迫症状、攻击行为或恶作剧，社会适应和人际关系不良，品行问题等。如不及时干预矫治，易发展为青少年违法或成年后精神人格障碍。

七、神经心理特征

总体智商正常，但智力结构不平衡，VIQ 和 PIQ 分值差异大。也可呈现临界智力状态。常见手眼协调困难、肢体协同运动不良等神经系统体征。可在某一方面（如音乐、美术、数学、物理或理论研究等）呈现惊人的天赋。

【辅助检查】

一、心理行为测评

心理测评是诊断 LD 的主要方法。常用的有以下几种：

1. 学业成就测验：侧重于语言理解、语言表达、书写、阅读理解、计算和基本推理几个方面，任何一项较智力期望值明显落后即可诊断。

2. 智力测验：一方面有助于排除精神发育迟滞或孤独症，另一方面可了解LD类型及其智力结构，并为矫治训练提供依据。LD儿童往往出现VIQ与PIQ较大差异（>10分）。依此大致可以分类出言语型LD或非言语型LD。

3. 学习障碍筛查量表：总分低于60分者，为可疑LD。

二、其他检查

必要时可选择进行神经影像学或电生理检测。主要目的是排除其他器质性病变。

【诊断】

LD的诊断主要根据临床特征和心理测评结果。

●LD的诊断要点：发生于脑发育早期，学校技能损害严重，常伴语言发育延迟，性格气质异常，矫正困难，排除其他原因。

一、诊断要点

1. 发生于脑发育的早期。

2. 学校技能损害必须达到相当严重的程度，学习成绩很差。

3. 在出现学习困难之前，一般在学龄前就出现了发育延迟或偏离；最常见的是语言发育延迟或偏离。

4. 多伴有注意力不集中、多动、逃课、学校适应障碍、情绪障碍或品行问题。性格气质异常的表现已超出正常发育的偏离程度。

5. 对来自家庭和学校的帮助、支持和教育不能很快矫正患儿的学习困难。

6. 学习障碍不能以任何其他原因解释。例如，不能用精神发育迟滞或综合智力的受损解释，其学业成就与智力水平不平行，明显低于智力水平所应达到的水平；不能以任何外在因素（如没有合适的学习机会、不充分教育等）解释其学习困难的程度；不能以视、听觉障碍及神经系统障碍解释。

二、诊断标准

《国际疾病分类》第10版（ICD-10）的诊断标准是：

1. 特定的学习技能损害必须达到临床显著程度，如成绩不良、发育先兆（如语言发育迟缓）、伴随行为问题（如冲动、注意集中困难）等；

2. 这种损害必须具有特定性，不能完全用精神发育迟滞或综合智力的轻度受损解释。

3. 损害必须是发育性的，即上学最初几年就已存在，而非受教育过程中才出现。

4. 没有任何外在因素可以充分解释其学习困难。

5. 排除视听损害所致。

【鉴别诊断】

1. 儿童精神分裂症　婴幼儿期发病者少见，伴其他思维障碍，病情有缓解和复发特点。

2. 儿童孤独症　虽发病于婴幼儿期或童年期，也有语言和阅读障碍，但儿童孤独症主要为交往、沟通障碍和局限的重复、刻板行为。

3. 智力低下　智商和社会适应性低下，学习成绩与其智力水平相一致。

【预防和治疗】

预防措施主要应避免诱发LD的不良危险因素，包括加强围生期保健，正确开展早期教育。对有高危出生史的儿童要特别关注，指导家长改进养育方法，尽早进行心理咨询与指导。有些LD儿童的父母容易陷于担心和慢性焦虑，进而采取不当的教养方式，不利于患儿康复，甚至进一步加重病情。因此，及早对家长开展心理咨询与指导是防治LD的重要环节之一。

本病目前尚无有效的药物治疗。治疗措施应根据LD儿童的年龄、类型、程度、临床表现以及心理测评结果来确定。应尽可能接纳、理解、支持和鼓励患儿，以增强其自信心，进而根据患儿特点采取针对性的综合治疗。

（秦　炯）

第十一节　Rett综合征

Rett综合征（Rett syndrome，RTT）是一种严重影响儿童精神运动发育的疾病，由Andreas Rett于1966年首先报道的。本病世界各国普遍存在，我国首例由北京大学第一医院儿科于1987年报道。其发病率为1/10 000～1/15 000女孩。临床特征为女孩起病，呈进行性智力下降（mental regression），孤独症行为（autistic behaviors），手的失用（lose purposeful hand use），刻板动作（stereotypic hand movements）及共济失调（ataxia）。

【致病基因与发病机制】

现已报道的Rett综合征患儿大多数为散发性的病例，家族性病例约占0.5%～1%。国外已报道的家族性病例均为母系遗传；双生子研究表明单卵双生发病具有高度的一致性，提示该病为遗传性疾病。其遗传方式尚不清楚，目前较为普遍的观点为X连锁显性遗传，男性胚胎致死。

●Rett综合征致病基因之一：甲基化CpG结合蛋白2基因。

由于Rett综合征家系很少，使传统的连锁分析检测致病基因的方法受到限制，应用X染色体基因排除作图及基因单体型分析，1998年将Rett综合征基因定位于Xq28，通过对该区域基因序列分析，Airm等在家庭性和散发性Rett综合征病例均发现了编码甲基化CpG结合蛋白2（methyl-CpG-binding protein 2，MeCP2）基因突变，其突变率达35%～80%。北京大学第一医院对31例散发患儿的突变分析，发现17例患儿存在MeCP2基因突变，突变率为55%。MeCP2是胚胎正常发育不可缺少的因子，具有转录抑制作用，在胚胎发育的一定阶段MeCP2抑制其调控基因的转录。如果MeCP2基因发生突变，会导致其调控基因的过度表达，在脑内形成“噪音”，可能由于这些“噪音”导致了脑功能障碍。但是尚有一部分Rett综合征患儿没有发现MeCP2基因突变，特别是较少见的家族性Rett综合征病例。因而，有学者提出另一种可能性，即存在其他基因突变引起的遗传异质性。

X染色体非随机失活（non-random X chromosome inactivity）在其遗传过程中可能起一定作用。国内外研究表明Rett综合征患儿存在X染色体非随机失活。有人在34例MeCP2基因突变的Rett综合征患者中发现91%为X染色体随机失活，但3例症状轻微和无症状的MeCP2基因突变携带者，以及一对单卵双生女中无症状者存在X染色体非随机失活。所以认为携带MeCP2基因突变的X染色体非随机失活可以消除突变的有害效应，使Rett综合征症状轻微或无症状。

另外，部分病人存在线粒体DNA（mitochondrial DNA，mtDNA）的突变，及线粒体结构与功能的异常，这些异常可能参与了Rett综合征的发病。

【病理】

全脑萎缩，大脑皮层锥形细胞树突数目减少，树突、突触形成不良。神经元细胞体积减少，数目无异常。黑质区神经元黑色素减低。部分病人肌肉及施旺细胞中的线粒体肿胀，呈哑铃状、圆柱状，线粒体中有泡沫样空泡形成。

【临床表现】

以女孩得病为主，目前仅报道了数例可疑的男性病例。胎儿及围生期无异常，早期智力运动发育基本正常。6～18个月出现体格发育的减缓及精神运动的倒退，丧失已获得的语言及手的功能，出现手的刻板动作（stereotyped behaviors），如洗手（hand washing）、绞手（wringing）、拍手（clapping）等；运动功能逐渐下降，出现共济失调，甚至丧失独立行走的能力；智力严重低下，进食及大小便不能自理。常伴有屏气（breath holding）或过度换气（hyperventilation）、咬牙、孤独症行为及惊厥发作，至少半数病人伴脊柱弯曲。若无其他疾病影响，患儿可存活数十年。

北京大学第一医院儿科诊断的45例患儿，起病年龄为1～1.5岁，均有手的刻板动作与失用，有智力运动和语言的倒退，大小便不能自理。现年龄最大者已19岁，死亡5例，平均死亡年龄7.4岁（4～12岁）。在此组病例中尚未发现阳性家族史。

【Rett综合征的分期】

●Rett综合征：临床分为四期。

Rett综合征的临床表现具有一定的阶段性，共分为四期：Ⅰ期：自6～18个月开始发病，持续数月。表现为发育停滞，头围增长缓慢，对周围环境失去兴趣，肌张力低下（hypotonia）。Ⅱ期：自1～3岁起，持续数周至数月。表现为发育迅速倒退伴激惹现象，出现手的失用与刻板动作，惊厥，孤独症表现，语言丧失，失眠，自虐。Ⅲ期：自2～10岁起，持续数月至数年。表现为严重的智力倒退或明显的智力低下，突出的手的刻板动作，惊厥，睡觉时呼吸暂停（apnea）、咬牙，孤独症表现改善，食欲好但体重下降。共济失调，躯体失用（apraxia），腱反射增强，肢体僵硬，早期的脊柱侧弯（scoliosis）。Ⅳ期：10岁以上，持续数年。表现为上下运动神经元受累的体征，肢体僵硬，肌肉废用，进行性脊柱侧弯，双足萎缩，失去独立行走能力，生长迟缓，不能理解和运用语言，眼对眼的交流恢复，惊厥发作减少。

【诊断与鉴别诊断】

根据Rett综合征的临床特点，1984年在维也纳国际会议上，制定了该病的诊断标准，现称之为维也纳标准。1988年，国际Rett综合征诊断标准制定小组对其进行了修改，制定了新的标准。它包括九条必须标准，八条支持标准和七条排除标准。

必须标准：①出生前及围生期正常。②生后6个月（可以到18个月）精神运动发育（psychomotor development）正常。③出生时头围（head circumference）正常。④5个月至4岁，头围增长减慢。⑤6个月至30个月丧失已获得的有目的的手的技能，社会交往能力下降。⑥语言表达与理解能力严重受损，出现严重的精神运动发育迟滞。⑦手的使用能力丧失后，出现手的刻板运动，如绞手（wringing/squeezing）、拍手、拍打（tapping）、咬手（mouthing）、洗手、搓手（rubbing）等。⑧1～4岁出现躯体的共济失调与失用（truncal apraxia/ataxia）。⑨直至2～5岁，才能做出尝试性的诊断。

支持标准：①呼吸异常（breath disfunction）：睡觉时间歇性地呼吸暂停或过度换气（hyperventilation），屏气，强迫性地吐唾液与空气。②脑电图异常：慢波背景或阵发性的慢节律，痫样放电（epiletiform discharge），惊厥发作可有可无。③惊厥。④挛缩：与肌肉的废用和肌张力不全有关。⑤周围血管运动异常。⑥脊柱侧弯。⑦生长迟缓（growth retardation）。⑧双足萎缩。

排除标准：①宫内发育迟缓（intrauterine growth retardation）。②内脏器官增大或其他蓄积性疾病的体征。③视网膜病变（retinopathy）或视神经萎缩（optic atrophy）。④先天性小头（microcephaly）。⑤围生期获得性脑损伤。⑥存在其他代谢性或进行性神经病变。⑦由严重感染或头部外伤引起的神经病变。

符合以上标准的为典型Rett综合征，尚有一些不典型病例，其临床表现相似，但不能满足所有标准，如出生后即有肌张力低下，从未学会行走，惊厥出现较早，语言从未发育，或无语言的倒退，及男性患儿等称之为不典型Rett综合征。

由上可见目前Rett综合征的诊断主要依靠临床表现，另外，甲基化结合蛋白2基因突变分析对Rett综合征的诊断有一定帮助。

该病在不同时期，临床表现差别很大，易于误诊为：孤独症（autism）、脑性瘫痪（cerebral palsy）、脑炎（encephalitis）、婴儿痉挛症（infantile spasm）、脑白质营养不良（leukodystrophy）等，尤其是孤独症（autism），但根据Rett综合征所特有的智力运动倒退过程，手的失用与刻板动作可以做出鉴别。

【治疗】

Rett综合征的治疗主要依靠理疗及对症处理。通过理疗，增强运动能力，减缓关节、肌肉的变形、挛缩，协调平衡。听音乐及与患儿“玩耍”，可增强患儿的注意力及交往能力。已有脊柱弯曲的患儿除物理矫正外，手术治疗可获得良好效果。对有惊厥的患儿，需应用抗癫痫药物治疗。

另有个别报道溴隐亭，纳洛酮，左旋肉碱使部分患儿临床症状得到改善。

（包新华）

第十八章　常见急症

第一节　心肺复苏

心肺复苏（cardiopulmonary resuscitation，CPR）是一种在心搏、呼吸骤停（cardiopulmonary arrest）时的急救复苏技术。随着对存活者生存质量的认识和技术的进步，更强调整个复苏过程中脑功能的恢复，故目前有人提出应该称为心肺脑复苏（cardiopulmonary cerebral resuscitation，CPCR）。

【心搏呼吸骤停的原因】

引起小儿心搏呼吸停止的原因很多，占第一位的是各种原因所致的呼吸道梗阻、缺氧，这和成人以心脏疾患占首位有所不同。新生儿期以出生窒息、吸入及肺部炎症多见；婴幼儿期则以重症肺炎、喉炎及气道异物常见；学龄前至年长儿则各种意外事故占较大比例。引起心搏呼吸骤停的原因如下表：

●引起小儿心搏呼吸骤停以呼吸系统疾病为首要原因。

表 18-1　**Causes of Cardiopulmonary Arrest**

上气道梗阻及窒息：异物、痰堵、液体及气体吸入、喉梗阻（喉炎、过敏、喉痉挛）、分娩、颈部绞缢
下气道及肺部疾病：重症肺炎、哮喘、RDS、MAS
中枢神经系统疾病：中枢神经系统感染、各种原因的脑水肿、脑疝、惊厥、颅脑外伤
循环系统疾病：严重心率紊乱、心肌疾病、先天性心脏病缺氧发作、急性栓塞、休克
过敏：各种药物、化学制剂、生物制品、食物
神经肌肉疾病：肌无力、感染性多发性神经根炎、肌营养不良、肌炎
意外：外伤、溺水、触电、气道异物、捂闷、麻醉意外
中毒：药物中毒、植物中毒、食物中毒、气体中毒
代谢性疾病及电解质紊乱：低钙、低钾或高钾血症
婴儿猝死综合征（sudden infant death syndrome）

【病理生理】

心搏呼吸骤停后，有效带氧血流灌注中断，首先损害需氧量大的器官——脑及心脏。随着进一步的缺血缺氧，其他脏器和组织相继出现损害，如复苏重建灌注，又会发生缺血后再灌注损伤。

一、缺氧即刻损伤：是一种缺氧的直接损害。由于脑需氧量按质量而言是最大的器官，而又无能量储备，供氧中断后 10 至 20s 内便会出现惊厥、意识丧失。在 30min 内便出现脑组织 Nissl 物质溶解，细胞嗜酸性坏死，成为不可逆死亡。心肌细胞则发生线粒体肿胀、破碎、细胞嗜酸性变性，逐渐成为不可逆死亡，30 到 40min 时约有半数心肌细胞死亡，60min

后大部分细胞死亡。重要脏器因供氧中断能量（ATP）不能生成，细胞代谢出现障碍。ATP 缺乏使细胞膜的各种主动转移过程（主要是离子泵）中断，致使正常的细胞内外离子浓度梯度改变，如钠离子、氯离子进入细胞内，钾离子溢出细胞外，NaCl 使细胞内渗透压升高而吸入水分出现细胞水肿。钙离子进入细胞内干扰氧化磷酸化过程。无氧酵解产生酸性产物使 pH 下降影响各种酶的活性，加重了细胞的代谢及生理功能，最终细胞死亡。

二、缺血后再灌注损伤（ischemia-reperfusion injury）及氧自由基（Free radical）损伤：缺血后重新获得血流灌注会使组织产生进一步损伤，其原因是再灌注后出现细胞内钙离子超载和氧自由基增多。再灌注后会加重缺氧造成的细胞内钙离子增加形成超载，超载的钙离子进一步损害细胞器及细胞膜形成恶性循环。再灌注时使缺氧时堆积的次黄嘌呤氧化产生大量氧自由基，而自由基不但破坏线粒体且破坏细胞膜导致细胞水肿死亡。

【心搏呼吸骤停的诊断】

小儿心搏和呼吸骤停因不同病因可能有先后出现的不同。一般心脏停搏后 30s 内呼吸停止，呼吸停止后心脏停搏多在数分钟内发生，即短时间内便会出现二者均停止的局面。诊断依据以临床症状体征为主，其他检查为辅。

●物理体征是主要的诊断依据，不必等待其他检查。

一、症状体征：

（1）意识突然丧失，少数先有抽搐；

（2）大动脉搏动消失；

（3）心音消失或心动严重过缓；

（4）呼吸停止或严重呼吸困难（表浅、缓慢、倒气）。

以上 4 条中（1）、（2）、（3）、（4）为诊断的主要条件，此外瞳孔散大、发绀只作为参考依据。

二、心电图（ECG）检查：

（1）呈等电位表现；

（2）严重心率失常（心室颤动、无脉性室性心动过速）；

（3）电机械分离（electromechanical dissociation，EMD），即心脏机械活动消失但仍有心电活动。

心电检查只作为参考依据，但对指导治疗有很大帮助。

【复苏指征】

●不必等待心搏呼吸完全停止就应立即开始复苏。

一、只要心搏呼吸骤停必须立即进行复苏；心脏停搏或呼吸停止任何一项出现也必须及时复苏。

二、任何有效带氧血流灌注不足或中断，即刻危及生命的心搏呼吸异常，如严重心律紊乱、心率改变、心脏收缩无力、呼吸减慢均应立即复苏，以免造成骤停及严重缺氧损伤。

【复苏方法】

以从 20 世纪 50 年代至 60 年代，心肺复苏技术逐渐成熟。目前普遍接受 3 个阶段 9 个措施的复苏程序，并为记忆方便，使用 A、B、C 等字母顺序表示。值得注意的是第一阶段是指院外现场急救，多为徒手而行，无法借助其他器械设备，但临床多在急诊室或病房内复苏，完全应使用现代设备如：气囊加压通气、供氧、除颤、药物应用等方法。而D～H也只是提醒采用的措施，并非绝对先后顺序。

表 18-2 Program of Cardiopulmonary-cerebral resuscitation

1. 基本生命支持（BLS）	A. 开放气道 B. 人工通气 C. 人工循环
2. 进一步生命支持（ALS）	D. 药物应用 E. 心电监护 F. 除颤治疗
3. 后续生命支持（PLS）	G. 病情评估 H. 脑复苏 I. 加强护理

一、基本生命支持（basic life support，BLS）

BLS阶段可能在任何场所进行。多为徒手操作，其目的是立即建立有效的人工通气及循环，纠正缺氧，使重要器官获得灌注。及时正确的BLS可以争取时间进行下一步治疗，避免重要器官发生不可逆死亡，是复苏的关键步骤。部分病人在此阶段便可能恢复自主心搏和呼吸。

（一）开通气道（airway，A）：立即吸出口腔、咽部分泌物、反流物、误吸物；用手掏出上气道及口腔固状异物。如喉部及下气道异物可用Heimlich法猛然增加胸腔压力使异物冲出。然后仰头（使气道平直）、托下颌（纠正舌根后坠）使气道通畅。婴幼儿痰堵或误吸可用口对口方法吸出。

（二）人工通气（breathing，B）：人工通气的方法很多，但有些方法如胸廓挤压法、展臂法等因潮气量不足已很少使用。BLS阶段常用的人工通气方法为：

●保证潮气量是人工通气的关键。

1. 口对口呼吸：口对口呼吸可保证潮气量，并可控制胸腔压力，是现场急救的最常用的方法。操作时应一手托颈后，另一手在吹气时捏紧患儿鼻孔，在间隙期放开。吹气频率儿童在18～20次/分，婴幼儿30～40次/分。吹气时间约占周期的1/3，幅度须能见到胸廓起伏。吹入气体氧浓度在16%～18%之间，可维持基本的供氧需要。

2. 气囊加压通气：气囊加压通气不仅可持久操作，还可输氧，先进的气囊还附加压力控制，是理想的人工通气方法。

●按压位置、频率、深度是关键技术。

（三）人工循环（circulation，C）：胸外心脏按压术（extrathoracic cardiac massage，ETCM）不仅挤压心脏形成血流起到心泵（cardiac pump）的作用，而且规律挤压胸廓促使静脉血回流心脏而起胸泵（chest pump）作用。按压要点是按压位置、按压频率及按压深度。按压及松弛时间比为1∶1。在人工通气时暂停按压，按压和吹气比为5∶1。心脏按压的有效指征是大动脉能触及波动，青紫好转或转红。如出现不自主运动及反射则是预后乐观的表现。

●按压深度为最重要的技术，一般要求达到胸廓厚度的$\frac{1}{3}$～$\frac{1}{2}$。

表 18-3 Technique of Extrathyoracic cardiac massage

	1岁之内	1～7岁	7岁以上
按压部位	乳头连线中点下一横指下缘处	胸骨中下1/3交界处	胸骨中下1/3交界处
按压手法	双指法	单掌法	叠掌法
按压深度	1.5～2cm	2.5～3.5cm	3.5～5cm
按压速度	100～120次/分	80～100次/分	80～100次/分

二、进一步生命支持（advanced life support，ALS）

ALS阶段多在急救室或病房进行，其目的是促进循环及呼吸功能的恢复。其内容包括应用设备及技术、继续人工呼吸循环直至自主功能恢复，使用各种药物改善心脏功能及纠正代谢紊乱，减少器官的损伤。

●继续呼吸循环支持。

（一）继续改善呼吸功能：恢复较满意的自主呼吸，患者应吸氧，保持呼吸道通畅，作呼吸功能监护。对未能建立自主呼吸或是有自主呼吸但功能不全者应进行气管内插管应用人工通气，其指征有：（1）无自主呼吸；（2）呼吸功能不全或衰竭；（3）心功能不稳定有发生再次骤停可能；（4）昏迷或频繁抽搐。机械通气多应用定容式呼吸，吸入氧浓度应100%。

（二）药物治疗或确切的治疗（drugs or definitive treatment，D）：由于静脉给药物效果最为可靠，所以应尽早开放静脉通道。骨髓腔给药及气管内给药在静脉开放困难时也可使用。静脉给药首要目的是促进心脏复苏及防止复苏后的心功能紊乱，其次是液体治疗及其他复苏药物的应用。

●肾上腺素是首选的复苏药物。

1. 肾上腺素（adrenaline）：目前认为是首选的心脏复苏药物，它可同时可兴奋α和β肾上腺能受体，可增强心肌收缩能力，提高心、脑血管的平均血压，有利于心脏复苏及对脑的保护。现在流行的用量比传统有明显的增加，多在心搏停止时静脉推注0.05～0.1mg/kg（传统剂量从0.01mg/kg开始）。可5min后重复使用，并可加量到0.2mg/kg。更高剂量的远期效果并无明显改善。复跳后心动过缓，血压低，心脏收缩无力可用肾上腺素持续静脉滴入，常用剂量是为0.1～1.0μg/（kg·min）。

●滥用碱性药物是有害的。

2. 碳酸氢钠：心搏呼吸骤停后短时间内便会二氧化碳潴留，出现失代偿性呼吸性酸中毒。随着时间延长，则因无氧代谢出现混合性酸中毒。对复苏过程中的酸中毒治疗的认识现趋于统一。过剂量的碳酸氢钠应用可能起不良的效果，高渗状态、高钠血症，碱中毒，对复苏及复苏后的恢复均有不利影响。纠正呼吸性酸中毒的惟一方法是改善通气功能。轻度的代谢性酸中毒在氧合后自行纠正。目前认为心搏暂停超过10分钟者在建立有效的通气后可用碳酸氢钠，首剂为1mmol/kg（8.4%碳酸氢钠1ml/kg为1mmol/kg），稀释为等张液体静脉注射或快速注入。以后每10分钟重复使用半量。如有血气分析资料则按公式计算：碳酸氢钠（mmol）＝碱剩余（BE）×体重（kg）×0.3，以计算值半量给予。

3. 利多卡因和溴苄胺：用于室性心动过速、心室颤动及频发室性早搏，也可用于电击除颤后以预防再发。利多卡因用量是1mg/kg静脉注射，必要时5～10分钟内重复使用，也可静脉注入20～50μg/（kg·

min)，溴苄胺 5～10mg/kg，静脉缓注。

4. 三磷酸腺苷（ATP）：用于室上性心动过速，0.1mg/kg，静脉快速推入，必要时 10 分钟后，可以加倍重复使用。

5. 阿托品：用于心动过缓或房室传导阻滞，剂量为 0.01～0.1mg/kg，静脉或气管内给药。

6. 多巴胺和多巴酚丁胺：多巴胺用于复苏后低血压，10～20μg/（kg·min）静脉滴入，多巴酚丁胺用于心肌收缩无力者，从 2μg/（kg·min）开始，最大可加到 20μg/（kg·min），二者经常合并应用。

（三）心电监护（ECG，E）和电击除颤（fibrillation，F）：对于室颤及无脉性室性心动过速应立即进行电击除颤。能量从 2J/kg 开始，无效可加大到 4J/kg，重复进行，3 次无效者可进行静脉快速推入溴苄胺 5～10mg/kg，再以除颤，也可以静脉推入肾上腺素 0.5mg/kg 再除颤，对于造成严重血流动力学障碍的室上性心动过速药物治疗无效者，可用同步电转复，所用能量为 0.5J/kg。

三、后续生命支持（prolonged life support，PLS）：经上述处理后首先要对患者及救助措施作一全面评估，然后转入加强护理病房（Intensive Care Unit，ICU）。进行后续治疗，重点是脑复苏、心肺功能的进一步改善、内环境的稳定、多器官功能保护及多器官功能不全（multiple organ dysfunction syndrome，MODS）的治疗。

（一）病情评估（gauge，G）：经过一系列的急救处理，对患者所处状态，合并症，治疗前景作一评价，并做出下一步的治疗计划。

●脑复苏的重点是供氧、降温、降低颅压。

（二）脑复苏（human mentation，H）：脑功能的恢复情况决定着存活者的生存质量，是复苏成功的关键。

1. 低温疗法：降低代谢温度可减少脑组织的耗氧量，提高对缺氧的耐受能力，有利于保护脑细胞。要尽快用头部物理降温方法使头部温度降至 32℃左右。全身低温不仅有利于保护脑组织，而且也可保护其他器官，一般用药物加物理方法使肛温降至 34～35℃。

2. 脱水疗法：（见颅高压章节）

3. 皮质激素：作用尚有争议。地塞米松 0.5～1mg/kg 每 8h 一次，在短期内应用，有降低脑水肿，清除自由基，稳定细胞膜的作用。

4. 高压氧治疗：高压氧应尽早进行，可加速脑功能的恢复，临床实践有较好的效果。

5. 钙道阻滞剂、自由基清除剂：可以试用，但目前尚无明确的效果评定。

（三）继续改善呼吸循环功能：心脏复苏以后许多合并症会相继出现。如心律紊乱，收缩无力，心力衰竭，心源性休克等应积极治疗。呼吸功能不全会继续存在，特别是心搏骤停复苏后的中枢性呼吸衰竭可能会持续较长时间，因此机械通气，保持呼吸道通畅，吸氧是维持生命恢复的基础。

（四）MODS 治疗：在缺氧严重时，不仅脑、心功能损伤，而且会出现严重体液电解质紊乱，肺功能衰竭（ARDS），肾功能不全，DIC，消化道应激性溃疡，肝损伤等多器官损害，以及肺炎、败血症等严重感染。加强护理、治疗上述合并症是能否长期存活的关键。

【影响复苏的因素及结局】

●尽早开始复苏是成功的首要因素

影响 CPC 成功的首要因素是复苏开始的时间。一般说来骤停后 4～6 分钟内开始复苏者其成功率较高，存活质量也好，超过 12 分钟以上开始 CPC 存活率明显减少，且多有严重的神经系统后遗症。如果能在 4 分钟内开始 BLS，9 分钟内开始 ALS 者存活率约为 50%左右。在尽早开始 BLS 后应争取尽快进入 ALS 阶段，应用机械、药物促进复苏。影响 CPC 成功的其他因素为复苏技术、设备及致病原因。最好的结果为长期存活，没有或只有轻微神经系统后遗症；其次是能存活，但是有中度后遗症；最差的结果是不能出院，其中包括意识不能恢复（高级中枢死亡而呈植物人状态）以及全脑死亡（brain death）。及时而有效的 CPC 技术是争取较好结局的关键。

（郭在晨）

第二节 感染性休克

感染性休克（septic shock）是由微生物及其毒素等产物，直接或间接引起机体的急性微循环功能障碍，其主要病生理变化包括有效血容量减少，组织灌注不良，细胞代谢和器官功能紊乱。临床特征包括：面色苍白、四肢湿冷、脉细速、呼吸急促或发绀、精神萎靡或烦躁不安、血压降低、脉压小及尿少等。如不及时抢救，可发生多器官功能不全综合征（multiple organ dysfunction syndrome）。

【病因】

●细菌感染是引起感染性休克最主要的原因，其中革兰阴性菌感染最多见。

多种病原体感染均可引起 septic shock，临床上以细菌感染最常见，其中革兰阴性细菌感染所致者占 50%，其次为金黄色葡萄球菌、溶血性链球菌、及肺炎球菌。在小儿疾病中中毒型痢疾、重症肺炎、暴发型流行性脑脊髓膜炎、败血症、坏死性小肠炎、大叶性肺炎等常易并发休克。随儿童年龄的不同其病源不同（见表 18-4）。

Table18-4 Common Pathogens Causing Septic Shock

新生儿期 Neonate
B 族 β-溶血性链球菌 Group B β-hemolytic streptococci
肠杆菌 Enterobacteriaceae
单核细胞增多性利斯特菌 Listeria monocytogenes
金黄色葡萄球菌 Staphylococcus aureus
单纯性疱疹 Herpes simplex
儿童期 Children
流感嗜血杆菌 Haemophilus influenzae
肺炎链球菌 Streptococcus pneumoniae
金黄色葡萄球菌 Staphylococcus aureus
脑膜炎奈瑟菌 Neisseria meningitidis

肠杆菌 Enterobacteriaceae 志贺菌 Shigela
免疫力低下时 Immunocompromised 肠杆菌 Enterobacteriaceae 金黄色葡萄球菌 Staphylococcus aureus 假单胞菌 Pseudomonadaceae 白色念珠菌 Candida albicans 寄生虫 Parasite

【特殊类型的感染性休克－中毒性休克综合征】

中毒性休克综合征（toxic shock syndrome TSS）是 1978 年由 Todd 最初报道，是因金黄色葡萄球菌感染所产生的中毒性休克。TSS 临床特点为发热、全身猩红热样皮疹、低血压并伴有多器官受累。Shands 等提出在月经期使用一种特殊的卫生巾（tampons）是发生本症的高危因素，但 TSS 也可发生在非月经期的女性、男性及不同年龄病人，包括小儿。虽然本病临床表现严重，但如能早期诊断，是能得到治愈的。近年来发现甲族链球菌感染也能引起类似 TSS 表现。

【发病机理】

Septic shock 发病机理至今尚未完全明了。以下因素参与其发病过程：（1）病原微生物及细菌毒素对细胞、器官功能和结构的损伤；（2）机体对病原微生物及其损伤的所产生的全身性应激反应、免疫和炎症反应；称之为全身炎症反应综合征（systemic inflammatory response syndrome SIRS）；（3）机体在调控之中所产生的代偿变化和多种生物活性物质的危害。上述因素相互作用，导致微循环系统障碍、细胞损害（primary cellular defect）及多器官功能衰竭（MOF）。

1. 炎症反应

●炎症反应、细胞损害、微循环障碍是导致、休克发生，发展的重要因素

细菌感染（毒素）通过机体一系列炎症反应，引起组织损伤。首先产生许多炎性因子，如肿瘤坏死因子（TNF）、白细胞介素-1（IL-1）、干扰素（IFN）等，激活毛细血管内皮细胞、淋巴细胞进一步释放其他具有生物效应的介质，如血小板活化因子（PAF）、IL-1，IL-6、IL-8、NO、磷酸酯酶 A2（PLA2）；并刺激 ACTH 释放，通过激活凝血系统，刺激激肽释放酶－激肽系统产生 β-内腓肽，而导致血管收缩及内皮损害；激活补体系统，刺激多核白细胞、淋巴细胞，引起毛细血管渗透性增加，内皮受损，最终发展成 shock 和多脏器功能不全综合征（multiple organ dysfunction syndrome，MODS）。（见图 18-1）

2. 细胞损害

首先是细胞膜离子泵功能障碍损害，K^+ 逸出细胞外，Na^+、Ca^{2+} 进入细胞内；然后细胞内线粒体肿胀，结构破坏；溶酶体水解酶释出及可使细胞自溶死亡；最终导致重要器官功能衰竭，甚至机体发生死亡。

3. 微循环障碍　根据血流动力学和微循环障碍，可将 shock 的发展过程分为以下三个时期：

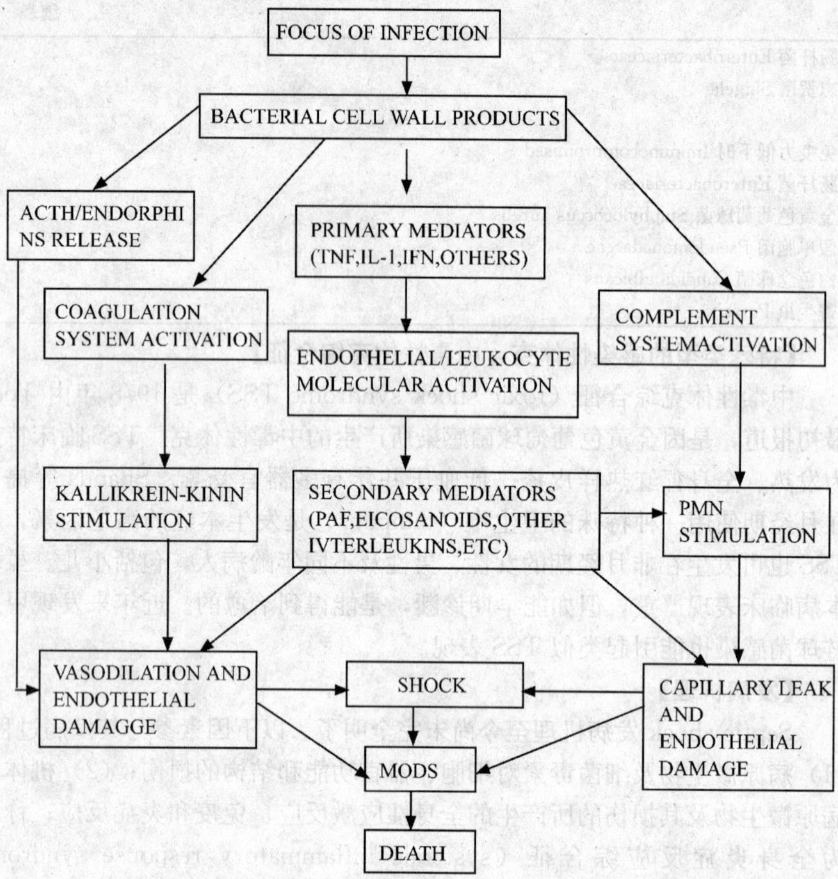

图 18-1

●休克发展中的不同时期有相应的疗程改变及临床表现。

①Shock 初期（缺血缺氧期）：机体在细菌及内毒素的作用下，交感一肾上腺髓质系统兴奋，大量儿茶胺释放入血，引起使微血管收缩；此外体内其他体液因素（血管紧张素Ⅱ、血栓素 A_2、心肌抑制因子及内皮素等）也参与缩血管作用。其结果导致微循环灌注量急剧减少，组织缺血、缺氧。此期有一定的代偿意义，有助于维持动脉血压，相对地保证心脏的血液供应。

②Shock 期（淤血缺氧期）：随病情进展，组织和细胞进一步处于低灌注状态，组织缺氧，糖无氧酵解，酸性代谢产物（乳酸、丙酮酸）大量聚集，使微动脉及毛细血管前括约肌扩张；而微静脉仍处于收缩状态。因此大量血流淤滞，造成微循环淤血状态，组织灌注进一步减少，从而导致血容量不足，有效循环量骤减，回心血量和心排出量进一步降低，动脉血压下降。

③Shock 晚期（弥散性血管内凝血期）：Shock 发展到晚期，由于微循环内血液淤积及液体向组织间外渗，造成血液浓缩和血液粘滞性增高，血流速度更加缓慢，酸性代谢产物不断堆积；血管内皮细胞广泛损伤，导致 DIC。继而发生 MODS。

●掌握休克临床特征认识早期休克很重要。

【临床表现】

1. 休克初期　除原发病的表现外，患儿常有面色和皮肤苍白，肢端湿冷，口唇甲床轻度紫绀，呼吸急促，心率增快，血压正常或偏低，脉压小，尿量减少，烦躁不安等，眼底和甲皱微循环检查可见血管痉挛。

2. 休克发展期　患儿烦躁或意识不清，呼吸浅速，心音低钝，脉搏细速，血压下降，脉压小。皮肤湿冷、紫绀、发花，尿量更少。

3. 休克晚期　常伴发多系统器官功能衰竭（MOF），临床常见：

（1）心功能不全（heart dysfunction）：心率突然增快＞180 次/分，奔马律、呼吸极度困难、肺底可闻及啰音，肝进行性增大，中心静脉压＞1.2kPa（12cmH_2O）；

（2）成人型呼吸窘迫综合征（ARDS）：进行性吸气性呼吸困难，吸氧不能缓解，双肺呼吸音低、可闻捻发音，有肺部实变体征，PaO_2＜6.65kPa（≤50mmHg），$PaCO_2$＞6.65kPa（＞50mmHg）；

（3）脑水肿：神志不清，惊厥，昏迷等颅压增高表现；

（4）肾功能不全（renal dysfunction）：少尿或无尿，血清肌酐升高，BUN 升高，高钾血症及酸中毒。

（5）DIC：皮肤瘀点、瘀斑，多脏器出血，渗血不止，血压下降。严重者可出现肾栓塞、肺栓塞、脑栓塞等。

根据其病情轻重分为两型。见表 18-5：

表 18-5　**Clinical Findings of Septic Shock**

临床表现	轻症	重症
神志	清醒或烦躁或萎靡	模糊或昏迷
面色、肢温	面色苍白、四肢苍白、冷	面青灰、四肢发绀、湿冷、皮肤发花
脉搏	细速	微弱或摸不到
血压、脉压	正常或偏低，脉压为 2.66～4kPa（20～30mmHg）	明显下降或测不出，脉压＜2.66kPa（20mmHg）
呼吸	增快	深长或浅快，节律不齐
毛细血管再充盈时间	1～3 秒	＞3 秒
尿量	稍减少	少或无尿

【实验室检查】

1. 血尿便常规　白细胞计数大多增高，中性粒细胞增多伴核左移现象；视不同病因，尿便镜检可见白细胞。

2. 病原学检查　进行血、尿、便和分泌物的细菌培养，并作药敏试验，以明确病因。

3. 血生化检查　血钠偏低，血钾高，CO_2CP 减低。肾功能不全时，血尿素氮和肌酐值升高。心肌酶增高。

4. 血气分析 PaO_2 降低，合并代谢性酸中毒和/或呼吸性酸中毒，严重者呈失代偿性，pH＜7.20。

5. 凝血机制检查　包括血小板计数、凝血酶原时间、白陶土凝血活酶时间、纤维蛋白原及 FDP、3P 试验等。

【诊断】

在急性感染性疾病基础上，可根据临床表现进行诊断及分度。

【治疗】

治疗原则包括积极控制感染，纠正休克。

1. 控制感染：抗生素应大剂量，常需联合两种以上抗生素，静脉给药。待病原菌明确后，可根据药敏结果调整抗生素。

2. 扩充有效循环血量，纠正代谢性酸中毒。

●纠正休克扩容是关键。

①首批快速输液：一般先予低分子右旋糖酐或 2：1 等张含钠液 15～20ml/kg（或 300～400ml/m^2）静脉输入，也可给血浆和白蛋白，于 60～90 分钟内输完。酸中毒严重者给 5%碳酸氢钠 5ml 输入。②继续输液：总量约需 30～60ml/kg 或 400～800ml/m^2，于 6～8 小时内输入，直至休克基本纠正，输液总张力宜为 2/3～1/5 张。③维持输液：休克基本纠正后，应继续输入维持正常生理需要的液体。第一个 24 小时液体总量为 50～80ml/kg（1000～1200ml/m^2）用 1/5 张含钠液。见尿补钾，其浓度＜0.3%，速度宜慢。

3. 应用血管活性药，调整血管舒缩功能

●正确选用血管活性药，临床常用多巴胺及 654－2。

首选多巴胺（dopamine），小剂量［3～5μg/（kg・min）］时通过β-受体作用于心肌和选择性扩张血管，大剂量［5～15μg/（kg・min）］时通过α－受体作用于末梢血管，使阻力增加。伴明显心功能不全者加用多巴酚丁胺（dobutamine），剂量一般为 2～10μg/（kg・min），持续静脉滴注山莨菪碱（654－2），可解除小血管痉挛。轻度休克每次 1mg/kg，重度休克每次 2～3mg/kg。一般每隔 15 分钟静脉注射一次，至面色转红、呼吸、循环好转可延长用药间隔时间，并减小剂量为 0.5～1.0mg/kg，直至休克症状消失为止。使用 10 次后病情不见好转，应分析原因，考虑换用或加用其他药物。另外可用酚妥拉明（phentolamine）：一般剂量为 0.1～0.2mg/（kg・次），小儿每次总量不超过 10mg，溶于 5%～10%葡萄糖 10～20ml 中缓注或加入小壶中静点。异丙基肾上腺素（isoproterenol）：按 0.05～0.5μg/（kg・min）速度静点。其缺点为明显心率加快、心律紊乱，现已不作为一线药物。

4. 强心药物的应用：在治疗过程中需注意防治心功能不全。除适当掌握输液速度外，一般以首批快速输液后应用 1 次强心药。可用毒毛旋花子苷 K0.007～0.01mg/kg，（总量不超过 0.25mg），也可选用西地兰和地高辛。

5. 肾上腺皮质激素：目前对肾上腺皮质激素用于治疗休克存在争论。国外主张大剂量、短疗程、早期使用，国内用量偏小，一般采用地塞米松（dexamethasone）0.2～0.6mg/（kg・次），每 6 小时 1 次。

6. 降温止惊对症处理。

7. MOSF 时的治疗

（1）脑水肿的防治：应用甘露醇（mannitol）或速尿（furosemide），并限制入量。（2）重度休克合并 DIC 时，应采用肝素抗凝治疗。（3）合并ARDS时需要机械通气给予呼吸支持。（4）出现急性肾功能衰竭时，应注意维持水电解质及酸碱平衡，减轻肾负担，保护肾功能，必要时需行透析治疗。

8. 纳洛酮（naloxone）：内源性阿片肽参与内毒素休克的发生发展过程应用阿片受体阻滞剂纳洛酮可有效地拮抗阿片肽介导的休克。纳洛酮静脉注射，10～20μg/kg，每隔5～10分钟给药一次，直至血压回升至正常或总量达4mg为止。其应用宜在休克发生后8小时内使用。

第三节　急性呼吸衰竭

呼吸衰竭（respiratory failure）是儿科临床常见的急重症，也是引起死亡常见原因之一。Respiratory failure是指各种原因所致呼吸中枢和/或呼吸器官病变引起通气和换气功能障碍，并由此产生一系列生理功能和代谢紊乱的一种临床综合征。

【分型】

按病理解剖部位分为泵衰竭（pump failure）和肺衰竭（lung failure）。

肺衰竭（lung failure）：由于肺部实质性病变所致，常首先出现低氧血症，$PaCO_2$ 正常，继之因阻塞或中枢衰竭出现高碳酸血症。

泵衰竭（pump failure）：呼吸中枢病变、呼吸肌疲劳麻痹、胸廓和胸壁病变。表现 $PaCO_2$ 升高，继之出现低氧血症。

按血气分析结果分为Ⅰ型（单纯低氧血症）和Ⅱ型（低氧血症伴高碳酸血症）respiratory failure。

【病因】

很多疾病都能引起呼吸衰竭按病理解剖部位分类如下表所示：

表 18-6　Table Anatomic Classification of Respiratory Failure

	Lung failure		pump failure
Central airway obstruction	Tracheomalacia	Chest well deformity	Kyphoscoliosis
	Subglottic stenosis		Diaphragmatic hernia
	Epiglottitis		Flail chest
	Crop		Eventration of diaphragm
	Vocal cord paralysis		Prune-belly syndrome
	Foreign body aspiration		
	Vascular ring		
	Adenotonsillar hypertrophy		
	Near-strangulation		
Peripheral airway obstruction	Bronchiolitis	Brain stem	Sleep apnea
	Asthma		Poisoning
	Aspiration		Trauma
	Cystic fibrosis		Central nervous

续表 18-6　**Table Anatomic Classification of Respiratory Failure**

	Lung failure		pump failure
	Bronchomalacia		System infection
Diffuse alveolar damage	Sepsis	Spinal cord	Trauma
	Pneumonia		Poliomyelitis
	Pulmonary edema		Werdnig-Hoffmann disease
	ARDS		
	Near-drowning	Neuromuscular	Postoperative nerve injury
	Pulmonary embolism		Birth trauma
	Lung contusion		Infantile botulism
	Shock		Guillain-Barré syndrome

●肺部炎症是引起小儿呼吸衰竭最常见的原因。

小儿常见的 respiratory failure 以肺部疾病占首位，尤以呼吸道炎症最多，以各种重症肺炎、哮喘、毛细支气管炎最为常见，新生儿因气道纤细在肺部炎症时极易发生 respiratory failure。急性喉炎、气管异物也易在儿科发生 respiratory failure。新生儿期以 HMD MAS 为常见原因。以呼吸泵功能障碍所至者，以各种中枢性疾病及神经肌肉病为主，如脑炎、HIE、脑肿瘤、Guillain-Barré Syndrome、肌无力等。

【病理生理】

缺氧和 CO_2 潴留是呼吸衰竭的基本病理改变。由于小儿解剖生理特点所决定，其呼吸贮备能力差，当缺氧时代偿呼吸量最多不超过 2.5 倍，成人则可达 10 倍，故小儿易发生呼吸衰竭。

●换气功能障碍导致低氧血症。

1. 换气功能障碍：在肺充血、炎症、水肿等情况下，肺泡和毛细血管出现严重病变，肺泡膜增厚，换气面积及换气量减少，出现弥散功能障碍。因 CO_2 弥散能力比氧大 20 倍，故导致低氧血症。由于缺氧和酸中毒影响肺表面活性物质（pulmonary surfactant，PS）的代谢，致使 PS 减少，肺顺应性和功能残气量降低，使肺泡萎陷，肺不张，加重了低氧血症和 CO_2 潴留。

●通气功能障碍导致 CO_2 潴留。

2. 通气功能障碍：因炎症、异物等使气道发生阻塞，或因胸外伤、呼吸中枢抑制使呼吸浅慢，均可使肺泡内通气不足，CO_2 排出受限，肺泡含氧量降低，造成 CO_2 潴留和低氧血症。

3. 通气与血流比例失调：由于肺泡通气量减少，而血流无明显减少，流经这部分肺泡的静脉血未经充分氧合便流入肺静脉，肺泡通气与血流比例失调（$V/Q<0.8$）即肺内分流。肺微循环障碍时，肺泡通气量可正常。而通过肺毛细血管的血流明显减少，吸入气体与血液中的气体不能交换，通气与血流比例升高（$V/Q>0.8$），导致死腔样通气。

4. Respiratory failure 所致的全身主要器官的损害：

对心血管系统影响：早期心率增快、血压升高。长期缺氧可引起心肌劳损，收缩力减弱，心排血量下降以致心率减慢血压下降。心传导系统受损易发生心律紊乱。肺小管收缩，肺动脉高压。

对中枢神经系统影响：成人脑重量为体重 2%，耗氧占全身 20%～

25%。一周岁小儿脑重量为体重10%，耗氧可达50%。因此缺氧更易引起脑代谢紊乱，出现脑水肿，脑血循环障碍甚至脑疝。临床出现神志改变、昏迷、抽搐、呼吸浅慢或不规则等。

对血液、肾、肝脏和消化道等系统器官功能均有显著影响：可出现DIC、肾小管坏死、肝功能损害、黄疸、消化道溃疡出血等。

对细胞代谢和电解质的影响：低氧血症可致细胞内线粒体能量代谢障碍，代谢不完全产物堆积引起代射性酸中毒。如同时有CO_2潴留，可出现呼酸、代酸或双重酸碱紊乱和钠、钾、钙、镁电解质、血糖等紊乱。

上述缺氧、高二氧化碳、酸中毒和脏器功能损害形成病理生理的恶性循环和炎性介质、细胞因子的网络反应，最终导致多脏器功能不全综合征（MODS）。

【临床表现】

随年龄、原发病和发生呼衰的机制不同可呈现不同的起病和病程经过。

1. 原发病的临床表现：根据原发病的不同而异。

2. 呼吸系统的表现：呼吸急促、呼吸困难、紫绀；早期呼吸浅速，后呼吸无力，呼吸减慢，呼吸节律不整，甚至呼吸停止。

3. 各系统表现：烦躁、意识障碍，可有脑水肿及脑疝出现。心率加快或减慢，并可发生心律紊乱。可有电解质紊乱或单纯及混合性酸碱平衡紊乱，严重者可出现MODS。

【实验室检查】

1. 血气分析：为重要诊断依据。可有单纯低氧血症，低氧血症伴高碳酸血症，酸碱紊乱。

2. 胸部X线片表现有助于肺部原发病诊断。

3. 血清心肌酶谱、尿素氮、肌酐、转氨酶及钠、钾、氯、碳酸氢根测定。

4. 出现心律紊乱时，应做心电图检查。

【诊断】

●根据临床表现及血压分析结果做出诊断。

1982年儿科急诊学组制定的标准：①临床存在引起呼吸衰竭的原发病；②有不同程度的呼吸困难和青紫；③根据血气结果做出诊断：PaO_2 ＜7.99kPa（60mmHg），$PaCO_2$＞5.99kPa（45mmHg）为呼吸功能不全；PaO_2＜6.67kPa（50mmHg），$PaCO_2$＞6.67kPa（50mmHg）为呼吸衰竭

Ⅰ型呼吸衰竭　PaO_2＜6.67kPa（50mmHg）

Ⅱ型呼吸衰竭　PaO_2＜6.67kPa（50mmHg）

$PaCO_2$＞6.67kPa（50mmHg）

【治疗】

根据临床表现和血气判断呼吸衰竭类型，针对发生机制保证气道通畅，改善氧合，进行脏器功能支持，维持内环境稳定，阻断呼衰病理生理的恶性循环。

1. 病因治疗　针对引起呼衰的病因及诱因进行治疗。

2. 建立和通畅气道　头后仰位，伸展头颈部，适度抬高上半身体位；适宜的气道管理，给气管内雾化吸入或气道冲洗，随时清除气道分泌物，保持气道通畅。

●保持呼吸道通畅，给予适当的氧疗是治疗呼吸衰竭的关键。

3. 氧疗及机械通气　可先用鼻导管给氧，氧流量 1～2L/min，或面罩头罩给氧，氧流量 5～8L/min，经上述鼻疗后若 PaO_2＜7.99kPa (60mmHg)，应采用经鼻持续气道正压给氧（CPAP），呼气末正压 (PEEP) 为 2～4cmH_2O。

对各种原因呼吸衰竭引起 CO_2 潴留者，如肺炎、脑炎、气道梗阻；低氧血症如 RDS、肺出血；呼吸肌麻痹，呼吸幅度减小的病人，如肌无力；心肺复苏后，均应气管插管呼吸机间歇正压通气（IPPV）。根据病情及年龄的不同，选择不同的参数，呼吸频率 20～40 次/分，吸气峰压 (PIP) 20～25cmH_2O，PEEP2～4cmH_2O，吸入氧浓度 60%，流量 8～10L/min，潮气量 8～10ml/kg。根据血气分析调整呼吸机参数，以改善通气，增加氧合。其他呼吸支持疗法，肺表面活性物质、一氧化氮吸入；高频通气、液体通气、体外膜氧合器（ECMO），近年来也逐步应用于临床。

●纠正酸中毒应首先改善通气，然后再补碱性液。

4. 纠正酸碱和电解质紊乱：对于呼吸性酸中毒，应首先改善通气障碍，促进 CO_2 排出，然后再纠正酸中毒；对于代谢性酸中毒，以改善氧合为主，若 pH＜7.2 和/或血清 HCO_3^-＜15mmol/L 时应用碱性药，可按公式（BE×0.3×体重）计算出碳酸氢钠用量，先给半量稀释成等张液后静注，在血气分析监测下进行调整。碱中毒是呼吸衰竭治疗中常见的并发症，机械通气时因呼吸过度引起呼吸性碱中毒；碱性药补充过量，低钾，低钠均可产生代谢性碱中毒，需根据不同病因给予纠正。

5. 并发症治疗　肺出血治疗、脑水肿治疗、心衰治疗（详见有关章节）。

第四节　全身炎症反应综合征和多脏器功能不全综合征

【定义】

多脏器功能不全综合征（multiple organ dysfunction syndrome, MODS）是指机体在各种感染、炎症、创伤、缺氧缺血等刺激后，同时或序贯性地发生或两个以上脏器功能不全以致衰竭的一种临床综合征。它起病急，进展快，死亡率高。随着现代医学理论不断提高，治疗监测设备不断完善，在重症患儿抢救成活机会大为增加的同时，MODS 的发生率亦随着升高。90 年代以来，对 MODS 的发病机制、诊断标准、治疗方法的研究上均有新的认识和进展。1991 年美国胸科医师学会和危重医学学会提出把多脏器功能衰竭（MSOF）改名为多脏器功能不全综合征 (MODS)。

近年的研究认为，MODS 的实质是失控的全身炎症反应，故同时提出了全身炎症反应综合征（systemic inflammatory response syndrome,

SIRS）的概念。SIRS 不是一种新发现的疾病，它是在人们对 MODS 发生机理认识的基础上提出的新概念。SIRS 是指机体对不同的严重刺激（包括感染和非感染性）所产生的一种失控的全身炎症反应。在成人，具备下列两种或两种以上表现即可确诊：（1）体温＞38℃或＜36℃。（2）心率 90 次/分。（3）呼吸频率＞20 次/分。（4）白细胞计数＞12 000/mm^3，＜4 000/mm^3或杆状核细胞＞10%。它是 MODS 的早期表现，并贯穿 MODS 的全过程，可以认为是 MODS 的实质。其中由感染引起的 SIRS 即称为 sepsis。而感染性休克可视为严重全身感染（sever sepsis）的一种类型，是 SIRS 发展至 MODS 过程中的一个阶段或表现。下图表示各阶段临床的变化过程。

Figure18-7 Infection

Systemic inflammatory response syndrome（SIRS）

Response to wide variety of clinical insults
- Hyper-or hypothermia
- Tachycardia
- Tachypnea
- Increased or decreased white blood count

↓

Sepsis

SIRS with hypotension in response to infection

↓

Severe sepsis

Sepsis with organ dysfunction，hypoperfusion or hypotension
May include change in metal status，oliguria，hypoxemia，or lactic acidosis

↓

Septic shock

Sever sepsis with persistent hypotension despite adequate fluid resuscitation

↓

Multiple organ dysfunction syndrome（MODS）

Presence of altered organ function such that homeostasis cannot be maintained without intervention

↓

Death

【SIRS 的发生机制】

（一）诱因

SIRS 的临床表现是全身高代谢、高动力循环状态和过度炎症反应的结果。诱发因素包括感染、炎症、组织缺血缺氧、再灌注损伤和坏死组织刺激。图 18-2 表示儿科临床引起 SIRS 的一些主要因素。

（二）发生机制

近 10 年，从细胞、分子水平对严重感染和非感染性强刺激引起机体的一系列内环境变化过程进行了深入研究。目前认为，SIRS 是机体对各

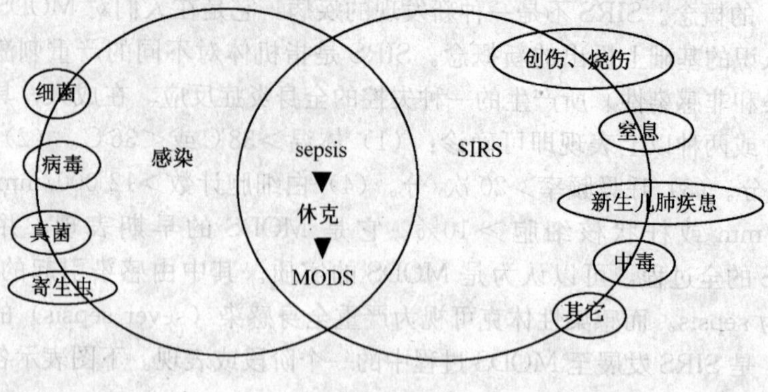

图 18-2

种刺激的失控反应。它的发生、发展取决于刺激和机体反应性强弱两个因素。这是一种连锁性的反应（cascade）。一旦触发，即使原发因素消除或减弱，反应仍可继续。

（1）炎症介质学说：参与炎症反应的三种主要的细胞因子是肿瘤坏死因子（TNF-α）、白介素 6（IL-6）和粒细胞单克隆刺激因子（G-CSF）。它们使 T、B 淋巴细胞活化和中性粒细胞活化并黏附于内皮细胞。同时，补体、血小板、凝血因子等各系统亦参与反应。最终使血管舒张、内皮受损和各脏器组织功能受损。如果免疫反应及时下调，SIRS 控制，机体内环境恢复平衡；如继续进展可发生多脏器功能衰竭。

最近，人们又提出，机体同时存在抑制（或拮抗）炎症反应机制，如可溶性 TNF 受体、可溶性 IL-2 受体拮抗剂以及 IL-4，10，11 等，均为炎症抑制性介质。如抗炎反应达到相当强度，炎症抑制机制的过度受抑即所谓的代偿性抗炎症反应综合征（compensatory anti-inflammatory response syndrome，CARS），也可能是两种机制的失平衡。

（2）微循环障碍学说：微循环血管床扩张，通透性增加使血容量分布异常。晚期弥散性血管内凝血（DIC），微血管内广泛血栓形成，导致组织供血供氧严重障碍。组织氧代谢障碍的另一种原因是细胞线粒体功能损害。此时，尽管供给高浓度氧，也不能纠正组织缺氧，反可通过非线粒体氧消耗途径增加氧自由基生成而使脏器功能恶化。

（3）肠道细菌毒素移位：近年已证实，肠道内细菌和内毒素移位是发生 SIRS 的重要机制。肠道黏膜的血供、代谢特点决定了它容易发生缺血缺氧。肠道缺血缺氧引起肠道蠕动障碍，黏膜屏障功能受损。肠道菌群失调和肝枯否细胞清除功能障碍是肠道细菌、毒素移位的两个前提条件。

【儿科 SIRS 的诊断标准】

1996 年在荷兰鹿特丹召开的第二届世界儿科危重医学大会上，提出儿科 SIRS、MODS 诊断标准（见表 18-8）。

严重 SIRS 或 sepsis 病死率为 16%，而休克、MOF 的病死率在 33% 以上。由此也证明，在 SIRS 阶段积极治疗是降低 MODS 病死率的关键。

表 18-8 SIRS 的临床诊断标准*

年龄	呼吸频率（次/分）	心率（次/分）	体温（℃）	白细胞计数和分类[a]（$\times10^9$/L）
>5 天[b]	>60	>190	>38 或<35.5	>35 或<4 或杆状核>30%
<1 月[b]	>60	>190	>38 或<35.5	>20 或<4 或杆状核>25%
1—12 个月[b]	>45	>160	>38.5 或<36	>15 或<4 或杆状核>20%
1—2 岁	>40	>140	>39 或<36	>15 或<4 或杆状核>15%
2—5 岁	>35	>130	>39 或<36	>15 或<4 或杆状核>15%
5—12 岁	>30	>120	>38.7 或<36	>12 或<4 或杆状核>10%
12—15 岁	>25	>100	>38.5 或<36	>12 或<4 或杆状核>10%
>15 岁成人	>20	>90	>38 或<36	>12 或<4 或杆状核>10%

注：* 具备下述 4 项中 2 项（白细胞计数增加、降低或分类异常中任意一项）诊断为 SIRS。

a. 需根据本实验室正常值进行调整。

b. 呼吸、心率、体温按足月胎龄后日龄计算；白细胞计数按生后日龄计算。

【MODS 的发生机制】

MODS 是在 SIRS 基础上的进一步发展，是这一病理过程中最严重和最终的结局。“两次打击”和“双相预激”是国内外学者解释 MODS 病理过程的一种假设。此假设认为：MODS 可分为原发和继发两种。原发 MODS 系因某种打击直接造成器官损伤，但无明显炎症反应。继发性 MODS 是某种打击导致全身炎症反应综合征，在此基础上发展的结果。首次打击（如感染、炎症或创伤等）使机体炎症细胞活化，肠屏障功能受损，体内抗炎机制减弱，炎性组织分泌物存留等引起 SIRS 预激反应。第二次打击（缺氧、内毒素、感染持续、再灌注损伤）则导致 MODS 发生。因此认为 MODS 的诊断、预防应放在 SIRS 阶段。

【儿科 MODS 的诊断标准】

在确定 MODS 诊断标准或判断危重度时，采用动态的器官功能不全分级或评分方法。一般分为功能不全（受损），严重功能不全（功能衰竭早期）和功能衰竭。功能不全是发生 MODS 的先兆，应特别重视，它是降低病死率的关键。制定 MODS 动态的分级诊断标准，无疑有利于临床早发现、早诊断、早治疗。MODS 的诊断标准见表。

表 18-9 MODS 临床诊断标准

器官	器官功能障碍	严重器官功能障碍	器官功能衰竭
循环	SIRS/sepsis 除维持输液外扩容<20ml/kg 可维持适宜灌注 8 小时	严重 SIRS/sepsis>20ml/(kg·8h)静脉给液后可维持适宜灌注；8h 以上需升压药：多巴胺+多巴酚丁胺≤10μg/(kg·min)，肾上腺素≤0.5μg/(kg·min)或 SIRS/sepsis 灌注适宜但器官功能不全>3 个	SIRS/sepsis+休克，8h 以上需升压药；多巴胺+多巴酚丁胺>10μg/(kg·min)和/或肾上腺素去甲肾上腺素≥0.05μg/(kg·min)或 SIRS/sepsis+血乳酸 2～10mmol/L(>8h)或 SIRS/sepsis+严重器官功能不全≥3 个
肺	自主呼吸：FiO_2≥0.5 机械通气：FiO_2 0.35～0.5 0.35～0.6	自主呼吸：需要辅助通气维持 SaO_2>90%或 pH>7.25，机械通气 FiO_2≥0.5 或 FiO_2≥0.4，12h 以上	X 线胸片表现为 ARDS，A/aDO_2 > 280mmHg 和/或 SaO_2<90%（FiO_2≥0.7）（未应用 NO，HFO，ECMO）

续表 18-9 MODS 临床诊断标准

器官	器官功能障碍	严重器官功能障碍	器官功能衰竭
肾	少尿＜1.0ml/(kg·h)(＜5 岁)，＜0.5ml(＞5 岁)，肌酐升高但＜1.4mg/dl(120mmol/L)经输液正性肌力药或速尿[iv＜3mg/(kg·d)]尿量恢复	少尿＜1.0ml/(kg·h)(＜5 岁)＜0.5ml(＞5 岁)，肌酐 1.4 ～ 2.8mg/dl (120 ～ 250mmol/L)经输液正性肌力药或速尿[iv＜3～12mg/(kg·d)]尿量恢复	无尿或少尿＜1.0ml/(kg·h)(＜5 岁)＜0.5ml(＞5 岁)肌酐＞2.8mg/dl(250mmol/L)速尿[iv≥12mg/(kg·d)和/或需肾支持维持血钾＜6.0mmol/L]
血液	血小板＜10 万和/或 PT(凝血酶原时间)PTT(部分凝血活酶时间)＞正常的 1.5 倍	中度 DIC，血小板＜5 万，12h 内需要替代疗法，和/或 PT，PTT＞正常的 1.5～2 倍，纤维蛋白原＜1.3g/L	严重 DIC 需要血小板和凝血因子替代疗法，血小板＜3 万和/或 PT，PTT＞正常 2 倍纤维蛋白＜1.0g/L

注：严重 SIRS/sepsis 指 SIRS/sepsis 伴有灌注不足：少尿、高乳酸血症、急性神志改变。

5 岁以上中枢神经系统功能不全评估按 Glasgow 昏迷评分系统。

* A/aDO$_2$：肺泡动脉氧差。

** NO：一氧化氮。HFO：高频振荡。ECMO：体外膜氧合器。

【MODS 的治疗】

1. 病因治疗：

积极抗感染，及早发现病灶，必要时切开引流，清除坏死组织；对创伤病人，应予止血、输血，维持酸碱平衡；窒息缺氧者，要改善氧合及通气功能；急性中毒者应去除毒物，加速已吸收毒物的排泄。总之，对能引起 MOSF 原发病的治疗更为重要。

2. 支持疗法：

循环支持，扩充血容量，纠正酸中毒，应用血管活性药，改善微循环，纠正缺氧和低血压，是目前降低休克病死率的关键措施。

呼吸支持，给予适当的氧疗，经鼻持续气道正压给氧或气管插管机械通气，现强调应用低压力、低容量的通气方式，以防止气压伤和容量伤。近年来开展了 NO 吸入、肺表面活性物质替代疗法、高频通气等治疗方法。

营养支持，给予充分的蛋白质及中、长链脂肪酸，保证能量供给。并补充谷氨酰胺、支链氨基酸（branched chain amino acid BACC）等特殊营养物质。

3. 血液净化疗法

有条件时可采用动静脉血液滤过、血液透析和血浆置换等方法，以去除毒素及代谢产物。并可迅速有效脱水，使急性肺水肿和心衰得到有效控制。

4. 免疫治疗　可应用肾上腺皮质激素和免疫调节剂（如纤维连接蛋白、免疫球蛋白）。

【研究与展望】

对 MODS 的发病机制目前尚未完全明了，很多问题有待我们进一步探索和认识，对其治疗方法尚未有所突破，应用各种炎性介质的单克隆抗体，炎性介质受体拮抗剂和酶抑制剂来治疗和预防 SIRS 是当前研究的热点。

（王　颖）

第五节　急性中毒概述

某些物质在一定条件下进入体内，破坏机体正常生理功能，造成机体一系列病理改变和引起一系列临床症状和体征，甚至危及生命，这类物质称为毒物。毒物在短时间内迅速进入体内，产生病理改变和临床症状，称为急性中毒。小儿中毒多发生在乳儿期至学龄前期，多与周围环境有关，常表现为急性中毒。

【急性中毒诊断】

1. 询问病史

（1）注意询问患儿发病经过，有无服药史，有无接触有毒植物、农药、化学药品及家中备用的药物史，周围是否有相同发病患者；（2）若确定中毒，应明确毒物的名称、成分、服用剂量、服用时间、起病方式、主要临床表现和处理经过。

2. 体格检查

要注意有诊断意义的体征，此外还应注意患儿神志情况，口腔黏膜药物腐蚀，瞳孔变化情况，呼吸是否规则，血压和脉搏情况，有无腹胀和肝脾肿大，是否有震颤和肌肉麻痹。急性中毒的某些特征性表现见表 18-10

表 18-10　急性中毒的特征性表现

临床表现	常见中毒种类
呼气、吐物有特殊气味	
蒜臭	无机磷、有机磷、砷等
硫臭味	含硫化合物
杏仁味	含氰化苷和氰酸类
异味	煤油、酒精、碳酸、有机氯、氨水、乙醚等
口干渴，皮肤无汗	阿托品、磷化锌
流涎、大汗	有机磷、毒蕈、毛果云香碱、水杨酸等
口唇和面色樱桃红	一氧化碳、氰化物
面及皮肤潮红	阿托品、醇类、血管扩张药等
紫绀而无呼吸困难	亚硝酸盐、磺胺类、非那西丁、含硫化合物等
呼吸困难无明显紫绀	一氧化碳、氰化物、砷、汞等
肺水肿	有机磷、安妥、磷化锌及各种刺激性气体
呼吸抑制	安眠药、吗啡、一氧化碳、蛇毒
心律失常	洋地黄、夹竹桃、蟾蜍、奎宁等
肌肉震颤	有机磷、有机氯、汞、锰、烟碱、异烟肼、巴比妥等
肌肉麻痹	肉毒毒素、河豚毒素、蛇毒、汞、铅、钡

3. 实验室检查　以下为一些简单易行的化验（表 18-11）。

表 18-11　简单易行的化验方法

中　毒	检查方法
一氧化碳	取血数滴入水中成红色（正常为黄色） 取血数滴加入水 10ml，加 10%NaOH 数滴成粉红色（正常为绿棕色）
高铁血红蛋白	取血呈暗红色，空气中放置 15 分钟不变色，5～6 小时后变鲜红色（正常 15 分钟变鲜红色，混入氧气变色更快）。
无机磷	尿或呕吐物放置黑暗处有磷光
有机磷	血液胆碱酯酶活性降低
阿托品、曼陀罗	尿滴猫眼能散瞳
砷、汞	呕吐物 10ml 或食物 10g 加 6%盐酸 50ml，煮沸数分钟，加铜片 1～2 片，再煮 15 分钟。铜片不变色为无毒，变为黑色为砷，变为银白色为汞
铅	血涂片有点彩红细胞，尿卟啉阳性
水杨酸	呕吐物或尿放在试管中煮沸加酸，然后加数滴 10%三氯化铁变为红葡萄酒色
氯丙嗪	取尿液 1ml，加浓磷酸 4ml，轻轻摇匀，即呈现紫色
吗啡	取少许残渣置于白瓷板上，加浓硝酸 2 滴即出现红色，随即变为红黄色
亚硝酸盐	取 1 滴检液，置白瓷板上，甲联苯胺醋酸饱和液 1 滴即出现黄棕色

【急性中毒的处理】

1. 处理原则

（1）清除毒物；（2）防止毒物吸收；（3）促进解毒和排泄；（4）对症治疗；（5）使用特效解毒药。

2. 清除毒物

（1）接触中毒　尽快脱去污染衣服，用清水冲洗污染皮肤。根据毒物性质（碱、酸）可选用弱酸性液体（稀醋、1%醋酸、果汁、桔汁、牛奶等）或弱碱性液体（4%氧化镁、氢氧化镁、肥皂水、小苏打水、石灰水上清液等）冲洗。

（2）吸入中毒　立即移离有毒场所，呼吸新鲜空气，吸出呼吸道分泌物，必要时吸氧，严重者可选用高压氧舱治疗。

（3）口服中毒　催吐：可采用刺激呕吐或药物呕吐。刺激呕吐可用筷子、压舌板、笔杆、手等刺激咽部和咽后壁。若食物过稠时，可先饮适量温清水、盐水等，再刺激呕吐。药物呕吐可用吐根糖浆 15～30ml，1∶2 000高锰酸钾 100～300ml，0.5%硫酸铜溶液 30～40ml；亦可用阿朴吗啡 0.06mg/kg 皮下注射，昏迷、衰竭和吗啡及中枢抑制剂中毒者禁用。

（4）洗胃　应争取在 6 小时内彻底洗胃，可用温清水、盐水、1∶2 000～1∶4 000 高锰酸钾溶液。另可应用有针对性的洗液如有机磷中毒用 2%碳酸氢钠等。洗胃时应注意：病人左侧卧位，头稍低，明确胃管插入胃后，应先抽取胃内容物，再注入洗液。洗液量注入不宜过多，应小量多次；洗液流出量应基本等同于注入量。昏迷患儿应防止洗液和呕吐物误入呼吸道；严重腐蚀性毒物（强酸、强碱）中毒或食道有静脉曲张病人禁忌洗胃。洗胃结束后，可经胃管注入活性炭，以吸收残留毒物，剂量 25～50g。

（5）毒物进入肠道应服泻药，以促进毒物的排泄。泻药应对胃肠黏膜无刺激而又能减少毒物的吸收。临床上常用的是硫酸钠和硫酸镁，前者较后者安全性好。依年龄不同，可用 5～50g，加水 50～250ml 口服。油类泻剂能溶解脂溶性毒物（如酚类、磷、有机磷、山道年等），增加毒物的吸收，故脂溶性毒物中毒时禁用油类泻剂。

（6）洗肠　必要时可选用 1%温盐水或 1%的肥皂水、清水灌肠，但洗肠禁用于腐蚀性毒物中毒者或极度虚弱的患儿

3. 防止毒物的吸收

1）皮下、肌肉注射中毒或咬、蛰伤中毒处理　可对肢体近端进行结扎，以阻滞或延缓毒物进入体内，必要时可局部注射血管收缩剂或切开冲洗。

2）口服中毒　在洗胃和导泻后，应用拮抗剂阻滞毒物的吸收。根据毒物的性质，可采用中和解毒、氧化解毒、沉淀解毒、保护胃肠黏膜的方法。

4. 促使已吸收的毒物排泄

1）利尿排毒　静脉点滴 5%～10%的葡萄糖液，起到稀释毒物、增加尿量、保护肝肾功能的作用。没有条件静滴或病情较轻的病人可口服大量的清水。亦可应用速尿、氢氯噻嗪等利尿剂，加速毒物从肾的排泄。

2）透析疗法　可采用胃透析、直肠透析、腹膜透析和血液透析等。前两种方法简便易行；腹膜透析对巴比妥类药物、溴化剂、抗生素、异烟肼等药物中毒效果好；血液透析效率高，作用强，是多数中毒最好的透析方法。

5. 对症治疗

一些急性中毒没有特效的解毒剂，因此对症治疗非常重要，包括镇静、止惊，纠正脱水酸中毒，抢救呼吸衰竭、心肺复苏等。

6. 特效解毒剂的应用

对有特效解毒剂的急性中毒，应尽早应用。

（曾和平）

中英文专业词汇索引

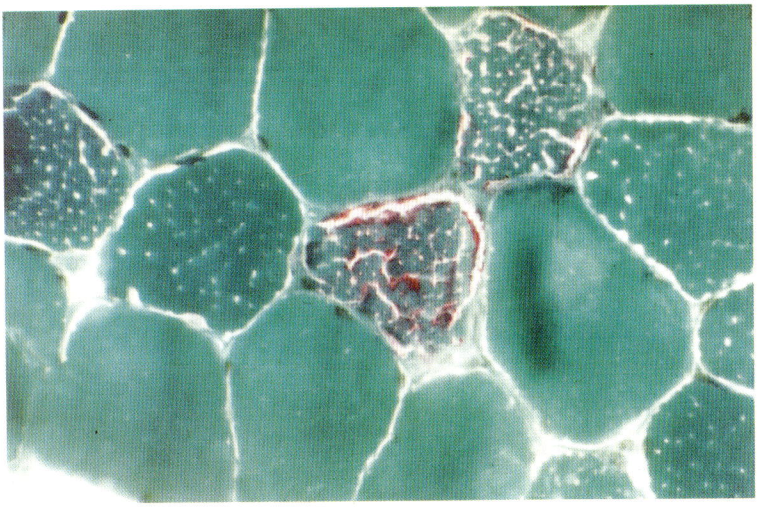

图 8－10　RRF

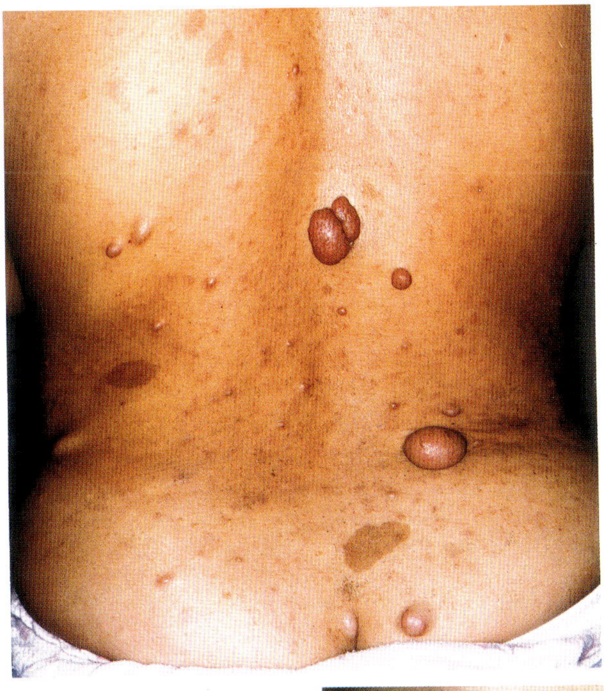

图 8－11　神经纤维瘤病　皮肤咖啡牛奶斑　神经纤维瘤

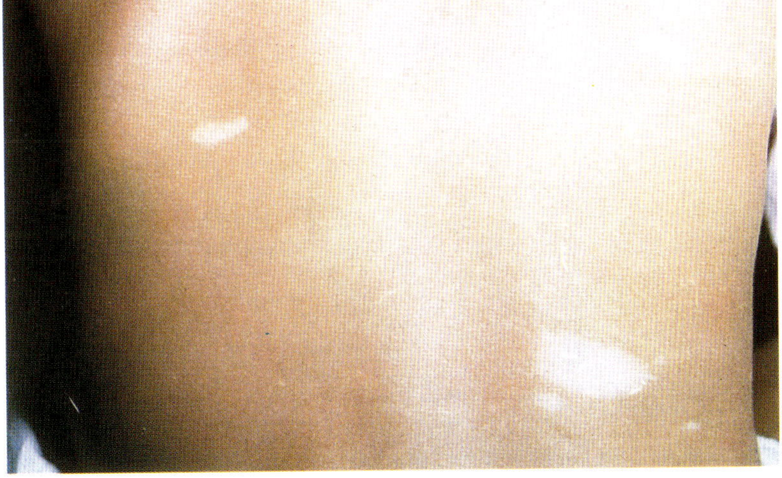

图 8－13　结节性硬化症色素脱失斑

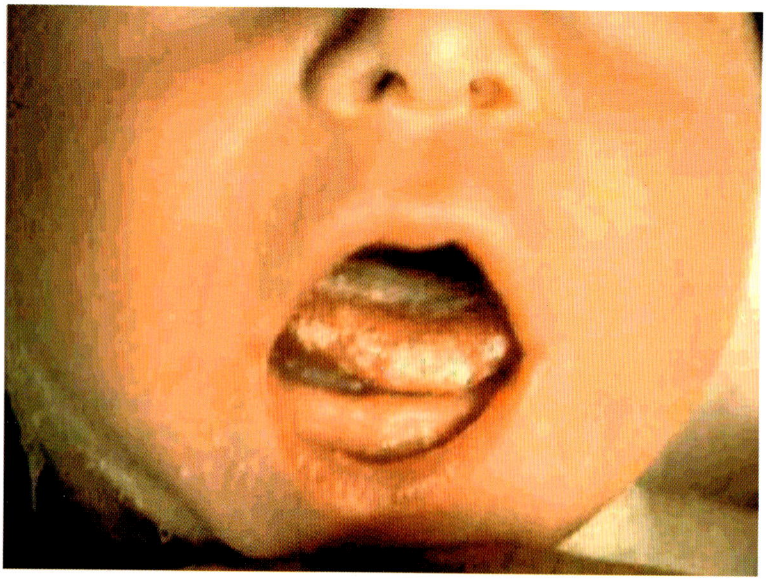

图 10－4　新生儿鹅口疮

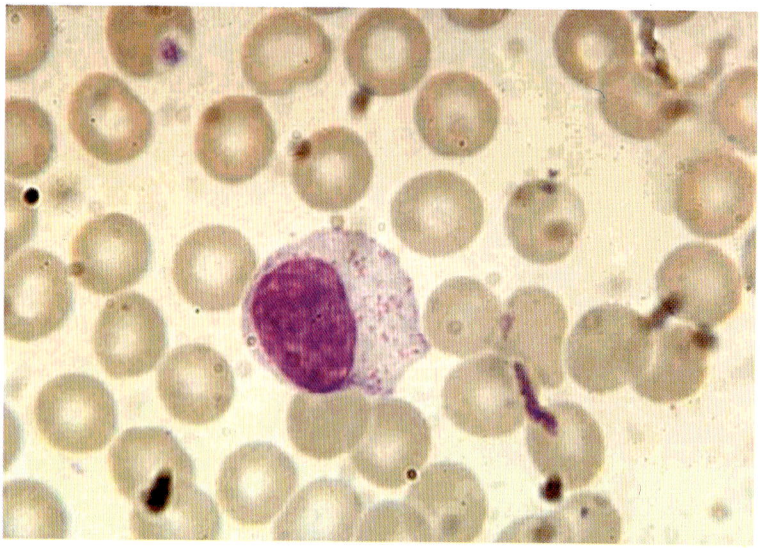

图 10－16　传染性单核细胞增多症外周血涂片，示异型淋巴细胞，泡沫型（Downey Ⅰ型）

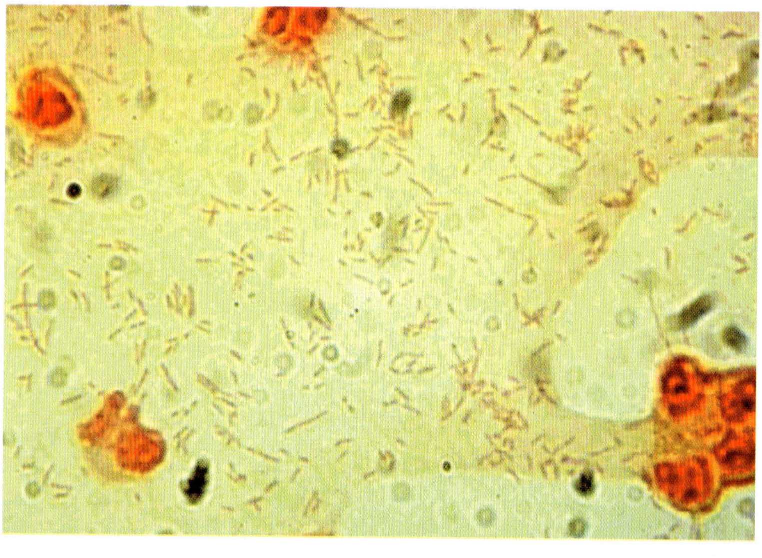

图 17－2B　型流感嗜血杆菌脑膜炎 CSF 培养，示大量革兰染色阴性杆菌